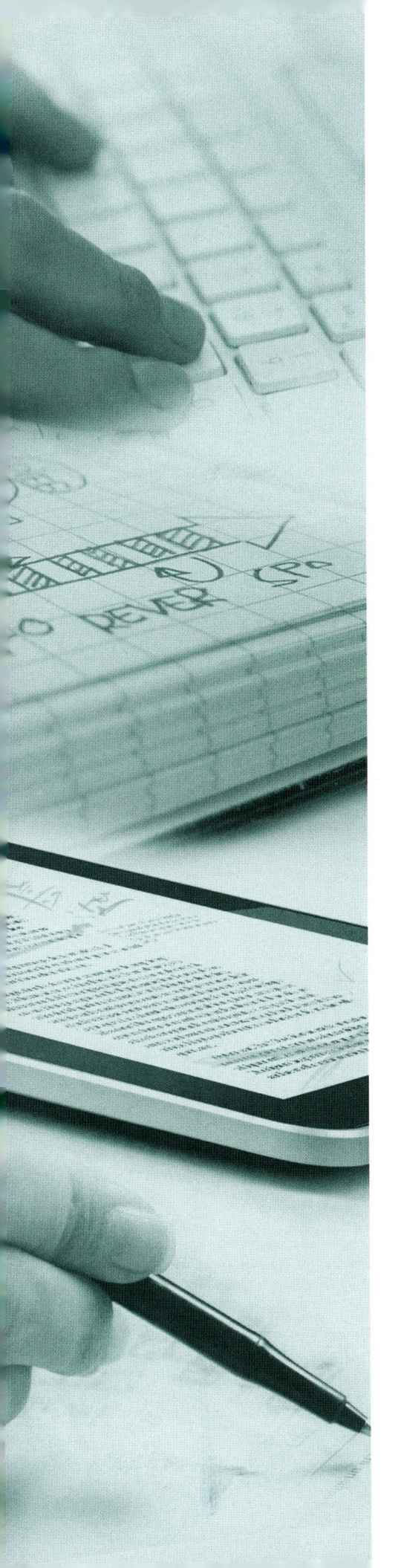

Artigos Científicos

Como Redigir, Publicar e Avaliar

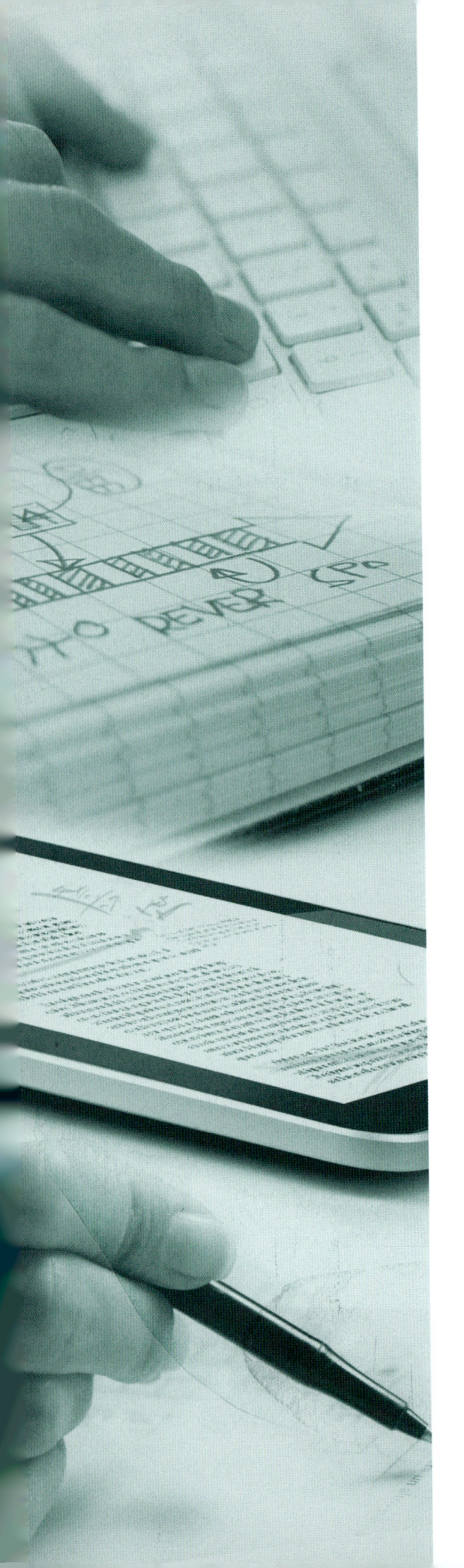

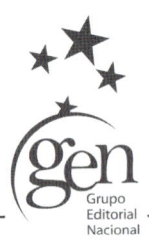

O GEN | Grupo Editorial Nacional – maior plataforma editorial brasileira no segmento científico, técnico e profissional – publica conteúdos nas áreas de ciências da saúde, exatas, humanas, jurídicas e sociais aplicadas, além de prover serviços direcionados à educação continuada e à preparação para concursos.

As editoras que integram o GEN, das mais respeitadas no mercado editorial, construíram catálogos inigualáveis, com obras decisivas para a formação acadêmica e o aperfeiçoamento de várias gerações de profissionais e estudantes, tendo se tornado sinônimo de qualidade e seriedade.

A missão do GEN e dos núcleos de conteúdo que o compõem é prover a melhor informação científica e distribuí-la de maneira flexível e conveniente, a preços justos, gerando benefícios e servindo a autores, docentes, livreiros, funcionários, colaboradores e acionistas.

Nosso comportamento ético incondicional e nossa responsabilidade social e ambiental são reforçados pela natureza educacional de nossa atividade e dão sustentabilidade ao crescimento contínuo e à rentabilidade do grupo.

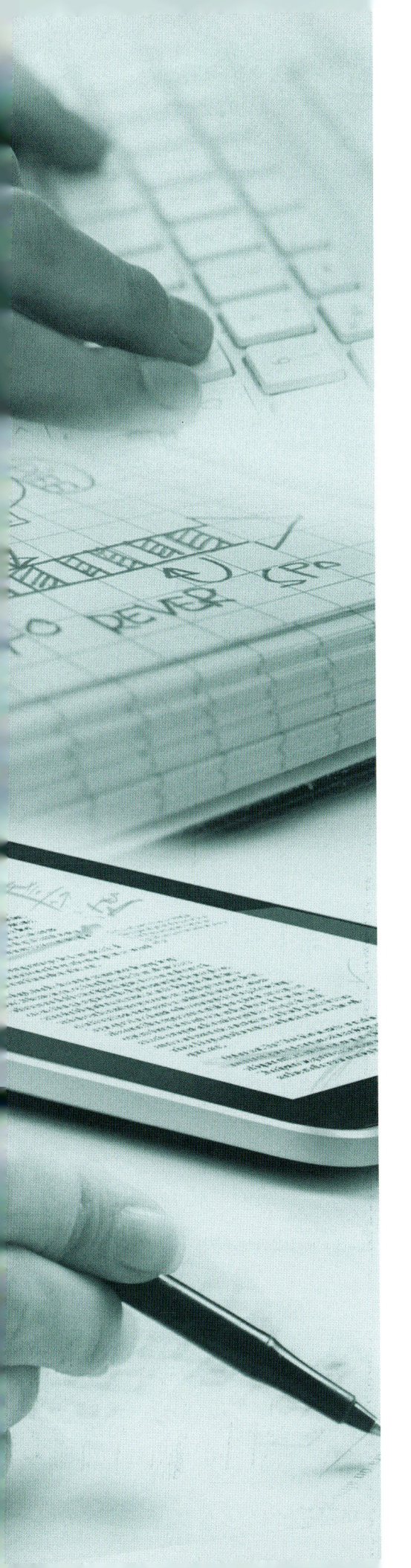

Artigos Científicos
Como Redigir, Publicar e Avaliar

Maurício Gomes Pereira

Professor Emérito, Universidade de Brasília
Membro Titular, Academia Nacional de Medicina

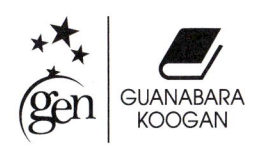

GUANABARA KOOGAN

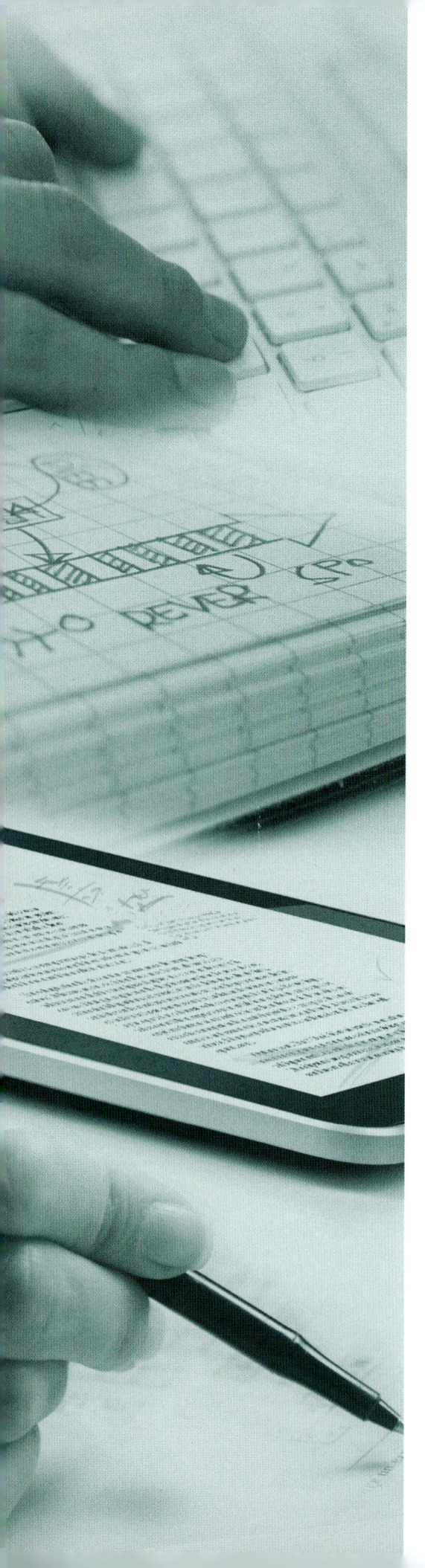

- **Atendimento ao cliente: (11) 5080-0751 | faleconosco@grupogen.com.br**

- Direitos exclusivos para a língua portuguesa
Copyright © 2012, 2021 (7ª impressão) by
EDITORA GUANABARA KOOGAN LTDA.
Uma editora integrante do GEN | Grupo Editorial Nacional
Travessa do Ouvidor, 11
Rio de Janeiro – RJ – CEP 20040-040
www.grupogen.com.br

- Reimpressões: 2012; 2013; 2014; 2016; 2018; 2021.

- Capa: Bruno Sales
Editoração eletrônica: ✛erɑ editoração eletrônica
Projeto gráfico: Editora Guanabara Koogan

- **Ficha catalográfica**

P493a

Pereira, Mauricio Gomes
   Artigos científicos: como redigir, publicar e avaliar / Mauricio Gomes Pereira.
- [Reimpr.]. - Rio de Janeiro: Guanabara Koogan, 2021.

Inclui bibliografia
ISBN 978-85-277-1928-5

1. Redação técnica. 2. Relatórios técnicos. 3. Publicações científicas - Normas. 4. Pesquisa - Metodologia. 5. Leitura. I. Título.

11-5595.

CDD: 808.066
CDU: 808.1:6

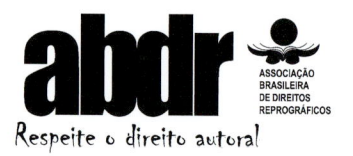

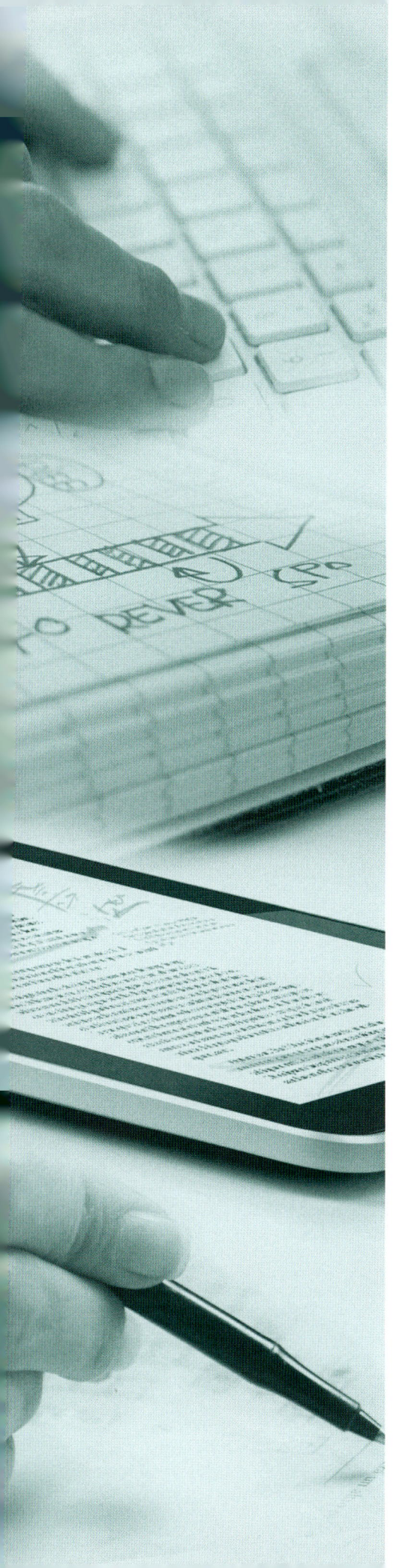

Agradecimentos

Todo livro do tipo que o leitor tem em mãos é um projeto colaborativo. Numerosas pessoas me ajudaram durante o tempo em que o escrevi. Proporcionaram referências, artigos e livros para consulta, leram originais – mesmo todos os capítulos –, apontaram erros, sugeriram direções e o fizeram com boa vontade, de maneira desinteressada. Impossível identificar todas, especificar o que fizeram e agradecê-las. Delas guardo lembranças agradáveis e profundo reconhecimento. As pessoas que me ajudaram sabem o que fizeram e, sem elas, teria sido muito difícil escrever este livro. O mínimo que posso fazer é mencionar algumas, em ordem alfabética.

Antônio Agenor Briquet de Lemos, bibliotecário e editor, professor da Universidade de Brasília

Beatriz Meireles Fortaleza, dentista, Universidade de Brasília*

Eduardo Freitas da Silva, estatístico, professor da Universidade de Brasília*

Érika Fazito, epidemiologista, Ministério da Saúde*

Leopoldo Luiz dos Santos Neto, médico, professor da Universidade de Brasília

Luciana Balduino Sollaci, bibliotecária, Hospital Sarah Kubitschek, Brasília*

Mônica Rebouças, médica, Universidade Católica de Brasília*

Orlando Ribeiro Gonçalves, médico e bibliófilo, Ministério da Saúde

Paulo Sérgio Sierra Beraldo, médico, Hospital Sarah Kubitschek, Brasília

Pedro Luiz Tauil, médico, professor da Universidade de Brasília

Rosana Campos Coelho, enfermeira, Secretaria da Saúde do Distrito Federal*

Simônides Bacelar, médico e bibliófilo, professor da Universidade de Brasília

Taís Galvão, farmacêutica, Universidade Federal do Amazonas*

*Orientados(as) pelo autor em programas de pós-graduação senso estrito, mestrado ou doutorado

Quero expressar meu reconhecimento ao competente trabalho executado na Editora Guanabara Koogan, em especial, a Aluisio Affonso, a Juliana Affonso e a Glauce Leandres.

Sou grato, em especial, à Universidade de Brasília, que me acolheu nas últimas décadas e me proporcionou a infraestrutura e as oportunidades, essenciais para que eu produzisse o presente livro.

Maurício Gomes Pereira
Brasília, julho de 2011

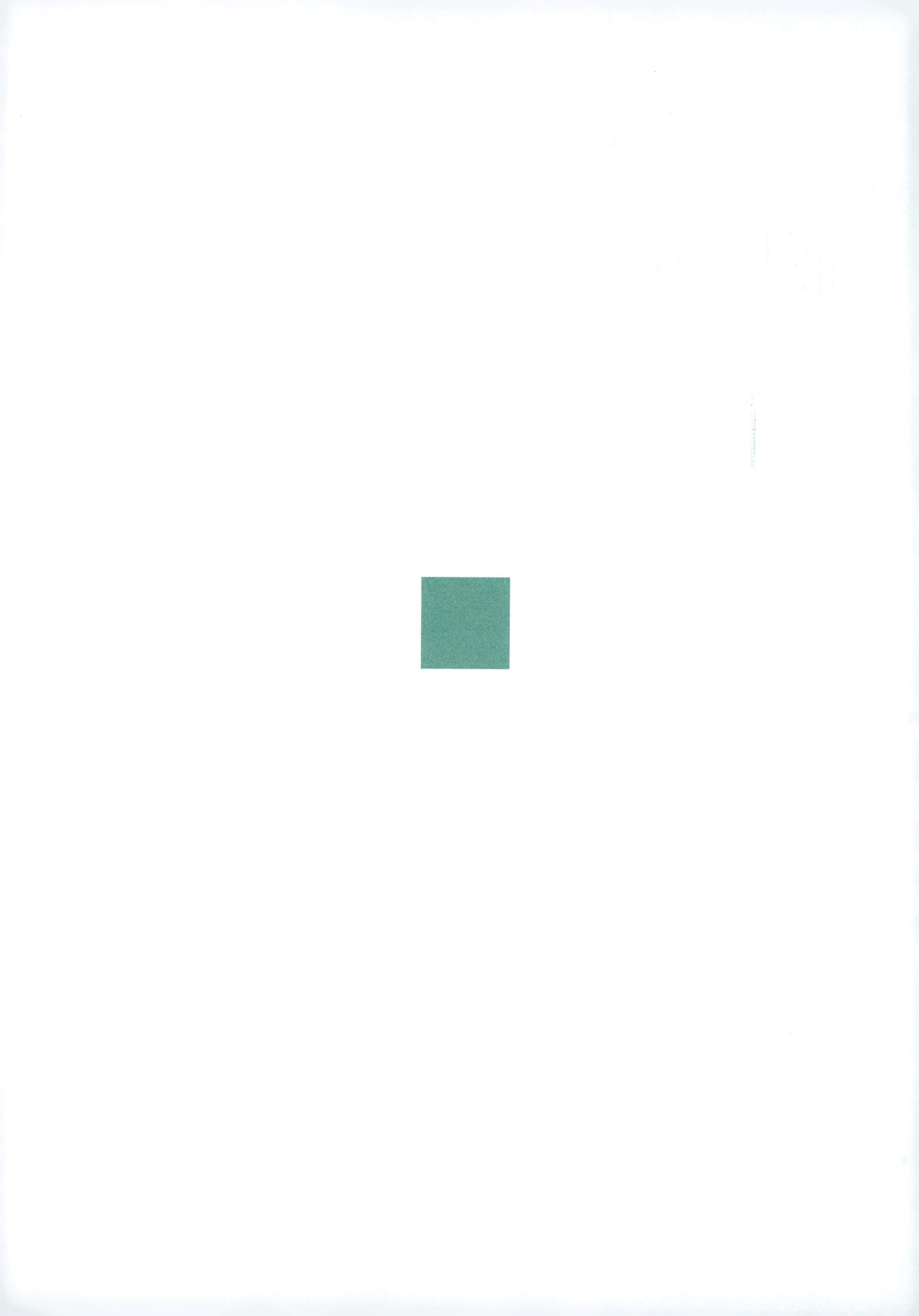

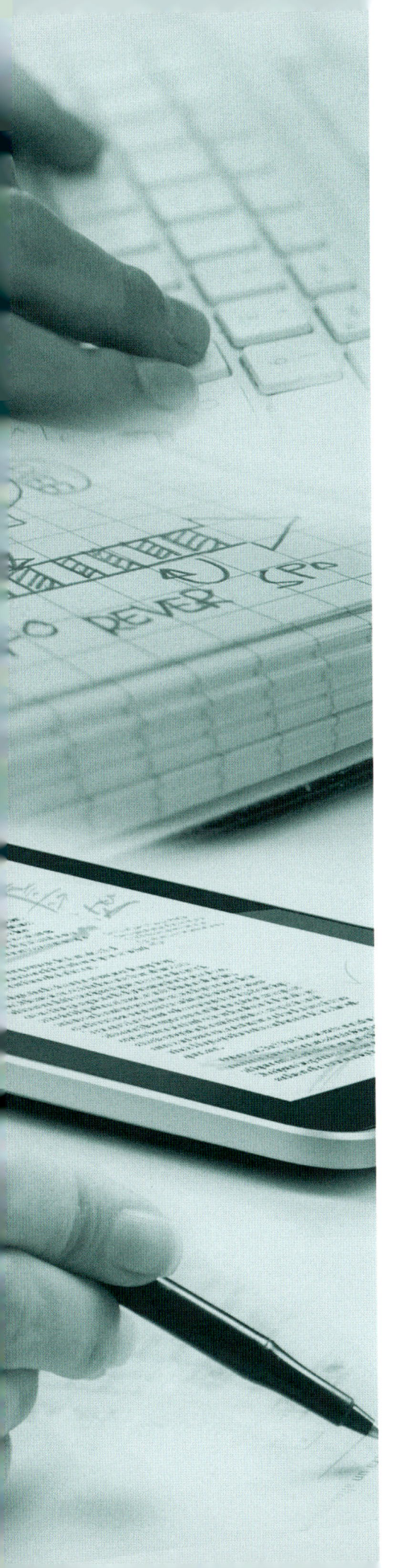

Prefácio

Estamos na era da comunicação. É natural que o público consumidor de literatura científica espere encontrar somente boas comunicações científicas. Esse público será cada vez mais rigoroso no que seleciona para ler. Por isso, os resultados das pesquisas precisam ser cuidadosamente preparados e comunicados de maneira competente e atraente. Esse é o caminho para conquistar o leitor. Em meados do século 20, havia pouca competição para publicar. Sobrava espaço nas revistas científicas. Parte da tarefa dos editores daquela época estava voltada para cativar autores e conseguir textos originais. Hoje não é mais assim. A disputa por um lugar nas páginas de periódicos científicos tornou-se acirrada. A oferta supera em muito a capacidade de absorção. Em numerosas revistas de prestígio, a taxa de recusa é alta, superior a 90%. Aprender a escrever bons artigos científicos, saber apresentar as evidências científicas e lidar efetivamente com editores e revisores passou a ser fundamental para o objetivo de publicação. Esses assuntos são minuciosamente abordados neste livro.

Alguns postulados estiveram sempre presentes durante a preparação do livro. Dois deles são aqui mencionados. O primeiro refere-se à necessidade de apresentar um enfoque sistemático, organizado, para a redação e para a interpretação dos resultados de uma pesquisa. Esse conjunto de informações contém os ingredientes para entender a lógica da comunicação científica. A ênfase reside na descrição do raciocínio usado em estudos clínicos e em investigações epidemiológicas. O domínio dessa lógica tende a tornar as pessoas mais aptas em questões de planejamento e condução de pesquisas, de análise crítica das informações e do que incluir no relato de uma investigação.

O segundo postulado relaciona-se à decisão de incluir um número considerável de conceitos e aplicações de epidemiologia e estatística. Esse conhecimento auxilia as pessoas a usarem criteriosamente as evidências científicas, evidências essas que constituem a base de sustentação para as conclusões de uma pesquisa. O bom uso da epidemiologia e da estatística confere credibilidade ao relato de uma investigação.

O livro destina-se, inicialmente, àqueles que precisam escrever textos científicos. Incluo nesse grupo os alunos de iniciação científica, de disciplinas em que são exigidos trabalhos de conclusão de curso e os frequentadores de clubes de revista. Será útil como matéria de reflexão para quem atua nas áreas de editoração científica, revisão de textos, ensino de nível superior e investigação de maneira geral.

Uma das características de *Artigos Científicos: Como Redigir, Publicar e Avaliar* é a ênfase na redação com o propósito de publicar em periódico de prestígio. Quem escreve texto científico não deseja simplesmente redigi-lo, pretende publicá-lo. Escrever somente não basta; publicar certo é essencial, o objetivo maior, a meta a alcançar. Somente quando divulgamos corretamente o nosso trabalho é que damos a conhecer o que fizemos. As providências para submeter o texto ao editor de um periódico científico, com mais probabilidade de vê-lo aprovado para publicação, são realçadas, assim como a organização do sistema de comunicação científica. Esse material auxilia em decisões quanto ao envio de artigos para publicação e a lidar com editores e revisores.

Um traço adicional a ser destacado diz respeito à forma de abordagem dos temas, o que torna a obra apropriada para a interpretação de textos científicos. Quem escreve deve revisar o seu texto. Redação e revisão são os dois lados de uma mesma moeda e, por todo o livro, encontram-se orientações que servem, simultaneamente, para a redação e a avaliação de textos. Muitas orientações estão em tabelas, o que facilita o seu uso. As situações retratadas – de aplicação das técnicas da epidemiologia, da estatística e da metodologia científica – fazem do livro um elemento facilitador para o aprendizado dessas matérias e para a compreensão de conceitos complexos.

A ampla gama de tópicos abordados, habitualmente dispersa em várias fontes, encontra-se reunida em um único compêndio. Os temas estão dispostos de modo a serem utilizados em estudo individual, para que cada um conduza o próprio ritmo, e como texto para aprendizagem em grupo. Por anos, ministrei cursos e palestras – e continuo a fazê-lo – sobre tópicos relacionados ao tema desta obra, dentre os quais, metodologia científica, epidemiologia, estatística, como ler revistas médicas, avaliação crítica da informação, medicina baseada em evidências, redação científica e metodologia de ensino. Envolvi-me em editoração de periódico científico e formulei centenas de pareceres para projetos e artigos, resumos em congressos, trabalhos de conclusão de curso e protocolos submetidos a comitês de ética. Além disso, sou leitor e colecionador inveterado de livros. Por esses caminhos, acumulei considerável quantidade de relatos bem elaborados e formas elegantes de apresentação de resultados de pesquisas. Igualmente, reuni exemplos de erros, deslizes e outras imperfeições de comunicação científica. O médico francês, Albert Schweitzer, 1875-1965, Prêmio Nobel da Paz em 1952, afirmou: "Dar o exemplo não é a melhor maneira de influenciar os outros. É a única." Resolvi divulgar os relatos e os exemplos que colhi ou adaptei de modo a alcançar ampla audiência – maior do que a restrita às minhas salas de aula ou aos leitores de meus artigos.

Procurei expor o maior número de particularidades sobre cada seção de um artigo científico, sobretudo seus aspectos redacionais, com vista ao aperfeiçoamento da comunicabilidade. A inclusão de material sobre *como não fazer*, a antítese da boa redação, pareceu-me tão importante quanto revelar o que pode ser feito. Forneci as referências para as fontes passíveis de serem usadas como material adicional de leitura ou que dessem suporte às afirmações feitas. Com relação aos relatos de erro ou maneiras deselegantes de comunicação, busquei não emitir opinião depreciativa sobre os seus autores nem identificá-los – e espero ter conseguido.

Acredito que *Artigos Científicos: Como Redigir, Publicar e Avaliar* preencha uma lacuna. Os leitores irão dispor de material e de conteúdo teórico e prático, que os auxiliará a redigir, apresentar e interpretar criticamente textos científicos. Espero, ainda, que seja de leitura agradável, pois dediquei meus esforços a isso.

Ao terminar, transcrevo duas frases. Uma, de autor desconhecido, com o intuito de estimular a escrita científica: "Só quando divulgamos nosso trabalho é que temos reconhecimento". A outra frase tem relação com a minha posição de ex-aluno da Universidade Livre de Bruxelas, na Bélgica, e o meu fascínio por certos personagens da História da Medicina, dentre os quais, o anatomista nascido naquela cidade, Andreas Vesalius, 1514-1564. No fim do prefácio de sua monumental obra *A estrutura do corpo humano,* escreveu: "Adeus, e faça bom uso de nossos bem-intencionados esforços".

Maurício Gomes Pereira
Brasília, julho de 2011

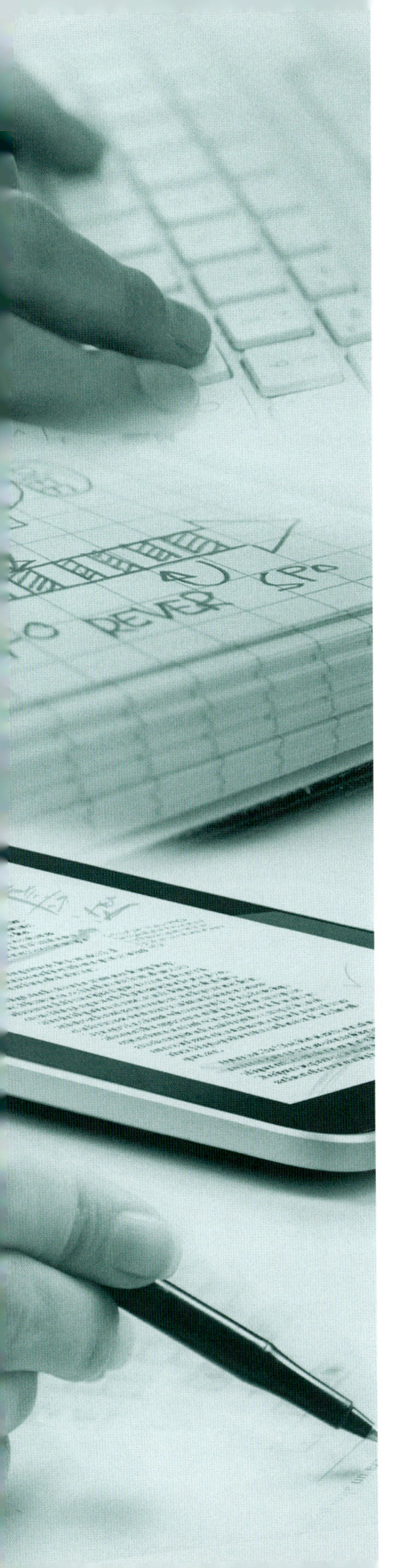

Apresentação

O livro *Artigos Científicos: Como Redigir, Publicar e Avaliar* é composto por 24 capítulos, todos elaborados pelo mesmo autor, o que confere unidade conceitual ao conteúdo.

Os três capítulos iniciais constituem introdução aos tópicos Publicação científica e Redação de textos. O de número 4 descreve a estrutura de um trabalho científico original, como ela é hoje habitualmente encontrada em periódicos científicos na área das ciências da saúde. Essa estrutura é detalhada nos Capítulos 5 a 8. As demais partes do artigo – Referências, Título, Autoria, Resumo e Palavras-chave – são analisadas nos Capítulos 9 a 13.

Tópicos relacionados à complementação do texto, com o propósito de submeter o artigo para publicação, constituem assunto dos Capítulos 14 a 16. Nos de número 17 a 21, são abordados temas complementares, também úteis para auxiliar a preparação do texto e aumentar a probabilidade de sua aprovação pelos editores e revisores, as pessoas que opinam ou decidem se um trabalho deve ou não ser publicado. Esses temas são a maneira como um texto é avaliado, a estatística que os trabalhos devem conter, a preparação de tabelas e figuras e os aspectos éticos das investigações.

Na parte final da obra, há comentários sobre se vale a pena publicar artigo científico, na qual são mencionados recursos que auxiliam o escritor em sua tarefa de redigir o texto (Capítulo 22) e são traçados caminhos para ter o material aprovado para publicação (Capítulo 23). No último capítulo, foram reunidas as *dicas* dispostas ao longo do livro.

Exemplos

Os exemplos estão organizados em parágrafos próprios, identificados pela palavra *Exemplo* (ou *Exemplos*), seguida do número da seção em que estão localizados. Dessa maneira, ficam separados da parte teórica, o que pode facilitar a leitura e a revisão do assunto.

Os textos em idioma estrangeiro, com algumas exceções, foram traduzidos ou adaptados para o português. As referências que acompanham o material permitem localizar o documento no idioma original.

Tabelas e figuras

Tabelas e figuras estão identificadas em ordem numérica no interior de cada capítulo, como se faz em um artigo científico. O número da tabela ou figura é antecedido pelo do capítulo: por exemplo, a Tabela 1.1 pertence ao Capítulo 1, enquanto a Figura 4.1, ao Capítulo 4.

As tabelas ocupam posição de destaque na comunicação científica, pois têm poder de síntese e facilitam a leitura e a compreensão do texto. Empreguei-as profusamente. A maioria do material nelas incluído refere-se a orientações para o relato de investigações e para a avaliação crítica de artigos científicos. Provêm de fontes prestigiadas, como a Associação Brasileira de Normas Técnicas (ABNT) e o Comitê Internacional de Editores de Revistas Médicas (o Grupo de Vancouver). Estão também dispostas em tabelas muitas instruções disponíveis em *sites* de periódicos científicos e *checklists* utilizados para avaliar a abrangência e a qualidade dos relatos.

Instruções para leitura do livro

Se o leitor decidir ler o livro do começo ao fim, será apresentado ordenadamente aos temas e instruções de como melhorar sua comunicação científica. Acompanhará o processo desde as etapas iniciais de redação até a publicação.

Em caso de utilizar o livro como referência, em procedimento não linear de leitura – como se faz com dicionário, enciclopédia ou jornal –, o leitor terá orientação no sumário que aparece no início de cada capítulo e no índice remissivo ao fim do livro. Encontrará também diretrizes no interior dos capítulos. Algo como *Orientação de leitura sobre amostra para a pesquisa (ver seção 6.6)*. Optando por leitura sequencial ou temática, vale a pena, de início, inspecionar todo o livro, superficialmente, para ter visão panorâmica do seu conteúdo – ou para identificar passagens candidatas a releitura.

O leitor mais interessado em aspectos práticos e imediatos da redação científica deve dirigir-se ao Capítulo 4, especialmente às seções 4.3 e 4.4, nas quais consta a estrutura do artigo científico, depois detalhada nos Capítulos 5 a 8. Posteriormente, procuraria as orientações sobre referências, título, autoria, resumo e palavras-chave, que constam dos Capítulos 9 a 13. O Capítulo 24 será de leitura proveitosa pelas dicas nele agrupadas. Na fase de revisão final e envio do artigo para publicação, os Capítulos 14 a 17 merecem inspeção pelas orientações que contêm sobre a matéria.

Cada capítulo contém seções e subseções, de modo que a maioria dos tópicos abrange um ou poucos parágrafos, o que pode facilitar a leitura e a pesquisa por assunto.

As referências cruzadas (por exemplo, ver 5.12) auxiliam no direcionamento dos leitores para informações adicionais sobre o mesmo assunto.

Sugestões em cada capítulo

Há uma seção de sugestões ao final de cada capítulo, na qual constam *dicas* para lidar com os problemas relacionados à matéria abordada. Não se trata de receita única, mas de indicações que podem ser úteis, não implicando reduzir a redação à aplicação de simples regras. As indicações raramente funcionam isoladamente; elas auxiliam as pessoas, principalmente as que já estão em processo de redação, a esclarecer pontos obscuros, a encontrar caminhos, a localizar diferente perspectiva e a melhor organizar os fatos e argumentos na estrutura do artigo. Essas sugestões estão reunidas no Capítulo 24.

Muitas regras para a realização de investigações científicas e para a preparação de artigos são intuitivas. Outras, como assinalou o médico espanhol Santiago Ramón y Cajal, 1852-1934, Prêmio Nobel de Medicina em 1906, constituem "estímulos alentadores e admoestações paternais que quiséramos ter recebido nos princípios da nossa (…) carreira acadêmica." A linha divisória entre uma e outra categoria não é nítida, mas o propósito consistiu em incluir, nas sugestões, as que se encontram no grupo dos estímulos alentadores.

Diretrizes para redação científica

Numerosas diretrizes para relato de investigações estão citadas, transcritas ou interpretadas. A maioria surgiu nas últimas décadas, e o propósito foi ajudar os autores a não cometerem falhas e omissões na comunicação científica. Passou-se a exigir número crescente de requisitos metodológicos nos relatos e, dessa maneira, alcançar uniformidade de apresentação e melhor qualidade da publicação. Menção às normas de Vancouver, ao CONSORT e a tantas outras tornaram-se comuns em instruções para autores de textos científicos. É natural que os requisitos exigidos na publicação sejam adotados na elaboração de futuras pesquisas. Trata-se da maneira pela qual as diretrizes para a divulgação das investigações influenciam o modo como a ciência é conduzida. Seguir diretrizes pode ser um caminho adequado para melhorar a comunicabilidade. Em consequência, alimento a pretensão de que as pessoas expostas ao conteúdo desta obra estarão mais aptas a conduzir, relatar e interpretar investigações.

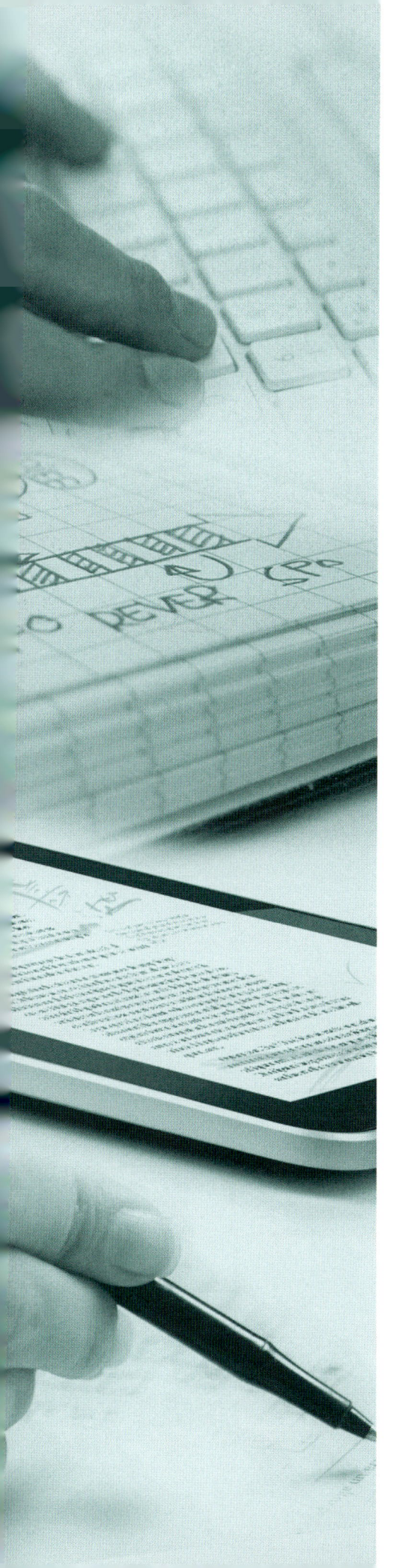

Sumário

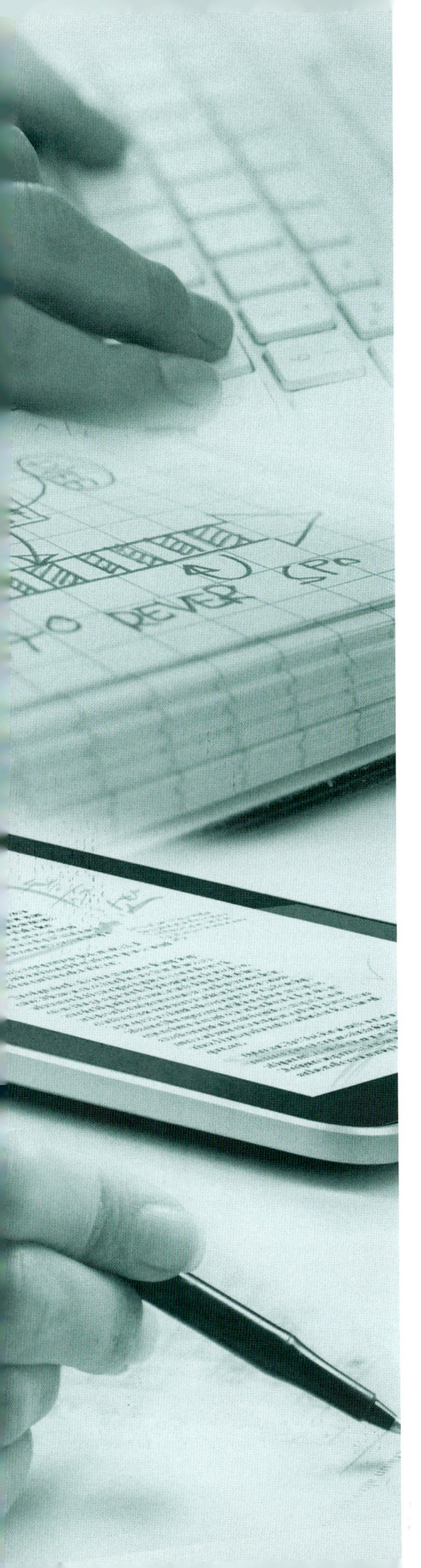

1

Pesquisa e Comunicação Científica

Somos aprendizes de uma arte na qual ninguém se torna mestre.
Ernest Hemingway, 1898-1961, escritor norte-americano, a propósito da arte de escrever.

A mensagem subjacente neste livro é de que uma pesquisa só termina quando os seus resultados são divulgados de forma adequada. O artigo científico é a maneira mais eficiente de fazê-lo. Este capítulo introdutório contém generalidades sobre esses temas, e os assuntos nele tratados são retomados nos demais capítulos.

Tabela 1.1 Processos envolvidos na publicação de artigo científico

Realização da investigação
Comunicação dos resultados: a elaboração do artigo científico*

* O tema do presente livro.

▶ 1.1 Introdução

Professores universitários, profissionais liberais e estudantes de nível superior dedicam parte considerável de seu tempo para a realização de pesquisas. É de toda conveniência que o produto desse esforço alcance as pessoas que dele possam se beneficiar. Por meio da publicação em periódico científico, os resultados da investigação chegam às pessoas certas. Um texto bem preparado valoriza a pesquisa, porém nem todos se sentem à vontade para redigir um bom relato de investigação. Acreditam que não foram suficientemente treinados para tal empreendimento. Em consequência, é possível que uma excelente pesquisa não seja devidamente apreciada simplesmente por não haver relato adequado sobre ela.

Há dois processos na publicação científica que nos interessa realçar (ver Tabela 1.1). Um é a realização da pesquisa, cujo objetivo maior consiste na produção de conhecimento. O outro versa sobre a transmissão dos resultados dessa pesquisa para a comunidade científica. Embora ambos estejam relacionados, sendo um a sequência do outro, exigem habilidades distintas.

Os temas enfocados neste livro se referem ao segundo tópico mencionado, qual seja, a elaboração do relato da pesquisa com vistas à sua publicação. O tema está limitado a trabalhos escritos sob a forma de artigos originais. Não engloba apresentações orais e outras modalidades de divulgação científica, que têm especificidades próprias. O autor deste livro, ao escrevê-lo, teve em mente a pesquisa aplicada em seres humanos – e não a investigação básica ou de outra natureza, como a que envolve animais ou plantas. Os exemplos são da área da saúde e enfocam, principalmente, a pesquisa clínica e a epidemiológica.

O domínio dos meandros da comunicação científica tem o efeito salutar de influenciar positivamente o modo como uma pesquisa é realizada. Quem sabe como relatar utiliza esse mesmo conhecimento para planejar e executar uma investigação. O inverso pode não ser verdadeiro. Quem pesquisa nem sempre está preparado para comunicar os resultados de uma investigação.

▶ 1.2 Necessidade da divulgação das pesquisas

Os cientistas precisam escrever.[1] O mesmo se aplica a professores universitários, profissionais liberais e estudantes de nível superior. Para que os resultados de uma investigação alcancem aqueles com interesse no assunto, existem canais apropriados de divulgação. O fato científico é divulgado pela publicação, que atesta a existência da pesquisa e pode conferir-lhe uma espécie de selo de qualidade, a

depender de onde é publicada. Para ser aceito em periódico científico de prestígio, um texto necessita estar em forma apropriada. A publicação adequada fará com que o resultado da investigação se torne disponível no sistema de comunicação científica. Com a organização que hoje existe, o relato da pesquisa pode ser facilmente encontrado, lido, julgado e, a depender da importância ou peculiaridade da obra, servir de apoio e referência a trabalhos posteriores sobre o assunto. Outra importante consequência da divulgação correta é alcançar aqueles que promovem a aplicação prática dos conhecimentos.

Pesquisa não publicada, logicamente, não alcança a comunidade científica, o que significa contribuição nula para o acervo de conhecimentos. Por sua vez, pesquisa indevidamente publicada pode jamais chegar ao conhecimento dos cientistas ou isso ser feito tardiamente. Acontece, por exemplo, com as teses de doutorado que nunca são divulgadas sob forma de artigo ou de livro. Outra ilustração é o trabalho pioneiro de Mendel.

Exemplo 1.2 A publicação dos resultados das pesquisas de Gregor Mendel, 1822-1884

O religioso e botânico austríaco publicou, em 1865, suas experiências pioneiras sobre hereditariedade em periódico de circulação restrita pertencente à sociedade regional de história natural da Boêmia, região da Europa Central, à época pertencente ao Império Austro-Húngaro. Suas ideias permaneceram desconhecidas da comunidade científica até serem descobertas em 1901. Acredita-se que a obra não teria sido ignorada por tanto tempo se tivesse sido publicada em periódico científico de maior prestígio. A visão de que o trabalho de Mendel foi ignorado no período 1866-1901 é contestada.[2,3]

▶ 1.3 Preparação de artigo científico

Pensar, planejar, escrever e rever são os passos a percorrer por quem se dispõe a redigir e comunicar, de maneira efetiva, o que tem a dizer ao seu público.[1] É raro produzir-se texto que, logo na primeira versão, adquira a forma ideal e satisfaça o próprio autor, os editores e os leitores exigentes. Muitas revisões são necessárias para chegar a tal ponto. Embora haja comumente esse fazer e refazer do que foi produzido com vistas ao seu aperfeiçoamento, três etapas podem ser identificadas no processo de preparo de uma publicação científica (ver Tabela 1.2). Conta-se a história da investigação (etapa 1), acrescentando-se as partes que lhe faltam, como o título, o resumo e as referências bibliográficas (etapa 2). A complementação desse material, para cumprir as exigências dos editores, resulta no artigo pronto para sua submissão a um periódico científico (etapa 3).

Tabela 1.2 Etapas na elaboração do artigo científico e a localização dos temas nos capítulos do presente livro

Etapas	Capítulos
1. Redação da estrutura do texto: introdução, método, resultados e discussão	4 a 8
2. Preparação das demais partes: referências bibliográficas, título, autoria, resumo e palavras-chave	9 a 13
3. Revisão, complementação e submissão do material para publicação em periódico científico	14 a 16

▶ 1.4 Publicação de artigo científico

Quando o autor julga que o artigo está pronto, ele o envia para um entre os milhares de periódicos científicos existentes na atualidade. Ao chegar à redação, o material é examinado pelo editor, o qual não pode publicar qualquer coisa que lhe chega às mãos. Deve zelar para que somente textos de qualidade e condizentes com a política editorial do periódico sejam nele divulgados. Por isso, é feita a separação entre os que são logo rejeitados, por serem de imediato julgados inapropriados, e os demais, potenciais candidatos à divulgação. Para auxiliá-lo na avaliação dos artigos que ultrapassam a triagem inicial, o editor conta com um sistema de apoio, a *revisão por pares* – dita também revisão por especialistas, arbitragem por pares; *peer review*, em inglês. O procedimento dá credibilidade ao periódico que o utiliza. É delineado para recusar textos inadequados e melhorar a clareza e a precisão dos selecionados para publicação. A sistemática empregada consiste em examinar cada artigo e verificar se é importante, original, bem apresentado e adequado para aparecer em futuro número do periódico.

Na eventualidade de receber pareceres favoráveis dos especialistas que o examinem, o artigo é aceito após as correções pertinentes e programado para publicação. O exemplar da revista, quando pronto, circula entre indivíduos e instituições que, de alguma forma, concorrem para mantê-la, como assinantes e associados de entidade científica. Muitos são também adquiridos ou enviados a bibliotecas, e um grupo seleto é disposto em bases eletrônicas de prestígio. Com os procedimentos modernos de indexação dos periódicos científicos em bases de dados eletrônicos, os artigos nelas incluídos são passíveis de serem recuperados, não importa onde foram publicados. Assim, a indexação da revista nas principais bases de dados tornou-se parâmetro para avaliar a qualidade dos textos científicos.

▶ 1.5 Evolução da comunicação científica nas ciências da saúde

Comparação entre os artigos científicos de algumas décadas passadas com os de hoje mostram grandes mudanças.[4] Os atuais são de menor extensão e em formato padronizado. A sua estrutura é composta por quatro seções que espelham as etapas do processo de pesquisa e do raciocínio científico aplicado aos achados: a introdução, o método, os resultados e a discussão.

O pesquisador tem tempo limitado para ler e o texto conciso e a uniformidade na disposição dos assuntos facilitam a leitura. Os títulos dos artigos, ao contrário do seu tamanho,

tornaram-se mais extensos para veicular maior quantidade de informação. Desse modo, a seleção do que deva ser lido seja feita mais facilmente pela inspeção dos títulos. O número de autores também aumentou. A complexidade das pesquisas requer que mais pessoas colaborem na sua realização. Outro importante motivo para o crescimento do número de autores por artigo é a valorização da produção científica. Os pesquisadores são pressionados a publicar, visto serem avaliados pelo que aparece com seus nomes na literatura especializada. Os resumos, seguindo o que acontece com o próprio texto do artigo, tornaram-se mais bem estruturados. Foram desenvolvidos sistemas de palavras-chave, para que se recupere eficientemente artigos por busca em bases de dados computadorizados.

As regras para a submissão de artigos científicos foram aperfeiçoadas, com a incorporação do que passou a ser considerado boa redação científica. Não é somente questão de forma de apresentação dos assuntos, mas também de seleção e organização dos argumentos para sustentar a validade da investigação e da conclusão do autor. Concomitantemente, surgiram outras exigências que refletiram as novas demandas da sociedade. Questões como conflito de interesses e publicação duplicada passaram a ter lugar nas instruções para autores de periódicos científicos. Os aspectos éticos das pesquisas tornaram-se foco de intenso debate, o que se refletiu nas normas para pesquisas em seres humanos. A menção e a descrição das técnicas estatísticas no relato das investigações foram incentivadas, mesmo exigidas, não importando o grau de complexidade. Reelaboraram-se os critérios de revisão e aprovação, de modo que os textos selecionados para publicação, em média, são de melhor qualidade que no passado.

Estão aqui relatadas apenas algumas mudanças na comunicação científica. Numerosas outras ocorreram e produziram reações, adaptações e novas soluções, repercutindo na maneira como os resultados das pesquisas são hoje apresentados. As modificações influíram positivamente no planejamento e na condução das investigações.

▶ 1.6 Revolução digital e comunicação autor-editor

Artigo publicado, em termos ideais, é aquele colocado à disposição da comunidade científica em forma apropriada. Acontecimentos recentes, especialmente na informática e nas telecomunicações, revolucionaram o setor. Os computadores, a expressão mais visível da revolução digital, estão conectados em rede mundial pela internet, o que mudou as características do trabalho em qualquer campo. No que concerne ao tema deste livro, a via eletrônica facilitou a comunicação entre autor e editor, assim como todo o processo editorial e a divulgação dos artigos científicos. Nas normas de Vancouver constam as seguintes observações.[5]

> "A publicação em formatos eletrônicos criou oportunidades para acrescentar detalhes ou seções inteiras apenas na versão eletrônica, organizando informações adicionais, estabelecendo *links* ou extraindo partes de artigos e assim por diante. Os autores precisam trabalhar com os editores no desenvolvimento ou uso desses novos formatos de publicação e devem submeter à revisão de especialistas materiais para possível utilização em publicações eletrônicas suplementares."

Um autor pode submeter, por meio eletrônico, seu texto para publicação em periódico científico, assim como acompanhar, da mesma maneira, a avaliação de seu artigo. Em alguns periódicos, o texto aceito para publicação e em condições de divulgação é logo exposto na página eletrônica da revista.

No presente, pelo menos cinco tipos de material científico são encontrados na internet:

- O conteúdo da própria versão impressa do artigo
- As informações que complementam a versão impressa, sob a forma de texto, figura, tabela, detalhes da análise estatística e resultados secundários; também material suplementar como áudio, vídeo e *slides*
- Uma versão ampliada do texto
- Os artigos que, embora julgados adequados para publicação, não são incluídos no periódico impresso, simplesmente por questões de espaço
- Os periódicos exclusivamente eletrônicos.

A internet não está limitada apenas aos aspectos realçados. Oferece mais. Pela liberdade de espaço, o meio eletrônico permite outras composições, como divulgação de material destinado à pré-publicação impressa, pareceres sobre artigos, cartas dos leitores e comentários induzidos sobre o texto. No entanto, a simples disposição de mais espaço não é justificativa para faltar com as virtudes de um bom texto. A avaliação de artigo a ser divulgado em meio eletrônico, de modo que constitua evidência científica de boa qualidade, deve seguir os mesmos critérios de qualidade aplicados aos artigos impressos. Eles também podem ser tratados como semelhantes à publicação impressa e aparecerem em bases de referências bibliográficas, passíveis de serem citados na literatura científica.

▶ 1.7 Informações científicas na internet

A internet trouxe enormes facilidades ao usuário de publicações científicas, dentre as quais, conexão com bases de dados, facilidade de acesso a um imenso volume de informações em texto integral, rapidez de pesquisa e interação do usuário com todo o sistema. Uma das mais relevantes expressões do emprego da internet na medicina é o acesso imediato às bases de dados de material científico. Nos exemplos adiante, são relacionadas três delas de uso gratuito e amplamente utilizadas no Brasil. Os Capítulos 13 e 14 trazem mais informações sobre o assunto.

Ao lado de abundantes aspectos altamente positivos, a internet também tem fragilidades. As informações que comporta nem sempre têm o mesmo nível de qualidade. Parte do material não passou pelo filtro da revisão por pares, característica dos periódicos de boa qualidade.

Exemplos 1.7 Bancos de dados de artigos científicos na internet

Exemplo 1 MEDLINE

Pela abrangência, facilidade de acesso e gratuidade, o MEDLINE se firmou como a base de dados mais utilizada para a recuperação de informações científicas sobre saúde no Brasil e em todo o mundo. Existem numerosos outros bancos, embora nenhum seja tão usado como o MEDLINE.

Exemplo 2 LILACS

A LILACS (Literatura Latino-Americana e do Caribe em Ciências da Saúde) apareceu em 1982 e tornou-se o mais abrangente índice bibliográfico da produção científica e técnica da região.

Exemplo 3 SciELO

Em 1997, foi implantada a SciELO (*Scientific Electronic Library Online*), que não é uma base de dados como a LILACS, mas biblioteca de revistas científicas em formato eletrônico. Ambas representam contribuição relevante para a divulgação e uso de resultados de pesquisa da América Latina.

▶ 1.8 Periódicos de acesso livre

Em decorrência das facilidades eletrônicas crescentes, o modelo tradicional de comunicação científica centrado na versão impressa está sendo alterado para outro, focado na publicação eletrônica e no acesso livre e irrestrito ao material publicado.[6] Os periódicos científicos eletrônicos de acesso inteiramente livre emergiram. *Acesso livre* ou *acesso aberto* significa ausência de custos para o leitor e para a instituição pelo uso da informação.

A pesquisa financiada com recursos públicos deve ser disponibilizada gratuitamente para o público. Essa é a opinião de parte considerável da comunidade científica. Equivale a devolver à sociedade o que foi investido na pesquisa. Nos Estados Unidos, os artigos publicados provenientes de pesquisas com recursos públicos devem estar disponíveis em texto integral no PubMed, que é gratuito, no máximo 12 meses depois de publicados. O acesso livre a artigos científicos está mudando a estratégia das editoras.[7] Em algumas revistas, o acesso fica restrito a assinantes apenas durante curto período, que pode ser seis meses, como no JAMA (*Journal of the American Medical Association*), ou um pouco mais em outros periódicos. Após o prazo estipulado pelos editores, o acesso ao texto completo é livre. Às vezes, requer-se registro ou assinatura individual sem custos.

Exemplos 1.8 Revistas científicas em formato eletrônico de livre acesso na internet

Exemplo 1 *Directory of Open Access Journals* (DOAJ)[8]

Em 1992, foi publicada a primeira revista eletrônica na área da saúde, a *Online Journal of Clinical Trials*, com textos completos. Em julho de 2010, estavam registradas no *Directory of Open Access Journals* 5.160 revistas eletrônicas em regime de acesso aberto, em todas as áreas, das quais 2.137 permitiam consulta por artigo. Estavam disponíveis cerca de 420 mil artigos de texto completo gratuitos para uso. O número de periódicos de ciências da saúde em texto completo era o seguinte: 50 de odontologia, 29 de enfermagem, 377 de medicina geral e 140 de saúde pública. Somente são incluídas nessa base de periódicos as que utilizam um sistema de controle de qualidade para a seleção de artigos.

Exemplo 2 *Public Library of Science (PLoS)*[9]

A *Public Library of Science* é uma biblioteca pública de ciências, dos Estados Unidos, que adota o sistema de acesso livre. Edita vários periódicos científicos, entre os quais, *PLoS Medicine*. Esse periódico situa-se entre os dez de maior prestígio em medicina interna, com fator de impacto de 13,05 no ano de 2009. Fator de impacto é um indicador que expressa o número de vezes que um periódico é citado (ver 14.6). Outros periódicos dessa organização, com os respectivos fatores de impacto, são: *PLoS Biology* (12,91); *PLoS Genetics* (9,53), *PLoS Pathology* (8,97), *PLoS Computational Biology* (5,75), *PLoS Neglected Tropical Diseases* (4,69) e *PLoS One* (4,35). O modelo de financiamento adotado nessa biblioteca requer que seja efetuado pagamento dos custos de publicação pelos autores do artigo.

Exemplo 3 *Open Access Central*[10]

Essa entidade tem o propósito de albergar revistas de acesso aberto de medicina, biologia e mesmo de outras áreas. Tem como lema *"maximizar a comunicação de pesquisa científica por meio do acesso livre"*.

A SciELO, já mencionada no capítulo, é ilustração de biblioteca virtual de acesso aberto.

▶ 1.9 Competição para publicar

Dois temas centrais abordados no capítulo são a redação de um artigo e a sua publicação. Esses dois temas são mais bem apresentados como um apenas: a preparação de artigo com mais possibilidades de ser aceito em periódico científico de prestígio. O objetivo do autor de um artigo é tê-lo publicado e não simplesmente escrevê-lo. Existe forte competição para publicar uma vez que o número de artigos científicos submetidos aos editores excede em muito o número possível de ser aceito. Nos periódicos de prestígio, a taxa de aceitação de artigos é inferior a 10%.

Um caminho para ter razoáveis possibilidades de publicar em periódico científico de prestígio é produzir texto de qualidade superior. Embora necessário, não é suficiente. Torna-se conveniente entender o processo de avaliação de textos científicos e os meandros da publicação, o que evitará mal-entendidos e frustrações. Isso envolve, de um lado, questões relacionadas à boa estruturação do artigo, a localização correta da argumentação científica nessa estrutura e um tom de linguagem adequado para uma revista acadêmica. O objetivo é fazer com que os revisores sejam capazes de entender o relato, apreciá-lo e bem avaliar o manuscrito. Há também outros ângulos a lidar como a autoria, a ética, a escolha do periódico adequado, a forma de submissão do material aos editores, a resposta às solicitações do editor e muitos mais, como detalhado nos próximos capítulos deste livro. Existem as convenções, bem estabelecidas, para serem seguidas e as regras não escritas. Desenvolver habilidades para lidar com

esses temas pode resultar em benefícios de publicação, além de ser um apaixonante desafio intelectual. Entre as habilidades para alcançar a meta da publicação do artigo está a capacidade de antecipar o que será provavelmente aceito ou rejeitado pelos editores. Para termos de comparação, vale lembrar as palavras de Nicolau Maquiavel, 1469-1527, o pensador e escritor italiano, quando se referiu ao que acontecia na esfera política.

> "Quando os problemas são previstos de longe, o que só homens de talento podem fazer, os males que deles poderiam advir são logo curados; mas quando, por falta de previdência, eles são padecidos até um ponto em que se tornam perceptíveis para todos, já não existe mais remédio."

Como se desenvolve a habilidade de antever qualidades e problemas no texto científico? De um lado, aprende-se a maneira dos bons autores apresentarem os resultados das suas pesquisas. É também conveniente saber como outros falharam e tiveram seus artigos recusados para publicação, de modo a evitar os mesmos erros. O presente livro está repleto de exemplos de ambos os casos, de formas adequadas de apresentar os resultados de uma investigação e erros frequentemente cometidos.

Em síntese, o autor fará constar do relato o que constitui uma boa comunicação científica, ou seja, aquilo que os conhecedores do assunto buscam e esperam encontrar no texto.

▶ 1.10 Raciocínio científico

Para bem alcançar o objetivo de publicação em periódico de prestígio, a compreensão da lógica do raciocínio científico é essencial, visto a sua importância na concatenação das ideias, fatos e argumentos para sustentar as conclusões. O raciocínio que fundamenta a comunicação científica moderna e os modos de lidar com as evidências são abordados por todo o livro. Em muitas situações, o certo e o errado estão bem estabelecidos; exemplos são mostrados. Em outras ocasiões, não existe certo nem errado, mas diferentes formas de abordagem. Nesses casos, são sugeridos caminhos para a redação e apresentadas formas para aprofundar o estudo da matéria.

A lógica, ou sua falta, estará estampada no relato de uma investigação. Tendo o artigo científico em mãos, o leitor verificará se o autor reuniu matéria adequada e suficiente para que se possa formar opinião sobre a investigação e sua conclusão. Os detalhes para sustentar a conclusão do autor e para a compreensão do que foi feito deverão constar do relato. De outra maneira, não se poderá concordar ou discordar do autor. Em investigação deficiente ou texto incompleto, as falhas se tornarão aparentes pela leitura do relato. São esses os textos candidatos a rejeição quando submetidos para publicação.

▶ 1.11 Sugestões

A redação científica constitui complexa apresentação de fatos e argumentos, guiada por processo elaborado de raciocínio, que desafia os investigadores e empolga os mais exigentes. Escrever é momento de reflexão, que favorece a compreensão e o aperfeiçoamento pessoal. No entanto, trata-se de tarefa para ser aprendida e exercitada com empenho e perseverança. O hábito da leitura contribui para o melhoramento da redação. Exercitar-se continuadamente na arte de escrever também.

O artigo publicado reflete as características do autor e mesmo da instituição que ele representa. É conveniente ter esse aspecto em consideração ao prepará-lo. Fazer o melhor para si mesmo e à sua instituição é submeter para publicação somente bons textos científicos.

► 1.12 Comentário final

O autor deste livro espera que muitos leitores tenham a sorte de, se já não o são, virem a ser incluídos na categoria dos apaixonados pela leitura científica. O médico e escritor mineiro Pedro Nava, 1903-1984, em seu livro *Chão de Ferro*, assinalou: "Felizes os que se deixam arrastar pelo amor da ciência." Esse direcionamento tende a facilitar o domínio dos princípios e da prática da argumentação científica, o que se reflete na redação dos resultados de uma investigação.

► 1.13 Referências

1. Barrass R. Os cientistas precisam escrever: guia de redação para cientistas, engenheiros e estudantes. 2ª ed. São Paulo: T.A. Queiroz; 1986.
2. Kessel R. Mendel-forgotten or ignored? J R Soc Med. 2002;95(9):474.
3. Keynes M. Mendel-both ignored and forgotten. J R Soc Med. 2002;95(11):576-7.
4. Sollaci LB, Pereira MG. The introduction, methods, results, and discussion (IMRAD) structure: a fifty-year survey. J Med Libr Assoc. 2004;92(3):364-7.
5. ICMJE. International Committee of Medical Journal Editors. Uniform requirements for manuscripts submitted to biomedical journals: writing and editing for biomedical publication. 2008 [acesso em 18 mai 2009]; Disponível em: http://www.icmje.org/.
6. Castro R. Impacto da internet no fluxo da comunicação científica em saúde. Rev Saúde Pública. 2006;40:57-63.
7. Marques F. Ao alcance de todos: acesso livre a artigos científicos ganha força e muda estratégia de editoras. Pesquisa FAPESP. 2006;129:24-7.
8. DOAJ. Directory of Open Access Journals. Sweden: Lund University Libraries; 2011 [acesso em 8 fev 2011]; Disponível em: http://www.doaj.org/.
9. PLoS Medicine. [acesso em 8 fev 2011]; Disponível em: http://www.plos-medicine.org/.
10. Open Access Central. [acesso em 8 fev 2011]; Disponível em: http://www.openaccesscentral.com/.

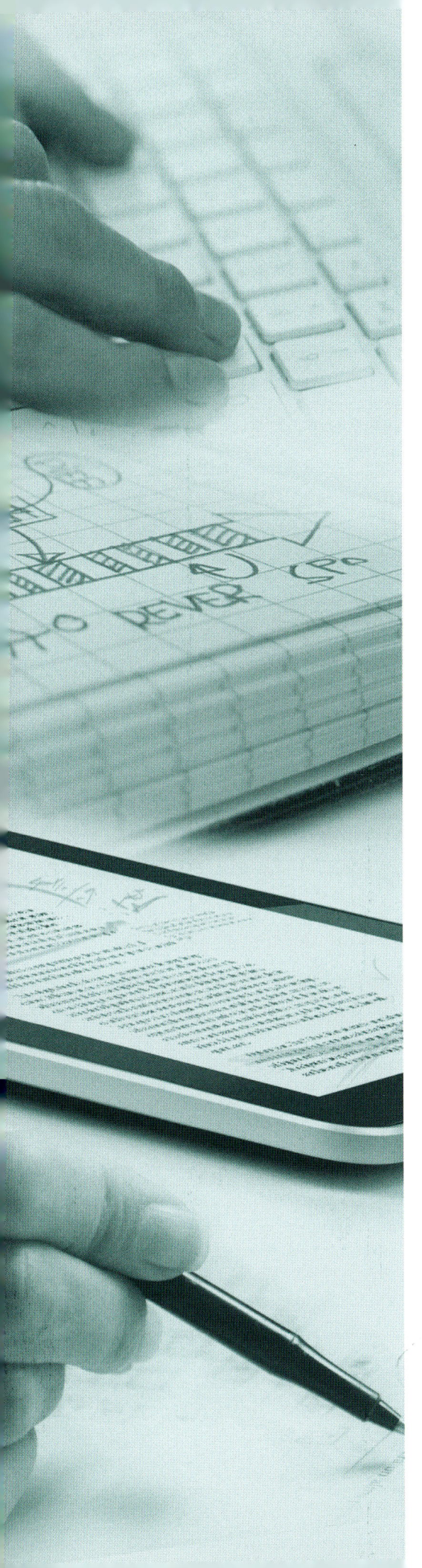

2

Canais de Comunicação Científica

Se lemos algo com dificuldade, o autor fracassou.
Jorge Luís Borges, 1899-1986, escritor argentino.

Uma sábia decisão do autor de texto científico é selecionar atentamente o veículo de comunicação que utilizará para a divulgação dos resultados de sua pesquisa. A escolha certa promove o artigo e o autor na comunidade científica. Escolha errada tem o efeito oposto. Esconde o texto das pessoas que seriam os seus leitores preferenciais, aquelas que o citariam e fariam os resultados da investigação serem conhecidos da comunidade científica. A seleção do periódico depende de muitos fatores, dentre os quais, o teor da mensagem e a audiência a alcançar. Diversos tópicos relacionados à comunicação entre o autor e seu público são tratados no capítulo, dentre os quais, os tipos de periódico e de artigo, a clientela-alvo e as normas de publicação.

▶ 2.1 Introdução

O investigador tem à sua disposição muitas formas para difundir os resultados de suas pesquisas. Cinco modalidades de comunicação científica escrita estão listadas na Tabela 2.1. Cada qual representa uma forma de divulgação dos resultados da mesma pesquisa em diferentes momentos ou a audiências distintas.

Maneira usual de comunicação consiste na apresentação dos resultados da pesquisa em reuniões ou congressos, sob a forma de relato oral, pôster, resumo, aula ou texto mais elaborado, eventualmente distribuído e publicado nos respectivos anais. Se a pesquisa recebe financiamento, é de praxe que, ao terminá-la, seja preparado relatório para o órgão financiador. Nele constarão os detalhes de planejamento e execução, os resultados alcançados e suas respectivas interpretações e conclusões. A pesquisa pode representar trabalho de conclusão de curso, um requisito para a obtenção de grau universitário.

A apresentação em congresso, o relatório para órgão financiador e os trabalhos de conclusão de curso devem ser levados adiante. A transformação em artigo é recomendada, pois essa é a forma preferencialmente citada, pelos cientistas, em revisões da literatura e em trabalhos de pesquisa. Considera-se que uma investigação só estará completa quando seus resultados alcançarem a comunidade científica de maneira adequada.

Nas ciências da saúde e em numerosas outras áreas, o artigo publicado em periódicos é o meio mais adequado de comunicação. Tende-se a considerar *conhecimento científico novo* aquilo que aparece publicado em periódico indexado em base de dados de prestígio.[1]

Tabela 2.1 Principais canais de comunicação científica escrita

Anais de eventos
Relatórios
Teses e dissertações
Livros
Periódicos

▶ 2.2 O que é periódico científico

A Associação Brasileira de Normas Técnicas (ABNT) assinala que publicação periódica científica impressa é:

"Um dos tipos de publicações seriadas, que se apresenta sob forma de revista, boletim, anuário etc., editada em fascículos com designação numérica ou cronológica, em intervalos prefixados (periodicidade), por tempo indeterminado, com a colaboração, em geral, de diversas pessoas, tratando de assuntos diversos, dentro de uma política editorial definida, e que é objeto de Número Internacional Normatizado (ISSN)".[2] Para os significados de ISSN e ISBN, ver Tabela 2.2.

Durante o processo de classificação dos periódicos no QUALIS, o sistema brasileiro para avaliação da produção científica nacional (ver seção 14.12), foi considerado que somente os veículos com corpo editorial reconhecido, que utilizam a revisão por pares e dotados de ISSN fossem considerados periódicos científicos.

Os periódicos científicos têm funções a preencher (ver Tabela 2.3) e precisam da sustentação da sociedade para exercer eficientemente o papel que lhes é destinado.[3,4] Dentre as atribuições tradicionais dos periódicos científicos estão a de divulgar a ciência e constituir-se em memória do que é publicado. Outra finalidade, essencial em países menos desenvolvidos, consiste em treinar revisores e autores em metodologia científica, com vista a melhorar a qualidade da

Tabela 2.2 Significados das siglas ISSN e ISBN

ISSN (*International Standard Serial Number*): número internacional normatizado para publicações seriadas. Identificador internacional para o título de uma publicação periódica. No Brasil, o Instituto Brasileiro de Informação em Ciência e Tecnologia (IBICT) atua como o centro nacional da rede internacional. http://www.ibict.br/
Exemplo: ISSN 0104-4230 identifica a *Revista da Associação Médica Brasileira*.
ISBN (*International Standard Book Number*): sistema internacional padronizado utilizado para identificar obras bibliográficas e *softwares*. No Brasil, a Fundação Biblioteca Nacional atua como o centro nacional da rede internacional. http://www.bn.br/portal/
Exemplo: ISBN 85-85637-15-3 identifica o livro *A comunicação científica*.[1]

Tabela 2.3 Funções do periódico científico

Divulgar os resultados das pesquisas para a comunidade científica e a sociedade.
Constituir-se em memória da ciência.
Fornecer dados para a avaliação da produção de cientistas e instituições.
Favorecer a implementação de critérios de qualidade para realização e divulgação da pesquisa.
Consolidar áreas de pesquisa.
Constituir-se em cenário para treinar revisores e autores em análise crítica de artigos científicos e, assim, concorrer para melhorar a qualidade da ciência.

ciência. Muitas pessoas com pretensão de publicar artigo dispõem de bons temas ou informações valiosas sobre eles, mas têm pouca habilidade em comunicação. Os editores de periódicos podem desempenhar relevante função, auxiliando-os sob diversas formas, dentre as quais, ministrar cursos, distribuir material didático e prover assessoria para a preparação dos textos.

2.3 Tipos de periódico científico e suas características

Os periódicos científicos são classificados de diversas maneiras.[5,6]

A Classificação temática dos periódicos

Existem periódicos que abrigam textos de todas as áreas, como as revistas *Science* e *Nature*, e os voltados para um dado campo do conhecimento: *Annals of Internal Medicine*, *Annual Review of Medicine*, *British Medical Journal* e *Revista da Associação Médica Brasileira*. Mesmo em determinado campo, têm-se revistas gerais e especializadas. Exemplos de revistas gerais em medicina são *Annals of Internal Medicine* e *British Medical Journal* e, dentre as especializadas, *Endocrinology* e *Jornal de Pediatria*. Algumas se caracterizam por publicar artigos de cunho metodológico, como o *Journal of Clinical Epidemiology* e *Statistics in Medicine*. Para mais sobre classificação temática ver a adotada no *Journal of Citation Reports* (JCR). Alguns exemplos retirados do JCR são mostrados no Capítulo 13.

B Periódicos científicos e práticos

Periódicos científicos propriamente ditos e periódicos científicos práticos representam outra forma de classificação.[7] Os primeiros trazem o relato de pesquisas originais, ao passo que os de cunho prático têm o objetivo principal da educação continuada. Esses fazem chegar aos profissionais da área extensa gama de informações, de pesquisas originais ou não. Muitos periódicos sobre saúde têm dupla finalidade, ao mesmo tempo científica e prática, caso da *Revista da Associação Médica Brasileira* e do JAMA. Como ilustração, os amplos objetivos do periódico norte-americano estão transcritos na Tabela 2.4.

C Classificação de periódicos da Biblioteca Nacional de Medicina, norte-americana

Em publicação da *National Library of Medicine*, os periódicos da área biomédica estão classificados, pela finalidade declarada de cada um, em quatro categorias: os de pesquisa, os clínicos, os de revisão e os gerais (ver Tabela 2.5).

D Classificação de periódicos por tipo de indexação

Tradicionalmente, as revistas são classificadas em nível internacional, nacional e local. As de circuito internacional têm maior prestígio, são mais procuradas pelos autores e, consequentemente, torna-se mais difícil publicar um artigo nelas. A classificação de uma revista como internacional é feita com base na indexação do periódico em bases de dados de prestígio, tipo MEDLINE/PubMed e ISI (*Institute for Scientific*

Tabela 2.4 Objetivos da *Revista da Associação Médica Americana*

Objetivo geral

Promover a ciência e a arte da medicina, assim como a melhora da saúde pública.

Objetivos específicos

Publicar artigos originais importantes, documentados e revisados por pares, nas áreas clínica e laboratorial, em amplo espectro de tópicos médicos.

Fornecer aos médicos educação continuada em ciência, básica ou aplicada, com o objetivo de subsidiar decisões clínicas baseadas em evidências.

Possibilitar aos médicos atualização em múltiplas áreas da medicina, além do próprio campo de atuação.

Melhorar a saúde pública internacionalmente pelo incremento da qualidade da assistência médica, da prevenção de doenças e de pesquisas, e manter os leitores bem informados.

Fomentar debates equilibrados e responsáveis sobre assuntos controvertidos relacionados à medicina e à assistência à saúde.

Predizer importantes aspectos e tendências da medicina e da assistência à saúde.

Informar os leitores sobre aspectos não clínicos da medicina e da saúde pública, tais como políticos, filosóficos, éticos, legais, ambientais, econômicos, históricos e culturais.

Reconhecer que, além de alcançar esses objetivos específicos, o periódico tem responsabilidade social de melhorar as condições de vida da população e promover a integridade da ciência.

Divulgar a política da Associação Médica Americana, quando apropriado, mas sem prejuízo da independência editorial, objetividade e responsabilidade.

Alcançar o nível mais elevado de qualidade ética jornalística e produzir publicação que seja oportuna, confiável e agradável de ler.

Fonte: adaptado de *Journal of American Medical Association* (JAMA) 2008.[8]

Tabela 2.5 Tipos de periódico científico na área biomédica e suas características

Tipos de periódico	Características
Pesquisa	Dedica-se preferencialmente a relatos de investigações originais na área das ciências biomédicas, incluindo-se as ciências básicas; ensaios clínicos de agentes terapêuticos, efetividade de técnicas e métodos terapêuticos e de testes diagnósticos; estudos epidemiológicos, comportamentais e educacionais de interesse para a área da saúde.
Clínico ou prático	Tem por objetivo principal documentar o estado atual da prática em saúde, disponibilizar informações úteis para o treinamento ou a educação continuada de técnicos. Isso ocorre por meio da publicação de relato de casos, discussão e apresentação de novas técnicas, avaliação de práticas atuais e comentários.
Revisão	Contém o estado atual de conhecimentos ou práticas, integra recentes avanços com princípios e práticas aceitas ou resume e analisa pontos de vista de consenso em relação a controvérsias. O periódico de revisão proporciona informações básicas para técnicos, pesquisadores, estudantes, residentes e outros que desejam um panorama geral de um campo temático; por vezes, contém histórico.
Geral	Contém elementos dos tipos acima descritos e, frequentemente, traz comentários e análises sobre temas sociais, políticos ou econômicos. É, normalmente, destinado a um público mais amplo e não está limitado a uma especialidade.

Fonte: BIREME 1997.[9] Para o original em inglês, ver *National Library of Medicine* 2008.[10]

Information). O uso da indexação do periódico como critério de qualidade é objeto de intenso debate, tratado nos capítulos 13 e 14. A classificação brasileira está baseada no tipo de indexação dos periódicos (ver 14.12, Classificação QUALIS).

O limite máximo de palavras, de referências e de ilustrações usualmente adotado está assinalado na mesma tabela. Embora haja limites, a preferência dos editores é por artigos curtos. Preferem publicar dois artigos curtos em lugar de um extenso (ver 23.8A, Tamanho do artigo).

▶ 2.4 O que é artigo científico

O artigo científico é a unidade de informação do periódico científico. Segundo a ABNT, artigo científico é *"parte de uma publicação com autoria declarada, que apresenta e discute ideias, métodos, técnicas, processos e resultados nas diversas áreas do conhecimento"*.[11]

O conjunto de artigos compõe o número do periódico (ou fascículo). Esses, reunidos, formam um volume. Tanto os fascículos como os volumes são numerados.

Exemplos 2.4 Periodicidade de algumas revistas científicas

Exemplo 1 *Revista da Associação Médica Brasileira*
No ano de 2009, foram divulgados seis fascículos, de número 1 a 6, que formam o volume 55. A publicação é bimestral.

Exemplo 2 *New England Journal of Medicine*
Em 2009, os números de 1 a 26, do primeiro semestre, formaram o volume 360; os números 1 a 27, do segundo semestre, constituíram o volume 361. Trata-se de publicação semanal da Associação Médica de Massachusetts (*Massachusetts Medical Society*).

Exemplos 2.5 Tipos de artigo científico

Exemplo 1 Terminologia empregada para identificar as modalidades de artigo científico[14]
Os tipos de artigo mencionados nas instruções para autores de 19 periódicos científicos brasileiros na área de cirurgia, publicados em 1993, foram os seguintes: artigo original, revisão, relato de caso, cartas ao editor, sessões anatomoclínicas, comunicação, atualização, investigação experimental, editorial, resumo comentado, técnica cirúrgica, estado da arte, artigo especial, nota prévia, progressos em cirurgia, ensino e educação cirúrgica, normas e rotinas, novos métodos.

Exemplo 2 Artigos aceitos na Revista da Associação Médica Brasileira[15]
As respectivas instruções para autores indicam que a *Revista da Associação Médica Brasileira* tem por objetivo publicar artigos que contribuam para o conhecimento médico e que não tenham sido publicados em outros periódicos. Aceita-se para publicação textos nas categorias artigos originais, revisões, correspondências, ponto de vista, panorama internacional, à beira do leito e imagem em medicina. Informa-se também que trabalhos de outra natureza poderão ser aceitos para publicação, dependendo da avaliação do Conselho Editorial.

▶ 2.5 Tipos de artigo científico e suas características

Há diversas modalidades de artigo científico, maneiras de classificá-los e terminologias para designá-los.[12,13] A depender do material de que dispõe, o autor escolherá a modalidade mais adequada para divulgar o seu trabalho, dentre as aceitas no periódico ao qual submeterá o seu texto (ver Tabela 2.6).

▶ 2.6 O que é artigo científico original

Entende-se por artigo científico original, o texto publicado como relato, em primeira mão, dos resultados de uma pesquisa. Significa o relato de dados originais. Em inglês, *original article, research article, scientific article* e por vezes simplesmente *paper*. Conforme a ABNT, é *"parte de uma publicação que apresenta temas ou abordagens originais"*.[11]

Tabela 2.6 Tipos de artigos científicos e suas características*

Tipos de artigo	Significado	Palavras[†] (n)	Ilustrações[‡] (n)	Referências (n)
Original	Relato, em primeira mão, dos resultados de pesquisa.	3.000	5	40
Comunicação breve	Descrição concisa de novos achados.	1.000	1	10
Relato de casos	Artigo original, com pequeno número de casos (até dez).	1.000	1	10
Revisão	Avaliação crítica de material publicado; síntese da parte mais relevante das pesquisas sobre um tema; a opinião qualificada sobre um assunto; tipos de revisão: narrativa e sistemática.	4.000	5	100
Correspondência (carta ao editor)	Comentários não solicitados, em geral breves, sobre tema de interesse dos leitores, vinculados usualmente a artigo publicado em fascículo anterior do periódico.	500	1	10
Editorial	Opinião de especialista; a visão do editor, dos membros do Conselho Editorial ou de convidado.	1.000	1	10
Resenha	Revisão crítica de uma obra (livro, *software*, vídeo); descreve-se o que contém e emite-se opinião.	1.000	1	10
Consenso	Recomendações sobre um tema, por exemplo, sobre diagnóstico, tratamento e prevenção de determinado agravo à saúde, formuladas por grupo de especialistas.	3.000	5	30
Outros tipos	Material que não se enquadra nas categorias mencionadas, caso de relato de conferências, monografias e estudos teóricos.	Variável	Variável	Variável

* Os números situados nas três últimas colunas são aproximações. Representam limites máximos aceitos em revistas biomédicas. A tendência é a redução desses números, visto a pressão por artigos curtos.
[†] O número de palavras refere-se apenas ao texto, excluídos título, resumo, tabelas, figuras e referências.
Em termos médios, uma página contém 250 palavras se em papel A4, espaço duplo, fonte *Times New Roman*, tamanho 12.
[‡] Ilustrações compreendem tabelas e figuras (ver 19.1, Terminologia).

Nas ciências da saúde, assim como em muitas outras áreas, o artigo científico original é a forma de publicação recomendada para divulgar os resultados de uma investigação. Constitui a maior parte do material encontrado nos periódicos de pesquisa. Também aparece, em maior ou menor proporção, nas demais modalidades de periódico.

O presente livro aborda a redação de artigos científicos originais provenientes de investigações empíricas; ver a classificação da Tabela 2.7. No entanto, muitos dos ensinamentos nele contidos são aplicáveis a outros tipos de artigo.

▶ 2.7 Público-alvo do artigo científico

É conveniente o autor conhecer a clientela para a qual o texto estará endereçado; ver o Exemplo 2.7 e a Tabela 2.8. Pelo nome e tipo de periódico, tem-se indicação das características do público que alcança. A inspeção de alguns fascículos fornece informações adicionais.

A delimitação do público-alvo tem, pelo menos, duas justificativas: não se pode escrever um único texto para todos os tipos de leitor; e, uma vez delimitada a audiência, têm-se delineados, grosso modo, os critérios para compor o conteúdo, a forma do artigo a ser preparado, as definições a constar, os termos a utilizar e a linguagem a adotar.

A linguagem usada em periódicos de pesquisa pode ser diferente da empregada em revistas de divulgação científica endere-

Tabela 2.7 Classificação dos principais tipos de estudo aceitos em periódicos científicos da área de biologia e saúde

Tipos de estudo	Características
Estudo empírico	Descrição de pesquisas originais. Classificadas em: *Pesquisa experimental*: o fenômeno é investigado sob condições controladas, ditadas pelo investigador; em ciências da saúde, é conhecido como *estudo randomizado* (ver seção 4.6B). *Pesquisa observacional*: estudo de situações que ocorrem naturalmente sem intervenção do investigador; representadas pelos estudos epidemiológicos, clínicos e descrições de fenômenos naturais, novas espécies, estruturas, funções, mutações e variações.
Revisão da literatura	Avaliação crítica de material publicado (ver seção 5.10 e seguintes).
Estudo teórico	Relato em que o autor utiliza a literatura para desenvolver teoria ou reformulações que levam à produção de conceitos novos e apresentação de hipóteses e modelos de representação da realidade.

Tabela 2.8 Tipos de leitor de periódico científico da área das ciências da saúde

Pesquisador: procura informações relacionadas às suas pesquisas
Profissional, especialista (clínico, sanitarista): busca atualização para aplicação prática dos resultados
Estudante: acumula conhecimentos como parte da formação científica

çadas a público mais amplo, como a *Ciência Hoje,* da Sociedade Brasileira para o Progresso da Ciência (SBPC). Uma coisa é escrever para o especialista; outra, para o não especialista, o universitário ou o grande público, havendo ainda uma infinidade de segmentos da sociedade, aos quais o texto poderia ser endereçado.

Ao refletir sobre os tópicos mencionados neste capítulo, pode-se combinar tema, periódico, tipo de artigo e de público, com o propósito de preparar o texto mais adequado para a ocasião, dentro das normas adotadas no periódico ao qual será submetido.

Exemplo 2.7 Leitores de periódicos selecionados

Uma revista de biologia molecular tem seu público restrito a pesquisadores e alunos em formação científica nesse campo do conhecimento. Os periódicos gerais, como a *Revista da Associação Médica Brasileira* e o JAMA, da Associação Médica Americana, são lidos principalmente por clínicos, sejam pesquisadores ou não. Os leitores dos *Anais Brasileiros de Dermatologia* são os especialistas dessa área ou os que, de uma ou outra maneira, lidam com temas dermatológicos.

▶ 2.8 Instruções aos autores

As pessoas que compõem a comunidade científica têm valores que os editores de periódicos traduzem por normas. Cada periódico científico dispõe de normas, identificadas como *instruções para autores, informações aos colaboradores, instruções editoriais aos autores* ou termos assemelhados. São esclarecimentos sobre campo de atuação, categorias de artigo, procedimentos editoriais, preparação de textos, submissão de originais destinados à publicação, *checklists,* documentos necessários e outros mais.[2] As instruções para autores refletem a própria história do periódico e a posição do seu conselho editorial. Cada periódico científico tem o seu perfil, caracterizado por traços comuns aos demais e por especificidades. Daí a necessidade de, escolhido o periódico para o qual o artigo será enviado, as respectivas instruções serem lidas, pois constituem guia na elaboração e finalização do texto a ser submetido para publicação.

As normas estão em constante evolução, visto os avanços científicos criarem novas exigências. Os especialistas chegam a consensos que, amiúde, transformam-se em diretrizes, tornando outras obsoletas quanto, por exemplo, ao formato, nomenclatura, símbolos e unidades de medida. Desde o fim do século 19, manuais de estilo para auxiliar editores foram escritos e são periodicamente revisados. Hoje, existem muitos desses manuais endereçados a editores e autores que encerram copiosos detalhes de normatização de textos, visando à padronização das publicações, como será visto no Capítulo

22. Síntese desse material está disponível nas seções 4.8 a 4.10. Muitas vezes, as instruções para autores dos periódicos científicos são sucintas, mas recomenda-se procurar informações adicionais em outro local, frequentemente, em um dos manuais que adotam.

Muito foi feito para padronizar a publicação impressa, por órgãos internacionais, como a Organização Internacional de Normatização (*International Organization for Standards,* ISO) e por entidades nacionais. Cada país possui seu órgão de normatização. No Brasil, temos a Associação Brasileira de Normas Técnicas (ABNT); nos Estados Unidos, o *American National Standards Institute* (ANSI). Os países europeus também têm importantes entidades com esse propósito, sendo exemplos, as da Alemanha e da França.

O conhecimento das normas, brasileiras e internacionais, familiariza o usuário com publicações científicas e tem o papel de facilitar consulta a documentos, catálogos e bases de dados de referências bibliográficas. Esse conhecimento auxilia o pesquisador na tarefa de rever a literatura científica sobre um tema e de procurar os textos que necessita.

No tocante a forma de apresentação de periódicos e artigos, embora haja o esforço de uniformizar a matéria, jamais se chegou ao consenso, no País, entre as normas brasileiras e as divulgadas internacionalmente.[16] Nos dias atuais, essas últimas refletem, principalmente, as influências inglesa e norte-americana. Para saber mais sobre instruções aos autores, ver a Tabela 2.9.

▶ 2.9 Associação Brasileira de Normas Técnicas (ABNT)

A ABNT é o órgão responsável pela normatização técnica no País. Trata-se de entidade privada, sem fins lucrativos, sendo membro fundador e representante do Brasil na Organização Internacional de Normatização. Tem como atribuição prover referenciais para a sociedade, por meio da criação de normas e difusão dessas informações. Dispõe de catálogo com mais de 11 mil normas, de vários setores. Dentre elas, estão as referentes à documentação. A Tabela 2.10 contém lista de normas de documentação relacionadas ao tema deste livro. As normas não têm caráter impositivo; foram desenvolvidas com base em recomendações da ISO e por consenso entre especialistas, tendo como alvo a redação de trabalhos científicos. Como é comum em se tratando de normas, as da ABNT são atualizadas periodicamente, de modo que, em pouco tempo, a lista apresentada poderá estar obsoleta.

▶ 2.10 Normas de Vancouver

Os editores de periódicos biomédicos, principalmente norte-americanos e ingleses, lideram, na atualidade, o processo de reflexão e de investigação sobre publicações científicas, o que aponta para os problemas, as soluções e as variações existentes, concorrendo para melhorar o nível de apresentação dos artigos. Como parte desse processo, um grupo de editores de periódicos da área médica encontrou-se, em 1978, na cidade de Vancouver, no Canadá, para estabelecer diretrizes sobre o formato dos originais sub-

Tabela 2.9 Para saber mais sobre instruções para autores

Nomes	Endereços
Associação Brasileira de Normas Técnicas (ABNT)	http://www.abnt.org.br/
Annals of Internal Medicine	http://www.annals.org/shared/author_info.html/
British Medical Journal	http://www.bmj.com/
Instituto Brasileiro de Informação em Ciência e Tecnologia (IBICT)	http://www.ibict.br/
International Committee of Medical Journal Editors	http://www.icmje.org/
Jornal de Pediatria (Brasil)	http://www.jped.com.br/port/normas/normas_07.asp/
Journal of the American Medical Association (JAMA)	http://jama.ama-assn.org/misc/aboutjama.dtl/
Mulford Library, University of Toledo, Ohio, EUA*	http://mulford.meduohio.edu/instr
New England Journal of Medicine	http://www.nejm.com/
PubMed	http://www.ncbi.nlm.nih.gov/sites/entrez/

* Reúne instruções para autores de mais de 3.500 periódicos científicos de saúde e ciências da vida.

metidos a periódicos, hoje conhecidas como normas de Vancouver. O grupo publicou pela primeira vez um conjunto de diretrizes, em 1979, atualizadas periodicamente (ver Tabela 2.11). Como explicado no próprio documento, as normas de Vancouver lidam com os *"princípios éticos relacionados aos processos de avaliação, melhoria e publicação de originais em revistas biomédicas e às relações entre editores e autores, revisores especialistas e a mídia. As seções finais tratam de aspectos mais técnicos de preparação e submissão de originais."*[18]

São centenas os periódicos na área das ciências da saúde que adotam as normas de Vancouver por todo o mundo. Ao adotá-los, os editores dos periódicos aderem à convenção sobre múltiplos aspectos, os quais prometem seguir, e que vão além do formato, tais como: diretrizes para lidar com a aceitação de publicação duplicada, autoria de trabalhos e conflito de interesses. Os trechos principais das normas de Vancouver estão transcritos no presente livro em acordo com o tema de cada capítulo. A lista dos assuntos e onde encontrá-los constam da Tabela 2.12. Esse material é valioso para autores de artigos científicos.

Tabela 2.10 Normas da Associação Brasileira de Normas Técnicas (ABNT)* sobre publicações periódicas

Classificação e título da norma	Número de identificação	Ano de publicação
Abreviação		
Abreviação de títulos de periódicos e publicações seriadas	6032	1989
Apresentação		
Citações em documentos	6022	2003
Citações em documentos	10520	2002
Publicação periódica científica impressa	6021	2003
Relatório técnico ou científico	10719	2009
Trabalhos acadêmicos	14724	2011
Numeração e coordenação		
Editoração de traduções	10526	1988
Índice	6034	2004
Lombada	12225	2004
Numeração progressiva das seções de um documento escrito	6024	2003
Número padrão internacional de livro – ISBN[†]	2108	2006
Número padrão internacional para publicação seriada – ISSN[†]	10525	2005
Ordem alfabética	6033	1989
Referências	6023	2002
Resumo	6028	2003
Revisão de originais e provas	6025	2002
Sumário	6027	2003
Datas		
Norma para datar	5892	1989

Fonte: Associação Brasileira de Normas Técnicas.[17]
* A expressão "normas brasileiras" é usualmente empregada na forma abreviada, NBR.
[†] ISBN = *International Standard Book Number* e ISSN = *International Standard Serial Number* (ver Tabela 2.2).

Tabela 2.11 Informações gerais sobre as normas de Vancouver

Denominação oficial: *International Committee of Medical Journal Editors* (ICMJE); em português, Comissão Internacional de Editores de Revistas Médicas, também conhecida como Grupo, Convenção, Padrão, Estilo, Formato ou Normas de Vancouver.

Objetivo do Grupo de Vancouver: estabelecer diretrizes sobre o formato dos originais submetidos a periódicos.

Denominação das diretrizes publicadas periodicamente: *Uniform requirements for manuscripts submitted to biomedical journals*; em português, *Requisitos de uniformidade para manuscritos submetidos a periódicos biomédicos*; denominação abreviada: requisitos uniformes para originais ou, simplesmente, requisitos uniformes (*uniform requirements*, em inglês).

Estrutura das normas. As informações e recomendações estão organizadas em três seções principais:*

– Considerações éticas na conduta e no relato de pesquisa
– Questões de editoração e publicação em revistas biomédicas
– Preparação e submissão do original.

O texto completo das normas de Vancouver, no original em inglês, encontra-se na página eletrônica do ICMJE. Disponível em http://www.icmje.org/index.html.

O texto completo das normas de Vancouver traduzido para o português está disponível em várias páginas eletrônicas, dentre as quais, a do Jornal de Pediatria. Disponível em http://www.jped.com.br/

* O material das três seções foi desmembrado e transcrito sob a forma de tabelas, distribuídas por todo o presente livro, em relação ao tema de cada capítulo; ver a Tabela 2.12 para localizá-las.

Tabela 2.12 Normas de Vancouver transcritas para o presente livro

Temas*	Seção	Tabela
Informações gerais sobre as normas de Vancouver	2.10	2.11
Seção de introdução	5.2	5.2
Seção de método	6.3	6.2
Seção de resultados	7.3	7.2
Seção de discussão	8.2	8.2
Referências bibliográficas	9.4 e 9.12	9.3 e 9.10
Título e título abreviado	10.6 e 10.9	10.2 e 10.7
Autoria	11.1 a 11.6	11.2, 11.4 a 11.7
Agradecimentos	11.12	11.10
Resumo	12.5	12.3
Palavras-chave	13.1	13.1
Abreviações, símbolos	15.5	15.1
Unidades de medida	15.6	15.5
Preparação e submissão de originais	16.2 a 16.10	16.2 a 16.10
Revisão por pares	17.3 e 17.10	17.4 e 17.10
Publicação de estudos negativos	17.12	17.11
Registro de ensaios clínicos	17.13	17.12
Conflito de interesses	17.14 a 17.17	17.13 a 17.16
Privacidade e sigilo de autores e revisores	17.18	17.18
Informação estatística	18.4	18.2
Tabelas	19.10	19.5
Figuras	20.10	20.2
Legenda das figuras	20.22	20.5
Proteção a seres humanos e animais	21.8	21.4
Privacidade e sigilo de pacientes e participantes	21.10	21.7
Suspeitas de fraude científica	21.13	21.8
Considerações éticas na conduta e relato de pesquisa	21.14	21.9

* Temas apresentados na ordem de aparecimento no presente livro.

▶ 2.11 Que normas adotar?

Existem muitas normas sobre publicação de artigos científicos. Estamos em período de transição na adequação das normas. Há consenso em muitos aspectos e variação em outros. Um longo caminho foi percorrido nesse esforço de padronização, o que resulta em benefício para o autor e para o leitor de publicações científicas.

A globalização exige uniformidade. A enorme influência dos Estados Unidos, em todo o mundo, faz com que as normas daquele país tenham profunda repercussão sobre as demais. O MEDLINE, base de dados de referências bibliográficas extensamente utilizada pelos profissionais da saúde de todo o planeta, é preparado pela Biblioteca Nacional de Medicina dos Estados Unidos, adotando o que é delineado pelo *American National Standards Institute*. As normas de Vancouver, também amplamente adotadas na área médica em todo o mundo, estão baseadas nos formatos utilizados no MEDLINE. A globalização tem esse efeito de uniformização, segundo as normas do país que lidera o movimento. No caso, a normatização da publicação científica é adotada em numerosos países, segundo a óptica anglo-saxônica. As normas de Vancouver constituem exemplo.

Os editores de periódicos científicos brasileiros de ciências da saúde, para inserirem suas publicações no plano internacional, adotam as normas de Vancouver, as quais foram elaboradas para auxiliar autores e editores na tarefa de criar textos claros e precisos. Será útil os escritores científicos seguirem essas recomendações com o intuito de melhorar a qualidade do relato de originais a serem submetidos a uma revista. No entanto, cada periódico tem requisitos editoriais direcionados especificamente a seus propósitos. Portanto, os autores precisam familiarizar-se com as instruções para autores da revista que escolheram para submeter seus originais.

▶ 2.12 Sugestões

Em princípio, toda pesquisa deve ser divulgada sob a forma de artigo original, independentemente dos resultados alcançados e de terem sido apresentados ou não em congresso. O autor de uma pesquisa precisa organizar-se visando à publicação dos seus resultados em periódico científico.

Logo que engajar-se em uma pesquisa, refletir sobre que periódicos científicos aceitariam o artigo a ser escrito e decidir-se por um que seja indexado. Para auxiliar a decisão, é conveniente inspecionar os últimos números desse periódico para verificar se é o destino adequado para o artigo e inteirar-se de particularidades editoriais, redacionais e de estilo. Tem-se assim indicação das características do artigo que deverá ser escrito.

Como os editores tendem a seguir diferentes normas, incluídas as criadas por eles mesmos, é conveniente ler as instruções para autores do periódico para o qual o artigo será enviado. Mas atenção: todos mudam com o tempo e as instruções também. É aconselhável procurar instruções recentes e começar a busca pela página eletrônica do periódico científico. Na eventualidade do aparecimento de situações não contempladas pelas instruções para autores, seguir as recomendações contidas nas normas de Vancouver.

▶ 2.13 Comentário final

No presente capítulo foram apresentados detalhes da comunicação científica. A ênfase foi conferida à descrição dos tipos de periódico e de artigo, ao público-alvo e às normas de publicação. Nos próximos capítulos, trataremos da redação propriamente dita de textos científicos, direcionando-a para os artigos que relatam os resultados de pesquisas originais.

▶ 2.14 Referências

1. Meadows AJ. A comunicação científica. Brasília: Briquet de Lemos Livros; 1999.
2. ABNT. Associação Brasileira de Normas Técnicas. NBR 6021. Publicação periódica científica impressa - apresentação. Rio de Janeiro: ABNT; 2003.
3. Greene LJ. O dilema do editor de uma revista biomédica: aceitar ou não aceitar. Ci Inf. 1998;27(2):230-2.
4. Pereira MG. Para que servem os periódicos científicos. Brasília Med. 2001;38(1):3-4.
5. Guyatt GH, Brian Haynes R. Preparing reports for publication and responding to reviewers' comments. J Clin Epidemiol. 2006;59(9):900-6.
6. Volpato GL. Ciência: da filosofia à publicação. 5ª ed. São Paulo: Cultura Acadêmica; 2007.
7. Grosshans E. Critérios para inclusão de trabalho em revista científica. An Bras Dermatol. 1997;72(supl.1):9-10.
8. JAMA. Journal of the American Medical Association. [acesso em 8 fev 2011]; Disponível em: http://jama.ama-assn.org/misc/aboutjama.dtl.
9. BIREME. Seleção de periódicos que são incluídos no Index Medicus e na base de dados MEDLINE. An Bras Dermatol. 1997;72(supl. 1):54-5.
10. MEDLINE Journal Selection Fact Sheet. [acesso em 8 fev 2011]; Disponível em: http://www.nlm.nih.gov/pubs/factsheets/jsel.html.
11. ABNT. Associação Brasileira de Normas Técnicas. NBR 6022. Artigos em publicação periódica científica impressa – apresentação. Rio de Janeiro: ABNT; 2003.
12. Rey L. Planejar e redigir trabalhos científicos. 2ª ed. São Paulo: Edgard Blucher; 1993.
13. American Psychological Association. Publication manual of the American Psychological Association. 5th ed. Washington (DC): APA; 2001.
14. Goldenberg S, Población DA, Gomes PO, Soares AL, Ferreira JR, Kafejian AP, et al. Editoração de revistas científicas: análise das instruções aos autores de 19 revistas brasileiras. Acta Cir Bras. 1995;10(2):55-60.
15. Revista da Associação Médica Brasileira. Normas para publicação. [acesso em 8 fev 2011]; Disponível em: http://www.ramb.org.br.
16. Araújo E. A construção do livro: princípios da técnica de editoração. 2ª ed. São Paulo: Lexikon Editora Digital; Editora UNESP; 2008.
17. ABNT. Associação Brasileira de Normas Técnicas. [acesso em 8 fev 2011]; Disponível em: http://www.abnt.org.br/.
18. ICMJE. International Committee of Medical Journal Editors. Uniform requirements for manuscripts submitted to biomedical journals: writing and editing for biomedical publication. 2008 [acesso em 18 mai 2009]; Disponível em: http://www.icmje.org/.

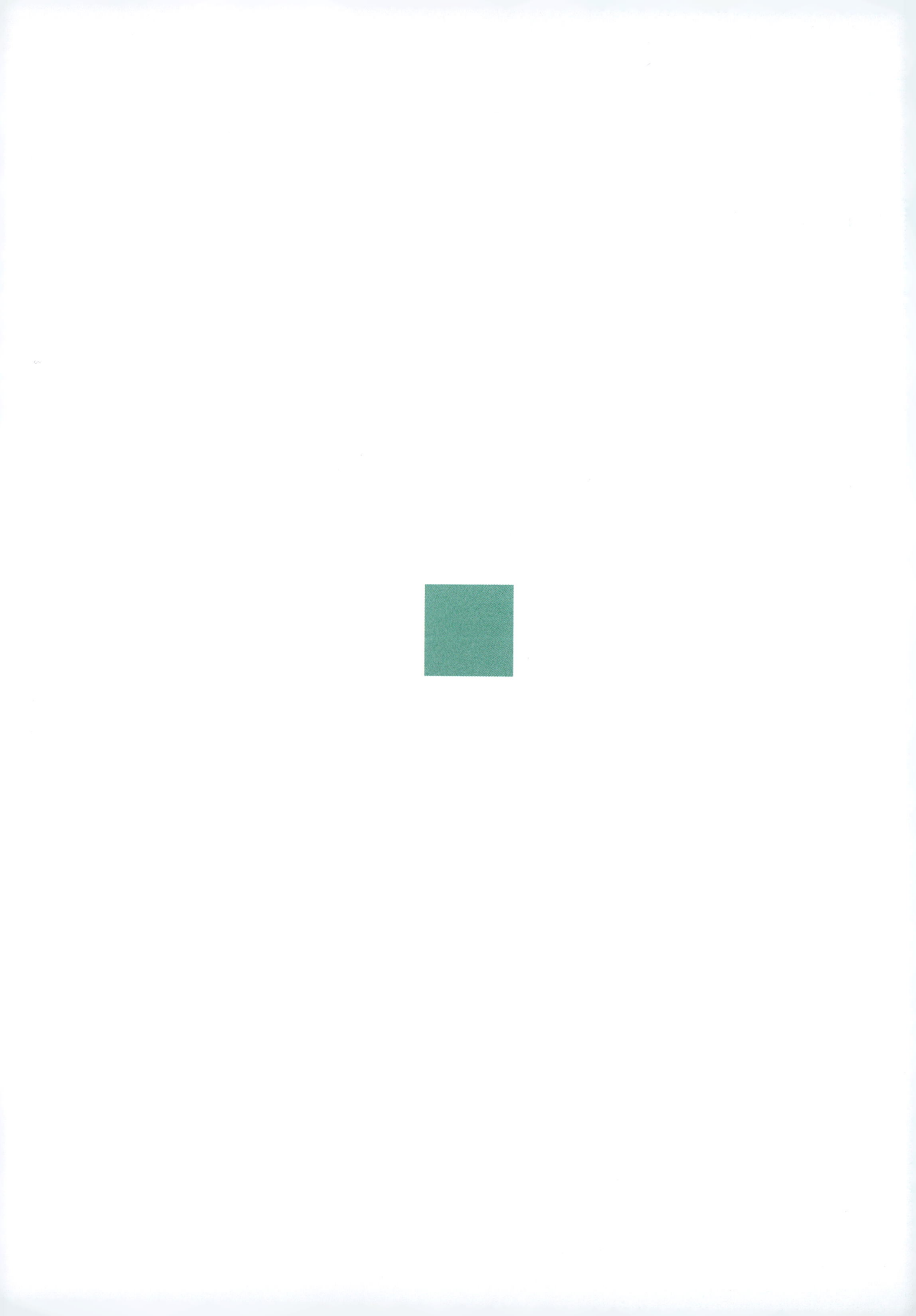

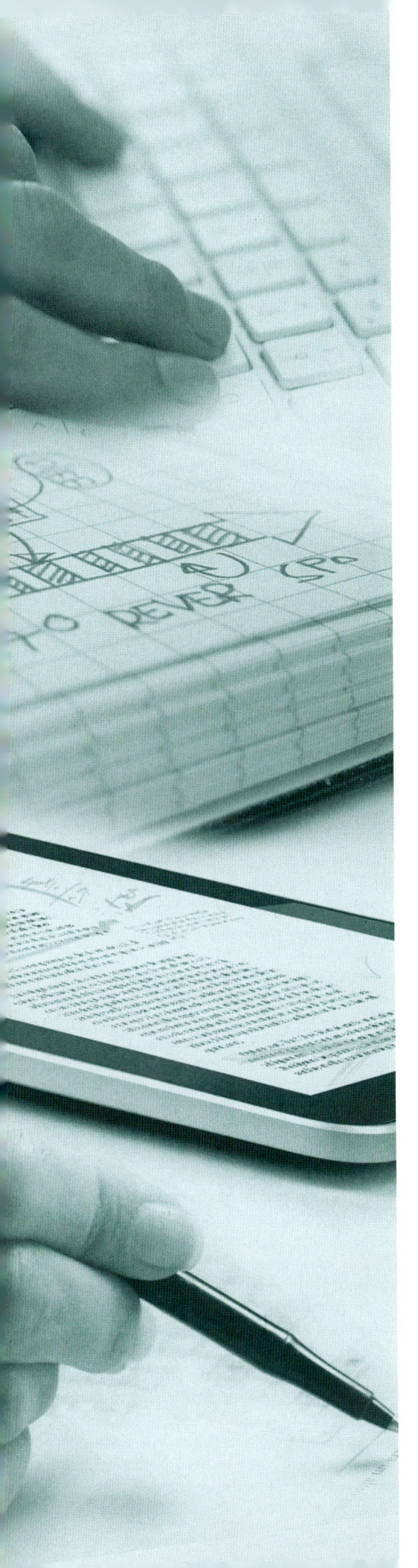

3

Planejamento, Redação e Revisão do Texto

Escrita clara é a escrita impossível de ser mal entendida.
Quintiliano, filósofo romano nascido na Espanha, século I d.C.

É sempre conveniente planejar cuidadosamente os empreendimentos de que se vai tomar parte. Essa afirmação aplica-se a quase tudo na vida – a preparação de uma viagem, a construção de uma casa ou a redação de um trabalho científico. Todas essas atividades são beneficiadas se existir plano que lhes sirva de guia. Se bem elaborado, fornece diretriz e tende a evitar duplicação de tarefas, o que resulta em economia de tempo e de esforços. No presente capítulo, são abordados o planejamento da redação de texto científico, a própria redação e a revisão desse material.

▶ 3.1 Ingredientes para escrever

Para escrever, em primeiro lugar, tem-se que ter algo a dizer. Ora, quem realizou uma investigação dispõe de resultados para comunicar. Mas isso só não basta. É condição necessária, mas não suficiente. Em editorial na revista *Época*, de 10 de outubro de 2005, foram apontados três ingredientes para escrever: o talento, a honestidade e o conhecimento. A eles, ajuntaremos um quarto – o espírito científico – de modo a adaptar-se ao teor do presente livro.

▶ A Talento

"*O homem é o homem e a sua circunstância*". Essa frase do filósofo espanhol José Ortega y Gasset, 1883-1955, sintetiza a necessidade de o ser humano ser considerado simultaneamente com tudo o que o circunda. Cada um nasce com um potencial, geneticamente predeterminado, que irá se desenvolver em grau variável, a depender das condições ambientais. Ocorre com o crescimento físico, o desenvolvimento mental e muitos outros aspectos da vida, dentre os quais, o talento para escrever. Nenhum dos potenciais recebidos ao nascer é igualmente distribuído na população. Cada ser humano dispõe do seu. O uso tende a aprimorar habilidades. Perseverança e disciplina são algumas das qualidades que facilitam a aprendizagem e fazem o talento desabrochar. Uma frase atribuída ao pintor e escultor italiano Michelangelo Buonarroti, 1475-1564, um dos gênios do Renascimento, ilustra a estreita relação: "*Se as pessoas soubessem o quanto eu trabalhei duro para ganhar minhas habilidades, eu não pareceria tão talentoso assim*."

O filósofo alemão Goethe, 1749-1832, afirmou: "*A genialidade não é outra coisa senão a perseverança bem disfarçada.*"

O escritor francês, Gustave Flaubert, 1821-1880, emitiu opinião no mesmo sentido: "*Talento é paciência sem fim.*"

Ernest Hemingway, 1899-1961, afirmou ao referir-se a escritores, em frase utilizada para iniciar o primeiro capítulo do presente livro: "*somos aprendizes de uma arte na qual ninguém se torna mestre*". Como aprendizes, estamos tentando desenvolver o talento que recebemos ao nascer.

Para a maioria dos mortais, escrever é dura tarefa. Escrever com simplicidade e clareza é desafio ainda maior. Muitos escritores realçaram a dificuldade em escrever de forma simples. Eis amostra de depoimentos:

> "*Perdoe-me por escrever carta tão longa, mas não tive tempo de fazê-la curta.*" Frase atribuída a diversas personalidades, dentre as quais, o filósofo francês Blaise Pascal, 1623-1662.

> "*Uma hora de síntese supõe anos de análise.*" Fernando de Azevedo, 1894-1974, sociólogo brasileiro, na introdução do livro A Cultura Brasileira, de sua autoria.

> "*O que é feito com tempo, o tempo respeita.*" Adágio popular.

> "*O gênio é 1% inspiração e 99% transpiração.*" Thomas Edison, 1847-1931, inventor norte-americano.

Quando o leitor se defrontar com escrito claro e conciso, conclua, com alta probabilidade de acerto, que demandou muito tempo ao autor para produzi-lo. Desde a ideia inicial requer-se enorme carga de energia para se alcançar clareza e concisão. O trabalho do escritor é inversamente proporcional ao do leitor.[1] Quanto mais o escritor se empenhar, menos o leitor precisará se esforçar para entendê-lo.

▶ B Honestidade

Os escritores científicos assumem o compromisso de não faltar com a verdade. Honestidade é essencial. Honesto, segundo o dicionário Houaiss, "*é quem procede ou se enquadra nas regras de uma ética socialmente aceita*". Os que falsificam dados e argumentos prestam um desserviço à ciência e minam a sua credibilidade.

A *imparcialidade* é uma faceta da honestidade e espera-se que esteja presente na condução da investigação e no relato dos seus achados. Ora, quem torce por um resultado toma uma posição e tende a defendê-la sem adotar equilíbrio na interpretação dos fatos, como acontece com o torcedor nos estádios de futebol. A parcialidade é nociva para a ciência. Todos nós temos valores, mas a ciência exige objetividade. Os valores passíveis de distorcer a obtenção do conhecimento devem ser neutralizados. Na coleta de dados, a objetividade é mais facilmente obtida em mensurações físicas simples, do tipo peso e altura das pessoas, do que em situações abstratas, exemplificadas pela medição da satisfação ou da felicidade. O cientista precisa ter bons dados e, para tal, controlar de tal forma a subjetividade para que, não importa quem obtenha os dados, os resultados sejam iguais ou próximos. Também necessita descrever o que fez de maneira a não criar ambiguidades. O caminho será procurar despir-se de preconceitos e tentar abordagem balanceada dos dois lados da questão, a favor e contra a tese postulada.

O *plágio* é outra manifestação da desonestidade, assim como os atos decorrentes do *conflito de interesses*. A objetividade de um julgamento pode estar comprometida pelo envolvimento dos autores em atividades não científicas, como as de cunho financeiro, político e social. Interesses secundários fazem, por vezes, prevalecer posição que distorce os fatos ou sua interpretação.

▶ C Conhecimento

O leitor espera que o autor de um artigo domine o seu tema e saiba bem informá-lo sobre o assunto. O conhecimento científico atualizado é o ponto de partida para qualquer investigação.

O conhecimento científico é um dos tipos de conhecimento, como o são o de cunho popular, o filosófico, o teológico. O que é considerado *conhecimento científico* inclui descobertas ou teorias confirmadas por diferentes pesquisadores em diferentes lugares e que, até o momento, não foram refutadas. As teorias científicas são provisórias. Como os cientistas comunicam livremente entre si os resultados que obtêm, esses conhecimentos são encontrados em canais apropriados de divulgação científica, em especial, nos artigos originais, posteriormente condensados em artigos de revisão e livros.

▶ D Espírito científico

O filósofo francês Gaston Bachelard, 1884-1962, nos recorda que "*o espírito científico é constituído por um conjunto de erros retificados*". Frederich Engels, 1820-1895, filósofo alemão, tinha dito algo semelhante: "*A ciência é como uma eliminação progressiva de erros*". O austríaco Karl Popper, 1902-1994, filósofo da ciência, afirmou na mesma linha de raciocínio: "*... o método do conhecimento científico é o método crítico: o método da busca por erros e da eliminação de erros a serviço da busca da verdade, a serviço da verdade*."

Entre os atributos que compõem o espírito científico estão, além da honestidade e da busca pelo conhecimento, o rigor e o ceticismo organizado.[2-4] Os cientistas adquirem o hábito da dúvida – o de questionar resultados de pesquisas. Resistem à tentação de aceitar qualquer teoria ou descoberta como definitivamente provada (ver 4.6A, Ceticismo organizado). Trata-se de defesa contra erros e julgamentos precipitados na busca da verdade.

O espírito científico se revela também na avaliação de resultados das pesquisas, a ser empreendida segundo méritos científicos objetivos e não em razão de subjetividades, com base em características pessoais e socioculturais dos avaliados.

As atitudes e habilidades dos cientistas não são atitudes inatas; são aprendidas no convívio com seus pares, em ambientes propícios para o seu florescimento.[5-7] Sem ambiente intelectualmente estimulante, pouco pode ser feito. O aprendizado se dá pelo exemplo e requer disciplina, seriedade e rigor. O procedimento vai além do domínio de conceitos e de instrumentos de pesquisa. É um aprendizado que resulta em conduta honesta, sistemática, lógica e coerente para formular a pergunta científica certa e obter a resposta adequada. O aprendizado e a atitude adquirida se refletem no relato da investigação, caracterizado por rigor nas afirmações, ausência de plágio, controle da subjetividade e outras expressões do espírito científico.

▶ 3.2 Planejamento da redação

O planejamento é a fase de organização de ideias e de reflexão, facilitada quando a pessoa domina o assunto sobre o qual irá escrever. Alguns hábitos e procedimentos auxiliam sobremaneira o trabalho subsequente de redação. Dentre eles, encontram-se:

- A preparação do projeto da pesquisa (seção 3.3)
- A tomada de notas do que estiver relacionado com a investigação (seção 3.4).

▶ 3.3 Projeto de pesquisa

Uma pesquisa começa com ideia que, após detida reflexão e revisão do assunto, transforma-se em problema para estudo e em objetivo de investigação. Um objetivo bem formulado guiará a definição de como estudar o assunto, o que resulta no *projeto da pesquisa* – que conterá o roteiro e as instruções para o trabalho a ser feito.

No projeto constarão, pormenorizada e ordenadamente, diversas etapas: a delimitação do tema; a justificativa para a investigação; a revisão da literatura; o objetivo da pesquisa; o tipo de delineamento; a forma de seleção da amostra; a estratégia de coleta dos dados; a análise estatística; os aspectos éticos; os resultados esperados; e a lista de referências bibliográficas. Como a maioria das investigações precisa ser aprovada por comitê de ética, um protocolo de pesquisa com as características mencionadas deverá ser submetido a um comitê de ética em pesquisa. Esse protocolo, se bem confeccionado, será um facilitador para a elaboração do relatório final da pesquisa e de diversas partes do artigo que comunica os resultados da investigação. Daí a conveniência de bem preparar um projeto da pesquisa.

▶ 3.4 Anotações sobre a pesquisa

De posse de um bom projeto, o pesquisador irá executá-lo procurando utilizar a tecnologia mais adequada ao seu tema e ao seu alcance. Descrições do que foi feito farão parte do relato da investigação. Como a memória é, muitas vezes, traiçoeira, havendo a possibilidade de utilizar a informação mais tarde, registrá-la corretamente por escrito é sábia decisão.

▶ A Caderno de apontamentos

Muitas pessoas fazem o registro minucioso de ideias, reflexões e informações passíveis de serem usadas posteriormente na redação de seus textos (ver exemplos). Quanto melhor as anotações, mais fácil será utilizá-las no artigo científico.

As anotações são feitas em ordem cronológica, por vezes, separadas por assunto. Pode-se indicar, nos apontamentos feitos, os locais no futuro artigo científico em que os assuntos anotados provavelmente se encaixarão. Esses registros dizem respeito, principalmente, ao andamento da investigação e à revisão da literatura. Em qualquer das situações, as características essenciais das anotações são a relevância e a clareza de significado, com a ideia de que serão utilizadas mais tarde no trabalho científico.

Exemplos 3.4A Hábitos de leitura e as anotações de pessoas ilustres

Exemplo 1 Cristovão Colombo, 1451-1506

O navegador genovês anotava suas observações e reflexões. Convencido da esfericidade da terra, prosseguiu na viagem de longo curso que planejara, apesar da descrença da sua tripulação. Os marinheiros desconfiavam desse comandante que os levava para terras desconhecidas. Colombo, munido de bússola, da tecnologia rudimentar de navegação de então e de algum financiamento, perseguiu no seu objetivo e, hoje, é referenciado como o descobridor da América.

Exemplo 2 Leonardo da Vinci, 1452-1519

O artista e intelectual italiano, um dos mestres do Renascimento, era um compulsivo anotador. Escrevia em cadernos de apontamentos e da direita para a esquerda. O número exato de cadernos permanece desconhecido; há referências a dezenove. Somente muito depois de sua morte os seus textos foram recuperados e traduzidos para o italiano moderno e outros idiomas. Leonardo da Vinci fazia as anotações sem ordem, esperando um dia ordená-las de acordo com os temas que tratava. Morreu antes de conseguir seu intento.

Exemplo 3 Charles Darwin, 1809-1882

O naturalista inglês – que enunciou a teoria da evolução biológica por meio da seleção natural– utilizava um caderno no qual, pacientemente, anotava os fatos que observava. Também mantinha os apontamentos em vários outros sobre os diversos temas de seu interesse. No caderno de anotações B, iniciado em julho de 1837, indicou claramente os fundamentos da teoria evolutiva. Na ocasião, ele se indagou como são formadas as espécies, como elas estão relacionadas entre si e como ocorre a adaptação. Fez também esboço, uma simples árvore evolutiva, representando as espécies. O seu livro *A origem das espécies*, com o detalhamento do esboço inicial, só foi publicado em 1859.

Exemplo 4 John Snow, 1813-1858

O médico anestesista inglês – considerado por muitos o pai da Epidemiologia em razão de seus estudos sobre epidemias de cólera, em Londres, em meados do século 19 – também anotava suas observações em bloco de papel, que levava sempre consigo.

Exemplo 5 Somerset Maugham, 1874-1965

O romancista inglês, muito popular em meados do século 20, registrava em cadernos suas observações sobre o dia a dia. Morava na França quando o país foi invadido pelos alemães durante a Segunda Guerra Mundial. Saindo apressadamente para os Estados Unidos, deixou para trás, dentre outros pertences, quinze grossos cadernos com anotações. Somente quando um amigo os recuperou, o escritor pôde completar seu livro – *O Fio da Navalha* – em 1944, o qual iniciara muito tempo antes na Europa.

Exemplo 6 Scott Fitzgerald, 1896-1940

O escritor norte-americano assim se pronunciou: *"Você deve começar tomando notas. Pode ter de tomar notas durante anos. Quando pensar, quando lembrar de alguma coisa, registre. Anote assim que pensar em algo. Você pode nunca se lembrar tão vividamente da segunda vez".*

▶ B Anotações sobre o andamento da investigação

O pessoal que trabalha em laboratório de pesquisas, rotineiramente, mantinha um livro para o registro diário daquilo que fosse feito, especialmente os procedimentos e materiais usados, os resultados obtidos, sejam esses iniciais, intermediários ou finais, e os respectivos comentários. O computador veio substituir o registro em livros.

As anotações facilitam a descrição dos aspectos metodológicos e dos resultados no artigo que será escrito sobre a pesquisa. Investigações realizadas fora do laboratório – no campo, no hospital ou em outros ambientes – podem também seguir a mesma sistemática. Se as observações forem deixadas apenas na memória, muitos fatos serão esquecidos, lembrados parcialmente ou distorcidos, o que dificulta a redação do relatório final da pesquisa ou diminui a credibilidade dos resultados.

▶ C Anotações sobre a revisão da literatura

As informações a serem registradas por escrito referem-se à enorme gama de situações, dentre as quais resumos do material lido, ideias, citações e referências bibliográficas. A primeira abordagem de quem se dedica a rever a literatura costuma ser a busca por informações gerais sobre o tema. Solicita-se a opinião de especialistas e são feitas pesquisas em dicionários, enciclopédias, livros e artigos de revisão sobre o assunto. Depois, procuram-se os artigos científicos originais relevantes. Resumir o que foi visto, lido e ouvido, em cada uma dessas fontes, facilita consultas posteriores. Outro cuidado consiste em identificar claramente o que constitui citação textual, que aparecerá assinalada como tal no relato final, e o que representa interpretação própria.

É conveniente tomar notas completas da referência da obra consultada e onde ela se encontra. Frequentemente, nomes de autores, artigos ou livros, que são familiares no momento da leitura, não são mais lembrados passado algum tempo e, se as anotações são confusas, pouco adiantam para esclarecer o assunto. Em tal caso, algumas das obras consultadas tornam-se difíceis de serem localizadas e, portanto, em risco de não serem utilizadas para fundamentar ou ilustrar o relato da pesquisa.

As anotações sobre a revisão da literatura facilitam, particularmente, a redação do início do artigo, a interpretação dos resultados da pesquisa e a complementação da seção de método. Os modernos programas de uso em microcomputador, próprios para o registro de referências bibliográficas, constituem valioso auxílio para cumprir essa tarefa com rapidez e precisão (ver 9.21, Programas de gerenciamento bibliográfico).

▶ 3.5 Reflexão e redação

Escrever auxilia a pensar e vice-versa. É de toda conveniência iniciar a redação o mais cedo possível. Ao refletir sem anotar o produto da reflexão, corre-se o risco de perder a linha de raciocínio e precisar recomeçar. Ao contrário, quando as ideias são registradas no papel ou em meio eletrônico, o processo de pensar é estimulado, descobrem-se lacunas e distorções antes não percebidas, o que concorre para o aperfeiçoamento do texto e da própria pesquisa. Permite também o auxílio de terceiros, aos quais o material poderá ser apresentado para crítica.

A redação supõe, além de planejamento, conhecimento mínimo de como se expressar no idioma.[8,9] Escrever, entretanto, vai além de regras gramaticais. Requer esmero com a linguagem escrita, saber encontrar ideias e concatená-las. A mensagem precisa estar organizada, criando linha de raciocínio, relacionando um pensamento com outro para formar um todo coerente, *"adequando as palavras às sentenças, as sentenças aos parágrafos e estes à composição final."*[10]

Cada parágrafo desenvolve-se em torno de ideia central.[8] Pode ser que o parágrafo seja extenso por conter várias elocuções, o que deve ser evitado. Períodos muito longos com múltiplas intercalações explicativas complementares costumam tornar confuso o enunciado central da frase e compelir, por vezes, o leitor a várias releituras. Períodos curtos, por sua vez, podem significar fragmentação da ideia, o que não constitui boa técnica.

Durante o processo de redação, o autor experiente tem em perspectiva o tipo de leitor para o qual o texto é endereçado. O trabalho escrito constitui mensagem concebida e elaborada pelo autor, e que deve chegar, sem deturpações, ao destinatário. A escolha da linguagem correta e dos termos precisos é o caminho para não ocorrer deturpação na comunicação entre o escritor e o leitor. A redação inadequada equivale ao ruído de um rádio.[1] Poucas pessoas permanecem ouvindo programa radiofônico que contenha sons desagradáveis, logo o abandonam. O mesmo ocorre com a escrita. Raras serão as pessoas que continuam lendo um texto repleto de ruídos – ou seja, defeitos, representados por palavras inadequadas, redundâncias, vai e vem de assuntos, incoerências, erros de concordância e outros deslizes.

3.6 Esboço e versão inicial

Estratégia muito usada no início da redação é proceder em duas etapas.[8-11]

A Tempestade de ideias

Primeiramente, registram-se todas as ideias, por escrito, à medida que surgem. Anota-se o que vem à cabeça – técnica denominada *brainstorming* (tempestade cerebral). Não se procederá, nessa fase inicial, a nenhuma crítica do que deva ou não ser anotado. O critério para a inclusão é simplesmente a lembrança daquele tema naquele momento. Algumas dessas possibilidades podem ser posteriormente descartadas, mas devem ser registradas. Assim procedendo, elabora-se texto ou listagem de tópicos, sem preocupações críticas, que prossegue até o fluxo de ideias cessar completamente.

B Organização dos tópicos

Em uma segunda etapa, refaz-se o texto e organizam-se os tópicos anotados, agrupam-se os itens que apresentem relação entre si e elimina-se o que parece fora de propósito ou não essencial. Escolhe-se critério para ordenar as anotações, tal como: cronologia dos acontecimentos; problema e solução; causa e efeito; comparação e contraste; enumeração e exemplificação.[8] Algumas ideias encaixam-se da maneira como foram inicialmente lembradas, outras são reelaboradas e há as que são descartadas, jamais aproveitadas. Esse crivo origina a versão inicial do texto. A forma sugerida de apresentação dos temas no artigo, constante nas instruções para autores dos periódicos científicos, constitui roteiro para a redação do texto e deve ser utilizado na organização das informações.

Subdividir o assunto constitui estratégia eficiente de redação. Se um esboço tiver sido preparado, cada parte dele poderá ser desenvolvida separadamente. Esse procedimento facilita a composição do trabalho e a mudança de assunto de um local para outro na busca da melhor sequência de apresentação, e a inserção de novas frases e tópicos no texto.

3.7 Apresentações preliminares dos resultados da pesquisa

A realização da pesquisa e a comunicação dos seus resultados são atividades que se misturam.[12] Isso ocorre porque, no andamento da investigação, o autor conversa sobre ela com seus colegas, faz relatos orais em seu ambiente de trabalho e em reuniões externas, profere palestras sobre o tema. Terminada a investigação, ele continua a fazer apresentações, ao mesmo tempo em que se dispõe a publicar seus resultados.

Durante a preparação das apresentações, o pesquisador faz algum registro, por escrito, de sua investigação. Habitualmente, esboça roteiro do que será comunicado e mune-se de *slides* para ilustrar o que tem a dizer, material que pode ser lido ou servir de guia em projeções. Na apresentação do seu trabalho, é possível que tenha de responder perguntas e ouvir comentários sobre o tema. Cópias do material apresentado poderão ser distribuídas à audiência. Muitas vezes, são preparados resumos que aparecem nos anais de congressos e são lidos por muitas pessoas. Se a investigação recebeu financiamento, é provável que o autor tenha de elaborar relatório, a ser encaminhado ao órgão financiador.

Assim, mesmo antes de começar, formalmente, a redigir o artigo sobre a pesquisa, é possível que o investigador já tenha escrito algo sobre ela e também recebido críticas, colaboração e sugestões de pessoas que tiveram contato com o material produzido. Essas atividades constituem oportunidades para a organização das ideias, o delineamento do esboço, o início da redação do artigo ou mesmo mudanças em textos já escritos.

3.8 Formas de melhorar a redação

O investigador necessita comunicar seus resultados de maneira eficiente para a comunidade científica. Algumas habilidades auxiliam, marcadamente, o processo de redação, dentre as quais a familiaridade com o processador de texto e o domínio da digitação. Essas habilidades, associadas ao conhecimento adequado do idioma e o saber expressar-se corretamente por escrito são qualidades muito apreciadas naqueles que se engajam em pesquisas e precisam escrever.

Embora algumas pessoas redijam melhor do que outras, todas podem aperfeiçoar sua capacidade de expressar-se. O treinamento em redação é essencial, ou seja, escrevendo, escrevendo e escrevendo; seja sob a forma de mensagens, resumos, ensaios, comunicados, projetos, relatórios, artigos, diários, cartas ou outra modalidade de expressão escrita. É aconselhável adquirir o hábito de consultar sistematicamente fontes de normas cultas de linguagem para evitar usos questionáveis, que poderiam comprometer a estrutura comunicativa do texto e mesmo sua credibilidade. Os textos científicos podem ser submetidos a críticas de pessoas qualificadas para essa tarefa, como colegas, professores, revisores e editores de periódicos científicos.

Outra maneira de melhorar a própria redação é pelo hábito da leitura de livros, jornais e revistas. Escrever e ler são indissociáveis. Como dizia Monteiro Lobato, 1882-1948: "*Quem não lê, mal fala, mal ouve, mal vê*". A essa frase poderia ajuntar-se: "*mal pode escrever*". O hábito da leitura científica, por sua vez, alarga o conhecimento e desperta a curiosidade, o que pode se refletir em tema de pesquisa. Quanto mais se lê mais se aprende a ler o que tende a facilitar a redação.

3.9 Qualidades de um bom texto

Muito foi escrito sobre as qualidades de um bom texto.[9-11,13-16] Em qualquer área do conhecimento, os leitores agradeceriam se os escritores seguissem as sugestões contidas nos exemplos escolhidos para ilustrar a presente seção. Entre as qualidades muito apreciadas de um texto científico estão:

- *Clareza*, para o leitor entender o que lê
- *Concisão*, para não desperdiçar o tempo do leitor e o espaço do periódico
- *Exatidão*, para não enganar o leitor
- *Sequência lógica* de apresentação de fatos e argumentos, para assegurar continuidade de leitura
- *Elegância*, para atrair e manter a atenção do leitor, mesmo encantá-lo.

Note-se que as características mencionadas são aqui examinadas do ponto de vista do leitor, pois a ele o material está dirigido. Há outras qualidades listadas na Tabela 3.1. A redação científica não admite rodeios, enfeites, mistérios e adornos, como em novela policial. Vale recordar as críticas do autor da letra do Hino Nacional Brasileiro, Osório Duque Estrada, 1870-1927, em artigo no Jornal do Brasil, de 25 de julho de 1923: "*Com tempo e estudo, é de esperar que consiga o autor escrever com menos preciosismo e um pouco mais de naturalidade.*" As críticas se aplicam igualmente à redação científica. Essa se diferencia de outras formas de redação, como a literária, pela maneira como a informação é apresentada. A sequência de temas no artigo científico é assunto do próximo capítulo.

Exemplos 3.9 Qualidades de um bom texto

Exemplo 1 William Harvey, 1578-1657

O médico e fisiologista inglês William Harvey foi autor de observações pioneiras sobre a circulação sanguínea, que explicou no livro *De motu cordis*, publicado em 1628. Desde então, Harvey é referenciado como um dos expoentes da literatura científica. Assim foi comentada a sua obra: "*Depois de apresentar esse conceito (o da circulação do sangue), Harvey prossegue, de maneira admirável ... Nunca antes, e muito raramente depois, um cientista apresentou seus resultados experimentais em linguagem tão lúcida e ao mesmo tempo tão elegante*".[17]

Exemplo 2 Karl Popper, 1902-1994

O filósofo austríaco naturalizado inglês Karl Popper, no prefácio do livro *A lógica da pesquisa científica*, de sua autoria, afirmou que a missão da Filosofia "*só pode ser cumprida quando aprendermos a escrever da maneira mais clara e simples possível*".[18] E acrescentou: "*o culto do obscuro – muito em voga no presente – deve ser abandonado. Afinal, não se trata de girar em torno de palavras. Trata-se de formular argumentos passíveis de crítica*".

Exemplo 3 Jostein Gaarder

Em entrevista à *Folha de São Paulo*, publicada em 18 de agosto de 2005, foi perguntado a esse escritor norueguês, nascido em 1952 e autor do livro *O mundo de Sofia*, se escrevia o mais profunda e eloquentemente que podia ou se preferia a simplicidade. "*Tento ser simples*", respondeu, "*o pensamento claro é simples e pode ser explicado facilmente. Procuro a beleza também. Como seres humanos, temos um senso estético e somos especiais por podermos ver algo como bonito*".

▶ 3.10 Revisão do próprio texto pelo autor

Raramente, na sua primeira versão, o texto adquire forma definitiva. O poeta João Cabral de Melo Neto, 1920-1999, expressou-se sobre a matéria: "*A primeira versão de alguma coisa que faço chega a dar vergonha*". Uma das razões reside no fato de, ao escrevermos, valermo-nos das primeiras palavras que nos aparecem na mente e elas não são necessariamente as melhores. Ademais, o esboço inicial, feito para auxiliar a redação, pode não ter sido o mais conveniente, de modo que a ordem dos assuntos seja alterada ou novos tópicos inseri-

Tabela 3.1 Virtudes e pecados de um texto

Virtudes	Pecados
Concisão	Prolixidade, verbosidade
Clareza	Ambiguidade, obscuridade
Exatidão	Inexatidão, incorreção
Objetividade	Subjetividade
Sobriedade, moderação	Exagero, intemperança
Sequência lógica	Repetição, redundância
Coerência	Incoerência
Continuidade	Descontinuidade
Elegância, harmonia	Deselegância, desarmonia
Interesse	Desinteresse, tédio
Originalidade	Imitação, plágio
Simplicidade	Pedantismo, exagero
Imparcialidade, equilíbrio	Parcialidade, desequilíbrio, distorção
Honestidade, lisura	Desonestidade
Vocabulário variado	Vocabulário limitado
Adequação gramatical e estilística	Inadequação gramatical e estilística

dos. Admitir que o trabalho possa ser melhorado por revisões sucessivas é caminho para produzir bom texto.

▶ A Primeiras revisões

Nas primeiras revisões, o autor se encarrega de assegurar que as palavras reflitam suas intenções. Não raramente, no caso de se tratar de autor exigente, várias revisões são necessárias para que ele se torne satisfeito com o que produziu. Entre as revisões, é conveniente fazer-se o "*teste da gaveta*": deixar o texto repousar, esquecido por alguns dias, antes de voltar a lê-lo. Em alguns casos, tem-se mesmo a sensação, ao relê-lo, de que outra pessoa o escreveu ou o alterou diante das inconsistências notadas e dos reparos ainda necessários. Ou mesmo chegar-se a conclusão oposta, frente à boa qualidade do texto.

▶ B Foco das revisões

Durante as releituras, o autor tem a possibilidade de, ordenadamente, aprimorar seu texto em relação a, pelo menos, quatro pontos:[13]

- Confirmação das informações nele contidas, em especial, dos números
- Conserto de erros de grafia e de gramática
- Eliminação de repetições
- Supressão do que for desnecessário.

Alguns acréscimos oportunos também podem ocorrer. Contudo, o escritor Fernando Sabino, 1923-2004, ilustra a pertinência dos dois últimos itens da lista apresentada, ao afirmar: "*Escrever é principalmente cortar*".

A circulação de cópias entre os coautores tem também esse papel de crítica ao texto, nos quatro aspectos mencionados, assim como a inclusão ou melhoramento de tópicos em que cada um é autoridade.

▶ 3.11 Revisões externas

O autor, depois de ler seu texto muitas vezes, tem dificuldade em detectar adicionais problemas de conteúdo e redação. De tanto ler o mesmo material, a pessoa tende a efetuar leitura panorâmica, ou seja, não o fazendo de maneira rigorosa, que facilite a identificação de inconsistências presentes, o que seria frase por frase, palavra por palavra. Um aluno de pósgraduação assim se manifestou durante o processo de redação e revisão de seu artigo científico:

> "*Para mim, o texto está claro. Isso porque eu entendo do assunto. De qualquer maneira que escrever, eu entendo.*"

Também ocorre de o autor imaginar que os leitores entenderão o material da mesma maneira que ele, autor, entende, o que pode não ser verdadeiro. Veja a advertência veiculada pela televisão: "*Uma coisa é o que a gente pensa, outra o que se fala ou escreve. A interpretação da mensagem, por sua vez, pode ser diferente da que se queria transmitir.*" Uma interpretação errônea leva a aplicações equivocadas. Daí a importância de delegar a tarefa de revisão também a outras pessoas.

▶ A Contribuição dos revisores externos

Os revisores trazem outra perspectiva, pois são pessoas não envolvidas com a investigação e a redação, e podem colaborar para o aperfeiçoamento do texto. As contribuições do revisor são, principalmente, quanto à forma, à clareza, à precisão e à adequação do texto aos princípios gramaticais. O bom revisor se informa sobre o objetivo do artigo e o tipo de leitor para o qual o material está dirigido. Tendo essas informações em perspectiva, ele o avalia criticamente, aponta excessos, enganos, omissões, ambiguidades, argumentos mal formulados e material irrelevante, assim como pontos merecedores de ênfase. Uma vantagem de solicitar a revisão a mais de uma pessoa é verificar a coerência de opiniões. É conveniente apresentar o texto a especialistas da área, para exame da precisão de seu conteúdo. Ainda melhor se esse (ou essa) especialista revisar o texto levando em conta ortografia e particularidades sintáticas, como concordâncias verbais e redacionais, de modo a alcançar clareza e adequação ao estilo científico de redação. Deve-se apresentá-lo também a pessoas qualificadas em revisão gramatical. A esperança do autor é de que, ao proceder às revisões sucessivas e incorporar criticamente as sugestões, o texto se torne mais completo, claro e de leitura amena e interessante.

▶ B Problemas relacionados às revisões externas

Problemas insuspeitos podem resultar da colaboração dos revisores. Isso ocorre quando deixam de lado os propósitos e o estilo do autor, assim como o público-alvo, seguem os próprios impulsos e emitem juízos que confundem. Esses, se aceitos, vão desvirtuar a obra, levar o raciocínio para outras direções e mesmo destruir os bons argumentos já contidos no texto. Por vezes, alguns termos escolhidos pelo autor, ao serem corrigidos pelo revisor, perdem sua força expressiva. O autor terá de usar discernimento para não seguir recomendações desse teor.

▶ 3.12 Recados ao escritor iniciante

É difícil ensinar como escrever um artigo científico que tenha as características apontadas no capítulo. As pessoas experientes podem indicar aos iniciantes o caminho que trilharam ou o recomendado pelos escritores experientes, apresentar a lógica que permeia o rumo a ser seguido e assinalar os erros mais cometidos. Além disso, pouco pode ser feito, a não ser torcer para que as pessoas sigam a trilha apontada e convivam com autoridades no assunto. Por autoridades entende-se aqueles verdadeiros mestres, os que transmitem, como assinalou o médico espanhol Santiago Ramón y Cajal, 1852-1934, o gosto e a paixão pela investigação original.[5]

▶ A Conselhos de quem sabe

O objetivo da redação de um artigo científico é mostrar honestamente o que se fez. Os leitores ficam satisfeitos quando se deparam com texto elegante, que retrata fielmente a investigação. Examine as frases transcritas a seguir, pois elas nos indicam caminhos a trilhar.

> "*Escrita clara é a escrita impossível de ser mal entendida*", Quintiliano, século I d.C, filósofo romano nascido na Espanha. Frase utilizada como introdução ao presente capítulo.

> "*O bom, se conciso for, é duas vezes bom.*" Baltazar Gracián y Morales, 1601-1658, escritor e filósofo espanhol.

"A simplicidade é o último degrau da sabedoria", Victor Hugo, 1802-1885, escritor francês.

"Se lemos algo com dificuldade, o autor fracassou", Jorge Luís Borges, 1899-1986, escritor argentino.

"Quer escrever bem, escreva pouco." Adágio popular.

"Trate de exercer o seu poder de síntese e me contar, em poucas palavras, o que quero saber." Lilian Wite Fibe, jornalista brasileira.

"Escreva com a preocupação de tornar fácil a leitura." Robert Barrass, cientista e escritor.[10]

"Ser claro é uma gentileza com o leitor". Celso Cunha, 1917-1989, filólogo brasileiro.

"Deve-se escrever da mesma maneira como as lavadeiras lá de Alagoas fazem seu ofício. Elas começam com uma primeira lavada, molham a roupa suja na beira da lagoa ou do riacho, torcem o pano, molham-no novamente, voltam a torcer. Colocam anil e sabão e torcem uma, duas vezes. Depois enxáguam, dão mais uma molhada, agora jogando água com a mão. Batem o pano na laje ou na pedra limpa e dão mais uma torcida e mais outra, torcem até não pingar do pano uma só gota. Somente depois de ter feito tudo isso, é que elas dependuram a roupa lavada na corda ou no varal para secar. Pois quem se mete a escrever devia fazer a mesma coisa." Graciliano Ramos, 1892-1952, escritor brasileiro.

▶ B O que evitar na redação

Ao redigir um artigo, não possibilite ao leitor associar o texto a qualidades negativas como ignorância, desleixo, descompromisso com as normas ou a qualquer dos *pecados* assinalados na segunda coluna da Tabela 3.1. Também é condenável a erudição desnecessária.

Características negativas dos textos estão associadas a altas taxas de rejeição pelos editores de periódicos científicos. Mesmo erros aparentemente de pequena expressão funcionam como diagnóstico negativo. Denotam desconhecimento, despreparo e indisciplina. Por exemplo, enviar para publicação um texto corrido sem as subdivisões habitualmente usadas no relato de resultados de pesquisa original. Outro exemplo é ultrapassar o número máximo de palavras fixado pelo editor.

Em cada atividade humana, há erros que os especialistas da área classificam como graves, mesmo imperdoáveis. Por exemplo, confundir infecção com doença e associação com relação causal. Se presentes no texto científico, despertam a animosidade dos editores, o que significa alta probabilidade de rejeição do artigo para publicação. Muitos erros são apontados nos próximos capítulos.

▶ 3.13 Sugestões

Uma das principais dificuldades no início da redação do artigo científico é dispor apenas de uma folha de papel em branco diante de si – ou a tela limpa do computador. A dificuldade é contornada ou amenizada quando se tem projeto da pesquisa e anotações sobre o andamento da investigação, como detalhado no capítulo e realçado a seguir.

Vale a pena preparar um bom projeto para ser apresentado a um comitê de ética em pesquisa. Isso significa que, no momento da redação do artigo, o autor terá já redigidos, embora sujeitos à revisão, a introdução, o método e uma parcela significativa da discussão e das referências. Como o projeto poderá servir de ponto de partida para a redação, ao

prepará-lo, faça-o de maneira que seja útil para a redação do artigo.

Anote tudo o que se relaciona com a pesquisa e que pode ser usado posteriormente no relato sobre ela. Não confiar na memória é uma das atitudes a serem adotadas na condução da pesquisa. Anotações são necessárias, desde que legíveis e organizadas, sobre a revisão da literatura, a reflexão sobre o tema, a coleta de dados, o contato com especialistas e outros tópicos passíveis de serem usados na redação.

Antes de redigir o texto, elabore um esboço do que será escrito.

Começar cedo a redação tende a melhorar a qualidade do texto, visto que escrever estimula a reflexão e a precisão.

Procure alcançar o objetivo de produzir um texto com as características apontadas no capítulo (ver Tabela 3.1), dentre as quais, clareza, concisão e exatidão. *"O cientista tem a obrigação de ser claramente entendido e também de não ser mal compreendido."*[10]

Mantenha uma lista de pendências, atualizada, sobre o que ainda precisa ser feito para completar o artigo. Por exemplo, a referência a ser confirmada e um tópico a ser incluído. Alguns situam a lista de pendências no fim do próprio arquivo eletrônico do artigo. Outros realçam, em cores, no texto, o que tem de ser feito. Existem outras possibilidades e cada um encontrará a melhor maneira de acompanhar as pendências de seu artigo.

Não submeta o texto para publicação em suas primeiras versões. Revise o material quantas vezes forem necessárias e, em especial, confirme as afirmações contidas no texto, como citações e números; elimine imperfeições de escrita.

Exponha o texto a críticas de autoridades adequadas. Quanto mais um escritor apresentar seus escritos científicos a bons revisores, mais ele aprende a avaliar criticamente evidências científicas.

Tenha em conta os ensinamentos de pessoas conhecedoras do ofício que as tornou famosas – alguns foram mostrados no capítulo. Cultive hábitos que facilitem a redação, caso de acompanhar regularmente periódicos científicos e anotar, de forma legível, o que pode ser posteriormente empregado na preparação de um texto.

▶ 3.14 Comentário final

O capítulo contém visão geral dos procedimentos de preparação de texto científico. Foram abordados planejamento, redação e revisão do material. Dentre as qualidades de um artigo científico, está a palavra certa em texto claro, conciso e lógico. O próximo capítulo trata da estrutura do artigo científico, como é consenso nos dias de hoje. O uso de tal estrutura facilita a redação do texto. O objetivo a alcançar consiste em produzir artigo que contenha as informações necessárias e suficientes para que a investigação seja corretamente avaliada. E também que o método adotado e os resultados obtidos possam ser comparados com o que consta dos melhores artigos sobre o mesmo tema.

▶ 3.15 Referências

1. Kahn JE (Organizador). Escrever melhor e falar melhor. Rio de Janeiro: Reader´s Digest; 2003.

2. Merton RK. The sociology of science: theoretical and empirical investigations. Chicago: University of Chicago Press; 1973.

3. Bachelard G. La formation de l'esprit scientifique. Paris: Librairie Philosophique J; 1999.

4. Popper KR. Em busca de um mundo melhor. São Paulo: Martins; 2006.

5. Cajal SR. Regras e conselhos sobre a investigação científica. 3ª ed. São Paulo: T.A. Queiroz; 1979.

6. Fourez G. A construção das ciências. São Paulo: Unesp; 1995.

7. Cervo AL, Bervian PA. Metodologia científica. 5ª ed. São Paulo: Prentice Hall; 2002.

8. Pacheco AC. A dissertação: teoria e prática. São Paulo: Atual; 1988.

9. Garcia OM. Comunicação em prosa moderna: aprenda a escrever, aprendendo a pensar. Rio de Janeiro: Fundação Getúlio Vargas; 1997.

10. Barrass R. Os cientistas precisam escrever: guia de redação para cientistas, engenheiros e estudantes. 2ª ed. São Paulo: T.A. Queiroz; 1986.

11. Feitosa VC. Redação de textos científicos. 3ª ed. Campinas (SP): Papirus; 1997.

12. Meadows AJ. A comunicação científica. Brasília: Briquet de Lemos Livros; 1999.

13. Manual de estilo Editora Abril: como escrever bem para nossas revistas. Rio de Janeiro: Nova Fronteira; 1990.

14. Silva QA, Lopes A. Subsídios estilísticos-redacionais para o trabalho médico e outros escritos. Acta Oncol Bras. 1985;5:23-7.

15. Garcez LHC. Técnica de redação: o que é preciso saber para bem escrever. São Paulo: Martins Fontes; 2000.

16. Garcia L. O Globo: Manual de redação e estilo. 27ª ed. São Paulo: O Globo; 2000.

17. Friedman M, Friedland GW. As dez maiores descobertas da medicina. São Paulo: Companhia das Letras; 2000.

18. Popper K. A lógica da descoberta científica. São Paulo: Cultrix; 1985.

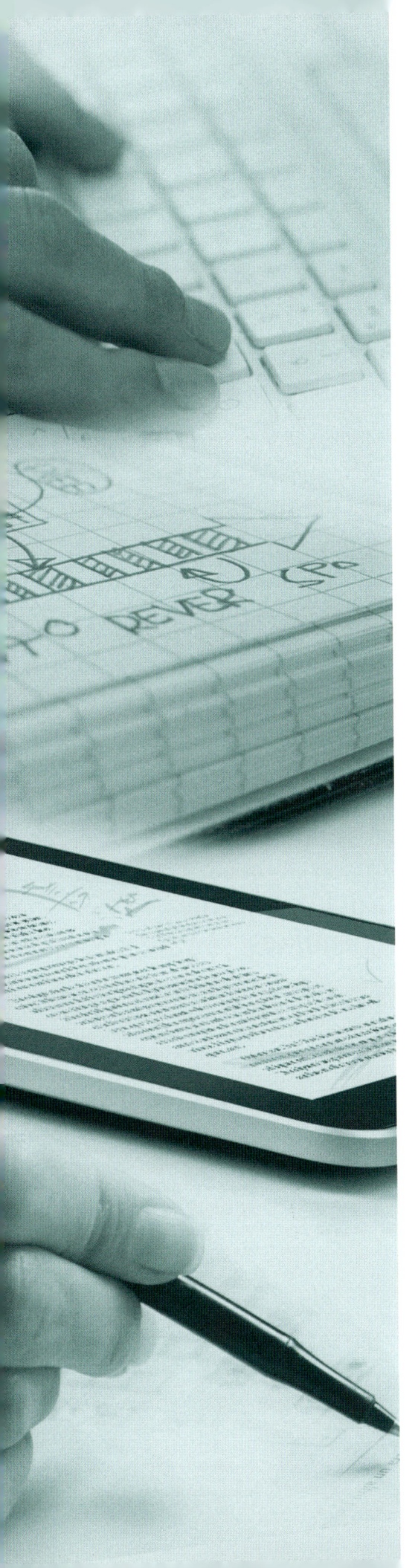

4

Estrutura do Artigo Científico

A simplicidade é o último degrau da sabedoria.
Victor Hugo, 1802-1885, escritor francês.

A mesma disposição de assuntos é encontrada na maioria dos artigos científicos originais recentes da área da saúde. Uma estrutura padrão para o relato de investigação é o tema central do presente capítulo. Outros assuntos abordados são o advento dos periódicos científicos, a organização das evidências científicas em hierarquias e as diretrizes para a comunicação dos resultados de uma investigação. Entremeados aos temas do capítulo estão inseridos conceitos de metodologia científica e epidemiologia, úteis para a análise crítica das evidências e para aprimorar o relato da investigação.

▶ 4.1 Advento dos periódicos científicos

Antes do aparecimento dos periódicos científicos, a comunicação entre as pessoas eruditas se fazia por meio de contatos pessoais, cartas e livros. No fim da Idade Média, um alemão, Johannes Gutenberg, 1400-1468, revelou para o mundo ocidental a técnica de impressão por caracteres móveis. Por volta de 1440, gravou as letras do alfabeto, isoladas, de modo a organizá-las para formar palavras, frases e páginas. Em meados da mesma década, imprimiu a Bíblia, dita de 42 linhas – esse é o número de linhas por página, dispostas em duas colunas – conhecida como a Bíblia de Gutenberg ou Bíblia de Mogúncia, a cidade da Alemanha onde foi impressa. O novo procedimento de composição de palavras, os aperfeiçoamentos no processo de impressão e o aumento da produção de papel concorreram para baixar os custos e possibilitaram o rápido aumento do número de livros editados, assim como de exemplares em cada edição ou reimpressão. Foi uma revolução cultural. Incrementou-se a alfabetização e o hábito de leitura passou a fazer parte do estilo de vida do europeu. O ano de 1543 ficou para a história como particularmente frutífero na produção de livros célebres. Nele surgiram dois dos mais influentes da história da humanidade.

Exemplos 4.1 Os livros de Copérnico e de Vesalius

Exemplo 1 Nicolau Copérnico, 1473-1543

O livro do astrônomo polonês, *Sobre as rotações das esferas celestiais*, publicado em latim – *De revolutionibus orbitum celestium* –, é considerado o início da moderna astronomia. Nele, Copérnico defende a teoria heliocêntrica – de que a terra e os outros planetas giram em torno do sol – em detrimento da explicação geocêntrica, na qual a terra assumia a posição central no universo e constituía o paradigma até então dominante.

Exemplo 2 Andreas Vesalius, 1514-1564

Nas ciências da saúde, constitui marco o livro desse médico, nascido em Bruxelas, hoje a capital da Bélgica, intitulado *Sobre a estrutura do corpo humano* – em latim, *De humani corporis fabrica*, também conhecido como *Fabrica*. É considerada a primeira obra moderna sobre anatomia humana. Por meio da dissecação humana, esse autor pode corrigir muitos erros até então dominantes. O renomado médico canadense, William Osler, 1849-1919, classificou-o como o livro médico mais importante publicado e do qual derivou a medicina moderna.[1] Hoje, Vesalius é considerado o pai da anatomia.

▶ A As primeiras revistas científicas

As revistas científicas só apareceram na segunda metade do século 17. Desde então, multiplicaram-se pelo mundo e em todos os campos do saber.

Exemplo 4.1A Os dois primeiros periódicos científicos[2,3]

O pioneiro foi o *Journal des Savants*, em Paris, que não mais circula hoje. Seu primeiro número data de 5 de janeiro de 1665.

Dois meses depois, em 6 de março, na cidade de Londres, surgiu o *Philosophical Transactions*, publicado pela *Royal Society – The Royal Society of London for the Improvement of Natural Knowledge* (Sociedade Real de Londres para o Progresso do Conhecimento da Natureza). É o periódico científico há mais tempo editado e que continua em circulação.

▶ B Que razões são aventadas para explicar o aparecimento das revistas científicas?

As razões são múltiplas e complexas, dentre as quais, a melhoria da instrução, a extensão do lazer, em especial, do hábito da leitura, o progresso científico e o avanço da tecnologia de produção e distribuição de material impresso.[3] O Renascimento trouxe enorme impulso às letras e às artes, o que repercutiu mais tardiamente nas ciências. A revolução científica do século 17 passou a exigir melhor comunicação com clientela crescente, interessada em novas realizações. Havia crença de que, para estimular descobertas, era preciso debate mais ágil. Os periódicos científicos vieram preencher essa lacuna e sistematizar a comunicação entre os cientistas.

▶ 4.2 Subdivisão progressiva dos textos científicos

Todo texto reflete uma forma de pensar e de se comunicar. Nos primeiros periódicos científicos, apresentavam-se artigos sob forma de cartas, polidas e formais, em que os autores relatavam suas observações e respondiam a outras cartas.[4] Vários temas eram tratados simultaneamente. Durante os dois séculos seguintes, a situação foi mudando, com as cartas centradas no autor substituídas por artigos impessoais sobre um único tema, como hoje.

Os textos iniciais eram compostos de maneira narrativa, a critério de cada autor, sem haver compromisso com a padronização de sua estrutura. O progresso científico fez as pesquisas se tornarem mais complexas e os leitores mais exigentes. Cresceu a demanda por detalhes sobre o que foi feito, notadamente, como o problema tinha sido investigado. No relato de estudos experimentais, os pesquisadores passaram a esmerar-se na descrição do método empregado. Atribui-se ao francês Louis Pasteur, 1822-1895, e aos brilhantes microbiologistas de então a ênfase na descrição metódica da investigação, nos textos que publicaram.[5] À época, predominava a geração espontânea e os miasmas como explicação para as doenças. Pasteur e outros cientistas, como o alemão Robert Koch, 1843-1910, advogaram a teoria microbiana e a submetiam a comprovação experimental. Confirmando a teoria que postulavam, tornou-se imperioso descrever as pesquisas, em detalhes, para convencer a comunidade científica. O fito era possibilitar aos interessados, e aos inimigos, melhor avaliação das investigações que faziam, mesmo a repetição dos seus procedimentos, e sua consequente aceitação ou refutação.

A preocupação em revelar detalhes e fundamentar as conclusões da investigação em sólida argumentação resultou na progressiva estruturação dos textos, chegando à forma atual de apresentação dos assuntos, assim como todo o processo de normatização da publicação periódica. Esse movimento de padronização intensificou-se nas últimas décadas do século 20, com os enormes avanços da informática, da comunicação e da publicação.

A estrutura do artigo científico atual, a ser mostrada no capítulo, espelha o modo de comunicação científica de nossos dias. Um texto com tal estrutura facilita, para o revisor, o julgamento de seu conteúdo e da oportunidade de sua publicação e, para o leitor, o entendimento dele. O autor de artigo científico escreve para outros cientistas, os quais lêem textos de maneira peculiar. Raramente o fazem do começo ao fim. O mais comum consiste em inspecionarem o material, procurando aqui e ali tópicos que lhes interessem, fazendo-o o mais rapidamente possível em virtude da enorme quantidade de outros textos a serem lidos. Um artigo estruturado, composto por subdivisões padronizadas, facilita a leitura e o encontro de determinadas informações. Isso porque o leitor espera encontrá-las no lugar em que elas habitualmente estão localizadas.

▶ 4.3 Lógica do texto científico

A comunicação oral ou escrita tem começo, meio e fim. O autor introduz o tema, desenvolve-o e conclui (ver Tabela 4.1). A redação do artigo científico acompanha essa mesma sequência. Dentre as partes essenciais que a compõem, encontram-se as informações básicas sobre o assunto investigado, a justificativa para o estudo e um claro objetivo, aquele que o investigador se propôs a alcançar com a realização da pesquisa ou no relato dos seus resultados. São ainda arrolados os fatos e argumentos, em ordem lógica, para convencer o leitor de que a conclusão está devidamente fundamentada. A conclusão representa a resposta do autor ao objetivo da investigação, ligando-se o desfecho com a questão que motivou a pesquisa. Não importa o tipo de artigo, seja original ou revisão, pesquisa qualitativa ou quantitativa, de cunho experimental ou não, o texto segue o mesmo encadeamento de ideias. A Tabela 4.2 detalha a sequência aplicável à maioria das pesquisas.

Tabela 4.1 Estrutura de um texto

Seção	Conteúdo
Introdução	A ideia central; o leitor é informado de que trata o texto.
Desenvolvimento	O desdobramento da ideia central; o debate sobre o tema; o autor apresenta argumentos para sustentar a ideia expressa na introdução.
Conclusão	A posição ou a solução do autor, apoiada nos argumentos apresentados; por vezes, sugere desdobramentos.

Tabela 4.2 Etapas de uma investigação científica

Delimitação do tema ou do problema investigado
Revisão da literatura
Especificação do objetivo ou da hipótese a testar
Observação dos fatos
Análise dos resultados
Interpretação
Conclusão

▶ 4.4 Estrutura do relato de uma investigação

O relato dos resultados de uma investigação, sob a forma de artigo científico, segue a lógica delineada na seção anterior. Apenas a forma de segmentação do texto difere e, consequentemente, a terminologia que identifica as diversas partes que compõem a estrutura do relato.[6] Como em qualquer forma de organização de um texto, em cada parte informa-se uma faceta da investigação e o seu conjunto fornece subsídios para o leitor poder julgar a adequação dos procedimentos, dos argumentos, da conclusão e de todo o texto.

▶ A Estrutura atual do artigo científico

O corpo do artigo original é habitualmente subdividido em quatro seções, identificadas pelas iniciais IMRD, de Introdução, Método, Resultados e Discussão. Cada uma das subdivisões tem suas especificidades, como delineado na Tabela 4.3.

A estrutura do artigo científico pode ser assim resumida:

- Inicialmente, apresentam-se informações que justifiquem a pesquisa, acompanhadas do objetivo do trabalho. Esse material está confinado à seção introdutória do artigo
- Indica-se, na seção sobre método, como o estudo foi delineado, a amostra selecionada, os dados obtidos e a análise planejada para alcançar o objetivo da pesquisa
- São mostrados, em seguida, na seção de resultados, os achados da investigação
- O relato termina na seção de discussão, com a interpretação e os comentários sobre o significado dos resultados, a comparação com outros achados de pesquisas sobre o assunto e as conclusões a que chegaram os autores, em resposta ao objetivo da pesquisa ou à hipótese formulada. Os fatos e argumentos são concatenados para orientar o leitor e fazê-lo compreender a conclusão do autor.

A Tabela 4.4 contém relação de tópicos passíveis de serem inseridos nas quatro seções de um artigo científico original. Embora a ordem de abordagem possa variar, especialmente a discussão dos resultados, são esses os tópicos a constar do texto.

▶ B Aspectos positivos da estrutura IMRD

Segundo o Grupo de Vancouver, *"a assim chamada estrutura IMRD não é simplesmente um formato de publicação arbitrário, mas sim uma reflexão direta do processo de desco-*

Tabela 4.3 Estrutura IMRD* do artigo científico e o conteúdo de cada seção

Seção	Conteúdo	Pergunta-chave
Introdução	Apresentação de informações sobre o tema, a justificativa para a investigação e o objetivo.	De que trata o estudo? Por que a investigação foi feita? O que se sabia sobre o assunto?
Método	Descrição do cenário da pesquisa, da amostra, dos procedimentos e dos aspectos éticos.	Como o estudo foi realizado?
Resultados	Apresentação dos achados acompanhados, se aplicável, da respectiva análise estatística.	O que foi encontrado? Quais são os fatos revelados pela investigação?
Discussão	Interpretação dos resultados, comparações e conclusão.	O que significam os achados apresentados? O que este estudo acrescenta ao que já se sabia sobre o assunto?

* IMRD são as iniciais de Introdução, Método, Resultados e Discussão, as quatro seções do artigo científico; por vezes, a estrutura é denominada IMReD em português e IMRaD em inglês.

Tabela 4.4 Tópicos da estrutura de um artigo científico e sua localização nas seções dos Capítulos 5 a 8

Tópicos	Capítulo e seção (nº)
Introdução	Capítulo 5
Tema da pesquisa e justificativa para a investigação	5.3 a 5.13
– Problema investigado e lógica da pesquisa	5.3 a 5.8
– Ligação com a literatura científica	5.9 a 5.13
Objetivo da investigação	5.14 e 5.15
Método	Capítulo 6
Tipo de delineamento (ou de estudo)	6.4
Cenário ou contexto da pesquisa (local e características, data)	6.5
Seleção da amostra (pacientes, participantes)	6.6 a 6.12
Procedimentos de coleta de dados	6.13 a 6.21
Intervenção (uma medicação, por exemplo)	6.22
Métodos estatísticos	6.23
Aspectos éticos	6.24
Resultados	Capítulo 7
Composição da amostra e características dos participantes	7.4 a 7.6
Achado principal	7.7 a 7.17
Achados secundários	7.18 a 7.25
Discussão	Capítulo 8
Síntese dos resultados da investigação	8.3
Avaliação da validade da pesquisa (limitações, aspectos positivos)	8.4 a 8.7
Comparação crítica com a literatura pertinente	8.8 a 8.10
Interpretação dos achados	8.11 a 8.21
Conclusão, implicações, perspectivas, recomendações	8.22 a 8.28

berta científica.[7] Portanto, enfatize-se, a estruturação adotada atualmente para o artigo científico não se resume a questão somente de forma. Ela está vinculada à clareza e à sequência lógica da narrativa, tanto dos fatos coletados como dos argumentos reunidos para sustentar as conclusões da investigação. Nos próximos quatro capítulos, essa ligação se tornará mais evidente. Embora recomendada desde o início do século 20, a estrutura IMRD foi aceita amplamente somente a partir de 1970 nos principais periódicos científicos internacionais de clínica médica (Figura 4.1).

Os consumidores habituais de literatura científica, ao se depararem com artigo original, esperam encontrar sequência de assuntos e de raciocínio própria da mencionada estrutura. Nela identificarão, de imediato, as informações que procuram em seus lugares habituais, o que facilita a leitura e a compreensão do texto, com economia de tempo. Em consequência, dominar os princípios de redação científica inclui estar familiarizado com a sequência de assuntos utilizada, pois ela possibilita ao investigador comunicar-se efetivamente com seus colegas, dentre os quais estão os editores de revistas, que irão julgar a adequação do artigo para publicação.

▶ C Limitações da estrutura IMRD

Alguns julgam a estrutura IMRD restritiva e advogam por maior liberdade de expressão. Nas revistas *Science* e *Nature*, de grande prestígio na comunidade científica, os textos não contêm as subdivisões aqui mostradas. No entanto, como até hoje não se chegou a melhor forma de apresentação dos assuntos, a estrutura IMRD é seguida na maioria dos periódicos científicos, quando da apresentação de artigos de pesquisa.

▶ D Outras partes do artigo científico

Além das seções IMRD, que compõem o corpo do artigo original, existem ainda as referências bibliográficas, o título, o resumo e as demais partes, conforme a listagem apresentada na Tabela 4.5, que completam o artigo.

▶ 4.5 Transparência do relato

As instruções para autores adotadas em periódicos científicos trazem exigências quanto à apresentação dos originais des-

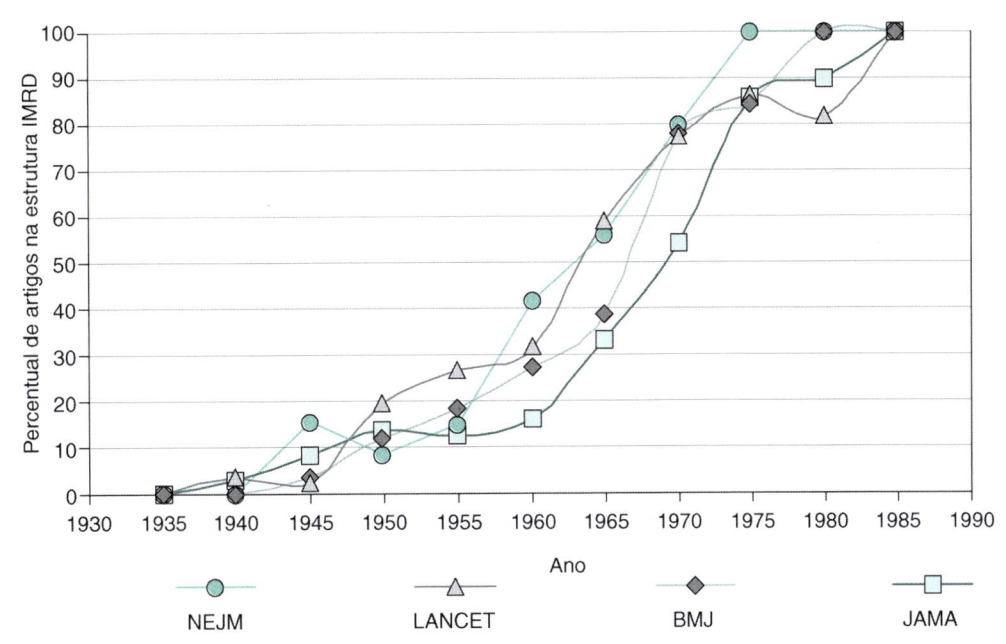

Figura 4.1 Evolução da estrutura IMRD do artigo científico em quatro periódicos de medicina interna no período 1935-1985: *New England Journal of Medicine* (NEJM), *Lancet, British Medical Journal* (BMJ) e *Journal of The Americam Medical Association* (JAMA). IMRD: as iniciais de Introdução, Método, Resultados e Discussão. Fonte: Sollaci & Pereira 2004.[6]

Tabela 4.5 Elementos de um artigo científico

Parte	Conteúdo
Pré-textual	Título (e subtítulo), autoria, resumo e palavras-chave
Textual	Introdução, desenvolvimento e conclusão*
Pós-textual	Referências, notas explicativas, glossário, apêndice e traduções em língua estrangeira (do título e subtítulo, do resumo e das palavras-chave)

* A parte textual é usualmente desenvolvida segundo a estrutura IMRD (ver Tabela 4.3), a qual são incorporados os elementos de apoio, como tabelas, figuras e fórmulas.
Fonte: adaptado da ABNT: NBR 6022/2003.[8]

tinados à publicação. Mas atenção: as instruções variam com o tempo e, embora essenciais, são usualmente insuficientes como fonte única de orientação para a produção de um bom relato de investigação.

Um artigo deve conter detalhes suficientes sobre a investigação para o leitor entender os aspectos positivos, as limitações, as fontes potenciais de viés, como se lidou com elas e ainda outros detalhes. Somente com informações adequadas sobre os pontos centrais pode-se avaliar a justificativa da pesquisa, a sua qualidade e a aplicabilidade dos seus resultados. Relatos imprecisos tornam difícil a interpretação e são rejeitados por leitores exigentes. Artigos deficientes não são citados por seus colegas, não são incluídos em revisões sistemáticas, não constituem referência para novos estudos sobre o assunto nem têm utilidade como material de recomendações para a prática. Relatos imprecisos e incompletos, se publicados, tornam-se estorvo para a revisão da literatura. Daí a importância da avaliação prévia do artigo por especialistas antes da publicação.

▶ A Avaliação por especialistas

Um importante objetivo a se ter em conta durante a redação é preparar o texto para a avaliação à qual será submetido: a *revisão por pares*. A avaliação trará subsídios para a decisão a ser tomada, se o texto é aceito ou rejeitado para a publicação. O autor, face ao teste que seu artigo terá pela frente, incluirá no relato os pontos centrais de sua investigação e dará resposta prévia a críticas que possam ser feitas quanto ao planejamento, execução, análise e interpretação dos resultados. Omitir informação essencial compromete a clareza do relato. Em várias partes deste livro, o leitor encontrará orientação sobre tópicos passíveis de serem incluídos nas diversas seções do artigo. Para facilitar a consulta, muitas orientações estão organizadas em tabelas. A seção destinada às sugestões no fim de cada capítulo também será de proveito para aperfeiçoar o texto.

Em síntese, um relato transparente de investigação contém os pontos principais da pesquisa de modo que a conclusão possa ser bem compreendida e aceita pelos revisores. Se, além da transparência do relato, a pesquisa for considerada original, relevante e o assunto estiver compreendido entre aqueles publicados no periódico científico escolhido para submissão, as possibilidades de aceitação do trabalho serão elevadas.

▶ B Orientação de leitura para as próximas seções

Três grupos de assuntos são abordados:

- Evidências científicas e hierarquia das formas de produção das informações (seções 4.6 a 4.7)
- Diretrizes para auxiliar o processo de criação de textos (seções 4.8 a 4.10)
- Tópicos adicionais sobre redação e maneiras de iniciá-la (seções 4.11 a 4.13).

▶ 4.6 Evidências científicas

As últimas décadas testemunharam um movimento para melhor uso dos resultados de pesquisas na prática clínica, conhecido como "medicina baseada em evidências" ou, de maneira mais ampla, "prática baseada em evidências".[9] A aplicação do que de melhor existe na literatura científica para o cuidado com o paciente é o cerne desse movimento. Sua ênfase repousa na necessidade das decisões clínicas estarem baseadas em *fatos*, o enfoque comum da ciência – e não simplesmente em *opiniões*. O movimento expandiu para abarcar outros aspectos da prática, como o planejamento e a gestão baseados em evidências. Reforçou-se com isso o método científico como a fonte de provas para fundamentar as decisões, ações e recomendações. Alguns aspectos relevantes desse movimento são aqui realçados, em especial a forma de organizar o conhecimento.

▶ A Ceticismo organizado

Um dos componentes do espírito científico é o ceticismo (ver 3.1D, Espírito científico). Ao se postular a necessidade de provas para embasar decisões, simultaneamente se consideram insuficiente apenas as opiniões para resolver uma questão. Não que as autoridades deixem de ser autoridades e que a experiência de cada especialista seja desqualificada. Nada substitui a experiência de um profissional competente, atualizado e engajado nos afazeres de sua prática. Entretanto, vai-se um pouco além. Exigem-se as provas, as evidências vindas de pesquisas. Essa forma de proceder é a postura usual de quem adota a prática baseada em evidências.

A pessoa que formula questões, como as do exemplo a seguir sobre consumo de alho e litíase, deve também estar preparada para entender as respostas e ser capaz de avaliar se são adequadas e suficientes para chegar-se à alguma conclusão. A curiosidade e o ceticismo organizado diante das afirmações estão no centro da prática baseada em evidências e, de maneira mais ampla, nos fundamentos do espírito científico. Para tal, requer-se, entre outros, a habilidade em formular perguntas adequadas, o fácil acesso à informação eletrônica, a capacidade de triar as mais relevantes e de avaliá-las criticamente para verificar qualidade e aplicabilidade. No seio da prática baseada em evidências – que tem entre seus alicerces os princípios da epidemiologia e da estatística – organizou-se um corpo de conhecimentos e hierarquias dos instrumentos utilizados para proceder à avaliação crítica das evidências. Dois dos mais importantes instrumentos de avaliação são o estudo randomizado, assunto abordado a seguir, e a revisão sistemática, tema da seção 5.12.

Exemplos 4.6A Credibilidade de afirmações sobre associação de eventos

Exemplo 1 Consumo de alho e litíase biliar

Se alguém afirmar que o consumo regular de alho influencia positivamente a evolução da litíase biliar, uma atitude prudente, antes de adotar e recomendar essa prática, é inteirar-se da prova científica que está na base da alegação. É de bom alvitre perguntar-se: *Quais são os dados que comprovam essa afirmação? Como eles foram produzidos?*

Exemplo 2 Café e câncer

Uma afirmação do tipo "*o consumo de café exerce efeito protetor contra neoplasias*" requer que se examinem as evidências que a sustentam. *Elas são suficientes para dar credibilidade à tal alegação?* O conhecimento da hierarquia das evidências (ver próxima seção), muito auxilia o julgamento da adequação e credibilidade das afirmações.

▶ B Estudo randomizado: o padrão-ouro para os métodos de investigação

A eficácia dos tratamentos ministrados pelos profissionais de saúde foi o primeiro e o principal foco da medicina baseada em evidências. Dentre os instrumentos utilizados para verificar o real efeito de uma intervenção, sobressai o enfoque experimental. Em clínica, ele recebe a denominação de estudo ou ensaio randomizado (ou randômico); *randomized clinical trial*, em inglês. É comum referir-se a ele simplesmente como ensaio clínico; *clinical trial*, em inglês. Esse delineamento é considerado o produtor de evidências clínicas de melhor qualidade. Seus resultados são decisivos, por exemplo, para a aprovação de drogas em agências reguladoras e para influenciar prescrições no ambiente clínico.

O estudo randomizado é uma investigação em condições controladas de observação. Os participantes são separados aleatoriamente para formar pelo menos dois grupos, um dos quais recebe o tratamento novo e, o outro, o tratamento habitual – ou um placebo. O correto acompanhamento dos participantes e a coleta de dados sobre os desfechos relevantes com técnica apropriada, em geral por aferição duplo-cega, informam os benefícios de um tratamento em relação ao outro.

Veremos que é relativamente mais fácil inferir relação causal de posse de resultados de estudos randomizados bem conduzidos (ver 8.18, Critérios para julgar relação causal). Como há outras maneiras de investigar um tema, é conveniente ter-se conhecimento da hierarquia dos delineamentos.

▶ 4.7 Hierarquia das evidências

A credibilidade da informação depende de como ela foi gerada. Existem muitas maneiras de produzir conhecimento clínico e epidemiológico (ver 6.4, Tipos de delineamento).

▶ A Hierarquia fundamentada no tipo de delineamento

Os diversos tipos de delineamento não têm a mesma capacidade de neutralizar os fatores geradores de confusão e que dificultam a interpretação dos resultados. Consequentemente, forma-se uma hierarquia entre as modalidades, como ilustrado nos exemplos anexos.

Existem dezenas de classificações sobre a importância relativa dos delineamentos. Elas mantêm alguns princípios em comum. Situam o *ensaio clínico randomizado* em uma ponta do espectro como produtor das melhores evidências, seguido pelos *estudos observacionais controlados* e, depois, os *não controlados* – ou seja, delineamentos sem adoção de grupo controle. O relato de caso, por exemplo, fornece evidências comparativamente mais fracas se comparado a outros tipos de estudo. Sua localização está em posição inferior nas escalas (ver exemplos).

Exemplos 4.7A Hierarquias muito utilizadas em medicina

Exemplo 1 Classificação focada no tipo de delineamento

Cinco delineamentos são muito empregados em clínica: ensaio clínico randomizado (o mais alto na hierarquia); estudo de coorte; estudo de caso-controle; série de casos; e relato de casos.

Exemplo 2 Classificação de recomendações focada no nível de evidência

Níveis de evidência e de recomendação para ação são elos de uma mesma cadeia. Quatro graus de recomendação preponderaram nas primeiras classificações.

- Grau de recomendação A: tem base em estudos randomizados de alta qualidade e em revisões sistemáticas de investigações de estudos randomizados
- Grau de recomendação B: tem suporte em resultados de estudos de coorte e de caso-controle, ou em revisões sistemáticas de investigações que utilizaram esses métodos
- Grau de recomendação C: fundada em achados de série de casos e relato de casos
- Grau de recomendação D: decorrente de opinião de especialistas.

Essa hierarquia foi usada, por exemplo, para a avaliação de artigos científicos sobre prevenção de acidente vascular cerebral.[10]

▶ B Hierarquia com base em múltiplos critérios de qualidade

As classificações iniciais eram relativamente simples, fundamentadas apenas no rigor científico inerente a cada delineamento. Depois incluíram-se outros critérios para melhor julgar a qualidade das investigações. Em cada um dos níveis de evidências, há também hierarquias em função das técnicas utilizadas e da diversidade de detalhes que diferenciam os estudos.

Organizar as evidências sobre um tema, em hierarquias, ainda é uma questão aberta ao debate. A existência de várias classificações denota a falta de consenso. Eis algumas situações que fazem variar a qualidade de uma investigação:

- Um estudo randomizado, que inclua centenas de participantes, produz melhor evidência científica do que outro, de igual qualidade técnica, mas com amostra menor do que cem indivíduos[11]
- As pequenas amostras podem fornecer resultados inconsistentes e os resultados que produzem devem ser interpretados com cautela
- Aferições duplo-cegas são superiores às coletas de dados em que não haja preocupação com mascaramento de observadores e observados
- A qualidade e quantidade de perdas de participantes diferenciam os estudos. Poucas perdas estão associadas à melhor qualidade da investigação
- Os estudos observacionais de base populacional são melhores que os institucionais
- Os estudos prospectivos tendem a ser superiores aos retrospectivos em termos de qualidade da informação.

Exemplos 4.7B Hierarquia das evidências fundada em vários critérios

O foco nesta seção é a avaliação de tratamentos. Mas os exemplos aqui utilizados como ilustração provêm de grupos que promovem avaliação de outros importantes aspectos da prática clínica como etiologia, diagnóstico e prognóstico.

Exemplo 1 *Clinical Evidence do British Medical Journal*[12]

A efetividade das intervenções para numerosos problemas de doenças é avaliada por diversos critérios, dentre os quais, o tipo de delineamento utilizado para produzir a informação científica, o tamanho do benefício (ou dano) e a precisão dos resultados (medida pela amplitude do intervalo de confiança). As intervenções são classificadas em seis categorias: 1. Benéficas; 2. Potencialmente benéficas; 3. Categoria intermediária em que deve haver, para cada situação, balanceamento entre benefícios e riscos; 4. Efetividade desconhecida; 5. Potencialmente inefetivas; e 6. Inefetivas ou que causam dados. Uma terça parte das intervenções até então avaliadas foi rotulada como benéfica ou potencialmente benéfica e aproximadamente a metade considerada de efetividade desconhecida.

Exemplo 2 GRADE[13,14]

O sistema GRADE (*Grades of recommendation, assessment, development, and evaluation*, literalmente, Graus de recomendação, avaliação, desenvolvimento e avaliação) fornece orientação para avaliar a qualidade das investigações. É usado principalmente para resumir evidências de revisão sistemática, de avaliação de tecnologias em saúde e de diretrizes para a prática clínica. Tem sido endossado por numerosas organizações influentes em todo o mundo, o que atesta a importância desse trabalho, tanto para classificação de níveis de evidência como da força das recomendações. A qualidade das evidências nessa classificação é disposta em quatro níveis: alto, moderado, baixo e muito baixo. O nível alto significa que novas pesquisas muito provavelmente não vão mudar a confiança que hoje se tem sobre o efeito da intervenção avaliada. Pesquisas adicionais são necessárias para melhor conhecer o efeito de cada intervenção situada nos demais níveis de evidência.

O GRADE, como seu nome indica, também aborda a hierarquização das recomendações, que estão fundamentadas no nível de evidência, no custo da intervenção, em reações adversas e em valores e preferências do paciente. Dois níveis de recomendações são identificados: forte e fraco. Será recomendação forte se os benefícios da intervenção claramente superam os riscos. Será recomendação fraca se isso não ocorrer.

▶ 4.8 Diretrizes gerais para o relato de investigações

Cada investigação tem aspectos positivos e limitações (ver 8.5, Limitações da própria investigação, e as duas seções que lhe seguem). O autor de um artigo científico, sabedor do potencial do delineamento que utiliza, das hierarquias disponíveis e da forma de aplicá-las, fará, para seu próprio bem, uso desse conhecimento no relato de sua investigação.

Orientações sobre como redigir as diversas partes da estrutura IMRD são apresentadas nos próximos quatro capítulos. O que lá se encontra está em acordo com os fundamentos do processo científico, os ensinamentos da prática baseada em evidências e as diretrizes para redação mais utilizadas.

Como toda orientação desse tipo, as diretrizes devem ser consideradas, não como um trabalho acabado, mas em processo de aprimoramento, de modo que atualizações periódicas aparecerão. É conveniente que os escritores científicos estejam alerta para utilizar as revisões mais recentes. Nesta e na próxima seção, faremos menção às diretrizes mais utilizadas pelo pessoal da saúde.

▶ A Normas de Vancouver

As normas de Vancouver, também conhecidas como *requisitos uniformes*, foram produzidas sob a égide da Comissão Internacional de Editores de Revistas Médicas.[7] São amplamente adotadas na área das ciências da saúde em todo o mundo. Entre as instruções que contêm, encontram-se orientações sucintas para a preparação do original a ser submetido a um periódico científico. Para orientação de onde encontrá-las, ver a seção 2.10, em especial, a Tabela 2.12, intitulada "Normas de Vancouver transcritas para o presente livro".

▶ B Instruções para autores

Houve um enorme esforço de padronização por parte dos editores de periódicos científicos das ciências da saúde (ver a seção 2.8). Praticamente todos os requisitos editoriais das três últimas décadas, preparados pelos conselhos editoriais para as suas revistas médicas, estão baseados nas normas de Vancouver. Como muitos editores fazem adaptações e adotam outras providências, os autores precisam consultar as instruções para autores do periódico científico que pretendem submeter seus originais.

Eis um exemplo de instruções para autores:

"Aconselhamos os autores a organizar os componentes do artigo na seguinte ordem: página do título, resumo, texto, agradecimentos se houver, referências, tabelas em sequência numérica, legendas das figuras, figuras em sequência numérica e apêndices (se houver). Numerar todas as páginas, consecutivamente, a começar da primeira. Situar o número de palavras do texto do artigo na parte inferior da página. Adotar espaço duplo em todo o texto."

O autor é instado, ao submeter o seu texto para publicação, a obedecer a essas instruções. Assim procedendo, concorre para não atrasar a avaliação do próprio trabalho. As instruções equivalem a um contrato em que são estabelecidas as regras do jogo. Quando se aluga um apartamento, por exemplo, um acordo entre as partes é acertado. Esse acordo deve ser cumprido. Não pagou aluguel, há as penas previstas. Da mesma maneira, ao submeter um artigo para publicação, adere-se a regras estipuladas pelo editor do periódico selecionado. A não obediência às instruções acarreta prejuízos ao autor: recusa imediata do texto submetido para publicação, atrasos na análise, má vontade do editor e outras no gênero.

▶ 4.9 Diretrizes específicas para o relato de investigações

Ao lado das diretrizes gerais, existem as direcionadas para a redação de uma modalidade particular de delineamento ou tema de pesquisa. Foram compostas para auxiliar o escritor a melhorar a descrição e a integralidade da comunicação dos resultados de cada tipo de estudo. A uniformidade resultante permite o leitor avaliar mais facilmente o potencial de viés e, de maneira abrangente, aquilatar o rigor da investigação e a aplicabilidade dos resultados. O uso de diretrizes ajuda o autor a não omitir as informações relevantes para o entendimento da investigação, o que facilitará a realização das revisões sobre um tema.

Algumas diretrizes específicas que aparecem na literatura científica são amplamente usadas. Foram produzidas por consenso entre editores, pesquisadores, epidemiologistas, estatísticos e outros interessados em comunicação científica. Muitos editores exigem enquanto outros apenas recomendam que tais diretrizes sejam usadas pelos escritores de artigos científicos. Eis algumas ilustrações (ver também a seção 22.9):

- CONSORT, para relato de ensaios clínicos (ver exemplo)
- PRISMA, para relato de revisão sistemática e metanálise de estudos randomizados; esse guia foi delineado para substituir um outro, o QUOROM
- TREND, para relato de intervenções não aleatórias
- STROBE, para relato de estudos observacionais em epidemiologia: estudo de coorte, caso-controle e transversal
- MOOSE, para relato de metanálise de estudos observacionais em epidemiologia
- STARD, para relato de estudos de diagnóstico

Exemplo 4.9 O guia CONSORT para o relato de ensaios clínicos[15]

O CONSORT, de *Consolidated Standards of Reporting Trials*, é específico para o relato de estudos randomizados. Foi publicado pela primeira vez em 1996 e revisado periodicamente. Fornece um conjunto de 25 itens – uma espécie de checklist – que segue a estrutura do artigo científico original (ver Tabela 4.6). Há ainda a sugestão de compor um diagrama sobre o fluxo dos participantes na investigação e incluí-lo no artigo (Figura 4.2).

O CONSORT foi endossado por influentes entidades, dentre as quais, o Grupo de Vancouver, a Associação Mundial dos Editores Médicos (*World Association of Medical Editors*) e o Conselho de Editores Científicos (*Council of Science Editors*). Teve o mérito de balizar um roteiro e uma estrutura de tópicos que serviu para compor guias de relato de investigações, como o PRISMA e outros mencionados na presente seção.

O foco do CONSORT é o delineamento tradicional, de comparação de dois grupos paralelos. No entanto, há diferentes modalidades de ensaios clínicos. Extensões do CONSORT, disponíveis na sua página eletrônica, foram compostas para essas modalidades, dentre as quais:

- Ensaios com o uso de conglomerados (em inglês: *cluster trials*)
- Ensaios de não inferioridade e de equivalência (*non-inferiority and equivalence trials*)
- Ensaios de fitoterápicos (*herbal medicinal interventions*)
- Ensaios de intervenções não farmacológicas (*non-pharmacological treatment interventions*)
- Ensaios de acupuntura (*acupuncture interventions*)
- Danos (*harms*)
- Resumos (*abstracts*).

▶ 4.10 Diretrizes de redação científica: vale a pena?

Quando as pessoas tomam conhecimento de diretrizes, guias, regras, instruções, normas ou recomendações reagem

Tabela 4.6 *Checklist* para o relato de estudo randomizado, segundo o CONSORT: guia para ensaio clínico randomizado

Seção/Tópico	Item nº	Descrição
Título e resumo	1a	Identificação como randomizado no título do ensaio clínico
	1b	Resumo estruturado do delineamento, métodos, resultados, e conclusões do ensaio clínico (para guia específico veja o "CONSORT para resumos")
Introdução		
Antecedentes e objetivos	2a	Antecedentes científicos e explicação da lógica do estudo
	2b	Objetivos específicos e hipóteses
Métodos		
Delineamento do estudo	3a	Descrição do delineamento do ensaio (por exemplo, paralelo, fatorial), incluindo a razão de alocação (*allocation ratio*)
	3b	Mudanças importantes no método após o ensaio ter iniciado (por exemplo, critérios de inclusão), acompanhadas dos motivos
Participantes	4a	Critérios de inclusão de participantes
	4b	Característica e local onde os dados foram coletados
Intervenções	5	Intervenções para cada grupo com detalhes suficientes para permitir reprodução do estudo, incluindo como e quando elas foram realmente administradas
Desfechos	6a	Medidas de desfecho primário e secundário clara e previamente definidas, incluindo como e quando foram avaliadas
	6b	Qualquer mudança nos desfechos após início do ensaio, acompanhada dos motivos
Tamanho da amostra	7a	Como o tamanho da amostra foi determinado
	7b	Quando aplicável, explicar qualquer análise interina e protocolos de interrupção
Randomização		
Geração da sequência	8a	Método usado para gerar a sequência de alocação randômica
	8b	Tipo de randomização, detalhes a respeito de qualquer restrição (randomização em blocos e tamanho dos blocos).
Mecanismo de ocultamento da alocação	9	Mecanismo utilizado para implementar a sequência de alocação randômica (por exemplo, caixas sequencialmente numeradas), descrevendo quaisquer medidas tomadas para ocultar a sequência até que as intervenções fossem atribuídas aos grupos.
Implementação	10	Quem gerou a sequência de números randômicos, quem recrutou os participantes e quem alocou as intervenções aos participantes.
Mascaramento	11a	Se realizado, quem e como foi o mascaramento após alocação das intervenções (tais como participantes, cuidadores, avaliadores dos desfechos)
	11b	Se relevante, descrição da semelhança das intervenções
Métodos estatísticos	12a	Métodos estatísticos usados para comparar os desfechos primários e secundários entre os grupos
	12b	Métodos para análises adicionais, tais como análises de subgrupos ou análises ajustadas.
Resultados		
Fluxo de participantes (um diagrama é fortemente recomendado)	13a	Para cada grupo, o número de participantes que foram alocados randomicamente, que receberam o tratamento pretendido e foram analisados para o desfecho primário
	13b	Para cada grupo, perdas e exclusões após randomização, juntamente com os motivos
Recrutamento	14a	Datas definindo os períodos de recrutamento e de seguimento.
	14b	Porque o ensaio foi finalizado ou interrompido
Dados básicos	15	Uma tabela mostrando as características demográficas e clínicas de cada grupo
Números analisados	16	Para cada grupo, número de participantes (denominador) incluídos em cada análise e se foi análise por intenção de tratar
Desfechos e estimativas	17a	Para cada desfecho primário e secundário, resultados de cada grupo e a estimativa do tamanho do efeito e sua precisão (como o intervalo de confiança de 95%)
	17b	Para desfechos binários, apresentação dos efeitos absolutos e relativos é recomendada

(*continua na página 37*)

de diferentes maneiras, desde a aprovação irrestrita à completa rejeição. Algumas as aceitam como apoio valioso e, em posição oposta, as que as julgam desnecessárias. As regras, contudo, são essenciais. Imagine, por exemplo, o que seria o trânsito das grandes cidades se não houvesse normas para regular a circulação de veículos?

Alega-se, por vezes, que as diretrizes de redação científica representam tentativas para substituir o raciocínio e o esforço do pesquisador por receitas. Acreditando-se que a falta de regras gera o caos e o excesso dificulta a comunicação e inibe iniciativas, um ponto de equilíbrio tem sido buscado por editores e outros intelectuais preocupados em melhorar a comunicação científica. Eis algumas situações para reflexão.

▶ A Diretrizes disponíveis na literatura

Como mostrado nas páginas anteriores, existem diretrizes gerais e diretrizes específicas preparadas para auxiliar o escritor, em especial, a não omitir informação relevante para o entendimento da investigação. O leitor, por sua vez, face a um texto com informações pertinentes e abrangentes, poderá avaliar o rigor da investigação e a aplicabilidade dos resultados. Há muitas avaliações que apontam deficiência em artigos publicados.[16,17] Veja esses trechos que constam de outros capítulos deste livro.

"A legitimidade da investigação estará fundamentada nas escolhas adequadas: da questão para ser investigada, do tipo de delinea-mento, da amostra selecionada, da forma de aferição, do tipo de análise estatística e de muitas outras mais. Também, na eliminação dos erros que possam enfraquecer as conclusões da investigação. Mais ainda: que tudo seja descrito minuciosamente de modo o leitor poder avaliar a qualidade do trabalho e a aplicabilidade das suas conclusões."

"A literatura científica está repleta de artigos com erros de aplicação das técnicas estatísticas, mesmo em periódicos de prestígio. [...] As falhas no uso das técnicas estatísticas não significam que a investigação tenha chegado a conclusões erradas. As conclusões podem até estar certas, mas não têm sustentação em argumentos cientificamente válidos." Ver seção 18.3, Avaliação do relato das técnicas estatísticas.

O parágrafo a seguir foi traduzido do CONSORT.[15]

"Ensaios clínicos, quando adequadamente concebidos, realizados e relatados representam o padrão-ouro na avaliação de intervenções de saúde. No entanto, podem produzir resultados distorcidos, se falta rigor metodológico. Para avaliar um ensaio com precisão, os leitores de um relatório publicado necessitam de informação completa, clara e transparente sobre método e resultados. Infelizmente, (...) autores de muitos ensaios negligenciam e não fornecem descrições completas e lúcidas sobre as informações essenciais."

A adoção correta de diretrizes é matéria complexa, visto requerer, desde o conhecimento de que elas existam até questões amplas, como sólida formação e amadurecimento do

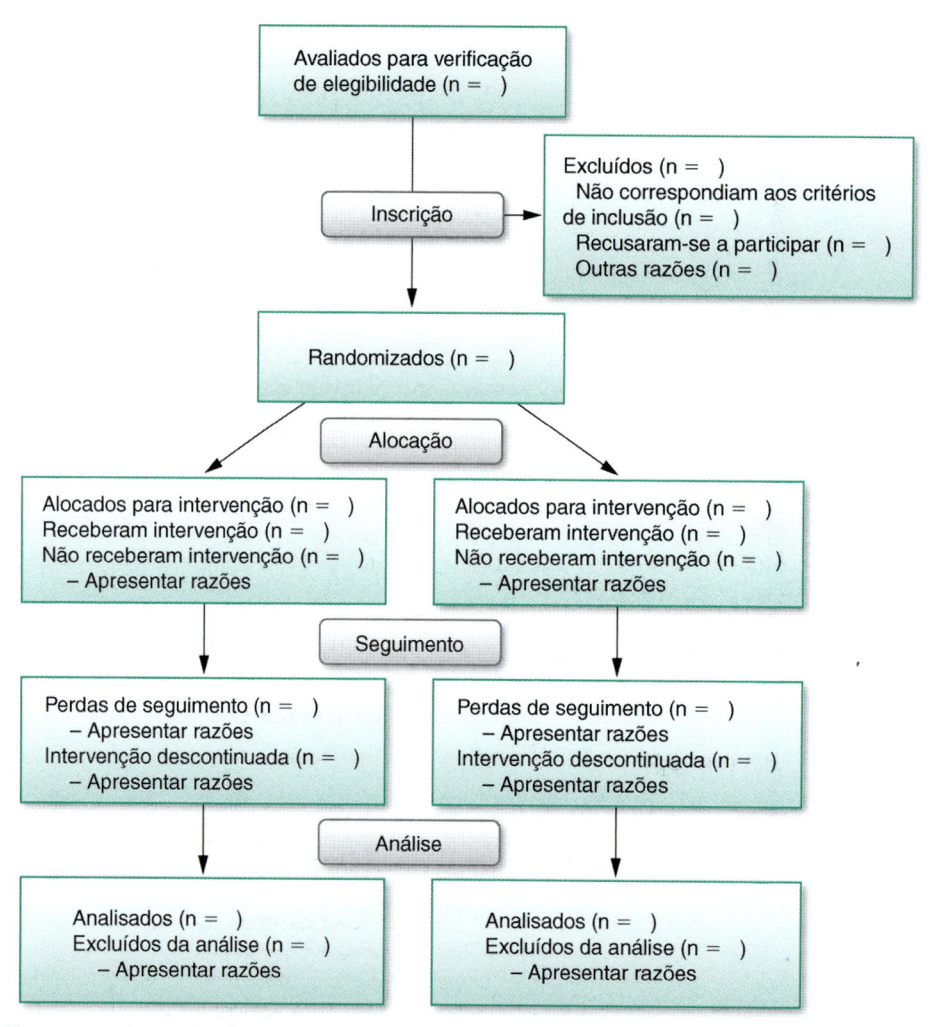

Figura 4.2 Fluxograma da escolha dos participantes para ensaio randomizado, segundo Guia CONSORT. Fonte: CONSORT 2011.[15]

Tabela 4.6 *Checklist* para o relato de estudo randomizado, segundo o CONSORT: guia para ensaio clínico randomizado (*Continuação*)

Seção/Tópico	Item nº	Descrição
Análises auxiliares	18	Resultado de quaisquer outras análises realizadas, incluindo análises de subgrupo e análises ajustadas, distinguindo as pré-especificadas e as exploratórias
Danos	19	Todos os danos (*harms*, em inglês) importantes ou efeitos indesejáveis, em cada grupo (para guia específico, ver o CONSORT para danos)
Discussão		
Limitações	20	Limitação do ensaio clínico, relatando fontes de vieses potenciais, imprecisão e, se relevante, multiplicidade de análises
Generalização	21	Generalização (validade externa, aplicabilidade) dos resultados do estudo
Interpretação	22	Interpretação consistente com os resultados, balancear benefícios e danos e considerando outras evidências relevantes
Outras informações		
Registro	23	Número de registro e nome da base de registro do ensaio
Protocolo	24	Onde o protocolo completo pode ser acessado, se disponível
Financiamento	25	Fontes de financiamento e outros patrocínios (como o suprimento de medicamentos), papel dos financiadores

No *checklist* original, há ainda uma última coluna, aqui não reproduzida, para o autor indicar a página do artigo em que o item é abordado.
Fonte: CONSORT 2010.[15]

pesquisador para usá-las. O aprendizado do raciocínio e da comunicação científica se dá principalmente em ambientes em que se valoriza o rigor e o debate metodológico. Uma dificuldade reside em que as diretrizes aqui abordadas encontram-se dispersas em numerosas fontes. Uma das lógicas que orientaram a redação do presente livro foi justamente reunir as principais diretrizes, aquelas mais úteis para o escritor utilizar no relato de sua investigação. Redigir em consonância com essas diretrizes é recomendação de editores experientes, visto a sua relação com o aperfeiçoamento de textos submetidos para publicação.

As iniciativas de padronização por meio de guias e diretrizes têm outra repercussão positiva, que é a de influenciar o próprio planejamento e execução das investigações. Se a informação deve constar do relato, ela será objeto de reflexão prévia no momento de preparação do projeto e os dados respectivos serão coletados, analisados e interpretados.

Em conclusão, as diretrizes auxiliam o escritor a incluir no relato os detalhes de sua pesquisa que são necessários para a boa compreensão do que foi feito. Servem de apoio, portanto, e não substituto para o raciocínio. Utilizá-las dará transparência e coerência ao texto científico e sustentação para as conclusões do autor.

▶ B Regras incoerentes de redação e a força do costume

Ao lado dos esforços coerentes de sistematização delineados nos parágrafos anteriores, persistem situações que confundem o escritor iniciante (ver exemplos).

Exemplos 4.10B Orientações inadequadas sobre redação científica

Exemplo 1 Manual de redação inadequado
O grupo da biblioteca central de uma universidade particular fez circular uma versão pré-publicação de manual de reda-

ção para dissertações e teses. Recomendava-se a estrutura do texto em três partes: introdução, desenvolvimento e conclusão. Os responsáveis pela publicação foram alertados que essa não era a divisão adotada nas pós-graduações da área da saúde (ver seções 4.3 e 4.4). Nada aconteceu. O manual foi publicado exatamente como tinha sido planejado. Conclusão: ditam-se regras para a redação que não são seguidas pelas pessoas para as quais o manual está endereçado.

Exemplo 2 Orientação de pessoal não capacitado
Certa ocasião, um aluno adotou regras incoerentes para a redação do texto e a preparação de ilustrações de seu trabalho de conclusão de mestrado. Convidado a explicar-se, alegou que tinha sido instruído por funcionário do programa de pós-graduação ao qual estava ligado. Esse funcionário não completara o segundo grau. Repetia o que ouvia dizer. Uma pessoa, portanto, não qualificada para fornecer orientação. O aluno, no entanto, sem base para argumentar e sem parâmetros de comparação, acolheu as sugestões de maneira acrítica – como se fossem as regras não escritas da redação de trabalhos científicos, e que todos deveriam obedecer.

Exemplo 3 Força do costume
Opiniões sobre como redigir são emitidas por pessoas aparentemente qualificadas, mas, pelo conteúdo do que afirmam, afiguram-se desatualizadas, desinformadas, despreparadas. Como sempre fizeram assim, julgam que é o modo correto de proceder. Muitas vezes, são pessoas de cabelos grisalhos, com posição proeminente, e que afirmam com convicção as suas errôneas orientações. Dessa maneira, perpetuam condutas em desuso ou inadequadas e causam a maior confusão. A força do costume é um dos fundamentos da ignorância humana – ver a citação de abertura do Capítulo 23.

▶ C Dúvidas sobre comunicação científica

Algumas dúvidas sobre comunicação científica são apresentadas a seguir, sob a forma de perguntas ou afirmações, acompanhadas de respostas ou comentários aplicáveis à redação de artigos originais. Também estão assinaladas as seções deste livro em que há mais sobre o assunto.

- *Os artigos citados na introdução são necessariamente retomados na discussão dos resultados?*

  Não (ver 8.8, Comparação crítica com a literatura)
- *É antiético não citar os artigos lidos durante a revisão da literatura?*

  A conduta para citações é ser seletivo e não exaustivo na escolha dos artigos (ver 9.4, Seleção das referências para compor o artigo, e 9.19, Inferências sobre o autor com base nas referências)
- *O autor não deve se citar.*

  Engano. Se o autor publica sobre o tema, a relevância de sua publicação justifica a auto-citação
- *As dissertações e teses devem ser citadas, pois nelas o autor detalhou o seu conteúdo.*

  Errado. As dissertações e teses são cada vez menos citadas (ver 9.5, Relevância da referência). Os artigos preparados a partir delas representam aperfeiçoamento do relato e são os preferencialmente escolhidos para compor lista de referências
- *O título do artigo deve conter o local e a data da investigação?*

  Às vezes sim, às vezes não. Ao folhear revistas de grande impacto, como o *New England Journal of Medicine*, nota-se que raramente o título do artigo contém o local e a data da investigação (ver 10.6, O que deve conter o título)
- *O título das ilustrações deve conter o local e a data em que os dados foram coletados?*

  Na maioria das vezes, não é necessário (ver 19.5, Título da tabela)
- *Cada ilustração deve ter rodapé em que conste a fonte dos dados?*

  Não, só em determinadas situações (ver 19.7, Rodapé da tabela)
- *Nós estamos no Brasil, logo as referências bibliográficas utilizadas nos artigos científicos devem seguir as normas da ABNT (Associação Brasileira de Normas Técnicas).*

  Errado. Nos periódicos científicos brasileiros da área das ciências da saúde, raramente essa norma é adotada (ver 2.11, Que normas adotar?).

▶ 4.11 Quem é o responsável pela redação?

O problema ocorre em artigos de autoria múltipla, pois a sistemática de sua preparação suscita dúvidas, melindres e incompreensões, embora todos os autores sejam responsáveis pelo texto. Para dar unidade e continuidade ao processo, alguém deve liderá-lo. Duas pessoas envolvem-se mais estreitamente com a redação: o primeiro autor e um outro, usualmente, o investigador principal, o orientador ou autor mais experiente – por vezes identificado como *sênior*.

Se o artigo provém de trabalho de conclusão de curso, o próprio aluno que, em geral, figurará como primeiro autor do artigo a ser publicado, se encarrega de redigi-lo, e seu orientador dará polimento ao texto.

A sistemática pode ser aproximadamente a mesma na elaboração de artigo não relacionado a programa de ensino. O primeiro autor encarrega-se da versão inicial, circulando-a entre os co-autores, que inserem suas contribuições. A incorporação de alterações ou sua supervisão ficam a cargo desse primeiro autor, e o orientador ou investigador principal faz as revisões do texto. Os demais autores incumbem-se de redigir ou corrigir as partes de suas competências: por exemplo, o pessoal de laboratório responsabiliza-se pela descrição dos procedimentos na seção de método e, o estatístico, pela descrição das técnicas estatísticas e por parte dos resultados. O Capítulo 11 deste livro é dedicado inteiramente ao tema *autoria* de artigos científicos.

▶ 4.12 Por onde começar a redação?

Os pesquisadores raramente escrevem o texto na sequência em que ele é apresentado e trabalham simultaneamente em mais de uma parte do artigo. Um esboço do texto costuma ser a primeira providência. Convém preparar quatro planos, um para cada seção que compõe a estrutura do texto: introdução, método, resultados e discussão. Com base nesses planos, pelo menos dois caminhos são seguidos.

▶ A Início precoce da redação

A introdução e o método são redigidos durante a elaboração do projeto, quando as ideias estão claras e as anotações sobre a revisão da literatura, recentes. Tem-se a vantagem de o texto poder ser lido por pessoas experientes, aptas a revelar problemas e inconsistências, em fase em que ainda há tempo para ajustes. Assim procedendo, é possível que, terminada a etapa de análise de dados, restem a escrever somente os resultados e a discussão.

Um projeto bem elaborado facilita a redação do artigo científico. Em tal situação, o autor já terá à sua disposição, mesmo antes de ter iniciado a escrita, esboço ou parte substancial da introdução, do método, da lista de referências bibliográficas e de sugestões para a discussão.

Os autores previdentes, ao se decidirem pela realização de uma investigação, simultaneamente definem o periódico em que tentarão publicar a sua pesquisa e inspecionam os artigos científicos neles divulgados. Decidem também o que constará nas diversas partes do texto. Começar cedo deixa tempo para revisões, reflexões e crítica de terceiros.

▶ B Início da redação pela seção de resultados

A maior parte dos pesquisadores começa a redação somente após a análise dos dados da pesquisa. A providência inicial consiste em compor as tabelas e figuras, acompanhadas de seus respectivos títulos e legendas, obedecidas as normas usuais de confecção. Em seguida, é redigido o texto correspondente. Alcançada a primeira versão aceitável dos resultados, passa-se à preparação da seção de método. A discussão e a introdução, nessa ordem, são então escritas. A introdução ficando por último pode causar estranheza, mas, se partirmos do princípio que após o início da pesquisa o objetivo muitas vezes é mudado, o procedimento estará justificado. É possível que uma curta e precisa introdução seja escrita com mais facilidade ao término da investigação. Completa-se, então, o artigo com as demais partes, as referências, o título, o resumo e as palavras-chave, a serem preparadas por último. Embora algumas seções do artigo sejam redigidas posteriormente, não significa deixá-las para o último momento. Semelhante ao que foi exposto no início da presente seção, em que se alertou sobre a conveniência de preparar quatro planos, um para cada seção que compõe a estrutura do texto IMRD, podem ser preparados planos e guardadas anotações a serem usadas na composição das referências, do título, do resumo e das palavras-chave. Esse procedimento facilitará a redação dessas partes do artigo.

▶ 4.13 Sugestões

Componha o artigo com a informação essencial para a boa compreensão da investigação. Um claro relato dos fatos e argumentos utilizados pelo autor permite ao leitor julgar a adequação dos procedimentos, da interpretação e da conclusão. Em suma, permite formar juízo sobre a qualidade do texto e da pesquisa.

A falta de informação adequada reflete falha do autor em reconhecer sua importância, o que pesa no julgamento do leitor – e também do editor, a pessoa que decide sobre a aceitação ou recusa do artigo para publicação.

Siga um raciocínio linear na redação do texto. O ponto de referência é a questão formulada para ser investigada (ver 5.14, Objetivo da investigação). Tendo a estrutura IMRD do artigo científico em perspectiva, o autor conduzirá o relato com o fito de dar resposta objetiva à questão formulada na pesquisa. O leitor interessado no tema *"ficará agradecido se o texto contiver informações relevantes, bem organizadas, concisamente e claramente apresentadas, além de suficientemente explicadas"*.[18]

Evite engajar-se em pesquisa sem dispor de projeto detalhado sobre ela. A leitura do projeto facilita a redação do artigo.

Registre, por escrito, durante o desenrolar da pesquisa, tudo o que se relaciona a ela. As anotações constituem elemento facilitador da redação.

Faça um esboço de cada uma das seções do artigo, especifique os itens que irão compô-la e considere a conveniência de adotar subtítulos no interior das seções se o texto for longo. Os subtítulos auxiliam o leitor a captar a essência do texto, assim como a importância relativa das suas partes.

Durante a redação, mantenha o texto separado das ilustrações. Ou seja, não inclua tabelas e figuras no meio do texto.

É conveniente os autores se familiarizem com alguns tipos de documentos que constituem orientações para a preparação de textos científicos, dentre os quais:

- As instruções da revista que escolheram para submeter seus originais
- Os guias gerais, em especial, as normas de Vancouver
- As diretrizes específicas de orientação pelo tipo de delineamento usado ou o tema abordado, pois ajudam a não omitir informações relevantes no relato da investigação, como o CONSORT
- As revisões sobre o tema do artigo – especialmente as sistemáticas, pois apontam para as informações que devem constar do texto científico
- Os consensos sobre o assunto.

Decida-se, o mais cedo possível, pelo periódico ao qual o artigo será submetido. Desde o início da investigação essa decisão pode ser tomada. Cria-se, assim, um foco e um modelo para compor o relato.

Leia cuidadosamente as respectivas instruções para autores e as siga rigorosamente. Tenha o seguinte lema em consideração: artigo no exato formato requerido pelo editor da revista tem mais possibilidade de ser aceito para publicação comparado a outro, de idêntica qualidade, mas que não segue as normas.

Inspecione números recentes da revista escolhida para verificar como estão organizados e apresentados os artigos, esclarecer eventuais dúvidas e inteirar-se de pormenores a serem obedecidos na redação do texto. Dessa maneira, tem-se melhor noção das características e do formato que o artigo deverá assumir.

Tenha em conta que a exatidão das informações contidas no artigo é de responsabilidade do autor. Isso compreende, inclusive, o rigor com citações, referências, datas e números.

Observe como as pessoas experientes apresentam as diversas seções de um artigo científico, examinando-se como aparecem nos periódicos de renome. Uma estratégia útil consiste em colocar, em cima de uma mesa, quatro ou cinco artigos científicos excelentes, um ao lado do outro. O fito é ler a mesma seção de cada um, verificando seu conteúdo e as nuances que apresentam. Esse procedimento comparativo pode ser aplicado a cada parte do artigo, a iniciar pelo título, por comparação dos títulos dos artigos selecionados. O debate em grupo, sob a forma de clubes de revista, também possibilita que o iniciante aprenda os pormenores da boa comunicação científica e, principalmente, como identificar, evitar ou neutralizar os erros mais comuns.

Faça da redação um exercício de coerência, reflexão e revisão. Nunca é demais realçar a lógica de apresentação de assuntos que os cientistas utilizam para divulgar os resultados de investigação. Ela é materializada na estrutura do artigo, subdividida em seções. Cada seção consiste de um conjunto de informações interligadas, evitando-se a repetição desnecessária dessas informações em outras partes do artigo. Em consequência, podem-se apontar tópicos que ficam mais bem situados em um local do que em outro. Compõe-se, assim, a listagem que serve de roteiro para a redação (ver Tabelas 4.3 e 4.4).

▶ 4.14 Comentários finais

O presente capítulo oferece uma visão de conjunto da estrutura de um artigo científico original, da maneira como ele é atualmente encontrado na maioria das revistas científicas modernas. As partes que compõem essa estrutura estão detalhadas nos próximos quatro capítulos: introdução (Capítulo 5), método (Capítulo 6), resultados (Capítulo 7) e discussão (Capítulo 8).

▶ 4.15 Referências

1. Castiglioni A. História da medicina. São Paulo: Companhia Editora Nacional; 1947:495.
2. Rangachari PK. The word is the deed: the ideology of the research paper in experimental science. Am J Physiol. 1994;267(6 Pt 3):S120-36.
3. Meadows AJ. A comunicação científica. Brasília: Briquet de Lemos Livros; 1999.

4. Atkinson D. Scientific discourse in socio-historical context: the philosophical transactions of the royal society of London, 1675-1975. Mahwah (NJ): Lawrence Erlbaum; 1999.

5. Day RA. How to write and publish a scientific paper. 5th ed. Phoenix (AZ): Oryx Press; 1998.

6. Sollaci LB, Pereira MG. The introduction, methods, results, and discussion (IMRAD) structure: a fifty-year survey. J Med Libr Assoc. 2004;92(3):364-7.

7. ICMJE. International Committee of Medical Journal Editors. Uniform requirements for manuscripts submitted to biomedical journals: writing and editing for biomedical publication. 2008 [acesso em 18 mai 2009]; Disponível em: http://www.icmje.org/.

8. ABNT. Associação Brasileira de Normas Técnicas. NBR 6022. Artigos em publicação periódica científica impressa - apresentação. Rio de Janeiro: ABNT; 2003.

9. Sackett DL, Rosenberg WM, Gray JA, Haynes RB, Richardson WS. Evidence based medicine: what it is and what it isn't. BMJ. 1996;312(7023):71-2.

10. Straus SE, Majumdar SR, McAlister FA. New evidence for stroke prevention: scientific review. JAMA. 2002;288(11):1388-95.

11. Jadad AR, Moore RA, Carroll D, Jenkinson C, Reynolds DJ, Gavaghan DJ, et al. Assessing the quality of reports of randomized clinical trials: is blinding necessary? Control Clin Trials. 1996;17(1):1-12.

12. Clinical Evidence. [acesso em 03 abr 2011]; Disponível em: http://clinicalevidence.bmj.com/ceweb/index.jsp.

13. GRADE Working Group. Grading the quality of evidence and the strength of recommendations. [acesso em 15 fev 2011]; Disponível em: http://www.gradeworkinggroup.org/.

14. Balshem H, Helfand M, Schunemann HJ, Oxman AD, Kunz R, Brozek J, et al. GRADE guidelines: 3. Rating the quality of evidence. J Clin Epidemiol. 2011;64(4):401-6.

15. CONSORT (Consolidated Standards of Reporting Trials) statement. [acesso em 15 fev 2011]; Disponível em: http://www.consort-statement.org/.

16. Altman DG. Poor-quality medical research: what can journals do? JAMA. 2002;287(21):2765-7.

17. Elm E, Egger M. The scandal of poor epidemiological research. BMJ. 2004;329(7471):868-9.

18. Barrass R. Os cientistas precisam escrever: guia de redação para cientistas, engenheiros e estudantes. 2ª ed. São Paulo: T.A. Queiroz; 1986.

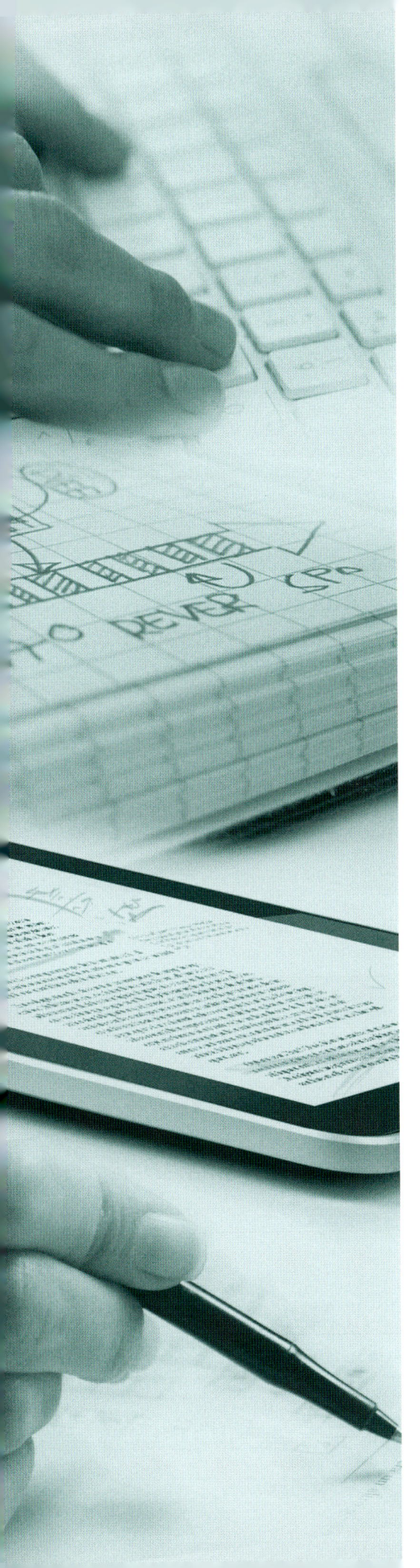

5

Introdução do Artigo

O que se conhece bem se enuncia claramente. E as palavras para dizê-lo chegam com facilidade.

Nicolas Boileau, 1637-1711, escritor francês.

O presente capítulo focaliza o preparo da primeira parte do artigo científico original e tem como roteiro a estrutura de uma introdução-padrão, que é mostrada na seção 5.2 e detalhada nas seguintes. Dentre os tópicos abordados no capítulo, estão as fontes de informação para utilizar na introdução, os cuidados para se ter na redação e diversos conceitos de metodologia científica e epidemiologia, úteis para aprimorar a comunicabilidade.

► 5.1 Para que serve a seção de introdução

A introdução informa *o que* foi pesquisado e o *porquê* da investigação. É a parte do artigo que prepara o leitor para entender a investigação e a justificativa de sua realização. Deve ser organizada com o propósito de despertar o interesse do leitor e fazê-lo prosseguir na leitura.

► 5.2 Estrutura da seção de introdução

Embora a introdução possa ser escrita de muitas maneiras, a depender da modalidade de investigação, do tipo de periódico, do nível de conhecimento sobre o tema e de outros fatores, um grupo de assuntos é usualmente encontrado nas boas introduções de artigos científicos da área da saúde.

► A Tópicos a abordar na seção de introdução

Dois conjuntos de informação habitualmente compõem a seção introdutória do artigo original (ver Tabela 5.1). O primeiro tem o propósito de fornecer as informações sobre o tema e a justificativa para a realização da pesquisa. A boa introdução convence o leitor de que é a pesquisa é relevante, original e está assentada em bases sólidas. Será realçado que, na área médica, faz-se apenas *menção sucinta* aos trabalhos anteriores que deem sustentação aos argumentos apresentados. Também é espaço para assinalar o que *não se sabe sobre o assunto*. A parte final da introdução está reservada para o objetivo do relato.

Tabela 5.1 Estrutura da seção de introdução de um artigo científico original e a localização dos tópicos dessa estrutura nas seções do presente capítulo

Tópicos	Seções
Tema da pesquisa e justificativa para investigação	5.3 a 5.13
– Problema investigado e lógica da pesquisa	5.3 a 5.8
– Ligação com a literatura científica	5.9 a 5.13
Objetivo da investigação	5.14 e 5.15

► B Fontes de consulta para o relato da seção de introdução

Para auxiliá-lo na redação, o escritor tem à disposição muitas fontes de consulta, dentre as quais:

- Os livros sobre redação científica, como o que o leitor tem em mãos
- As normas de Vancouver; a parte referente à preparação da seção de introdução consta da Tabela 5.2
- As instruções para autores dos periódicos científicos; as de um conceituado periódico de medicina interna, também restritas à seção de introdução, estão transcritas na Tabela 5.3
- As recomendações para o relato de investigações, por tipo de estudo ou tema de pesquisa; o CONSORT é exemplo (ver 4.9, Diretrizes específicas para o relato de investigações).

► 5.3 Apresentação do tema e justificativa para a investigação

A introdução informa o problema investigado. O exemplo adiante refere-se à pesquisa sobre fatores de risco de câncer de pâncreas. Outros exemplos são mostrados no capítulo. A forma de redação do texto faz com que, direta ou indiretamente, justifique-se a investigação.

Relevância do tema e originalidade da investigação são dois ângulos que podem ser realçados na introdução, assunto das próximas duas seções.

Tabela 5.2 As normas de Vancouver para a redação da seção de introdução do artigo científico

Fornecer contexto ou base para o estudo (isto é, a natureza do problema e sua importância).

Declarar o propósito específico, o objetivo de pesquisa ou a hipótese testada no estudo ou observação; o objetivo de pesquisa normalmente tem um foco mais preciso quando é formulado como uma pergunta. Tanto os objetivos principais, quanto os secundários devem estar claros, e quaisquer análises em um subgrupo pré-especificado devem ser descritas.

Dar somente referências estritamente pertinentes e não incluir dados ou conclusões do trabalho que está sendo relatado.

Fonte: Vancouver 2008: seção IV.A.5.[1]

Tabela 5.3 As instruções para autores do periódico *Annals of Internal Medicine* sobre redação da seção de introdução do artigo científico

Use curtas introduções que apresentem concisamente o contexto da investigação para os leitores.

Termine a seção de introdução com uma declaração clara dos objetivos do estudo ou das hipóteses.

Fonte: Annals of Internal Medicine 2008.[2]

Exemplo 5.3 Síntese da introdução de artigo sobre etiologia do câncer de pâncreas[3]

O câncer de pâncreas é altamente letal e sua origem desconhecida na maioria dos casos.[1,3] O único fator de risco modificável, detectado de forma coerente na etiologia dessa neoplasia, é o hábito de fumar.[4-5] No entanto, ele explica apenas pequena fração dos casos. Exposições ocupacionais podem estar etiologicamente associadas a essa neoplasia. Revisão sistemática da literatura apontou o aumento do risco de câncer do pâncreas por exposições ocupacionais.[6]

O objetivo da investigação aqui relatada foi identificar ocupações associadas ao risco aumentado de câncer de pâncreas.

Observação: os números das referências no exemplo são apenas para ilustrar e não têm correspondência na lista de obras situada no fim do presente capítulo – e, por isso, sua forma de anotação difere. Em outros exemplos deste livro, essa mesma sistemática é utilizada para identificar referências fictícias.

▶ 5.4 Relevância do tema

Por que o assunto é relevante? Ele é relevante para quem? Não basta o autor julgá-lo relevante. O editor do periódico ao qual o texto é submetido tem de estar convencido de sua relevância. Bem combinar o tema com o periódico é essencial. Há temas prioritários em periódicos internacionais, e o descompasso de enviar artigo fora dessas prioridades é invariavelmente penalizado pela recusa de publicação.

Uma frase apenas pode indicar a relevância do tema. Por exemplo: *"O câncer de pâncreas é altamente letal e sua origem desconhecida na maioria dos casos."* Se necessário, estatísticas são usadas para reforçar ou comprovar a magnitude e a importância do tema investigado. A "magnitude" – ou extensão do problema – pode ser indicada pela prevalência ou incidência de casos. A "importância" – ou gravidade do problema – é expressa por meio de taxas de mortalidade e incapacidade, impacto na qualidade de vida, custos e outros ângulos que reflitam a situação.

▶ A Classificação das afirmações sobre a relevância do tema

As afirmações sobre a relevância do tema podem ser classificadas em três categorias:[4]

- Afirmações gerais, qualitativas
    Exemplo: *"A dengue é um problema emergente de saúde pública."*
- Afirmações quantitativas, confinadas ao numerador
    Exemplo: *"Foram notificados mais de 800 mil casos de dengue no Brasil em 2002."*
- Afirmações quantitativas, referentes ao numerador e denominador combinados: caso de porcentagens e coeficientes por mil
    Exemplos: *"Cerca de 20% dos adultos residentes em Belo Horizonte declaram-se fumantes regulares em inquérito realizado em 2002."* ou *"A prevalência de epilepsia é de 1% em diversos países desenvolvidos."*

▶ B Hierarquia das afirmações sobre a relevância do tema

Os epidemiologistas acreditam que o uso de um coeficiente constitua informação mais completa, pois relaciona os casos às pessoas em risco. Em posição hierárquica inferior está situada a afirmação quantitativa confinada ao numerador. As informações gerais, qualitativas, sobre o tema estão situadas na posição mais baixa da escala.[4] São essas as primeiras candidatas a serem cortadas quando da necessidade de reduzir o tamanho do texto.

Exemplo 5.4B Estatísticas sobre os tipos de afirmação encontrados na introdução de artigo científico[4]

Foi feita avaliação das introduções de artigos em quatro periódicos clínicos, dois gerais (*New England Journal of Medicine* e *JAMA*) e dois especializados (*Academic Emergency Medicine* e *Annals of Emergency Medicine*). Obteve-se a seguinte distribuição de afirmações: gerais (55%), só numerador (13%) e numerador combinado com denominador (32%).

▶ C Comentários adicionais sobre relevância

Na introdução do artigo científico, o tema é descrito de modo a mostrar a relevância do problema e prender a atenção do leitor. Limitando-se os comentários a um dos exemplos desta seção, declarou-se que a prevalência da epilepsia é de 1%, ou seja, de cada cem pessoas, uma é epiléptica, e que constitui a segunda causa de incapacidade entre adultos jovens.

A relevância da investigação pode estar relacionada não somente à magnitude ou importância do tema, mas à originalidade da abordagem, assunto tratado a seguir, e à aplicabilidade ou à oportunidade dos resultados. Esse é o caso de uma pesquisa sobre um novo tipo de vírus em época de epidemia de uma doença. A relevância pode estar ligada a outros fatores, como as características da amostra e os procedimentos empregados, assuntos abordados no Capítulo 6.

Exemplos 5.4C Afirmações sobre a relevância de um tema

Exemplo 1 Tuberculose
"Se o número de vítimas que uma doença produz é a medida de sua importância, assim todas as doenças, particularmente as mais temidas como a peste bubônica, a cólera asiática, deveriam ficar muito atrás da tuberculose". Robert Koch, 1843–1910, médico bacteriologista alemão, Prêmio Nobel de medicina em 1910.

"A tuberculose é mais perigosa do que a cólera; mas a cólera, provavelmente, desperta muito mais temor." William Farr, 1807–1883, Médico sanitarista e estatístico inglês, considerado um dos pais da estatística médica.

Exemplo 2 Cirurgia para cura da epilepsia[5]
Epilepsia, uma séria morbidade que afeta pessoas de todas as idades, etnias e classes sociais, tem prevalência de 1% em diversos países desenvolvidos. Trata-se da segunda causa mais comum de incapacidade em adultos jovens. Cerca de um terço dos portadores dessa condição tem convulsões que não podem ser controladas adequadamente por medicamentos. A intervenção cirúrgica oferece possibilidade de cura para os pacientes.

Exemplo 3 Telefone celular e tumor do cérebro[6]

Os telefones celulares foram introduzidos no mercado em 1984, mas seu uso ficou restrito até meados da década de 1990, quando passou a ser amplamente utilizado. No ano 2000, estimou-se a existência de 500 milhões desses aparelhos em uso no mundo. Há suspeita de que a frequência por eles transmitida possa causar tumores cerebrais ou acelerar o crescimento de tumores que não causam sintomas.

No Brasil, os jornais apregoavam no fim do ano de 2010 que as estimativas do IBGE apontavam para maior número de celular (220 milhões de linhas) do que de habitantes (194 milhões de pessoas).

Exemplo 4 Mortes por causas externas[7]

Foram registrados em 2006, no Brasil, cerca de 100 mil óbitos por acidentes de transporte e homicídios. Nos primeiros cinco anos da guerra no Iraque, morreram 4 mil soldados norte-americanos, que estavam naquele país, ou seja, 800 por ano. As mortes civis anuais de iraquianos, relacionadas à guerra, foram estimadas em 2 mil. Uma relação, portanto, de um iraquiano morto em consequência da guerra para 50 brasileiros mortos por causas externas.

▶ 5.5 Originalidade da investigação

O que a investigação apresenta de novo, de especial, diferente das demais? Que lacuna do conhecimento os resultados poderão preencher? O que o estudo acrescenta ao que já existe na literatura científica?

Ao se propor a redigir artigo científico, a pessoa deve refletir sobre o que é novo na investigação e realçar esse aspecto, seja na seção de introdução, seja na discussão dos resultados.

Original significa inédito, feito pela primeira vez, que nunca foi publicado. No dicionário Aurélio, dentre os diversos significados de original, encontra-se *"texto elaborado pelo autor de uma obra ... que não seja reprodução de outra ou tradução"*. Pode indicar várias situações englobadas em duas categorias, em relação à ideia e ao método.

▶ A A ideia é original

A situação aqui retratada corresponde à pesquisa em que há pergunta inovadora – ou se dá resposta nunca antes sugerida a uma boa pergunta (ver exemplo). Trata-se de situação rara.

Em relação à originalidade, ou sua falta, o filósofo e historiador norte-americano, Will Durant, 1885-1981, assim expressou o seu ceticismo:

"Quem de nós é original, exceto na forma?"

"Quanto do pensamento moderno não consiste em pôr o que toda a gente sabe em forma que ninguém possa entender."

"É mais fácil ser original no erro do que no acerto da verdade."

Exemplo 5.5A Originalidade da ideia

A ideia original de Darwin foi explicar a evolução das espécies por meio da seleção natural. Ver mais sobre a teoria da evolução na seção 8.25D.

▶ B O método é original, mas não a ideia central

A originalidade pode estar situada no diferente enfoque de investigar, tal como, na adoção de um cenário especial para a pesquisa, em delineamento mais robusto, em amostra mais adequada e em melhor forma de coleta, de análise e de interpretação dos dados. Embora a ideia central não seja original, as pesquisas com tais propósitos visam também preencher lacunas, no caso, a validação do conhecimento (ver próxima seção).

Outro ângulo da questão originalidade, ou de sua falta, diz respeito à republicação do trabalho. É praxe os editores rejeitarem o artigo que repete substancialmente o conteúdo de outro anteriormente publicado (ver 16.7, Publicação repetida).

▶ 5.6 Lacunas no conhecimento

Uma investigação tem justificativa quando há lacunas no conhecimento e existe possibilidade de acrescentar algo ao que se conhece sobre o assunto com a realização da pesquisa. Veremos quatro situações que, sob diferentes ângulos, podem justificá-la.

- Tema pouco estudado
- Ampliação de pesquisas anteriores
- Confirmação de resultados
- Esclarecimento de controvérsias.

▶ A Tema pouco estudado

A falta de relatos publicados sobre um tema é justificativa para uma investigação. Mas atenção: não importa o assunto, é raro que não tenha sido pesquisado por alguém e que não haja algo publicado sobre ele. Para afirmar que o tema foi pouco estudado, o autor deve apoiar-se em base sólida e assinalá-la no texto (ver exemplos).

Exemplos 5.6A Cuidados no relato de tema pouco pesquisado

Exemplo 1 Evidência de tema pouco pesquisado

Uma forma de indicar que o assunto é pouco pesquisado seria afirmar algo assim: *"Extensa revisão no MEDLINE, com uso das palavras-chaves tais e tais, cobrindo o período 1966 a 2010, resultou em apenas duas referências...."[1,2]*

Exemplo 2 Cautela nas afirmações

Veja-se esta afirmação:

"O primeiro pesquisador a realçar a importância do tratamento simulado, como forma de identificar o efeito placebo, foi Haygarth, 1740-1827."

A não ser que se esteja absolutamente certo, é melhor ser prudente nas afirmações:

"A mais antiga referência que pudemos localizar sobre a importância do tratamento simulado, como forma de identificar o efeito placebo, foi a de Haygarth, 1740-1827."

Para mais sobre esse assunto, ver 16.4B, Alegação de primazia.

▶ B Ampliação de pesquisas anteriores

Ao se concluir uma pesquisa, as dúvidas que surgem significam novos desafios e temas para novas investigações. Nos grupos consolidados de pesquisa, nota-se a coerência de direcionamento das investigações em linhas definidas de pesquisa. Os temas para novos trabalhos são, muitas vezes, aqueles apontados no fim do relato de investigações anteriores sobre o assunto. Esse tópico é abordado com detalhes no Capítulo 8, nas seções sobre conclusão do artigo.

Exemplo 5.6B Efeito da suplementação com zinco e vitamina A na morbidade infantil[8]

O que se sabia sobre esse assunto, no momento da revisão de literatura, podia ser sintetizado em três pontos. 1. Ensaios clínicos de suplementação com vitamina A em crianças não têm mostrado efeitos benéficos sobre a morbidade infantil; 2. Estudos experimentais indicam que, em caso de deficiência de zinco, a suplementação com vitamina A não cura a própria deficiência de vitamina A; 3. A concomitância de deficiência de zinco e vitamina A pode ser a razão para não alcançar efeito benéfico com a suplementação de vitamina A sobre a morbidade de crianças. No entanto, dados em seres humanos são escassos.

Diante do quadro descrito, foi decidido realizar estudo randomizado para verificar a eficácia da suplementação conjunta de zinco e vitamina A sobre a morbidade infantil. Seus resultados são descritos mais adiante neste capítulo (ver Exemplo 3 da seção 5.15A, Hipótese do investigador).

▶ C Confirmação de resultados

Uma das características da ciência é a *replicabilidade* dos resultados. Quando há o primeiro relato sobre um tema, os cientistas são prudentes em aceitar as suas conclusões ou recomendações; esperam confirmação. Outros cientistas procuram reproduzir o que foi feito para verificar se chegam ou não aos mesmos achados. No caso, o ineditismo reside não em ser o primeiro relato sobre o assunto, mas na comunicação de dados colhidos e publicados pela primeira vez. O relato terá mais probabilidade de ser aceito para publicação em periódico de impacto se estiver fundamentado em investigação de melhor qualidade como, por exemplo, delineamento mais preciso, maior tamanho de amostra ou tempo de acompanhamento dos participantes mais prolongado.

Se o editor chegar à conclusão que não há nada de novo no relato, que os achados são os esperados e repetidamente mostrados em outras investigações, sem avançar o conhecimento, o artigo será provavelmente recusado para publicação nos bons periódicos científicos.

▶ D Esclarecimento de controvérsias

Numerosas polêmicas existentes na área da saúde são alimentadas pelos resultados de pesquisas em que são detectadas limitações no método empregado. Dentre os problemas frequentemente encontrados em estudos inadequados, estão:

- Delineamento pouco apropriado para alcançar o objetivo da investigação
- Ausência de grupo-controle
- Amostra de pequeno tamanho ou com problemas evidentes de representatividade
- Aferições mal conduzidas ou distorcidas

- Importantes fatores não serem levados em conta, confundindo a interpretação
- Grande número de fatores investigados ou numerosos desfechos em investigação que utiliza amostra de pequeno tamanho.

O esclarecimento das controvérsias ou simplesmente a validação do conhecimento passa pela realização de novas investigações com a adoção de procedimentos mais adequados (ver Exemplo 1). Novas pesquisas podem também estar justificadas para produzir conhecimentos locais até então não disponíveis.

Atenção para o rótulo "*assunto controvertido*". Segundo o dicionário Houaiss, controvérsia é "*discussão, disputa, polêmica referente à ação, proposta ou questão sobre a qual muitos divergem*". Significa que o conhecimento disponível sobre o tema dá margem a dúvidas. Alegar-se controvérsia erradamente, apenas por desinformação, é imperdoável (ver Exemplo 3).

Exemplos 5.6D Esclarecimento de controvérsias

Exemplo 1 Associação entre consumo de chá e câncer de estômago[9]

Estudos do tipo caso-controle apontaram a existência de associação positiva entre consumo de chá verde e câncer de estômago, ao passo que outros não detectaram tal relação. Não havia informações sobre o assunto, que fossem provenientes de pesquisas prospectivas, no início da investigação aqui mencionada.

A controvérsia, da maneira como foi enunciada, constituiu justificativa para a realização de investigação prospectiva que fornecesse dados apoiados em melhor metodologia. Os investigadores decidiram realizar estudo de coorte, de base populacional, de grandes proporções – com a participação de 33 mil adultos de 40 anos ou mais de idade, de janeiro de 1984 a dezembro de 1994. Um total de quase 200 mil pessoas-ano. Não encontraram associação entre consumo do produto e risco de câncer de estômago. No artigo, realçaram a vantagem do método empregado, que permitiu produzir evidências mais fortes do que as disponíveis sobre o assunto até então.

Exemplo 2 Efetividade de intervenções

No capítulo anterior, foram apresentados critérios para hierarquizar as provas científicas (ver 4.7, Hierarquia das evidências). O uso desses critérios permite rotular as intervenções como potencialmente benéficas e de efetividade questionada ou desconhecida. São lacunas no conhecimento a serem investigadas para melhorar a prática clínica.

Exemplo 3 Confusão de conceitos

Os conceitos de validade científica e confiabilidade (reprodutibilidade) estão bem estabelecidos.[10 p.363] No entanto, os termos são usados com significados diferentes em artigos científicos no Brasil, o que dá margem a conclusões superficiais de que há controvérsia sobre esses conceitos. Na verdade, não existe controvérsia conceitual, mas sim a constatação de que o seu uso é imperfeito.

Artigo científico que expresse deficiência em método – em especial, se considerado de baixa confiabilidade ou validade – não deve ser publicado. Se o for, precisa ser afastado e não utilizado para fundamentar debate ou conclusão. Essa é uma prática salutar adotada nas revisões sistemáticas. O autor desinformado e pouco rigoroso em seus métodos de pesquisa divulga resultados que são estorvo para a revisão da literatura.

▶ 5.7 Redação do geral para o específico

A redação da introdução é conduzida partindo-se de informações gerais sobre o tema para fixar-se no problema específico investigado. Em termos figurativos, afunila-se o relato para apontar o tópico estudado e, em especial, o que é desconhecido e merece ser investigado. Nessa sequência, o objetivo da pesquisa – que não consta dos enunciados dos exemplos anteriores, mas viria logo a seguir – será a consequência lógica do encadeamento das ideias. O *funil* é uma figura apropriada para representar a redação da introdução.

Existem muitas maneiras de iniciar essa parte do artigo. Uma delas reside na apresentação de fatos e dados que denotem a importância do tema e a gravidade da situação, como aludido, e que despertem atenção, curiosidade ou surpresa. Tais informações podem estar associadas ou não a menção histórica, citação, pergunta, comparação ou frase expressiva. Há muitas possibilidades, e cada autor verificará qual é a mais apropriada para seu artigo.

Um procedimento seguido por escritores experientes consiste em tornar estimulante a primeira frase e todo o primeiro parágrafo. Evitam o que se chama, em jornalismo, "*nariz-de-cera*": uma introdução vaga, sem necessidade, de matéria que impede o leitor de ir diretamente ao assunto. Exemplos são mostrados mais adiante (ver 5.17A, Não fornecer informações elementares).

▶ 5.8 Suposições do leitor e do escritor

Na redação da introdução do artigo científico, é conveniente ter em conta duas suposições, sintetizadas na Tabela 5.4.

O escritor supõe que o leitor tenha conhecimento do assunto. Em acordo com esse preceito, apresenta, na introdução, encadeamento de ideias, realçando os pontos essenciais para entendimento da pesquisa.

O leitor, diante de artigo científico, supõe que o escritor esteja de acordo com os ensinamentos de Hipócrates: "*... descobertas serão feitas se o pesquisador for competente, conduzir suas pesquisas com o conhecimento das descobertas já feitas e delas fizer seu ponto de partida ...*".[11] Em outras palavras, o leitor espera que o pesquisador seja qualificado e atualizado sobre o assunto, e apresente fatos e argumentos relevantes e confiáveis que façam sentido.

Tabela 5.4 Suposições do autor e do leitor diante de um artigo científico

---

Suposições do autor: o leitor conhece o tema; logo, não há necessidade de fornecer muitos detalhes sobre o assunto, somente lembrá-lo de alguns pontos relevantes, nos quais se amparou o autor para embasar sua pesquisa.

Suposições do leitor: o autor é pesquisador experiente, atualizado, e só fornecerá informações relevantes e verdadeiras sobre o tema.

▶ 5.9 Ligação com a literatura científica

A familiaridade do investigador com a literatura é essencial. O conhecimento do passado representa a base para ampliar os trabalhos existentes e produzir algo original. A introdução do relato da investigação, entretanto, não é local para tentar relatar tudo de relevante que exista na literatura sobre o tema, ao menos nos artigos de periódicos médicos (ver 8.8A, Revisão da literatura na introdução ou na discussão?). A introdução é lugar apropriado para abrigar síntese organizada do que se sabe de modo a dar suporte ao objetivo da investigação. O texto deve espelhar esse conhecimento e essa lógica sem se tornar um artigo de revisão.

Existem diferenças entre o projeto de pesquisa e o relato dos resultados de uma investigação no que tange à ligação com a literatura. No projeto, o escritor pode estender-se no referencial teórico, pois há espaço suficiente, quase ilimitado. Não no artigo científico original na área médica, no qual os editores evitam publicar extensos relatos. A melhor conduta para a redação da introdução do artigo científico original é ser seletivo e não exaustivo na escolha do que mostrar. O desafio está em alcançar o equilíbrio entre apresentar poucas ideias e referências, mas apresentá-las bem.

▶ A Enfoque no tema investigado

O relato será mais elucidativo se enfocar as posições ou tendências relevantes sobre o tema, de modo que formem a base para a construção do conhecimento novo. A descrição dos resultados das pesquisas, uma a uma, como observado em alguns trabalhos de pós-graduação, não parece uma boa via para o relato da introdução de artigo científico original. Será difícil obter concisão com esse procedimento. A abordagem por grupos de pesquisas, como mostrado no exemplo anexo sobre tumor cerebral, torna mais fácil associar clareza e concisão, dois dos atributos de uma boa introdução e de qualquer texto.

Exemplo 5.9A Introdução de artigo sobre cirurgia em tumor cerebral

Os pacientes com tumor cerebral são tratados cirurgicamente. A associação da cirurgia com a droga A melhora o prognóstico comparado à cirurgia isolada. [1-3] A droga A atua da seguinte maneira: (descreve-se a forma de atuação). [4-6] A droga B é um novo composto, que atua especificamente nas células cerebrais, e estudos clínicos preliminares apontam para sua eficácia [7-9] O objetivo da presente pesquisa foi comparar a sobrevida e os efeitos colaterais da droga A e da droga B em pacientes portadores do diagnóstico de tumor cerebral.

Note-se que a introdução apresentada enfocou os dois medicamentos principais empregados no tratamento. Não houve a descrição dos resultados de cada uma das nove pesquisas mencionadas no texto. Evitou-se afirmar:

"Greenwald e Friedlander encontraram ..." [1]

"Kleihues e Ohgati, em acompanhamento de pacientes, notaram que ... " [2]

▶ B Que trabalhos citar?

As referências bibliográficas a constar do relato são as que trazem apoio para as afirmações sobre o tema e para a lógica do estudo. Um texto curto acompanhado de reduzido número de referências pode ser suficiente. A escolha de artigos para compor a lista representa julgamento do autor sobre a qualidade da literatura científica e sobre a conveniência das citações. Os trabalhos de menor relevância não devem aparecer na mencionada lista. Escolhas inadequadas sugerem texto proveniente de escritor desatualizado, despreparado ou descompromissado, enquanto numerosas referências podem indicar indecisão na seleção das mais importantes (ver 9.19, Inferências sobre o autor com base nas referências). Em termos ideais, o texto deve integrar conhecimentos sobre o material inspecionado e trazer somente as referências estritamente pertinentes.

Foi mostrado, no capítulo anterior, que estamos presenciando um movimento identificado como de prática baseada em evidências (ver 4.6, Evidências científicas). No seu bojo, encontra-se orientação sobre aspectos que podem ser trazidos para enriquecer a seção de introdução, dentre os quais, a hierarquia dos delineamentos e as revisões sistemáticas. O leitor se beneficiaria em levar em conta esses temas nas suas reflexões, pois o ajudaria a organizar o conhecimento e apontaria para a ordem de relevância do material passível de ser citado no artigo.

Um caminho para a escolha de referências a citar na seção de introdução é apoiar-se, como ponto de partida, em artigo de revisão, recente e rigoroso em seus métodos – ou em artigo científico original de destaque. A ele seriam acrescidos outros artigos originais, de data mais recente e metodologicamente corretos. A atualização de uma revisão sistemática pode ser uma boa opção para compor a introdução.

▶ 5.10 Fontes de informação científica

Os artigos selecionados para compor a seção de introdução provêm de fontes primárias ou secundárias de informação (ver Tabela 5.5).

▶ A Fontes primárias

As fontes primárias de informação são representadas principalmente pelo artigo científico original. A atualidade da informação é aspecto relevante na escolha. Os trabalhos antigos foram importantes para o desenvolvimento das ideias e sua menção no texto se justifica quando concorre para o melhor entendimento da matéria ou se adota perspectiva histórica. Contudo, são os textos recentes os que melhor permitem justificar a investigação e reforçar a oportunidade de sua realização. Uma busca competente nas bases de dados do tipo MEDLINE identifica os artigos científicos originais, potenciais candidatos para citação. A escolha de quais citar requer a adoção de outros critérios além da

atualidade, como a relevância e a acessibilidade da obra (ver 9.4, Seleção das referências para compor o artigo).

▶ B Fontes secundárias: as revisões da literatura

As fontes secundárias mais utilizadas em relatos de investigação são os artigos de análise e os de revisão do conhecimento. Por *revisão* entende-se a avaliação criteriosa ou a opinião qualificada sobre um tema, os quais são essenciais para manter o leitor atualizado em face da explosão da informação e da dificuldade de uma pessoa isoladamente reunir tudo de relevante que se publica.[12-16] As revisões bem elaboradas reúnem a parte mais importante dos relatos de pesquisa de melhor qualidade, dispersos em várias fontes. Fornecem visão geral, localizam lacunas no conhecimento e permitem a elaboração de hipóteses para explicar a situação ou prever os acontecimentos. São particularmente úteis nos tópicos em que haja rápida ampliação do conhecimento. Sua utilidade é função do cuidado com que foram realizadas.

O tema de uma revisão pode ter caráter geral, caso de capítulo de livro em que diversos aspectos são analisados. Se o assunto for infecções estreptocócicas, por exemplo, seriam abordados tópicos como prevalência e incidência, etiologia, diagnóstico, classificação, quadro clínico, evolução e tratamento. A síntese pode ser, ao contrário, bem específica e focada em uma dada faceta ou ângulo da questão (ver exemplos).

Exemplos 5.10B Temas específicos de artigos de revisão

Tratamento de infecções estreptocócicas.
Prognóstico da dor lombar aguda.
Eficácia dos inibidores da colinesterase na doença de Alzheimer.
Anormalidade do septo interatrial e acidente vascular cerebral.

▶ C Tipos de revisão da literatura

Pela maneira como são realizadas, as revisões são enquadradas em duas categorias: narrativas e sistemáticas (ver Tabela 5.6), assunto das próximas seções.

▶ 5.11 Revisão narrativa (tradicional)

As revisões de cunho narrativo são maioria na literatura científica.[15] Representam auxílio valioso para o pesquisador,

Tabela 5.5 Classificação das fontes de informação

Primária: comunicações, em primeira mão, dos resultados das pesquisas, como em artigo científico original, dissertação e tese.

Secundária: avaliação de informação já disponível, dispersa nas fontes primárias; são exemplos, os artigos de revisão da literatura, os livros-texto e as enciclopédias.

Terciária: a que auxilia o leitor a utilizar as fontes primárias e secundárias, sendo exemplo, os catálogos.

Tabela 5.6 Tipos de revisão da literatura*

Narrativa ou tradicional: síntese da literatura sobre um dado tema, em geral realizada de maneira não-sistemática; a conclusão pode refletir o estado da arte sobre o assunto ou a opinião do autor sobre a matéria.

Sistemática: síntese da literatura sobre um tema fundamentada na aplicação de estratégias que limitam viés na busca dos artigos, na avaliação crítica do seu conteúdo, na síntese dos resultados e na conclusão; a conclusão tende a refletir os resultados dos trabalhos mais relevantes sobre o assunto.

---

* As revisões utilizam os resultados das pesquisas primárias como unidades de análise.

especialmente sobre temas em que não haja boas evidências disponíveis ou o assunto seja controvertido.[17] Espera-se que sejam feitas por especialistas, com experiência e domínio do assunto. É natural que os editores das boas revistas exijam essa condição como requisito para publicá-las. Veremos, mais adiante, que esse não é necessariamente o caso das revisões sistemáticas. Quem faz revisão narrativa seleciona e interpreta a literatura a seu critério e emite opinião sobre a matéria.

Os editores tendem a estimular revisões em seus periódicos, visto atraírem a atenção dos leitores e serem mais citadas que os artigos originais (ver 14.7C, Problemas com o fator de impacto). Uma das tarefas do autor de relato de pesquisa é identificar boas revisões, o que pode não ser tarefa simples, visto estarem dispersas em numerosos periódicos e bases de dados. Por isso, os periódicos sobre revisões são muito apreciados, especialmente os que apresentam visão objetiva sobre um tema e têm bom conceito face a credibilidade da revista, de autores, do conselho editorial e de editores convidados para supervisionar a matéria (ver exemplos).

Uma possível limitação das revisões narrativas reside na maneira não sistemática de se lidar com a seleção dos artigos e, consequentemente, a possibilidade de resultar quadro distorcido da realidade. Especialistas podem estar interessados em realçar uma dada tendência, promover produtos, procedimentos ou colegas, citar os próprios artigos ou simplesmente emitir opinião sem abordar limitações, riscos e outras fragilidades. Pelas implicações que pode haver, os editores esperam que os autores de revisão não tenham interesse secundário na publicação, especialmente financeiro – ou seja, não haja *conflito de interesses* como genericamente se denomina.

Exemplos 5.11 Periódicos de revisões

Exemplo 1 *Annual Reviews*[18]
Série anual de revisões, distribuídas em 33 campos do conhecimento. Dentre as mais diretamente relacionadas ao tópico deste livro, encontram-se a de medicina, a de nutrição e a de saúde pública.

Exemplo 2 *Epidemiologic Reviews*[19]
Publicação periódica, desde 1979, atualmente de caráter semestral. Em um dado número do periódico, são reunidos vários artigos de revisão, às vezes sobre um mesmo tema. Números recentes abordaram câncer de próstata, estudos de coorte, epidemiologia genética e obesidade. Nas instruções para autores, pede-se que sejam fornecidos detalhes específicos sobre o método empregado para a pesquisa da literatura.

▶ 5.12 Revisão sistemática

O advento das revisões sistemáticas, técnica que teve grande impulso a partir dos anos 1990 na área da saúde, trouxe um modo organizado de rever as evidências sobre um tema.[12-16] A revisão sistemática é uma pesquisa científica em bases de dados bibliográficos de textos científicos. Por essa forma de abordagem, persegue-se o objetivo da transparência, do rigor metodológico e da imparcialidade do autor da revisão no trato com o assunto. Para tal, aplicam-se estratégias que limitam distorções em pontos potencialmente vulneráveis das revisões tradicionais.

▶ A Etapas de uma revisão sistemática

Uma revisão sistemática da literatura deve ser guiada por critérios confiáveis, previamente estabelecidos, os mesmos de uma investigação científica tradicional. De maneira simplificada, uma revisão terá quatro etapas: formulação do problema e objetivo; coleta de dados; análise dos dados; interpretação e divulgação. Em termos específicos, sobressaem em uma revisão a definição clara do objetivo da pesquisa, a busca ordenada e abrangente de artigos sobre o assunto, a seleção dos de melhor qualidade, a extração dos respectivos conteúdos e a avaliação crítica, a análise, a interpretação e a apresentação padronizada dos resultados (ver Tabela 5.7).

As normas para a realização de uma revisão sistemática podem ser seguidas por não especialistas na matéria. Os autores de uma revisão desse tipo são instados a usar metodologia-padrão. Existe orientação em diversas fontes, dentre elas, na Biblioteca Cochrane[13] e no *Centre for Reviews and Dissemination*, da Universidade de York.[14] Como os métodos adotados em uma revisão são previamente definidos e descritos na publicação que relata os seus resultados, pode-se testar a reprodutibilidade das conclusões. Para que um artigo original seja incluído na revisão, os dados relevantes devem constar no artigo original. A existência de guias de consenso para redação, como o CONSORT e o PRISMA, auxilia a preparação dos artigos científicos originais e dos relatos de síntese da literatura. É provável que, com o uso de guias, forme-se um círculo vicioso de aperfeiçoamento progressivo da qualidade dos textos, nivelando por cima os artigos originais e as revisões sistemáticas (ver 4.10, Diretrizes de redação científica: vale a pena?).

Embora as revisões sistemáticas possam resultar em achados controvertidos, a revelação dos métodos usados para fazê-las, o que é usualmente exigido pelos editores, pode concorrer para resolver mais facilmente eventuais divergências.

▶ B Foco da revisão sistemática

A revisão sistemática tem sido muito usada para esclarecer a eficácia ou a efetividade terapêutica, mas não é específica de questões terapêuticas. Pode ser empregada para temas diversos, tais como, prevenção, diagnóstico, prognóstico, etiologia ou simplesmente investigar a frequência de eventos, seja incidência ou prevalência.

Tabela 5.7 Etapas de uma revisão sistemática

Formulação de questão apropriada para ser investigada.
Busca por artigos.
Seleção dos artigos em acordo com critérios previamente determinados.
Extração dos dados de cada estudo, se possível, por observadores independentes.
Síntese dos resultados.
Análise dos resultados: se achados homogêneos, são combinados estatisticamente – resulta em metanálise; se heterogêneos, análise de subgrupos.
Interpretação e apresentação dos resultados segundo padrão próprio.

▶ C Posição das revisões sistemáticas na seção de introdução

Havendo revisão sistemática sobre o tópico abordado na investigação, ela deve ser citada na introdução do artigo científico. Mas, atenção: duas revisões sistemáticas podem não chegar a conclusões idênticas; às vezes, estão direcionadas a diferentes questões embora sobre o mesmo assunto. Podem também ter aparecido outros trabalhos de interesse, posteriores à publicação da revisão sistemática. Um temor que permeia os seus resultados é o *viés de publicação* – a tendência de artigos que relatam resultados positivos, novidades ou sucessos terem mais possibilidade de serem submetidos à publicação ou publicados quando comparados aos que informam resultados negativos ou insucessos.

Devido à importância que a revisão sistemática assumiu, o investigador deveria fazê-la se não houver uma disponível que seja recente e bem conduzida sobre o tema que investiga. Se assim proceder, fará referência ao trabalho na introdução do seu artigo original. Mas se não fizer ele mesmo a revisão sistemática e não houver nenhuma para citar, nem assim a introdução será local para estender-se sobre o assunto. Apresenta-se, brevemente, o que é importante, a par das respectivas referências, evitando-se citá-las em grande número.

▶ 5.13 Metanálise

É possível combinar os resultados de dois ou mais estudos de modo a simular um único com amostra de maior tamanho. Esse procedimento traz solução ou melhores evidências para contornar incertezas provenientes da interpretação isolada de estudos efetuados em pequenas amostras, cujas conclusões, se tomadas isoladamente, são imprecisas, pouco confiáveis.

A metanálise fornece síntese quantitativa da revisão da literatura (ver Tabela 5.8). Pode acompanhar ou não uma revisão sistemática. Uma metanálise é possível quando as características das pesquisas analisadas são homogêneas e faz sentido combinar os seus resultados, de modo a gerar estimativa única para os resultados a partir da soma dos achados das pesquisas pertinentes (ver exemplo).

Exemplo 5.13 Metanálise sobre o impacto da terapia de substituição da nicotina[20]

Após selecionar e analisar os 39 estudos randomizados que preencheram os critérios para inclusão na revisão, os investi-

gadores encontraram que a goma de mascar era efetiva para cessar de fumar. A taxa de abandono do hábito foi 18,2%, entre os 6.328 que usaram a goma de mascar, e 10,6%, nos 8.380 componentes do grupo-controle, diferença essa estatisticamente significativa: *odds ratio* = 1,61; intervalo de confiança de 95%: 1,46 a 1,78. Note-se que a diferença entre os grupos foi apenas 7,6%, o que representa o efeito específico da goma de mascar sobre o hábito de fumar.

▶ 5.14 Objetivo da investigação

Se o encadeamento de assuntos no início do artigo for adequado, o objetivo, que está situado habitualmente no fim da introdução, será a consequência natural e o fechamento dessa parte do artigo. Note-se a posição estratégica do objetivo na lógica da investigação e no seu relato.

- O objetivo constitui uma espécie de *conclusão para a seção de introdução*. Espera-se um texto em que haja harmonia entre a apresentação do tema, a ligação com a literatura e o objetivo. A boa introdução termina com uma frase que resume o objetivo da comunicação científica

- O objetivo é também o *ponto de partida para o relato dos detalhes da investigação*. O objetivo, desde o planejamento da pesquisa, aponta para aquilo que se pretende alcançar. A partir do objetivo, decide-se o delineamento mais adequado, a população de interesse, os dados a coletar, a análise a ser feita e a interpretação possível. No relato dos resultados, o objetivo vai estabelecer o conteúdo e os limites do que será apresentado nas seções de método, resultados e discussão. A conclusão será uma resposta do autor ao objetivo da investigação.

Os grupos consolidados de pesquisa, foi mencionado, costumam ter as questões para estudo claramente formuladas. Seguem uma ou mais linhas de pesquisa previamente definidas. As publicações refletirão o prosseguimento nessa linha e a ampliação dos resultados de pesquisas anteriores. Os grupos emergentes têm mais dificuldade em manter-se em linhas definidas de investigação. Em qualquer eventualidade, seja grupo consolidado ou não, uma vez o objetivo claramente delineado, é mais fácil executar a investigação e, depois de concluída, descrevê-la. Quando não há definição clara do objetivo ou eles são obscuros e numerosos, o texto que abriga o relato da investigação torna-se difícil de redigir, e penoso o seu entendimento pelos leitores.

No estudo de um tema, não importa qual seja, há múltiplas questões que podem ser postuladas. Diferentes questões levam a diferentes caminhos. A escolha da questão central da investigação sinaliza certos rumos e afasta outros. Tanto melhor se a questão for clara, relevante, original e possível de ser respondida. A Tabela 5.9 aponta questões relevantes utilizadas para compor objetivo de artigo científico. Tê-las em conta na redação do artigo é um caminho para o sucesso. Note-se que questões semelhantes são empregadas por um revisor para avaliar objetivo.

O objetivo aparece no fim da introdução, mas ele deriva de um bom entendimento e organização da literatura sobre o tema e influencia também a direção que essa revisão da literatura deve tomar.

Quanto mais específico for o objetivo, melhor. Por vezes, em pesquisas clínicas ou epidemiológicas, busca-se apenas

Tabela 5.8 Considerações sobre metanálise

Metanálise é a revisão de dois ou mais estudos, para obter estimativa global, quantitativa, sobre a questão ou tema investigado.
Utiliza métodos estatísticos para combinar quantitativamente os resultados dos estudos usados na revisão.
A combinação de resultados de duas ou mais investigações aumenta o tamanho da amostra; consequentemente, eleva o poder estatístico para detectar associações ou diferenças.
A metanálise pode ou não fazer parte de uma revisão sistemática.
Uma metanálise é, em suma, uma revisão sistemática quantitativa.

determinar as frequências dos eventos, ao passo que, em outras investigações, procura-se verificar associação ou comparar frequências. A Tabela 5.10 relaciona os principais campos de pesquisa clínico-epidemiológica, ilustrados a seguir.

Tabela 5.9 Questões utilizadas na avaliação dos objetivos de um artigo científico

Qual é o objetivo principal do estudo?
O objetivo foi bem determinado, sem ambiguidade? É específico?
O objetivo é relevante? É original? Pode ser alcançado?
Há objetivos secundários? São relevantes? Podem ser alcançados?

Tabela 5.10 Principais campos de pesquisa clínico-epidemiológica

Frequência
Diagnóstico, rastreamento
Prognóstico
Etiologia
Tratamento, prevenção

► A Pesquisas sobre frequências

Os estudos descritivos mostrados nesta seção visam determinar frequências, sejam casos novos (incidência) ou casos existentes (prevalência). É comum também informar as características da população incluída na investigação.

Exemplos 5.14A Objetivo de estudos sobre frequências

Exemplo 1 Incidência de pneumopatias
Determinar a incidência das principais doenças pulmonares em operários de uma indústria de mineração.

Exemplo 2 Prevalência de acromegalia
Investigar a prevalência de acromegalia devida a tumor hipofisário nos residentes de uma dada região.

► B Pesquisas sobre diagnóstico

O primeiro exemplo versa sobre pesquisa para verificar se o rastreamento funciona e, o outro, aborda um diferente ângulo: a concordância de resultados quando o teste diagnóstico é repetido. A questão a esclarecer é saber se dois cardiologistas, ao interpretarem eletrocardiogramas com o uso de um mesmo código, chegam à resultados idênticos.

Exemplos 5.14B Objetivo de estudos sobre diagnóstico

Exemplo 1 Validade do diagnóstico[21]
Determinar a validade do rastreamento de lesões cutâneas malignas.

Exemplo 2 Confiabilidade do diagnóstico[22]
Investigar a confiabilidade, ou seja, a concordância de cardiologistas no diagnóstico eletrocardiográfico, com o emprego de código específico, em inquéritos de prevalência da cardiopatia chagásica.

► C Pesquisas sobre prognóstico

As pesquisas mencionadas nos exemplos anexos têm como objetivo investigar a influência dos fatores presentes à época do diagnóstico sobre o curso da doença.

Exemplos 5.14C Objetivo de estudos sobre prognóstico

Exemplo 1 Prognóstico de dor lombar[23]
Descrever o curso natural de episódios recentes de dor lombar aguda em termos de morbidade e de absenteísmo ao trabalho e avaliar os fatores de prognóstico para esses eventos.

Exemplo 2 Neurocisticercose e epilepsia[24]
O objetivo do estudo foi investigar a relação entre, de um lado, o número de parasitas e o estágio evolutivo dos cistos e, de outro, o prognóstico da epilepsia em crianças com neurocisticercose.

► D Pesquisas sobre etiologia

As duas pesquisas sobre etiologia referidas nos exemplos foram delineadas para estudar associação de eventos, com o propósito ulterior de verificar a existência de nexo causal entre eles. Entretanto, não têm a mesma especificidade. A primeira tem o objetivo de identificar fatores para explicar a ocorrência da doença. Em outras palavras, *pescar associações* entre ocupação e câncer de pâncreas. Trata-se de análise exploratória para trazer alguma luz sobre a origem dessa neoplasia, ainda pouco conhecida. O outro exemplo, sobre etiologia do câncer de mama, é bem mais direcionado. Nele, procura-se investigar a associação entre um único fator antecedente e uma doença. Especificamente, postula-se a existência de efeito protetor do consumo diário de frutas e vegetais na ocorrência da neoplasia.

Exemplos 5.14D Objetivo de estudos sobre etiologia

Exemplo 1 Etiologia do câncer de pâncreas
Identificar ocupações associadas ao risco aumentado de câncer de pâncreas. Esse tema foi mencionado no início do capítulo.

Exemplo 2 Etiologia do câncer de mama
Verificar se determinada dieta tem efeito protetor sobre o câncer de mama; ou, mais exatamente, se há relação inversa entre o consumo diário de frutas e vegetais e a frequência da neoplasia.

► E Pesquisas sobre tratamento

As duas primeiras pesquisas mencionadas e trazidas como ilustração – sobre doença de Chagas e epilepsia – estão direcionadas para objetivo bem específico, o de testar a eficácia de uma intervenção. No caso da epilepsia, o segundo exemplo, o propósito foi comparar o tratamento cirúrgico com os resultados obtidos em pacientes em uso da medicação adotada habitualmente no tratamento da doença.

Quanto mais explicitado o objetivo ou a questão em estudo, mais fácil será relatar seus resultados. Em questões sobre pesquisa terapêutica, quatro componentes estão assinalados na Tabela 5.11 e ilustrados em investigação sobre a eficácia do tratamento do vitiligo – ver Exemplo 3 da presente seção.

Tabela 5.11 Elementos para constar de uma questão clínica em pesquisa sobre a eficácia de um tratamento

Paciente, população ou problema.

Intervenção: o tratamento que é avaliado.

Comparação: a outra intervenção; o tratamento aplicado no grupo-controle.

Desfecho: o resultado principal,* aquele empregado para verificar a eficácia do tratamento.

Fonte: adaptado de Richardson *et al.*, 1995.[25]
* Em muitas pesquisas, há também um ou mais desfechos secundários: por exemplo, os efeitos colaterais da intervenção (ver 6.20).
Em inglês: *patient (population ou problem), intervention, comparison e outcome (PICO).*

Exemplos 5.14E Objetivo de estudos sobre tratamento

Exemplo 1 Tratamento da doença de Chagas[26]
Verificar a eficácia do benznidazol no tratamento da infecção chagásica em escolares.

Exemplo 2 Tratamento cirúrgico da epilepsia[5]
Testar a eficácia do tratamento cirúrgico da epilepsia do lobo temporal; ou seja, se o procedimento cirúrgico é superior ao tratamento medicamentoso em pacientes portadores desse tipo de epilepsia.

Exemplo 3 Tratamento do vitiligo
Em "*pacientes com vitiligo*", a "*melatonina*" é mais eficaz do que o "*placebo*" na "*repigmentação da pele*". Os quatro elementos-chave da questão clínica sobre eficácia do tratamento estão realçados na frase anterior (ver Tabela 5.11).

▶ F Objetivo principal e secundário

Uma investigação pode ter mais de um objetivo e eles constarão do relato, no fim da introdução. Convém fazer algumas diferenciações entre objetivo principal e secundário, e entre terminal e intermediário.

Investigadores experientes separam objetivo principal e secundário (ver exemplo). Em alguns *checklists*, como o da Tabela 12.8, que faz parte da seção 12.17, Diretrizes para a preparação de resumos, pergunta-se: "*Os autores distinguiram o objetivo principal do(s) secundário(s)?*"

Exemplo 5.14F Pesquisa sobre a eficácia e a segurança de uma intervenção

Poder-se-ia determinar um desfecho, como a cura, para avaliar a eficácia (objetivo principal) e outro desfecho, a incidência de efeitos colaterais, para conhecer a segurança da intervenção (objetivo secundário).

▶ G Objetivo terminal e intermediário

É conveniente identificar um ou poucos objetivos para o relato da pesquisa. Note-se que existem objetivos terminais (finalísticos) e intermediários (ver exemplo). Na maioria das situações, só o finalístico precisa estar assinalado no artigo. Muitas pessoas experientes em comunicação científica evitam expressar-se em termos de objetivos gerais e específicos, pois acaba por gerar relação extensa de objetivos. Isso mais confunde o leitor do que o esclarece. Para investigar a questão

central, sempre são colhidos muitos dados, mas que não caracterizam objetivos à parte para constar do texto (ver exemplo).

Exemplo 5.14G Vários objetivos em investigação sobre prognóstico

Seja o caso de investigação que tenha o propósito de identificar fatores de prognóstico na evolução de uma determinada doença. A execução da pesquisa permite acumular dados que contenham, de cada paciente, os sintomas e sinais mais frequentes na época do diagnóstico, as formas clínicas, as complicações, os tratamentos e os resultados dos exames radiológicos, neurofisiológicos e outros. O objetivo a constar no artigo é o que está no início do parágrafo. Não é necessário incluir outros, como: determinar os sintomas iniciais mais frequentes, a prevalência das formas clínicas, as características da evolução dos pacientes, a correlação entre as manifestações clínicas, radiológicas e neurofisiológicas. Tais achados estarão disponíveis após a coleta de dados e poderão constar da seção de resultados, se esse acréscimo tiver justificativa para melhor entendimento ou ilustração da matéria.

▶ 5.15 Hipótese

O objetivo da pesquisa pode ser expresso por meio de hipótese, se ela foi elaborada e guiou a realização da investigação ou a análise dos dados.

▶ A Hipótese do investigador

Ilustrações de hipótese do investigador, ou "*hipótese experimental*", encontram-se nos exemplos desta seção. No primeiro, sobre notícias de médicos na imprensa leiga, o investigador simplesmente postulou o que pensava encontrar e os dados, comparando-se épocas distintas, indicando se aparentava ter ou não razão. Os dois exemplos seguintes são de estudos sobre associação de eventos, ditos "*analíticos*", com formação concomitante de grupo-controle. Neles, mencionam-se a *causa*, que é a exposição em investigação, e o *efeito*, representado pelo desfecho pesquisado. Em uma das investigações, a alimentação é a exposição e, o desfecho, o câncer de mama; na outra, a exposição é a suplementação – com zinco e vitamina A, a intervenção sob escrutínio – e o desfecho, a morbidade infantil.

Exemplos 5.15A Hipóteses de uma pesquisa

Exemplo 1 Notícias sobre médicos na imprensa leiga[27]
Realizou-se um estudo na Inglaterra para testar a seguinte hipótese: "*Os jornais londrinos publicam mais notícias negativas do que positivas sobre médicos, e a razão entre histórias negativas e positivas está crescendo.*" Os resultados da investigação mostraram que, nos três jornais pesquisados (*Daily Telegraph, The Guardian e Daily Mail*), o número de notícias sobre médicos aumentou no período investigado, 1980-2000, mas não houve mudanças significativas na razão entre notícias negativas e positivas.

Exemplo 2 Associação entre alimentação e câncer de mama
Em pesquisa mencionada como exemplo na seção 5.14D, procurou-se investigar a relação entre alimentação e câncer de mama. Em tal caso, pode-se formular hipótese, bem específica, o que facilita sobremaneira o desenrolar da pesquisa, pois indica quais dados são necessários para testá-la. Também auxi-

lia o relato dos seus resultados. Intuitivamente, mesmo sem ler o artigo sobre o assunto, conclui-se que a investigação foi realizada porque havia indícios de relação entre os eventos mencionados e, até mesmo, previa-se sua provável direção: o aumento do consumo de frutas e vegetais é benéfico, pois diminui os riscos de câncer. Portanto, a hipótese do investigador é de que há relação entre os eventos estudados e na direção indicada. Realizado o estudo e encontrada associação como a prevista – o grupo de pessoas com maior consumo de frutas e vegetais tem menor incidência de câncer de mama –, essa constatação é utilizada para confirmar a hipótese do investigador.

Exemplo 3 Efeito da suplementação com zinco e vitamina A na morbidade infantil[8]

Diante da lacuna no conhecimento sobre o tema, decidiu-se realizar estudo randomizado, duplo-cego, com a seguinte hipótese norteadora: a suplementação conjunta, de zinco e vitamina A, resulta em melhoria do nível sérico de vitamina A e na redução da morbidade – especificamente, diarreia e infecção respiratória aguda. Ao término da pesquisa, verificou-se que a suplementação conjunta, zinco e vitamina A, é mais eficaz na redução da diarreia e da infecção respiratória aguda de crianças, do que zinco e vitamina A separadamente. Confirmou-se a hipótese do investigador.

▶ B Componentes da hipótese

Hipótese é uma suposição. Quanto mais explícita e detalhada, melhor para testá-la.[10 p.312] No exemplo recém-apresentado, sobre a suplementação com zinco e vitamina A, estão assinalados quatro elementos da hipótese da pesquisa:

- *Exposição* em investigação, que é uma intervenção – a suplementação
- *Desfecho* pesquisado – a morbidade
- *Grupo* estudado – crianças menores de um ano
- *Tipo de delineamento* – um estudo randomizado.

A hipótese poderia conter outros detalhes, como a "*dose e o tempo*" necessários de exposição para produzir o efeito julgado relevante. Também podia ser especificado o "*tamanho do efeito*" julgado relevante.

Exemplo 5.15B Hipótese de uma investigação randomizada sobre suplementação nutricional de gestantes

"*Pode a suplementação nutricional, fixada em 40 gramas de proteína e 470 calorias diárias, acrescida à dieta habitual e aos cuidados rotineiros de atenção pré-natal de gestantes em risco de gerar recém-nascidos de baixo peso, quando administrada durante o segundo e o terceiro trimestres de gravidez, elevar o peso ao nascer em pelo menos 120 gramas?*"[10 p.313]

Os quatro elementos dessa hipótese são:

- *Exposição* em investigação – a suplementação com as características especificadas
- *Desfecho* pesquisado – peso ao nascer; um aumento de pelo menos 120 gramas no fim da gestação além do esperado
- *Grupo* estudado – gestantes em risco de gerar recém-nascidos de baixo peso; as características que as colocam em risco é especificada no artigo de onde essas informações foram obtidas
- *Tipo de delineamento* – estudo randomizado.

▶ C Hipótese do investigador e análise dos dados

Nas investigações científicas, as hipóteses são formuladas previamente e orientam a realização do trabalho subsequente. De posse dos dados coletados, por vezes, são feitas hipóteses adicionais, para serem testadas na mesma base de dados da pesquisa ou para explicar o que foi encontrado. Deve estar claro, no artigo científico, se a hipótese foi formulada *a priori*, ou seja, antes da análise dos dados, ou *a posteriori*, depois de a análise ter sido realizada. Os cientistas dão mais credibilidade às hipóteses formuladas antes da análise dos dados. As demais são vistas com prudência, visto o significado ser posterior ao fato. Nesses casos, os investigadores esperam por confirmação em outros estudos (ver 7.21, Hipótese prévia).

▶ 5.16 Tamanho da seção de introdução

Um texto será avaliado, não pelo tamanho, mas pelo que de correto apresenta e se as informações são necessárias e suficientes. Avaliações têm mostrado que, em muitos relatos de investigação, faltam informações essenciais (ver 18.3, Avaliação do relato das técnicas estatísticas). O excesso de informações e explicações também é inconveniente. A arte da redação estará no meio termo. Economia de espaço é uma das preocupações de editores de periódicos científicos de prestígio. Acreditam que um texto curto possa ser suficiente para o relato apropriado dos resultados de uma investigação. Ademais, se os textos são curtos, um único número de periódico pode abrigar grande quantidade de artigos.

▶ A Tamanho da introdução em textos médicos

A quantidade de informações encontrada na introdução é inversamente proporcional ao nível de conhecimento do leitor.[28] Nos periódicos gerais, pode-se alongar o assunto visto requerer-se maior gama de informações para satisfazer a público diversificado. Nas revistas de especialidades, ao contrário, essa seção do artigo será relativamente menor. Isso porque, sendo o leitor conhecedor do tema, não necessitará de muitas informações sobre ele. Estará mais interessado na justificativa para a realização da pesquisa e no que há de novo no seu relato.

A concisão e a objetividade são qualidades muito apreciadas por leitores de artigos científicos da área médica e de muitos outros campos do conhecimento. Nas melhores revistas médicas, aceita-se que a introdução seja curta (ver exemplos). Na verdade, longas introduções de artigo científico original de medicina costumam refletir pouca familiaridade do autor com a comunicação científica e não indicam necessariamente conhecimento do tema.

Exemplos 5.16A Sugestão de tamanho da introdução de artigo original

Em artigo no *Chest*, periódico dirigido primariamente para pneumologistas, há a afirmação de que uma boa introdução pode limitar-se a 300 palavras.[29] Extensão próxima a de um resumo de artigo científico.

Nas instruções para autores do *Annals of Emergency Medicine,* sugere-se um máximo de 450 palavras para a introdução.[30]

▶ B Relatividade das situações e tamanho do texto

Não há consenso entre os editores quanto ao tamanho ideal de um texto. A formação e a vivência de cada um influencia. Os relatos preparados por pesquisadores sociais na América Latina costumam ter extensas introduções. As pessoas com tal formação estão habituadas a longas explicações nessa parte do artigo. Assim, podem acontecer conflitos quando intelectuais de uma área emitem parecer sobre textos de outras áreas, nas quais a tradição de tamanho difere marcadamente (ver exemplo). Daí a conveniência de o autor inspecionar o periódico ao qual pretenda submeter artigo para adequar-se às suas características. Da mesma maneira, o revisor adequar o seu parecer ao tipo de periódico.

Exemplo 5.16B   Conflito proveniente de diferentes percepções quanto à abrangência da introdução de um artigo original

As introduções de artigos científicos originais são curtas no *New England Journal of Medicine*, o periódico de maior prestígio em clínica médica. O tamanho reduzido não é habitual em introdução de relato de pesquisas qualitativas publicadas nas revistas de ciências sociais. Logo, é possível que um pesquisador social tenha dificuldade em emitir parecer favorável quando se depara com as curtas introduções de artigos do tipo das que aparecem nas revistas médicas de impacto. Provavelmente, recomendará mais informação a ser incluída nessa parte do artigo. O autor terá de estar preparado para lidar com situações como essa (ver 17.20, Alerta ao autor de trabalho científico).

▶ 5.17 Três cuidados na redação da introdução

As seções anteriores do capítulo contêm recomendações para compor a introdução de um artigo científico. Dentre elas, estão as referentes a estrutura, ao fluxo de informações, à escolha de referências e ao tamanho do texto. Na presente seção, alguns cuidados na redação são realçados (ver Tabela 5.12). A introdução deve ser vista como uma parte do artigo que, além de informar, estimula o leitor a continuar lendo o texto. Para isso, não pode ser composto por conjunto de parágrafos desinteressantes.

Tabela 5.12 Três cuidados na redação da introdução

Não fornecer informações elementares (ou frases com pouco conteúdo).
Evitar a redundância.
Evitar precisão desnecessária.

▶ A Não fornecer informações elementares

Nos informes científicos, parágrafos introdutórios amiúde desnecessários levam à prolixidade. Impedem o acesso direto e objetivo ao assunto. Frequentemente podem ser encurtados ou mesmo suprimidos.

Como proceder? Algo que todo mundo sabe não deve fazer parte do texto; por exemplo, "*o leão é um animal perigoso*" ou "*o sarampo é uma doença infecciosa*". Todo mundo sabe... Informações elementares em redação científica são as que são encontradas em livros-texto básicos para estudantes de graduação (ver exemplos). Incluem-se, nessa categoria, definições do tema objeto da pesquisa. Em relato de investigação sobre etiologia do câncer de pâncreas, por exemplo, não é necessário explicar o que é câncer de pâncreas, tampouco como se diagnostica ou se classifica. Informações de semelhante teor alongam o texto e a tendência atual dos editores de periódicos da área médica, como realçado, é solicitar aos autores introduções curtas para relatos de investigação. Em lugar de definir câncer de pâncreas, será mais condizente informar porque se pesquisou o tema, de modo a convencer o revisor da oportunidade de publicação do artigo. Isso não significa que a introdução não deva ter conceitos. Eles são apresentados se relevantes para o entendimento da pesquisa e do seu objetivo.

Exemplos 5.17A Frases dispensáveis, mas que amiúde constam da introdução de artigo científico

Exemplo 1 Artigo sobre diagnóstico e tratamento do calazar
"*A leishmaniose é uma doença responsável por situações de grande sofrimento individual e coletivo nas populações atingidas.*"

Exemplo 2 Artigo de relato de caso de toxoplasmose
"*A toxoplasmose é uma infecção descrita recentemente, que constitui atualmente importante problema para a população em nosso país.*"

Exemplo 3 Artigo sobre diagnóstico e tratamento de pneumonias agudas
"*As pneumonias agudas são afecções infecciosas que constituem uma das principais causas de mortalidade em crianças, particularmente em países ou regiões em desenvolvimento.*"

Exemplo 4 Artigo sobre doenças crônicas
"*O impacto das doenças crônicas não transmissíveis na saúde das populações é crescente em todo o mundo gerando um grande problema de saúde pública.*"

▶ B Informações redundantes

A concisão é essencial. O que precisa ser evitado, por entediar o leitor, é alongar a redação com numerosas informações que não são essenciais para a compreensão do tema nem para justificar a realização da pesquisa. Tampouco a apresentação de muitas informações quantitativas que se tornam repetitivas e maçantes. A pessoa que pretende ler o artigo sabe suficientemente sobre o tema e não necessita de informações elementares ou pormenorizadas sobre ele. O texto é longo, por vezes, porque o autor não se restringe ao tema abordado.

Exemplos 5.17B Redação indevida

As informações do Exemplo 1 são desnecessárias, visto estarem disponíveis em livros facilmente acessíveis, de clínica, de doenças infecciosas ou de outra natureza. Nos demais exemplos, são realçados aspectos que não precisam constar de uma seção de introdução.

Exemplo 1 Artigo sobre tétano

"O tétano é uma doença infecciosa, não contagiosa, causada pela toxina do bacilo tetânico. O bacilo está presente e livre no meio ambiente, juntamente com poeira, areia, excrementos, objetos enferrujados, instrumentos cirúrgicos não esterilizados e outros. Quando o bacilo é introduzido no organismo, através de ferimentos ou lesões de pele ou mucosa, produz a toxina que, após entrar na corrente sanguínea, é capaz de atingir o sistema nervoso central."

Exemplo 2 Tratamento da epilepsia

Em investigação sobre o tratamento da epilepsia, evitar estender-se sobre questões não essenciais para o entendimento da investigação, como classificação e critérios para diagnóstico diferencial.

Exemplo 3 Frequência de câncer de pele

Se o artigo for sobre frequência de câncer de pele, não precisam ser descritas as características e o diagnóstico diferencial entre melanoma maligno da pele e carcinoma basocelular ou espinocelular, nem incluir fotografia sobre os aspectos histopatológicos característicos do melanoma maligno.

Exemplo 4 Validação de teste rápido para diagnóstico da leishmaniose visceral

Seria insensato começar a introdução de um artigo original de validação de teste diagnóstico por histórico sobre a leishmaniose visceral nas Américas, indicando os fatos marcantes, desde a primeira suspeita no Paraguai, em 1913, os relatos pioneiros na Argentina, os casos iniciais identificados no Brasil, em 1934, e os demais acontecimentos notificados até hoje. Seria um contra-senso adicional, acrescentar mapa sobre a distribuição dos casos autóctones no Brasil. O texto estaria fora de propósito. O tema abordado não é a história da leishmaniose visceral nas Américas, mas a validade do teste diagnóstico para a doença. Logo, a introdução deveria ater-se a considerações sobre os testes diagnósticos, tais como, seu comportamento em termos de sensibilidade e especificidade, a justificativa para o desenvolvimento de um novo teste e as características que fossem importantes informar aos leitores.

▶ C Precisão desnecessária

Algumas informações não necessitam ser apresentadas com excesso de precisão. Não raramente, é suficiente indicar a ordem de grandeza para que as pessoas tenham a noção da magnitude do evento ou tamanho do problema.

Exemplo 5.17C Envelhecimento da população brasileira

Texto original: *"Nos últimos 60 anos do século XX, o número de pessoas idosas aumentou 8,59 vezes. Eram 1.678.445 em 1940 e 14.417.889 em 2000. Projeta-se para o ano 2020 um contingente de 30.978.435 pessoas com 60 anos ou mais de idade."*
Texto modificado: *"Nos últimos 60 anos do século XX, o número de pessoas idosas aumentou nove vezes: de 1,7 milhão, em 1940, passou para 14,5 milhões em 2000. Projeta-se para o*

ano 2020 um contingente de aproximadamente 31 milhões de pessoas com 60 anos ou mais de idade."

▶ 5.18 Tipo de estudo e conclusão da investigação

Na introdução, por vezes, estão assinalados o tipo de delineamento utilizado pelo investigador e a conclusão da investigação. O problema dessas afirmações sobre método e conclusão logo na introdução é que elas também aparecem em outros lugares do artigo. Como o resumo está situado no início do trabalho, a repetição fica evidente e desnecessária, pois tais informações, obrigatoriamente, fazem parte do resumo e, por vezes, do título. Para quê repeti-las na introdução? O Grupo de Vancouver desaconselha incluir, na introdução, dados ou conclusões do trabalho.[1] O citado grupo não faz alusão à conveniência ou à inconveniência de mencionar o tipo de delineamento na introdução.

Uma justificativa para assinalar o tipo de pesquisa na introdução ocorre quando se afigura um avanço em relação aos delineamentos que tinham sido empregados até então e com mais possibilidade de elucidar controvérsia.

Exemplos 5.18 Informações na introdução do artigo científico sobre tipo de estudo e conclusão da investigação

Exemplo 1 Tipo de delineamento descrito como objetivo na introdução do artigo

"Efetuou-se revisão sistemática da literatura para verificar a eficácia e a segurança do produto X no tratamento da neuralgia do trigêmio."

Exemplo 2 Tipo de delineamento descrito na introdução do artigo para justificar a realização da pesquisa

Anteriormente foi mencionada a controvérsia sobre a associação entre consumo de chá e câncer de estômago (seção 5.6D, Esclarecimento de controvérsias). A adoção de delineamento que produz evidências mais fortes, o estudo de coorte, foi realçada na introdução do artigo, pois, até então, o que se sabia provinha de estudos retrospectivos do tipo caso-controle.[9]

Exemplo 3 Conclusão da pesquisa descrita na introdução do artigo

"Relatamos neste artigo os resultados de estudo randomizado em que a cirurgia não foi superior ao tratamento conservador em casos de…".

▶ 5.19 Sugestões

Inspecione a introdução dos artigos nas melhores revistas científicas. Em periódicos de pesquisa clínica de grande impacto, as introduções são concisas. Os editores de tais periódicos assim esperam encontrar as introduções de artigos submetidos para publicação. Vale a pena folhear os artigos recentes do periódico para o qual o autor planeja submeter um artigo para publicação e verificar o padrão de redação que contém.

Os editores das revistas médicas esperam introduções breves para os artigos que publicam. Dois conjuntos de informação são suficientes (ver Tabela 5.1). Um para apresentar o tema, justificar a pesquisa, convencer o leitor de que ela está assentada em bases sólidas e de que é relevante e original. O outro para o objetivo do relato. Atenção: se um revisor ou editor for da área social, ou por alguma razão não estiver familiarizado com a concisão adotada nas boas revistas médicas, o parecer poderá ser de simplesmente aumentar o tamanho da introdução. Por vezes, essa recomendação é formulada em termos rebuscados, de falta o marco teórico, o referencial teórico é deficiente ou outras expressões no gênero, mas que significam *quero mais texto!* Se estiver convicto que a introdução esteja clara, concisa e adequada, resista às demandas do revisor (ver 17.22, Como lidar com editores).

Despertar curiosidade ou surpresa, logo no início, é maneira apropriada de iniciar a introdução. O efeito pode ser conseguido por meio de pergunta: *Por que nível alto de escolaridade está associado a risco baixo de demência?* Outras opções para iniciar a introdução são utilizar citação da literatura, alusão histórica, comparação ou frase forte.

Indique, sucintamente, o tema ou o problema investigado, e porque a pesquisa é necessária. O que há de fundamental para entender o problema estudado?

Revele a lógica existente entre as pesquisas realizadas no passado e a atual que está sendo relatada. As referências a serem catalogadas serão aquelas em que o autor mais se apoiou na sua investigação. Lembrar-se de que se trata de artigo original e não de revisão. Se concluir que precisa de revisão sobre o assunto, faça separadamente e a envie para publicação de forma independente do artigo original que está sendo escrito. Nesse, informam-se alguns marcos ou tendências. Havendo artigo de revisão sistemática sobre o tema, utilize-o para fundamentar os argumentos. Ou, então, atualize uma revisão que se averigua defasada. Menção na introdução a alguns resultados isolados provenientes de artigos originais, por vezes, é imperioso para mostrar a exata dimensão do problema investigado.

A familiaridade com a literatura é essencial. No caso de abordar controvérsia sobre um tema, esteja seguro se existe mesmo controvérsia ou apenas o desconhecimento do autor sobre o assunto.

Evite frases com pouco significado ou afirmações que o público-alvo da revista bem conhece. Frases com tais características, embora comuns no início da introdução, não devem ser usadas. Da mesma maneira, não alongue o texto com informações redundantes. Evite fornecer abundantes referências bibliográficas em suporte a uma informação, como se fosse artigo de revisão, ou afirmar um fato científico controvertido sem referência bibliográfica para sustentá-lo.

Termine a seção de introdução com frase sobre o objetivo da investigação ou da publicação. O pecado capital da introdução do artigo científico consiste em objetivo obscuro. Aponte-o claramente. Não deixe que esteja simplesmente implícito. Destacá-lo em novo parágrafo é boa alternativa. Às vezes, para solucionar dúvidas, também é conveniente afirmar o que não está incluído na investigação.

Resista à tentação de assinalar numerosos objetivos no artigo científico. Se há mais de um objetivo, decida qual é o principal e quais são os secundários. Verifique se os secundários podem ser retirados sem prejuízo para o relato da pesquisa. A redação da introdução e de todo o texto fica mais simples se tiver como fio condutor apenas o objetivo principal ou a questão central a ser respondida no artigo.

5.20 Comentário final

No capítulo, foi apresentado o conteúdo da introdução do artigo científico, assim como sugestões de como redigi-lo. O próximo capítulo aborda a seção de método, que vem logo depois da introdução na sequência de partes que compõem a estrutura de um artigo científico original.

5.21 Referências

1. ICMJE. International Committee of Medical Journal Editors. Uniform requirements for manuscripts submitted to biomedical journals: writing and editing for biomedical publication. 2008 [acesso em 18 mai 2009]; Disponível em: http://www.icmje.org/.
2. Annals of Internal Medicine. Information for authors. [acesso em 10 fev 2011]; Disponível em: http://www.annals.org/site/shared/menu_authors.xhtml.
3. Alguacil J, Porta M, Benavides FG, Malats N, Kogevinas M, Fernández E, et al. Occupation and pancreatic cancer in Spain: a case-control study based on job titles. PANKRAS II Study Group. Int J Epidemiol. 2000;29(6):1004-13.
4. Smith MP, Haukoos JS, Lewis RJ. Improving the introductions of manuscripts. Ann Intern Med. 2005;143(6):467-8.
5. Wiebe S, Blume WT, Girvin JP, Eliasziw M. Effectiveness and Efficiency of Surgery for Temporal Lobe Epilepsy Study Group: a randomized, controlled trial of surgery for temporal-lobe epilepsy. N Engl J Med. 2001;345(5):311-8.
6. Inskip PD, Tarone RE, Hatch EE, Wilcosky TC, Shapiro WR, Selker RG, et al. Cellular-telephone use and brain tumors. N Engl J Med. 2001;344(2):79-86.
7. Soares GAD. Mortes no trânsito, mortes esquecidas, mortes evitáveis. Boletim Segurança e Cidadania (Universidade Cândido Mendes). 2004;2(2):1-15.
8. Rahman MM, Vermund SH, Wahed MA, Fuchs GJ, Baqui AH, Alvarez JO. Simultaneous zinc and vitamin A supplementation in Bangladeshi children: randomised double blind controlled trial. BMJ. 2001;323(7308):314-8.
9. Tsubono Y, Nishino Y, Komatsu S, Hsieh CC, Kanemura S, Tsuji I, et al. Green tea and the risk of gastric cancer in Japan. N Engl J Med. 2001;344(9):632-6.
10. Pereira MG. Epidemiologia: teoria e prática. Rio de Janeiro: Guanabara-Koogan; 1995.
11. Castiglioni A. História da medicina. São Paulo: Companhia Editora Nacional; 1947:185.
12. Lang TA. The value of systematic reviews as research activities in medical education. Acad Med. 2004;79(11):1067-72.
13. Higgins JPT, Green S, (Editors). Handbook for Systematic Reviews of Interventions. Version 5.0.2 updated September 2009. [acesso em 15 fev 2011]; Disponível em: http://www.cochrane-handbook.org/.
14. York University. Centre of Evidence-Based Medicine. [acesso em 15 fev 2011]; Disponível em: http://www.cebm.net/.
15. Collins JA, Fauser BC. Balancing the strengths of systematic and narrative reviews. Hum Reprod Update. 2005;11(2):103-4.
16. Clarke M, Hopewell S, Chalmers I. Reports of clinical trials should begin and end with up-to-date systematic reviews of other relevant evidence: a status report. J R Soc Med. 2007;100(4):187-90.
17. Naylor CD. Grey zones of clinical practice: some limits to evidence-based medicine. Lancet. 1995;345(8953):840-2.
18. Annual Reviews. [acesso em 15 fev 2011]; Disponível em: http://www.annualreviews.org/.
19. Epidemiologic Reviews. [acesso em 15 fev 2011]; Disponível em: http://epirev.oxfordjournals.org/.
20. Silagy C, Mant D, Fowler G, Lodge M. Meta-analysis on efficacy of nicotine replacement therapies in smoking cessation. Lancet. 1994;343(8890):139-42.
21. Rocha FP, Menezes AMB, Almeida-Junior HL, Tomasi E. Especificidade e sensibilidade de rastreamento para lesões cutâneas pré-malignas e malignas. Rev Saúde Pública. 2002;36(1):101-6.
22. Lázzari JO, Pereira M, Antunes CM, Guimarães A, Moncayo A, Chávez Domínguez R, et al. Diagnostic electrocardiography in epidemiological

studies of Chagas' disease: multicenter evaluation of a standardized method. Rev Panam Salud Publica. 1998;4(5):317-30.

23. Coste J, Delecoeuillerie G, Cohen de Lara A, Le Parc JM, Paolaggi JB. Clinical course and prognostic factors in acute low back pain: an inception cohort study in primary care practice. BMJ. 1994;308(6928):577-80.

24. Ferreira LS, Zanardi VA, Li ML, Guerreiro MM. Interrelationship between radiologic findings and prognosis of epilepsy in children with neurocysticercosis. Arq Neuropsiquiatr. 2002;60(1):1-5.

25. Richardson WS, Wilson MC, Nishikawa J, Hayward RS. The well-built clinical question: a key to evidence-based decisions. ACP J Club. 1995;123(3):A12-3.

26. Andrade AL, Zicker F, Oliveira RM, Almeida Silva S, Luquetti A, Travassos LR, et al. Randomised trial of efficacy of benznidazole in treatment of early Trypanosoma cruzi infection. Lancet. 1996;348(9039):1407-13.

27. Ali NY, Lo TY, Auvache VL, White PD. Bad press for doctors: 21 year survey of three national newspapers. BMJ. 2001;323(7316):782-3.

28. Huguier M, Maisonneuve H, Benhamou CL, Calan L, Grenier B, Franco D, et al. La redaction médicale. 3éme ed. Paris: Doin Éditeurs; 1998.

29. Foote M. How to make a good first impression: a proper introduction. Chest. 2006;130(6):1935-7.

30. Annals of Emergency Medicine. Instructions for Authors. [acesso em 15 fev 2011]; Disponível em: http://www.annemergmed.com/content/instauth.

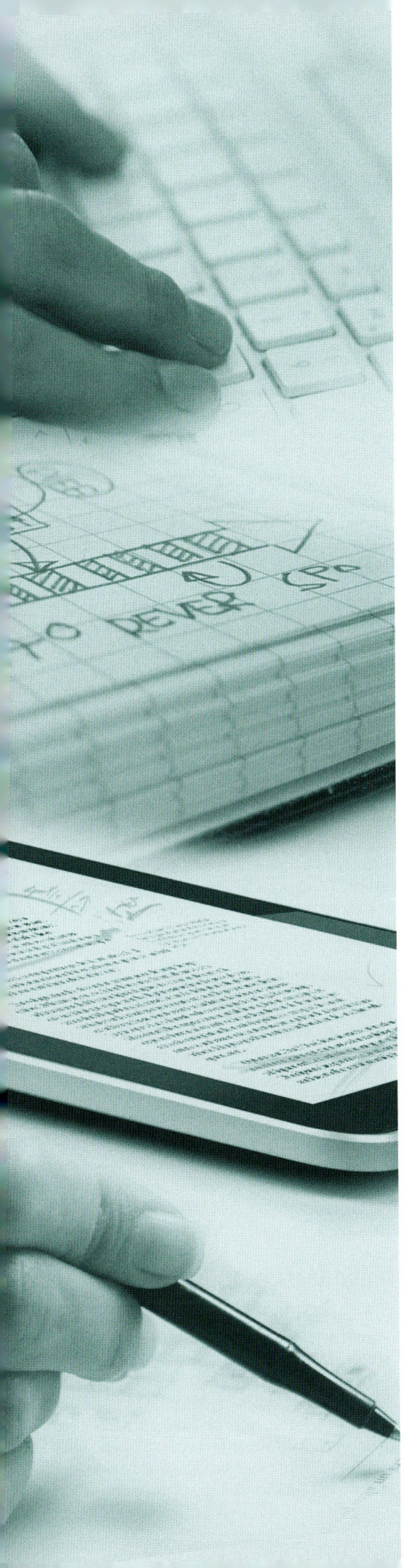

6

Método

O método é a ferramenta com a qual o ser humano constrói o seu conhecimento.

Aristóteles, 384-322 a.C, filósofo grego.

Na estrutura do artigo científico, logo após a seção introdutória, aparecem as informações sobre o método empregado na investigação, assunto do presente capítulo. O roteiro utilizado na apresentação dos temas é mostrado na seção 6.3 e detalhado nas seguintes. Dentre os tópicos abordados no capítulo, estão conceitos de metodologia científica, epidemiologia e estatística, úteis para a análise crítica das evidências e para aprimorar o relato da investigação.

▶ 6.1 O que se entende por método?

Método, segundo o dicionário Houaiss, *"é um processo organizado, lógico e sistemático de pesquisa"*. Representa o *caminho* para se chegar a um fim. Restringindo-se ao sentido com que estamos usando neste livro, método compreende o material e os procedimentos adotados na pesquisa de modo a poder responder à questão central da investigação. Inclui, dentre outros, o tipo de delineamento, a forma de seleção dos indivíduos para compor a amostra do estudo, a maneira de coletar dados e de analisá-los. Os procedimentos se tornaram, com o passar do tempo, complexos e cientificamente mais válidos, o que fez com que essa seção do artigo possa estar repleta de informações especializadas.

Considera-se *material* da pesquisa os produtos, como medicamentos e meios de cultura, e os indivíduos investigados. Por isso, a seção é designada também pela expressão material e método. Alguns editores preferem substituir a palavra material, quando lidam com pesquisa clínica, por participantes, pacientes e população, se pessoas sadias. Há críticas sobre o uso de população para designar subgrupos populacionais, sobretudo se referentes a pequeno número de indivíduos. Existem outras denominações: grupo populacional, casuística e sujeitos são exemplos. Essa última parece tradução do termo inglês *subjects*, muito usado na literatura anglo-saxônica. Nas pesquisas *in vivo*, em laboratório, material refere-se, geralmente, a animais.

▶ 6.2 Para que serve a seção de método

A introdução do artigo científico, como detalhado no capítulo anterior, informa de *"que"* trata a investigação e o *"porquê"* de sua realização. Na sequência, aparece a seção de método que esclarece *"como"*, *"onde"* e *"quando"* o estudo foi realizado. O autor fornece as informações necessárias e suficientes para o leitor entender a investigação, seus aspectos positivos e limitações. Com o conhecimento dos detalhes da pesquisa, avalia-se a qualidade, a aplicabilidade e a replicabilidade dos resultados. Esses três tópicos são abordados nos próximos parágrafos.

▶ A Qualidade do estudo: a validade interna da investigação

A validade interna diz respeito à qualidade. As seguintes questões referem-se à validade interna: *O estudo é bom? As conclusões são adequadas para a amostra investigada? O que*

foi feito e relatado pelo investigador é apropriado para alcançar o objetivo proposto?

Se houver restrições quanto aos procedimentos adotados, as conclusões da investigação estarão enfraquecidas e serão provavelmente contestadas pela comunidade científica. A credibilidade do trabalho científico advém, principalmente, de o investigador ter feito uma boa pergunta e empregado método condizente para respondê-la. E, bem entendido, relatado o que fez de maneira clara e correta.

Exemplo 6.2A A alta validade interna dos ensaios clínicos

Os estudos randomizados são os que alcançam posição mais elevada na hierarquia dos produtores de evidências clínicas (ver 4.6B). Com o uso desse tipo de delineamento, busca-se controlar a situação de tal modo que as influências passíveis de distorcer os resultados sejam afastadas ou neutralizadas. Os participantes são alocados, aleatoriamente, para formar pelo menos dois grupos, o experimental e o controle. Os pertencentes ao grupo experimental são submetidos a uma intervenção, negada ao grupo-controle. Todos os participantes são acompanhados de maneira semelhante, se possível com o emprego de aferição duplo-cega, para verificar a ocorrência dos desfechos de maneira não viesada. O efeito da intervenção é assim examinado, objetivamente, em condições controladas de observação, o que significa alta validade interna.

▶ B Aplicabilidade dos resultados: a validade externa da investigação

Validade externa tem o sentido de generalização dos resultados para populações ou grupos que não participaram no estudo.[1] Diz respeito à capacidade de fazer inferências sobre uma população externa. A descrição correta da parte metodológica da investigação possibilita o leitor julgar a aplicabilidade dos resultados.

Exemplo 6.2B Aplicabilidade dos resultados de pesquisa clínica

Um clínico, ao ler um artigo científico, pode aquilatar o grau de relevância da informação e a possibilidade de aproveitá-la em sua prática diária. A generalização dos resultados para além da amostra investigada – em especial para outros locais que não dispõem de dados semelhantes – depende de vários fatores, dentre os quais, as características dessa amostra serem semelhantes às dos pacientes daquele clínico leitor do artigo e os procedimentos empregados serem exequíveis no local de prática desse clínico. Para que esses aspectos sejam avaliados pelo leitor, eles devem estar descritos no artigo.

▶ C Replicabilidade da pesquisa

Os subsídios fornecidos pelos autores devem possibilitar a repetição da pesquisa por pessoas interessadas e chegar a resultados semelhantes. Descreve-se o método em detalhes suficientes para que o leitor, conhecedor do assunto e com acesso aos dados originais, possa testar os resultados relatados.[2] Essa repetição é importante, pois permite afastar a simples coincidência como explicação para os resultados de uma investigação. Um dos critérios para a *credibilidade* de uma alegação – por exemplo, de um medicamento ser eficaz no tratamento de uma doença ou de uma dada prática ser prejudicial para a saúde – é constatar-se a concordância de resultados, empregando-se a mesma metodologia, por diferentes pesquisadores, em diferentes locais (ver *coerência*, na seção 8.18, Critérios para julgar relação causal).

Exemplo 6.2C Recomendações sobre replicabilidade nas instruções para autores do *Brazilian Journal of Medical and Biological Research*[3]

"Devem ser fornecidas informações suficientes no próprio texto ou por intermédio da citação de trabalhos publicados em revistas de fácil acesso de modo a permitir que o trabalho possa ser repetido."

▶ 6.3 Estrutura da seção de método

Como em outras seções do artigo, o leitor espera encontrar na seção de método uma sequência lógica de exposição dos temas.

▶ A Tópicos a abordar na seção de método

Uma relação de itens para constar dessa parte do artigo está disposta na Tabela 6.1. A redação será mais bem conduzida se elaborada por itens. A seção de método, quando bem estruturada, torna aparente ao leitor os tópicos descritos. Redigir por itens auxilia o autor a não esquecer pontos relevantes da investigação. São muitos os pormenores a serem fornecidos, mas alguns são omitidos, na dependência das características da investigação, do público a que o texto se destina e das exigências estipuladas no periódico ao qual o artigo será encaminhado.

Pode ser conveniente a reunião de alguns itens ou mesmo não empregar qualquer forma de estruturação nos artigos curtos. No entanto, ela é apropriada em textos longos.

Uma vantagem adicional do texto com divisões e subtítulos é poder acompanhar o equilíbrio das partes – e evitar que um tópico seja desproporcionalmente expandido enquanto outros estão ausentes ou carentes de informação. O autor iniciante tende a esmerar-se na descrição da coleta de dados, em especial, dos aparelhos que usou, e se mantém econômico na reda-

Tabela 6.1 Estrutura da seção de método do artigo científico original e a localização dos tópicos dessa estrutura nas seções do Capítulo 6

Tópicos	Seção
Tipo de delineamento	6.4
Cenário da pesquisa; o local e a época em que se desenrolou	6.5
Amostra de participantes	6.6 a 6.12
Coleta de dados	6.13 a 6.21
Intervenção a ser avaliada (se houver); também a intervenção alternativa	6.22
Métodos estatísticos empregados	6.23
Aspectos éticos da investigação	6.24

ção sobre o tipo de delineamento, a amostra e as demais partes da seção de método.

▶ B Fontes de consulta para o relato da seção de método

Para auxiliá-lo no relato, o escritor de artigo científico tem a sua disposição muitas fontes de consulta, dentre as quais:

- Os livros sobre redação científica, como o que o leitor tem em mãos
- As normas de Vancouver; a parte referente à preparação da seção de método consta da Tabela 6.2
- As instruções para autores; as de um conceituado periódico de medicina interna, também restritas à seção de método, estão na Tabela 6.3
- As recomendações para o relato de investigações, por tipo de estudo ou tema de pesquisa; no guia CONSORT, por exemplo, específico para a redação de estudos randomizados, constam várias recomendações para a seção de método do artigo científico; elas constam dos itens 3 a 12 da Tabela 4.6 (ver 4.9, Diretrizes específicas para o relato de investigações).

Tabela 6.2 As normas de Vancouver para a redação da seção de método do artigo científico

Incluir apenas informações que estavam disponíveis no momento em que o plano ou o protocolo para o estudo foi escrito; todas as informações obtidas durante a realização do estudo pertencem à seção de resultados.

Seleção e descrição dos participantes

Descrever claramente a seleção dos sujeitos da observação ou experimentação (pacientes ou animais de laboratório, inclusive controles), incluindo os critérios de seleção e exclusão e uma descrição da população fonte

Uma vez que a relevância de variáveis, como idade e sexo, para o objeto da pesquisa nem sempre é clara, os autores devem justificar tais variáveis quando elas são incluídas em um relatório; por exemplo, os autores devem explicar por que apenas sujeitos de certas idades foram incluídos, ou por que as mulheres foram excluídas. Deve-se esclarecer como e por que certo estudo foi feito de determinada forma

Quando os autores usam variáveis do tipo raça e etnia, eles devem definir como medem as variáveis e justificar sua relevância.

Informações técnicas

Identificar os métodos, o material (dar o nome e o endereço do fabricante entre parênteses) e os procedimentos de forma suficientemente detalhada para permitir que outros reproduzam os resultados.

Fornecer as referências de métodos estabelecidos, inclusive de métodos estatísticos; dar referências e breves descrições de métodos que já tenham sido publicados, mas que são pouco conhecidos; descrever métodos novos ou substancialmente modificados, justificar seu uso e avaliar suas limitações.

Identificar precisamente todas as drogas e produtos químicos usados, inclusive nome(s) genérico(s), dosagem(ns) e forma de administração.

Os autores que submetem originais de revisão devem incluir uma seção de descrição dos métodos usados para localizar, selecionar, extrair e sintetizar dados. Esses métodos também devem ser brevemente mostrados no resumo.

Fonte: Vancouver 2008: seção IV.A.6.[2]

Tabela 6.3 As instruções para autores do periódico *Annals of Internal Medicine* sobre redação da seção de método do artigo científico

Em estudos que envolvam seres humanos, descrever, na seção de métodos, como os participantes foram selecionados e os locais de onde foram recrutados.

Em seguida, descrever os procedimentos do estudo, incluindo-se quaisquer intervenções, técnicas de aferição e de coleta de dados. Usar figuras para mostrar os procedimentos, incluindo-se o diagrama de fluxo de participantes no decorrer do estudo.

Fornecer o número de pacientes em cada fase de recrutamento e de acompanhamento, com o número de pacientes que se recusaram a participar do estudo e o número de pacientes que completaram o seguimento.

Declarar, se for o caso, que uma comissão de ética em pesquisa revisou e aprovou a investigação ou afirmou que o protocolo do estudo está coerente com os princípios da Declaração de Helsinque. Informar se os participantes deram seu consentimento livre e esclarecido.

Nos estudos que apresentam dados numéricos como resultados e fazem uso de inferência estatística, descrever, na seção de métodos, a metodologia da análise estatística e o *software* estatístico específico utilizado.

Em todos os estudos, incluir no fim da seção de métodos uma declaração que descreva o papel da fonte de financiamento na pesquisa.

Se o estudo não tiver fonte de financiamento ou se a fonte não tiver influência na investigação, declarar isso de forma explícita.

Fonte: Annals of Internal Medicine 2008.[4]

Tabela 6.4 Questões utilizadas na avaliação do delineamento de uma pesquisa

Qual foi o tipo de delineamento?

O delineamento é apropriado para alcançar o objetivo da investigação?

A pesquisa foi bem executada, ou seja, seguiu o que se espera com o uso daquele delineamento para pesquisar o tema?

A análise dos dados reflete o delineamento? Por exemplo, se houve pareamento, ele foi respeitado na análise?

▶ 6.4 Tipos de delineamento

O autor indicará o delineamento utilizado, assim como os elementos-chave complementares.

▶ A O significado do termo delineamento

Considera-se *delineamento* (ou desenho, *design* ou *research design*, em inglês) a estrutura da investigação.[1] Assinala a estratégia empregada para controlar as variáveis em uma investigação. Engloba os procedimentos, predeterminados pelo pesquisador, para constar no projeto de pesquisa. Aqui estaremos usando o termo com o sentido restrito de *tipo* ou *método de estudo* escolhido pelo investigador para utilizar na sua pesquisa: por exemplo, ensaio clínico randomizado ou estudo de caso-controle. A Tabela 6.4 contém questões que se procura esclarecer na avaliação do delineamento de uma investigação e, por isso, são tidas em conta na redação do artigo.

A escolha do delineamento será função da pergunta a ser respondida na investigação, dos aspectos éticos envolvidos e das questões práticas de cada momento.

Exemplos 6.4A Tipos de delineamento em função do objetivo da pesquisa

Exemplo 1 Avaliação da eficácia de um medicamento
No intuito de avaliar a eficácia e a segurança de intervenções terapêuticas, o *estudo randomizado* é o delineamento de escolha. Os resultados com o uso desse método são decisivos para a aprovação de drogas nas agências reguladoras e para influenciar prescrições no ambiente clínico.

Exemplo 2 Investigação sobre a etiologia do tumor do cérebro
O uso do telefone celular aumenta o risco de tumor cerebral? A questão posta nesses termos indica pelo menos dois caminhos para pesquisar o tema:

- *Enfoque prospectivo* – verificar se há maior incidência do tumor entre os que muito usam telefone portátil, comparando essa incidência com a encontrada nos que usam pouco ou não usam o aparelho
- *Enfoque retrospectivo*, o inverso do anterior – pesquisar se os portadores de tumor cerebral utilizavam mais telefones celulares do que um grupo-controle, formado por pessoas sem tumor cerebral.

A possibilidade de obter os dados pertinentes, assim como a disponibilidade de tempo e recursos do investigador, vão ditar o caminho a seguir. Sendo o tumor cerebral um evento raro e longo o tempo entre o início da exposição e do diagnóstico da doença, muitos pesquisadores optam pelo enfoque retrospectivo para investigar o assunto. Os resultados são obtidos rapidamente e a baixos custos, quando comparados a investigações com o mesmo objetivo, mas que haja acompanhamento das pessoas, como em um estudo prospectivo.

Exemplo 3 Investigação de outras situações
Para relatar observações preliminares sobre uma nova doença, são empregados o *relato de caso* ou a *série de casos*. Para identificar grupos de risco ou levantar hipóteses, um *estudo descritivo* está justificado. Se o propósito for pesquisar os fatores de prognóstico de uma doença, o *estudo de coorte* é escolha acertada.

▶ B Terminologia diversificada para designar delineamentos

Na literatura científica, são empregadas diversas denominações para designar os mesmos métodos e técnicas. Na área da saúde, um avanço na padronização dos termos foi conseguido.[1] Mesmo com o nível de padronização alcançado, existem muitos termos para designar os tipos de delineamento. A variedade de expressões permanece, em parte, como consequência dos diversos critérios empregados para classificar os delineamentos, o que torna complexo o assunto, especialmente para o iniciante. Na Tabela 6.5, encontram-se relacionados e definidos alguns delineamentos muito usados em pesquisa clínica ou epidemiológica.

Dois cuidados merecem ser levados em conta na redação dessa parte do artigo:

- Evitar generalização excessiva na designação do delineamento utilizado como, por exemplo, *"foi feito um estudo quantitativo"*
- Utilizar um dos termos relacionados na Tabela 6.5 ou algum outro que seja adotado por consenso.

Exemplo 6.4B Terminologia diversificada

Eis uma amostra de termos empregados para classificar os métodos utilizados em pesquisa clínica e epidemiológica: estudos experimentais e de observação; descritivos e analíticos; de incidência e de prevalência; longitudinais e transversais; prospectivos e retrospectivos; de coorte e de caso-controle; estudo de caso e de série de casos.

Um leitor bem instruído em epidemiologia e estatística sabe avaliar se o delineamento mencionado está adequado ao objetivo da pesquisa. Ele é conhecedor de que alguns tipos de estudo são inerentemente melhores do que outros, embora em situações especiais essa afirmação não se sustente. Em geral, os estudos experimentais são superiores aos de observação, os de incidência melhores do que os de prevalência, os longitudinais melhores do que os transversais, os prospectivos melhores do que os retrospectivos, os de coorte melhores do que os de caso-controle, a série de casos melhor que o relato de caso.

Tabela 6.5 Tipos de estudo

Relato de caso (ou estudo de caso)	Investigação aprofundada de uma situação (doença, por exemplo), na qual estão incluídas uma ou poucas pessoas (de 10 ou menos, usualmente).
Série de casos	Conjunto de pacientes (por exemplo, mais de 10 pessoas) com o mesmo diagnóstico ou submetidos à mesma intervenção. Trata-se, em geral, de série consecutiva de doentes, vistos em um hospital ou em outra instituição de saúde, durante certo período. Não há grupo-controle interno composto simultaneamente. A comparação é feita com controles externos. Dá-se o nome de controle externo ou histórico ao grupo usado para comparação dos resultados, mas que não tenha sido constituído ao mesmo tempo, no interior da pesquisa: por exemplo, a série de casos é comparada com os pacientes de anos anteriores.
Estudo transversal (ou seccional)	Investigação para determinar prevalência; para examinar a relação entre eventos (exposição, doença e outras variáveis de interesse), em um determinado momento. Os dados sobre causa e efeito são coletados simultaneamente: por exemplo, a associação entre hábito de fumar e bronquite crônica entre os participantes de um congresso.
Estudo de caso-controle	Particular forma de investigação etiológica, de cunho retrospectivo; parte-se do efeito em busca das causas. Grupos de indivíduos, respectivamente, com um dado agravo à saúde e, sem este, são comparados com respeito a exposições que sofreram no passado, de modo que se teste a hipótese de a exposição a determinados fatores de risco serem causas contribuintes da doença. Por exemplo, indivíduos acometidos por dor lombar são comparados com igual número de indivíduos (grupo-controle), de mesmo sexo e idade, mas sem dor lombar; o passado de exercícios pesados – o fator de risco em avaliação – é determinado nos dois grupos.
Estudo de coorte	Particular forma de investigação de fatores etiológicos; parte-se da causa em busca dos efeitos; portanto, o contrário do estudo de caso-controle. Um grupo de pessoas é identificado, e é coletada a informação pertinente sobre a exposição de interesse, de modo que o grupo pode ser acompanhado, no tempo, e se verifica os que desenvolvem e os que não desenvolvem a doença em foco e se essa exposição prévia está relacionada à ocorrência da doença. Por exemplo, os fumantes são comparados com controles não fumantes; a incidência de câncer de bexiga é determinada para cada grupo.
Estudo randomizado	Tem a conotação de estudo experimental para avaliar uma intervenção; daí a sinonímia *estudo de intervenção*. Pode ser realizado em ambiente clínico; por vezes designado simplesmente como *ensaio clínico* ou *estudo clínico* (em inglês: *clinical trial, randomized clinical trial*). Também é realizado em nível comunitário (*randomized community trial*). No ensaio clínico, os participantes são alocados, aleatoriamente, para formar grupos, chamados de estudo (experimental) e controle (ou testemunho), a serem submetidos ou não a uma intervenção (aplicação de medicamento, de vacina). Os participantes são acompanhados para verificar a ocorrência do desfecho de interesse. Dessa maneira, a relação entre intervenção e efeito é examinada em condições controladas de observação, em geral, com avaliação duplo-cega.
Estudo ecológico	Pesquisa realizada com estatísticas; a unidade de observação e análise não é constituída de indivíduos, mas de grupo de indivíduos; daí, seus sinônimos: estudo de grupos, de agregados, de conglomerados, estatísticos ou comunitários. Por exemplo, a investigação sobre a variação, entre países europeus, dos coeficientes de mortalidade por doenças do sistema cardiovascular e do consumo *per capita* de vinho.
Revisão sistemática e metanálise	Tipo de revisão em que há uma pergunta claramente formulada e são usados métodos explícitos para identificar, selecionar e avaliar criticamente pesquisas relevantes, e também para coletar e analisar dados a partir dos estudos que estão incluídos na revisão. São aplicadas estratégias que limitam viés na localização, na seleção, na avaliação crítica e na síntese dos estudos relevantes sobre determinado tema. A metanálise pode fazer ou não parte da revisão sistemática. Metanálise é a revisão de dois ou mais estudos, para obter estimativa global, quantitativa, sobre a questão ou hipótese investigada; emprega métodos estatísticos para combinar resultados dos estudos utilizados na revisão.

Fonte: adaptada de Pereira, 1995.[5]

Para mais sobre o assunto, ver "*A diversificada terminologia concernente aos métodos.*"[5 p.278]

► C Informações adicionais sobre delineamento

O leitor também espera que o autor tenha adotado técnicas complementares, seja para utilizar todo o potencial do delineamento selecionado, seja para contornar suas inerentes limitações. O uso de determinadas técnicas aumenta a credibilidade dos resultados: por exemplo, a coleta duplo-cega dos dados. Deixar de usar certas técnicas, quando deveriam ter sido empregadas, tem efeito contrário: desperta suspeitas quanto à qualidade do estudo e a validade da conclusão.

Embora a informação sobre o tipo de delineamento utilizado na investigação seja o mínimo que se espere na descrição referente a esse tópico, também suficiente em muitos relatos, por vezes se faz necessário ir um pouco além. No caso, explicar o porquê do delineamento utilizado. A explicação pode estar localizada, não na seção de método, mas na de introdução, se a escolha do método justificar a importância da investigação (ver 5.18, Tipo de estudo e conclusão da investigação).

Os autores de língua inglesa empregam a palavra latina *rationale* para designar a justificativa e a lógica adotada no delineamento, na organização do estudo, na análise dos dados ou a qualquer desses aspectos tomados isoladamente.

Exemplo 6.4C Esclarecimentos sobre as técnicas adicionais empregadas na investigação

Para obter informações de alta confiabilidade, em caso de avaliação de medicamento por meio de estudo randomizado, adota-se o grupo-controle e a avaliação duplo-cega. Detalhes sobre o emprego de ambas as técnicas devem constar no relato da investigação.

No caso de ter sido realizado um estudo de caso-controle emparelhado, esclarece-se como foi feito o emparelhamento e, em especial, as variáveis utilizadas no procedimento.

► D Porque é importante informar o tipo de delineamento de uma pesquisa?

A simples menção ao tipo de delineamento esclarece o leitor, que seja versado na matéria, sobre as principais vantagens e limitações do seu uso.

Algumas vezes, inexiste no artigo informações sobre o tipo de delineamento e as pessoas têm dificuldade em descobrir, pela leitura do texto, qual foi aquele usado na investigação. Em tal eventualidade, o leitor pode inferir que o autor não julga importante fornecer tal informação ou não sabe exatamente como rotular o delineamento, o que, em ambos os casos, resulta em julgamento desfavorável sobre a qualidade do trabalho e a capacidade ou maturidade do pesquisador em termos científicos. Outras vezes, há descompasso visto o delineamento empregado não ser adequado para alcançar o objetivo da investigação.

Exemplo 6.4D Inconsistência nas conclusões em razão do tipo de delineamento

É possível encontrar, na literatura especializada, a inconsistência entre o método aplicado e a conclusão do estudo.

Isso ocorre quando o autor, ao usar método fraco, tenta tirar conclusões justificadas apenas em investigações com delineamentos mais elaborados, ou seja, que se localizam em posição elevada na escala hierárquica das evidências. Por exemplo, a conclusão torna-se frequentemente controversa quando se usa um relato de caso ou uma série de casos para investigar fatores de risco. Um delineamento com grupo-controle é necessário, na maioria das situações, para realizar estudos etiológicos ou para testar a eficácia de produtos e procedimentos.

► 6.5 Cenário da pesquisa

O cenário ou contexto espaço-tempo em que a pesquisa se desenrolou deve fazer parte da seção de método do artigo científico. A descrição de locais e datas da coleta de dados ajuda o leitor a se posicionar quanto à aplicabilidade e à generalização dos resultados.

Exemplo 6.5 Triagem de artigos pela inspeção do local de realização da pesquisa

Mais adiante, no exemplo da seção 10.1, são mencionados quatro caminhos para rastrear bons artigos de leitura. Um deles consiste em considerar o local de realização da pesquisa. A pergunta sugerida é a seguinte: "*O local do estudo é suficientemente similar ao seu, de modo que as conclusões do artigo, quando válidas, serão aplicáveis aos seus pacientes em sua prática clínica?*". Se a resposta for *não*, os autores das instruções recomendam deixar o artigo de lado e passar para o próximo da lista. Note-se que, se não houver descrição do local da pesquisa, a pergunta não pode ser respondida.

► A O que informar sobre o contexto da pesquisa

Os detalhes a serem expostos dependem da importância dessa informação para o entendimento da pesquisa e da familiaridade do leitor com ela. Exemplo de informação a ser fornecida é o nível de atenção do local onde a investigação foi realizada – como centro de saúde, hospital local, hospital regional, hospital terciário, serviço de pronto-socorro, centro de referência, instituição pública, instituição privada ou o que melhor se aplique para situar o ambiente da investigação.

Exemplos 6.5A Contextos da pesquisa

Exemplo 1 Prognóstico da cardiopatia arteriosclerótica
A evolução dessa cardiopatia em pacientes atendidos em ambulatórios de atenção primária difere marcadamente daquela acompanhada em pacientes de hospitais terciários. Isso porque as características dos pacientes não são as mesmas. Naqueles referidos para serviços especializados hospitalares, a doença está avançada e pior é o prognóstico. A descrição do local da pesquisa torna-se útil para o leitor avaliar a aplicação dos resultados apresentados.

Exemplo 2 Pesquisa hospitalar
Se a pesquisa é realizada em uma instituição, especificam-se suas características: por exemplo, o estudo foi feito no Hospital das Clínicas da Universidade X, na cidade Y, no período de janeiro a dezembro do ano Z. Indica-se que se trata de hospital

terciário, ou o que seja, e mostram-se detalhes que o caracterizem. Por vezes, faz-se menção à instituição e remete-se o leitor a texto ou *site* em que haja detalhes sobre o assunto.

Exemplo 3 Pesquisa comunitária

Se a pesquisa for feita fora de instituições, caso de investigação sobre flebótomos infectados de uma região, faz-se a descrição da área de estudo, o que pode incluir a localização geográfica, o tamanho da localidade, as distâncias entre pontos de referência e as características do meio natural, como vegetação, clima, regime de chuvas e outros fatores ambientais.

▶ B Orientação de leitura para as próximas seções

Até o momento, foram abordados dois itens da estrutura do artigo científico relacionados na Tabela 6.1: o tipo de delineamento e o cenário da pesquisa. Trataremos de dois outros temas, cuja descrição clara e completa em artigos científicos auxilia o entendimento dos resultados da pesquisa e da sua aplicabilidade. São eles:

- Seleção da amostra para a investigação (seções 6.6 a 6.12)
- Qualidade da informação (seções 6.13 a 6.21)

▶ 6.6 Seleção de participantes para estudo

Uma investigação pode envolver a coleta de dados de toda a população, caso do censo de todos os habitantes de uma pequena cidade. A situação mais comum, porém, consiste em confinar a coleta de dados de uma pesquisa à parte da população. Razões práticas, por economia de tempo e recursos, explicam a preferência por amostras. Também é questão de qualidade. Torna-se mais fácil obter melhores dados em grupo restrito, no qual se possa controlar o procedimento de coleta e conseguir maior colaboração das pessoas, do que estender a coleta de dados a toda a população.

Muitos são os problemas ao se trabalhar tanto com toda a população como com apenas parte dela. Esses problemas, se não levados em conta adequadamente, resultam em erros nas frequências obtidas, seja gerando subestimativas dos valores ou superestimando-os.

O estudo dos erros ocupa parte substancial do aprendizado da estatística e da epidemiologia. Habitualmente, os erros são classificados em duas categorias: *erro aleatório (ao acaso) e erro sistemático (viés)*. O erro ao acaso é estudado principalmente no âmbito da estatística e o sistemático, em epidemiologia. A importância em diferenciá-los reside em que as técnicas para lidar com eles diferem marcadamente.

Os termos *imprecisão* e *distorção* estão associados a esses erros, com a seguinte conotação: a presença de erro aleatório de monta caracteriza os estudos imprecisos; a presença de erro sistemático sugere resultados distorcidos (viesados ou enviesados).

▶ A Erro aleatório (ou ao acaso)

Ao lidar-se com amostra, paga-se um preço por não incluir toda a população. Os resultados obtidos na amostra – não importa o esmero com que a amostragem e a coleta dos dados

sejam realizadas – constituem apenas uma aproximação. Se obtivermos, por exemplo, uma prevalência de 8% de diabéticos na amostra, será que podemos afirmar que a prevalência de diabéticos na população de onde proveio a amostra será também de 8%? Rigorosamente, não. Isso não é possível. O que fazemos é calcular a margem de erro para os resultados da amostra; digamos, 2% para mais e 2% para menos – o chamado erro amostral. As técnicas estatísticas possibilitam determinar esse valor.

Podemos influenciar a magnitude do erro amostral? Sim, e é o que rotineiramente se faz. A forma mais comum é variar o tamanho da amostra: *amostra maior, erro amostral menor, e vice-versa*. Não podemos, entretanto, eliminar totalmente esse tipo de erro em pesquisas amostrais. A imprecisão da estimativa é uma constante em estudos amostrais. O erro amostral é afastado quando se faz um recenseamento. Algumas considerações sobre amostra, representatividade e erro amostral constam da Tabela 6.6.

▶ B Erro sistemático (ou viés)

Viés é uma distorção – *bias*, em inglês. Os resultados de uma pesquisa em que há viés estarão desviados do seu real valor. Se de grande monta, a credibilidade das conclusões estará comprometida. Tome-se o exemplo simples de abotoar-se erradamente um casaco. Não importa quantos botões haja, se o primeiro é erradamente colocado na segunda casa, e

Tabela 6.6 Considerações gerais sobre população e amostra

Para conhecer as características de uma população, é muito esforço examinar-se toda a população.
Reduz-se o esforço ao escolher-se uma amostra dessa população.
A amostra deve ter as mesmas características da população; em termos comparativos, será um retrato 3 por 4 da população; espera-se que seja representativa, para que se possa fazer inferências estatísticas sobre a população.
A interpretação de resultados em amostra não probabilística (ou não representativa) deve ser cuidadosa: o que vem a seguir não se aplica a amostra não probabilística (ver 6.9B).
No intuito de escolher-se amostra representativa, recorre-se aos ensinamentos da teoria das probabilidades; uma amostra probabilística é essencial nos estudos descritivos; por exemplo, para determinar a prevalência de diabetes em uma localidade.
Ao trabalhar-se com amostras, paga-se um preço; os resultados são imprecisos quando se faz a generalização dos resultados para a população, por conta do erro amostral.
Não se elimina erro amostral em pesquisas com amostras.
O tamanho do erro amostral pode ser conhecido; determinam-se as margens de erro das estimativas por meio de cálculos.
A precisão da estimativa pode ser mudada; isto é, as margens de erro podem ser diminuídas, aumentando-se o tamanho da amostra e vice-versa.
Amostras de pequeno tamanho estão associadas a erros amostrais de grande magnitude e vice-versa.
O que se quer saber é o que ocorre na população; logo, o erro amostral deve ser informado junto com os achados da investigação.

continuarmos na mesma sequência, os demais também estarão na posição errada. Portanto, uma primeira constatação: ao contrário do erro aleatório, *o tamanho da amostra não influencia o erro sistemático*. Pode apenas torná-lo mais evidente, como no exemplo do casaco.

Podemos influenciar a presença ou a magnitude do viés em uma pesquisa? Sim, pelo cuidadoso planejamento, execução, análise, interpretação e relato. O tema é mostrado principalmente no Capítulo 8 (ver 8.4, Validade da investigação, e as seções que lhe seguem). Neste capítulo e no próximo, faremos uma introdução ao assunto. Os vieses metodológicos são classificados em três categorias:

- Viés de seleção, abordado a seguir
- Viés de aferição (ver 6.13B)
- Confundimento (ver 7.13).

▶ C Viés de seleção

O viés de seleção é um erro relacionado a distorções na amostra ou na população estudada. A falta de representatividade da amostra é um problema recorrente em pesquisas. Tome como exemplo extremo o de determinar a prevalência do alcoolismo em uma cidade por entrevistas noturnas entre frequentadores de bares. A alta prevalência detectada será decorrente do viés de seleção. Outros exemplos são mostrados nas próximas seções.

O leitor, na sua avaliação crítica, procurará pela presença desse tipo de viés no relato da investigação. Perguntar-se-á: *"o que os investigadores fizeram para evitar o viés na constituição da amostra?"* O escritor, por sua vez, sabedor que esse é o procedimento de avaliação crítica, irá mostrar o que fez na sua pesquisa para evitá-lo ou neutralizá-lo. Se não teve êxito, apontará onde o viés se encontra e, se possível, a sua magnitude e direção. O conhecimento dos indícios para suspeitar da presença do viés de seleção muito auxilia a lidar com esse problema na fase de realização da pesquisa e na de relato dos seus resultados.[5 p.338]

▶ D Orientação de leitura sobre seleção da amostra para pesquisa

A Tabela 6.7 mostra relação de temas que podem ser úteis na descrição da amostra do estudo e onde encontrá-los no presente livro.

▶ 6.7 População fonte e população externa

Trabalha-se com amostra para se chegar a conclusões mais amplas sobre a população de onde proveio a amostra – e mesmo ir além na generalização e na construção de teoria sobre o assunto. Em termos de generalização a partir da amostra, é conveniente fazer-se a distinção entre os significados de amostra, população fonte (a população amostrada) e população externa (ver Tabela 6.8).

▶ A Amostra e população fonte

Amostra é uma parte, um subconjunto da população. Toda amostra provém de um conjunto maior de indivíduos, chamada

Tabela 6.7 Tópicos relacionados à descrição da amostra utilizada na pesquisa e a localização desses tópicos nas seções do presente livro

Temas	Seção
Seleção da amostra de participantes	6.6
Erro amostral	6.6
Viés de seleção	6.6, 8.4 a 8.9
População fonte e população externa	6.7
Generalização de resultados da amostra	6.7, 7.9 a 7.11, 8.23 a 8.25
Elegibilidade dos participantes	6.8
Tipos de amostra	6.9, 6.10
Tipos de grupo-controle	6.11
O que informar sobre a seleção de participantes	6.12
Seleção de participantes e perdas na amostra	7.4 e 7.5
Características basais dos participantes	7.6
Tamanho da amostra	6.23E, 18.12

"população fonte", aquela acessível ao investigador. O estudo realizado na amostra trará subsídios para conhecer as características dessa população acessível. Haverá o inevitável erro amostral.

Exemplos 6.7A Ilustração de amostra, população fonte e população externa

Exemplo 1 Infecção urinária em gestantes

Duzentas gestantes atendidas em determinado serviço de exame pré-natal em dado período são aleatoriamente selecionadas para constituir a amostra utilizada na investigação.

A população fonte é formada pelas milhares de gestantes que frequentam aquele serviço de exame pré-natal. Dessa população fonte, foi selecionada a amostra para estudo.

Tabela 6.8 Significado dos termos amostra, população fonte e população externa

Denominação	Significado
Amostra	Subconjunto da população; os indivíduos incluídos na investigação; por exemplo, os adultos residentes no bairro da Tijuca, no Rio de Janeiro, que participam de inquérito epidemiológico.
População fonte* (população acessível ou amostrada)	A que fornece indivíduos para compor a amostra; se a amostra é constituída de adultos residentes no bairro da Tijuca, todos os adultos residentes no bairro da Tijuca formam a população fonte.
População externa (população alvo)†	População mais ampla; conjunto de indivíduos para as quais se deseja aplicar os resultados da pesquisa.

Ver exemplos da seção 6.7, para ilustração de aplicação desses conceitos.
* *População fonte* por vezes referida como *população experimental*.[5 p.383]
† *População externa* também é conhecida como *população de referência*.[5 p.383]

A população externa compõe-se de todas as gestantes, não importa onde estejam ou a qual serviço tenham acesso.

Exemplo 2 Prognóstico da leishmaniose tegumentar

Amostra consecutiva de doentes com diagnóstico de leishmaniose tegumentar durante certo período é selecionada para estudo em um hospital de área endêmica, especializado no tratamento dessa doença.

A amostra é retirada da população fonte, constituída de pacientes com aquele diagnóstico, residentes na região em que está localizado o hospital.

A população externa é composta por todos os pacientes com diagnóstico de leishmaniose tegumentar, não importa em que local vivam.

▶ B População externa

Restringir-se às generalizações para a população fonte não é suficiente em numerosas ocasiões. O significado de população fonte consta da Tabela 6.8. Alguns aspectos são a seguir realçados.

Como não se pode estudar o problema em cada população, os dados de uma pesquisa são passíveis de serem aplicados em contextos em que não foram feitas investigações semelhantes, mas que, pela proximidade de características, as generalizações são cabíveis. A população externa tem essa conotação de um universo maior, por vezes abstrato e difícil de precisar ou delimitar.

No exemplo recém-mostrado sobre infecção urinária, a população externa é representada por todas as gestantes, não importa onde estejam ou qual serviço frequentem.

Os leitores esperam que, ao lerem os resultados de uma pesquisa, esses lhes sejam úteis de alguma maneira. Os leitores têm a população externa como perspectiva para aplicar os resultados. O conhecimento das características da amostra e do tema investigado indica quão apropriadas serão as generalizações para além da população de onde proveio a amostra – ou seja, para além da população fonte. Quando a população estudada e a população externa têm características semelhantes, a generalização é mais fácil de ser aceita. Quando diferem em características, surgem resistências quanto à legitimidade das generalizações (ver 6.9C, Representatividade e tipos de estudo). A generalização mais ampla para os achados é debatida com mais detalhes no Capítulo 8 (ver 8.23, Validade externa).

▶ 6.8 Elegibilidade dos participantes

Em pesquisa clínica, estabelece-se o que seja a unidade amostral, a *definição de caso*.

▶ A Definição de caso e critérios para inclusão e exclusão

Duas questões assumem prioridade nesse particular.

- Qual a definição de caso a ser considerada na pesquisa?

  As definições de consenso são vantajosas, pois facilitam comparações entre investigações que adotam o mesmo procedimento.

- Quais os critérios operacionais a serem empregados para compor a amostra?

  Definido o que seja um caso, aplicam-se os *critérios operacionais de inclusão* e, em seguida, os *de exclusão*. Observe-se o que sejam critérios de inclusão e exclusão no exemplo sobre dor lombar.

Exemplos 6.8A Definição de caso e os critérios para inclusão e exclusão

Exemplo 1 Pesquisa sobre tratamento de dor lombar

Ao testar a eficácia de determinado procedimento para aliviar a dor lombar, essa condição necessita estar claramente definida para que se possa aplicá-la aos potenciais candidatos a participar do estudo. No relato, os critérios usados para o diagnóstico de dor lombar precisam ser apresentados. Também, os critérios operacionais, de inclusão e exclusão, serem estabelecidos para compor a série de participantes na pesquisa. Os incluídos seriam, por exemplo, se tivessem dor lombar pela primeira vez, com as respectivas características definidas previamente, e idade entre 20 e 64 anos. Os critérios de exclusão poderiam ser: as gestantes, os que se submeteram a cirurgias na região lombar e os que usavam corticosteróides.

Comentários sobre os critérios: incluíram-se pessoas com idades de 20 a 64 anos. Entre elas, alguns subgrupos são excluídos, como as gestantes, os que se submeteram a intervenções operatórias na região lombar e os que usaram corticosteróides. Não é preciso informar que as crianças, os adolescentes e os idosos de 65 anos e mais de idade são excluídos, pois não tinham sido incluídos. Na mesma situação, estão os que se negaram a participar, pois, como não tinham sido incluídos, não foram contemplados nos critérios de exclusão.

Exemplo 2 Tratamento da anemia ferropriva[6]

A população estudada foi constituída por mulheres em idade reprodutiva, na faixa etária de 15 a 45 anos, não gestantes, que menstruavam regularmente e com níveis de hemoglobina entre $7,5$ g/dℓ e $11,9$ g/dℓ. Foram excluídas as mulheres que referiram ter consumido sulfato ferroso nos últimos trinta dias e as portadoras de doenças hematológicas e renais.

▶ B Unidade de observação

O paciente portador de dor lombar é o "caso", a unidade de observação, na investigação mencionada em parágrafo anterior. Há situações que se prestam a dúvidas, por exemplo, quando lidamos com partes do corpo: exame de olhos, artroscopia de joelhos, pesquisa sobre pé diabético. Regra geral, o paciente é a unidade de observação e de análise. A contagem de mais de uma observação por indivíduo, caso de número de olhos ou de joelhos, aumenta o tamanho da amostra. Pode, em consequência, resultar em significância estatística espúria.[7 p.177] Manter o paciente como a unidade da investigação evita esse problema.

▶ 6.9 Tipos de amostra

Conhecido o universo a ser amostrado (ou seja, a população fonte), escolhe-se a maneira apropriada de selecionar os participantes para a amostra. O procedimento de amostragem fará parte do relato da investigação.

Há duas formas de escolher amostra para estudo, a depender de as unidades serem ou não selecionadas de maneira probabilística (aleatória ou ao acaso).

▶ A Amostra probabilística (ou estatística)

Amostra desse tipo é formada pelo uso de técnicas estatísticas. Cada elemento da população tem probabilidade conhecida de ser incluída. É empregada quando se busca trabalhar com amostra que represente, em termos estatísticos, um grupo populacional maior. É comum usar-se a expressão *amostra de base populacional* para designá-la.

Pode-se compor a amostra probabilística de muitas maneiras. Um *sorteio* é suficiente em situações elementares. Se houver listas, como em catálogo de telefones ou arquivo médico, existe a opção de empregar-se *processo sistemático* de escolha. Por exemplo, a cada dez unidades, uma é selecionada para compor a amostra. A *estratificação* por vezes é exigida para garantir a representatividade de subgrupos. Esse é o caso de investigar-se amostra de homens e de mulheres, separadamente, em indústria em que um desses grupos é minoritário. Em grandes extensões, uma boa técnica consiste no emprego de conglomerados. Divide-se toda a área em conglomerados mutuamente excluídos e faz-se a seleção dos *conglomerados*. As pesquisas populacionais extensas, por exemplo, as que cobrem todo o País, como a PNAD (Pesquisa Nacional por Amostra de Domicílios), do IBGE, utilizam delineamento amostral complexo, com a adoção de vários tipos de amostragem em diferentes etapas, sendo a amostra por conglomerados empregada na etapa inicial.

Se a amostra é probabilística, aquela feita com o propósito de se constituir em miniatura da população estudada, pode-se utilizar as técnicas estatísticas de inferências. A teoria da estatística nos fornece orientação para caminhar nos dois sentidos:

- *A partir da população fonte*, decide-se a forma de *amostragem* e procede-se ao cálculo do seu tamanho.
- Inversamente, *a partir da amostra*, extrapolam-se os seus resultados para a população fonte; ou seja, com o resultado da pesquisa *são feitas inferências quantitativas* sobre a população de onde proveio a amostra.

Exemplos 6.9A Amostra probabilística

Exemplo 1 Prevalência de fatores de risco para doenças crônicas

Inquéritos amostrais de base populacional têm sido realizados pelo país para o conhecimento de fatores de risco de doenças crônicas. A representatividade pode ser apreciada pelo confronto da distribuição por sexo, idade e escolaridade da amostra com a do recenseamento demográfico de anos próximos no mesmo local.

Exemplo 2 Pesquisa em dias nacionais de multivacinação de crianças

Algumas campanhas de imunização que têm acontecido no Brasil, em certos dias do ano, contam com participação de 100% da população infantil. Amostra sistemática de crianças que procuram vacinação nesses dias pode ser uma maneira de obter, a um custo relativamente baixo, grupo representativo das crianças da localidade onde a campanha de imunização é realizada. Prevalências do aleitamento materno têm sido obtidas por essa via.

▶ B Amostra não probabilística

Como o nome indica, essa modalidade de amostra é formada sem aplicação de técnicas estatísticas. Não há exigência de representatividade no sentido estatístico da palavra. Desconhece-se a probabilidade de cada elemento da população em ser selecionado.

Amostra não probabilística pode ser constituída intencionalmente, por motivos técnicos. Esse é o caso de determinadas pesquisas qualitativas, em que não se busca a generalização de resultados, mas investigar em profundidade o que acontece em alguns casos e assim compreender melhor a situação. Outra ilustração é a do primeiro exemplo anexo, em que se adotou de propósito amostra do local mais poluído de um lago. Parece decisão correta para o propósito de detectar situações que necessitem de atuação imediata das autoridades.

Às vezes, a amostra não probabilística advém de decisões pouco adequadas. No Exemplo 2, o objetivo dos investigadores foi descrever o padrão do tabagismo. A pesquisa, no entanto, ficou restrita a voluntários que responderam questionário e o retornaram por correio. A enorme quantidade de perdas limitou a utilidade dos seus resultados. Em casos como esse, em que resulta amostra não representativa, ela é dita *atípica*, *viciada* ou *distorcida*. Pode tornar o processo de escolha mais simples, porém há limitações quanto à generalização dos resultados obtidos. Nas amostras não probabilísticas, as técnicas estatísticas não são apropriadas para fazer inferências quantitativas sobre a população fonte.

Exemplos 6.9B Amostra não representativa

Exemplo 1 Amostra intencional indicada por peritos

Um local aparentemente mais poluído de um lago é selecionado com o propósito de recolher amostra de água para exame de suas características.

Exemplo 2 Amostra de voluntários

Um inquérito sobre a prevalência do tabagismo na classe médica brasileira foi realizado em meados de 1990 com o patrocínio da Associação Médica Brasileira. A população fonte era constituída de médicos associados pagantes da Associação, de todo o País, e totalizou 51.558 médicos. Cada médico recebeu, por correio, um formulário-padrão e um envelope-resposta selado. A amostra usada foi das respostas espontâneas obtidas, constituída por 11.909 médicos, 23% da população. O objetivo do inquérito foi descrever o padrão do tabagismo entre os médicos. Para tal, ou toda a população deveria ser incluída, o que não ocorreu, ou estaria indicada uma amostra probabilística, representativa de todo o universo, o que não foi tentado. A enorme quantidade de perdas (77%) limita a utilidade dos resultados da pesquisa. Na seção 7.5, o tema *perdas* é tratado em mais detalhes. Os voluntários que respondem a questionário, em geral, formam amostra de conveniência, não representativa do universo que se pretende alcançar.

Exemplo 3 Informações sobre prevalência de hipertensão em duas fontes: amostra aleatória e amostra de voluntários

Esse exemplo foi trazido, pois ilustra como as características da amostra influenciam poderosamente os resultados de uma investigação.

Se a investigação é feita em amostra representativa da população, a frequência de hipertensão será mais baixa do que a encontrada em outra pesquisa, na mesma população, mas que utilize dados provenientes de dias de campanha de saúde pública contra a hipertensão. Nessas, comparece número proporcionalmente maior de pessoas em maior risco. Por isso, as comparações de resultados de pesquisas precisam verificar detidamente como as pessoas foram reunidas para compor a amostra de estudo. Os resultados na amostra probabilística são os que mais se aproximam dos verdadeiros valores na população. Uma investigação na população adulta de Porto Alegre ilustra esses pontos.[8] Comparou-se a prevalência de hipertensão arterial em amostra probabilística da população com a aferida em campanha de prevenção e controle de hipertensão. A prevalência de hipertensão arterial sistêmica, definida por valores $\geq$ 160/95 mm de Hg ou tratamento com anti-hipertensivos, foi menor na amostra populacional (24%) comparativamente à amostra da campanha (42%). Na amostra probabilística, 56% eram pessoas do sexo feminino e 22% de idosos (60 ou mais anos de idade). Na amostra de campanha, as mulheres eram mais numerosas (72%), assim como os idosos (55%). Não é surpresa encontrar prevalência de hipertensão mais elevada nos dados da campanha. Tem mais sentido só incluir em comparação de prevalências as frequências obtidas em amostras que representam a população. Em revisões sistemáticas da literatura sobre estimativas de frequências, esse aspecto é valorizado. São incluídas nas revisões as investigações feitas em amostras probabilísticas ou censos (ver 6.12C, Aprendizado por meio da revisão sistemática).

▶ C Representatividade e tipos de estudo

A representatividade da amostra é essencial em certas situações, caso dos inquéritos epidemiológicos efetuados para estimar prevalência e incidência.[5 p.341,9] As amostras não representativas distorcem os resultados, seja por elevar, seja por subdimensionar frequências, afastando-as do real valor do parâmetro populacional; assunto recém-comentado.

Nos estudos analíticos de observação – coorte, caso-controle e transversal – em que se busca investigar a relação entre variáveis, a representatividade também é aspecto relevante. Sua falta pode alterar as relações entre os eventos. Existe, por exemplo, uma modalidade de viés de seleção, dito *viés de admissão ou de Berkson*, que resulta de probabilidades diferentes de admissão entre casos e controles. A combinação de favorecimento ou não na admissão de determinados tipos de pacientes pode ter como consequência distorcer os resultados de associação de variáveis. Explicações adicionais sobre este tipo de viés fogem ao escopo deste livro.[5 p.399] Assim, nos estudos restritos às pessoas que demandam serviços, as interpretações precisam ser cautelosas, como comentadas na próxima seção. Porém, muitas associações detectadas em bases institucionais se mantêm quando investigadas em bases populacionais. Isso pode ocorrer com associações biológicas do tipo hábito de fumar e câncer. É necessário, no entanto, prudência na generalização dos achados obtidos em amostras institucionais. Muitos estudos de caso-controle, por exemplo, dispõem de dois grupos controle – um institucional e outro populacional – no intuito de verificar a coerência dos resultados.

Nos ensaios clínicos, a ênfase reside na validade interna, em detrimento da validade externa. Para a boa realização de pesquisas deste tipo, requer-se grupo de participantes homogêneo e cooperativo, e dados de boa qualidade. Essas características têm sido apontadas como mais relevantes do que buscar a representatividade dos grupos experimental e controle (ver 8.25, Generalização não estatística).

▶ 6.10 Amostra institucional e amostra populacional

Os primeiros estudos clínicos para o conhecimento de um problema de doença são feitos em amostra de conveniência, constituída por relato de casos ou série de casos. São os pacientes acessíveis ou os que demandam por atendimento. Constituem a chamada *amostra de base institucional* ou *amostra de base hospitalar*. Em geral, produzem informações não representativas da população. Refletem o padrão de atendimento, com predominância de pacientes mais gravemente afetados.

Após os primeiros estudos sobre uma doença, sente-se a necessidade de promover a coleta de dados em amostras que retratem com mais fidedignidade a situação. Essas investigações, quando abrangem população bem definida, com o intuito de incluir todos os casos, são ditas de *base populacional*; *population based studies* ou *population based epidemiology*, em inglês (ver exemplos).

Exemplos 6.10 Amostras empregadas na descrição de um problema de doença e os respectivos perfis de morbidade

Exemplo 1 Constipação em pacientes com megacólon[10]

Os primeiros estudos sobre o tema no Brasil, na região Centro-Oeste, assinalaram a importância da obstipação como sintoma na doença de Chagas. Todos os pacientes com megacólon, atendidos no hospital, queixavam-se dessa condição; 70% relataram ficar dez dias ou mais sem evacuar. As investigações pioneiras baseavam-se em amostra não representativa. Correspondiam à ponta do *iceberg*. A extensão das investigações a pacientes ambulatoriais e à comunidade mostrou que nem todos os indivíduos com esse diagnóstico queixaram-se de retenção fecal. Estudos de base populacional indicaram que 25% dos portadores de megacólon nem tinham obstipação. Portanto, a amostra de conveniência usada no passado apontou um quadro distorcido da frequência de obstipação. Esse quadro somente foi mais bem descrito quando foram utilizadas amostras de base populacional.

Exemplo 2 Epidemiologia da doença de Fournier[11]

A doença de Fournier é uma forma de gangrena associada à infecção de partes moles de escroto e períneo. Foi descrita pela primeira vez em 1883. As séries de casos publicadas indicam letalidade entre 20 e 40%. Há mesmo relato de taxas mais altas. Uma avaliação com 33 pacientes mostrou incidência de 88% de óbitos. Os autores de um estudo de base populacional sobre o assunto, nos Estados Unidos, sustentaram que as estatísticas disponíveis refletiam a experiência de alguns hospitais terciários apenas e não o espectro clínico da síndrome na população. Portanto, apontou-se viés de seleção nas estatísticas. Com o emprego de base de dados sobre internações hospitalares – *The State Impacient Databases*, que cobria 21 estados, em 2004 – identificaram 1.641 casos da síndrome, o que resultou, entre outros achados, em incidência de 1,6 caso por 100 mil homens e letalidade de 7,5%. Essa taxa de letalidade, bastante inferior às relatadas até então, segundo os autores da investigação, reflete mais precisamente a situação real. A maneira abrangente, dita de base populacional, com que foi realizada a investigação, é trazida como suporte para a afirmação dos autores.

▶ 6.11 Tipos de grupo-controle

Resultados isolados são de difícil interpretação. Necessita-se de algum padrão ou grupo-controle para comparação.[5 p.386]

▶ A Grupo-controle interno

O grupo-controle formado no interior da própria pesquisa é dito *controle interno*. O objetivo é comparar os achados no interior da pesquisa, sendo exemplo o que ocorre em estudo de caso-controle, estudo de coorte e nos ensaios clínicos. No relato, especifica-se como foram compostos os grupos (ver Tabela 6.9).

▶ B Grupo-controle externo

Um grupo-controle dito externo pode ser usado na comparação de resultados.[5 p.509] O *controle externo* é inferior ao interno, em termos de validade da pesquisa, pela menor possibilidade de eliminar o efeito de variáveis indesejadas ou de neutralizar diferenças que dificultam a interpretação dos resultados.

Exemplo 6.11B Pesquisa do tipo antes e depois

Em uma enfermaria de hospital, os resultados obtidos com um determinado procedimento são comparados com os de um período anterior à adoção do referido procedimento. No caso, os dados do período anterior configuram o grupo-controle externo, também chamado *controle histórico*. A interpretação do efeito do procedimento é complexa, visto haver muitas diferenças entre os dois períodos e que podem ser responsabilizadas pela variação nos resultados. Os riscos aos quais as pessoas estão submetidas raramente permanecem os mesmos ao longo do tempo. Os dados recentes, que correspondem ao "depois", tendem a ser de melhor qualidade, assim como é diferente o cenário, visto o envolvimento e interesse do investigador.

Tabela 6.9 Recomendações para o relato da escolha de participantes em pesquisa segundo tipo de estudo observacional

Tipo de estudo	Recomendações
Coorte	Fornecer critérios de inclusão e exclusão, fontes e métodos de seleção dos participantes Informar o período de acompanhamento e os métodos usados.
Caso-controle	Fornecer critérios de inclusão e exclusão, as fontes e os métodos de seleção de casos e controles separadamente Detalhar o critério diagnóstico para a escolha dos casos e a lógica para a escolha dos controles Nos estudos caso-controle emparelhados, explicar o critério de pareamento e o número de controles por caso.
Transversal	Fornecer critérios de inclusão e exclusão, fontes e métodos de seleção dos participantes.

Fonte: adaptada de STROBE 2009.[12]

Nota: para o relato da escolha de participantes em ensaio clínico, ver Tabela 4.6.

▶ 6.12 O que informar sobre a seleção dos participantes para estudo

É de toda conveniência que o artigo científico contenha as explicações necessárias sobre a seleção de participantes, de modo que o leitor compreenda o que foi feito. As seções 6.6 a 6.11 indicam os principais tópicos que merecem lugar no relato da investigação. Alguns aspectos são realçados a seguir.

▶ A Inclusão de toda a população na investigação

Se incluída toda a população, descrever o que foi feito. Se utilizado sistema de informação disponível, indicar a cobertura que ele alcança e a qualidade dos seus dados.

Exemplo 6.12A Distorção nos resultados relacionada ao uso de bases de dados de informações de saúde

As grandes bases de dados mantidas pelo Ministério da Saúde – sobre mortalidade, nascidos vivos, internações hospitalares, notificações de agravos e outras – apresentam problemas de cobertura e de informação. Esses problemas precisam ser conhecidos, para que as estatísticas sejam adequadamente interpretadas.

Restringindo-se às estatísticas de mortalidade no Brasil, sabe-se que elas são mais deficientes nas regiões Norte e Nordeste, do que no restante do País. Estima-se que pelo menos 20% dos óbitos ocorridos nas mencionadas regiões não sejam registrados e, portanto, não incluídos nas estatísticas. Nas comparações regionais, os menores valores dos coeficientes porventura encontrados nas regiões Norte e Nordeste podem ser devidos simplesmente a subregistros.

A facilidade de trabalhar com dados já coletados, ditos *dados secundários*, deve ser balanceada face às limitações de cobertura do sistema e da qualidade da informação que contem. Para descrição das principais bases de dados nacionais, ver publicação da Ripsa.[13 p.313]

▶ B Descrição da amostra utilizada na investigação

"*Informar o número de indivíduos em cada estágio do estudo, por exemplo, número de candidatos em potencial para a investigação, número de candidatos qualificados examinados, qualificados confirmados, incluídos no estudo, participantes que completaram o seguimento e participantes analisados. Explicar as perdas em cada estágio. Um diagrama de fluxo é recomendado. Informar as datas definindo os períodos de recrutamento.*" Essas são recomendações do STROBE, um guia para relato de estudos observacionais em epidemiologia.[12]

O leitor de um artigo científico quer saber o modo de seleção das pessoas para compor a amostra; também as suas características e a representatividade. *A amostra representa o quê? A que tipo de população os resultados obtidos na amostra são aplicáveis? Há limitações para essa generalização? O viés na seleção dos componentes da amostra pode explicar os resultados?* Essas são algumas questões para o autor fornecer as respostas pertinentes ao escrever o seu relato.

Entre as informações sobre a amostra a constarem no artigo, estão:

- De onde veio e como foi selecionada
- Os respectivos critérios de inclusão e exclusão das pessoas no estudo
- A subdivisão da amostra; por exemplo, para formar um grupo-controle
- As considerações sobre a determinação do tamanho da amostra
- As perdas e as características da amostra final estudada.

A maioria dessas informações estará situada na seção de método do artigo científico, mas há as que constarão dos resultados, caso do fluxo de participantes no estudo e as características da amostra. Haverá ainda outras que comporão a discussão do artigo, em particular quando se interpretam as limitações e aspectos positivos das investigações. A Tabela 6.7 mostra uma relação de temas, úteis na descrição da amostra do estudo, e o local em que se encontram neste livro. Questões aplicáveis na avaliação do relato da amostra utilizada na pesquisa estão listadas na Tabela 6.10. Devem ser lembradas na preparação do artigo.

► C Aprendizado por meio da revisão sistemática

A identificação de erros e omissões em relatos requer conhecimentos de metodologia científica, epidemiologia e estatística. Um caminho para adquirir esses conhecimentos, ou iniciar-se no estudo do tema, é familiarizar-se com os procedimentos adotados nas revisões sistemáticas. Essa forma de síntese leva em conta a qualidade dos estudos e exclui-se de apreciação os relatos deficientes em critérios relevantes. Se os ensinamentos contidos nas revisões sistemáticas forem seguidos, a tendência é a melhoria da qualidade dos artigos originais, o que se reflete, também, na qualidade das revisões sistemáticas.

Exemplo 6.12C Avaliação da qualidade de artigos sobre prevalência e incidência[9]

Um instrumento utilizado para a avaliação crítica dos artigos de prevalência e incidência a serem incluídos em revisão é composto por oito critérios. São pontuados, seja 0 ou 1, em função da ausência ou presença do explicitado em cada critério. Um máximo de oito pontos é atribuído ao estudo de melhor qualidade. Os critérios utilizados são os seguintes:

1. Amostra probabilística ou censo da população
2. População fonte escolhida sem viés

Tabela 6.10 Questões utilizadas na avaliação da adequação da amostra investigada

Como a amostra foi constituída ou os grupos formados?
Os critérios para constituição da amostra foram objetivos e adequados?
Quais as possibilidades de distorções no processo de seleção?
Houve perdas? Elas limitam a representatividade da amostra?
O que os investigadores fizeram para evitar o viés na seleção da amostra?

3. Tamanho da amostra maior do que 300 indivíduos
4. Perdas de até 30%
5. Resultados expressos com margem de erro – os intervalos de confiança
6. Descrição das características sociodemográficas da população estudada
7. Instrumentos de mensuração de fácil aplicação e altas reprodutibilidade e validade
8. Ausência de viés de aferição; avaliadores imparciais ou mascarados e, preferencialmente, em dupla.

Note-se que os critérios 1 a 6 referem-se à amostra investigada e 7 e 8 à coleta de dados. Somente os artigos que alcançam alta pontuação são considerados para inclusão em revisão sistemática. De modo que os artigos sejam avaliados por esses critérios, a descrição no texto deve contemplá-los.

O instrumento mencionado, utilizado para a avaliação crítica de artigos de frequências, deve ser aplicado criteriosamente, pois pode estar inadequado em muitas situações. Por exemplo, para investigar a incidência de eventos raros, grandes amostras são necessárias, bem superiores ao mencionado ponto de corte de 300 participantes. No entanto, o instrumento em questão serve aos nossos propósitos de realçar a importância de fazer constar no artigo informações adequadas sobre a amostra e sobre a coleta de dados.

► D Pesquisa com uso de animais em laboratório

Se a investigação não é realizada em seres humanos, mas em animais, as recomendações quanto ao relato, abordadas no capítulo, não se aplicam. Em geral, informa-se o número utilizado, a espécie, a raça e outras características pertinentes. Para mais sobre o assunto, ver 21.21, Código de ética em pesquisa com animais.

► 6.13 Coleta de dados para a pesquisa

Ao lado do delineamento, do cenário da pesquisa e da seleção da amostra, assunto das seções anteriores, a forma de obtenção de dados é outro componente relevante da redação científica.

► A Qualidade dos dados e resultados da pesquisa

Existem muitos problemas em potencial na obtenção de dados para uma pesquisa. Erros, se presentes, irão alterar as estimativas de frequências, seja para mais seja para menos, afastando-se do que existe no mundo real. Uma atenção especial, no relato, deve contemplar as decisões quanto à neutralização das expectativas do observador e do observado, visto a capacidade dessas expectativas influenciarem poderosamente os resultados da investigação. As pessoas podem se empolgar, por exemplo, por um determinado procedimento e influenciarem a coleta de dados – o viés da empolgação, um tipo de viés de aferição. A busca por objetividade é essencial.

Algumas frases são transcritas, a seguir, pois realçam a subjetividade na observação dos fatos e a complexidade do assunto.

- *"Nem tudo é o que parece ser"* (provérbio popular).
- *"O olho só vê aquilo que o coração deseja"* (provérbio popular).
- *"A beleza está nos olhos de quem vê"* (provérbio popular).
- *"Vemos o que esperamos ver e ignoramos outras possibilidades."* (anônimo).
- *"Uma coisa é o que a gente pensa, outra o que a gente fala, outra o que a gente escreve e outra o que outra pessoa entende."* (ouvido pela TV).
- *"Não vemos as coisas como são, mas sim como nós somos."* Anais Nin, 1903-1977, escritora norte-americana, nascida em Paris.
- *"O que vemos depende das teorias que usamos para interpretar as nossas observações."* Albert Einstein, 1879-1955, físico alemão radicado nos Estados-Unidos.
- *"A realidade é um domo de cristal multicolorido: do lugar que ocupamos cada um vê caleidoscopicamente uma combinação de diversas cores."* Will Durant, 1885-1981, filósofo e historiador norte-americano.
- *"Nenhum conhecimento constitui uma simples cópia do real, a depender de um sistema anterior de experiências e conceitos da pessoa que observa".* Jean Piaget, 1896-1980, psicólogo suíço.
- *"Cada um traz em si a sua concepção do mundo e não é tão fácil com isso desembaraçar-se dela. Não podemos fugir, por exemplo, a servir-nos da linguagem e a nossa linguagem está cheia de idéias preconcebidas (...) Só que são idéias preconcebidas inconscientes, mil vezes mais perigosas que as outras."* Henri Poincaré, 1854-1912, matemático e filósofo francês.
- *"Quando alguém narra uma história, mesmo sendo fiel e honesto, o faz de acordo com seus conhecimentos e sentimentos. Não existe observador neutro. Além disso, nem tudo que está na memória é lembrado. (...) Lembramos fatos que não são exatamente como aconteceram, e sim como gostaríamos que tivessem acontecido."* Tostão, médico, comentarista esportivo e ex-jogador de futebol.

▶ B Viés de aferição

Os vieses ocupam posição relevante na interpretação dos estudos clínicos e epidemiológicos. Um primeiro tipo foi mencionado (ver 6.6C, Viés de seleção). Uma segunda modalidade, agora abordada, é o *viés de aferição*, também designado por outros nomes: *viés da informação, viés da observação ou viés do diagnóstico*. Pode ocorrer em cada oportunidade em que se lida com variáveis – caso dos resultados serem imputados à maneira como elas são conceituadas, medidas, registradas, trabalhadas, analisadas, interpretadas, divulgadas.

Exemplos 6.13B Viés de aferição

Exemplo 1 Indícios de viés de aferição
Pesagem em balança defeituosa, em que o ponteiro em repouso não está na posição zero.
Diferentes critérios de coleta de dados entre entrevistadores.
Ausência de critérios operacionais para a definição de caso.

Exemplo 2 Avaliação da qualidade de artigos de prevalência e incidência[9]
Em exemplo anterior (ver 6.12C), foi mencionado um instrumento para a avaliação crítica de relatos de prevalência e incidência. Dos oito critérios estipulados, dois referem-se à coleta de dados e dizem respeito ao:

- Instrumento de mensuração que deve ser de fácil aplicação e altas reprodutibilidade e validade
- Avaliadores que precisam ser imparciais ou mascarados, preferencialmente em dupla.

O que se espera de relatos sobre frequência é que haja descrição adequada desses tópicos.

▶ C Orientação de leitura sobre coleta de dados para pesquisa

A Tabela 6.11 mostra a localização no capítulo dos temas sobre coleta de dados. São esses os candidatos a serem lembrados ao escrever o artigo científico original.

▶ 6.14 Avaliação cega

Os leitores esperam que a observação dos acontecimentos seja imparcial, mas as percepções podem ser deturpadas, consciente ou inconscientemente, pelo observador e pelo observado. As citações transcritas na seção anterior denotam a complexidade da observação e do registro dos fatos com isenção, sem idéias preconcebidas.

Na coleta de dados, procura-se evitar que o observador encaixe aquilo que procura naquilo que observa. Daí, a conveniência de proceder a aferições com alguma forma de ocultação – ditas mascaradas, cegas ou independentes (ver Tabela 6.12). O intuito é minimizar ou afastar a influência de fatores subjetivos na avaliação dos resultados. São muito valorizadas as aferições em que há dupla ocultação, ditas *duplo-cegas*: nem o avaliador nem o avaliado sabem de certos detalhes, possibilitando minimizar ou mesmo afastar comportamentos tendenciosos do avaliador ou do avaliado no momento da coleta de dados. Em ensaio clínico, está indicado que médicos e pacientes desconheçam a substância aplicada, se placebo ou droga. Em estudo de caso-controle, os dados sobre fatores de risco

Tabela 6.11 Tópicos relacionados à descrição da coleta de dados da pesquisa e a localização desses tópicos nas seções do presente capítulo

Tópicos	Seção
Aferição dos eventos	6.13
Viés na coleta de dados (viés de aferição)	6.13B
Avaliação cega	6.14
Etiologia dos erros na coleta de dados	6.15
Subjetividade da aferição	6.16
Validade e confiabilidade da informação	6.17
Classificação das variáveis	6.18
Variável dependente e independente	6.19
Desfecho primário (principal) e secundário	6.20
O que informar sobre a coleta de dados da pesquisa	6.21

Tabela 6.12 Tipos de mascaramento

Aferição aberta (não mascarada ou não cega): o examinador e o examinado conhecem o que é avaliado; nada lhes é ocultado.
Aferição monocega (monomascarada ou "caolha"): ou o examinador ou o examinado desconhecem o que é avaliado.
Aferição duplo-cega (duplo-mascarada): ambos, examinador e examinado, desconhecem detalhes do exame ou da investigação.
Aferição triplo-cega (triplo-mascarada): examinador, examinado e analista de dados desconhecem detalhes do exame ou da investigação.

serão de melhor qualidade se o observador não souber quem é caso e quem é controle. O problema reside em que o cegamento nem sempre é possível ou fácil de manter.

As avaliações em que não se emprega nenhuma técnica de ocultação são ditas *abertas*. As aferições abertas e *monocegas* possibilitam a ocorrência de deturpações e erros de aferição, conscientes ou inconscientes, decorrentes do prévio conhecimento de detalhes que influenciam o julgamento.

O termo "cego" é usado em muitos tipos de avaliação. Esse é o caso, por exemplo, de um observador ser mantido cego em relação a outro observador para não haver influências recíprocas. Em algumas pesquisas, quando dois observadores avaliam independentemente o mesmo objeto – pode ser prontuário, exame ou o que for – uma estratégia utilizada é do resultado da aferição ser somente aceito se os observadores concordam entre si. Em caso de desacordo, busca-se o consenso ou um terceiro é chamado para decidir a questão.

Está indicado fornecer, no artigo, detalhes das técnicas empregadas nas aferições com o intuito de manter as pessoas mascaradas quanto ao que estava sendo medido. A recomendação do CONSORT para o relato do mascaramento é a seguinte: "(descrever) *quem e como foi feito o mascaramento após alocação das intervenções (tais como: participantes, cuidadores, avaliadores dos desfechos). Se relevante,* (incluir) *descrição da semelhança das intervenções.*" Essa é a recomendação 11 da lista apresentada na Tabela 4.6.

Exemplo 6.14 Possibilidades de viés de aferição em pesquisa sobre a eficácia de medicamento

Em investigação sobre a eficácia de um novo medicamento no controle da acne, se sabemos que um paciente utilizou a droga, podemos induzi-lo a relatar melhora na evolução simplesmente pela maneira de perguntar. Se, ao contrário, temos conhecimento de que o paciente usa um placebo, e não a droga, pode ser colocada em dúvida a melhora que ele relata ter tido. A dupla ocultação está indicada para evitar vieses desse tipo.

▶ 6.15 Etiologia dos erros na coleta de dados

Os erros na coleta de dados podem ser reunidos em três categorias relacionadas, respectivamente, às pessoas, aos instrumentos e às circunstâncias (ver Tabela 6.13). Em cada uma dessas categorias, há muitas possibilidades de erro. No relato da investigação, o autor descreve como buscou prevenir ou

Tabela 6.13 Etiologia dos erros de mensuração

As pessoas envolvidas no processo, seja o observador, seja o observado.
O instrumento usado na aferição.
As circunstâncias em que a coleta é feita.

neutralizar as principais causas de erro, o que permite o leitor avaliar se tal objetivo foi alcançado e aquilatar o grau de confiabilidade das informações da pesquisa. Uma das finalidades dos esclarecimentos é possibilitar a reprodução dos procedimentos por outro investigador. Embora não se possa detalhar tudo, o texto não deve deixar dúvidas quanto aos procedimentos básicos adotados.

Exemplo 6.15 Descrição de procedimentos em exames de laboratório

São informados, no artigo, os procedimentos laboratoriais efetuados. Técnicas padronizadas bastam ser referenciadas. Modificações de técnicas devem estar descritas.

▶ 6.16 Diversidade de situações e subjetividade na aferição

Os objetivos da pesquisa apontam o tipo de dado a ser coletado.

▶ A Diversidade de situações

Muitas investigações, em clínica e em saúde pública, requerem a obtenção de *dados retrospectivos* – por exemplo, em documentos (prontuários, fichas) ou por entrevistas. São usados *questionários*, seja autopreenchidos (no próprio local, por telefone, correio eletrônico) ou completados com a presença do entrevistador, que dirige as perguntas. Essas podem ser *fechadas*, com opções predeterminadas, ou *abertas*, nas quais há espaço para descrição livre a critério de quem informa. Existem também outras formas de coleta de dados, entre as quais a *observação direta* e os *diários*. Esses últimos podem ser preenchidos pelo pesquisador, à medida que obtém a informação, ou, como é comum em investigações dietéticas, pelo pesquisado – por exemplo, pelo preenchimento de diário. Em situações complexas, são empregadas *escalas* que requerem preparo esmerado dos que coletam dados. Em outras, *instrumentos eletrônicos* de precisão estão disponíveis. Portanto, são muitas as possibilidades, todas associadas a diferentes níveis de confiabilidade da informação. Questões aparentemente triviais, como a maneira de entrevistar ou a ordem das perguntas, podem ter influência nos resultados.

▶ B Subjetividade na aferição e relato do que foi feito

Nas variáveis de fácil mensuração, não há dificuldade do que relatar. O problema reside naquelas observações ou mensurações cujo significado não é o mesmo para todos. Estão, nesse caso, etnia, qualidade de vida, desconforto, dor, felicidade e satisfação das pessoas. As variáveis que se prestam a dificuldades de mensuração devem ser objeto de esclarecimento de como foram mensuradas e quais as escalas utilizadas.

Dois ou mais observadores podem proceder à coleta de dados, independentemente um do outro, e os resultados serem comparados para informar a concordância entre eles. Esse procedimento é usado na aplicação de testes com maior teor de abstração, na observação de imagens e traçados, como o eletrocardiograma, e em diagnósticos clínicos. Também é usado na obtenção de dados de artigos originais incluídos em revisões sistemáticas.

O autor incluirá, no seu relato, o que julgar adequado para mostrar a qualidade da sua informação. Para selecionar o que for adequado, posicione-se no lugar do especialista que avalia o texto. Ele quer saber como o autor lidou com questões cruciais na coleta de dados. A descrição desses aspectos deve estar contemplada no artigo científico (ver Tabela 6.14).

É conveniente informar a definição operacional das variáveis principais da pesquisa e o instrumento empregado para coletar os dados. Também se esse instrumento foi testado anteriormente, ou seja, se foi validado. Para certas condições, o teste deve ser validado para a nossa população se proveniente de outro país. Podem ser apresentados detalhes do exame ou de formulário aplicado, informando-se, no caso desse último, os critérios de preenchimento. Também, mostram-se os procedimentos empregados para garantir a qualidade na coleta de dados.

▶ 6.17 Validade e confiabilidade da informação

É de praxe o pesquisador selecionar o melhor procedimento ou teste diagnóstico ao seu dispor, que seja adequado para a ocasião, no intuito de obter dados de boa qualidade sobre as variáveis de interesse. Em termos técnicos, a mensuração das variáveis principais deve ter validade e confiabilidade altas (ver Tabela 6.15).

▶ A Validade da informação (da variável ou do teste diagnóstico)

Há *vários tipos de validade*, que o leitor encontra descritos em textos de psicometria, metodologia científica e epidemio-

Tabela 6.14 Recomendações para o relato das variáveis em estudos observacionais

Tópico	Recomendações
Variáveis de interesse	Listar e definir claramente todas as variáveis e indicar se são de desfecho, de exposição, preditores, confundidores potenciais ou modificadores de efeito (ver 6.19B).
Mensuração	Para cada variável de interesse, detalhar métodos de mensuração. Se necessário, descrever a comparabilidade dos métodos de mensuração usados nos grupos.
Vieses	Descrever medidas para lidar com potenciais fontes de viés.

Fonte: adaptada de STROBE 2009: itens 7, 8 e 9 do *checklist*.[12]

Tabela 6.15 Validade e confiabilidade de um teste diagnóstico

Validade, acurácia (*validity*, accuracy, em inglês): capacidade de refletir a verdadeira situação.

Confiabilidade, reprodutibilidade, precisão (*reliability*, em inglês): estabilidade da informação quando a observação ou mensuração for repetida; o quanto repete o mesmo resultado em nova mensuração.

Fonte: adaptada de Pereira, 1995.[5 p.363]

logia.[5 p.368] Uma maneira especial de expressá-la é por meio da *validade relativa a um critério*, na qual são quantificadas a *sensibilidade* e a *especificidade* do teste empregado (ver Tabela 6.16).

A *validade do teste diagnóstico* influencia a *validade (ou qualidade) da investigação*. Observe que a validade é utilizada em dois contextos em metodologia científica, de avaliação de uma informação isolada e de avaliação geral da pesquisa; para este último contexto, ver 6.2A. De modo a evitar confusão de termos, alguns utilizam um anglicismo, *acurácia*, para designar a validade do teste diagnóstico – do inglês *accuracy*.

▶ B Confiabilidade da informação (da variável ou do teste diagnóstico)

Decidido qual teste será usado, em geral, um de *alta validade*, expressa por níveis adequados de sensibilidade e de especificidade, e apropriado ao objetivo da pesquisa, o investigador dedica tempo e esforços para alcançar *alta confiabilidade* na sua aplicação. Para a mensuração da confiabilidade, há uma variedade de testes, a serem escolhidos em função do tipo de variável.[5 p.364] Nas medidas abstratas, é útil indicar no relato da investigação o valor quantitativo da confiabilidade do instrumento utilizado. Eis algumas ilustrações:

- Em caso de *variáveis categóricas*, a estatística *kappa* é muito usada, pois expressa a concordância de resultados, quando a mensuração é repetida, descontados os efeitos do fator acaso.[5 p.367]
- Nas *variáveis quantitativas contínuas*, o emprego de uma modalidade especial de coeficiente de correlação está indicado, o *coeficiente de correlação intraclasse*.

▶ 6.18 Classificação das variáveis

O tipo de variável e, principalmente, a escala em que a variável é expressa influenciam a forma de apresentação dos dados e a modalidade de análise estatística.

Tabela 6.16 Sensibilidade e especificidade de um exame diagnóstico

Sensibilidade: proporção de doentes com testes positivos.

Especificidade: proporção de pessoas sadias com teste negativo.

Fonte: adaptada de Pereira, 1995.[5 p.369]

Nesta seção, veremos classificações de variáveis e escalas de medição. A seguir, os assuntos abordados são:

- Variável dependente e independente (ver próxima seção). A ênfase está na descrição de vários tipos de variável independente
- Desfecho primário e secundário (ver seção 6.20). A ênfase é dada na variável dependente.

▶ A Variáveis qualitativas e quantitativas

As variáveis são classificadas em *qualitativas e quantitativas*. São também identificadas como *categóricas ou numéricas*. As primeiras são contadas e, as outras, medidas. Uma maior especificidade é obtida pela classificação em quatro tipos de variáveis: nominal, ordinal, quantitativa discreta e quantitativa contínua (ver Tabela 6.17). São classificações muito usadas por estatísticos.

▶ B Escalas para expressão da variável

Uma variável pode ser de um tipo e medida em mais de uma escala. A altura é exemplo. Trata-se de variável quantitativa contínua, mas, frequentemente, transformada em escala dicotômica ou politômica.

- *Escala dicotômica* ou *binária*, quando assumem apenas duas categorias: altura (pessoa alta ou baixa); gênero (masculino e feminino), baixo peso ao nascer (sim ou não), fumante (sim ou não), doente (sim ou não), idoso (sim ou não), caso e controle
- *Escala politômica*, se assumem três ou mais categorias: altura (baixa, média e alta), classe social (A, B, C, D, E).

▶ C Classificação da morbidade e de outros eventos

Para facilitar comparações, usam-se sistemas de classificação e codificação já validados e de ampla utilização. Esse é o caso da classificação da morbidade ou da mortalidade (ver exemplos), da obesidade (pelo índice da massa corporal) e do sedentarismo (pelo tempo de atividades na semana). O mesmo procedimento também é seguido ao se lidar com características demográficas e socioeconômicas. Nos compêndios de estatística e epidemiologia descritiva, existe orientação sobre a matéria.[5 p.187]

Exemplos 6.18C Classificação da morbidade ou da mortalidade

Na maioria das vezes, é usada a Classificação Internacional de Doenças – frequentemente identificada por três letras maiúsculas e um número: CID-9, CID-10. O número diz respeito à versão a que se refere – no caso, as versões 9 e 10 da citada classificação.

Os casos da doença de Fournier, para uma investigação descrita na seção 6.10B, foram selecionados em uma base de dados sobre internações hospitalares pelo código correspondente da CID-9.[11] Os norte-americanos não adotaram a CID-10, como o Brasil e muitos países o fizeram. Utilizam modificação clínica da CID-9. Nela, a doença recebe o código 608.83.

Em ocasiões, tem-se que usar outras fontes para identificar os casos e classificar as doenças, como a da Comissão de Nomenclatura e Classificação de Doenças, do Colégio Americano de Patologistas.

▶ 6.19 Variável dependente e independente

Há investigações em que o propósito reside no estudo da relação entre eventos. Em clínica e saúde pública, as pesquisas desse tipo são ditas *analíticas*. Visam, principalmente:

- Identificar riscos; por exemplo, o papel do estresse na ocorrência das coronariopatias
- Investigar o efeito de tratamentos (ou de intervenções, termo usado com significado idêntico).

Nas pesquisas analíticas, busca-se detectar associações e eventuais nexos causais e, por isso, é conveniente classificar as variáveis incluídas nos modelos causais.[14]

▶ A Classificação das variáveis nos modelos causais

A classificação das variáveis em dependente e independente é muito utilizada. Cada uma pode ser, por sua vez, subdividida. Faremos introdução ao assunto, daremos exemplo de pesquisa etiológica e, para aprofundar-se no tema, o leitor deve consultar livros de epidemiologia.[5 p.377]

Exemplo 6.19A Classificação das variáveis em pesquisa etiológica: a relação entre tipo de ocupação e dor lombar

Seja o caso de pesquisa em que a dor lombar é a variável dependente enquanto a ocupação, a variável independente principal do estudo. Para melhor avaliar a relação entre as duas, é conveniente neutralizar o efeito de variáveis geradoras

Tabela 6.17 Tipos de variável

Tipo	Subtipo*	Significado	Exemplos
Qualitativa	Nominal	Não há ordem entre as categorias.	Sexo, tipo sanguíneo, cor
	Ordinal	Existe ordem natural entre as categorias.	Graus de edema, de satisfação com o serviço ou de instrução
Quantitativa	Discreta ou descontínua	As categorias das variáveis assumem somente números inteiros; nenhum valor intermediário é possível.	Número de gestações, de pulsações, de tamanho da família
	Contínua	As observações de cada indivíduo podem assumir valores intermediários e não somente números inteiros.	Peso (70 kg, 70,3 kg, 70,34 kg), idade

* Cada subtipo requer forma de apresentação e tratamento estatístico próprios.

de confusão (ver Tabela 6.18). Esquematicamente, três tipos de variáveis foram aqui identificadas:

- *Variável dependente*; o desfecho investigado; a dor lombar
- *Variável independente hipoteticamente causal*; a principal variável independente; a causa em estudo; a ocupação
- *Demais variáveis independentes* que importa considerar na pesquisa; por exemplo, gênero, idade e massa corporal; nessa categoria residual, as variáveis podem ser subclassificadas de várias maneiras; algumas são confundidoras da associação investigada e outras não; ver *variável confundidora* no item B, a seguir.

▶ B Terminologia diversificada para designar variáveis

A terminologia para designar variáveis não está inteiramente padronizada. Alguns termos para identificá-las aparecem na seguinte recomendação do Guia STROBE (ver Tabela 6.14): *"Listar e definir claramente todas as variáveis e indicar se são de desfecho, de exposição, preditoras, confundidoras potenciais ou modificadoras de efeito."* O significado desses termos é apresentado a seguir.

- *Variável de desfecho*: é a variável dependente, o efeito investigado; em investigação etiológica, o exemplo é da dor lombar; em pesquisa sobre o efeito de tratamentos, há mais de um desfecho, classificados em primário ou secundário (ver 6.20, a seguir)
- *Variável de exposição*: designa a principal variável independente da pesquisa; a variável independente hipoteticamente causal; a causa ou fator em estudo; dependendo da investigação, será um fator de risco ou uma intervenção; no exemplo dado, a ocupação foi identificada como a variável de exposição em pesquisa sobre dor lombar; é a exposição cuja associação com o efeito é investigado
- *Variável preditora*: é uma variável independente que tem associação estatisticamente significativa com o efeito investigado; duas ou mais variáveis preditoras entram no modelo explicativo multivariado; para investigar as causas da ocorrência de uma doença, vários fatores de risco são usualmente identificados que funcionam como variáveis preditoras no modelo multivariado (ver 7.15, Análise multivariada)
- *Variável confundidora – variável geradora de confusão, de confundimento ou de controle*: trata-se de uma variável independente indesejada; complica a interpretação se não for anulada ou controlados os seus efeitos; massa corporal é variável confundidora em pesquisa sobre a relação entre ocupação e dor lombar (ver 7.13, Confundimento)

- *Variável modificadora do efeito*: um fator que altera o efeito de outra variável independente; em linguagem estatística, *variável modificadora do efeito* e *interação* são sinônimos (ver 7.16, Interação).

▶ 6.20 Desfecho primário e secundário

Em muitas pesquisas, escolhe-se previamente uma ou poucas variáveis para avaliar os resultados. Esse procedimento é correto, pois indica para o leitor que o autor refletiu detidamente sobre o tema e busca objetivamente as informações de que precisa. A não escolha prévia de desfechos é, com algumas exceções, uma má decisão. Possibilita que múltiplas comparações sejam feitas, com utilização de numerosos desfechos disponíveis na base de dados da pesquisa. Essa forma de análise, dita *post hoc* ou *a posteriori*, enseja o aumento da possibilidade de erro do tipo 1, ou falso-positivo, creditando-se a um procedimento mais eficácia do que ele realmente tem (ver 8.12, Interpretação de estudos positivos: o erro do tipo 1).

Nas investigações em que haja acompanhamento das pessoas, mais de uma variável dependente é escolhida para medir resultados. Essas variáveis podem ser organizadas em hierarquias, de desfecho principal, ou primário, e de desfecho secundário.

Exemplos 6.20 Desfechos primário e secundário em pesquisas

Exemplo 1 Pesquisa sobre dor lombar
A melhora do quadro clínico, medida depois de determinado número de semanas de tratamento, em escala apropriada e validada previamente, poderia ser o desfecho principal. O absenteísmo no trabalho e a satisfação com os resultados do tratamento poderiam ser os desfechos secundários.

Exemplo 2 Pesquisa sobre hipotermia[15]
Comparou-se a hipotermia discreta induzida, definida como temperatura corporal entre 32 e 34 graus centígrados, com a temperatura normal na recuperação de doentes que sofreram parada cardíaca por fibrilação ventricular. O desfecho principal foi a recuperação neural favorável depois de seis meses do início do tratamento. Dois desfechos secundários foram também definidos, a mortalidade nos seis meses seguintes ao episódio de parada cardíaca e a incidência de complicações nos primeiros sete dias. O grupo submetido à hipotermia teve melhores resultados neurológicos e menor mortalidade.

Tabela 6.18 Tipos de variável segundo critério de nexo causal

Tipo	Significado	Exemplo
Variável dependente	O efeito investigado; por vezes referida como variável-resposta ou desfecho	Dor lombar
Variável independente principal	A causa em investigação; também chamada variável antecedente causal, variável hipoteticamente causal ou exposição principal; em geral, trata-se de um fator de risco ou uma intervenção.	Ocupação
Variável de controle (covariável)	Uma ou mais variáveis independentes que podem exercer influência nos resultados; são variáveis (ou exposições) potencialmente confundidoras da interpretação da relação causa-efeito; são as candidatas a serem controladas no delineamento ou na análise dos dados.	Sexo, idade

▶ 6.21 O que informar sobre a coleta de dados da pesquisa

Foram apresentados até o momento diversos tópicos referentes à descrição da coleta de dados, dentre os quais, a forma de aferição, a etiologia dos erros de mensuração, a validade e a confiabilidade das informações e a organização das variáveis em categorias (ver seções 6.13 a 6.20).

No *checklist* para o relato de estudo randomizado, segundo o Guia CONSORT (ver item 6 da Tabela 4.6), assinala-se que devem constar as *"medidas de desfecho primário e secundário claramente definidas e pré-especificadas, incluindo como e quando foram avaliadas."* Também deve ser relatada *"qualquer mudança nos desfechos após início do ensaio, acompanhada dos respectivos motivos."*

Questões aplicáveis na avaliação da qualidade da coleta de dados, de modo a serem lembradas na preparação do artigo, constam da Tabela 6.19. Em qualquer relato de investigação, deve ficar claro o que se procurou avaliar e como isso foi feito. Algumas descrições e mensurações são de fácil realização, em virtude de serem objetivas e associadas à quantidade desprezível de erros em termos práticos. São exemplos, a especificação do gênero de uma pessoa, sua idade e as dimensões corporais. Outras são mais complexas. Dependem das pessoas, dos instrumentos e das circunstâncias em que a descrição ou mensuração é realizada. Nelas, há maior dificuldade na observação dos fatos e na sua descrição. O trabalho, entretanto, deve ser realizado de maneira que o leitor conhecedor do tema, ao ler o relato no artigo, fique convencido de que o feito faz sentido e o resultado seja a melhor aproximação com a realidade que se tentou captar. Assim, as comparações entre estudos em que houve cuidados na coleta têm credibilidade. Em situação oposta, quando não há preocupação com a validade e a confiabilidade das informações, e isso está registrado no artigo pela maneira equivocada de fazer a pesquisa ou pelo pouco caso que se deu ao relato dessas questões, a credibilidade das conclusões fica enfraquecida. Esses relatos geram controvérsias na literatura e prejudicam as comparações de resultados entre estudos. Afastá-los de consideração é uma das dificuldades de uma boa revisão da literatura.

▶ 6.22 Intervenção em teste

Há uma categoria de pesquisa em que o objetivo é avaliar o *impacto de uma intervenção*, caso de testar a eficácia de um procedimento ou medicamento novo. No relato, deve haver

Tabela 6.19 Questões utilizadas na avaliação da qualidade da coleta de dados

Como foi feita a coleta de dados?
Os critérios para mensuração do problema de saúde e das demais variáveis foram objetivos e adequados?
Quais as possibilidades de viés na coleta dos dados?
O que os investigadores fizeram para evitar viés na coleta das informações?

clara descrição da *intervenção em teste*. Também se informa a *intervenção alternativa* – o tratamento habitual ou um placebo. Um delineamento desse tipo é dito *experimental*. O investigador cria uma situação nova, artificial, para testar o valor da intervenção e neutralizar influências indesejáveis. A intervenção consiste em aplicar uma medida preventiva, curativa ou de outra natureza, com o propósito de avaliar seus efeitos. Atenção: o termo não se refere às intervenções de simples coleta de dados, como a retirada de sangue para exame laboratorial.

No Guia CONSORT, de relato de ensaios clínicos randomizados, há a recomendação de fornecer detalhes precisos sobre *"intervenções para cada grupo com detalhes suficientes para permitir reprodução do estudo, incluindo como e quando elas foram realmente administradas"*. Trata-se do item 5 da Tabela 4.6.

Exemplo 6.22 Teste da eficácia de um produto

No capítulo anterior, ao serem abordados os objetivos de uma investigação, foi mencionada pesquisa sobre o tratamento do vitiligo (seção 5.14E, Exemplo 3). A intervenção em teste foi o uso da melatonina e, a reservada ao grupo-controle, a administração de um placebo.

▶ A Aplicação da intervenção

Indicar se a intervenção foi aplicada de maneira aleatória ou não. A melhor forma de avaliação da eficácia de produtos ou procedimentos e de qualquer relação causal é conseguida por meio do delineamento experimental, com alocação aleatória dos participantes aos grupos. Em clínica, essa investigação é conhecida como *ensaio clínico randomizado, ensaio clínico* ou *estudo randomizado* (em inglês, *randomized controlled trial, randomized clinical trial, clinical trial*), mencionada no presente capítulo, no exemplo 6.2A. Para o relato de uma investigação randomizada, ver os itens 8 a 10 da Tabela 4.6.

Problemas éticos ou práticos, muitas vezes, impedem o emprego da *randomização* na avaliação da eficácia de intervenções. No caso de optar-se por aplicação de uma intervenção de maneira *não aleatória*, a interpretação dos resultados é mais complexa dada as prováveis diferenças nas características dos grupos. Em qualquer situação em que haja comparação de grupos com características diferentes, a interpretação dos resultados é complexa.

Exemplo 6.22A Avaliação do efeito terapêutico de sangrias em pacientes com pneumonia[16]

Um estudo sobre internações hospitalares, em Viena, na Áustria, em 1849, mostrou que os pacientes submetidos a sangrias ou vomitivos como tratamento para pneumonia tiveram mortalidade três vezes maior, quando comparados com aqueles que não tinham recebido tratamento algum. Esses achados podem resultar em, pelos menos, duas interpretações: sangrias e vomitivos são tratamentos prejudiciais; o melhor, naquela época, seria nada fazer; pode ter acontecido de os pacientes mais seriamente acometidos terem sido escolhidos para os tratamentos mencionados, ao passo que, aos menos graves, ficou reservada atitude expectante. Os dados de mortalidade, como foram apresentados, não permitem escolher qual a explicação correta. Portanto, embora hoje se saiba que sangrias e vomitivos são ineficazes no tratamento de pneumonia, a avaliação da eficácia desses tratamentos, naquela época e da maneira apresentada, foi imperfeita.

▶ B Adesão às prescrições

Nem todas as pessoas seguem prescrições, mesmo em pesquisas. Por isso, é conveniente fornecer evidências de que os participantes seguiram as recomendações. Avaliações quantitativas indicam o que foi conseguido. Mesmo na ausência de estimativas desse tipo, está indicado descrever as estratégias utilizadas para estimular ou garantir o engajamento dos participantes às prescrições.

Exemplo 6.22B Adesão ao tratamento de anemia[6]

A adesão ao esquema terapêutico foi avaliada em investigação randomizada em que se comparou a ação do tratamento com sulfato ferroso em doses semanais em um grupo e em doses diárias em outro. Assim se expressaram os autores na definição do que iriam medir: "*A adesão aos tipos de tratamento foi classificada como ótima, quando seguida a recomendação terapêutica exatamente como prescrita, e satisfatória, quando a prescrição deixou de ser cumprida fielmente, sem, no entanto, comprometer o tratamento. A condição insatisfatória foi atribuída aos casos em que, no tratamento semanal, as pesquisadas deixaram de tomar um comprimido de sulfato ferroso, e no tratamento diário, mais de 10% da medicação, ou seja, mais de três comprimidos.*" Na análise dos dados, como se esperava, a adesão ao tratamento semanal foi superior à referente à prescrição diária.

É possível esperar que, em baixa adesão dos participantes a um tratamento eficaz, a diferença de resultados entre os grupos diminua ou mesmo desapareça.

▶ C Análise por intenção de tratar e por protocolo

Em avaliações de tratamentos, é possível proceder a diversas formas de análise dos resultados.[17] Duas são aqui mencionadas.

A *análise por intenção de tratar* inclui todos os participantes, independentemente de terem seguido ou não o tratamento planejado. É a que está mais em acordo com o princípio da aleatoriedade e, por isso, é considerada forma preferida de análise dos dados. Os participantes permanecem nos grupos aos quais foram designados inicialmente, mesmo se não receberam os tratamentos prescritos.

A *análise por protocolo* inclui apenas os que completaram os procedimentos da pesquisa, na forma em que o completaram. Os grupos são formados com base no tratamento real recebido e não em termos do regime planejado de tratamento. A interpretação dos resultados se torna complexa visto ter-se abandonado a alocação randômica dos participantes.

▶ D Medicamentos

Segundo as normas de Vancouver, devem ser identificados, com precisão, todos os fármacos e produtos químicos usados, inclusive nome genérico, doses e vias de administração.[2]

O nome comercial da droga – ou seja, o registrado pelo fabricante – deve ser evitado. Pode configurar conflito de interesses. Recomenda-se informar o princípio ativo. Por vezes, há indicação de como proceder nas instruções para autores do periódico escolhido para submeter o artigo.

Exemplo 6.22D Normas da Revista Brasileira de Anestesiologia sobre o nome de drogas[18]

"*Não é recomendável a utilização de nomes comerciais de drogas (marca registrada), mas quando a utilização for impera-*
tiva, o nome do produto deverá vir após o nome genérico, entre parênteses, em minúscula, seguido do símbolo que caracteriza marca registrada, em sobrescrito (®)."

▶ E Uso de placebos

Em diversos exemplos neste livro, usa-se o placebo no grupo-controle apenas para facilidade de exposição do assunto. Atente-se, porém, que é vedado ao pesquisador participar de pesquisa envolvendo seres humanos utilizando placebo, quando houver tratamento disponível eficaz já conhecido. Essa advertência encontra-se nos códigos de ética e faz parte de resolução do Conselho Federal de Medicina.[19]

▶ 6.23 Métodos estatísticos

A estatística ocupa importância cada vez maior na vida moderna. Na pesquisa científica, ocorre o mesmo. A explicação científica das ocorrências passa necessariamente por apreciação dos aspectos estatísticos da situação estudada. A análise dos dados de uma pesquisa é direcionada para responder a pergunta formulada pelo investigador. Torna-se necessário levar em conta os aspectos probabilísticos inerentes à seleção da amostra, à coleta de dados e à outros mais. É natural, portanto, que se espere encontrar em texto de relato dos resultados da pesquisa, detalhes de como a teoria e as técnicas da estatística foram empregadas.

▶ A Aspectos estatísticos nas instruções para autores

As instruções do periódico científico escolhido para submeter o artigo precisam ser consultadas na busca por detalhes sobre o relato dos métodos estatísticos utilizados na investigação. O autor verá que as instruções variam em escopo de periódico para periódico, desde a sua completa ausência às bem detalhadas, como as do *Annals of Internal Medicine*. No exemplo anexo, estão instruções de um periódico de prestígio, escolhidas para aqui aparecer por serem sucintas.

Exemplo 6.23A Seção de métodos estatísticos nas instruções para autores do *Journal of the National Cancer Institute*[20]

"*Os métodos estatísticos aplicados na pesquisa precisam ser descritos em detalhes suficientes para que se possa reproduzir a análise se os dados estiverem disponíveis. A palavra significante deve ser usada somente se o resultado é estatisticamente significativo. Um valor p ou o intervalo de confiança devem ser citados no resumo e no texto para qualquer achado estatisticamente significativo. Quando possível, o valor p exato deve ser dado. Todos os testes devem ser bilaterais. As variáveis-desfecho devem ser expressas como estimativas pontuais acompanhadas do intervalo de confiança em lugar de desvio-padrão ou erro-padrão.*"

▶ B Estatística descritiva

As técnicas de estatística descritiva são empregadas para resumir os dados da amostra, de modo que as características do grupo de participantes serem rapidamente captadas pelo leitor. A síntese se dá por meio de percentuais, médias, desvios-padrão e outras técnicas. Exemplos são mostrados na Tabela 7.5. O leitor encontra detalhes sobre o assunto em textos de estatística sob a rubrica *medidas de posição e medidas de variabilidade (ou de dispersão)*. Tabelas e gráficos são formas adequadas de revelar dados estatísticos, assunto dos Capítulos 19 e 20.

Na maioria das vezes, não há necessidade de informar as técnicas de estatística descritiva utilizadas pelo autor (ver exemplos). Elas são facilmente reconhecidas pela inspeção das tabelas do artigo científico.

Exemplos 6.23B Relato da estatística utilizada na descrição das características da amostra de participantes

Exemplo 1
"Calcularam-se a média e o desvio-padrão para os dados paramétricos ou a mediana e o intervalo interquartil para os dados não paramétricos."

Essa frase é desnecessária, no artigo científico, pois o uso das medidas de síntese e de variabilidade decorre das características da variável e da amostra. A média e o desvio-padrão requerem distribuição *paramétrica* (em forma de sino ou curva normal). Para as variáveis que não têm distribuição normal, chamadas *não paramétricas*, a mediana e o intervalo interquartil são medidas apropriadas de síntese e de variabilidade.

Exemplo 2
"As distribuições de frequências de dor lombar foram calculadas para várias faixas etárias e sexo."

A frase também é desnecessária no artigo científico. O procedimento de separar-se por idade e sexo é muito comum em análises, visto essas variáveis funcionarem como importantes fatores geradores de confusão. Além do mais, essa separação será revelada pela leitura dos resultados da investigação.

► C Estatística inferencial

Ao contrário do que ocorre com as técnicas de estatística descritiva, relativamente fáceis de serem compreendidas pela simples leitura do texto ou de tabelas, a estatística inferencial é mais complexa. Há numerosas técnicas passíveis de serem utilizadas. No relato, deve-se informar o que foi feito. Um conhecimento básico de estatística e do programa de computação utilizado para os cálculos muito auxilia a preparação do texto.

Por *estatística inferencial*, *inferência estatística* ou *estatística indutiva*, entende-se o processo de emitir conclusões sobre a população com base em observações ou mensurações feitas em amostra dessa população. Implica lidar corretamente com a incerteza dos resultados obtidos, ou seja, com o erro amostral (ver 6.6, Seleção de participantes para estudo).

Dois enfoques são muito empregados para se lidar com o acaso:

- A estimação de parâmetros, pelo cálculo do intervalo de confiança
- O teste de hipóteses, por meio do uso de testes de significância estatística e o valor p.

Síntese desses dois procedimentos consta das seções 7.9 a 7.11. Como relatá-los em texto científico é assunto das seções 18.13 e seguintes.

O Guia STROBE, para relato de estudos observacionais, indica:

"Descrever todos os métodos estatísticos utilizados, incluindo-se aqueles para controle de fatores de confundimento."[12]

Na prática atual de redação de artigo científico, em que se espera concisão, é impossível fornecer todos os detalhes da análise dos dados; por exemplo, sobre a codificação das variáveis e a lógica que guiou a categorização de variáveis contínuas. Assim, uma seleção do que informar está a cargo de quem redige. A extensão e a profundidade do relato estarão em conformidade com o padrão predominante no periódico ao qual o artigo será enviado e da particularidade da investigação.

Uma conduta muito apreciada pelos leitores experientes é encontrar relatada, no artigo, a lógica dos procedimentos empregados e as técnicas estatísticas utilizadas. Indica-se o que foi testado: por exemplo, o desfecho ou desfechos utilizados para verificar a eficácia de uma intervenção. Também se informa como isso foi feito. Assinala-se o que foi empregado para avaliar diferenças, associações, duração da sobrevida ou outra forma de expressão de resultados usados na análise.

Dentre os pontos relevantes a relatar, estão como foi realizado o controle do confundimento, na fase de planejamento e na análise multivariada, e como se lidou com as interações.

Ao folhear periódicos científicos de prestígio, percebe-se a extensa gama de possibilidades de redação das técnicas estatísticas utilizadas em uma investigação. O que incluir no relato pode ser sugerido pela leitura de artigos recentes do periódico para qual o texto será enviado. Em alguns, como o *New England Journal of Medicine*, informa-se, no próprio artigo, se há material suplementar de análise estatística no endereço eletrônico da revista.

Atenção: a inspeção de relatos em periódicos pode induzir a erro pois a descrição dos métodos estatísticos é frequentemente falha (ver 18.3, Avaliação do relato das técnicas estatísticas). Portanto, use o discernimento nesse empreendimento e, em caso de dúvidas, recorra a ajuda de especialistas familiarizados com o relato dos resultados de pesquisas de saúde.

O exemplo que ilustra a presente seção foi transcrito de artigo científico publicado em periódico científico de prestígio. Foi selecionado porque é sintético e informativo embora pudesse conter mais detalhes. O leitor, quando for redigir o seu texto, tem a opção de alongar-se nas explicações desde que somente inclua informações relevantes para esclarecer o que foi feito na pesquisa.

Exemplos 6.23C Relato da seção de métodos estatísticos em artigo sobre fatores de risco para infecção

"Os potenciais fatores de risco para infecção foram identificados por meio de análise univariada. Utilizou-se o teste do qui-quadrado ou o de Fisher para variáveis categóricas. As variáveis contínuas foram testadas pelo uso do test t de Student ou o de Mann-Whitney. As variáveis que na análise univariada apresentassem valor p < 0,25 e aquelas que poderiam aumentar o risco de infecção ou doença, a partir de um ponto de vista clínico, foram incluídas na regressão logística multivariada. Nesta, considerou-se o valor p igual ou menor do que 0,05 como sendo estatisticamente significativo. O pacote estatístico SPSS versão 16 foi usado para todas as análises."

Veja-se que a descrição está concentrada em três facetas da análise estatística:

- A utilização de um *teste estatístico* em função do tipo de variável; por exemplo: o teste do qui-quadrado para variáveis categóricas e o test t de Student em caso de variáveis contínuas; por conhecimento prévio do leitor, subentende-se que o teste t foi usado para variáveis com distribuição normal (teste paramétrico) e o de Mann-Whitney para variáveis sem distribuição normal (teste não paramétrico)

- A lógica da *análise multivariada*; duas etapas estão descritas: primeiro, a identificação dos fatores de risco por meio de análise univariada e do raciocínio clínico; depois, a menção ao tipo de análise multivariada utilizada, a regressão logística; em tempo: o termo análise univariada tem sido usado com o significado de investigar a relação entre uma variável independente e uma variável dependente – o desfecho pesquisado
- O *programa computacional estatístico* empregado (ver o item D a seguir).

Note-se que outros assuntos poderiam ter sido abordados, caso da descrição da *lógica para o cálculo do tamanho da amostra* (assunto do item E, a seguir). Explicações sobre a escolha do delineamento, se necessários, são encontrados, seja na introdução, quando se faz alusão ao tipo de delineamento para justificar a investigação, ou no início da seção de método. A questão investigada, a que deve guiar a análise estatística, estará situada no fim da introdução.

▶ D Aplicativos para armazenamento e análise de dados

Quando for usado programa estatístico para computador, informa-se qual foi ele, a versão empregada e a respectiva referência bibliográfica de onde encontrá-lo.

Programas para computador são utilizados rotineiramente em pesquisas com diversos propósitos, dentre os quais, armazenamento de informações, planejamento da pesquisa e análise de dados. Oferece a vantagem da sistematização, da rapidez e da confiabilidade.

Exemplo 6.23D Menção na seção de método do programa estatístico utilizado na pesquisa

"O pacote estatístico SPSS versão 16 foi usado para todas as análises."

"Usou-se o programa SAS®, versão 9.1." O símbolo ® indica que o programa SAS é *marca registrada*. O equivalente em inglês é ᵀᴹ, de *trademark*. Nem sempre o esclarecimento sobre marca registrada é exigido pelos editores.

Em geral, acompanha essas afirmações, a referência bibliográfica que identifica o programa.

▶ E Tamanho da amostra

A amostra deve ter tamanho adequado para alcançar o objetivo da investigação. Um número mínimo de participantes é necessário para garantir representatividade, possibilitar certas análises e limitar a influência do acaso nos resultados. Na seção de método do artigo científico, haverá espaço para o autor esclarecer as decisões que tomou na fase de planejamento da pesquisa quanto ao tamanho da amostra (ver 18.12, Relato do cálculo do tamanho da amostra).

Tamanho de amostra e precisão dos achados – essa expressa pelas margens de erro das estimativas – são temas relacionados e dependentes de considerações sobre o efeito do acaso nos resultados da investigação. Nas técnicas estatísticas, como

é mostrado em várias passagens deste livro, o leitor encontra formas de lidar com o acaso (ver 7.25B, Inferência estatística e orientação de leitura).

▶ F Orientação de leitura sobre estatística

O leitor dispõe de orientação do que relatar sobre as técnicas estatísticas utilizadas na pesquisa em diversas partes deste livro:

- No Capítulo 6, sobre a redação da seção de método, aborda-se delineamento, amostras, coleta de dados e o que consta na presente seção
- No Capítulo 7, a ênfase reside na redação do resultado da análise dos dados e do respectivo tratamento estatístico
- No Capítulo 8, o enfoque está na redação dos aspectos estatísticos referentes à interpretação da pesquisa, da comparação com os achados de outras pesquisas e da generalização dos resultados
- O Capítulo 18 é todo dedicado ao assunto *estatística*. Uma visão sintética sobre relato dos aspectos estatísticos em artigos científicos consta das seções 18.8 e 18.9. Alguns temas de grande utilização em relatos são lá revistos, dentre os quais, os tipos de erro, o tamanho de amostra, a interpretação da significância estatística dos resultados (o intervalo de confiança e o valor p) e a análise multivariada.

▶ 6.24 Ética

Estudos realizados em seres humanos devem estar em acordo com os padrões éticos vigentes. A seção de método do artigo científico é local para indicar as medidas tomadas para respeitar as normas vigentes de ética em pesquisa.

Aos editores de periódicos científicos reserva-se o direito de recusar trabalhos que não obedeçam às normas legais e éticas vigentes (ver 21.11, Publicação de artigos eticamente inadequados). Os estudos experimentais – por exemplo, em comparações de grupos randomizados para verificar a eficácia de nova droga – são os que têm maiores problemas éticos, em potencial. As questões éticas são menos preocupantes nos estudos de observação. Em alguns, são praticamente inexistentes, caso das pesquisas sobre prevalência do hábito de fumar ou sobre o uso do cartão de saúde por crianças. Algum dia haverá exigências éticas desiguais para os diferentes tipos de pesquisa.

Dentre os aspectos éticos relevantes a considerar, estão os listados a seguir. Haverá oportunidades em que alguns ou todos os aspectos mencionados serão objeto de relato no artigo científico.

- O conhecimento dos riscos potenciais pela participação
- Os benefícios advindos da inclusão na pesquisa, especialmente os diretos para o indivíduo
- A garantia de participação anônima e voluntária
- A proteção da privacidade do indivíduo e a garantia de confidencialidade das informações
- O consentimento informado, obtido do próprio participante da pesquisa ou de representante legal
- O uso de placebos
- A aprovação por comissão de ética em pesquisas.

Ao informar que o projeto foi aprovado por comissão de ética em pesquisas e fornecido o nome dessa comissão ou o local de aprovação, o autor indica que os procedimentos usados na investigação, segundo a citada comissão, estão em acordo com padrões éticos vigentes.

O Capítulo 21 é dedicado ao tema ética, no qual o assunto é mostrado em mais detalhes. Nele, comenta-se, dentre outros temas, a resolução 196/96 do Ministério da Saúde, que regula a matéria no Brasil.

▶ 6.25 Tamanho da seção de método

Tamanho e qualidade do texto não têm relação direta. Os editores de periódicos científicos variam na quantidade de informação que julgam aceitável divulgar (ver 5.16, Tamanho da seção de introdução). Torna-se conveniente para o escritor ler as instruções para autores e inspecionar artigos científicos no periódico que escolheu para submeter o seu relato, de modo a inteirar-se da extensão habitual dos relatos. Tendo esses aspectos em perspectiva, algumas noções práticas sobre tamanho da seção de método são apresentadas a seguir.

A extensão da seção estará condicionada ao que é necessário informar ao leitor para que ele entenda o que foi feito, possa repetir a pesquisa ou tenha condições de avaliá-la.

É provável que o tamanho das seções do *New England Journal of Medicine* não possa ser generalizado aos periódicos científicos da área da saúde (ver exemplos). Todavia, o perfil indica como a revista de maior impacto em clínica médica apresenta os artigos que publica.

A leitura da seção de método não deve suscitar reflexões sobre o que foi provavelmente feito. O que se fez precisa estar claramente exposto. Especialmente quando esse conhecimento é essencial para fundamentar a conclusão da pesquisa. Em algumas investigações, é necessário não somente relatar o que foi realizado como informar por que certos procedimentos foram adotados, se eles não são rotineiros ou óbvios pela leitura do texto.

Se há necessidade de trazer grande quantidade de informações técnicas, pode-se pensar em situar parte no apêndice. Será local para abrigar a informação absolutamente essencial, mas considerada muito detalhada ou técnica para constar no corpo do artigo; por exemplo, o modelo estatístico adotado. O problema reside em que a maioria dos editores de revistas científicas da área da saúde desestimula o uso de apêndices. Não são todos os artigos que devem ostentar detalhadamente os aspectos metodológicos da investigação, o que depende do público a alcançar e do tipo de informação veiculada. O autor deverá avaliar os detalhes que apresentará, em função do tema, do público alvo, das características do periódico e do tipo de artigo. Em lugar de apêndice ao artigo, será provavelmente mais fácil armazenar material adicional que complementa o artigo em página eletrônica específica para essa finalidade.

Exemplos 6.25 Tamanho do texto

Exemplo 1 As seções de artigos originais no *New England Journal of Medicine*

Ao folhear as páginas desse periódico norte-americano, e sem deter-se em análise pormenorizada das matérias nele contidas, percebe-se que as seções mais extensas dos artigos originais aparentam ser método e resultados. A seção de método contém muitas informações e é impressa com letra de tipo menor que o restante do texto. O tamanho da discussão é um pouco menor do que as duas mencionadas, sendo a introdução a menor de todas as quatro partes que constituem a estrutura do artigo científico.

Exemplo 2 Artigos curtos

Tipicamente, um artigo curto contém entre 400 a 1.600 palavras, a depender da definição adotada em cada periódico. Nessa contagem, não estão incluídos o título, o resumo, as tabelas, as figuras e as referências. Muitos editores de periódico estimulam a submissão de artigos curtos de modo que sejam rapidamente publicados e maior número de investigações seja relatado em cada fascículo. A sugestão de fornecer informações detalhadas na seção de método, que possibilitem a repetição da pesquisa por pessoas interessadas, não se aplica.

▶ 6.26 Sugestões

A seção de métodos contém parte importante da informação utilizada para julgar a validade de uma pesquisa. Se essa seção for julgada deficiente, o avaliador designado para examiná-la a rotula como de qualidade inferior. Se isso acontecer, será alta a probabilidade do texto ser recusado para publicação. Daí a importância de aprender a bem informar o método empregado na investigação.

Inspecionar a seção de método nos artigos de boas revistas científicas é uma prática que traz bons ensinamentos. Existe tendência para a padronização da seção entre os periódicos, o que tende a facilitar a redação. É indicado consultar os últimos fascículos do periódico ao qual o autor irá submeter o artigo. Mesmo que o leitor constate que as regras são aplicadas com menos rigor, é de boa praxe não se afastar das instruções para autores. Lembre-se: avaliação rigorosa pode ser aplicada ao seu artigo submetido para publicação e ele ser recusado por não estar em conformidade com o exigido.

Organize a redação em torno de subseções, como mostrado no capítulo. Quando a redação estiver pronta, pode-se decidir se a subdivisão permanecerá como foi criada ou será adotada a descrição narrativa contínua. Em geral, texto longo necessita de subdivisões, cada qual com um título, assim como quando a matéria abordada é complexa. As subseções são facilmente visíveis, de modo que o leitor rapidamente apreende o conteúdo do texto e ficará agradecido pela estruturação adotada.

Orientações para a redação das diversas partes da seção de método foram dadas, dentre as quais, para o tipo de delineamento, contexto, amostra, coleta de dados, intervenção, estatística e aspectos éticos. A Tabela 6.1 informa a localização desses tópicos no capítulo.

Não se esqueça de apontar o delineamento empregado. Essa informação frequentemente falta, o que depõe contra a qualidade do relato.

Os resultados de uma investigação só podem ser adequadamente interpretados quando outras explicações para os achados forem afastadas. Por isso, são usadas técnicas como grupo-controle, emparelhamento, estratificação, avaliação duplo-cega, aleatoriedade e controle estatístico. Muitos dos temas aqui mencionados são descritos, com detalhes, em livros de epidemiologia, de estatística e de metodologia científica. Para facilitar a redação do capítulo, foi utilizado como referência o livro *Epidemiologia: teoria e prática*, do mesmo autor deste capítulo.[5] Em algumas passagens especializadas, foi também anotada a página em que o assunto se encontra. Outros livros sobre Epidemiologia, nacionais ou estrangeiros, contêm informações semelhantes. A decisão do livro a consultar pertence ao leitor. É aconselhável adotar um ou alguns desses livros e familiarizar-se com seu conteúdo, para que se possa consultá-los facilmente sobre os temas aqui abordados, especialmente quando da redação do artigo científico. *"Há dois tipos de conhecimento: ou nós conhecemos o assunto ou sabemos onde encontrar a informação sobre ele."* Essa frase, atribuída a Samuel Johnson, escritor inglês, 1709-1784, é utilizada como introdução ao Capítulo 22. Ela representa estímulo para o leitor formar a sua biblioteca pessoal, com obras de referência para fácil consulta.

Se um tópico estiver presente em dois locais da seção de método, reúna-os em um lugar apenas. Para decidir se as características da amostra aparecem em método ou em resultados, consulte a seção 7.6C.

Familiarize-se com as revisões sistemáticas, para inteirar-se sobre o tipo de dados a ser incluído no artigo que se escreve e a forma de fazê-lo. As revisões sistemáticas são formas adequadas para o entendimento do estado da arte sobre um assunto. Elas se valem dos bons artigos originais como unidades de estudo e, de cada um, são colhidos dados pertinentes para possibilitar a análise conjunta da literatura científica. Logo, esses dados precisam estar presentes em cada artigo em forma apropriada de apresentação. A falta de informações pode fazer que o artigo receba conceito baixo nas escalas de qualidade usadas na avaliação e seja excluído da casuística de uma revisão. Não permita que isso aconteça ao seu artigo.[9,21] Leia a revisão sistemática sobre o assunto da investigação que esteja fazendo, saiba como um artigo é avaliado nessas revisões e utilize esse conhecimento para compor o relato de sua investigação.

É conveniente estar atualizado também em relação às diretrizes de redação de artigos científicos, pois contêm os detalhes que determinados tipos de artigo devem conter e funcionam como guia de verificação de itens a constar no texto. Lembre-se de que muitos revisores adotam guias para formular pareceres sobre artigos submetidos para publicação.

Solicite que outra pessoa leia o texto e mesmo repita o procedimento para verificar se obtém resultado semelhante. Essa repetição é particularmente recomendada para artigo em que se descreve novo procedimento.

Use os termos técnicos com seu significado exato. Cada área do conhecimento dispõe de vocabulário próprio que, se usado corretamente em artigo científico, predispõe o editor favoravelmente na avaliação do texto.

▶ 6.27 Comentário final

Como se vê, são muitas informações para pouco espaço, pois os editores de periódicos científicos, em geral, não aceitam artigos extensos. Daí, a aparente contradição que o autor tem de enfrentar: ser informativo, abrangente, preciso e breve. Para tal, deve fornecer o essencial e omitir o acessório. O autor iniciante tem dificuldade para fazer distinção entre o que se enquadra em uma e outra categoria.

O próximo capítulo apresenta a terceira parte da estrutura do artigo científico, qual seja, a descrição dos resultados encontrados pelo investigador em sua pesquisa.

▶ 6.28 Referências

1. Porta M, editor. A dictionary of epidemiology. 5th ed. New York: Oxford University Press; 2008.
2. ICMJE. International Committee of Medical Journal Editors. Uniform requirements for manuscripts submitted to biomedical journals: writing and editing for biomedical publication. 2008 [acesso em 18 mai 2009]; Disponível em: http://www.icmje.org/.
3. Brazilian Journal of Medical and Biological Research. Instruções aos autores. [acesso em 16 fev 2011]; Disponível em: http://www.scielo.br/revistas/bjmbr/pinstruc.htm.
4. Annals of Internal Medicine. Information for authors. [acesso em 10 fev 2011]; Disponível em: http://www.annals.org/site/shared/menu_authors.xhtml.
5. Pereira MG. Epidemiologia: teoria e prática. Rio de Janeiro: Guanabara-Koogan; 1995.
6. Lopes MCS, Ferreira LOC, Batista-Filho M. Uso diário e semanal de sulfato ferroso no tratamento de anemia em mulheres no período reprodutivo. Rev Saúde Pública. 1999;15(4):799-808.
7. Altman DG, Machin D, Bryant TN, Gardner MJ. Statistics with confidence. 2nd ed. London: BMJ Publishing Group; 2000.
8. Fuchs SC, Petter JG, Accordi MC, Zen VL, Pizzol-Jr AD, Moreira LM, et al. Estabelecendo a prevalência de hipertensão arterial sistêmica: influência dos critérios de amostragem. Arq Bras Cardiol. 2001; 76(6):445-8.
9. Loney PL, Chambers LW, Bennett KJ, Roberts JG, Stratford PW. Critical appraisal of the health research literature: prevalence or incidence of a health problem. Chronic Dis Can. 1998;19(4):170-6.
10. Rezende JM, Luquetti AO. Chagasic megavisceras. In: Chagas' disease and the nervous system. Washington (DC): Pan American Health Organization (Scientific Publication No. 547); 1994. p. 149-71.
11. Sorensen MD, Krieger JN, Rivara FP, Broghammer JA, Klein MB, Mack CD, et al. Fournier's Gangrene: population based epidemiology and outcomes. J Urol. 2009;181(5):2120-6.
12. STROBE. Strengthening the Reporting of Observational Studies in Epidemiology statement. [acesso em 15 fev 2011]; Disponível em: http://www.strobe-statement.org/.
13. RIPSA. Rede Interagencial de Informações para a Saúde. Indicadores básicos para a saúde no Brasil: conceitos e aplicações. 2ª ed. Brasília: Organização Pan-Americana da Saúde; 2008. [acesso em 16 fev 2011]; Disponível em: http://www.ripsa.org.br.
14. Susser M. Causal thinking in the health sciences: concepts and strategies in epidemiology. New York: Oxford University Press; 1973.
15. Hypothermia after Cardiac Arrest Study Group. Mild therapeutic hypothermia to improve the neurologic outcome after cardiac arrest. N Engl J Med. 2002;346(8):549-56. Erratum in: N Engl J Med. 2002;346(22):1756.
16. Hjort PF. Inequities in medical care: consequences for health. Scand J Soc Med Suppl. 1984;34:75-84.
17. Fergusson D, Aaron SD, Guyatt G, Hébert P. Post-randomisation exclusions: the intention to treat principle and excluding patients from analysis. BMJ. 2002;325(7365):652-4.
18. Revista Brasileira de Anestesiologia. Normas aos autores. [acesso em 16 fev 2011]; Disponível em: http://www.sba.com.br/revista/normas.asp.
19. Conselho Federal de Medicina. Resolução 1.885/2008. [acesso em 16 fev 2011]; Disponível em: http://www.portalmedico.org.br/resolucoes/cfm/2008/1885_2008.htm.
20. Journal of the National Cancer Institute. Intructions to authors. [acesso em 16 fev 2011]; Disponível em: http://www.oxfordjournals.org/our_journals/jnci/for_authors/index.html.
21. Jadad AR, Moore RA, Carroll D, Jenkinson C, Reynolds DJ, Gavaghan DJ, et al. Assessing the quality of reports of randomized clinical trials: is blinding necessary? Control Clin Trials. 1996;17(1):1-12.

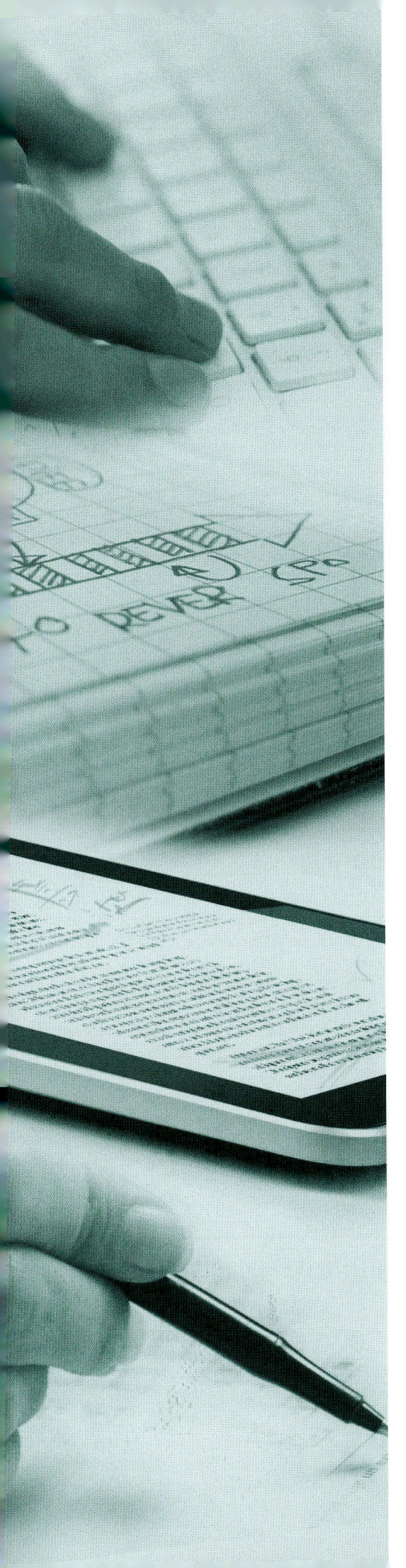

7

Resultados

O objetivo da ciência é substituir as aparências por fatos e as impressões por demonstrações.

François Magendie, 1783-1855, fisiologista francês.

Na estrutura do artigo científico, logo após a seção introdutória (Capítulo 5) e a de método (Capítulo 6), tem lugar a seção que abriga os achados da pesquisa, assunto do presente capítulo. O roteiro utilizado para a apresentação dos temas é mostrado na seção 7.3 e detalhado nas seguintes. Intercalados aos temas do capítulo estão conceitos de metodologia científica, epidemiologia e estatística, úteis para a análise crítica das evidências e para aprimorar o relato da investigação.

7.1 Para que serve a seção de resultados

O propósito da seção de resultados, como o próprio nome indica, é mostrar o que foi encontrado na pesquisa. São os dados originais obtidos e sintetizados pelo autor, com o intuito de fornecer resposta à questão que motivou a investigação. Os principais achados são apresentados acompanhados do respectivo tratamento estatístico, se dele houver necessidade.

Os leitores experientes, ao terem um artigo científico em mãos, procedem à leitura panorâmica do texto. Observam o título, inteiram-se do objetivo do relato e da conclusão dos autores, inspecionam o resumo e folheiam o restante do artigo, detendo-se em tabelas, figuras e frases sintetizadoras dos achados principais da investigação. Procuram os fatos novos trazidos pelo autor. Muitas dessas informações encontram-se na seção de resultados. Com o que verificam nessa inspeção preliminar, têm noção do conteúdo do artigo e da qualidade de sua apresentação, o que lhes permite decidir se prosseguem ou não na sua leitura. Daí a importância de bem expor os resultados da investigação.

7.2 Seleção das informações a apresentar

Os dados coletados em uma investigação referem-se principalmente a três conjuntos de informação:

- Às características da amostra de participantes no estudo
- À variável ou às variáveis principais da pesquisa; por exemplo, uso de antidepressivos e desempenho ao volante
- Às demais variáveis, sejam as que representam desfechos secundários ou as que têm de ser consideradas na análise dos dados. Entre essas últimas, estão as variáveis geradoras de confusão; por exemplo, o próprio estado depressivo e o gênero das pessoas no estudo da relação entre o uso de antidepressivos e desempenho ao volante. Também são coletadas informações que, de algum modo, são utilizadas na pesquisa – como as destinadas a verificar a qualidade da investigação.

A Seleção de informações durante o planejamento da pesquisa

Uma primeira seleção de variáveis é feita na fase de planejamento da pesquisa. O propósito consiste em só coletar dados utilizáveis na análise e interpretação dos achados. Uma conduta seguida por pesquisadores experientes é, na fase de planejamento da investigação, refletir sobre o assunto e estabelecer a análise que será feita. Somente os dados que serão utilizados na análise constarão do questionário utilizado na pesquisa. Os exemplos anexos foram trazidos para realçar a necessidade de reflexão sobre os dados a coletar e como serão analisados.

Exemplos 7.2 Dados de análise e interpretação complexas

Exemplo 1 Informação sobre ocupação em pesquisa

Em trabalho preliminar de preparação da Classificação Brasileira de Ocupações, foram identificados 201.906 nomes de ocupações.[1 p.198] Portanto, quando se pergunta simplesmente qual a ocupação do entrevistado, sem preocupações de como o resultado será analisado, ao cabo de centenas de entrevistas produz-se uma lista imensa de ocupações, difícil de ser analisada por pessoas não especializadas na matéria. Como consequência, se o dado sobre ocupação é obtido sem prévio planejamento de como será analisado, raramente constará do relato da pesquisa, pela dificuldade que apresenta seu agrupamento.

Exemplo 2 Informação sobre grupo étnico/raça em pesquisa

Existe considerável diversidade e confusão sobre esses termos.[1 p.193] Logo, no relato, o autor deve informar como coletou os respectivos dados. Que critérios foram usados? Quem definiu a categoria em que cada participante foi inserido, o entrevistador ou o entrevistado?

B Seleção de informações para a redação do artigo

Mesmo seguindo minucioso planejamento, raramente, no relato da investigação, pode ser incluído tudo o que foi obtido na fase de coleta de dados. Se assim fosse, o leitor seria defrontado com enorme massa de informações, que mais o confundiria do que o auxiliaria na tarefa de entender os achados da pesquisa. A lógica da apresentação dos resultados é definida pelo autor, que tem de ser seletivo nessa tarefa. Apenas o essencial fará parte do texto, das tabelas e das figuras. Pode ser difícil diferenciar o essencial do acessório, mas é preciso excluir tudo o que, embora interessante, seja dispensável, por não estar diretamente ligado ao objetivo central da investigação. Os dados incluídos no relato serão os pertinentes para alcançar os objetivos da investigação.

7.3 Estrutura da seção de resultados

O leitor espera encontrar nesta seção, como em outras do artigo, sequência lógica de exposição dos temas.

A Tópicos a abordar na seção de resultados

Uma ordem de apresentação, aplicável a muitas investigações, é dada na Tabela 7.1. De início, mostra-se o que se

Tabela 7.1 Estrutura da seção de resultados de um artigo científico original e localização dos tópicos dessa estrutura nas seções do presente capítulo

Tópicos	Seção
Características dos participantes do estudo: a descrição da amostra.	7.4 a 7.6
Achado principal: a resposta à questão postulada na investigação.	7.7 a 7.17
Outros achados: objetivos secundários e informações adicionais relevantes, tais como resultados discrepantes ou em subgrupos.	7.18 a 7.25

conseguiu com o processo de seleção da amostra. Pelo menos, dois tipos de esclarecimentos são fornecidos:

- O processo de seleção da amostra utilizada na pesquisa (seções 7.4 e 7.5)
- As características dos participantes investigados (seção 7.6).

▶ B Fontes de consulta para o relato da seção de resultados

Para auxiliá-lo no seu relato, o escritor de artigos científicos tem a sua disposição muitas fontes de consulta, dentre as quais:

- Os livros sobre redação científica, como o que o leitor tem em mãos
- As normas de Vancouver; a parte referente à preparação da seção de resultados consta da Tabela 7.2
- As instruções para autores; as de um conceituado periódico de medicina interna, também restrita à seção de resultados, estão transcritas na Tabela 7.3
- As recomendações para o relato de investigações, por tipo de estudo ou tema de pesquisa; no guia CONSORT, por exemplo, específico para a redação de estudos randomizados, constam várias recomendações para a seção de resultados do artigo científico; elas estão transcritas nos itens 13 a 19 da Tabela 4.6 (ver 4.9, Diretrizes específicas para o relato de investigações).

▶ 7.4 Seleção de participantes para o estudo

Em alguns relatos, uma ou poucas frases são suficientes para mostrar o que foi feito na seleção de participantes. Em outros, o recurso a uma ilustração é necessário. Aqui, como em outras partes do artigo científico, tabelas e figuras somente são usadas quando forem convenientes para a melhor compreensão dos resultados. Descrições de processos complexos de amostragem frequentemente requerem figura.

▶ A Descrição de procedimentos sucintos

Nas situações mais simples, os relatos fornecem noção do que se intentou fazer e o que se conseguiu.

Tabela 7.2 Normas de Vancouver para a redação da seção de resultados

Apresentar os resultados em sequência lógica no texto, nas tabelas e nas ilustrações, mencionando primeiro os achados principais ou mais importantes.

Não repetir no texto todas as informações das tabelas ou ilustrações; enfatizar ou resumir apenas observações importantes.

Materiais adicionais ou suplementares e detalhes técnicos podem ser colocados em um apêndice, no qual estarão acessíveis, mas não interromperão o fluxo do texto; como alternativa, essas informações podem ser publicadas apenas na versão eletrônica da revista.

Quando os dados são resumidos na seção resultados, dar os resultados numéricos não apenas em valores derivados (por exemplo, percentuais), mas também em valores absolutos, a partir dos quais os derivados foram calculados, e especificar os métodos estatísticos usados para analisá-los.

Usar apenas as tabelas e as figuras necessárias para explicar o argumento do trabalho e para avaliar seu embasamento.

Usar gráficos como uma alternativa às tabelas com muitos dados; não apresentar os mesmos dados nos gráficos e nas tabelas.

Evitar usar sentidos não técnicos para termos técnicos em estatística como aleatório (que implica um método de randomização), normal, significativo, correlação e amostra.

Quando for cientificamente apropriado, as análises dos dados com variáveis tais como idade e sexo devem ser incluídas.

Fonte: Vancouver 2008: seção IV.A.7.[2]

Tabela 7.3 Instruções para autores do periódico *Annals of Internal Medicine* sobre redação da seção de resultados

Descrever integralmente a amostra estudada para que os leitores possam avaliar se os achados estão adequadamente aplicados a seus pacientes (validade externa).

Depois, mostrar os resultados primários, os secundários e os achados de subgrupos.

Usar tabelas e números para mostrar as características dos participantes e os resultados principais.

Evitar redundâncias no texto, nas tabelas e nas figuras entre si.

Fonte: *Annals of Internal Medicine* 2008.[3]

Exemplos 7.4A Descrições sucintas sobre a obtenção da amostra para o estudo

Exemplo 1 Estudo com base em atestados

Todos os 95 óbitos por suicídio registrados entre os residentes no município X no ano Y foram incluídos. Obteve-se informação de todos os óbitos.

Comentários: trata-se de amostra sequencial de óbitos por uma dada causa durante um determinado período. Uma série consecutiva de casos, portanto.

Exemplo 2 Estudo de caso-controle para investigação das causas de um surto

Em episódio de intoxicação alimentar em voo doméstico, dos 106 participantes da viagem, 105 completaram o questionário.

Comentários: obteve-se informação de todos os casos menos um. A única perda, seguramente, não influencia a conclusão da investigação.

▶ B Descrição de procedimentos complexos

Uma figura é usada quando a descrição sob a forma de texto torna-se extensa, de difícil entendimento. A partir do estágio inicial, representado pelos participantes em potencial, aqueles que poderiam ser incluídos na investigação, esclarece-se como se chegou à amostra final, a utilizada na análise dos dados. A figura, usualmente um *fluxograma* (ou *diagrama*), sintetiza com propriedade o progresso nas diversas fases de uma pesquisa, desde a etapa inicial de seleção dos participantes à análise final dos resultados (ver Figura 4.2). Esse procedimento, de utilizar figuras, é sugerido em guias de relatos de investigações.[4,5] A recomendação número 13 do CONSORT, sobre o fluxo de participantes, é a seguinte:[4] *"um diagrama é fortemente recomendado. Para cada grupo, (informar) o número de participantes que foram alocados randomicamente, que receberam o tratamento pretendido e foram analisados para o desfecho primário. Para cada grupo, (indicar) perdas e exclusões após randomização, juntamente com os motivos."*

O leitor diante de um fluxograma benfeito fica em posição confortável para verificar se os números fazem sentido, estão em acordo com os objetivos da investigação e se as perdas interferem na validade das conclusões. Ao lado das informações quantitativas sobre as perdas, pode-se fazer constar do artigo os esforços empreendidos para melhorar a taxa de respostas. Todas as perdas devem ser assinaladas, isto é, os indivíduos que deveriam ser contatados e nunca foram, os contatados e perdidos posteriormente, seja porque migraram, desapareceram, recusaram continuar participando ou por outro motivo.

Exemplo 7.4B Descrição do processo de amostragem sob a forma de fluxograma: pesquisa sobre a avaliação da qualidade dos resumos apresentados em congresso médico[6]

Todos os 63 resumos apresentados oralmente e uma amostra aleatória simples (n = 63) dos 664 expostos como pôster foram incluídos na avaliação. Note-se que o fluxograma (ver Figura 7.1) indica os aspectos quantitativos, o momento de uso da amostragem aleatória simples para escolha dos pôsteres e as razões para exclusão dos resumos.

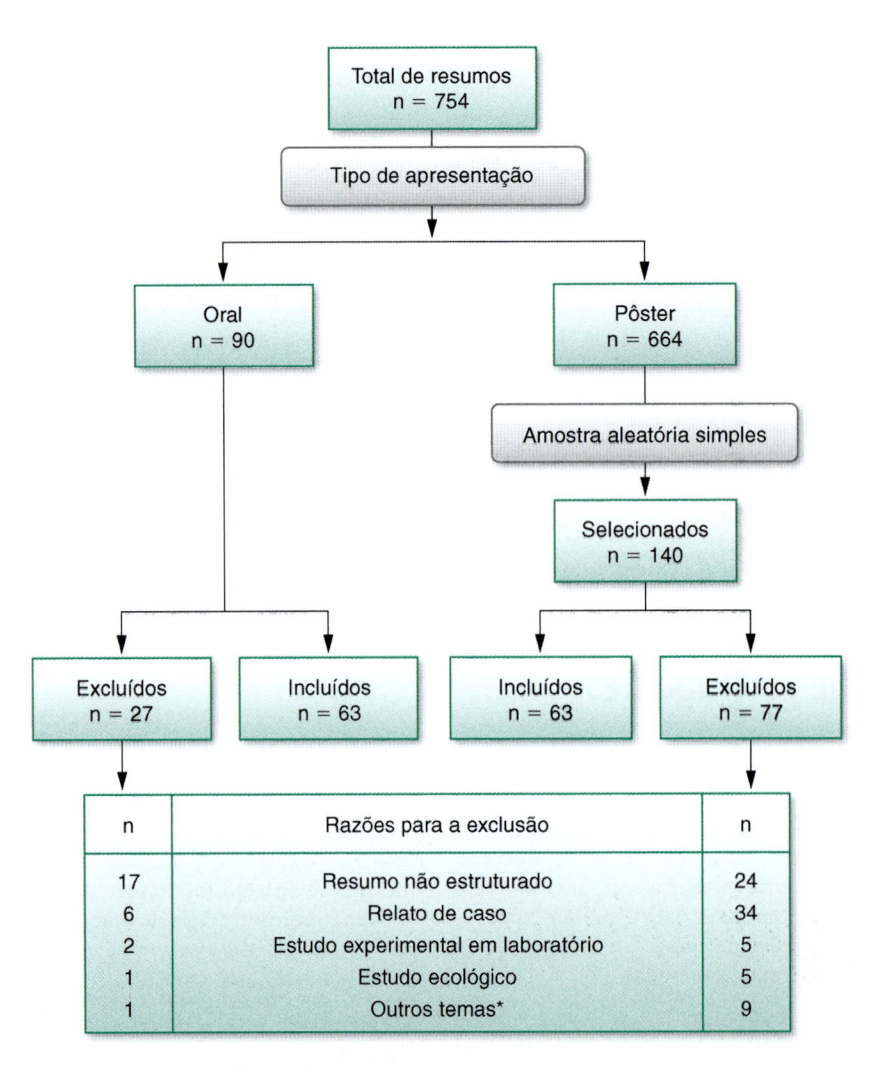

Figura 7.1 Fluxograma da escolha de resumos apresentados em congresso médico. Fonte: Santos & Pereira 2007.[6] *Classificados como não pertencentes à área da saúde (educação e antropologia, por exemplo).

► 7.5 Perdas de participantes

Nas investigações em seres humanos, ao contrário das realizadas em animais de laboratório, as perdas de participantes são mais regra do que exceção. As pessoas têm preferências, motivações e receios, sofrem pressão de familiares e estão sujeitas a situações que influenciam a decisão de consentir em participar de pesquisa, e de abandoná-la após dado o consentimento. Investigações bem planejadas podem chegar ao fim com perdas em um montante que gera preocupação para o investigador quanto ao seu reflexo na representatividade da amostra, e o consequente risco de produzir resultados distorcidos. As perdas, se em número elevado, apontam para dificuldades operacionais, em uma ou mais fases nos procedimentos de reunião dos participantes até a análise final dos dados. Também é incluída nas perdas a falta de dados para certos itens de um questionário ou instrumento da pesquisa. As perdas, quaisquer que sejam as suas causas, são tratadas genericamente como *dados perdidos ou faltosos*; *missing data* em inglês.[7]

Em se tratando de dados perdidos, o melhor seria que fossem distribuídos aleatoriamente entre os diversos segmentos que compõem a amostra ou amostras de estudo. Dessa maneira, haveria alta possibilidade de não afetarem os resultados. Quanto mais distante dessa situação de aleatoriedade das perdas, maior a suspeita quanto à qualidade da pesquisa. Daí a necessidade do investigador refletir sobre os seus efeitos nos resultados. Que distorções podem ter sido introduzidas pelas perdas?

Na avaliação do efeito das perdas sobre os resultados da investigação, existem dois ângulos a considerar, a *quantidade* e a *qualidade*.[1 p.347,8]

► A Quantidade de perdas

A credibilidade das conclusões da investigação tende a ser inversamente proporcional à quantidade de perdas. Por isso, esforços redobrados são feitos para que a não resposta seja a menor possível. Não adianta estabelecer um elaborado esquema de amostragem se não se obtêm dados de substancial proporção da amostra. A concisão dos instrumentos de coleta de dados, como questionários, é uma estratégia adotada por pesquisadores experientes para conseguir colaboração das pessoas e manter as perdas em um mínimo.

Indubitavelmente, perdas elevadas minam a credibilidade das conclusões de uma investigação. Há pesquisas com 50% e até mesmo quantidade maior de perdas; ver o exemplo da seção 6.9B, de 77% de perdas do universo que se tentou alcançar. Tais níveis impedem que as conclusões sejam aceitas por críticos exigentes. Não é menos verdade, porém, que as pesquisas em seres humanos chegam ao seu fim com perdas de participantes. No entanto, o que seria uma quantidade de *perdas aceitáveis*? Não há resposta simples a essa questão. Alguns investigadores sugerem níveis de 10% de perdas como preocupantes, enquanto outros se fixam em 20%, ou mesmo 30%.[1, p.347]

► B Qualidade das perdas

Foi visto, no parágrafo anterior, que não há um número mágico para indicar a quantidade de perdas aceitáveis embora ordens de grandeza tenham sido mencionadas. Será prudente combinar um número pequeno de perdas com avaliação da qualidade dessas perdas. O ideal será que as perdas sejam homogêneas entre os diversos segmentos da amostra. As perdas diferenciadas constituem a preocupação maior dos pesquisadores. Elas minam as conclusões da investigação. Por isso, é conveniente verificar se as perdas são viciadas, ou seja, se mais prevalentes em algum segmento amostral. Esse ângulo é avaliado de, pelo menos, duas maneiras:

- Pela inspeção das razões das perdas (ver item C a seguir)
- Pela comparação das características dos que permanecem com as dos que não permanecem no estudo (ver item D).

► C Perdas de participantes em pesquisa e viés nos resultados

Algumas razões listadas na Tabela 7.4 podem introduzir viés nos resultados, ao passo que, para outras, raramente acontece distorção.

A primeira razão da mencionada lista tende a produzir estimativas viesadas. Seja o caso de inquérito sobre a prevalência de fumantes por via postal ou pela internet. O que se pode esperar? Os fumantes são relutantes em responder e, com tal conduta, distorcem os resultados. As frequências de fumantes estarão subregistradas na pesquisa. A conclusão não espelhará a realidade.

Na segunda razão apontada na mesma tabela, de pessoas não encontradas nas residências em inquéritos domiciliares, excluí-las da pesquisa tende a distorcer a amostra em direção a famílias mais numerosas. Existem motivos relevantes para as pessoas não serem encontradas no local em que vivem. As residências desocupadas na ocasião das visitas podem pertencer a doentes internados em hospitais, viajantes, pessoas que moram sozinhas ou casal sem filhos.

É possível que as quatro últimas razões relacionadas na Tabela 7.4 *não* influenciem os resultados finais do estudo. Postula-se que nesses casos as perdas sejam aleatórias. A comparação de

Tabela 7.4 Tipos de perda durante a realização de uma investigação

Proporção substancial das pessoas não responde a questionário enviado por correio, pela internet ou incluído em pastas de inscrição em congressos.
Algumas pessoas ficam de fora da pesquisa, pois jamais são encontradas nas residências por ocasião de inquéritos domiciliares.
Em estudos de seguimento, alguns indivíduos são perdidos por razões diversas: mudam de residência, recusam em participar, desaparecem.
Participantes morrem durante a realização da pesquisa por causas não relacionadas ao tema investigado; por exemplo, de acidente de trânsito, em pesquisas sobre enfisema.
Em estudos multicêntricos, em alguns centros não são coletados dados sobre uma variável.
Em acompanhamento de pacientes em diversos momentos, alguns dados coletados jamais são encontrados.
Dados são perdidos por falhas no equipamento.
Parte dos dados laboratoriais desaparece durante o trajeto do local de coleta ao de análise.

Fonte: adaptada de Altman & Bland 2007.[7]

características dos participantes, assunto a seguir abordado, traz subsídios adicionais para julgar a qualidade da amostra.

▶ D Comparação das características para julgar o impacto das perdas

Inspecionam-se as distribuições por sexo, idade e outras características das pessoas que permanecem e das que não permanecem no estudo. Em certas ocasiões, na presença de perdas substanciais, uma subamostra de participantes faltosos pode ser selecionada para nova coleta de dados e a comparação desses com os da amostra do estudo.

As perdas suspeitas são as com predileção por algum subgrupo da população ou se relacionadas ao desfecho medido.

Se as razões das perdas parecem ser ao acaso, mesmo uma quantidade substancial de perdas pode ter impacto reduzido nos resultados. Como se tem argumentos para inferir que as perdas são ou não ao acaso? Uma das maneiras é verificar se as características das pessoas que permaneceram na amostra são comparáveis com as que não permaneceram no estudo. Se comparáveis, espera-se que as perdas tenham pouco efeito nos resultados. São consideradas aleatórias, sem viés aparente.

Se as perdas parecem ser viesadas, suspeita-se que os resultados finais estarão alterados, seja para mais, seja para menos, a depender de cada situação.

O escritor abordará o assunto perdas, representatividade da amostra e viés de seleção no seu artigo científico. Um lugar para situar os comentários, à parte da seção de resultados, é na discussão (ver 8.5, Limitações da própria investigação).

▶ 7.6 Características basais dos participantes no estudo

Há pesquisas em que se forma um único grupo de pessoas. Essa situação é encontrada, por exemplo, na série de casos. Em outras, há a constituição de mais de um grupo: os casos e os controles, os expostos e os não expostos à radiação, os tratados com medicamento e os tratados com outra droga ou tratados de duas maneiras com o uso do mesmo produto. Em qualquer das eventualidades, o autor informa as características dos participantes do grupo ou grupos estudados.

▶ A Descrição das características basais

As características basais da amostra são reveladas pela apresentação dos valores referentes às informações demográficas, socioeconômicas, clínicas ou de outra natureza, na época da entrada dos participantes no estudo. Descrevê-las sob a forma de tabela é maneira costumeira e adequada de apresentação. Note-se que a forma de expressão depende do tipo de variável e da maneira como foram sintetizados os dados.

Exemplo 7.6A Avaliação de tratamento de anemia ferropriva em mulheres no período reprodutivo[9]

Mediante um estudo randomizado, comparou-se a ação do tratamento com sulfato ferroso em doses semanais e diárias. As características basais dos dois grupos estudados estão na Tabela 7.5. Algumas variáveis estão expressas em percentuais e outras na forma de médias e desvios-padrão. Esse é o procedimento habitual.

Quando se trata de variável categórica, como a posse de TV ou de geladeira – a pessoa tem ou não tem o aparelho –, informa-se a respectiva frequência. O número de participantes está situado no cabeçalho da Tabela 7.5, de modo que se pode chegar ao número absoluto de participantes em cada linha da tabela, por simples cálculos. Se o número de participantes não estivesse situado no topo, o número absoluto e o relativo (%) estariam lado a lado.

No caso da variável ser contínua, como a idade e a renda, mostra-se a média e o desvio-padrão. Evitar usar $26,6 \pm 7,7$, sem especificar que os números após $\pm$ significam desvio-padrão; poderia ser erro-padrão. O correto é desvio-padrão. Não usar erro-padrão ou intervalo de confiança para descrição da amostra, pois são medidas de inferência estatística.

Se a distribuição da variável contínua tem distribuição assimétrica, a média e o desvio-padrão não são maneiras apropriadas de síntese. Outras formas têm de ser empregadas, entre as quais:

- A mediana acompanhada do menor e o maior valor encontrado na amostra
- A mediana e os percentis 25 e 75, que representam a amplitude interquartilar
- O diagrama em caixas (ou *box-plot*; ver 20.7).

Tabela 7.5 Características basais dos dois grupos de mulheres segundo o esquema de tratamento com sulfato ferroso (Santo Amaro, Recife, 1996)

Características	Tratamento semanal n = 79	Tratamento diário n = 71
Idade em anos, média (dp)	26,6 (7,7)	28,2 (8,3)
Instrução em anos, média (dp)	5,3 (2,9)	5,5 (3,2)
Renda mensal em reais, média (dp)	36,7 (24,0)	56,8 (60,7)
Posse de televisão (%)	91,7	91,8
Posse de geladeira (%)	71,9	68,0
Índice de massa corporal, média (dp)	23,5 (4,8)	23,9 (4,7)
Hemoglobina em g/dl, média (dp)	10,6 (1,1)	10,6 (1,0)

n = número de participantes que completaram o estudo; dp = desvio-padrão.
Fonte: abreviada de Lopes *et al* 1999.[9]

▶ B Inspeção das características basais da amostra

A inspeção das características dos componentes da amostra tem pelo menos duas finalidades:

- Verificar se os procedimentos de seleção adotados produziram a amostra desejada e adequada para o estudo
- Indicar para que população os resultados são generalizáveis.

As características dos dois grupos dispostos na Tabela 7.5 são muito semelhantes em quase todas as variáveis. O ideal seria que tivessem características exatamente iguais, porém, é raro acontecer. Valores muito próximos entre os dois grupos só são conseguidos em grandes tamanhos de amostras, na casa de várias centenas ou milhares, e com o uso de um sistema não viesado de alocação dos participantes aos grupos. Se as características dos grupos comparados não estão balanceadas, uma providência de ajustamento deve ser tomada na etapa de análise dos dados.

▶ C Onde descrever as características da amostra: em resultados ou na seção de método?

Uma questão a ser decidida consiste na localização das características da amostra, se aparecem nos resultados, como aqui mostrado, ou em método. Subsídios para a decisão constam a seguir.

- *Descrição na seção resultados* – é assim feita quando as características da amostra são determinadas pela coleta de dados, como em muitos estudos clínico-epidemiológicos, alguns dos quais exemplificados neste capítulo. Em geral, no relato de investigação em amostra probabilística, as características dessa última são descritas no início de resultados. Segundo o Grupo de Vancouver, "*todas as informações obtidas durante a realização do estudo pertencem à seção de resultados*" (ver Tabela 6.2). Logo, a tabela que revela as características dos participantes e o fluxograma de composição da amostra fazem parte da seção de resultados
- *Descrição na seção de método* – ocorre nas pesquisas em que as especificações do material investigado são determinadas *a priori* e delimitam o que será estudado.

Exemplo 7.6C Características da amostra descritas na seção de método

"*Vinte camundongos albinos, com peso de 20 gramas, foram inoculados com cultura contaminada pelo bacilo do carbúnculo.*"

▶ 7.7 Resultados principais

Esta é a parte central dos achados, aqueles mais estreitamente relacionados aos objetivos da investigação. O leitor espera que os resultados principais estejam realçados, se possível, em forma de ilustração. Mesmo uma ilustração benfeita, de fácil interpretação, deve também estar acompanhada de comentários, no texto, para informar os seus destaques ou o que se apreende da observação do seu conteúdo.

Três recomendações para a apresentação dos resultados principais, listadas na Tabela 7.6, são comentadas nas próximas seções.

▶ 7.8 Especificação dos resultados principais

Quanto mais a investigação for direcionada para um objetivo principal, mais fácil será a redação dos seus resultados. Se, ao contrário, a pesquisa estiver desfocada, "*dando tiro para tudo que é lado*", com numerosos objetivos, explícitos ou implícitos, o relato se torna difícil, além de haver maior possibilidade de chegar-se a resultados falso-positivos.

▶ A Apresentar primeiro os resultados principais

O foco do relato da seção de resultados, como de todo o artigo original, deve ser nos achados principais. Eles precisam estar separados de outros, secundários, que por ventura venham a constar do relato. Daí a conveniência de especificar claramente quais sejam os achados principais e os secundários.

Resultado principal ou *primário* é o que está mais relacionado ao objetivo da investigação. Refere-se ao *desfecho principal, evento principal* ou *variável resposta*. Portanto, a questão central da pesquisa – expressa por objetivo ou hipótese – necessita estar sempre presente para bem nortear a redação.

Há muitas maneiras adequadas de mostrar os resultados, dependendo do tipo de variável resposta. Em estudos comparativos, eles podem ser expressos, por exemplo, sob a forma de diferenças de números absolutos, percentuais, coeficientes, médias, risco relativo, razão de chances (*odds ratio*), razão de prevalências e outras possibilidades (ver 7.10C, Medidas de síntese).

Exemplo 7.8A Avaliação de tratamento de anemia ferropriva em mulheres no período reprodutivo[9]

Foi mencionado o estudo randomizado, em que se comparou a ação do tratamento com sulfato ferroso em doses semanais ou diárias (exemplo da seção 7.6A). A variável resposta foi definida como a cura da anemia, expressa pela dosagem de hemoglobina sérica. Em termos operacionais, usou-se a média

Tabela 7.6 Recomendações para a apresentação dos resultados principais em estudos analíticos e a localização das recomendações nas seções do presente capítulo

Recomendações	Seção
Especificar os eventos principais	7.8
Esclarecer o papel do acaso	7.9 a 7.11
Levar em conta as características iniciais dos grupos	7.12 a 7.16

de hemoglobina, o percentual de curas (hemoglobina igual ou maior que 12 g/dl) e o percentual de pacientes com anemia microcítica.

Após 12 semanas de tratamento, não houve diferenças estatisticamente significativas de médias de hemoglobina, de percentuais de cura e de percentuais de pacientes com anemia microcítica entre os dois esquemas terapêuticos. Os autores concluíram que o esquema de tratamento semanal teve a mesma eficácia do diário. A recomendação da adoção de esquema semanal de tratamento faz sentido, visto o menor consumo do produto e os efeitos colaterais acarretados pelas doses diárias.

Diferenças não significativas devem ser interpretadas com cuidado. O poder estatístico da amostra precisa ser levado em conta, o que permite separar os resultados verdadeiramente negativos dos falso-negativos (ver 8.13, Interpretação de estudos negativos).

▶ B Ordem de apresentação das informações

Quando há vários desfechos para serem mostrados, uma sequência tem de ser decidida para apresentá-los. Dentre os possíveis critérios a serem empregados, estão:

- *Importância dos eventos*: primeiro, os achados mais relevantes e, em seguida, os demais. Se tiverem sido identificados como tal, o que é recomendado, apresenta-se o desfecho principal, os secundários e, depois, as análises subsequentes, se houver
- *Sequência temporal*: os achados clínicos e os laboratoriais, nessa ordem
- *Complexidade*: do menos para o mais complexo.

Exemplo 7.8B Apresentação das informações pelo critério de complexidade

Em investigações sobre associação de eventos, como ocorre nos estudos para investigar os fatores de risco de uma doença, os achados podem ser apresentados em nível crescente de complexidade. Inicialmente, são mostradas as associações entre cada fator de risco investigado e a doença. Os dados são brutos, ou seja, restritos aos coletados e resumidos. Trata-se de forma simples de análise, que pode ser omitida se procedimentos adicionais de ajustamento, mais complexos, mostrarem-se mais esclarecedores. Esses, então, são apresentados e a eles se dá mais ênfase na redação.

Em exemplo anterior (ver 6.23C, Estatística inferencial), menciona-se a análise estatística em que primeiro se faz a seleção de variáveis por análise univariada e por raciocínio clínico. As variáveis assim selecionadas são então incluídas na análise multivariada.

▶ 7.9 Efeito do acaso nos resultados

Amostras são um meio eficiente para conhecer as características da população e para investigar as relações entre eventos (ver 6.6, Seleção de participantes para estudo). Ao lado das vantagens decorrentes da economia de recursos e facilidade de execução, paga-se um preço por não incluir toda a população.

Esse preço é o erro amostral, de cunho aleatório, que está presente nas estimativas obtidas com os dados de amostras.

Dois enfoques são rotineiramente empregados para lidar com o efeito do acaso nos resultados de uma pesquisa:

- Estimação (ou estimativa) de parâmetros, pelo cálculo do intervalo de confiança (ver 7.10)
- Teste de hipótese, com o uso de testes de significância estatística e do valor p (ver 7.11).

▶ 7.10 Intervalo de confiança

O resultado de uma pesquisa amostral, por vezes, é apresentado por um único número. Por exemplo, *"a prevalência do aleitamento materno exclusivo aos seis meses de idade foi 12,8%"*.

Essa forma de expressão nos dá uma idéia da taxa de prevalência, mas não indica a precisão desse valor. O relato torna-se mais completo se contiver as respectivas margens de erro. Algo assim: *"a prevalência do aleitamento materno exclusivo aos seis meses de idade foi 12,8% (intervalo de confiança de 95%: 11% a 14,7%)"*. É comum usar a seguinte abreviação para intervalo de confiança de 95%: "IC 95%" (*95% CI*, em inglês).

O intervalo de confiança fornece uma amplitude de valores para o verdadeiro valor do parâmetro populacional. Qualquer estatística proveniente de amostra probabilística é mais convenientemente apresentada quando acompanhada de intervalo de confiança: por exemplo, para uma taxa de incidência ou risco relativo. No relato de uma investigação, esse procedimento é particularmente importante para ser aplicado aos resultados principais.

▶ A Interpretação do intervalo de confiança

O intervalo de confiança revela a precisão dos dados da amostra. Quanto maior a amplitude do intervalo de confiança, menos precisa é a estimativa. Um intervalo entre 1% e 50% para uma taxa de prevalência é muito extenso, impreciso, pouco útil. Outro, entre 10% e 20%, aponta para maior precisão e será mais útil. No exemplo da taxa de prevalência do aleitamento materno, o intervalo é menor, entre 11% e 14,7%, indicando precisão ainda mais alta da estimativa.

Exemplo 7.10A Interpretação do intervalo de confiança

Voltando ao exemplo da prevalência do aleitamento materno: 12,8%; IC 95%: 11% a 14,7%.

Interpretação: a prevalência do aleitamento materno exclusivo na amostra é 12,8%. Essa é a *estimativa por ponto*. Corresponde ao valor médio obtido na amostra. Porém, qual é o verdadeiro valor da prevalência na população?

O verdadeiro valor da prevalência na população está provavelmente compreendido entre os dois limites que formam o intervalo, 11% e 14,7%. Trata-se de *estimativa por intervalo*. Uma margem de erro de aproximadamente 2% para mais e para menos da estimativa pontual. Indica-se, com esse procedimento, a precisão com que o valor na amostra estima o parâmetro populacional.

Qual a confiança nessa afirmação? A confiança é de 95%. Por isso, é conveniente assinalar que se lida com IC 95%. O verdadeiro valor da taxa de prevalência poderá estar fora daquele intervalo, mas será uma situação rara, pouco provável de acontecer. Admitiu-se um erro de 5%, mas poderia ser adotado outro (ver 18.14A, Intervalo de confiança de 95%).

▶ B Intervalo de confiança e significância estatística

Semelhante ao mencionado para a taxa de prevalência, o relato de comparações entre grupos fica mais completo se contiver as respectivas margens de erro para as medidas de síntese utilizadas. Algo assim: *"comparada ao grupo placebo, a taxa de complicações foi 20% menor no grupo medicamento (IC 95%: 10% a 30%)"*. Dessa maneira, tem-se informação mais útil sobre o efeito do medicamento.

A diferença entre os grupos é significativa ao nível de 5% se o intervalo de confiança de 95% *não* incluir o zero. No caso, o zero é tomado como *valor nulo*; *null value*, em inglês, o que significa nenhum risco ou risco zero. A interpretação da significância estatística está centrada na posição do *valor nulo*.

O valor nulo será *zero* na interpretação da diferença entre taxas e *um* no risco relativo (RR) e no *odds ratio* (OR). Em síntese (ver exemplos anexos):

- Se o valor nulo estiver *fora* do intervalo, o acaso *não* explica os achados; aceitam-se os resultados como estatisticamente significativos
- Se o valor nulo estiver *dentro* do intervalo, o acaso explica os achados; os resultados *não* são estatisticamente significativos.
- Para mais sobre o tema, ver a seção 18.14, Relato do intervalo de confiança.

Exemplos 7.10B Uso do intervalo de confiança de 95% para avaliar a significância estatística dos resultados

Exemplo 1 Interpretação da diferença das taxas de incidência de diabetes[10]

A incidência acumulada de diabetes em participantes de estudo randomizado, submetidos a três intervenções preventivas, encontra-se na Figura 7.2. Após alguns anos de acompa-nhamento, menos casos da doença foram encontrados entre os que mudaram o estilo de vida. Em posição intermediária, estão os que consumiram um medicamento, a metformina. O grupo placebo mostrou a pior situação, pois revelou o maior número de casos. Em termos numéricos, comparando-se com o encontrado no grupo controle, a taxa de incidência da doença foi 58% menor (IC 95%: 48% a 66%) no grupo de mudança do estilo de vida e 31% menor (IC 95%: 17% a 43%) no grupo do medicamento metformina.

Em ambas as comparações, o valor nulo está fora do intervalo, o que indica resultados estatisticamente significativos.

Exemplo 2 Interpretação do risco relativo: uso de telefone celular e aparecimento de zumbidos

Em investigação sobre a associação entre os dois eventos, obteve-se o seguinte resultado: RR = 2 (IC 95%: 0,8 a 3,2).

- Esclarecimentos sobre o risco relativo (RR)

    O risco relativo indica quantas vezes o desfecho em questão é mais frequente em um grupo quando comparado ao outro. Um RR = 2 significa duas vezes mais o desfecho em um dos grupos. Um RR = 1 indica riscos iguais nos dois grupos, o que significa nenhum risco, risco zero ou *valor nulo*.

    No presente exemplo (RR = 2; IC 95%: 0,8 a 3,2), o valor nulo, que é RR = 1, está situado *dentro* do intervalo de confiança. Interpretação: *não* há associação estatisticamente significativa entre uso de telefone celular e aparecimento de zumbidos.

    Se o valor nulo estivesse *fora* do intervalo de confiança (caso de RR = 2; IC 95%: 1,5 a 2,5), o resultado seria estatisticamente significativo. Interpretação: o acaso *não* explica tal resultado. Se não houver viés na investigação, o resultado estará apontando para uma real associação estatística entre os dois eventos.

Exemplo 3 Interpretação da razão de chances (ou *odds ratio*, OR): etiologia da gangrena de Fournier

Uma investigação sobre esse tipo de gangrena foi mencionada em exemplo da seção 6.10. Compararam-se as característi-

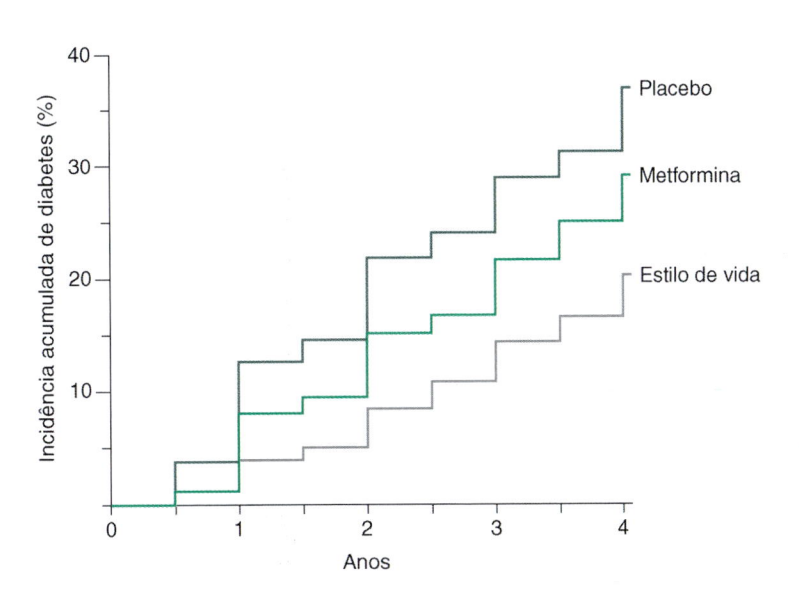

Figura 7.2 Incidência acumulada de diabetes segundo o tipo de tratamento preventivo: mudança de estilo de vida, uso de metformina e placebo. Fonte: Knowler *et al.* 2002.[10] (Reproduzida com autorização.)

cas de homens portadores de gangrena com os que não estavam acometidos por ela. Os resultados são a seguir mostrados.

- Esclarecimentos sobre o OR

    Esse indicador informa quantas vezes um grupo tem mais o fator investigado quando comparado ao outro grupo. A interpretação é semelhante ao risco relativo. Um OR = 2 significa duas vezes mais em um dos grupos. Um OR = 1 indica riscos iguais nos dois grupos, o que representa nenhum risco, risco zero ou *valor nulo*.

- Resultados da comparação entre pacientes com e sem a gangrena de Fournier:[11]
    - Diabetes melito (OR = 3,3; IC 95%: 2,9 a 3,7)

        Interpretação: há associação estatística entre a presença de diabetes melito e o aparecimento da gangrena. O valor nulo (OR = 1) está fora do intervalo de confiança de 95%. Logo, em primeira análise, diabetes é rotulado como possível fator de risco para a gangrena.

    - Uso de álcool e tabaco (OR = 1,0; IC 95%: 0,8 a 1,2).

        Interpretação: não há associação estatística entre hipertensão e o aparecimento da gangrena. O valor 1 está dentro do intervalo de confiança de 95%. Na investigação, álcool e tabaco não parecem ser fatores de risco para a gangrena.

    - Uso de drogas ilícitas (OR = 0,5; IC 95%: 0,3 a 0,8)

        Interpretação: a associação entre uso de drogas ilícitas e aparecimento da gangrena é estatisticamente significativa. O valor 1 está fora do intervalo de confiança de 95%. Mas a relação é inversa. O uso de drogas ilícitas seria fator de proteção para a gangrena. Mas atenção: pode haver outra interpretação (ver 7.13, Confundimento).

Veremos mais adiante que obter estimativas quantitativas sobre associação entre dois eventos é apenas a fase inicial na determinação da relação causal (ver 8.15, Interpretação dos achados).

▶ C Medidas de síntese

Combinar os resultados obtidos em dois grupos que se compara, como nos exemplos recém-mostrados, é um procedimento mais lógico e útil para sintetizar o resultado da investigação do que apresentar valores separados para cada grupo. Note-se:

- Para as variáveis dicotômicas, é habitual estipular-se, como medida do efeito, a diferença entre taxas (por exemplo, na comparação entre medicamento e placebo) ou a razão entre elas (caso do risco relativo)
- Nas variáveis contínuas, um procedimento equivalente seria expressar-se pela diferença entre as médias de dois grupos que se comparam.

▶ 7.11 Valor p

Para se avaliar a significância dos resultados, sejam diferenças, associações, taxas de sobrevivência ou o que seja, uma forma tradicional de análise é a utilização de testes estatísticos. Ela se insere em um procedimento mais amplo de *teste de hipótese* (ou *teste de significância*). Há muitos testes estatísticos disponíveis. O resultado da sua aplicação

é expresso por um número, interpretado em termos de probabilidade, o valor p. Por exemplo, qui-quadrado = 10,6; p = 0,001. Interpretação: a diferença é estatisticamente significativa.

▶ A Valor p e significância estatística

O procedimento de uso de um teste estatístico funciona de maneira ordenada.

- Fixa-se um valor inicial para indicar o nível de significância estatística; por exemplo, 0,05, ou seja, alfa = 0,05. O que equivale à fixação do IC 95%
- Aplica-se o teste estatístico: qui-quadrado, teste t ou o que seja apropriado aos dados; no exemplo, qui-quadrado = 10,6
- Verifica-se qual o valor de p associado ao resultado do teste; no exemplo, p = 0,001. Embora haja muitos testes estatísticos, a interpretação do valor p é a mesma para todos, como resumido a seguir
- Se o valor p for maior do que 0,05 (por exemplo p = 0,10 ou p = 0,25), conclui-se que os achados *não* são estatisticamente significativos. O acaso é explicação plausível para os resultados
- Valores p iguais ou menores do que 0,05 apontam para achados estatisticamente significativos. Conclui-se que o acaso é explicação pouco provável para os resultados.

Os programas computacionais estatísticos informam os resultados do teste, o respectivo valor p e outras informações. Para mais sobre interpretação e relato do valor p, ver a seção 18.15.

Exemplos 7.11A Avaliação estatística dos resultados pelo valor p

Exemplo 1 Resultados estatisticamente significativos em avaliação de procedimento cirúrgico[12]

Em ensaio randomizado para avaliação do efeito da cirurgia no tratamento da epilepsia do lobo temporal, a proporção de pacientes livres de convulsão após um ano de seguimento foi 58% no grupo-cirúrgico e 8% nos do grupo em tratamento com medicamento. A diferença é grande, mas ela poderia ter ocorrido por acaso? A avaliação estatística informa: qui-quadrado = 12,84; p < 0,001. O pequeno valor p indica que os resultados são significativamente melhores no grupo cirúrgico. Interpretação: o acaso é explicação pouco provável para a diferença.

Exemplo 2 Resultados estatisticamente não significativos

Se na pesquisa sobre o efeito da cirurgia no tratamento da epilepsia do lobo temporal, a diferença entre os grupos fosse menor, e o resultado traduzido por qui-quadrado = 1,32; p = 0,25, concluiríamos que a diferença não é estatisticamente significativa. Interpretação: o acaso é explicação plausível para o achado.

▶ B Escolha do teste estatístico

Ao selecionar o caminho do teste de hipótese, para avaliar os resultados de uma pesquisa, o investigador terá que decidir qual é o teste estatístico apropriado para os seus dados. Esse é um campo vasto da estatística. Essa escolha depende de muitos fatores, dentre os quais o tipo de variável, o tamanho da amostra, o número de grupos, a distribuição dos dados e se os grupos são independentes ou dependentes (emparelhados). Os dois últimos fatores mencionados são ilustrados nos exemplos anexos.

Exemplos 7.11B Uso de testes estatísticos

Exemplo 1 Testes paramétricos e não paramétricos

Os *testes paramétricos*, como o teste t e F, são utilizados quando os dados têm distribuição conhecida, em geral, simétrica. Se os dados não têm distribuição conhecida, ou simplesmente não há preocupações com a distribuição, emprega-se outra categoria de teste, ditos *não paramétricos*, como o de Mann-Whitney, o de Wilcoxon ou o Kruskal-Wallis. Eles não exigem pressupostos para a sua aplicação. No entanto, muitos testes paramétricos são robustos, ou seja, funcionam bem mesmo quando seus pressupostos não são inteiramente atendidos.

Exemplo 2 Teste para grupos independentes ou dependentes

Há o test-t para amostras independentes e o teste t pareado (para grupos emparelhados). O teste de Wilcoxon para dados pareados é uma alternativa ao teste de Mann-Whitney para dados independentes. Para outros exemplos, consultar livros-texto de estatística.

▶ 7.12 Características basais dos grupos

As características dos grupos comparados podem diferir em importantes variáveis, o que traz dificuldades para a interpretação dos resultados de uma pesquisa. Os procedimentos para lidar com as diferenças entre grupos são a seguir delineados.

▶ A Diferenças nas características basais

Em estudos comparativos, espera-se trabalhar com grupos que tenham características equilibradas. Se um dos grupos é composto por pessoas mais idosas, a idade pode influenciar os resultados. Se há pessoas mais obesas ou doentes em um dos grupos, também haverá a mesma preocupação. As diferenças nas características basais entre os grupos são indesejáveis. Se as diferenças não forem neutralizadas, elas podem influenciar o resultado final, o que interfere na validade da investigação. Há diversas técnicas para prevenir ou neutralizar as diferenças entre grupos (ver próxima seção). Entre elas está o ajustamento na fase de análise dos dados.

Exemplos 7.12A Diferenças de renda nas características basais dos grupos comparados

Exemplo 1 Avaliação de tratamento de anemia ferropriva em mulheres no período reprodutivo[9]

Traz-se como ilustração o estudo randomizado em que se comparou a ação do tratamento com sulfato ferroso em doses semanais e diárias (ver Tabela 7.5). Note-se que as participantes do tratamento semanal dispõem de renda *per capita* familiar mensal quase um terço menor. A desigualdade inicial desfavorece o tratamento semanal (37 reais de renda) comparada ao tratamento diário (57 reais de renda). Poder-se-ia argumentar, na discussão, que os resultados seriam mais favoráveis ao tratamento semanal se os dois grupos tivessem renda comparável.

Exemplo 2 Comparação de diferenças de incidências de diabetes[10]

Anteriormente, mostrou-se a comparação de incidências de diabetes em participantes de estudo randomizado, submetidos a três tipos de tratamento (ver exemplo 1 na seção 7.10B). Nenhum dos resultados apresentados foi afetado por ajustamento pelas características basais dos participantes da pesquisa. Isso ocorreu porque a randomização foi utilizada para a formação dos grupos, cada um desses contava com milhares de participantes e as características basais dos três grupos eram muito próximas.

Exemplo 3 Diferenças de idade e de gravidade da doença nas características basais dos grupos comparados

Seja o caso da avaliação da eficácia de medicamento para insuficiência coronariana crônica, em que são formados dois grupos de participantes. Os componentes de um deles recebem a droga nova em teste e, os demais, o medicamento tradicionalmente usado em tais casos. Em termos ideais, os dois grupos devem ter características semelhantes, mas, para argumentar, digamos que a randomização não produziu grupos semelhantes. Se os pacientes do grupo do medicamento tradicional são mais idosos ou têm quadro clínico mais grave (refletido em pontuação mais alta no Apache II), essa situação caracteriza desvantagem inicial para o grupo. Ora, a desvantagem inicial dificultará a interpretação sobre a real eficácia do medicamento novo. Técnicas estatísticas multivariadas, como a análise de covariância, têm de ser empregadas para ajustar as comparações levando-se em conta as diferenças nas características basais dos grupos comparados.

▶ B Uso do valor p para identificar diferenças nas características basais dos grupos

Em alguns relatos de investigação encontra-se a seguinte afirmação: "*a significância das diferenças nas características basais foi avaliada pelo qui-quadrado, o teste exato de Fisher ou o que fosse mais apropriado.*" O procedimento é incorreto. O valor p não é apropriado para identificar tais diferenças. O poder estatístico da amostra sendo pequeno, as diferenças detectadas não serão estatisticamente significantes. É habitual que importantes variáveis, mesmo não estatisticamente diferentes pelo valor p, sejam incluídas no modelo multivariado utilizado na análise.

▶ C Todas as variáveis não balanceadas entre os grupos precisam ser neutralizadas?

Nem todas as diferenças iniciais de características entre os grupos influenciam o resultado final. Somente as características que afetam o desfecho e que não estão balanceadas entre os grupos têm potencial efeito confundidor. São essas características as candidatas a serem neutralizadas na análise estatística dos dados. Em se adotando tal providência, chamada *controle estatístico*, procede-se a comparações mais justas, por conta da nova igualdade de características dos grupos em questão.

Na vida real, muitos fatores estão atuando simultaneamente para produzir um desfecho. Em pesquisas, análises complexas estão indicadas para lidar com a *multicausalidade* ou, mais especificamente, para isolar o efeito da variável principal do efeito de outras influências que também se fazem sentir.

Dados ajustados são os que uma ou mais variáveis geradoras de confusão foram neutralizadas. Os dados ajustados possibilitam comparações mais adequadas do que os não ajustados, pois foram neutralizados fatores geradores de confusão. A redação dos resultados e da discussão faz mais sentido se focada nos dados ajustados. As palavras *controladas, ajustadas* e *neutralizadas* são empregadas como sinônimo, com o sentido de anular estatisticamente as diferenças de características entre os grupos. Apenas as variáveis que foram selecionadas para estudo, ou seja, em que há dados sobre elas, podem ser submetidas a ajustamento na fase de análise.

7.13 Confundimento (ou confusão de efeitos)

Os princípios do confundimento foram delineados na seção anterior. Na vida real, muitos fatores determinam um desfecho. Esse é o princípio da *multicausalidade*, descrito nos livros, em especial, de epidemiologia.[1 p.42] Em razão das múltiplas causas, o confundimento é preocupação constante em pesquisa cujo objetivo seja estudar a relação entre dois eventos.

A Significado de confundimento

Considera-se que há confundimento quando os efeitos de duas variáveis sobre uma terceira não estão separados. A interpretação estará prejudicada. A suspeita de haver confundimento no estudo de uma associação entre dois eventos, um fator de risco e uma doença, significa que desconfiamos de um terceiro evento ser uma possível explicação para os achados. Anteriormente, foi definido o que se entende por variável confundidora ou variável geradora de confusão (ver 6.19, Variável dependente e independente). Os exemplos anexos ilustram o seu significado.

Exemplos 7.13A Variáveis que confundem a interpretação

Exemplo 1 Comparação entre casados e solteiros
Os seguintes fatos são observados em diferentes populações:

- Os casados apresentam maior prevalência de doenças crônicas do que os solteiros
- Os casados são, em média, mais idosos do que os solteiros
- A prevalência de doença crônica aumenta com a idade.

Perceba que a idade confunde a interpretação da relação entre estado civil e saúde. Uma primeira explicação – e a mais provável – é de que a maior prevalência de doença crônica está primeiramente relacionada à idade. Para melhor conhecer a relação entre estado civil e doença crônica, tem de ser adotada alguma estratégia para anular o efeito confundidor da idade. Esse é o caso de comparar as taxas entre casados e solteiros de mesma faixa etária. Outra possibilidade é comparar taxas padronizadas.[1 p.211]

Exemplo 2 O efeito confundidor do hábito de fumar no estudo da relação entre consumo de café e doença coronariana
As pessoas que consomem café em excesso têm maior incidência de doença coronariana. Porém, o hábito de consumo de café está relacionado ao hábito de fumar. Assim, o aparente efeito de um fator (o café) na incidência de doença coronariana pode ser explicado pela associação do café com o outro fator (o cigarro).

Seria um erro de interpretação (um viés de confundimento) imputar ao café o excesso de incidência de doença coronariana, uma vez que o cigarro é o fator de importância. Só terá credibilidade um estudo sobre a relação entre consumo de café e doença coronariana se o hábito de fumar tiver sido neutralizado, de modo a não influir nas conclusões.

Exemplo 3 O efeito confundidor do hábito de fumar no estudo da relação entre consumo de vinho e coronariopatia
Para estudar a relação entre vinho e coronariopatia, tem-se que neutralizar o efeito do fumo. Se os efeitos do vinho (suspeito de ser benéfico) e do cigarro (certamente maléfico) estiverem misturados, a interpretação dos resultados de uma pesquisa que estude vinho e coronariopatia estará comprometida.

Exemplo 4 Consumo de álcool na gravidez e peso ao nascer
Para bem investigar a relação, o efeito do álcool deve ser separado do efeito de outros fatores que também influenciam o peso ao nascer, como duração da gravidez, estado nutricional da mãe e o hábito de fumar.

Exemplo 5 Uso de antidepressivos e desempenho ao volante
No início do capítulo, foi mencionada uma possível relação entre o uso de antidepressivos e o desempenho ao volante. Que confundidores poderiam dificultar a interpretação dos resultados de uma pesquisa sobre o tema? O gênero das pessoas, se masculino ou feminino, poderia ser uma variável confundidora.

B Controle do confundimento

Os resultados de uma investigação só podem ser adequadamente interpretados quando outras explicações para os achados são levadas em conta. O confundimento é uma dessas explicações. *Controlar ou neutralizar o confundimento* é um objetivo central do investigador. É necessário anular as variáveis independentes indesejáveis, as que confundem a interpretação. As variáveis independentes indesejáveis são identificadas por revisão da literatura e por conhecimento do assunto. Para neutralizar o confundimento, são usadas diversas técnicas:[1 p.382]

- Na *fase de planejamento*, com o uso da *restrição* de grupos populacionais (inclusão somente de adultos do sexo masculino, por exemplo), *randomização, estratificação, grupo-controle, emparelhamento* de variáveis
- Na *fase de análise*, pela *estratificação* e, principalmente, pela *análise estatística multivariada*. Essas duas técnicas são descritas nas próximas seções.

▶ 7.14 Análise estratificada

Estratificar significa dividir a amostra em estratos, em subgrupos – por exemplo, de homens e de mulheres. O confundimento pode ser controlado por estratificação. Por essa forma de análise, examina-se a relação entre o fator de risco X e a doença Y no interior de cada estrato da variável confundidora Z. Suponhamos que Z seja o gênero. Examina-se a relação entre X e Y nos homens e nas mulheres, separadamente. A associação será assim avaliada sem o efeito confundidor do gênero.

Em suma, a análise estratificada permite anular o efeito de uma terceira variável na relação entre duas outras. O procedimento de estratificação pode ser repetido para cada variável suspeita de ser geradora de confusão.

Exemplos 7.14 Análise estratificada

Exemplo 1 Associação entre poluição e câncer do pulmão controlada pelo hábito de fumar

Sabemos que o hábito de fumar e o câncer de pulmão estão associados. Portanto, no estudo da relação entre poluição e câncer, o hábito de fumar funciona como confundidor. Para neutralizar o efeito do hábito de fumar, a amostra em estudo pode ser dividida em subgrupos: não fumantes, fumantes leves, fumantes moderados e grandes fumantes. A relação entre poluição e câncer é, então, examinada no interior de cada um desses subgrupos.

Exemplo 2 Efeitos da idade materna e da ordem de nascimento no risco de leucemia[13]

Existe associação positiva entre idade materna e ordem de nascimento – ou seja, à medida que uma aumenta, a outra também aumenta. A análise estratificada mostrou que ambas têm *efeitos independentes* no risco de leucemia. Essas conclusões foram divulgadas em pesquisa publicada em 1966, na qual aparece a análise estratificada efetuada, então muito usada em artigos científicos. As idades estão agrupadas em seis categorias e a ordem de nascimento em cinco. Os autores dividiram o período de observação em três, 1950-1954, 1955-1959 e 1960-1964. Todas essas informações constam de uma única tabela, no artigo em questão,[13] o que faz com que ocupe toda uma página com letra miúda.

Hoje, a divulgação dos resultados sob a forma de análise estratificada com tal nível de desagregação não é aceita pelos editores. Será substituída convenientemente pela apresentação de tabela resultante de análise multivariada, assunto da próxima seção.

▶ 7.15 Análise multivariada

Os desfechos investigados em pesquisa clínica ou epidemiológica são de natureza multivariada. Com essa afirmação, pretende-se dizer que diversos fatores estão atuando simultaneamente e de maneira complexa, para produzir um efeito. A complexidade decorrente do emaranhado de causas requer formas elaboradas de análise dos dados, as que permitam a inclusão de muitas variáveis ao mesmo tempo. Essas formas constituem o enfoque analítico multivariado, modelo multivariado ou análise multivariada.

Dá-se o nome de *análise multivariada* a um conjunto de técnicas empregadas quando as variáveis são estudadas simultaneamente. Neste livro, nos restringiremos à abordagem das situações em que diversas variáveis são utilizadas para predizer ou explicar a ocorrência de um único desfecho. Ou então, verificar o efeito de uma variável antecedente na variável desfecho, neutralizando-se o efeito das demais variáveis que confundem a interpretação. Nos exemplos anexos, estão identificadas as duas variáveis centrais da pesquisa, a exposição principal (ou variável de exposição) e o desfecho investigado (ou variável de desfecho). Estão também especificadas as variáveis geradoras de confusão – as que confundiriam a interpretação dos resultados se não fossem neutralizadas. Essa neutralização, se não feita na fase de planejamento da pesquisa, é realizada na de análise de dados.

Exemplos 7.15 Análise multivariada

Exemplo 1 Consumo de álcool e câncer

Investiga-se o efeito do álcool sobre o câncer, neutralizando-se simultaneamente o efeito do gênero, da idade e de outras variáveis geradoras de confusão.

Exemplo 2 Relato de um achado após análise multivariada[14]

"Quando diversos fatores de risco são controlados (idade, gênero, nível de escolaridade e hospital de atendimento), não foi encontrada associação entre o uso de telefones celulares e tumores cerebrais."

▶ A Estratificação e análise multivariada: qual é a mais usada?

A estratificação é técnica antiga, hoje utilizada principalmente em análise exploratória dos dados. Obtém o mesmo resultado que a análise multivariada, tanto para estimativas por ponto como por intervalo.[15]

As vantagens da estratificação são a sua relativa simplicidade, a facilidade de entendimento e a maior proximidade que propicia entre o pesquisador e os dados. A desvantagem está relacionada ao número pequeno de variáveis que têm de ser consideradas em cada análise. Quando são muitas as variáveis, o trabalho de comparações aumenta proporcionalmente, pois os testes estatísticos, na análise estratificada, são repetidos para cada variável introduzida no controle.

A análise multivariada contorna as dificuldades da estratificação, por considerar todas as variáveis simultaneamente. Os testes estatísticos são feitos para o conjunto de variáveis. O procedimento é de entendimento complexo para o não especialista na matéria, que frequentemente o compara a uma caixa-preta. Na atualidade, a análise multivariada é mais utilizada nos artigos científicos originais do que a estratificação.

▶ B Comentários sobre o relato da análise multivariada

Os dados ajustados são os de maior interesse e, por isso, merecem ênfase no relato. Deixa-se claro, no relato, para quais fatores o ajuste foi feito e quais as interações testadas. Se necessário, os dados são apresentados sem ajuste para fatores confundidores.[5]

Como toda medição em amostra, os resultados são mais bem relatados quando acompanhados por medidas de precisão: por exemplo, intervalos de confiança para o risco relativo e o erro-padrão para os coeficientes *beta*. Para mais, ver 18.16, Relato da análise multivariada.

▶ 7.16 Interação

Ao lado do confundimento, outro aspecto relevante na análise de dados é a interação de fatores.

▶ A Significado de interação, sinergismo e antagonismo

Existe interação quando, além do efeito de cada fator de risco separadamente, há o efeito combinado desses fatores. Em termos de análise epidemiológica, a interação existe quando a magnitude da relação entre fator de risco e doença varia em função do nível de uma terceira variável (ver exemplos). Devido a esse efeito – de um fator na incidência da doença ser alterado por outro fator –, a interação também é denominada *modificação do efeito*.

O efeito pode ser para mais, o que caracteriza o *sinergismo* ou interação positiva. Pode ser também para menos, no *antagonismo* ou interação negativa.

Se duas variáveis interagem, as duas têm de ser consideradas tanto separadamente como juntas na análise. Lida-se com a interação pela análise estratificada e pelo uso do modelo multivariado. Esse modelo conterá, além das duas variáveis, um termo para expressar a relação entre elas.

Exemplos 7.16A Interação entre eventos

Exemplo 1 Interação de medicamentos

O exemplo mais comum de interação é o de medicamentos. Uma droga pode potencializar ou neutralizar o efeito de outra droga. No caso, há o efeito próprio do medicamento e outro efeito proveniente da relação entre as duas drogas.

Exemplo 2 Bebida alcoólica e condução de veículos motorizados

Tanto o consumo de álcool como transporte em veículo automotivo são fatores de risco para a morbidade por causas externas. No entanto, quando os dois estão combinados, caso de motorista embriagado, a morbidade é muito maior do que o efeito de cada um dos fatores de risco isoladamente. Não sem razão, pelas graves consequências dessa interação, os especialistas em trânsito lutam por legislação que penalize com rigor a combinação álcool e direção.

Exemplo 3 Interação influenciando a efetividade de programa de saúde

O efeito de um programa de saúde pode variar em função da idade e do nível educacional da população-alvo. Os professores experientes sabem que um programa ou plano de ensino não funciona igual para todas as idades nem para todos os níveis de escolaridade. Isso significa que as variáveis mencionadas não agem independentemente, mas em interação.

▶ B Interação: um desafio científico

Ao contrário das variáveis geradoras de confusão que o investigador precisa neutralizar, a interação não é neutralizada, mas levada em conta na análise. O desafio do investigador é identificá-la e entendê-la. John Dewey, 1859-1952,

o educador norte-americano mais conhecido de seu tempo, assim se expressou: *"Quanto mais interações observarmos, melhor conheceremos o objeto em questão."* A interação é um importante fator na compreensão da causalidade das doenças e na orientação das medidas preventivas e corretivas a adotar para diferentes segmentos da população.

▶ 7.17 Análise de sensibilidade

Foi mostrado que há métodos quantitativos para se lidar com o *erro aleatório*, representados pelo intervalo de confiança e pelo valor p. Esses métodos são mais desenvolvidos do que os disponíveis para investigar quantitativamente o *erro sistemático*. Uma maneira de avaliar quantitativamente o erro sistemático é por meio da análise de sensibilidade; *sensitivity analysis*, em inglês.[16,17]

▶ A Lógica da análise de sensibilidade

A análise dos dados influencia os resultados? Essa questão está na base da análise de sensibilidade. Como há mais de uma forma de analisar os resultados de uma pesquisa, é conveniente saber se as variações de técnicas introduzem também variação nos achados. *Em que medida os resultados são sensíveis à forma como o estudo foi conduzido e os dados analisados? A conclusão do estudo mudaria ou seria afetada de alguma maneira pelas decisões metodológicas adotadas pelos investigadores?*

▶ B Conceito de análise de sensibilidade

Denomina-se *análise de sensibilidade* a repetição de procedimentos, em que se fazem diferentes suposições (ou modelos), para examinar o seu impacto nos resultados da pesquisa. Um exemplo é proceder a análise dos dados com ou sem os valores extremos (*valor atípico*; *outlier* em inglês). Outra ilustração é empregar diferentes procedimentos para lidar com informações não disponíveis (os dados perdidos ou faltosos).

No primeiro dos exemplos anexos, o procedimento analítico foi conduzido atribuindo-se o pior e o melhor resultado para as observações faltosas. Cada suposição implica nova análise dos dados, incluindo ou excluindo indivíduos das computações. A comparação dos resultados entre as análises revela se a forma com que foi feita influencia ou não as conclusões. Se todas as simulações apontam para resultados semelhantes, esse fato traz solidez para as conclusões. A comunidade científica terá maior segurança em aceitá-las.

Exemplos 7.17B Análise de sensibilidade

Exemplo 1 Inclusão das perdas de seguimento na análise dos dados

Em pesquisas envolvendo seres humanos, quase sempre há falhas no acompanhamento dos participantes do estudo. Mesmo nas boas pesquisas, perdem-se 5%, 10% ou mesmo maior percentual de pessoas. Em pesquisa clínica, podemos querer saber como variam os resultados se incluíssemos todos os pacientes perdidos de seguimento. Seja o caso em que o desfecho investigado é o óbito. Em uma primeira análise, todas as perdas seriam incluídas como *desfecho desfavorável* (óbito). Em análise subsequente, as perdas seriam incluídas como *desfecho favorável*, isto é, paciente vivo e recuperado no fim da investigação. A concordância de resultados nas duas análises dá mais segurança para as conclusões da investigação.

Exemplo 2 Inclusão de estudos em revisões sistemáticas

A análise de sensibilidade tem sido muito usada em sínteses da literatura científica. Diferentes formas de análises são possíveis, pela inclusão ou exclusão de estudos de diferente qualidade e a verificação da influência dessas decisões nos resultados.

Uma questão problemática das revisões sistemáticas é a inclusão dos estudos não publicados. Devido ao risco de *viés de publicação*, em que relatos de investigações negativas têm menos chance de serem publicadas, tenta-se localizar estudos não publicados sobre o mesmo tema da revisão. A exclusão das pesquisas não publicadas pode levar a estimativas exageradas da eficácia de uma intervenção. Porém, a inclusão de estudos de qualidade desconhecida, ou que essa qualidade seja difícil de ser avaliada, pode introduzir viés nos resultados. Daí a conveniência de esmiuçar as alternativas, com ou sem a inclusão dos estudos não publicados. A apresentação das revisões acompanhadas de análise de sensibilidade pode dar mais credibilidade às conclusões das sínteses da literatura científica.

▸ 7.18 Resultados adicionais

Nos parágrafos anteriores, mostrou-se que na apresentação dos resultados da investigação são descritas as características da amostra e os achados principais. Enfatizou-se a conveniência de especificar o papel do acaso nos resultados e levar em conta as características da amostra investigada. Foram definidos e conceituados o confundimento e a interação de fatores, assim como as formas de análise de dados, a estratificada e a multivariada.

Após expor os achados principais, há lugar para assinalar dados adicionais de interesse. Entre eles encontram-se os desfechos secundários, as reações adversas e os achados inesperados.

Exemplo 7.18 Desfecho secundário: efeitos colaterais de medicamento

Em pesquisa cujo objetivo principal seja determinar a eficácia de um medicamento, um objetivo secundário definido *a priori* poderia ser o de verificar a incidência de efeitos colaterais. Eles então seriam apresentados depois de mostradas as informações sobre a eficácia do produto.

- Orientação de leitura para as próximas seções

Veremos sucessivamente alguns temas de importância para a interpretação dos resultados. São eles: a multiplicidade de comparações (seção 7.19), inclusive a análise de subgrupos (seção 7.20), e a presença ou não de hipótese prévia (seção 7.21).

▸ 7.19 Múltiplas comparações

As pesquisas são demoradas, trabalhosas, caras. Não é de estranhar que muitos investigadores tentem analisar os dados à exaustão, efetuando numerosas comparações, mesmo sem terem sido planejadas no início do trabalho. Os estudantes de estatística logo aprendem que *os números quando devidamente torturados contam qualquer coisa. Torturam-se os dados até que confessem.* Por exemplo, analisam-se dezenas de desfechos para verificar o impacto de um tratamento ou alguns desfechos em vários momentos, a cada mês, digamos, durante anos. Também são pesquisadas muitas exposições, realizadas frequentes análises de subgrupos e feitos cruzamentos de diversas variáveis, mesmo sem base teórica para fazê-los. *Qual é o impacto desse procedimento nos resultados de uma pesquisa?*

Quando há numerosas comparações, algumas diferenças entre grupos, ou associações investigadas, alcançam nível de significância estatística simplesmente por obra do acaso.[18-21] Em outras palavras, "*atirando-se para todos os lados*", há mais probabilidade de encontrar alguma coisa. Esse procedimento resulta em *erro do tipo 1*. Em casos de múltiplas comparações, os resultados estatisticamente significativos devem ser interpretados com cautela. No Guia CONSORT, faz-se a recomendação de descrever "*resultado de quaisquer outras análises realizadas, incluindo análises de subgrupo e análises ajustadas, distinguindo as pré-especificadas e as exploratórias*". Essa afirmação faz parte do item 18, Tabela 4.6.

Os aspectos positivos de proceder a múltiplas análises residem em que algumas questões clínicas podem ser formuladas na ocasião, suscetíveis de serem testadas em novas investigações. Muitos achados de importância clínica foram primeiro detectados por esse procedimento. Nas próximas duas seções, a conduta para lidar com múltiplas comparações é delineada.

Exemplo 7.19 Multiplicidade de comparações[22]

Foram avaliados 67 ensaios clínicos publicados em quatro importantes periódicos de medicina interna, ingleses e norte-americanos (*British Medical Journal, JAMA, Lancet* e *New England Journal of Medicine*), entre janeiro e junho de 1982. Os autores encontraram, entre outros achados que, em 66 dos 67 estudos (99%) havia mais de uma comparação terapêutica; uma média de 30 comparações terapêuticas por estudo; somente em duas investigações houve ajustamento para múltiplas comparações; em 15 ensaios (22%), os resultados estatisticamente significativos estavam comprometidos por problema de múltiplas comparações.

▸ 7.20 Análise de subgrupos

A multiplicidade de análises pode ser decorrente, além da presença de diversos desfechos, da tentativa de avaliar resultados em segmentos da população estudada. Por exemplo, são feitas comparações entre homens e mulheres, jovens e idosos, fumantes e não fumantes, obesos e não obesos, sedentários e não sedentários, e assim por diante. A análise pode prosseguir combinando subgrupos, caso de obesos fumantes *versus* obesos não fumantes e não obesos fumantes *versus* não obesos não fumantes. Isso pode ser feito para o sexo masculino e o feminino separadamente.

Note-se que, nos subgrupos formados, o tamanho da amostra diminui. Pequeno tamanho de amostra está associado a achados incoerentes. As características dos subgrupos comparados raramente são equilibradas, o que influencia os resultados. Daí a necessidade de validar os achados. Isso pode ser alcançado em novas pesquisas, o que é demorado, ou por reanálise de bases de dados existentes.

A aceitação dos achados em subgrupos envolve, portanto, prudência. A aceitação simplista dos resultados da análise de subgrupos é fonte de confusão na literatura científica. Com o aumento do número de subgrupos analisados, cresce a possibilidade de *erro do tipo 1*, o *erro falso-positivo*. O relato deve esclarecer os aspectos metodológicos mais importantes.[21,23,24] Existem guias para orientar relato deste tipo.[25,26] Seria adequado, no relato, esclarecer o número de subgrupos analisados. Pela facilidade de compararem-se subgrupos em bases de dados eletrônicos, muitas dessas análises são feitas. Serão provavelmente publicadas as que alcançarem significância estatística, o que resulta no *viés de publicação*.

Exemplo 7.20 Antioxidantes e infarto do miocárdio[27]

Em estudo randomizado, de suplementação de alfatocoferol e betacaroteno comparados com placebo, nenhum dos grupos mostrou diferenças estatisticamente significativas em número de eventos coronarianos. Porém, esmiuçando-se os dados, encontram-se homens entre 50 e 69 anos de idade, que tinham tido infarto do miocárdio e continuavam a fumar, apresentaram pior prognóstico, com risco aumentado de doença coronariana letal.

▶ 7.21 Hipótese prévia

Dentre as informações a constar no relato da investigação, encontra-se a posição da hipótese no raciocínio científico, se decidida antes da análise (dita pré-especificada ou *a priori*) ou não (pós-fixada, exploratória ou *a posteriori*). Trata-se de importante diferença a ser esclarecida aos leitores.

A hipótese pré-especificada norteia a análise dos dados. Ela está em acordo com os fundamentos do método científico. Esse não é o caso da hipótese resultante da análise dos dados. O significado é posterior ao fato. Uma tentativa em dar sentido ao que se encontrou. A simples coincidência dos achados deve estar presente como explicação. Nos exemplos anexos, são mostrados dois acontecimentos decorrentes do acaso, sem hipótese prévia – e a dificuldade em repeti-los. O mesmo acontece em pesquisas.

Exemplos 7.21 Acontecimentos na vida real que acontecem ao acaso

Exemplo 1 Coincidência em compras de supermercado
Suponhamos que o valor total de uma compra de numerosos itens alcance exatamente 300 reais, nem um centavo a mais ou a menos. Acontece. Fica-se surpreso em situações como essa, em que são somados os preços de dezenas de produtos e aparece um valor inteiro, sem frações. No entanto, tente-se repetir a compra em um outro dia e postule-se, de antemão, que o total será exatamente 300 reais. A possibilidade de repetir o mesmo valor é pequena.

Exemplo 2 Coincidência em pescaria
Uma pessoa vai pescar, e o anzol se engancha em um chinelo. Também acontece. Na próxima vez, aposte-se para verificar se, de propósito, ela consegue pescar o outro pé de chinelo. As possibilidades de conseguir são mínimas.

▶ A Credibilidade da hipótese prévia

Os exemplos das coincidências no supermercado e na pescaria ilustram o efeito do acaso. Os pesquisadores estão interessados em detectar padrões, nexos causais, e daí a necessidade de afastar o acaso na interpretação dos resultados.

Os cientistas dão credibilidade às hipóteses previamente formuladas. Acreditam que elas resultam de reflexão sobre o tema. Já os achados imputáveis ao acaso e as explicações posteriores à análise dos dados são olhadas com velada suspeita – e considerados como resultados a esperar por validação. Na análise de dados de uma investigação, pode-se procurar saber em que subgrupos de pacientes um tratamento é mais eficaz; ou então, onde obteve os piores resultados. Em tal eventualidade, não há fundamentação racional, específica, para conduzir as análises. A reflexão se dá posteriormente. O raciocínio é mais ou menos o seguinte quando se depara com uma diferença ou associação: "*se ocorreu isso, uma possível explicação é...*". Explicações ou hipóteses com essa conotação necessitam ser objeto de confirmação em novas pesquisas, para que se afaste a coincidência como a provável explicação para o achado.

▶ B Como lidar com múltiplas comparações no relato da investigação?

A melhor conduta é conduzir a análise dos dados segundo hipótese formulada previamente, aquela assinalada antes da inspeção dos dados. Se detectados resultados estatisticamente significativos sem hipótese inicial, apenas em consequência de análise exploratória dos dados, eles são aceitos com reserva. Em termos ideais, é conveniente que, no relato, seja esclarecido se o achado decorre de hipótese, inicialmente formulada, ou consequente de múltiplas análises de um mesmo arquivo de dados, sem hipótese norteadora do raciocínio.

Uma conduta postulada para dificultar a aceitação de resultados estatisticamente significativos é *ajustar o valor p para menos*, proporcional ao número de comparações (ver 18.15D, Ajustamento do valor p).

Exemplo 7.21B Trabalho materno e aleitamento

Em investigação sobre a prevalência do aleitamento materno, postulou-se, *a priori*, que havia relação entre trabalho materno fora do lar e frequência de aleitamento materno, e mesmo apontou-se a direção dos achados. Na análise, encontrou-se o que se postulara: mães residentes em áreas pobres e trabalhando fora do lar amamentavam significativamente menos os seus filhos.

▶ 7.22 Forma de apresentação dos resultados

Além da seleção das informações a serem incorporadas no artigo e da ordem em que irão aparecer, assuntos abordados nas seções anteriores, uma terceira questão também aflora desde o início da preparação do artigo e, em especial, no momento de redigir a seção de resultados. Trata-se de como expor as informações sobre a pesquisa.

▶ A Informações quantitativas e o texto que as complementa

Os números contribuem para a precisão. O cientista italiano Galileu Galilei, 1564-1642, em frase famosa, nos indicou caminho para aumentar a precisão das observações: *"Medir o que for mensurável e tornar mensurável o que ainda não pode ser medido."*

Lord Kelvin, matemático irlandês, 1824-1907, disse algo com significado parecido: *"Tudo o que existe, existe em alguma quantidade e pode, portanto, ser mensurado."*

Às vezes, fazem-se afirmações de maneira pouco convencional, imprecisas e que dificultam a interpretação ou impossibilitam a sua comprovação. Afirma-se, por exemplo, que a maior parte das pessoas prefere tal serviço ou predominam determinadas características nos portadores de artrite reumatoide. Os resultados precisam ser apresentados de maneira clara e inequívoca. Por isso, a síntese quantitativa dos achados é requerida em muitas situações. Embora os números sejam superiores às descrições não quantitativas dos eventos, eles representam apenas uma fase no andamento das pesquisas e não o seu objetivo final. Constituem etapa intermediária para o propósito maior e mais complexo de interpretação dos resultados. As palavras complementam os números e refletem o seu significado. Essa explicação deve constar no texto acompanhando as tabelas ou figuras.

▶ B Uso de computação eletrônica

O pesquisador tem no computador um aliado. A máquina ordena os dados de acordo com instruções. O pesquisador precisa saber o que ele mesmo deseja e como os dados devem ser tratados. As decisões sobre ordenação e apresentação dependem dos objetivos da investigação e do conhecimento do pesquisador sobre esses assuntos – ou da assessoria que possa dispor.

Uma facilidade do uso do computador reside na forma como os resultados das análises são dispostos para o usuário. Esse é informado dos resultados de vários testes estatísticos e os respectivos valores de probabilidade, sem a necessidade de recorrer a tabelas, calcular graus de liberdade ou indicar se o teste é bicaudal ou não (ver 18.17, Teste unicaudal e bicaudal). Há também o ajustamento automático dos números para compor tabelas e figuras. Outro aspecto positivo do uso de um bom programa estatístico para computador é a confiabilidade dos resultados.

▶ 7.23 Regras básicas para a apresentação dos resultados

A regra de ouro na apresentação dos resultados em artigos científicos é mesclar com sabedoria texto, tabelas e figuras. Como essa regra tem pouca utilidade para os escritores iniciantes, três princípios listados na Tabela 7.7 são comentados a seguir.

Tabela 7.7 Três regras básicas para a preparação da seção de resultados

Apresentar os resultados em sequência lógica no texto e nas ilustrações.
Enfatizar ou resumir apenas observações importantes e não repetir, no texto, todas as informações das tabelas ou das ilustrações.
Indicar, sempre que apropriado, a significância estatística dos resultados.

▶ A Apresentar os resultados em sequência lógica no texto e nas ilustrações

Os resultados relevantes são sempre mais bem expressos por meio de ilustrações, desde que confeccionadas apropriadamente. Ilustrações compreendem tabelas e figuras. Nelas aparecem os dados brutos ou aqueles elaborados a partir deles, expressos sob forma sintética, como taxas e razões. Dessa maneira, os achados recebem o devido realce e são de mais fácil interpretação.

▶ B Enfatizar somente informações importantes e não repetir no texto o que consta nas ilustrações

O texto fica reservado à interpretação sucinta dos dados. Não é local para a repetição das mesmas informações que se encontram nas ilustrações. Apenas há referência aos dados das ilustrações para realçar alguns pontos e facilitar o entendimento. Assim, se o resultado de um teste estatístico consta de uma ilustração, o mesmo resultado não precisa ser repetido no texto.

Evita-se colocar muitos números no texto, ao descrever os resultados, pois mais confundem do que auxiliam o leitor na compreensão dos resultados. Prefere-se usar frase interpretativa a uma série de números. Ver mais adiante os exemplos da seção 7.24A, que ilustram a repetição abusiva de informações no texto, procedimento a ser evitado.

O uso no texto de um número síntese facilita a compreensão da matéria. No Exemplo 1 sobre diabetes, seção 7.10B, indicou-se que *"a incidência da doença foi 58% menor no grupo de mudança do estilo de vida e 31% menor no grupo do medicamento metformina quando comparados com o placebo."* Informação complementar como essa constitui aspecto positivo, pois fornece a magnitude da diferença, o que frequentemente tem claro significado para o leitor. Mas atenção: os dados relativos podem ser enganosos em interpretações isoladas, se não acompanhados de frequências absolutas ou se essas não estão disponíveis para comparação.

▶ C Indicar a significância estatística dos resultados

Quando houver indicações, a significância estatística dos resultados é assinalada, usualmente, pelo intervalo de confiança ou pelo valor p. Em muitas situações, é preferível relatar o tamanho do intervalo de confiança, pois contém mais informações do que o valor p (ver 18.13B, Preferência pelo uso do intervalo de confiança).

▶ 7.24 Erros elementares a evitar na apresentação dos resultados

Três erros a serem evitados estão relacionados na Tabela 7.8. Note-se que eles não seriam cometidos se as regras básicas recém-mostradas fossem obedecidas.

Tabela 7.8 Três erros a serem evitados na preparação da seção de resultados

Repetição abusiva de informações no texto.
Ilustrações desnecessárias.
Texto não informativo sobre o conteúdo das ilustrações.

▶ A Repetição abusiva de informações no texto

Textos com muitos números e percentuais são desinteressantes, confusos, cansativos. O leitor terá que se esforçar para descobrir o essencial entre uma pletora de dados. Evita-se fornecer informações brutas ou abstratas, de difícil interpretação, pois o enfoque tem de ser outro. Apresenta-se, sempre que possível, o conteúdo de maneira fácil e acessível, com comparações visíveis e que façam sentido – melhor sob a forma de tabela ou figura. A sequência de apresentação também importa. Primeiro, aparece o essencial, como a comparação importante e o que se depreende a partir dela. Depois, situam-se as demais informações de interesse.

Exemplos 7.24A Repetição abusiva de informações no texto – exemplos a *não* serem imitados

Exemplo 1 Idade por ocasião do início da doença
Assim estava escrito no artigo a partir do qual o exemplo foi retirado: "*lactentes (até 2 anos) 6 casos; pré-escolares (2 a 6 anos) 22 casos; escolares (7 a 12 anos) 6 casos; adolescentes (13 a 19 anos) 3 casos e adultos (acima de 20 anos) 2 casos (figura X).*"

Note-se que o texto aponta para uma figura, designada como X e aqui não reproduzida, mas que mostra claramente a distribuição dos casos por idade. No caso, o texto poderia apenas conter: "*A doença predomina em pré-escolares (figura X).*"

Observe-se também, que as pessoas com exatamente 20 anos não estão incluídas em nenhuma categoria de idade. A última categoria, de adultos, provavelmente deveria ser rotulada como "*20 anos ou mais*".

Exemplo 2 Características da amostra
"Foram avaliadas na primeira fase 1.660 pessoas, 979 mulheres (59%) e 681 homens (41%). Em relação à escolaridade, 584 (35,2%) eram analfabetas, 584 (35,2%) tinham de 1 a 3 anos, 347 (20,9%) de 4 a 7 e 145 (8,7%) com 8 ou mais anos de escolaridade. Quanto à idade, 614 pessoas (36,9%) tinham de 65 a 69 anos, 466 (28,1%) de 70 a 74, 269 (16,2%) de 75 a 79, 200 (12,1%) de 80 a 84 e 111 (6,7%) de 85 a 96 anos. Em relação à classificação socioeconômica, 91 pertenciam à classe A (5,5%), 237 à classe B (14,3%), 615 à classe C (37,1%), 623 à classe D (37,6%) e 92 à classe E (5,5%)."

Uma tabela mostraria com mais propriedade as características da amostra. A repetição, no texto, de dados expostos em figura ou tabela, ou que seriam mais bem apresentados dessas formas, torna-o enfadonho.

Exemplo 3 Resultados de inquérito de prevalência
"*Foram examinadas 2.137 pessoas, das quais 194 apresentaram diagnóstico de câncer de pele (9,08% dos pacientes examinados), distribuídos da seguinte forma: 160 casos de carcinoma basocelular (CBC) (82,47% dos casos de câncer de pele), 33 de carcinoma espinocelular (CEC) (17,01%) e 1 de melanoma (MM) (0,217%). As lesões pré-neoplásicas representaram 21,53% da*

população examinada (460 pessoas), sendo a ceratose actínica a mais frequente (296 casos; 64,35% das lesões), seguida por 112 casos de outros nevos (24,35%), 40 de nevos melanocíticos múltiplos (8,7%), 11 de outras pré-neoplasias (2,39%) e 1 leucoplasia (0,217%). Os resultados das biópsias confirmaram 72 CBC e 1 MM. Das suspeitas clínicas de CBC, 4 tiveram resultado histopatológico de CEC e outra de pele normal. Além disso, um caso de suspeita clínica de MM teve resultado histopatológico de CEC. O caso de MM foi em paciente de pele clara."

A presente descrição tem várias limitações:

- Texto confuso, muita informação, difícil de entender. Estaria mais claro se, apoiado em tabela, realçasse alguns pontos relevantes. Por exemplo: "*Entre as 2.137 pessoas examinadas, 194 (9%) apresentaram câncer de pele. Houve somente um caso de melanoma.*"
- Muitos números, absolutos e relativos, relacionando-se a diferentes totais, de pessoas, de diagnóstico de câncer de pele, de lesões pré-neoplásicas
- Percentuais com variações em número de casas decimais: uma, duas e três decimais. Uma regra seria, de antemão, decidir quantas casas usar para expressar a variável e manter consistentemente o número escolhido. Por exemplo, nenhuma casa decimal em amostras de pequeno tamanho ou uma casa decimal nas demais situações. A escolha depende também da precisão das medidas
- Numerosas siglas, o que deve ser evitado.

▶ B Ilustrações desnecessárias

Tabelas e figuras somente são usadas quando necessárias para a efetiva compreensão. São dispensáveis quando apresentam informações elementares, que a simples menção no texto seria suficiente para esclarecer o leitor.

Uma característica de tabelas e figuras é serem *autoexplicativas*, o que significa não ser necessário ir-se ao texto para entendê-las. Aproveita-se o título e a legenda para fornecer as informações esclarecedoras. Na Tabela 7.9 aparecem regras elementares sobre o assunto e os Capítulos 19 e 20 contêm instruções adicionais.

Exemplo 7.24B Ilustração dispensável

Suponhamos uma pesquisa em que foram estudados 120 pacientes, em número igual de homens e mulheres. Tal informação poderia simplesmente estar no texto e nada mais. Seria redundante apresentá-la também em uma figura, em pizza, dividida ao meio e sinalizando: 50% de homens e 50% de mulheres.

▶ C Texto não informativo sobre o conteúdo das ilustrações

Na apresentação dos achados da pesquisa, o autor precisa expor sinteticamente os dados e seguir linha de raciocínio coe-

Tabela 7.9 Três regras básicas para a elaboração de ilustrações*

As ilustrações devem ser autoexplicativas.
As tabelas são utilizadas para mostrar valores precisos.
As figuras estão indicadas para realçar, principalmente, tendências ou relações entre variáveis.

* Ilustrações incluem tabelas e figuras (ver 19.1, Terminologia).

rente. O texto conduzirá o leitor na descoberta de informações relevantes coletadas na pesquisa, facilitando o entendimento sobre os dados constantes de tabelas e figuras. Por isso, não é boa prática simplesmente enviar o leitor para, ele próprio, ter a incumbência de descobrir o que as ilustrações contêm. A redação deve contemplar a interpretação sucinta de cada tabela e de cada figura, quanto à informação ou à mensagem a ser realçada. Não se pode pecar por excesso (ver exemplos 7.24A) nem por falta (ver exemplos 7.24C). A recomendação é destacar-se, no texto, o que se depreende da análise das tabelas ou figuras. Essa interpretação sucinta é de responsabilidade do autor do artigo, que não pode transferi-la ao leitor.

Exemplos 7.24C Redação a ser evitada

Exemplo 1
"Os resultados estão anexos."

Exemplo 2
"O efeito do tratamento pode ser visualizado na figura anexa."

Exemplo 3
"Os dados obtidos estão retratados nas várias tabelas apresentadas no trabalho."

Exemplo 4
"Os resultados encontram-se nas tabelas 1 a 6 e nas figuras 1 e 2."

Comentários dos exemplos 1 a 4: o autor deve pensar que *os números falam por si mesmos*. Essa é uma postura errada em artigos científicos. A conduta adequada consiste em chamar a atenção, no texto, para os aspectos relevantes de cada ilustração.

Exemplo 5
"A distribuição dos médicos fumantes atuais, segundo o sexo e o grupo etário, é dada pela Tabela 1. Os médicos fumantes atuais, segundo a especialidade médica, constam na Tabela 2. A distribuição dos médicos fumantes atuais, segundo a Unidade da Federação, é dada pela Tabela 3. A distribuição dos médicos fumantes atuais, segundo a área geográfica do país, é dada pela Tabela 4."

Comentários: a redação continua no mesmo teor, pois há 16 tabelas no artigo original de onde esses dados foram compilados. O autor está indicando para o próprio leitor procurar nas tabelas o que é relevante. Como assinalado nos exemplos anteriores, trata-se de postura incorreta na apresentação dos resultados.

Exemplo 6
"Os índices de (...) apresentaram distribuição heterogênea, estando em queda no período estudado, exceto a taxa de frequência, devido a modificações nos números que compõem seus numeradores e denominadores."

Comentário: frase contraditória, mais confunde do que esclarece.

▶ 7.25 Estatística

Os dados da pesquisa, quando apropriado, recebem tratamento estatístico para serem apresentados no artigo científico. Faremos algumas observações referentes ao uso da estatística na apresentação dos resultados.

▶ A Descrição das características da amostra

Para a descrição das características da amostra, há uma variedade de técnicas de estatística descritiva. Exemplos são as medidas de tendência central (média, mediana) e de variabilidade (menor e maior valor, desvio-padrão).

▶ B Inferência estatística e orientação de leitura

Por questões práticas, as pesquisas são realizadas em amostra e não em toda a população. O objetivo é analisar os dados em número reduzido de participantes para conhecer o que existe na população. Os valores obtidos na amostra constituem estimativas, com certa margem de erro, do que ocorre na população. Consequentemente, ao relatar os valores encontrados em amostras, como médias, percentuais e riscos relativos, informa-se a precisão das estimativas.

O tema *inferência estatística* está distribuído em várias partes deste livro, em relação com o assunto abordado no capítulo.

- Capítulo 6: introdução à estatística inferencial (6.23C)
- Capítulo 7: intervalo de confiança e valor p na apresentação dos resultados (7.9 a 7.11)
- Capítulo 8: intervalo de confiança e valor p na interpretação dos resultados (8.5, 8.10 a 8.14 e 8.24)
- Capítulo 18: relato do intervalo de confiança e do valor p (18.13 a 18.15)

▶ C Realce da redação para os achados da pesquisa

A redação mais adequada é a centrada nos achados da pesquisa e não na análise estatística. Essa dá suporte às afirmações do autor, sem ocupar o lugar de destaque, que deve estar reservado ao relato dos desfechos investigados.

Exemplo 7.25C Redação com realce para os achados da investigação

"(...) 18% dos adultos com baixa escolaridade relataram sintomas de depressão comparados com apenas 9% naqueles de alta escolaridade (razão de prevalências = 2; intervalo de confiança de 95%: 1,7 a 2,3)."

Pela inspeção dos números apresentados, conclui-se que existe diferença significativa entre os dois percentuais: o intervalo de confiança da razão de prevalências não inclui o número 1 (o valor nulo).

▶ D Realce para os resultados estatísticos da pesquisa da redação

O relato centrado na análise estatística não é a maneira mais adequada para comunicar os resultados de pesquisa científica em ciências da saúde.

Exemplo 7.25D Redação com realce para os testes estatísticos

"A média e a variância obtidas para resultados positivos foi, respectivamente, 28,89 e 70,0657; para os resultados negativos

foi 28,82 e 1679,14. Com a finalidade de testar a hipótese de igualdade entre as médias de idade para os grupos positivos e negativos, aplicou-se um teste de diferença que, ao nível de significância de $\alpha = 0,05$, levou-nos a aceitar a hipótese de igualdade entre os dois grupos. Não houve pois, diferença entre as médias de idade para os indivíduos com resultados positivos e negativos."

Em outro trecho do mesmo artigo, encontra-se o seguinte:

"O valor do X^2 calculado foi $X^2 = 10,229$, que, comparado com $X^2_{,}$ 0,05 = 4,61, levou-nos a rejeitar a hipótese de independência. Conclui-se que, com uma probabilidade de 0,95, houve dependência entre os resultados de exame e a região de procedência dos pacientes, sendo a região X a que mais influi nessa dependência."

▶ E Comentários

Na seção de resultados do artigo científico, são fornecidas informações suficientes sobre a pesquisa de tal modo que permita o leitor acompanhar facilmente o que foi feito. Como ilustrado, o relato centrado nos achados é mais condizente, na maioria dos casos, comparado ao que prioriza a análise estatística dos dados. Haverá situações em que complexas análises serão referidas ou explicadas. A complexidade da análise não é motivo para que ela não seja mencionada ou apresentada. Na avaliação do trabalho para publicação, o editor dispõe da assessoria de estatísticos, que estão familiarizados com os procedimentos. Pode-se até fornecer detalhes dos cálculos, separadamente, acompanhando o artigo, para serem usados pelo assessor estatístico na avaliação do texto. A informação complementar não seria submetida para publicação, mas somente com o intuito de facilitar a apreciação do revisor quanto ao mérito do artigo e ao rigor com que a análise foi conduzida. Essa informação complementar também pode ser disposta na página eletrônica do periódico, a critério do editor.

▶ 7.26 Tamanho da seção de resultados

Tamanho do texto e qualidade não têm relação direta. Embora os editores de periódicos científicos variem na quantidade de informação que julgam aceitável divulgar, há predileção para relatos curtos na área médica. Tendo esses aspectos em perspectiva, algumas noções práticas sobre o assunto são apresentadas a seguir.

As seções de método e de resultados constituem as duas de maior extensão na estrutura dos artigos científicos originais publicados no *New England Journal of Medicine*. Isso não significa, no entanto, que a seção de resultados deva ser obrigatoriamente de grande extensão. Seletividade na escolha do que revelar e concisão na apresentação são duas qualidades apreciadas no relato de qualquer parte do artigo. Por isso, desaconselha-se a redundância – isto é, os mesmos dados reproduzidos em figura, tabela e texto – e a verborragia ou, o seu oposto, a omissão de informações que esclareceriam devidamente o leitor. A seção terá o tamanho suficiente para apresentar somente as informações relevantes, da forma mais clara e concisa possível. É preciso ter em conta, porém, as restrições impostas pela editoria científica do periódico, o que, em geral, consta das instruções para autores. Um máximo de três a cinco ilustrações, incluindo figuras e tabelas, é usualmente estipulado em artigos de pesquisa. Nos artigos curtos, a tendência é permitir apenas ilustração única para acompanhar o texto, seja tabela ou figura.

▶ 7.27 Sugestões

Lembre-se de que o artigo será avaliado por especialistas, que irão averiguar a lógica e a plausibilidade dos achados, se parecem refletir ou distorcer a realidade. A impressão que tiverem nessa avaliação influenciará a aceitação ou não do artigo para publicação. Portanto, apresentar os dados de maneira honesta e da melhor forma possível.

Inspecione a seção de resultados em artigos publicados nos melhores periódicos científicos para inteirar-se de formas apropriadas de apresentação.

Faça com que as pessoas encarregadas da coordenação da coleta de dados e da análise estatística façam um relato do que aconteceu, fiquem responsáveis pela redação da seção resultados ou a aprovem, uma vez terminada.

Situe as informações nos lugares apropriados do artigo científico. A seção resultados deve abrigar apenas os achados da investigação; não é local para a descrição de aspectos metodológicos, os quais ficam mais bem situados na seção de método, nem para os comentários sobre os achados de outros pesquisadores, o que deve estar confinado às seções discussão e introdução. Por isso, raramente, encontram-se referências bibliográficas no relato dos resultados de um artigo científico original.

Apresente os dados em ordem lógica, que pode não coincidir com a sequência cronológica em que o trabalho foi conduzido. Torne o texto o mais simples possível, em acordo com o público para o qual o artigo está endereçado e com o objetivo da investigação. No entanto, utilize as técnicas que melhor permitam levar em conta a complexidade da situação e possibilitem sólida interpretação.

Apresente somente os dados relevantes. O autor do artigo a ser submetido à publicação é o responsável por mostrar apenas os dados relacionados aos objetivos da investigação. Não há justificativa em informar dados irrelevantes simplesmente porque eles foram coletados e julgados vagamente como interessantes.

Tenha em mente que o artigo pode ser incluído, futuramente, em revisão sistemática. Portanto, precisa conter as informações habitualmente necessárias para compô-la como, por exemplo, o tamanho da amostra, as perdas, as taxas de incidência ou o risco relativo, acompanhadas dos respectivos intervalos de confiança de 95%. É de bom alvitre ler revisão sistemática sobre o assunto do artigo, pois nela se encontra avaliação crítica dos textos publicados, o que auxilia a realização da investigação e o relato dos resultados (ver 6.12C, Aprendizado por meio da revisão sistemática).

Faça com que os resultados sejam acompanhados das respectivas análises estatísticas. Nem todas as informações quantitativas, porém, precisam estar acompanhadas de análise estatística. Há, entretanto, aquelas em que apresentar o resultado dessa análise é fundamental. Na dúvida, consultar um especialista sobre o assunto.

Redija o texto na forma estruturada. Uma forma de estruturação encontra-se na Tabela 7.1.

A união dos resultados e da discussão em uma única seção é por vezes encontrada. Em textos médicos, ela é pouca usada, mas poderá estar justificada em artigos curtos. As duas seções reunidas em uma só dificultam para o leitor separar os dados originais do autor dos da literatura. Em princípio, não combinar resultados e discussão em uma única seção.

Durante a preparação do artigo, disponha as tabelas e outras ilustrações, separadamente, cada qual em uma página. Se ela for impressa, escreve-se no verso a interpretação e outros pontos que vierem à tona quando a ilustração for analisada ou comentada pelos próprios autores ou por outras pessoas, em particular, os especialistas na matéria. Essas anotações são muito úteis para a redação dos resultados e da discussão.

Mantenha o texto separado das ilustrações. Dessa maneira, forma-se um texto corrido e, outro, somente com tabelas e figuras. Lembre-se de que a pessoa encarregada de dispor as ilustrações no texto final não é o autor, mas um diagramador, profissional pago pelos responsáveis pelo periódico. Com a separação entre texto e ilustrações, é mais fácil para o autor contar o número de palavras, que é restrito ao texto, e comparar as ilustrações para harmonizá-las quanto aos seus componentes, como título, sequência de apresentação dos dados, unidades de medida e número de decimais.

Verifique se todas as tabelas e figuras estão citadas no texto.

Prepare o texto com a convicção de que o leitor tem conhecimento de estatística, mas explique no texto os dados expostos em tabelas ou figuras. O autor não deve supor que os números falam por si mesmos. Um mínimo de interpretação é necessário. Ao menos a explicação para direcionar o leitor no entendimento dos achados da investigação. Deve-se realçar as tendências ou as observações relevantes e omitir pormenores, os quais são representados pelas informações com pouca ou nenhuma relevância para as conclusões da investigação.

▶ 7.28 Comentário final

O presente capítulo contém a visão da estrutura da seção de resultados de um artigo científico. Abordou-se o que apresentar, em que sequência e como fazê-lo. No próximo capítulo, será a vez da seção de discussão, na qual o autor coteja os seus achados com os registrados na literatura. Mais adiante, nos Capítulos 18, 19 e 20, há instruções de como apresentar detalhes de estatística, as tabelas e as figuras, o que constitui complemento ao presente capítulo.

▶ 7.29 Referências

1. Pereira MG. Epidemiologia: teoria e prática. Rio de Janeiro: Guanabara-Koogan; 1995.
2. ICMJE. International Committee of Medical Journal Editors. Uniform requirements for manuscripts submitted to biomedical journals: writing and editing for biomedical publication. 2008 [acesso em 18 mai 2009]; Disponível em: http://www.icmje.org/.
3. Annals of Internal Medicine. Information for authors. [acesso em 10 fev 2011]; Disponível em: http://www.annals.org/site/shared/menu_authors.xhtml.
4. CONSORT. Consolidated Standards of Reporting Trials statement. [acesso em 15 fev 2011]; Disponível em: http://www.consort-statement.org/.
5. STROBE. Strengthening the Reporting of Observational Studies in Epidemiology statement. [acesso em 15 fev 2011]; Disponível em: http://www.strobe-statement.org/.
6. Santos EF, Pereira MG. Qualidade dos resumos estruturados apresentados em congresso médico. Rev Assoc Med Bras. 2007; 53(4): 355-9.
7. Altman DG, Bland JM. Missing data. BMJ. 2007; 334(7590): 424.
8. Loney PL, Chambers LW, Bennett KJ, Roberts JG, Stratford PW. Critical appraisal of the health research literature: prevalence or incidence of a health problem. Chronic Dis Can. 1998; 19(4): 170-6.
9. Lopes MCS, Ferreira LOC, Batista-Filho M. Uso diário e semanal de sulfato ferroso no tratamento de anemia em mulheres no período reprodutivo. Cad Saúde Pública. 1999; 15(4): 799-808.
10. Knowler WC, Barrett-Connor E, Fowler SE, Hamman RF, Lachin JM, Walker EA, et al. Reduction in the incidence of type 2 diabetes with lifestyle intervention or metformin. N Engl J Med. 2002; 346(6): 393-403.
11. Sorensen MD, Krieger JN, Rivara FP, Broghammer JA, Klein MB, Mack CD, et al. Fournier's Gangrene: population based epidemiology and outcomes. J Urol. 2009; 181(5): 2.120-6.
12. Wiebe S, Blume WT, Girvin JP, Eliasziw M. Effectiveness and Efficiency of Surgery for Temporal Lobe Epilepsy Study Group: a randomized, controlled trial of surgery for temporal-lobe epilepsy. N Engl J Med. 2001; 345(5): 311-8.
13. Stark CR, Mantel N. Effects of maternal age and birth order on the risk of mongolism and leukemia. J Natl Cancer Inst. 1966; 37(5): 687-98.
14. Inskip PD, Tarone RE, Hatch EE, Wilcosky TC, Shapiro WR, Selker RG, et al. Cellular-telephone use and brain tumors. N Engl J Med. 2001; 344(2): 79-86.
15. Gimeno SGA, Souza JMP. Utilização de estratificação e modelo de regressão logística na análise de dados de estudos caso-controle. Rev Saúde Pública. 1995; 29(4): 283-9.
16. Greenland S. Basic methods for sensitivity analysis of biases. Int J Epidemiol. 1996; 25(6): 1.107-16.
17. Lash TL, Fink AK. Semi-automated sensitivity analysis to assess systematic errors in observational data. Epidemiology. 2003;14(4): 451-8.
18. Aickin M, Gensler H. Adjusting for multiple testing when reporting research results: the Bonferroni vs Holm methods. Am J Public Health. 1996; 86(5): 726-8.
19. Schulz KF, Grimes DA. Multiplicity in randomised trials I: endpoints and treatments. Lancet. 2005; 365(9470): 1.591-5.
20. Schulz KF, Grimes DA. Multiplicity in randomised trials II: subgroup and interim analyses. Lancet. 2005; 365(9471): 1.657-61.
21. Austin PC, Mamdani MM, Juurlink DN, Hux JE. Testing multiple statistical hypotheses resulted in spurious associations: a study of astrological signs and health. J Clin Epidemiol. 2006; 59(9): 964-9.
22. Smith DG, Clemens J, Crede W, Harvey M, Gracely EJ. Impact of multiple comparisons in randomized clinical trials. Am J Med. 1987; 83(3): 545-50.
23. Assmann SF, Pocock SJ, Enos LE, Kasten LE. Subgroup analysis and other (mis)uses of baseline data in clinical trials. Lancet. 2000; 355(9209): 1.064-9.
24. Moreira ED, Susser E. Guidelines on how to assess the validity of results presented in subgroup analysis of clinical trials. Rev Hosp Clin Fac Med Sao Paulo. 2002; 57(2): 83-8.
25. Rothwell PM. Treating individuals 2. Subgroup analysis in randomised controlled trials: importance, indications, and interpretation. Lancet. 2005; 365(9454): 176-86.
26. Wang R, Lagakos SW, Ware JH, Hunter DJ, Drazen JM. Statistics in medicine reporting of subgroup analyses in clinical trials. N Engl J Med. 2007 Nov; 357(21): 2.189-94.
27. Rapola JM, Virtamo J, Ripatti S, Huttunen JK, Albanes D, Taylor PR, et al. Randomised trial of alpha-tocopherol and beta-carotene supplements on incidence of major coronary events in men with previous myocardial infarction. Lancet. 1997; 349(9067): 1.715-20.

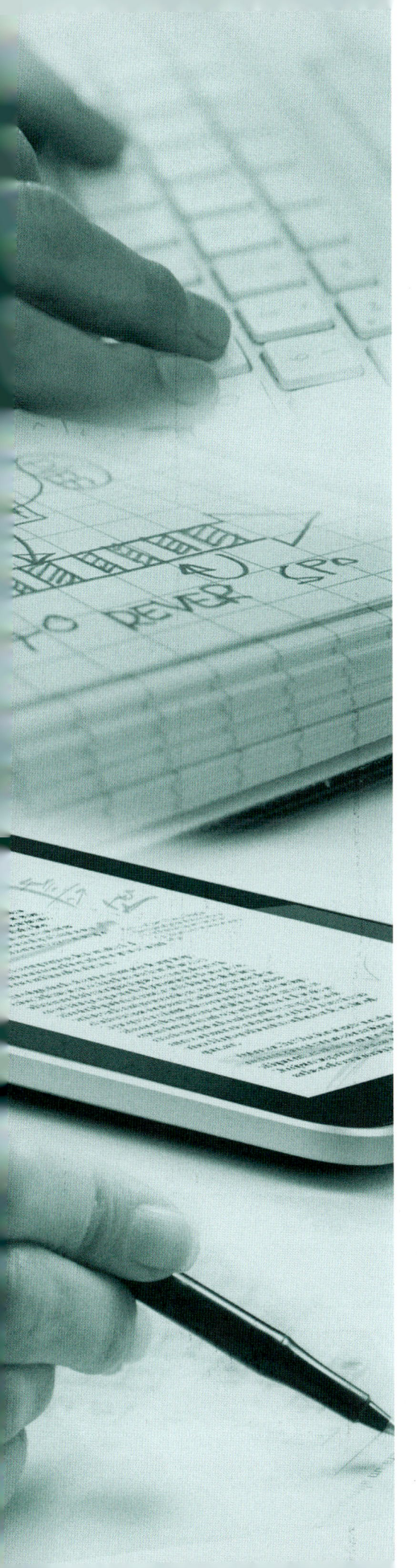

8

Discussão

A ciência nada mais é do que o senso comum refinado e disciplinado.
Gunnar Myrdal, 1898-1987, economista sueco.

A discussão é a quarta e última parte do corpo do artigo científico original. Uma estrutura para a discussão, mostrada na seção 8.2, serve de guia para apresentação dos assuntos no capítulo. Entremeados aos temas do capítulo, estão conceitos de metodologia científica, epidemiologia e estatística, úteis para a análise crítica das evidências e para aprimorar o relato da investigação.

▶ 8.1 Para que serve a seção de discussão

Em resultados, assunto do capítulo anterior, o autor apresenta os principais achados da sua pesquisa. Depois, na discussão, tenta dar sentido ao que encontrou. O cerne da discussão é a interpretação dos resultados obtidos e a sua relação com o conhecimento existente, de modo a chegar-se a uma conclusão.

▶ 8.2 Estrutura da seção de discussão

A discussão é a parte do artigo mais aberta à imaginação do autor de um artigo científico. Também é a que apresenta maior variabilidade de conteúdo se comparada às seções de introdução, método e resultados.

▶ A Tópicos a abordar na seção de discussão

Um autor experiente, ao redigir a discussão, coteja os resultados que obteve com o que existe de relevante na literatura científica sobre o tema e emite juízo sobre a qualidade das investigações que cita. Também aponta para as limitações do próprio estudo, comenta como os novos achados integram-se ao corpo de conhecimentos sobre o assunto, conclui e sugere caminhos ou especula sobre a direção para futuras pesquisas. Os temas apontados estão agrupados na Tabela 8.1, em cinco tópicos, o que serve de estrutura para compor uma seção de discussão. Nem todos serão desenvolvidos com igual profundidade em todas as publicações nem na mesma ordem. A sequência em que aparece no texto é pouco importante, mas os temas apontados são os principais candidatos para serem lidados na discussão.

▶ B Fontes de consulta para o relato da discussão

Para auxiliá-lo no relato, o escritor de artigo científico tem a sua disposição muitas fontes de consulta, dentre as quais:

- Os livros sobre redação científica, como o que o leitor tem em mãos
- As normas de Vancouver; a parte referente à preparação da discussão consta na Tabela 8.2
- As instruções para autores; as de um conceituado periódico de medicina interna, também restritas à discussão, estão transcritas na Tabela 8.3

Tabela 8.1 Estrutura da seção de discussão de um artigo científico original e a localização dos tópicos dessa estrutura nas seções do presente capítulo

Tópicos	Seções
Realce para os achados relevantes e originais.	8.3
Avaliação crítica da própria pesquisa, em especial, das limitações.	8.4 a 8.7
Comparação crítica com a literatura pertinente.	8.8 a 8.10
Interpretação dos achados.	8.11 a 8.21
Conclusão: inclui generalização, implicações, perspectivas, recomendações.	8.22 a 8.28

Tabela 8.2 As normas de Vancouver para a redação da seção de discussão do artigo científico

Enfatizar os aspectos novos e importantes do estudo e as conclusões deles derivadas.

Não repetir detalhadamente dados ou outras informações apresentados nas seções de introdução ou de resultados.

Para estudos experimentais, é útil iniciar a discussão resumindo brevemente os principais achados, depois explorar os possíveis mecanismos ou explicações para esses achados, comparar e contrastar os resultados com outros estudos relevantes, declarar as limitações do estudo e explorar as implicações dos achados para pesquisas futuras e para a prática clínica.

Relacionar as conclusões com os objetivos do estudo, mas evitar afirmações sem embasamento e conclusões que não tenham sustentação adequada pelos dados. Em especial, os autores devem evitar fazer afirmações sobre benefícios econômicos e custos, a menos que seu original inclua análises econômicas e dados apropriados.

Evitar alegar precedência e aludir a trabalhos que não estejam completos.

Propor novas hipóteses quando justificável, mas qualificá-las claramente como tal.

Fonte: Vancouver 2008: item IV.A.8.[1]

- As recomendações para o relato de investigações, por tipo de estudo ou tema de pesquisa; no guia CONSORT, por exemplo, específico para a redação de estudos randomizados, constam várias recomendações para a seção de discussão do artigo científico; elas estão transcritas nos itens 20 a 22 da Tabela 4.6 (ver 4.9, Diretrizes específicas para o relato de investigações).

▶ 8.3 Realce para os achados principais da pesquisa

Maneira comum de iniciar a discussão consiste em realçar os achados mais importantes ou os novos conhecimentos desvendados pela pesquisa. Trata-se da resposta do autor, o que os seus dados indicam ante o objetivo da investigação. A res-

Tabela 8.3 Instruções para autores do periódico *Annals of Internal Medicine* sobre redação da seção de discussão do artigo científico

Considere a estruturação da discussão de acordo com a seguinte sequência:

– Apresente um breve resumo das principais conclusões, com particular ênfase na forma como os achados contribuem para aumentar o corpo de conhecimentos sobre o assunto.

– Discuta os possíveis mecanismos e explicações para os resultados.

– Compare os próprios resultados com achados relevantes de outros trabalhos publicados. Resumidamente, informe as fontes e métodos da pesquisa bibliográfica que identificaram os trabalhos (por exemplo, busca de artigos em língua inglesa no MEDLINE até julho de 2008). Utilize, quando possível, tabelas e figuras para resumir os trabalhos anteriores.

– Discuta as limitações do presente estudo e quaisquer métodos usados para minimizar ou compensar as referidas limitações.

– Mencione direções relevantes para futuras investigações.

– Conclua com uma breve seção que resuma de maneira simples e direta as implicações clínicas do trabalho.

Fonte: *Annals of Internal Medicine* 2008.[2]

posta, no entanto, é ainda parcial e necessita ser confrontada com o que se publica sobre o assunto, como se mostrará mais adiante.

O início da discussão não é local para simples enumeração, repetitiva, de todos os achados já mostrados na seção de resultados. O melhor será, em poucas palavras, resumir ou realçar o que foi encontrado de importante ou de novo, tendo como quadro de referências o objetivo da pesquisa.

A síntese dos resultados, no início da discussão, serve ao propósito de unir o objetivo da investigação aos achados obtidos na pesquisa e de ponte para sua interpretação. A síntese é omitida se não facilitar a redação ou a leitura. Por exemplo, nos textos curtos, e sempre que houver poucos resultados, tal síntese se configura desnecessária. Já em relatos complexos, ela é útil e deve constar do início da discussão.

Exemplos 8.3 Síntese dos achados no início da discussão

Exemplo 1 Prevalência de dor lombar em adolescentes[3]

A pesquisa revelou que a dor lombar é relativamente comum na adolescência, e sua prevalência aumenta com a idade. Proporção importante das dores lombares é recorrente ou crônica.

Exemplo 2 Variáveis reprodutivas e câncer de mama[4]

Os resultados desse estudo não confirmam a associação entre idade, na menarca e na menopausa, com o câncer de mama.

▶ 8.4 Validade da investigação

Na seção de discussão, o método empregado na pesquisa é comentado, de modo o autor informar quão válida a própria pesquisa lhe parece.

Os cientistas identificam dois tipos de validade, interna e externa (ver Tabela 8.4). O assunto foi inicialmente abordado

Tabela 8.4 Tipos de validade, seu significado e a localização da descrição do assunto no presente livro

Tipos	Significado	Seção
Interna	Grau em que as conclusões da investigação são corretas para a amostra estudada	6.2A, 8.4
Externa (ou generalização)	Grau em que as conclusões na amostra estudada são aplicáveis à população da qual proveio a amostra ou a outras populações	6.2B, 8.23

na seção 6.2. As ideias lá expostas são expandidas no presente capítulo.

À *validade interna* é associado o conceito de qualidade da investigação na amostra estudada (ver a seguir), enquanto a *validade externa* relaciona-se com a generalização e a aplicabilidade dos resultados – ou seja, a utilização dos resultados para além da amostra investigada.

▶ A Validade interna

Uma investigação terá validade interna quando os resultados obtidos refletem a verdadeira situação. Como a verdadeira situação é desconhecida e a pesquisa é feita para desvendá-la, a qualidade da aproximação com a verdade é estimada indiretamente. A apreciação se faz pelo exame dos aspectos positivos e negativos da investigação e, em especial, pela procura por erros, e sua magnitude, que possam afetar a credibilidade das conclusões. Alguns aspectos positivos e limitações são próprios à forma como a investigação é conduzida e, outros, ao tipo de delineamento e às demais técnicas empregadas. A aceitação das conclusões da pesquisa envolve consideração crítica sobre esses elementos. No processo de interpretação, o autor irá posicionar-se quanto aos resultados obtidos, verificando e comentando se outras explicações são igualmente plausíveis. Indicará também as providências tomadas para neutralizar ou minimizar erros na fase de planejamento da investigação, de execução e de análise de dados.

Os erros são habitualmente classificados em dois grupos: o *erro sistemático* (ou viés) e o *erro não sistemático* (aleatório ou ao acaso). Essa classificação foi apresentada anteriormente (ver 6.6, Seleção de participantes para estudo).

▶ B Viés e acaso

O viés e o acaso são possíveis explicações para os resultados de uma pesquisa. Pela importância, o tema é visto em diversas passagens deste livro (ver orientação na Tabela 8.5). Os *estudos viesados* são aqueles em que os resultados estão distorcidos e os *estudos imprecisos* são caracterizados pela presença de erro aleatório de monta. Ambos constituem tópicos para esmiuçar quando da interpretação dos resultados de pesquisas.

O escritor de artigo científico poderá ter em mente duas questões às quais procurará posicionar-se na discussão:

• *Os resultados podem ser atribuídos a algum viés?*
• *Os resultados podem ser devidos ao acaso?*

No caso de uma pesquisa sobre o efeito de um medicamento, por exemplo, o ponto central será saber se o resultado obtido é *efeito real do produto ou reflete um viés o acaso.*

Tabela 8.5 Tipos de erro e a localização da descrição do assunto nas seções e tabelas do presente livro

Tipos de erro	Seção	Tabela
Erro aleatório (não sistemático ou ao acaso)	6.6, 8.4, 8.5, 8.10	8.6, 8.11
Erro sistemático (não aleatório, viés ou *bias*). Tipos:	6.6, 8.4, 8.5, 8.9	8.6, 8.11
Viés de seleção (da população ou da amostra)	6.6, 8.5, 8.9	8.7
Viés de aferição (da informação ou da observação)	6.13, 8.5, 8.9	8.7
Confundimento (ou confusão de efeitos)	6.19, 7.13, 8.5, 8.9	8.7

Nota: a busca por erros constitui rotina na avaliação crítica da própria investigação (seção 8.5) e de outras investigações (seção 8.8).

▶ C Orientação de leitura para as próximas seções

A seguir, os comentários enfocam a interpretação do viés e do acaso. A seguinte distribuição de assuntos é adotada:

- Interpretação dos resultados da própria investigação (seções 8.5 a 8.7)
- Interpretação da comparação entre resultados de pesquisas (seções 8.8 a 8.10)
- Interpretação dos achados: síntese (seção 8.11)

▶ 8.5 Limitações da própria investigação

As deficiências de pequena monta observadas em uma pesquisa são aceitas pela comunidade científica se têm ou aparentam ter pouca repercussão nas suas conclusões. Porém, há deficiências mais sérias, com enorme potencial de interferir nas conclusões. Considera-se boa prática o próprio autor apontar as carências do seu estudo do que omiti-las, propositadamente, e esperar que passem despercebidas. Todo relato de pesquisa deve ter essa autoavaliação, o *mea culpa*. Limitações importantes não assinaladas no texto, porém detectadas por quem o examina, tendem a diminuir a credibilidade da investigação. Os especialistas querem saber como o autor lidou com aspectos que, conhecidamente, são cruciais para a obtenção de bons dados e para a correta interpretação dos achados. Os editores solicitam revisão do texto por especialistas no tema para disporem de opinião abalizada sobre o assunto. Os revisores esperam encontrar boas soluções para os potenciais problemas acompanhadas de relatos adequados sobre o que foi feito. A discussão não é local, porém, para esmiuçar toda e qualquer deficiência, por mínima que seja. Só merecem ser apontadas as que possam influenciar substancialmente os resultados e alterar as conclusões da investigação. Também podem ser comentadas as providências adotadas para neutralizá-las, contorná-las ou estimar a sua influência nos resultados.

O pesquisador, no delineamento e na análise de sua pesquisa, toma providências para eliminar possíveis vieses e para levar em conta o acaso nos seus resultados (ver Tabela 8.6). O leitor, por sua vez, decidirá se o autor alcançou o seu intento. Verificará se é provável que algum fator tenha introduzido viés grave nos resultados e se o acaso foi ou não devidamente considerado na interpretação. Nos próximos parágrafos, elaboraremos um pouco mais essas noções, adaptando os comentários para o teor da discussão de um artigo científico.

▶ A Viés (erro sistemático)

Como a própria sinonímia indica, o viés é uma *distorção*. Distorções são frequentes e podem ser introduzidas em qualquer fase da investigação, mesmo na sua interpretação. Trata-se de um erro não devido ao acaso. Por isso, é dito *tendencioso*. O viés leva o resultado para uma direção apenas, seja a super ou a subestimativa de um valor. Esse é o caso de balança desregulada, que pode mostrar peso exagerado em cada pesagem e falsear os resultados de uma investigação (ver exemplo). O autor indicará, no seu artigo, os vieses que detectou e como eles afetam os resultados da pesquisa, em especial, quanto à magnitude e à direção do efeito que produzem – além de informar como lidou com eles.

Tabela 8.6 Tópicos passíveis de serem abordados no artigo científico segundo o tipo de erro

Tipo de erro	Tópicos a abordar
Aleatório (ao acaso)	Fontes potenciais de imprecisão, entre as quais, os problemas relacionados a: Tamanho de amostra Multiplicidade das análises, de exposições e de desfechos investigados Intervalo de confiança ou valor p
Sistemático (viés)	Fontes potenciais de distorção Como foram evitados ou neutralizados os principais tipos de viés Direção e magnitude dos vieses

Tabela 8.7 Classificação dos vieses

Tipo de viés	Conceito ou explicação	Exemplos
Seleção	Erro na escolha da população, da amostra ou dos grupos para estudo; diferenças nas características daqueles indivíduos incluídos no estudo e daqueles que não o são; diferenças nas características dos grupos que são entre si comparados.	Exemplo 1 Viés de seleção em teste da eficácia de um medicamento comparado a placebo. Se a percentagem de curas for significativamente maior no grupo dos que tomaram o medicamento, o resultado só poderá ser bem interpretado (de que o medicamento é de fato superior ao placebo) se os grupos tiverem características semelhantes; ou se foram tomadas providências para neutralizar as diferenças de características.
Aferição	Erro sistemático de diagnóstico de um evento; os resultados podem ser imputados à maneira como as variáveis são conceituadas ou medidas – caso de diferentes critérios de coleta de dados entre grupos que são comparados.	Exemplo 2 Viés de aferição em teste da eficácia de um medicamento comparado a placebo. Uma possível explicação para eventuais diferenças consiste na maior procura dos dados em um dos grupos. A técnica duplo-cega é ilustração de procedimento utilizado para neutralizar o viés de aferição.
Confundimento (confusão de efeitos)	Erro de interpretação; ocorre quando outro fator (um co-fator), pode ser explicação, seja total ou parcial, para os achados; os estudos observacionais são mais suscetíveis ao confundimento do que os experimentais.	Exemplo 3 Confusão de efeitos no estudo da associação entre consumo de café e doença coronariana. As pessoas que consomem café em excesso têm maior incidência de doença coronariana. Porém, em análise mais detalhada, percebe-se que muitos consumidores de café também fumam e o fumo é importante fator de risco para doença coronariana. O fumo, portanto, funciona como *confundidor* no estudo da relação entre café e doença coronariana. Se o fumo não for *neutralizado*, a informação sobre a relação causal entre café e doença coronariana tem pouca credibilidade.

Fonte: adaptada de Pereira 1995.[5 p.329]

Existem muitos vieses a serem evitados ou neutralizados em uma investigação. De uma maneira esquemática, os vieses de cunho metodológico são classificados em três categorias: seleção, aferição e confundimento, como ilustrado na Tabela 8.7. A presença de viés é verificada por avaliação predominantemente qualitativa. Comentários sobre vieses, evitados ou não, encontram lugar na discussão do artigo científico. Dessa maneira, o leitor é informado sobre a validade da pesquisa, segundo a visão do próprio autor.

Exemplo 8.5A Viés de aferição: o efeito de balança descalibrada

Seja o caso de balança em que a marca inicial em repouso esteja acima do zero. O peso corporal de uma pessoa, não importa quantas pesagens forem feitas nessa balança, será sempre mais elevado do que o real. O viés está caracterizado pelo aumento em relação ao valor real, sempre na mesma direção. O peso resultante estará invariavelmente distorcido para mais.

▶ B Acaso (erro aleatório)

Os resultados obtidos na amostra são apenas uma aproximação ao que existe na população. O maior interesse ao se trabalhar com amostra é informar o que ocorre na população com economia de recursos. No entanto, há o problema do erro aleatório em pesquisas amostrais. Um erro desse tipo pode, por exemplo, enfraquecer uma associação existente entre dois eventos e mesmo torná-la não significativa no critério estatístico.

O objetivo de um investigador será minimizar o erro aleatório até um nível que não prejudique a conclusão de sua pesquisa. O tamanho do erro aleatório é determinado com o auxílio da teoria estatística, e a expressão quantitativa desse erro é dada pelo intervalo de confiança ou o valor p, como delineado nas seções 7.9 a 7.11. O autor, ao utilizar e relatar adequadamente as técnicas estatísticas empregadas, sinaliza que se preocupou em verificar o papel do acaso nos resultados de sua pesquisa, o que constitui aspecto positivo na ocasião de avaliação de seu artigo.

▶ 8.6 Limitações relacionadas ao tipo de delineamento

A credibilidade dos resultados depende de muitos fatores, entre os quais, a maneira como o estudo foi conduzido, o delineamento empregado e as demais técnicas que o complementam. Assim, está indicada apreciação sobre as limitações desses fatores, quando aplicáveis ao tema investigado. Os livros de epidemiologia contêm informações detalhadas sobre delineamentos, suas vantagens e limitações, que são úteis para serem utilizadas na discussão dos resultados de uma investigação.[5 p.269-306] A hierarquia dos delineamentos nos indica que os situados mais altos, nessa hierarquia, tendem a produzir melhores provas de relação causal (ver 4.7, Hierarquia das evidências). Em presença de métodos mais fracos – aqueles situados na parte mais baixa da escala hierárquica dos delineamentos – requer-se que as limitações sejam reconhecidas na discussão. As potenciais deficiências são mencionadas e debatidas ao lado dos esforços empregados para minimizá-las. O objetivo é convencer o leitor de que as limitações, em potencial, foram levadas em conta na interpretação dos achados. Quando se emprega método novo ou pouco conhecido, é conveniente comentá-lo em detalhes.

Exemplos 8.6 Limitações dos delineamentos

As seguintes situações, hipotéticas, são trazidas para ilustração.

Exemplo 1 Estudo transversal

Na discussão de inquérito desse tipo, eis restrições que poderiam ser apontadas:

"O enfoque transversal adotado fornece imagem distorcida da morbidade, pois informa apenas os casos existentes. Há representação excessiva de pacientes com evolução de longa duração, os sobreviventes." Trata-se de ilustração de um tipo de viés de seleção, chamado viés da prevalência.[5 p.299]

"Dada a natureza transversal do estudo, não se pode afirmar que a associação detectada entre ocupação e dor lombar seja de natureza causal". A frase realça a dificuldade em inferir causalidade nas pesquisas do tipo transversal.

Exemplo 2 Estudo de caso-controle

Seja uma investigação sobre a associação entre uso de telefone celular e tumor cerebral.[6] O estudo de caso-controle tem inerentes limitações devido ao seu delineamento retrospectivo. O uso de telefone celular foi avaliado por entrevistas. Logo, o viés de recordação, um tipo de viés de aferição, que é uma das principais armadilhas dos estudos de caso-controle, pode prejudicar a validade da investigação.[5, p.359] Os pacientes portadores de tumor cerebral têm sua memória afetada. Seria melhor que a informação fosse conseguida de outro modo. Uma opção seria obtê-la das companhias telefônicas, pois elas mantêm arquivo confiável dos seus usuários, de modo que a utilização de telefone celular estivesse documentada objetivamente.

▶ 8.7 Aspectos positivos da investigação

O investigador tenta evitar, na realização de sua pesquisa, os aspectos criticáveis dos estudos anteriores sobre o mesmo assunto ou do tipo de delineamento utilizado. A discussão é o local do artigo para esclarecer ou reforçar esses pontos.

▶ A Realce para os aspectos positivos

O sentido não é esmiuçar todos os detalhes da pesquisa, mas realçar aqueles pontos que a tornam especial, de grande relevância ou que contornam aspectos deficientes de pesquisas anteriores.

Exemplos 8.7 Aspectos positivos da investigação

As seguintes situações, hipotéticas, são trazidas para ilustração. Supõe-se que, em cada uma delas, as técnicas mencionadas tenham sido usadas.

Exemplo 1 Pesquisa sobre frequência

Salientar que a frequência encontrada está alicerçada em estudo transversal de base populacional, em amostra probabilística, de tamanho adequado e com poucas perdas. O controle de qualidade, pela repetição de 10% das entrevistas, mostrou a alta concordância alcançada entre os entrevistadores. Fornece-se o valor do teste adotado para quantificar a confiabilidade das informações.

Exemplo 2 Pesquisa sobre teste diagnóstico

Lembrar que o diagnóstico de certeza, contra o qual o novo teste está sendo avaliado, é apropriado, e a coleta de dados foi conduzida pelo método duplo-cego.

Exemplo 3 Pesquisa sobre prognóstico

Enfatizar os esforços para reunir todos os casos novos de determinada doença, incidentes em um dado grupo populacional, diagnosticados no seu estádio inicial, e a duração do seguimento dos pacientes ter sido suficientemente longa para detectar as principais complicações associadas à doença.

Exemplo 4 Pesquisa sobre etiologia

Suponha-se uma investigação do tipo caso-controle sobre fatores de risco de uma doença rara. Em tal eventualidade, realçar que foi feita a identificação de todos os casos incidentes na comunidade durante um certo período, a coleta de dados pela técnica duplo-cega e a neutralização dos principais fatores que confundem a interpretação na fase de análise de dados.

Exemplo 5 Pesquisa sobre tratamento

Reforçar o fato de ter sido usado método forte para se obter informações, como o ensaio clínico randomizado, com avaliação duplo-cega, e se ter reunido um número adequado de participantes, suficiente para detectar apropriadamente o desfecho principal, previamente selecionado como tal.

▶ B Análise de sensibilidade

Há mais de uma maneira para analisar os dados de uma pesquisa, caso de incluir ou excluir perdas de participantes e valores atípicos (ver 7.17, Análise de sensibilidade). Se as exclusões ou inclusões, nas diversas análises, pouco afetam a magnitude do efeito e a direção dos resultados, há maior sustentação para as conclusões da investigação. O aspecto positivo – da semelhança de resultados nas diversas análises – pode ser realçado na discussão. A análise quantitativa de sensibilidade, porém, não deve substituir a discussão das limitações do estudo.[7]

▶ 8.8 Comparação crítica com a literatura

Um terceiro tópico para fazer parte da discussão, em acordo com a sequência apresentada na Tabela 8.1, é o relacionamento dos achados da investigação com o conhecimento relevante, disponível no momento da redação do artigo.

▶ A Revisão da literatura na introdução ou na discussão?

Características muito apreciadas em artigo científico são a clareza e a concisão. Para consegui-las, eliminam-se as repetições. Porém, há dois locais para situar a menção a resultados de pesquisas realizadas: na introdução e na discussão. Nem sempre é fácil separar o que deve ser expresso em um e outro local.

Uma solução adotada na área médica é restringir a introdução à menção de alguns poucos trabalhos científicos para justificar a própria investigação e para sustentar as afirmações. Já a discussão abrigará apanhado mais extenso da literatura, em que se enfocará a confrontação de resultados das pesquisas de melhor qualidade com os da que está sendo relatada.

A sistemática pode ser diferente em outras áreas do conhecimento e, em algumas, a revisão da literatura aparece como seção separada ou subseção da introdução. Não é a prática na área médica.

▶ B Comparações adequadas

Toda interpretação de comparações entre estudos é problemática na presença de diferenças metodológicas. Só há sentido em comparar frequências de eventos quando produzidas de maneira semelhante. Se, em uma pesquisa, os dados foram obtidos por entrevista e, em outra, em prontuários, as diferenças encontradas podem refletir apenas a forma de coleta de dados. Muitos fatores explicam a variação de resultados entre as investigações, além da forma de coleta de dados. São exemplos, os diferentes tipos de delineamento, os cenários diferenciados em que as pesquisas se realizam, os critérios de classificação para incluir ou excluir pacientes da casuística, as definições de variáveis, as características dos grupos estudados, o teor das intervenções (dose, duração) e o tamanho de amostra. Assim, as especificidades e a qualidade dos trabalhos, suas limitações e seus aspectos positivos são levados em conta na interpretação.

O confronto de dados entre estudos metodologicamente homogêneos permite concluir com mais convicção se os resultados da literatura concordam com os da investigação que se relata ou, ao contrário, mostram-se discrepantes ou inesperados.

Quando os resultados das investigações apontam para a mesma direção, a discussão é mais simples de ser conduzida. No caso contrário, de marcadas discrepâncias entre os resultados obtidos e aqueles esperados – ou provenientes de especulação sobre a matéria –, essas discrepâncias são registradas e comentadas, na tentativa de esclarecer os possíveis motivos das diferenças.

▶ C Comparação dos resultados entre estudos: forma de apresentação

A comparação dos resultados da pesquisa que se realiza com os artigos encontrados na literatura científica é tradicionalmente feita sob forma de *texto*. Entretanto, há situações em que ela pode ser convenientemente revelada em *tabela* ou *figura*. Mas atenção: você pode ser criticado por apresentar ilustração que sumarize a literatura na discussão. É possível que o revisor discorde e alegue não se tratar de artigo de revisão, mas trata-se de maneira eficiente de comunicação, estimulada por editores de revistas de prestígio. Na Tabela 8.3, referente às recomendações para a redação da seção de discussão do artigo científico, segundo as instruções para autores do periódico *Annals of Internal Medicine*, consta o seguinte: "*Utilize, quando possível, tabelas e figuras para resumir os trabalhos anteriores*". Ao adotar-se essa forma de síntese, o texto correspondente da discussão e que acompanharia a tabela ou a figura apenas incluiria sucintamente a sua interpretação. O leitor é instado a inspecionar relatos de revisões sistemáticas para verificar como os artigos científicos são reunidos, avaliados e separados em termos de qualidade, as sínteses preparadas e os resultados apresentados em ilustrações. Tal inspeção pode trazer subsídios para compor a discussão, pois essa parte do artigo é habitualmente de difícil preparação.

▶ D Orientação de leitura para as próximas seções

A mesma abordagem utilizada para relatar a qualidade da própria investigação, sintetizada na Tabela 8.5, é empregada para interpretar a comparação entre os relatos de investigações. Pergunta-se: *algum viés ou erro aleatório pode ser responsável pela variação de resultados entre os estudos?*

A apresentação desses temas nas próximas seções tem a seguinte estrutura:

- O *viés como explicação* para as diferenças de resultados entre estudos (seção 8.9)
- O *acaso como explicação* para as diferenças de resultados entre estudos (seção 8.10)

▶ 8.9 Viés como explicação para os resultados das investigações

O viés é uma explicação plausível para a variação de resultados entre estudos. O texto desta seção fornece ilustração e mantém a apresentação do assunto segundo a classificação dos vieses em três categorias (ver Tabela 8.7).

▶ A Viés de seleção

Existe viés de seleção quando há diferenças sistemáticas de características entre aqueles que são incluídos para estudo e aqueles que não o são. Em estudos analíticos, o viés de seleção também se expressa quando as características de um grupo diferem das do outro grupo que serve de comparação.

Exemplos 8.9A Viés de seleção

Exemplo 1 Viés de seleção em teste da eficácia de um medicamento comparado a placebo

A descrição de uma pesquisa sobre medicamento encontra-se na Tabela 8.7, ao lado do conceito de viés de seleção.

Exemplo 2 Reincidência de convulsões febris na infância: comparação de incidências[8]

Convulsões febris acometem 2 a 4% das crianças. Para evitar novas convulsões, adota-se a conduta de utilizar medicação por longo prazo, à base de barbitúricos. Esses fármacos têm efeitos colaterais de certa monta. Avaliações feitas em hospitais quanto à incidência de uma segunda convulsão, após o primeiro episódio de convulsão febril, indicam larga variação de resultados: 2,6% a 76,9%. Taxas altas de reincidência apontam para a necessidade de uso regular de medicação anticonvulsivante; taxas baixas, ao contrário, sugerem a não adoção dessa conduta. Ora, os resultados obtidos em avaliações hospitalares são aplicáveis a crianças que demandam atendimento de especialistas, em geral, portadoras de convulsões mais intensas ou casos mais graves. Não se pode generalizar, para as crianças da comunidade, os resultados obtidos em amostras de hospitais que, em geral, superestimam a frequência de complicações. Avaliações feitas na comunidade, com a identificação de todas as crianças que tiveram convulsões associadas à febre e tempo de seguimento suficiente longo para se detectar uma segunda convulsão, caso ela tivesse ocorrido, apontaram para reincidências em torno de 3%. Os autores, diante dessas evidências, concluíram que essa taxa reduzida de reincidências não justifica recomendar para todas as crianças, após o primeiro episódio de convulsão febril, a medicação em longo prazo à base de barbitúricos.

A discrepância de resultados, entre investigações no hospital e na comunidade, parece decorrer de os estudos hospitalares basearem-se em dados de pacientes mais graves, que não constituem amostra representativa de pessoas com convulsões na comunidade. Trata-se de viés de seleção que influencia, sobremaneira, os resultados finais.

▶ B Viés de aferição (de observação, de informação ou de diagnóstico)

Dá-se o nome de viés de aferição ao erro sistemático de diagnóstico. Problemas nas definições dos termos adotados e na forma de coleta de dados estão frequentemente na base desse viés.

Exemplos 8.9B Viés de aferição

Exemplo 1 Balança descalibrada
O peso corporal informado por balança desregulada é ilustração de situação que resulta em viés de aferição.

Exemplo 2 Teste da eficácia de um medicamento comparado a placebo
Na Tabela 8.7, ao lado do conceito de viés de aferição, há um exemplo de teste da eficácia de um medicamento. A influência das expectativas do observador e do observado nos resultados da investigação deve ser neutralizada. Sem essa providência, haverá viés de aferição e estará afetada a credibilidade das conclusões da investigação.

Exemplo 3 Controvérsia sobre o efeito de medicamento[9]
A difenidramina – um anti-histamínico – foi anunciada, em 1947, como produto eficaz no tratamento do resfriado comum. Estudos posteriores não confirmaram a alegada eficácia. Constatou-se que, nas primeiras investigações, nas quais a indústria farmacêutica se baseou para promover ampla campanha publicitária, havia sérios problemas de método. Uma das principais limitações desses estudos residiu no diagnóstico do resfriado comum, que era deixado a critério de cada participante. Isso permitiu que fosse incluída, na casuística, a rinite alérgica – e essa condição é suscetível à ação do fármaco, ao contrário do resfriado comum. Outra deficiência foi a ausência ou a inadequação do grupo-controle. A avaliação desses estudos pioneiros, publicada em 1950, indicou a falta de base científica para apontar o medicamento como eficaz no tratamento do resfriado comum.

No exemplo, dois fatores concorreram para introduzir viés de aferição e distorcer os resultados da investigação: a falha definição de caso e a ausência ou inadequação do grupo-controle. No entanto, somente a presença de grupo-controle não garantiria qualidade à pesquisa. Seria necessário que a informação fosse bem coletada e da mesma maneira nos dois grupos investigados, o experimental e o controle.

▶ C Confundimento (confusão de efeitos)

Considera-se confundimento a situação em que o efeito aparente de um fator é explicado pela sua relação com outro fator. Produz *associações espúrias*, que alimentam as controvérsias sobre numerosos temas na área da saúde (ver 7.13, Confundimento).

Como se lida com o confundimento? Todo confundimento deve ser neutralizado e, para tal, empregam-se técnicas como *randomização, emparelhamento, estratificação* e *análise multivariada.*[5 p.382] Sem eliminar o confundimento, as conclusões de uma pesquisa são criticáveis. Nível socioeconômico, idade e gênero são três fatores que frequentemente confundem a interpretação dos resultados. São candidatos naturais a terem seus efeitos neutralizados para que uma associação de eventos seja devidamente interpretada. Em cada pesquisa haverá outros fatores que necessitam ser neutralizados e permitir a correta interpretação dos resultados.

A randomização é importante estratégia para neutralizar o confundimento. As variáveis geradoras de confusão, em ensaios randomizados bem conduzidos, estarão neutralizadas, pois se distribuem homogeneamente nos grupos de estudo. Nos estudos não randomizados, e de maneira geral nos estudos observacionais, as conclusões serão questionadas se não houver neutralização do confundimento, em especial, na fase de análise de dados. Nesse processo, também se verifica se há interação de fatores (ver 7.16, Interação). A interação pode ter importância capital no esclarecimento dos mecanismos causais e na recomendação de condutas.

Exemplos 8.9C Confundimento

Exemplo 1 Estudo da associação entre consumo de café e doença coronariana
No estudo da associação entre consumo de café e doença coronariana, o hábito de fumar funciona como confundidor (ver Tabela 8.7). Só terá credibilidade um estudo que mostre relação entre o excesso de consumo de café e aumento da incidência de doença coronariana se o hábito de fumar tiver sido neutralizado, de modo a não influir nas conclusões.

Ao observar que os consumidores de grande quantidade de café têm maior incidência de doença coronariana, pode-se interpretar a associação de, pelo menos, duas maneiras:

- O café é fator de risco para a doença coronariana
- Outro fator associado ao consumo de café é o responsável pela associação. No caso, trata-se do hábito de fumar. Diz-se que o hábito de fumar confunde o estudo da associação entre consumo de café e doença coronariana.

Exemplo 2 Nível socioeconômico como confundidor de estudos sobre a terapia de reposição hormonal
Mulheres que usam terapia de reposição hormonal na pós-menopausa tendem a se exercitar regularmente, a não fumar e ter bom nível socioeconômico, fatores esses que reduzem o risco de doença coronariana. Assim, em estudos sobre a associação entre terapia de reposição hormonal e doença coronariana, os fatores mencionados precisam ser neutralizados para não confundirem a interpretação dos resultados. Em investigações em que não houve tal neutralização, encontrou-se efeito protetor da terapia, efeito esse ausente em investigações em que a neutralização foi efetuada. Estudos randomizados confirmaram essa última afirmação, pois não mostraram efeito protetor da terapia na incidência de doença coronariana.[10]

▶ 8.10 Acaso como explicação para os resultados das investigações

O acaso é uma explicação plausível para a diferença de resultados entre estudos. A inspeção do intervalo de confiança e do valor p nos permite avaliar o papel do acaso (ver seções 7.9 a 7.11). Aqui utilizamos o intervalo de confiança como ilustração (ver exemplo). Em síntese:

- O intervalo de confiança indica a precisão, ou seja, a margem de erro para os resultados das pesquisas
- O intervalo de confiança não sugere a presença ou ausência de viés nos resultados, nem de relação causal entre eventos
- A interpretação de significância estatística estará centrada na posição do valor nulo no intervalo de confiança (ver 7.10B).

Exemplo 8.10 Interpretação do intervalo de confiança do risco relativo em duas investigações

Dois estudos de coorte sobre a associação entre uso de telefone celular e aparecimento de zumbidos apresentaram os seguintes resultados:

- Na investigação A, há o dobro de zumbidos (RR = 2), 100% a mais. O resultado não é estatisticamente significativo (IC 95%: 0,8 a 3,2)
- Na investigação B, há 20% a mais de zumbidos (RR = 1,2; IC 95%: 0,5 a 2,1). Os resultados também não são estatisticamente significativos.

Note que, simplesmente comparando o tamanho dos riscos relativos, poder-se-ia erradamente concluir que o uso de telefone celular está associado à ocorrência de zumbidos. Levando-se em conta o intervalo de confiança, conclui-se que o acaso é explicação plausível para os achados. As evidências dos dois estudos apontam para a ausência de associação entre telefone celular e aparecimento de zumbidos. Essa conclusão é a apropriada, pois tem em conta a precisão dos resultados das duas investigações e a posição do valor nulo no interior do intervalo de confiança (ver 7.10B, Intervalo de confiança e significância estatística).

▶ 8.11 Interpretação dos achados: síntese

"Quando excluímos o impossível, o que sobra, ainda que improvável, deve ser a verdade." Arthur Conan Doyle, 1859-1930, escritor inglês famoso por seus romances sobre o detetive Sherlock Holmes.

A interpretação dos resultados de uma pesquisa segue procedimento semelhante de exclusão de outras explicações antes de se decidir por uma que seja a mais provável. A ênfase até o momento residiu em considerações sobre viés e erro aleatório. Ambos são possíveis explicações para os resultados. Teremos mais convicção na conclusão sobre o efeito que está sendo estudado, se vieses e erro aleatório tiverem sido eliminados como explicação para os achados. A seguir, uma síntese sobre avaliação de viés e do erro aleatório.

▶ A Afastamento dos estudos viesados

Estudos viesados têm pouco a contribuir para o avanço do conhecimento. Constituem entrave para a correta revisão e interpretação da literatura. Os relatos de pesquisas com viés na seleção de participantes e na coleta de dados não se prestam à comparação com outros, livres dessas distorções. O mesmo se aplica aos estudos em que *não* houve neutralização correta do confundimento. Se um viés interfere nas conclusões, o estudo deve ser afastado e seus dados não serem utilizados para comparações. A avaliação do viés se faz por análise qualitativa dos relatos. Afastar estudos viesados é procedimento rotineiro nas boas revisões sistemáticas da literatura. O mesmo procedimento empregado nas revisões sistemáticas deve ser adotado nas seções de discussão de artigos científicos.

▶ B Afastamento dos estudos imprecisos

Nas investigações criteriosas, a precisão das estimativas é informada, pelo menos, para os resultados principais. A avaliação da precisão se faz por análise quantitativa – pelo intervalo de confiança, o valor p ou ambos, a depender das necessidades. Embora haja substancial trabalho de reflexão antes do emprego dessas técnicas estatísticas, trata-se de um processo facilitado pelo uso de programas informatizados, cujos resultados nos indicam a significância estatística dos resultados.

Atenção: estudos em que o efeito do acaso foi corretamente levado em conta necessitam também serem avaliados pela presença de viés no planejamento da pesquisa, na sua execução e na análise dos dados. Só após esses procedimentos, o real efeito de uma intervenção ou fator de risco pode ser devidamente investigado ou apontado.

▶ C Afastamento de explicações alternativas

Veremos que, mesmo após afastados viés e acaso, pode haver outras explicações para os achados. Antes de abordarmos questões adicionais de interpretação de associação de eventos e de relação causal, aprofundaremos a análise de possíveis erros de interpretação.

Duas possibilidades se abrem, em função dos resultados serem ou não estatisticamente significativos (ver Tabela 8.8).

▶ D Orientação de leitura para as próximas seções

A apresentação dos comentários sobre esses tópicos tem a seguinte estrutura:

- Interpretação de estudos positivos (ou estatisticamente significativos) – ver seção 8.12
- Interpretação de estudos negativos (ou estatisticamente *não* significativos) – ver seção 8.13
- Distinção entre diferença estatística e relevância clínica, ver seção 8.14.

No material dessas seções, além dos temas mencionados, abordaremos conceitos úteis para explorar a validade de uma investigação, dentre os quais, tamanho da amostra, poder estatístico e tamanho do efeito.

▶ 8.12 Interpretação de estudos positivos: o erro do tipo 1

Os *achados estatisticamente significativos* em uma pesquisa, genericamente denominados *resultados positivos* ou *prove-*

Tabela 8.8 Interpretação do significado estatístico de uma diferença*

Situação [†]	Significado estatístico	Interpretação
$p \leq 0{,}05$	Diferença significativa O acaso é explicação pouco provável	1. Achado correto (verdadeiro-positivo) 2. Erro do tipo 1 (*alfa* ou falso-positivo)
$p > 0{,}05$	Diferença não significativa O acaso *não* pode ser afastado como explicação	1. Achado correto (verdadeiro-negativo) 2. Erro do tipo 2 (*beta* ou falso-negativo) [‡]

* O procedimento idêntico se aplica para interpretar associação de eventos.
[†] Para discussão sobre a fixação do ponto de corte em 0,05, ver seções 18.14 e 18.15.
[‡] Poder estatístico = 1 – erro beta. Exemplo: se beta = 0,20, poder da amostra = 0,80 ou 80%.

nientes de *estudos positivos*, podem corresponder a dois tipos de resultados: verdadeiro-positivo e falso-positivo. Portanto, cuidado ao concluir um relato e afirmar que "*existe diferença entre os grupos*" quando, na investigação, há possibilidade elevada de achados falso-positivos.

▶ A Resultados verdadeiro-positivos

Os achados verdadeiro-positivos são os que, de modo convincente, apontam para diferença real entre os grupos comparados; ou para associação real entre os eventos investigados, se esse é o tema em questão. Tais resultados provêm de estudos livres de viés, em que o acaso é explicação pouco provável para os achados. No caso, dispõe-se de dados e argumentos cientificamente aceitáveis para julgar os resultados confiáveis, como cientificamente válidos. Em outras palavras, rejeita-se a hipótese nula (ver 18.10B, Hipótese nula e hipótese alternativa).

▶ B Resultados falso-positivos: o efeito do acaso (o erro do tipo 1)

Os resultados falso-positivos são os que *indicam erroneamente* que uma diferença – ou associação entre eventos – é estatisticamente significativa. Detecta-se diferença na amostra investigada quando, de fato, não existe diferença na população.

Foi mencionado que, na análise dos dados, "*atirando-se para todos os lados, há mais probabilidade de encontrar alguma coisa*". O procedimento de multiplicidade de comparações resulta no aumento da possibilidade de cometer o erro do tipo 1. Grandes tamanhos de amostra também favorecem o erro do

tipo 1. As Tabelas 8.8 e 8.9 contêm síntese do significado dos erros estatísticos que se comete ao extrapolar da amostra para a população.

No intuito de diminuir a possibilidade do erro do tipo 1, tenta-se garantir tamanho de amostra adequado e evitar múltiplas comparações, às cegas. A adoção de hipótese prévia é uma salvaguarda contra esse tipo de erro. O ajustamento do valor p para menos do que 0,05 é uma tentativa para diminuir a chance de resultados falso-positivos em pesquisas (ver 18.15D, Ajustamento do valor p).

Exemplos 8.12B Erro do tipo 1

Exemplo 1 Avaliação de programa de saúde pública
O erro do tipo 1 seria concluir na investigação que houve mudanças devidas ao programa quando de fato o programa não teve impacto algum.

Exemplo 2 Avaliação de um tratamento
Incorre-se em erro do tipo 1 se a análise dos dados de um ensaio clínico mostrar diferença estatisticamente significativa entre grupos quando, na realidade, nenhuma diferença existe na população.

Exemplo 3 Associação entre uso de sapato de salto alto e artralgias
Pesquisa em amostra probabilística revela associação positiva, estatisticamente significativa, entre usar salto alto e ter problemas na articulação do joelho. A pesquisa incorreu em erro do tipo 1, pois, ao examinar-se toda a população, encontrou-se que não há relação entre os dois eventos.

Tabela 8.9 Erros do tipo 1 e do tipo 2: significado e etiologia

Tipos de erro	Significado	Possíveis causas
Tipo 1 (*alfa* ou falso-positivo)	Detectar algo na amostra que não existe na população. *Concluir que existe* diferença de incidência de eventos entre os grupos na amostra investigada *quando, de fato, não existe* nenhuma diferença de incidência entre os grupos na população de onde proveio a amostra.* Aceitar erroneamente a hipótese nula.	Grande tamanho de amostra; as pequenas diferenças, desprezíveis de sentido prático, alcançam nível de significância estatística. Multiplicidade de análises: caso de muitos desfechos ou de exposições e numerosas análises de subgrupos.
Tipo 2 (*beta* ou falso-negativo)	Não detectar algo na amostra mas que existe na população. *Concluir que não existe* diferença na amostra *quando, de fato, existe* diferença na população. * Rejeitar erroneamente a hipótese nula.	Pequeno tamanho de amostra; amostra insuficiente para detectar importantes diferenças ou associações de eventos.

* O mesmo se aplica para outros resultados estudados, como a associação de eventos. No caso, o erro falso-positivo consiste em detectar associação que não existe; o erro falso-negativo, em não detectar verdadeira associação de eventos.

▶ C Resultados falso-positivos: o efeito do viés

Além do acaso, o viés também pode produzir resultados falso-positivos. A suspeita e a identificação de viés são feitas por análise qualitativa das informações constantes do artigo científico – ou por faltarem informações essenciais no relato da investigação. O tema foi apresentado anteriormente, no capítulo. Reproduzimos de forma abreviada um parágrafo que consta da seção 8.5A.

"Uma explicação para os resultados da pesquisa é o viés. [...] Trata-se de um erro não devido ao acaso. [...] O viés leva o resultado para uma direção apenas, seja a super ou a subestimativa de um valor. [...] Pode tornar significante uma ausência de diferença (ou associação entre eventos) e vice-versa. O autor indicará, no seu artigo, os vieses que detectou e como eles afetam os resultados da pesquisa, em especial, quanto à magnitude e direção do efeito que produzem."

▶ 8.13 Interpretação de estudos negativos: o erro do tipo 2

Os achados estatisticamente *não significativos* em uma investigação, denominados *resultados negativos* ou provenientes de *estudos negativos*, podem corresponder a dois tipos de resultados: *verdadeiro-negativos* e *falso-negativos*. Portanto, cuidado ao concluir um relato e afirmar que *"não existe diferença entre os grupos"* quando, na investigação, há possibilidade elevada de achados falso-negativos.

▶ A Resultados verdadeiro-negativos

Os resultados verdadeiro-negativos são os que, de modo convincente, apontam para a *inexistência de diferença* entre os grupos comparados; ou *ausência de associação* entre os eventos investigados. Provém de estudos livres de viés em que o acaso é explicação plausível para os achados. Em outras palavras, dispõe-se de dados e argumentos presumivelmente corretos para a *não rejeição da hipótese nula*. Deixar de publicar estudos verdadeiro-negativos contribui para o *viés de publicação* (ver 17.12).

▶ B Resultados falso-negativos: o efeito do acaso (o erro do tipo 2)

No erro do tipo 2, uma real diferença existente na população não é detectada na amostra investigada (ver Tabelas 8.8 e 8.9). Não se acha nada na análise dos dados, mas o resultado é incorreto, pois devia ter sido encontrada alguma diferença ou associação estatisticamente significativa.

Um erro do tipo 2 é pensado em certas circunstâncias de resultados estatisticamente não significativos. Não importa a área de conhecimento, é prudente ter em conta que *"se você não encontra o que procura, isso não significa que o fenômeno não exista"*; ou, como se apregoa em avaliação de intervenções: *"a ausência de evidência de eficácia não significa evidência da ausência de eficácia"*.[11,12] Tamanho insuficiente de amostra está associado à maior probabilidade de erro do tipo 2. Se o poder estatístico da amostra está abaixo de 80%, há possibilidade substancial de resultado falso-negativo – o que significa baixa capacidade de detectar diferenças, se elas existem. Ver o signifi-

cado de *poder estatístico* no rodapé da Tabela 8.8. No intuito de diminuir a probabilidade do erro do tipo 2, a conduta consiste em alcançar tamanho de amostra adequado e fazer relatos apropriados para que o leitor possa avaliar a validade do estudo.

A publicação de *estudos negativos inconclusivos* – ou seja, em que há substancial possibilidade de serem falso-negativos – é problemática.[1] Estudos inconclusivos pouco acrescentam ao conhecimento científico e causam dificuldades para a correta interpretação da revisão da literatura.

Em síntese, cuidado ao concluir um relato e afirmar que não existe diferença quando a investigação não tem poder suficiente para detectá-la. Nesses casos, usar prudentemente algo assim: *"na presente investigação, não se detectou diferença entre os grupos"* ao invés de concluir que *"não existe diferença entre os grupos"*. Considerações sobre o poder estatístico são necessários em resultados negativos, especialmente quando os dados são provenientes de pequenas amostras.

Exemplos 8.13B Erro do tipo 2

Exemplo 1 Avaliação de programa de saúde pública

Cometer-se-ia erro do tipo 2 ao concluir que não houve mudanças devidas ao programa quando, na realidade, o programa teve impacto.

Exemplo 2 Avaliação de um tratamento

O erro do tipo 2 seria apontar erradamente para diferença estatisticamente não significativa. A eficácia do medicamento é, então, imputada como igual a do tratamento convencional, mas que, na realidade, é diferente.

Exemplo 3 Estudo etiológico sobre a associação entre uso de sapato de salto alto e artralgias

Existe erro do tipo 2 se, em pesquisa amostral, não se encontra associação entre usar salto alto e ter problemas na articulação do joelho, mas, ao examinar-se toda a população, conclui-se que a relação existe entre os dois eventos.

Exemplo 4 Eficácia de um procedimento

Um estudo com número reduzido de participantes tem pequeno poder decisório para indicar se um determinado procedimento funciona ou não. Em resultados negativos, é impróprio concluir de imediato que se trata de intervenção ineficaz. Pode funcionar, mas o estudo ter limitado poder de detectar diferenças. Portanto, a evidência produzida por estudos em pequenas amostras é ambígua (ver 17.12A, Resultados positivos, negativos e inconclusivos).

▶ C Resultados falso-negativos: o efeito do viés

Os resultados estatisticamente não significativos podem ser reflexo de viés. Em outras palavras, o viés pode tornar não significante em termos estatísticos uma diferença real – ou uma associação entre eventos. Portanto, atenção: o viés pode produzir resultados falso-negativos e falso-positivos.

▶ D Frequência de relatos de estudos negativos publicados na literatura científica

Uma estimativa da presença de estudos negativos publicados e de outros aspectos referentes a *qualidade dos relatos*, em revistas de medicina interna de prestígio, encontra-se no exemplo anexo. Esses resultados indicam que os relatos frequentemente omitem informação relevante para avaliar estudos negativos.

Exemplo 8.13D Frequência de estudos negativos publicados e avaliação da qualidade dos relatos[13]

Foram analisados todos os artigos originais de pesquisa (N = 1.038) publicados no ano de 1997 nos periódicos *BMJ, JAMA, Lancet e New England Journal of Medicine*, assim como nos *Annals of Internal Medicine* em 1997 e 1998.

A proporção de artigos com resultados negativos (n = 234; 23%) pouco variou entre os periódicos analisados: 20 a 25% (p = 0,86). Comentários sobre o poder estatístico ou sobre os cálculos do tamanho da amostra apareceram em apenas 30% dos artigos originais de pesquisa com resultados negativos (70/234).

A presença de relato sobre o poder estatístico variou significativamente entre as revistas, 15% a 52%. O mesmo em relação ao intervalo de confiança, entre 55% e 81%.

Os estudos observacionais de etiologia (n = 109) e os ensaios clínicos (n = 87) predominaram na casuística. Nos estudos observacionais de etiologia abordou-se o poder estatístico com menor frequência, 15% (IC de 95%: 8% a 21%) do que nos ensaios clínicos, 56% (IC de 95%: 46% a 67%).

Dos 70 artigos negativos com cálculos sobre o poder do teste, em 87% (61/70) houve especificação do tamanho do efeito que os autores procuraram detectar. Uma minoria forneceu justificativa (*rationale*) para o tamanho do efeito (43%, 26/61).

Em cerca da metade (52%) dos estudos com resultados negativos houve definição clara do desfecho primário (122/234).

Concluiu-se que os periódicos médicos de prestígio frequentemente omitem informações relevantes para avaliar a validade dos estudos com resultados negativos.

▶ 8.14 Diferença estatística e diferença clínica

Diferença estatisticamente significativa e relevância clínica não são sinônimos. Uma diferença estatisticamente significativa pode ser ou não importante em termos práticos. São dois ângulos a serem considerados na interpretação de resultados (ver exemplo). O investigador se perguntará: se a diferença encontrada é significativa, ela também é relevante?

Diferença estatística é determinada por cálculos. Leva-se em conta o papel do acaso. Busca-se saber, com o uso do ferramental da estatística, se o acaso pode ser considerado ou não explicação plausível para os achados. Nesse processo, é sempre aconselhável certificar-se de que a significância estatística não seja devida a algum viés, por exemplo, resultado da falta de comparabilidade entre os grupos (viés de seleção) ou de distorções na coleta de dados (viés de aferição). Se após análises adequadas persiste a diferença estatisticamente significativa, ela nos diz que o acaso é explicação pouco provável para os achados.

Uma diferença significativa pode ser relevante ou não em termos clínicos ou práticos. *Relevância clínica diz respeito à implicação dos resultados da pesquisa na prática.* Por exemplo, se os achados de um tratamento têm efeitos importantes para os pacientes (ver exemplo) ou se uma ação de saúde pública tem impacto na comunidade.

Exemplo 8.14 A Avaliação de medicamento para insuficiência coronariana crônica por meio de ensaio clínico cruzado (*crossover design*)

Apenas os resultados de dois desfechos são apresentados como ilustração.

O número semanal de crises de angina foi significativamente menor, no período de uso do produto (2,1 ± 0,2), do que no período placebo (5,8 ± 0,6; p < 0,001).

Interpretação: diferença estatisticamente significativa e relevante clinicamente. Os participantes do grupo controle têm em média três vezes mais crises que os do grupo medicamento.

As médias de pressão arterial diastólica foram significativamente menores, no período de uso do produto (8,0 ± 1,1 mmHg), do que as médias no período placebo (8,5 ± 0,9 mmHg; p < 0,001). As médias estão acompanhadas do valor do erro-padrão.

Interpretação: diferença estatisticamente significativa, mas de relevância clínica questionável.

▶ A Combinando diferença estatística e relevância clínica

Avaliar se uma diferença estatisticamente significativa resulta importante em termos biológicos, clínicos ou práticos é tarefa do especialista da área. É a pessoa adequada para indicar qual o *tamanho do efeito* relevante de ser detectado. Esse valor é utilizado para o *cálculo do tamanho da amostra* (ver 18.12, Relato do cálculo do tamanho da amostra). Dessa maneira, o processo de decisão sobre relevância clínica é atrelado ao da avaliação estatística. O texto, a seguir, contém ilustração sobre esses pontos.

▶ B Tamanho da amostra e tamanho do efeito

Tamanho da amostra e tamanho do efeito (ou da diferença) estão relacionados. Note-se as relações a seguir especificadas.

- Em *grandes amostras, pequenas diferenças*, mesmo triviais, podem ser estatisticamente significativas (ver Exemplo 1)
- Em *pequenas amostras, grandes diferenças*, importantes clinicamente, podem *não* ser estatisticamente significativas (ver Exemplo 2)

Exemplos 8.14B Eficácia de duas dietas: relação entre tamanho de amostra e resultados

Exemplo 1 Avaliação da dieta A

Em pesquisa milionária, com *milhares* de obesos, o resultado pode indicar que a dieta A, adotada durante três meses, faz emagrecê-los em média 500 gramas no período. O resultado é estatisticamente significativo, mas decepcionante em termos práticos.

Um especialista em nutrição diria que a dieta A não é recomendada. Uma possível solução estatística seria considerar um valor de p mais restritivo, caso de p = 0,01, em lugar do habitual p = 0,05. Essa estratégia, estatística, poderia equilibrar as facetas estatística e clínica da questão, ou seja, dificultar encontrar resultados significativos, em acordo com a relevância clínica dos achados. Melhor conduta teria sido calcular previamente um tamanho de amostra apropriado para detectar diferença mínima clinicamente importante, como será mostrado mais adiante.

Exemplo 2 Avaliação da dieta B

Ao contrário da anterior, uma pesquisa com *poucos participantes* obesos, de avaliação de outra dieta, também realizada durante três meses, pode apontar grande diferença entre os grupos: um emagrecimento médio de 20 quilos no período, mas sem significância estatística. Perceba que, embora estatisticamente não significativos, os resultados são potencialmente importantes do ponto de vista clínico.

A recomendação, para os autores da pesquisa B, seria pensar em resultado falso-negativo (erro do tipo 2). Se possível, aumentar o tamanho da amostra, de modo à eficácia da dieta ser avaliada em número adequado de participantes. O que se está pedindo ao investigador é aumentar o poder estatístico da amostra. O cálculo do tamanho ideal, como mencionado, incluiria fixar qual é a diferença mínima de emagrecimento que seria importante de ser detectada.

▶ C Determinação de diferença clinicamente importante

Para o cálculo do tamanho da amostra, em estudos comparativos, determina-se o que seja uma *diferença mínima clinicamente importante* para o assunto em tela.[14] Também é preciso fixar os valores para *alfa* e *beta*. Esses dados são então utilizados em programas computacionais de estatística ou em fórmulas de cálculo do tamanho da amostra.

Os achados de uma investigação podem ser expressos acompanhados dos respectivos intervalos de confiança. Uma propriedade do intervalo de confiança, que o faz preferido em relação ao valor p, é possibilitar a interpretação conjunta do acaso e do tamanho do efeito.[15,16]

Se a diferença mínima clinicamente importante tiver sido especificada no cálculo do tamanho da amostra, as seguintes interpretações são possíveis:

- Se a diferença encontrada nos resultados da pesquisa está situada *no interior do intervalo de confiança,* tem-se evidência que o resultado *não* é estatisticamente significativo *nem* relevante do ponto de vista clínico
- Se, ao contrário, a diferença detectada encontra-se *fora do intervalo de confiança,* o resultado é considerado estatisticamente significativo e relevante do ponto de vista clínico.

▶ D Formas de expressão dos resultados

As formas de expressão dos resultados são decorrentes de diversos fatores, dentre os quais, tipo de variável e análise efetuada.

No caso de variáveis contínuas (tipo peso corporal, pressão arterial) usualmente são comparadas médias. Os resultados podem ser expressos pelas médias dos grupos comparados e, ainda melhor, pelo valor da *diferença entre as médias.*

Em variáveis dicotômicas, do tipo ocorrência de complicações (sim/não) ou de óbito (sim/não), as formas usuais de expressão dos achados são *o risco absoluto, a diferença de riscos e o risco relativo* (ou *odds ratio*). Outras possibilidades são o cálculo do *número necessário para tratar* (NNT, ver a seguir) e a *análise de sobrevivência* para expressar riscos – indicada quando o tempo de ocorrência do evento é levado em conta.

Diferentes formas de apresentação podem sugerir conclusões diversas sobre a relevância prática dos resultados de uma pesquisa.[17] As discrepâncias têm sido mais frequentemente apontadas em análise de ensaios clínicos.

Números relativos podem sugerir melhores resultados que números absolutos. Por exemplo, a diminuição (ou aumento) do risco relativo indicar benefícios que os riscos absolutos (diferenças de incidência entre os grupos comparados) não corroboram com a mesma intensidade. Daí a conveniência de informar valores absolutos e relativos, e, se indicado, medidas de síntese como o NNT. Essa forma de expressão é utilizada na avaliação do efeito de intervenções.[18] O NNT tende a indicar menos eficácia do que as medidas baseadas em outros critérios (ver exemplo). A lisura de um relato requer a descrição equilibrada dos diversos ângulos da questão e não somente informar aqueles indicadores em que a intervenção pareça mais eficaz.

Exemplo 8.14D Comparação de incidências acumuladas de diabetes[19]

A incidência acumulada de diabetes em participantes de estudo randomizado, submetidos a três tratamentos, foi mostrada (Figura 7.2). As intervenções preventivas testadas foram mudança de estilo de vida e uso de metformina comparadas com um grupo controle (ver exemplo 1, da seção 7.10B). Os seguintes dados constam do relato dessa investigação.

"A incidência acumulada de diabetes estimada em três anos foi 28,9%, 21,7% e 14,4 % nos grupos placebo, metformina e mudança de estilo de vida, respectivamente. Com base nesses valores, o número estimado de pessoas que teriam de ser tratadas por três anos para prevenir um caso de diabetes durante esse período é de 6,9 (IC 95%, 5,4 a 9,5) para a intervenção do estilo de vida e 13,9 (IC 95%, 8,7 a 33,9) para a metformina."

Os resultados da pesquisa mostram que a incidência de diabetes, expressa por 100 pessoas/ano, foi menor entre os que mudaram o estilo de vida. Os achados são estatisticamente significativos e impressionam, se expressos em diferença de incidências. Em termos de NNT, o entusiasmo é menor. Para evitar um caso de diabetes durante um período de 3 anos, 7 pessoas teriam de participar no programa de mudança de estilo de vida (NNT = 7) ou 14 pessoas receberem metformina (NNT = 14). A maioria dos que aderem ao programa de mudança de estilo de vida ou de uso de metformina será composta por portadores de diabetes em poucos anos. A prevenção de casos da doença expressa em NNT sugere menor impacto do que a diferença de incidências.

▶ E Estatística de pequenos números

Um problema na interpretação dos resultados ocorre ao lidar-se com pequenos números absolutos.[5 p.159] Quando são transformados em números relativos, por vezes impressionam pela grandeza ou distorcem a percepção da magnitude dos resultados.

Exemplos 8.14E A interpretação complexa dos pequenos números

Exemplo 1 Mortalidade materna

Por razão de mortalidade materna (ou coeficiente de mortalidade materna) entende-se o número de óbitos maternos, por 100 mil nascidos vivos de mães residentes em determinado espaço geográfico, no ano considerado. Digamos que em uma pequena comunidade, a razão de mortalidade materna dobrou de um ano para o outro. De 50 óbitos maternos por 100 mil nascidos vivos passou para 100 óbitos maternos por 100 mil nascidos vivos. No entanto, esses números se referem a, respectivamente, um óbito em um ano e dois no ano seguinte. O aumento de 100% na taxa advém de apenas um óbito a mais. O simples acaso explica a variação.

Exemplo 2 Comparação em ensaio clínico

Um novo medicamento reduz as taxas de complicações de 50% quando comparado ao medicamento tradicional em uso. As taxas que, no entanto, representam tal redução são, respectivamente, 1 complicação por 2 mil participantes no grupo experimental e 2 complicações por 2 mil participantes no grupo controle. Uma diferença de uma unidade resultou em taxa 50% menor. O acaso é explicação plausível para os resultados.

▶ 8.15 Interpretação dos achados: tópicos adicionais

Na interpretação dos resultados de uma investigação, dois temas afloram como de grande importância e são comentados detalhadamente no capítulo.

O primeiro tema refere-se aos *problemas metodológicos*, pois eles estão sempre presentes em estudos clínicos e epidemiológicos. A pergunta que se impõe a esse respeito e que o autor deve tê-la em mente na redação ou avaliação dessa parte do artigo é a seguinte: *As diferenças e associações encontradas, ou a ausência delas, podem ser imputadas a problemas metodológicos?* Esse aspecto foi abordado no capítulo pela discussão do viés e do acaso. Significância estatística, relevância clínica e diversos tópicos associados foram também debatidos.

O segundo tema relevante na interpretação dos resultados diz respeito às explicações das diferenças e associações encontradas. *Os resultados obtidos refletem relação causal?* Veremos como lidar com esse assunto nas próximas seções. A seguinte distribuição de tópicos é adotada:

- Associação e relação causal (seções 8.16 a 8.20)
  - ◦ Associação estatística entre dois eventos (ver 8.17)
  - ◦ Determinação de relação causal (ver 8.18)
  - ◦ Verdade, certeza, realidade e conhecimento (ver 8.19)
  - ◦ Refutabilidade (ver 8.20)
- Mecanismos para explicar os achados (ver 8.21)
- Conclusão do relato da investigação (seções 8.22 a 8.28).

▶ 8.16 Associação e relação causal

"*A ciência da natureza é apenas uma ciência de relações. Todos os progressos do nosso espírito consistem no descobrimento das relações. No esclarecimento das relações entre eventos há muitas armadilhas.*" Essas palavras, atribuídas ao poeta italiano G. Leopardi, 1798-1837, realçam duas facetas, a saber:

- A ciência progride por meio do estudo de relações (ou associações centre eventos)
- A prudência na interpretação das associações é recomendada.

Os investigadores são cautelosos em afirmar a existência de nexos causais, caso de um dado fator ser rotulado como causa de uma doença. Isso porque lidam com a incerteza quanto às informações de que usualmente dispõem. A razão da prudência também pode residir na fragilidade do método que forneceu a informação, no tipo de variável utilizada para representar um conceito complexo ou por outros motivos. Em clínica e saúde pública, utiliza-se terminologia especial para substituir a palavra *causa*. Adota-se *exposição, risco ou fator de risco*: por exemplo, *as pessoas expostas ao fumo* passivo estão *em maior risco* de desenvolver doenças respiratórias; *a obesidade é fator de risco* para diabetes.

Como se obtém evidências para afirmar de que uma dada relação é de fato causal? Os filósofos e outros eruditos têm debatido o assunto por séculos, e o tema não está resolvido. Os livros de epidemiologia possibilitam aos leitores o aprofundamento do tema *causalidade* em suas aplicações às ciências da saúde. Aqui oferecemos visão sintética do assunto, em acordo com o campo de atuação da epidemiologia.[5 p.410] Comentários sobre *associação* e *causalidade* devem ser incluídos no artigo científico que trata de relação entre eventos. A questão a esclarecer pode ser colocada nos seguintes termos: *a relação encontrada entre dois eventos é coincidência ou relação causal?* Em geral, esses comentários aparecem na introdução, quando esse é o tema do estudo, e, principalmente, na discussão, pois o leitor espera ali encontrar a posição do autor a respeito.

Exemplo 8.16 Relação entre álcool e câncer de mama

Mulheres que consomem regularmente bebidas alcoólicas estão em maior risco de desenvolverem câncer de mama, quando comparadas com as abstêmias. Se as pesquisas que originaram tal afirmação são confiáveis e passaram por avaliação crítica cuidadosa, conclui-se que o consumo de álcool está associado à ocorrência do câncer.

Os investigadores evitam afirmar que o "*álcool causa câncer de mama*". Somente o fariam se houvesse inequívocas evidências para a afirmação, em geral, de cunho experimental. Em estudos observacionais, é possível que a confusão de efeitos explique a associação entre os dois eventos, especialmente em presença de associações estatísticas fracas. Embora não haja um limite fixo, uma *associação fraca* é aquela estatisticamente significativa, mas o valor do risco relativo é próximo de 1, algo entre 1,1 e 1,5.

▶ 8.17 Etapas no estudo da associação de eventos

O estudo da relação entre dois eventos é um processo em duas etapas:

- A presença de associação é verificada objetivamente, com o instrumental da estatística, como o teste do qui-quadrado, o coeficiente de correlação, o risco relativo e a razão de chances
- A existência de nexo causal é matéria para ponderação, uma questão de julgamento, subjetiva, que se faz ao se reunir toda a documentação de qualidade sobre o assunto.

▶ A Associação causal

Em algumas associações de eventos, temos evidências suficientes para julgá-las como de natureza causal. Nesses casos, elas nos indicam caminhos seguros para agir ou recomendar.

Exemplos 8.17A Relação causal entre dois eventos[5 p.400]

Exemplo 1 Hábito de fumar e incidência de problemas de saúde

As pessoas que fumam têm maior incidência de câncer de pulmão quando comparadas com as que não fumam. Numerosas pesquisas epidemiológicas, do tipo coorte e caso-controle, apontam para a mesma direção. Em média, o risco relativo é da ordem de 10. Significa que os fumantes têm dez vezes mais probabilidade de adquirirem a doença do que os não fumantes.[5 p.411]

Outros exemplos de relações causais: horas de exposição solar durante a vida e quantidade de rugas da pele; velocidade do veículo e acidente de trânsito.

Nesses exemplos, as evidências de relação causal justificam recomendar-se às pessoas a abandonar o hábito de fumar, a diminuir o tempo de exposição solar e a limitar a velocidade no trânsito. Quando há evidências de relação causal existe base científica para formular recomendações. O que alguns grupos de pesquisadores estão desenvolvendo é testar intervenções (tratamentos médicos) e possíveis alternativas para verificar se são benéficas, inefetivas ou prejudiciais (ver exemplos em 4.7, Hierarquia das evidências).

▶ B Associação não causal

Muitas associações estatísticas entre dois eventos não representam relação do tipo causa e efeito. A Tabela 8.10 relaciona quatro mecanismos que explicam associações não causais.

Exemplos 8.17B Relações estatísticas entre dois eventos que não configuram associação causal

Exemplo 1 Crescimento de girassóis na Rússia e aumento de incidência de infecção de vias respiratórias superiores no Paraná

Muitas coisas estão acontecendo no mundo ao mesmo tempo, sem que estejam relacionadas. São apenas coincidências.

Exemplo 2 Consumo de sorvete e afogamento

Nas cidades à beira-mar, há associação estatística entre esses dois eventos. Nos dias de maior consumo de sorvetes há maior número de afogamentos. No entanto, não há relação causal entre eles. Não é o sorvete que causa afogamento. Ocorre que, nos dias de calor mais intenso, mais pessoas frequentam praias, o que resulta em maior consumo de sorvetes e maior número de afogamentos. Portanto, um terceiro fator, o calor, que determina o afluxo maior de pessoas à praia, e ainda outros fatores a ele relacionados, caso do consumo de bebidas alcoólicas, são responsabilizados pela associação estatística entre consumo de sorvetes e número de afogamentos.

Outros exemplos de relações não causais:[5 p.400] manchas nos dedos do fumante e bronquite crônica, masturbação e acne; número de chaves e coronariopatias.

As relações não causais são inúteis para orientar ações ou formular recomendações. Não resolve limpar as manchas nos dedos do fumante para influenciar a bronquite crônica. Já as relações causais indicam o caminho a tomar. Abandonar o hábito de fumar é o conselho dos médicos para quem tem bronquite crônica, pois o nexo causal entre esses dois eventos é evidente.

▶ 8.18 Critérios para julgar relação causal

Estabelecida a existência de associação estatística entre dois eventos, o passo seguinte é identificar as que representam relações provavelmente causais. Para tal, existem *critérios de julgamento*.[20,22] Por exemplo, *a correlação entre os dois eventos é suficientemente forte para pensar em relação causal*? Embora estejam longe de serem perfeitos, os critérios que passamos a apresentar representam orientação para o raciocínio e para a redação da discussão.[5 p.398]

O mais conhecido conjunto de critérios disponível na área da saúde é o sintetizado pelo estatístico inglês, Sir Austin Bradford Hill, 1897-1991.[20,23] Nove critérios foram propostos em 1965: evidência experimental, temporalidade, força da associação, consistência, especificidade, gradiente biológico, plausibilidade, coerência e analogia. Os critérios que têm hoje maior destaque estão a seguir relacionados, acompanhados das questões que tornam operacional a sua aplicação no estudo da relação entre dois eventos. Para informações adicionais, consultar obras sobre o assunto.[5,20-23]

- *Evidência experimental*: existe evidência experimental em seres humanos sobre a relação entre os dois eventos?
- *Temporalidade*: a causa suposta antecede o efeito em estudo?
- *Força da associação*: a associação estatística entre os eventos é forte?
- *Gradiente biológico*: os dados sugerem *dose-resposta*? A remoção da causa diminui ou faz desaparecer os efei-

---

Tabela 8.10 Explicações para a presença de associação estatística espúria entre dois eventos *

Explicações	Comentários[†]
Viés de seleção	Um ou mais problemas na amostra introduzem distorção nos resultados.
Viés de aferição	Um ou mais problemas na coleta de dados introduzem distorção nos resultados.
Confusão de efeitos (ou confundimento)	Um terceiro evento confunde a interpretação; por exemplo, as mulheres com alto consumo de soja apresentam baixa taxa de incidência de câncer de mama; será mesmo a soja o fator de proteção ou há outro fator relacionado ao consumo de soja que explica a associação?
Acaso	A sorte explica os acontecimentos; na fixação do nível de significância em 0,05, aceita-se 5% de erro; comete-se em média um erro em cada 20 análises, simplesmente pelo efeito do acaso.

* Também designada como associação artificial.
[†] Nas Tabelas 8.5 a 8.7 há mais informações sobre viés e acaso.

tos? Essa última questão diz respeito à *reversibilidade* da associação.

- *Coerência*: há semelhança de resultados em pesquisas sobre o tema? Ou, ao contrário, os resultados são contraditórios?
- *Plausibilidade biológica*: a associação entre os eventos faz sentido?

▶ A   Evidência experimental

Existe evidência experimental em seres humanos sobre a relação investigada? Essa é uma questão inicial e primordial a ser respondida no processo de elucidação de uma associação entre dois eventos. Isso porque uma relação causal é mais facilmente determinada com base em resultados experimentais (ver 4.6, Evidências científicas). Em clínica, as investigações experimentais em seres humanos são usualmente denominadas *ensaios randomizados* ou *estudos randomizados*. Constituem a melhor evidência para julgar causalidade.

O estudo randomizado é *"um tipo de investigação na qual os indivíduos são alocados, aleatoriamente, para formar grupos, chamados de estudo (experimental) e controle (ou testemunho), a serem submetidos ou não a uma intervenção (aplicação de medicamento, de vacina). Os participantes são acompanhados para verificar a ocorrência do desfecho em estudo. Dessa maneira, a relação entre intervenção e efeito é examinada em condições controladas de observação, em geral, com avaliação duplo-cega."* Essa definição de estudo randomizado encontra-se na Tabela 6.5, ao lado do significado de outros tipos de delineamentos.

O que se quer saber com a pergunta formulada sobre evidência experimental em seres humanos é se estão disponíveis resultados de estudos randomizados, bem realizados, que possam esclarecer a situação.

À parte a avaliação de produtos, como vacinas e medicamentos (ver exemplo número 1), e de procedimentos médicos, que repousam na realização de pesquisas experimentais, raramente existem evidências desse teor para outros temas de pesquisa em saúde. Por exemplo, para avaliar etiologia e prognóstico, as evidências em seres humanos são majoritariamente de estudos observacionais. Questões éticas ou práticas desaconselham estudos experimentais para investigar etiologia e prognóstico, embora existam exceções perfeitamente justificadas e eticamente recomendadas (ver Exemplo número 2).

Na ausência de evidência experimental, haverá insegurança para afirmar a existência de nexo causal. Os demais critérios de causalidade podem orientar a reflexão sobre o tema e a preparação da discussão.

Exemplos 8.18A   Evidências experimentais para subsidiar decisões

Exemplo 1   Aprovação de vacinas e medicamentos pelas agências especializadas

A aprovação de vacinas e medicamentos por órgãos governamentais, como a Anvisa, no Brasil, e a *Food and Drug Administration* (FDA), nos Estados Unidos, repousa em evidências experimentais; ou seja, na eficácia determinada por estudos randomizados.

Exemplo 2   Ensaios clínicos para controle de fatores de risco de doenças crônicas

Diante da importância de numerosos fatores de risco na etiologia das doenças crônicas, os pesquisadores passaram a testar a eficácia dos métodos propostos para reduzi-los e avaliar o impacto dessa redução na prevenção da ocorrência desses problemas. Foram implantados diversos projetos de prevenção primária em grande escala.[5 p.505] Por exemplo, foi utilizado o estudo randomizado para testar o efeito da mudança da dieta, do aconselhamento para abandonar o hábito de fumar e do exercício físico regular. Esses estudos têm sido realizados em países desenvolvidos para quantidade de recursos que demandam, pois requerem acompanhamento de centenas, mesmo milhares de participantes, durante anos. Em geral, os ensaios sobre prevenção de doenças requerem número bem maior de participantes comparados aos testes terapêuticos.

▶ B   Relação temporal

Nenhum dos critérios aqui reunidos constitui prova definitiva de relação causal. Há mesmo dificuldade de aplicação ou de interpretação de alguns, como ocorre com o presente critério, de *temporalidade*.

A exposição deve anteceder o efeito para a sequência temporal estar correta. Na vida real, causas e efeitos estão embaralhados (ver exemplos). Determinar que a causa suposta antecede o efeito em questão, de maneira precisa, é tarefa relativamente fácil em estudos prospectivos, mas pode estar repleta de dificuldades com o uso do delineamento transversal e do retrospectivo.

Um cuidado a se ter, quando existe relação entre dois eventos, é não estar tomando a relação inversa, ou seja, a inversão de causa e efeito. Esse viés de direção de causalidade, dito *causalidade inversa* ou *reversa*, é ilustrada no Exemplo 3, sobre obesidade na adolescência. A confusão se estabelece quando o desfecho estudado precede (e causa) a exposição investigada.

Exemplos 8.18B   Explicações causais para a redução da mortalidade

Exemplo 1   As duvidosas relações causais na explicação da redução da mortalidade

Em praticamente todas as sociedades, observa-se declínio secular da mortalidade infantil. Qualquer ação governamental em prol das crianças estará associada à diminuição dos coeficientes de mortalidade infantil. Os políticos tentarão induzir a existência de relação causal entre a ação governamental que eles mesmos promovem e a queda dos valores dos coeficientes. Os cientistas sociais, ao analisarem os mesmos fatos, serão céticos quanto à explicação causal entre os eventos proposta pelos políticos. Sabem que muitos fatores concorrem para a queda observada e aquela particular ação governamental pode não ter tido qualquer influência. Interpretam como simples associação de eventos e não relação causal. As verdadeiras causas, postulam, estarão provavelmente em outras esferas de explicação.

Exemplo 2   Mortalidade por tuberculose

A evolução secular dos coeficientes de mortalidade por tuberculose mostra diminuição acentuada, bem anterior ao advento de medidas específicas eficazes contra a doença, especialmente a estreptomicina e outras que surgiram a partir de meados do século 20. Ver a evolução da mortalidade pela tuberculose no município do Rio de Janeiro desde 1850.[5 p.178, 24]

Exemplo 3   Causalidade reversa. Estudo de caso-controle sobre a obesidade em adolescentes[25]

Em investigação sobre fatores de risco para obesidade em adolescentes, os resultados encontrados sugeriram a possibilidade de causalidade reversa, como aventado pelos seus autores: "*Os adolescentes obesos podem ter aumentado sua atividade física ou reduzido o consumo de gorduras com o objetivo de perder peso.*" Em função da obesidade (o efeito estudado), o adolescente alterou as exposições investigadas: mudou hábitos (aumentou a atividade física) e dieta (restringiu o consumo e passou a usar refrigerante ou adoçante dietético).

▶ C Os demais critérios de causalidade

A aplicação dos critérios de causalidade, no esclarecimento de uma dada associação estatística entre dois eventos, requer a integração de informações de várias áreas do conhecimento. Nesse processo de organização das evidências, os estudos viesados e os imprecisos precisam ser afastados para que só os relatos de melhor qualidade forneçam as informações sobre os mencionados critérios. Os demais estudos, os que passaram pelo crivo metodológico utilizado, serão os empregados para tomar-se a posição final sobre a existência ou não de relação causal. Essa decisão é determinada subjetivamente. A decisão está embasada em resultados de investigações e afirmações estatísticas, no entanto, vai além de dados quantitativos. Uma ilustração é mostrada no exemplo sobre os malefícios do fumo, com o emprego dos critérios julgados mais relevantes e que têm recebido maior atenção na atualidade.

Exemplo 8.18C Aplicação dos critérios de causalidade no esclarecimento da relação entre o hábito de fumar e a incidência de câncer de pulmão

Os critérios estão reproduzidos na Tabela 8.11, também sob a forma de perguntas. Respostas afirmativas a essas questões pendem a decisão a favor de relação causal.

Na busca por provas para esclarecer a relação entre hábito de fumar e câncer de pulmão, não se encontra evidência experimental em seres humanos sobre o tema, visto ser eticamente inaceitável proceder a ensaio clínico com essa finalidade. Entretanto, as outras evidências apontam, de maneira inequívoca, para a existência de relação causal entre o hábito de fumar e a incidência de câncer de pulmão – e também para a ocorrência de muitos outros problemas de saúde relacionados ao fumo.

▶ 8.19 Verdade, certeza, realidade e conhecimento

Bases firmes são necessárias para sustentar ou refutar afirmações. Na seção de discussão não poderia ser diferente. Desde a Grécia clássica, os filósofos têm feito perguntas que

Tabela 8.11 Critérios para avaliar a relação entre o hábito de fumar e a incidência de câncer de pulmão

Critérios	Questões a serem respondidas *	Questões aplicadas ao julgamento da relação entre fumo e câncer de pulmão †
Evidência experimental	Existe evidência experimental em seres humanos sobre o tema?	Há ensaios clínicos em que os indivíduos foram alocados aleatoriamente para fumar e para não fumar e acompanhados para verificar a ocorrência de câncer de pulmão?
Sequência temporal	A exposição, que se supõe causal, realmente antecede a doença de modo compatível com a duração do respectivo período de incubação ou latência da doença?	O hábito de fumar antecede o aparecimento desse tipo de câncer?
Força da associação	A incidência da doença é significativamente mais elevada nos indivíduos expostos do que nos não expostos? Essa relação é usualmente expressa pelo tamanho do risco (risco relativo, *odds ratio*).	As pessoas que fumam têm maior incidência de câncer de pulmão quando comparadas com as que não fumam?
Gradiente dose-resposta	O aumento de exposição, em quantidade ou tempo, aumenta o risco da doença? Por exemplo, quando comparados os muito expostos a um fator com os que têm pouca ou nenhuma exposição a esse fator.	A incidência de câncer de pulmão é maior nos que muito fumam comparados com os que pouco ou não fumam?
Reversibilidade (caso especial do gradiente dose-resposta)	A remoção da causa diminui os riscos da doença?	As pessoas que deixam de fumar têm menos risco de ter câncer de pulmão?
Coerência com o conhecimento existente	Os resultados de vários estudos, em diferentes populações, apontam para a mesma direção; ou seja, a relação entre os eventos tem sido repetidamente observada?	As pesquisas feitas em diferentes lugares e por diferentes investigadores apontam o hábito de fumar como fator de risco para câncer de pulmão?
Plausibilidade biológica	A associação faz sentido em termos biológicos?	É biologicamente plausível que o fumo seja fator de risco para o câncer de pulmão?

* As respostas sim às questões apontam para relação provavelmente causal.
† No caso aqui ilustrado, todas as respostas são sim, exceto a referente à evidência experimental. Diante das reiteradas evidências, os especialistas apontam para a existência de relação causal entre o hábito de fumar e a incidência de câncer de pulmão.
Fonte: adaptada de Pereira 1995.[5 p.410]

nos desafiam até hoje. Dentre elas, encontra-se o significado da verdade, da certeza, da realidade e do conhecimento. Nos livros de filosofia, os leitores encontram exposições detalhadas sobre o assunto. Faremos algumas considerações em acordo com o tema do capítulo.

▶ A Racionalidade da argumentação

Verdade, certeza e realidade são inalcançáveis em ciência. Como aproximação, buscamos o conhecimento. Mas o que é conhecimento? Trata-se de uma apreensão intelectual, uma representação da realidade elaborada pela mente humana. Para alcançar o conhecimento, os filósofos adotam a *lógica dedutiva*. Pelo poder da argumentação, chegam às conclusões. Os cientistas utilizam a *lógica indutiva* nas suas pesquisas. Com base nos dados que reúnem, interpretam-nos e concluem. As conclusões têm base em fatos, os alicerces para sustentá-las. No processo de pesquisa, empregam enfoque sistemático, o *método científico*, e procuram *controlar a subjetividade* na coleta, análise e interpretação dos dados. Inspecionam o que acontece no mundo real sem qualquer intervenção (os estudos observacionais) ou criam uma situação artificial para investigar o assunto (os estudos experimentais).[5 p.279] Com base no que foi assim produzido e com o uso da razão, fundamentam as suas conclusões e recomendações.

▶ B Relatividade das situações e objetividade da ciência

Em todo o processo de investigação, os cientistas elaboram perguntas e obtêm respostas em função da pergunta formulada. A resposta depende da questão, e a interpretação da resposta estará, por sua vez, em acordo com o nosso ponto de vista sobre elas. Anteriormente, algumas citações foram trazidas para ilustrar essa noção de percepção diferenciada (ver 6.13A, Qualidade dos dados e resultados da pesquisa). Duas citações são reproduzidas como ilustração.

- *"Não vemos as coisas como são, mas sim como nós somos."* (Anais Nin)
- *"O que vemos depende das teorias que usamos para interpretar as nossas observações."* (Albert Einstein)

Nós escolhemos os fatos e argumentos para sustentar a racionalidade das nossas proposições. Temos tendência a cometer *cegueira viesada*, a de ignorar o que não gostaríamos de ver e realçar e julgar evidente aquilo em que acreditamos. O historiador e filósofo norte-americano Will Durant, 1885-1981, expressou-se nos seguintes termos:

"A comunicação científica dos resultados das investigações está impregnada pela interpretação dada pelo pesquisador aos seus resultados. (...) A argumentação para explicar os achados é, no mais das vezes, o nosso desejo vestido de racionalidade. Pretendemos erigir construções de pensamento imparcial quando o que de fato fazemos é escolher material de prova e argumentos que deem dignidade a um anseio nosso."

A falta de objetividade é prejudicial à ciência. Todos nós temos valores, mas a ciência requer objetividade. Influências passíveis de distorcer a obtenção de conhecimento confiável precisam ser identificadas e neutralizadas para que não afetem as mensurações e observações. O cientista necessita de bons dados. Não importa quem os obtenha, os resultados devem ser iguais ou próximos quando a coleta de dados é repetida. Também necessita interpretar os achados e descrever o que fez

de maneira a não criar ambiguidades. O caminho para o autor será despir-se de predileções e inclinações para tentar abordagem balanceada dos dois lados da questão. Vale também recordar uma citação transcrita na mencionada seção 6.13A.

"Cada um traz em si a sua concepção do mundo e não é tão fácil com isso desembaraçar-se dela. Não podemos fugir, por exemplo, a servir-nos da linguagem e a nossa linguagem está cheia de ideias preconcebidas. (...) Só que são ideias preconcebidas inconscientes, mil vezes mais perigosas que as outras" (Henri Poincaré).

Quanto mais capazes formos de convencer os outros – no caso, o editor do periódico ao qual o artigo será encaminhado e, de maneira mais ampla, a comunidade científica – da objetividade dos nossos dados e da legitimidade dos nossos argumentos, torna-se mais provável que a nossa tese seja aceita. A legitimidade estará fundamentada nas escolhas adequadas – da questão para ser investigada, da amostra selecionada, da forma de aferição e de outras mais, como realçado nos Capítulos 5 a 8 deste livro. Também, na eliminação dos erros que possam enfraquecer as conclusões da investigação. Daí a importância do estudo dos vieses e do efeito do acaso nos resultados. Mais ainda: que sobreviva ao teste da refutabilidade.

▶ 8.20 Teste da refutabilidade

Os cientistas são prudentes em aceitar as conclusões ou recomendações de pesquisas pioneiras, tais como aquelas para avaliar a eficácia de um novo procedimento ou produto, ou sobre um fator que até então não se suspeitava elevar o risco de ocorrência de uma doença. Adotam o *princípio da verificação* – ou *princípio da confirmação*. Haverá outros cientistas que irão reproduzir o que foi feito para verificar se chegam ou não aos mesmos resultados. Em diversas passagens deste livro, foi mencionada a *replicabilidade* dos resultados; ver, por exemplo, a seção 5.6C, Confirmação de resultados. Observações cumulativas e resultados experimentais na mesma direção tendem a dar credibilidade a uma teoria. Em contraposição, a falta de replicabilidade dos resultados desperta desconfiança, o que pode resultar em posicionamentos extremos (ver 21.14, Retratação de artigos). Diante dessas evidências, a coerência de resultados tornou-se um dos critérios para convencer cientistas (ver Tabela 8.11). A confirmação por diversos pesquisadores em diferentes lugares dá um espécie de *certificado provisório* para a teoria, mas que pode ser revogado com os novos acontecimentos. Na essência dessa discussão, está o raciocínio indutivo. As pesquisas abordadas neste livro utilizam o *método indutivo*, pelo qual parte-se de algumas observações e conclui-se com lei geral – o objetivo é generalizar os seus resultados para um universo maior.

Os pensadores têm discutido a validade da indução por séculos. O filósofo escocês David Hume, 1711-1776, um dos que mais criticou a noção de causalidade e debateu o problema da indução, alegava que não necessariamente o passado é guia confiável para o futuro. Exemplificava com os bons cuidados dedicados aos animais, posteriormente sacrificados para o consumo humano. Assim, questionava a alegação de que se algo funcionou até agora, é provável que continue funcionando ou que a situação continuará como antes.

O filósofo austríaco naturalizado inglês Karl Popper, 1902-1994, defendeu que a confirmação de achados em novas pesquisas, a essência do método indutivo, meramente aumenta a probabilidade de que a teoria em tela esteja correta. Por essa via, alegou, não se prova uma teoria. Apontou para a *refutabilidade* como a solução para o problema da indução.[26] Ao invés de tentar provar uma teoria, dever-se-ia procurar o contra-exemplo, a refutação dessa teoria. A evidência confirmatória só contaria se fosse produto de testes fracassados de *refutabilidade* – ou *falseabilidade* como também se diz. Ao se tentar sem êxito mostrar que uma proposição é falsa, estar-se-ia dando credibilidade a essa proposição. Ao contrário, se for julgada falsa, ela é refutada, abandonada. A incapacidade de refutar a teoria, no entanto, não a torna verdadeira. Considera-se *conhecimento* a descoberta que, até o momento, não foi refutada.

Exemplo 8.20 Refutabilidade da proposição

Será que todos os cisnes são brancos? Por mais numerosos que sejam os cisnes brancos encontrados, não há justificativa para se afirmar que só existem cisnes brancos. Segundo essa linha de raciocínio, nunca se prova uma hipótese pela confirmação. Popper propôs, como mais importante, não as tentativas de confirmação da proposição, mas a verificação se ela é falsa. Trata-se do princípio da refutabilidade. Somente a falsidade de uma teoria pode ser provada e não a sua veracidade. A proposição investigada só ganharia validade com as tentativas sem êxito em refutá-las. No caso do cisne, a conduta seria a procura por cisnes de outra cor. A teoria é então refutada pelo achado de um cisne de outra cor.

8.21 Mecanismos para explicar os achados

A ciência procura descrever e explicar os acontecimentos, de modo a melhor prever o que possa ocorrer e atuar em função desse conhecimento (ver exemplos). Se uma relação é provavelmente causal, o passo seguinte será buscar os mecanismos envolvidos. Quanto mais se souber sobre um assunto, mais eficaz será a intervenção direcionada para preveni-lo ou tratá-lo. O pesquisador então se perguntaria: *Quais as explicações plausíveis? Quais os mecanismos que podem esclarecer uma associação repetidamente observada?* Os mecanismos podem ser procurados em vários níveis (ver Exemplo 4) ou manter-se em um nível de explicação apenas. Para aprofundar-se no assunto, ver textos sobre *multicausalidade* ou sobre os *determinantes de saúde e doença*.[5 p.30-48]

Exemplos 8.21 Mecanismos para explicar os achados

Exemplo 1 Calcificação da aorta abdominal e dor lombar[27]

Em um estudo de coorte, foi investigada a associação entre lesões calcificadas na parede posterior da aorta abdominal, de onde saem as artérias que alimentam a coluna lombar, e a degeneração do disco intervertebral. Constatou-se a existência de associação estatística entre os dois eventos, em acordo com os achados da literatura. Os autores sugerem que a arteriosclerose, no local indicado, produz hipoperfusão e, ao causar prejuízo no fluxo sanguíneo para a coluna, acarreta degeneração do disco intervertebral e dor lombar.

Exemplo 2 Chocolate amargo e prevenção de doenças circulatórias

Pesquisas apontam para o consumo moderado de chocolate amargo reduzir o risco de derrames e de doenças coronarianas. A associação pode ser explicada pela presença dos polifenóis. Esses compostos inibem a oxidação do LDL, o colesterol ruim, evitando que se deposite na parede das artérias e forme placas de gordura. Outro efeito dos polifenóis é a diminuição da agregação das plaquetas, envolvida na formação de trombos que provocam oclusão. Uma explicação adicional seria a redução dos níveis de pressão arterial associada ao consumo de chocolate amargo.

Exemplo 3 Teoria da evolução

A originalidade da teoria de Charles Darwin, 1809-1882, foi propor a seleção natural como mecanismo para explicar a evolução (ver detalhes no exemplo da seção 8.25D, Formulação de teorias).

Exemplo 4 Etiologia das carências nutricionais[5 p.44]

As carências nutricionais são devidas à insuficiência de nutrientes nas células. Nesse caso, a explicação reside em alterações microscópicas. As explicações para as mesmas carências podem ser procuradas em outros níveis – caso das alterações localizadas em órgãos do corpo humano (aparelho digestivo), no estado geral da pessoa (apatia, inapetência) e mesmo nas condições estruturais da sociedade (dificuldade de acesso a emprego, renda, serviços básicos). As soluções para as carências guardam relação com o nível investigado, desde intervenções para sanar a insuficiência celular à mudança das condições sociais.

8.22 Conclusão

Qualquer comunicação, oral ou escrita, tem começo, meio e fim. O autor introduz, desenvolve e conclui seu tema. O relato dos resultados de uma investigação não é exceção (ver 4.3, Lógica do texto científico). Embora uma conclusão possa tomar vários caminhos, dois aspectos são essenciais:

- A conclusão deve estar suficientemente apoiada nos fatos apresentados e em sólida interpretação. A conclusão traz "*a posição ou a solução do autor apoiado nos argumentos apresentados; por vezes, sugere desdobramentos.*" (ver Tabela 4.1)
- A conclusão estará relacionada ao objetivo assinalado na introdução do artigo. Alguns revisores de artigo científico inspecionam, de início, objetivo e conclusão. Se combinam, tudo bem, continuam a leitura. Se não, desistem e emitem parecer desfavorável.

A conclusão conterá resposta a perguntas como essas:

- *O tratamento em teste é melhor do que o habitual?*
- *O novo exame diagnóstico é superior ao que vem sendo usado?*
- *Existe ou não evidência de relação causal entre os eventos?*
- *A série histórica mostra tendência ascendente?*

Algumas possibilidades de conclusão são apresentadas nos próximos parágrafos.

A Conclusão taxativa

Na situação de o *autor ter resposta categórica* à questão postulada na investigação, ele expressa essa convicção na conclusão do seu trabalho.

Exemplos 8.22A Ligação da conclusão com o objetivo

Exemplo 1 Avaliação da eficácia da hipotermia em lesão cerebral[28]

"O tratamento com hipotermia, baixando a temperatura corporal a 33°C dentro de oito horas após a lesão, não é eficaz em melhorar o prognóstico de pacientes com lesão cerebral aguda."

O editorial que acompanhou a publicação deste artigo salientava tratar-se de *uma boa ideia que não se mostrou eficaz.* Nem sempre a lógica fisiopatológica se transforma em evidência clínica.

Exemplo 2 Avaliação da eficácia de tratamento cirúrgico

"Em epilepsia do lobo temporal, a cirurgia é superior ao tratamento médico." [29]

A hipótese prévia dos investigadores era de superioridade da cirurgia. Se não existissem indícios de que a operação cirúrgica alcançasse resultados superiores ao tratamento medicamentoso, não haveria justificativa para a realização da pesquisa comparativa entre uma e outra modalidade terapêutica. Como havia tais indícios e os investigadores se dispuseram a verificar se tal impressão se mantinha após comprovação rigorosa, eles realizaram um estudo randomizado. Os pacientes portadores de diagnóstico comprovado de epilepsia e que esperavam pelo tratamento cirúrgico foram alocados aleatoriamente para dois grupos, o cirúrgico e o médico. Ao fim de um ano de seguimento dos respectivos tratamentos, constatou-se que a proporção de pacientes livres de convulsão era de 58% no grupo cirúrgico e de 8% no grupo médico (p < 0,001). Verificou-se também que os operados apresentaram significativa melhora na qualidade de vida (p < 0,001).

O relato nos indica que, na amostra investigada e da maneira como foram conduzidos os tratamentos, a cirurgia foi mais eficaz que o tratamento clínico, confirmando a suposição dos investigadores.

Note-se, neste exemplo, que foram explicitados de antemão dois desfechos para avaliar-se a eficácia do procedimento, quais sejam, a proporção de pacientes livres de convulsão ao completar um ano de tratamento e a qualidade de vida dos pacientes neste período.

Exemplo 3 Aspirina e heparina na prevenção do aborto recorrente[30]

"Em conclusão, nossos achados não apoiam a hipótese de que a terapia com aspirina e heparina combinadas ou a aspirina isoladamente aumenta a chance de sobrevida de um recém-nascido de mulheres com história de abortos recorrentes."

Uma conclusão simples e direta como a de outros exemplos desta seção.

Exemplo 4 Avaliação da eficácia de teste diagnóstico[31]

"Os dados de nosso estudo não mostram evidência de que os testes funcionais em diversas posições são úteis para diferenciar os pacientes que têm ou não têm dor lombar."

As conclusões estão baseadas em testes de sensibilidade e especificidade de valores baixos. Em consequência, os autores não os recomendaram para o diagnóstico daquela condição.

▶ B Conclusão cautelosa

Se o escritor *não está convencido* de que tem a resposta para a questão postulada na investigação, afirmativa ou negativa, ele expressa a cautela em sua conclusão.

Exemplo 8.22B Avaliação da eficácia de tratamento fisioterápico[32]

Para pacientes com dor lombar, dois tipos de tratamento fisioterápico, submetidos a teste, a quiropraxia e o método McKenkie, acarretam discreta melhora, quando comparados à simples distribuição de um livreto com instruções para lidar com o problema. A questão ainda aberta à debate é se o pequeno benefício de adoção de um dos tratamentos compensa os custos elevados de sua aplicação.

Note-se que foi anunciada a conclusão e algo mais: a questão ainda aberta à debate... Esse algo mais será realçado nas próximas seções.

▶ C Orientação de leitura para as próximas seções

O texto a seguir resume o significado de validade externa, de modo a oferecer sistematização sobre o assunto e orientação quanto às possibilidades e limitações das generalizações dos resultados de uma pesquisa. Esse conhecimento pode ser útil para o fechamento da discussão do artigo científico. Mostraremos também exemplos de desdobramentos que se pode pensar em acrescentar à conclusão. Os temas das próximas seções têm a seguinte distribuição:

- Generalização dos resultados (seção 8.23), tanto a de cunho estatístico (seção 8.24) como não estatístico (seção 8.25)
- Implicações, perspectivas e recomendações (seção 8.26)
- Diversos aspectos práticos para o preparo da discussão (seções 8.27 a 8.30).

▶ 8.23 Validade externa da investigação: a generalização dos resultados

No início do capítulo, foi mencionado que a validade de uma investigação é enfocada sob dois ângulos, validade interna e validade externa.

▶ A Comparação entre validade interna e validade externa

A *validade interna* se refere à *qualidade* da investigação na amostra estudada enquanto a *validade externa* diz respeito à *generalização*, à *aplicabilidade* dos resultados para além da amostra investigada. A validade externa depende da interna. Uma investigação viesada, que não é valida para a amostra investigada, também não será válida para a população fonte (de onde a amostra foi retirada) nem para a população externa. Ver os conceitos de população fonte e população externa na seção 6.7.

Em diversas partes deste livro, foi realçado que os achados encontrados na amostra estudada têm pouco valor se não são generalizáveis. O artigo científico que relata os achados estará incompleto se ficar restrito aos resultados observados na amostra. Alguma forma de teorização é desejável, a ser apresentada na seção de discussão.

▶ B Validade externa: dois níveis de generalização

Dois níveis de generalização são habitualmente identificados:

- *Generalização estatística, quantitativa*; a que se faz da amostra para a população da qual proveio a amostra. Vários exemplos foram apresentados no capítulo, de modo que o assunto é brevemente abordado na próxima seção
- *Generalização não estatística*; aquela que se faz para além da população amostrada. Trata-se aqui de apontar para o significado mais amplo dos resultados. Muitos dos que lêem artigos científicos têm em mente aplicar as conclusões da investigação em suas práticas diárias. Daí a questão que se impõe: *a que contextos ou grupos populacionais os resultados da pesquisa são aplicáveis?* A essa generalização, daremos ênfase nas seções 8.25 e seguintes.

▶ C Outra forma de classificação

Há diferentes maneiras de conceituar os dois tipos de validade.[33] Por outra forma de entendimento, a *validade interna* se refere à aplicação dos resultados na amostra para a população amostrada. Engloba também a *generalização estatística*, quantitativa.

A *validade externa* diz respeito à *generalização* dos resultados para além da população amostrada. Equivale a *generalização não estatística*, de cunho qualitativo. Manteremos neste texto a sistematização descrita no item B, recém-apresentado.

▶ 8.24 Generalização estatística: da amostra para a população amostrada

Os ensinamentos da estatística nos indicam que há certo grau de imprecisão na extrapolação dos resultados da amostra para a população amostrada. A imprecisão pode ser conhecida com o uso da teoria das probabilidades e estudada sob a rubrica inferência estatística. O leitor exigente espera ser informado da influência do acaso nos resultados da investigação, pelo valor p ou pelo intervalo de confiança. Tal procedimento é coerente, visto levar-se em conta o erro amostral para a extrapolação dos resultados. Exemplos foram mostrados no capítulo (ver 8.10, Acaso como explicação para os resultados das investigações).

O instrumental estatístico será uma ajuda para auxiliar o autor nas generalizações, mas a interpretação dos resultados de uma investigação e a sua conclusão dependem de muitos fatores, como mencionado em outras partes deste livro. Dentre os quais, o tipo de delineamento utilizado e a força das evidências produzidas pelas investigações sobre o tema.

▶ 8.25 Generalização não estatística: aplicação dos resultados para além da população amostrada

Duas situações são a seguir relatadas, embora haja superposição de conteúdos. Em ambas, há julgamento de valor diante dos fatos disponíveis – e todo julgamento de valor se presta a controvérsias.

- *Elaboração teórica do autor* para concluir o relato do artigo. Tendo como base os resultados obtidos, o autor se perguntará: *E daí? Qual o significado mais amplo para os achados?*
- *Utilização dos resultados pelo leitor* em suas práticas do dia a dia. O leitor, face ao relato da pesquisa, irá se perguntar: *Posso utilizar os resultados da pesquisa na minha prática diária?*

▶ A Representatividade da amostra

A representatividade da amostra é requerida nos inquéritos epidemiológicos e nos estudos descritivos de maneira geral, como realçado em outras seções deste livro (ver 6.9, Tipos de amostra). No entanto, há situações em que a generalização está centrada no entendimento biológico da relação entre os eventos investigados. Nos ensaios clínicos, as questões de validade interna têm tido proeminência em comparação à validade externa. A generalização de resultados de pesquisas sobre a eficácia de tratamentos tem base na validade interna – leia-se *qualidade da investigação*. Para a boa realização de pesquisas desse tipo, almeja-se reunir grupo homogêneo de participantes cooperativos, o que tende a resultar em dados de boa qualidade. Exige-se a comparação entre grupos (o experimental e o controle) com características semelhantes. Esse aspecto é considerado mais relevante nos ensaios clínicos do que a representatividade dos grupos experimental e controle. Embora esse procedimento seja compreensível, para viabilizar a execução da pesquisa, há um perigo em potencial quanto à generalização dos seus resultados, como enfatizado nos próximos parágrafos.

▶ B Critérios de inclusão e de exclusão

A plausibilidade da generalização pode estar apoiada na semelhança de características entre a amostra investigada e a população para a qual os resultados são extrapolados. Em uma pesquisa, o investigador adota critérios de inclusão e de exclusão dos participantes. O procedimento é comum em estudos analíticos, do tipo ensaio clínico e caso-controle, pois a diversidade de características dos potenciais participantes dificulta a realização da pesquisa e a interpretação dos seus resultados. Ao trabalhar com grupos homogêneos tem-se, entre outras vantagens, menor tamanho de amostra e, consequentemente, menor custo de execução. Os critérios adotados para homogeneizar as características da amostra ditarão o grau de extrapolação mais segura para os resultados. Atente-se que a adoção de muitos critérios de exclusão significa o afastamento de diversos segmentos populacionais do estudo. Esse procedimento visa aumentar a validade interna da pesquisa. Nesse particular, validade interna e externa estão relacionadas como em uma gangorra, pois quando se reforça uma, perde-se na outra. Muitos critérios de inclusão e exclusão acarretam diminuição da validade externa – e a consequente extrapolação dos resultados para apenas segmentos restritos da população.

Em síntese, a aplicação de muitos critérios restritivos resulta em defasagem entre o que se investiga e o que se encontra em ambientes clínicos. Daí muitos clínicos se perguntarem quando leem artigo científico: *"Os resultados são realmente aplicáveis aos meus pacientes?"*

Exemplo 8.25B Eficácia de um medicamento para artrite reumatoide

Em um estudo randomizado, os pacientes com o diagnóstico confirmado de artrite reumatoide são selecionados para estudo pela presença ou ausência de algumas características que facilitam a realização da investigação. Caso de incluírem somente os do sexo feminino, de meia-idade, virgens de tratamento e sem outras enfermidades – ou seja, ausência de comorbidades. Portanto, estão excluídos os idosos, os homens, as crianças e os pacientes em tratamento ou com outras doenças. Porém, as instruções que acompanham o produto quando colocado no mercado tendem a recomendar o uso do medicamento, que se mostrou eficaz nas pesquisas clínicas em subgrupos selecionados, a todos os doentes com o diagnóstico de artrite reumatoide, independente de idade, gênero e comorbidades.

No caso, adotou-se a premissa de que os resultados encontrados nos subgrupos mencionados – mulheres de meia-idade, virgens de tratamento e sem comorbidades – são aplicáveis a todos os seres humanos, mesmo idosos, em tratamento com outros fármacos e com numerosos problemas associados de doença.

Pelo menos, duas conotações podem ser realçadas neste exemplo:

- É possível que o medicamento não seja igualmente efetivo em todos os segmentos populacionais. Os clínicos podem notar essa menor efetividade e creditar ao produto uma baixa resolubilidade, mesmo para os segmentos populacionais que dele poderiam se beneficiar
- O interesse comercial de fabricantes em estimular o uso do produto para todos os pacientes com um dado diagnóstico, e não somente aos subgrupos investigados, acarretando lucros proporcionais às vendas.

▶ C Generalização mais ampla

Eis algumas questões referentes à generalização não estatística dos resultados:

- *A relação observada se mantém aplicável para além da amplitude dos valores estudados?*

  Por exemplo, os resultados serão semelhantes com o uso de maior dose, por mais tempo, para pacientes em uso combinado de vários medicamentos e na presença de comorbidades?
- *Os achados alcançados em uma dada clínica podem ser aplicados em outras clínicas?*

  Para refletir sobre o assunto e formular generalizações, é conveniente ter-se em conta os conceitos de *amostra, população fonte (a população amostrada)* e de *população-externa* (ver 6.7).
- *A que perfil de pessoas as conclusões estão justificadas? Estaria correto aplicar a todos os seres humanos os resultados de pesquisa efetuada em segmento populacional restrito?*

  O relato adequado das partes essenciais da pesquisa ajuda o leitor a situar-se quanto a essa generalização. O próprio autor pode posicionar-se a respeito, o que auxilia o leitor a avaliar a aplicabilidade dos achados ao seu próprio local de trabalho.

  Se, de um lado, há a possibilidade de erro com tal generalização, de outro, não se pode pesquisar cada contexto e cada estrato da população. Os epidemiologistas acreditam que um padrão de ocorrência passada possibilita prever tendências com margens razoáveis de acerto e dentro de certos limites. Uma relação causal plausível – caso de encontrarem-se resultados próximos em populações distintas sob diferentes circunstâncias – induz a sua extensão para além dos dados, incluindo segmentos populacionais e contextos não diretamente investigados (ver exemplos). No mínimo, aceitam-se tais conclusões como possibilidades de ocorrência, acompanhadas de alertas aplicáveis a outros cenários ou grupos populacionais em que o tema não foi pesquisado.

Exemplos 8.25C Generalizações: a utilização de resultados de pesquisas em contextos diversos

Não existem estudos detalhados no Brasil sobre muitos assuntos. Não é de se admirar a utilização de conhecimento produzido em outros países como aplicáveis ao nosso. Os resultados de estudos analíticos (de observação ou de intervenção) são generalizáveis com mais convicção do que os estudos descritivos do tipo prevalência de enfermidades.

Exemplo 1 Hábito de fumar e câncer

As relações observadas entre hábito de fumar e câncer, em diversas pesquisas, têm ampla generalização para todos os seres humanos. As pessoas que fumam, em qualquer lugar do mundo, estão em maior risco de serem acometidas pelo rol de doenças etiologicamente relacionadas ao fumo. E o grupo que mais fuma estará em risco ainda maior.

Exemplo 2 Obesidade e câncer

Há sugestivas evidências na literatura internacional de que a obesidade aumenta o risco de surgimento de câncer em diversos sítios, dentre os quais, colorretal, mama, esôfago, rim e endométrio. Apesar de não haver estudos de grande porte no Brasil sobre o assunto, os especialistas brasileiros aceitam essas evidências como aplicáveis à população brasileira e pautam as suas práticas com esse conhecimento: aconselham as pessoas a manter peso dentro dos padrões de normalidade para evitar vários problemas, dentre os quais, o câncer.

O que se afirmou com respeito à obesidade pode ser aplicado a outros fatores de risco para doenças crônicas, como o sedentarismo e a hipercolesterolemia ou o exercício físico e a prevenção de doenças degenerativas.

▶ D Formulação de teorias

A ciência visa à generalização. A partir da singularidade dos resultados de uma investigação visa-se ir além, para se fixar na abstração de uma teoria. "*Qualquer pessoa que tenha experiência com o trabalho científico sabe que aqueles que se recusam a ir além dos fatos raramente chegam aos fatos em si.*" T. H. Huxley, naturalista inglês, 1825-1895.

O procedimento de nossos antepassados nos indica que a reunião dos fatos advindos da observação e da experimentação, e a reflexão sobre eles, são a maneira utilizada para explicar os acontecimentos e construir teorias. A imaginação, o conhecimento e a ligação entre ideias – que a leitura e a experiência pessoal favorecem – são alguns dos ingredientes para a construção mental e a explicação dos eventos. *Mas até quanto ir além dos fatos sem desacreditar ou enfraquecer as afirmações em um artigo científico?* Os críticos perguntarão: *a generalização é adequada? Ela está justificada ou parece excessiva?* Não há resposta simples a essas questões. Os artigos submetidos para publicação são avaliados por especialistas que, em geral, recomendam alterações no texto apresentado pelo autor. Com alta frequência, os revisores se manifestarão sobre as especulações que constem do artigo. Abstraindo-se de considerações sobre a competência do revisor, a maturidade e a experiência do autor com o assunto influenciam o julgamento que faz sobre a matéria e também a aceitação dessas considerações pelos seus pares.

Exemplo 8.25D A formulação da teoria da evolução das espécies

O inglês Charles Darwin, como muitos naturalistas de seu tempo, foi um meticuloso observador. Caracterizava-se também por ser arguto pensador. Procurava por padrões para encaixar suas observações. Após um brilhante *insight* (percepção, intuição) que teve quando ainda jovem, procurou incansável e diligentemente provas que corroborassem a sua ideia. Essa ideia, mais tarde, recebeu reconhecimento da comunidade científica. Sabendo que sua teoria contrariava os paradigmas da época, pois, ousadamente, desafiava a explicação religiosa para a criação da vida, precisava munir-se de argumentos convincentes. O que ele fez em anos de pesquisa foi basicamente reunir exemplos que servissem para fundamentá-la.

Darwin propôs um mecanismo de desconcertante simplicidade para a transformação dos seres vivos ao longo das gerações. A partir de princípios também simples e relativamente fáceis de entender, com lógicas maltusianas do tipo *"nascem muito mais organismos do que o ambiente pode suportar quando adultos; necessariamente haverá competição entre eles pelo espaço e pelos recursos"*, Darwin formulou uma explicação difícil de ser contra-argumentada. Os mais aptos deixarão mais descendentes, ou apenas, serão os que deixarão descendentes. Com as variações naturais de cada geração, os traços vantajosos serão reforçados, fixados na população e desenvolvidos, ao ponto de aumentarem até provocar enorme mudança nos indivíduos. Dessa maneira, vagarosamente, ao longo de incontáveis gerações, as espécies vão se transformando. Como não há necessidade de força externa, sobrenatural ou divina, para aplicar esse mecanismo de exclusão, ele o nomeou *seleção natural*. Depois de estudar muitas espécies, generalizou para todas as espécies – que elas se adaptam e evoluem pelo mecanismo da seleção natural. Essa generalização incluía a espécie humana. Na época, foi muito criticado.

▶ E Prudência nas generalizações

As pessoas, habitualmente, generalizam nas suas atividades diárias. Mesmo a partir de amostra de um único acontecimento, vaticinam: *Esse lugar é perigoso. Aquela pessoa não merece crédito. Fulano é mentiroso. Sicrano não devolve livro emprestado.* Em consequência, pautam a conduta futura baseada nessas observações isoladas.

Em muitas atividades humanas, alerta-se para os perigos inerentes às generalizações. Os estatísticos relutam em extrapolar os dados para além da amplitude de valores observados. Quem aplica na bolsa é advertido de que a rentabilidade passada não é garantia de resultado futuro. Essas e outras posturas aconselham cautela nas extrapolações. Os cientistas são preparados para lidar com *falácias*. Falácias são *argumentos ou enunciados falhos que parecem verdadeiros*. Os cientistas são também preparados para lidar com um sem número de armadilhas a serem desmontadas antes de se pronunciarem sobre conclusões e generalizações. É um aprendizado com base em conhecimento de muitas disciplinas e que se desenvolve em ambientes científicos e culturais apropriados. O escritor fran-

cês Alexandre Dumas Filho, 1824-1875, bem resumiu a questão ao expressar-se da seguinte maneira: *"Toda generalização é perigosa. Inclusive esta."*

Exemplo 8.25E Antidepressivo na sedação de idosos durante cirurgia

Um ensaio clínico randomizado para testar o efeito de um medicamento antidepressivo na sedação de idosos durante cirurgias apontou para efeitos benéficos do uso do produto. Os autores manifestaram cautela, na generalização dos resultados, da seguinte maneira: *"Este estudo foi realizado quase que exclusivamente em homens, submetidos a cirurgias urológicas, de modo que a extrapolação de resultados para a população geral deve ser cuidadosa."*

▶ 8.26 Implicações, perspectivas, recomendações

Nas instruções para autores do *Annals of Internal Medicine*, que constam da Tabela 8.3, aparecem as seguintes recomendações:

"Mencione direções relevantes para futuras investigações. Conclua com uma breve seção que resuma de uma maneira simples e direta as implicações clínicas do trabalho."

▶ A Direção dos futuros esforços

Apoiando-se nas limitações identificadas na própria investigação e nas da revisão bibliográfica, uma possibilidade é sugerir caminhos para melhorar a qualidade das próximas pesquisas, tais como maior tamanho da amostra, coleta de dados com determinado instrumento de melhor confiabilidade, maior tempo de seguimento dos participantes ou adoção de outro tipo de delineamento.

Toda solução ou mudança cria uma nova situação e novos problemas. Esses serão os temas candidatos a novas investigações. O escritor científico que antevê possíveis desdobramentos para o assunto que estudou indica, nessa parte do artigo, em que direção podem caminhar as pesquisas, o que serve de estímulo para outros investigarem o assunto. Dessa maneira, o ciclo reinicia, com a definição de objetivo para um novo estudo, a sua realização, o relato dos resultados, a identificação de novos temas para pesquisa, e assim por diante.

Exemplos 8.26 Direção dos futuros esforços

Exemplo 1 Revisão sistemática sobre a eficácia da acupuntura na dor lombar[34]

Os autores de revisão sistemática sobre o tema concluíram por assinalar as implicações dos resultados, separadamente, para a prática e para a pesquisa.

Implicações para a prática: como a revisão sistemática não mostrou que a acupuntura é eficaz, não a recomendam como tratamento para pacientes com dor lombar.

Implicações para a pesquisa: como a maioria dos estudos foi julgada deficiente em questões de método, assinalam que há necessidade de estudos randomizados de qualidade sobre o assunto. Eles devem alcançar alta validade interna, com o uso de amostras de maior tamanho e seguimento dos participantes para que permita avaliações em longo prazo.

Exemplo 2 Pesquisa sobre a associação entre níveis de hormônio liberador de corticotropina na gestação e depressão pós-parto[35]

"Existem atualmente dois estudos contraditórios sobre a relação entre os níveis de hormônio liberador de corticotropina (CRH, corticotropin-releasing hormone, em inglês) na gestação e o risco de depressão pós-parto. Antes de se recomendar qualquer teste de rastreamento, a comunidade científica deveria replicar essas investigações, idealmente utilizando o diagnóstico clínico – padrão-ouro para depressão pós-parto – que permite a distinção entre depressão melancólica e atípica. Só assim será possível determinar se existe relação, e em qual direção, entre os níveis de CRH na gestação e a ocorrência de depressão pós-parto."

Exemplo 3 Diagnóstico do mal de Alzheimer

Os níveis elevados da proteína sanguínea clusterina estão ligados ao surgimento do mal de Alzheimer. Os autores de tal afirmação especularam que a descoberta poderá, no futuro, permitir o diagnóstico precoce da doença. O próximo passo, continuaram, será desenvolver um teste mais aprimorado, uma vez que o usado na pesquisa não é adequado para uso clínico. Preparado um teste melhor, precisaríamos analisá-lo em um número maior de pessoas, para ver se os resultados serão replicados.

Exemplo 4 Pesquisa sobre o tratamento do vitiligo

Quando da ilustração de pesquisa sobre tratamento do vitiligo (ver Exemplo 3 da seção 5.14E, Pesquisas sobre tratamento), foi descrito o objetivo detalhado nos seguintes quatro aspectos: o paciente, a intervenção, a comparação (ou o controle) e o desfecho. A mesma sistemática é útil para apontar recomendações, que podem estar focadas nos mesmos itens mencionados.[36]

▶ B Conclusão e recomendações

Por vezes, observa-se que as recomendações extrapolam as conclusões de maneira que podem ser contestadas ou julgadas inadequadas. Por exemplo, quando estão dirigidas a amplas mudanças ou quando é feito convite à adoção de determinadas ações para enfrentar a situação encontrada, embora tais mudanças e ações não tenham sido avaliadas na investigação. Elas apenas parecem justificadas e coerentes aos olhos dos autores. Trata-se de prática comum, mas não há consenso sobre se é apropriado ou não formular recomendações, além do que foi estudado, ao fim de artigo científico original. O autor estará pisando em terreno traiçoeiro e, por isso, deve observar os dois lados da questão.

A indicação para fazê-lo reside em que o autor está em posição privilegiada. Estudou a fundo o problema, domina o tema e terá formado ideias bem fundamentadas do que fazer. Há pesquisas de cunho aplicado, como as que versam sobre serviços de saúde, controle de doenças e avaliação de programas, que estão dirigidas a um público de profissionais de saúde que espera encontrar, acompanhando as conclusões, recomendações para ação.

Dois argumentos sustentam a posição de não fazer recomendações além do razoável:[37]

- Embora seja fácil concluir um artigo com uma ou mais recomendações, a adoção destas é matéria complexa, visto haver numerosas implicações que não podem ser abordadas no curto espaço de fim de artigo

- O autor torna-se advogado de recomendações de acordo com os resultados e não adota atitude crítica equilibrada dessa posição e ponderação entre outras possíveis opções.

Em consequência, segundo o ponto de vista expresso, não se deveria misturar conclusão de pesquisa científica com recomendações.[37] Essas poderiam ser feitas separadamente – por exemplo, em outro artigo, do tipo editorial, carta ao editor ou comentário à parte, no qual haveria espaço para melhor sustentação das recomendações e até arrolar argumentos a favor e contra.

▶ 8.27 Cuidados na conclusão

Um bom relato de artigo científico não deve ter conclusão deficiente. Entre os cuidados a se ter em conta, ao concluir, está não pecar por falta, por excesso ou por contradição, temas ilustrados a seguir.

▶ A Pecar por falta na conclusão

Essa eventualidade ocorre, por exemplo, por falta de objetividade, frases com pouco conteúdo (ver exemplos) ou quando a conclusão se resume a uma listagem de achados, repleta de números. No caso, o autor se atém aos resultados obtidos na amostra utilizada na pesquisa, sem qualquer tentativa de generalização ou teorização.

Exemplos 8.27A Conclusões expressas por frases com pouco conteúdo

Exemplo 1

"Dada a importância do tema e a responsabilidade com vidas humanas, nossos achados podem contribuir com ações mais efetivas, por parte dos serviços de saúde, para lidar com esse problema."

Exemplo 2

"Em conclusão, os dados apresentados complementam o corpo gradualmente crescente de informação que fornece a evidência para os efeitos benéficos do tratamento X. No entanto, mais pesquisas precisam ser realizadas sobre o assunto."

O conhecimento científico é muito desigual. Para alguns temas de saúde, sabe-se pouco e, para outros, o avanço é considerável. A literatura médica está repleta de controvérsias, e, quando os cientistas se pronunciam sobre temas controvertidos ou pouco claros, ao contrário da mídia, são prudentes nas suas afirmações. Eles acreditam que mais pesquisas são necessárias para comprovar os achados. Porém, uma afirmação vaga como *"mais pesquisas precisam ser realizadas sobre o assunto"* é de pouca utilidade e não parece ser o melhor caminho para concluir um artigo científico. Sem perder a objetividade que deve conduzir a redação da discussão, é possível ir além, identificando falhas no conhecimento e questões que necessitam resposta. Especulações estimulam e guiam o leitor para pesquisar os temas apontados. Elas são particularmente relevantes quando não há consenso sobre a matéria ou determinado assunto, julgado relevante à luz dos fatos trazidos à baila, ficou marginalmente coberto pela investigação. Os editores de periódicos estimulam comentários sobre as implicações do trabalho.

▶ B Pecar por excesso na conclusão

Comete-se esse deslize ao se fazer afirmação sem fundamentos ou que extrapolem em demasia o seu alcance. É provável que a maioria dos revisores encontre excesso nas afirmações dos exemplos anexos.

Exemplo 8.27B Excesso na conclusão

Exemplo 1 Mapeamento genético de populações

"O estudo não servirá apenas como curiosidade histórica. Levará a pesquisas sobre a origem de doenças genéticas. (...) Isso nos pode ajudar a entender a ligação desses genes com problemas cardíacos, câncer e diabetes, entre outras doenças." Texto adaptado de jornal leigo em que se comenta resultados de pesquisa sobre a distribuição regional de genes.

Exemplo 2 Causas externas de lesão

"Diante deste complexo contexto, merecedor de atenção por todos os setores, destaca-se a necessidade de ações interdisciplinares, interprofissionais e multisetoriais, para que se possa construir os direitos humanos e sociais que culminem na redução de eventos violentos em nossa sociedade."

Pergunte-se ao formular a conclusão: *foi isso mesmo o que foi estudado? As ações interdisciplinares, interprofissionais e multisetoriais foram avaliadas e tiveram impacto? Ou trata-se de uma afirmação geral que apenas pareceu adequada ao autor?* Cuidado com os excessos...

▶ C Pecar por contradição ou incoerência na conclusão

Contradizer-se na conclusão, ao alegar algo diferente em face do que está exposto no relato da investigação, é imperdoável. A conclusão exige reflexão para formular algo coerente tendo por base a pergunta da pesquisa e as evidências empíricas reunidas pelo autor para respondê-la.

Exemplo 8.22 Resposta incoerente

O que você pensaria se presenciasse o seguinte diálogo?

Pergunta: *Qual o melhor tratamento para a enxaqueca, medicamento ou compressa de gelo?*
Resposta: *Sim.*
O mínimo que se pensaria de semelhante diálogo seria falta de atenção, descuido. Poder-se-ia pensar algo pior. No entanto, saiba o leitor que muitos artigos científicos pecam por resposta incoerente à pergunta da pesquisa. Portanto, não se inclua na categoria dos autores que concluem de maneira inadequada. Reflita sobre a conclusão do seu artigo, ela tem de combinar com o objetivo da investigação.

▶ D Um alerta de quem conhece

"A cada passo que avançamos, a cada problema que resolvemos, não apenas descobrimos novos problemas não solucionados como também descobrimos que, ali onde acreditamos pisar em terreno firme e seguro, tudo, na verdade, é inseguro e fluido." Karl Popper, 1902-1994, filósofo austríaco.

▶ 8.28 Conclusão sempre no fim da discussão?

No passado, as conclusões apareciam como novo item ao fim da discussão do artigo científico. Hoje, tal separação é pouco usada. Faz parte da discussão. Pode-se terminar um artigo simplesmente assinalando-se no último parágrafo: *"Em conclusão,…"*.

Embora *todo artigo deve ter conclusão*, ela não necessita sempre estar no fim do texto. É possível que esse procedimento represente repetição desnecessária. Nos periódicos em que se requer resumo estruturado, recomenda-se dedicar um parágrafo para a conclusão. Veja a posição defendida no *Journal of Throracic and Cardiovascular Surgery*:[38]

"A seção discussão não necessita conter 'conclusões' porque elas são quase sempre evidentes pela leitura do resumo."

A reflexão do autor diante dos fatos e dos argumentos por ele reunidos indicará caminhos para organizar a discussão e finalizar o texto, ao mesmo tempo evitando repetições desnecessárias.

▶ 8.29 Tamanho da seção de discussão

Anteriormente, foi comentado o tamanho das seções de introdução (seção 5.16), método (seção 6.25) e resultados (seção 7.26). Realçou-se a variação do tamanho dessas seções nos periódicos e a conveniência de leitura das instruções para autores e da inspeção de artigos científicos no periódico escolhido para submeter o texto. Esses mesmos realces aplicam-se à discussão. O tema investigado e os resultados obtidos pelo investigador, se controvertidos ou não, são alguns dos fatores que determinam o conteúdo e a extensão da seção de discussão. A concisão, entretanto, é uma das qualidades essenciais do bom artigo científico em medicina e, em especial, da discussão. Maneiras de alongar indevidamente o texto estão assinaladas na Tabela 8.12.

Caso seja aceito que as seções de método e resultados são as mais extensas dos artigos originais, a discussão não deveria ultrapassar um terço do tamanho do trabalho. Se ocupar mais da metade do texto correspondente à estrutura IMRD (introdução, método, resultado, discussão), ela é longa e, provavelmente, mal feita.[39]

Tabela 8.12 Maneiras de alongar indevidamente a discussão

Repetir resultados desnecessariamente.
Apresentar novos resultados, que deveriam compor a seção de resultados.
Comentar numerosos trabalhos, como se fosse artigo de revisão de literatura.
Repetir ou misturar ideias.
Faltar ao sequenciamento lógico que o texto deve ter.
Sair do tema.

▶ 8.30 Sugestões

Familiarize-se com os assuntos abordados na seção de discussão. Para tal, inspecione essa seção em artigos publicados nos melhores periódicos científicos.

Redija o texto de forma estruturada, em subseções. Utilize a divisão apresentada no capítulo (ver Tabela 8.1) ou outra que se adapte ao tema ou ao modo como o autor pretende conduzir a discussão. Pode haver amplas variações nessa estruturação, notadamente quanto à importância que se confere a cada uma das partes, à sequência da sua apresentação e ao fato de dois tópicos serem, por vezes, debatidos simultaneamente. A discussão é a seção em que o iniciante mais se complica e, comumente, elabora texto extenso, repetitivo e confuso, mas trata-se de questão de aprendizado. A associação entre iniciante e pesquisador experiente em comunicação científica reflete-se positivamente na formação do mais jovem e facilita o aprendizado de redação científica. O uso de diretrizes para a redação ajuda a não esquecer aspectos relevantes da discussão.

Ao preparar-se para escrever a discussão, reflita sobre a contribuição do estudo em tela para a solução do problema formulado na introdução. *O que esse estudo difere dos demais? O que é novo na investigação? O que os resultados da pesquisa acrescentam ao que já se conhecia sobre o assunto?* Alguns editores solicitam que sejam realçados pelo menos dois aspectos no texto de um artigo científico: *o que se sabia* sobre o tema e *o que se passou a saber* decorrente da pesquisa. Esse segundo ponto merece destaque na discussão.

Não se esqueça de apontar as limitações da própria investigação. Ao assinalá-las, acompanhadas das estratégias utilizadas para superá-las, o autor estará sinalizando que refletiu sobre o problema e escolheu a alternativa que lhe pareceu mais acertada. Essa preocupação reflete a maturidade do pesquisador e, se as explicações forem coerentes, tende a contar como aspecto favorável para a aceitação do artigo pelo editor.

Separe os fatos das suas interpretações, ou seja, das versões, opiniões e inferências que se fazem a partir deles. Em alguns casos, é também conveniente realçar inferências que não podem ser feitas ou questões que não estão respondidas.

Seja prudente nas afirmações, especialmente quando as associações de eventos são interpretadas ou quando são feitas generalizações. Se possível, fundamente as conclusões ou recomendações em níveis de evidência. Evite baseá-las em crenças pessoais.

Não faça da discussão extensa revisão da literatura, simples repetição de achados ou reunião de tópicos mostrados anteriormente na introdução, em método ou nos resultados. É importante mantê-la ordenada, lógica, concisa, precisa e objetiva, sem retornar a debater o tema desnecessariamente. As enormes discussões são enfadonhas. Não forneça dados novos sobre a pesquisa, pois eles devem estar nos resultados.

Com respeito à conclusão do artigo, não a transforme em uma simples listagem de achados, repleta de números, como se fosse um *resumão* ou outra seção de resultados. Nem fazê-la cópia dos tópicos da discussão. Não apresente, na conclusão, novos fatos ou argumentos, reiniciando o debate. A conclusão responde à questão levantada no início do texto, a qual podem ser ajuntadas, prudentemente, implicações e recomendações.

Certifique-se de que as conclusões estão em acordo com os objetivos da investigação, se têm real base nos resultados apresentados e se estão alicerçadas nos argumentos constantes da discussão.

▶ 8.31 Comentário final

O capítulo contém comentários que podem ser úteis para redigir a discussão de artigos científicos. Com o presente capítulo, termina a apresentação da estrutura do artigo científico original, composta por quatro seções: introdução (Capítulo 5), método (Capítulo 6), resultados (Capítulo 7) e discussão (Capítulo 8). Na sequência, serão abordadas outras partes que complementam o texto, tendo início no próximo, pelas referências bibliográficas.

▶ 8.32 Referências

1. ICMJE. International Committee of Medical Journal Editors. Uniform requirements for manuscripts submitted to biomedical journals: writing and editing for biomedical publication. 2008 [acesso em 18 mai 2009]; Disponível em: http://www.icmje.org/.
2. Annals of Internal Medicine. Information for authors. [acesso em 10 fev 2011]; Disponível em: http://www.annals.org/site/shared/menu_authors.xhtml.
3. Taimela S, Kujala UM, Salminen JJ, Viljanen T. The prevalence of low back pain among children and adolescents. A nationwide, cohort-based questionnaire survey in Finland. Spine. 1997; 22(10): 1.132-6.
4. Hardy EE, Pinotti JA, Osis MJ, Faúndes A. Variáveis reprodutivas e risco para câncer de mama: estudo caso-controle desenvolvido no Brasil. Bol Oficina Sanit Panam. 1993; 115(2): 93-102.
5. Pereira MG. Epidemiologia: teoria e prática. Rio de Janeiro: Guanabara-Koogan; 1995.
6. Inskip PD, Tarone RE, Hatch EE, Wilcosky TC, Shapiro WR, Selker RG, et al. Cellular-telephone use and brain tumors. N Engl J Med. 2001; 344(2): 79-86.
7. STROBE. Strengthening the Reporting of Observational Studies in Epidemiology statement. [acesso em 15 fev 2011]; Disponível em: http://www.strobe-statement.org/.
8. Ellenberg JH, Nelson KB. Sample selection and the natural history of disease. Studies of febrile seizures. JAMA. 1980; 243(13): 1.337-40.
9. American Medical Association. Status report on antihistaminic agents in the prophylaxis and treatment of the common "cold". JAMA. 1950; 142(8): 566-9.
10. Petitti D. Commentary: hormone replacement therapy and coronary heart disease: four lessons. Int J Epidemiol. 2004; 33(3): 461-3.
11. Altman DG, Bland JM. Absence of evidence is not evidence of absence. BMJ. 1995; 311(7003): 485.
12. Alexander N. What not to do in medical statistics. Rev Bras Saúde Mater Infant. 2007; 7(3): 327-38.
13. Hebert RS, Wright SM, Dittus RS, Elasy TA. Prominent medical journals often provide insufficient information to assess the validity of studies with negative results. J Negat Results Biomed. 2002; 1:1.
14. Kelly AM. The minimum clinically significant difference in visual analogue scale pain score does not differ with severity of pain. Emerg Med J. 2001; 18(3): 205-7.
15. Braitman LE. Confidence intervals assess both clinical significance and statistical significance. Ann Intern Med. 1991; 114(6): 515-7.
16. Goodman SN, Berlin JA. The use of predicted confidence intervals when planning experiments and the misuse of power when interpreting results. Ann Intern Med. 1994; 121(3): 200-6.
17. Naylor CD, Chen E, Strauss B. Measured enthusiasm: does the method of reporting trial results alter perceptions of therapeutic effectiveness? Ann Intern Med. 1992; 117(11): 916-21.
18. Number needed to treat (NNT). Bandolier 1999; 59. [acesso em 16 fev 2011]; Disponível em: http://www.medicine.ox.ac.uk/bandolier/band59/NNT1.html.
19. Knowler WC, Barrett-Connor E, Fowler SE, Hamman RF, Lachin JM, Walker EA, et al. Reduction in the incidence of type 2 diabetes with lifestyle intervention or metformin. N Engl J Med. 2002; 346(6): 393-403.
20. Hill AB. The environment and disease: association or causation? Proc R Soc Med. 1965; 58: 295-300.
21. Höfler M. The Bradford Hill considerations on causality: a counterfactual perspective. Emerg Themes Epidemiol. 2005; 2:11.

22. Rothman KJ, editor. Causal inference. Chestnut Hill (MA): Epidemiology Resources Inc; 1988.

23. Susser M. What is a cause and how do we know one? A grammar for pragmatic epidemiology. Am J Epidemiol. 1991; 133(7): 635-48.

24. Ruffino-Neto A, Pereira JC. Mortalidade por tuberculose e condições de vida: o caso do Rio de Janeiro. Saúde em Debate. 1981; 12: 27-34.

25. Monteiro P, Victora C, Barros F. Fatores de risco sociais, familiares e comportamentais para obesidade em adolescentes. Rev Panam Salud Publica. 2004; 16(4): 250-8.

26. Popper K. A lógica da descoberta científica. São Paulo: Cultrix; 1985.

27. Kauppila LI, McAlindon T, Evans S, Wilson PW, Kiel D, Felson DT. Disc degeneration/back pain and calcification of the abdominal aorta. A 25-year follow-up study in Framingham. Spine. 1997; 22(14): 1.642-7; discussion 8-9.

28. Clifton GL, Miller ER, Choi SC, Levin HS, McCauley S, Smith KR, et al. Lack of effect of induction of hypothermia after acute brain injury. N Engl J Med. 2001; 344(8): 556-63.

29. Wiebe S, Blume WT, Girvin JP, Eliasziw M. Effectiveness and Efficiency of Surgery for Temporal Lobe Epilepsy Study Group: a randomized, controlled trial of surgery for temporal-lobe epilepsy. N Engl J Med. 2001; 345(5): 311-8.

30. Kaandorp SP, Goddijn M, van der Post JA, Hutten BA, Verhoeve HR, Hamulyák K, et al. Aspirin plus heparin or aspirin alone in women with recurrent miscarriage. N Engl J Med. 2010; 362(17): 1.586-96.

31. Levangie PK. Four clinical tests of sacroiliac joint dysfunction: the association of test results with innominate torsion among patients with and without low back pain. Phys Ther. 1999; 79(11): 1.043-57.

32. Cherkin DC, Deyo RA, Battié M, Street J, Barlow W. A comparison of physical therapy, chiropractic manipulation, and provision of an educational booklet for the treatment of patients with low back pain. N Engl J Med. 1998; 339(15): 1.021-9.

33. Kramer MS. Clinical epidemiology ans biostatistics. Berlin: Springer-Verlag; 1988: 48.

34. Tulder MW, Cherkin DC, Berman B, Lao L, Koes BW. The effectiveness of acupuncture in the management of acute and chronic low back pain. A systematic review within the framework of the Cochrane Collaboration Back Review Group. Spine. 1999; 24(11): 1.113-23.

35. Rich-Edwards J, Hacker M, Gillman M. Premature recommendation of corticotropin-releasing hormone as screen for postpartum depression. Arch Gen Psychiatry. 2009; 66(8): 917.

36. Brown P, Brunnhuber K, Chalkidou K, Chalmers I, Clarke M, Fenton M, et al. How to formulate research recommendations. BMJ. 2006; 333(7572): 804-6.

37. Rothman KJ. Policy recommendations in epidemiology research papers. Epidemiology. 1993; 4(2): 94-5.

38. Waldhausen JA, Localio AS. The format of a paper. J Thorac Cardiovasc Surg. 1996; 112: 209-20.

39. Huguier M, Maisonneuve H, Benhamou CL, Calan L, Grenier B, Franco D, et al. La redaction médicale. 3éme ed. Paris: Doin Éditeurs; 1998.

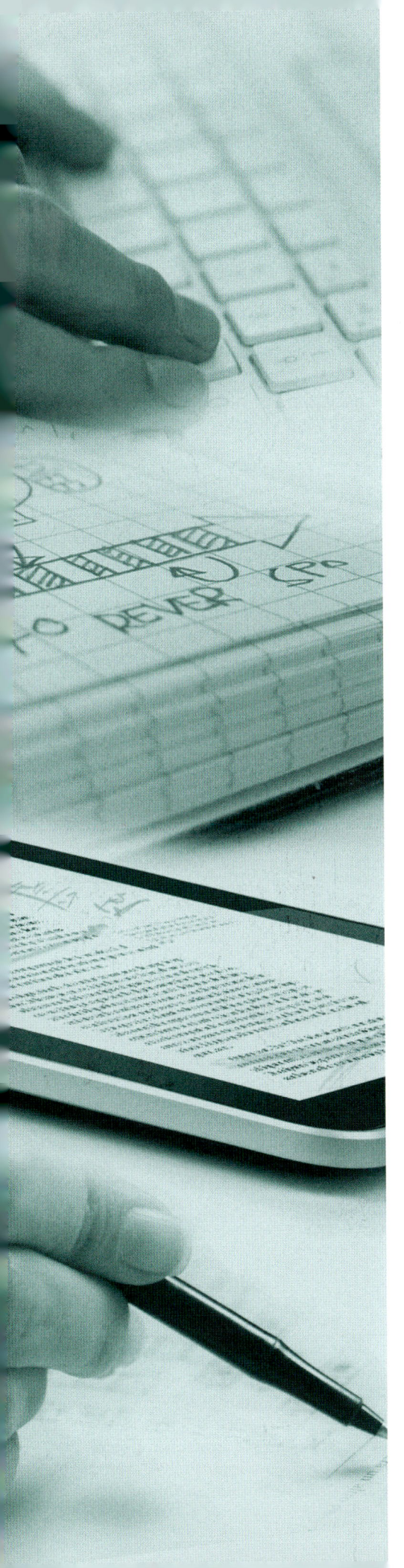

9

Referências Bibliográficas

Seria útil que o leitor fosse mais particularmente informado.
René Descartes, 1596-1650, filósofo francês.

Uma pesquisa é fundamentada nos resultados de outras que a antecederam. Uma vez publicada, passa a ser apoio para trabalhos futuros sobre o tema. No relato que faz de sua pesquisa, o autor assinala os trabalhos consultados que julgar pertinente informar aos leitores, assunto do presente capítulo.

► 9.1 Para que servem as referências bibliográficas

As referências, adequadamente escolhidas, dão credibilidade ao relato. Elas concorrem para convencer o leitor da validade dos fatos e argumentos apresentados. Esses e outros usos das referências bibliográficas de uma obra estão relacionados na Tabela 9.1.

Tabela 9.1 Para que servem as referências bibliográficas

Indicar a fonte de informação utilizada pelo autor.
Situar o trabalho no conjunto de obras sobre o assunto.
Fornecer suporte às afirmações contidas no texto.
Dar o crédito a quem merece, sobre ideias, descobertas, alegações.
Possibilitar que o leitor localize a obra e se aprofunde no estudo da matéria.

► 9.2 Literatura convencional

O conhecimento científico é divulgado de diversas formas.[1-3] A maneira mais adequada de comunicação se faz por meio das publicações convencionais (ver Tabela 9.2). Dentre elas, os artigos científicos divulgados em periódicos de prestígio assumem posição de destaque na comunicação dos resultados das pesquisas. As publicações convencionais têm maior probabilidade de serem citadas por pesquisadores no relato de suas investigações. Elas são recuperadas com facilidade, pois muitas estão incluídas em bases eletrônicas de dados de literatura científica. Também são elas as empregadas usualmente na avaliação da produtividade de investigadores e de instituições, tema do Capítulo 14.

► 9.3 Literatura não convencional (ou cinzenta)

Sob essa rubrica encontram-se obras que não têm as características imputadas às publicações convencionais (ver Tabela 9.2). São produzidas em diversas esferas (ver exemplo), têm circulação limitada e recuperação difícil, pois raramente são comercializadas e tampouco circulam pelos canais habituais de edição e distribuição de obras científicas.[4] A internet tende a modificar essa situação, pois os textos podem ter ampla dis-tribuição em formato digital.[5,6] Ao contrário da literatura convencional, a literatura cinzenta não é submetida ao crivo da revisão por pares. Embora autores experientes evitem citá-las em artigos científicos e muitos editores de revistas científicas não as aceitem na lista de referências bibliográficas, podem ser importante fonte de informação.

Na realização de revisão sistemática, são feitas buscas em bases de literatura cinzenta, de modo a complementar o obtido por meio de pesquisa na literatura científica convencional. Pode ser uma boa estratégia, mas os achados por essa via, muitas vezes, correspondem à publicação repetida de artigo publicado nos canais de literatura convencional.

Exemplo 9.3 Frequência de literatura cinzenta em medicina veterinária[7]

Em amostra composta por 2.159 artigos, representativa de artigos publicados no ano 2000 em 12 importantes periódicos indexados no *Journal of Citation Report*, foram encontradas quase 56 mil citações. Dessas, 6,4% foram consideradas literatura cinzenta. A maioria (90%) apareceu como conferências, publicações governamentais e literatura de organizações empresariais. Segundo os autores da pesquisa, os resultados corroboram os de outros estudos. Relataram que a incidência da literatura cinzenta é menor em medicina e biologia do que em outras áreas, como agricultura e aeronáutica.

► 9.4 Seleção das referências para compor o artigo

Ao contrário da pesquisa tecnológica, que envolve segredos e patentes, ou do jornalismo, em que fontes de informação são, por vezes, omitidas de propósito para preservá-las de possível hostilidade ou outras formas de pressão, aquelas utilizadas em artigo científico são reveladas com detalhes suficientes para serem encontradas por quem as procure.

Ao citar uma obra, o autor está indicando que a conhece e ela dá respaldo ao seu escrito. O leitor espera que o autor tenha lido as obras citadas e escolhido as mais adequadas. Todo autor de artigo científico terá de selecionar as obras para constar no relato do seu trabalho, dentre as muitas que consultou durante a pesquisa bibliográfica e no desenrolar da investigação. Citar não significa apenas reunir alguns artigos e livros sobre o tema para serem incorporados na lista de referências. As obras citadas corroboram o que se relata e trazem informações adicionais ou esclarecimentos para complementar os pontos levantados. Nem sempre é fácil decidir quais são as obras necessárias, que devem ser incluídas, e as desnecessárias, a serem omitidas por irrelevância ou redundância. As normas de Vancouver sobre o

Tabela 9.2 Classificação da literatura

Literatura convencional: são exemplos, os artigos em periódicos científicos e os livros-textos.
Literatura não convencional – dita *cinzenta* ou *semipublicada*; *grey literature*, em inglês: são exemplos, as dissertações, as teses, as comunicações em eventos, os relatórios técnicos e outros de divulgação restrita.

Tabela 9.3 As normas de Vancouver para a preparação das referências bibliográficas

Embora as referências a artigos de revisão possam ser uma maneira eficiente de guiar os leitores a uma parte da literatura, os artigos de revisão nem sempre refletem o trabalho original com precisão. Portanto, devem-se fornecer aos leitores referências diretas a fontes de pesquisa originais sempre que possível. Por outro lado, extensas listas de referências a trabalhos originais sobre um tópico podem usar muito espaço na página impressa. Um pequeno número de referências a artigos originais importantes normalmente serão tão úteis quanto listas mais exaustivas, especialmente em virtude de que as referências já podem, agora, ser acrescentadas à versão eletrônica de artigos publicados e que a pesquisa eletrônica de literatura permite aos leitores recuperar, de modo eficiente, a literatura publicada.

Evite usar resumos como referências. As referências a trabalhos aceitos, mas ainda não publicados, devem ser designadas como "no prelo" ("*in press*" ou "*forthcoming*"); os autores devem obter permissão por escrito para citar tais trabalhos e devem assegurar-se de que foram aceitos para publicação. Informações de originais submetidos, mas não aceitos para publicação, devem ser citadas no texto como "observações não publicadas", com permissão por escrito da fonte.

Evite citar uma "comunicação pessoal", a menos que forneça informação essencial não disponível a partir de uma fonte pública; nesse caso, o nome da pessoa e a data da comunicação devem ser citados entre parênteses no texto. Para artigos científicos, os autores devem obter permissão e confirmação por escrito, por parte da fonte da comunicação pessoal, de que a informação foi citada de forma precisa.

Algumas revistas verificam a precisão de todas as citações nas referências, mas nem todas as revistas o fazem, e erros nas citações por vezes aparecem nas versões publicadas dos artigos. Para minimizar tais erros, os autores devem, então, conferir as referências em relação aos documentos originais.

Os autores são responsáveis por verificar que nenhuma das referências cita artigos retratados, a não ser em um contexto em que se esteja fazendo uma referência à retratação do artigo. Para artigos publicados em revistas indexadas no MEDLINE, o Grupo de Vancouver considera o PubMed como a fonte autorizada para informações sobre artigos retratados. Os autores podem identificar artigos retratados no MEDLINE utilizando o seguinte termo de pesquisa, onde "pt" entre colchetes significa tipo de publicação: *retracted publication [pt] in PubMed.*

Para estilo e formato das referências, ver a Tabela 9.10.

Fonte: Vancouver 2008: seção IV.A.9.a.[8]

Tabela 9.4 As instruções para autores do periódico *Annals of Internal Medicine* sobre a preparação das referências bibliográficas

Numerar as referências com algarismos arábicos entre parênteses, na ordem em que aparecem no texto. As referências citadas em tabelas (ou figuras) devem aparecer em ordem numérica em relação à primeira citação na tabela (ou figura) ou no texto. Por exemplo, se a última referência citada antes da tabela ou da figura for 14, e a tabela ou a figura tiver cinco referências não citadas no texto anterior a elas, as referências da tabela ou da figura podem ser numeradas de 15 a 19. As referências citadas a seguir no texto poderiam recomeçar com o número 20.

O material anexo não deve ter referências separadas em uma seção própria. As referências que aparecem no texto e no anexo deverão ser numeradas na ordem em que aparecem no texto. As referências que aparecem apenas no anexo deverão ser adicionadas consecutivamente ao fim da lista de referências do texto.

Usar o estilo de referência da *National Library of Medicine*, com as abreviaturas dos títulos dos periódicos.

Listar todos os autores se forem seis ou menos. Se houver sete ou mais, listar apenas os seis primeiros, seguidos de *et al.*

Não usar *ibid.* ou *op. cit.*

Anotar o termo "disponível em" na referência a documentos não facilmente acessados.

Citar artigos de encontros científicos (*symposium papers*) apenas dos anais em que foram publicados (*published proceedings*).

Ao citar artigo ou livro aceito para publicação, mas ainda não publicado, incluir o título do periódico ou o nome da editora do livro e o ano programado para a publicação.

Incluir no texto referências a material não publicado, e não na seção de referências. Por exemplo, relatos apresentados oralmente em congresso, comunicações pessoais, artigos em preparação. Apresentar uma carta dos autores em que autorizam a citação de tais trabalhos. Evitar citações de resultados científicos não publicados.

Assegurar-se de que os localizadores universais de recursos (*uniform resource locators*, URLs) – os endereços na internet – se usados como referência, estejam atualizados e disponíveis. As referências devem ter a data em que o autor consultou a fonte eletrônica.

Fonte: *Annals of Internal Medicine* 2008.[9]

---

assunto estão na Tabela 9.3 e as de um conceituado periódico de medicina interna na Tabela 9.4.

Anteriormente, foi assinalado que somente as referências estritamente necessárias devem constar do relato (ver 5.9, Ligação com a literatura científica). Alguns critérios podem ajudar na seleção (ver Tabela 9.5), comentados mais adiante. Evitar que critérios menos nobres, como simpatia, afiliação partidária, inclinação política e outras formas de corporativismo influenciem na escolha (ver exemplo).

Se o autor deve selecionar só obras relevantes, acessíveis e atuais para incluir na sua lista de referências, o avaliador do artigo irá também utilizar os mesmos critérios para emitir parecer. Achará estranho não encontrar as referências mais adequadas sobre o assunto. Portanto, ao escolhê-las, pensar na avaliação a que o texto estará submetido. Mais adiante, são expostas ilações que se fazem ao inspecionar a lista de referên-

cias de um artigo (ver 9.19, Inferências sobre o autor com base nas referências).

Na falta de referência para apoiar afirmações ou subsidiar investigações, o autor pode descrever os esforços efetuados para superar a carência: caso de informar as bases de dados pelas quais a pesquisa foi realizada e detalhes do procedimento de busca. Nas instruções aos autores do *Annals of Internal*

Tabela 9.5 Critérios para a seleção das referências bibliográficas

Relevância

Acessibilidade

Atualidade

Medicine, um conceituado periódico de Clínica Médica, aparece a seguinte recomendação para a preparação da seção de discussão do artigo científico (ver Tabela 8.3):

"Compare os próprios resultados com achados relevantes de outros trabalhos publicados. Resumidamente, informe as fontes e métodos da pesquisa bibliográfica que identificaram os trabalhos (por exemplo, busca de artigos em língua inglesa no MEDLINE até julho de 2009)."

Exemplo 9.4 A vingança de Isaac Newton, 1642-1727

O renomado cientista inglês era também conhecido pelo temperamento difícil. Seu prestígio cresceu rapidamente na comunidade científica depois da publicação do livro *Princípios matemáticos* de sua autoria.[10] Logo entrou em conflito com o astrônomo John Flamsteed, que o abastecera de informações para o livro. A rivalidade se tornou séria e Newton perpetrou revanche retirando quaisquer referências a Flamsteed nas edições posteriores dos *Princípios*.

▶ 9.5 Relevância da referência

Só merecem ser citadas as obras efetivamente consultadas na íntegra pelo autor e que tenham relação direta, relevante, com o assunto abordado.

As referências são utilizadas, seja para dar apoio e credibilidade ao ponto de vista expresso, seja para contradizê-lo. No entanto, nem todas as citações têm a mesma força. Os artigos científicos publicados em revistas que adotam o sistema de revisão por pares tendem a ter maior validade – pois passam por controle de qualidade, organizado pelos editores – se comparados com outros não submetidos a semelhante processo.

Certa proporção de periódicos que adota a revisão por pares é indexada em bases de dados bibliográficos. Assim, a indexação do periódico funciona como critério de qualidade e tem sido um indicador empregado para avaliar a relevância e a credibilidade de um artigo científico. Mais sobre indexação e bases de dados de prestígio encontra-se nos Capítulos 13 e 14.

Eis algumas informações úteis relacionadas à relevância:

- Os artigos publicados em revistas em que não se emprega a revisão por pares são olhados com suspeita
- Se possível, restrinja a citação aos artigos de periódicos científicos indexados em publicações internacionais, evite utilizar livros-texto para apoiar um fato ou argumento
- Os dados não publicados e as comunicações pessoais despertam ceticismo
- A prática de referenciar apenas o resumo do artigo é censurável
- As teses são cada vez menos citadas[11]
- No caso de várias referências consultadas sobre o mesmo assunto, selecione uma ou poucas, dentre as relevantes, que preencham os demais critérios apresentados a seguir
- A relevância da referência está estreitamente relacionada à hierarquia dos delineamentos e das evidências (ver seção 4.7).

▶ 9.6 Acessibilidade da referência

Desde longa data, a explosão da informação, o aumento do número de publicações e o custo de aquisição do material impresso, cada vez mais elevado, fizeram as bibliotecas, principalmente a dos países subdesenvolvidos, não disporem de numerosas obras que os usuários gostariam que elas possuíssem. O meio eletrônico de comunicação veio facilitar a revisão bibliográfica e o acesso, principalmente, para artigos científicos. Mesmo em países desenvolvidos, algumas publicações são dificilmente encontradas. Assim sendo, o autor deve ponderar, cuidadosamente, os títulos a serem utilizados na lista de referências de seu artigo, em razão da acessibilidade da obra para o leitor. Eis algumas situações para exame.

De regra, o artigo científico publicado em periódico indexado é mais facilmente encontrado do que o não indexado. A recomendação de citar somente artigos científicos de periódicos indexados se justifica por, pelo menos, duas razões: eles sobreviveram ao escrutínio da revisão por pares e estão disponíveis, de forma impressa ou eletrônica, aos pesquisadores.

Um sinal de consideração ao leitor consiste em não incluir na lista referências dificilmente recuperáveis. Algumas obras usualmente difíceis de encontrar são:

- As dissertações e teses, salvo na instituição que as produziu, por exemplo, a Biblioteca de Teses de Dissertações da Universidade de São Paulo[12] e em bases de dados multi-institucionais, como as do IBICT – Instituto Brasileiro de Informação em Ciência e Tecnologia[13]
- Os trabalhos de fim de curso de especialização e de graduação
- A literatura cinzenta, dentre as quais, os documentos mimeografados, apostilas e notas de aulas, que são fontes praticamente inacessíveis para a maioria dos leitores.

▶ 9.7 Atualidade da referência

Os primeiros trabalhos sobre um tema e aqueles que apontam novos caminhos constituem importantes marcos no avanço do conhecimento. Surge então a questão: *as obras clássicas devem ser sempre citadas?*

▶ A Citação de fontes antigas

A citação de fontes antigas é adequada em muitas oportunidades. Por exemplo, para possibilitar a compreensão de como o campo se desenvolveu e para o reconhecimento de que muitas ideias tidas como novas estão disponíveis na literatura científica de algum tempo atrás. A ciência, no entanto, progride com base nos resultados de pesquisas recentes e essas são as preferencialmente citadas quando se publica sobre o assunto. Elas servem de apoio ou justificativa para a pesquisa que está sendo descrita. Como há limite de número de referências, digamos 30 por artigo original, tem-se que optar, e as citações antigas perdem prioridade. Outro fator que aponta para escrutínio rigoroso de seleção do que citar é o fato de o leitor de artigo científico ser conhecedor do assunto – mormente nos periódicos de especialistas. Para atualizar-se, esse leitor espera referências de trabalhos recentemente publicados.

A preferência por artigos atuais não significa que uma revisão da literatura seja limitada no tempo. Deve ser *"ampla, profunda e extensa seguida de seleção criteriosa..."*.[14] A seleção será questão central e uma dificuldade maior por ocasião da redação do artigo. Na dúvida entre vários artigos originais relevantes e acessíveis, citar o mais recente e que tenha, aparentemente, melhor qualidade.

▶ B Avaliação da atualidade das referências

Citação de obras recentes é essencial em artigos originais de medicina, biologia e de outras áreas. Um revisor poderá se perguntar ao inspecionar o artigo submetido para publicação: "*Quantas referências bibliográficas são recentes? Digamos, pertencentes aos últimos cinco anos?*" Já se imaginou o que esse revisor pensará da atualidade do relato de uma pesquisa se nenhuma ou poucas referências de artigos originais compreenderem esse período?

▶ 9.8 Tipos de citação

Citação é a menção, no documento, de informações colhidas em outra fonte.[15,16]

▶ A Citação textual

Transcreve-se a reprodução fiel, como consta no original, colocando-a entre aspas ou destacando-a tipograficamente.

Exemplos 9.8A Citação textual

- "*Nada é permanente exceto as mudanças.*" Heráclito de Éfeso, filósofo, 540-470 a.C.
- "*Tudo o que sei é que nada sei.*" Sócrates, filósofo grego, 470-399 a.C.
- "*Um escritor exprime-se por palavras que já foram usadas porque elas expõem melhor a sua ideia do que ele mesmo pode fazê-lo, ou porque são belas e espirituosas, ou porque espera que elas toquem uma corda de associação na mente de seu leitor, ou porque deseja mostrar que é culto e lido.*" H. L. Fowler, autor do Dicionário Inglês do Uso Moderno, 1926
- Outros exemplos de citação textual são encontrados no início de cada capítulo deste livro, logo após o título.

▶ B Citação livre

Descreve-se o trabalho consultado, segundo interpretação e redação de quem o menciona. Não precisa usar aspas. Trata-se da situação mais encontrada nos textos científicos. A citação livre é amplamente empregada no presente livro ao passo que a citação indireta, a que vem a seguir, é pouco utilizada.

▶ C Citação indireta (ou citação de citação)

Trata-se de menção de documento ao qual não se teve acesso, mas que se tomou conhecimento por meio de outro trabalho. Na indicação da citação, emprega-se "segundo", *apud*, "conforme", "citado por" ou alguma forma que torne clara a citação indireta (ver exemplos).

Uma boa conduta é não se referir a uma obra sem tê-la inspecionado pessoalmente. Dentre as exceções que justificam a citação de citação, encontram-se os trabalhos clássicos, como os de Galeno ou Avicena. Entretanto, há riscos na citação de citação. Ela pode ter sido transcrita de maneira incorreta, pois há a pos-

sibilidade de quem a citou tê-la involuntariamente confundido, errado ou deturpado seu sentido, ou a citação não ter sido usada no contexto adequado, que só a leitura da obra esclareceria.

É injustificável a citação indireta de obra acessível nos canais habituais de comunicação científica. A citação de citação de obra disponível no MEDLINE, por exemplo, revela desconhecimento ou descaso em bem fundamentar o relato da pesquisa.

Exemplos 9.8C Citação de citação

"*Cruz, citado por Chagas...*" Essa afirmação indica que a obra consultada foi a de Chagas. Ela constará da lista de referências e não a de Cruz.

"*Cruz, apud Chagas...*"

Segundo Bruner, citado no Manual de Publicação da Associação Americana de Psicologia, uma referência incorreta ou incompleta "*irá permanecer impressa como um incômodo para os futuros pesquisadores e um monumento à negligência do autor*".[17]

▶ 9.9 Precaução com as citações

A Tabela 9.6 contém diretrizes para citações. Uma delas consiste em ater-se ao que consta no texto original, sem extrapolação indevida; ou seja, não ir além do que o trabalho original permite.

Tabela 9.6 Diretrizes para as citações em artigo científico original

Citar somente os trabalhos que, de fato, o autor leu na íntegra e apoiou-se na sua pesquisa.
Limitar-se, dentro do possível, a publicações convencionais.
Evitar citar resumo e comunicação pessoal (exigência habitual de editores de periódicos).
Ater-se ao que consta no texto do artigo, sem extrapolação indevida.
Enfatizar, preferencialmente, o fato científico.*
Situar a referência da citação imediatamente após a primeira menção que lhe diz respeito.
Não incluir elevado número de referências, em um mesmo local, para apoio de uma afirmação.
A pertinência de cada referência necessita ser criticamente avaliada; ver as orientações a seguir.
Toda afirmação de fato científico relevante deve ser acompanhada da referência para lhe dar suporte.
Se o nome do autor ou alguma data forem citados, a respectiva referência acompanha essa menção; possíveis exceções são as citações clássicas, como as apresentadas no capítulo (ver exemplos da seção 9.8A, Citação textual).
Estatísticas, de maneira geral, são referenciadas.
Fatos banais não necessitam ser referenciados.
Empregar o mesmo sistema de citação, coerentemente, em todo o texto.

* Essa é uma preferência pessoal do autor deste livro (ver 9.10, Enfatizar o fato científico ou o cientista).

Exemplo 9.9 Confusão a ser evitada entre associação e causalidade

Afirmar que há relação causal entre eventos quando foi constatada apenas associação estatística é um erro. Portanto, usar com cautela o termo associação causal ou a conotação de relação causa e efeito para os eventos. Essa advertência de cautela vale para todos os termos técnicos.

▶ 9.10 Enfatizar o fato científico ou o cientista

O texto pode conter somente relato do fato observado ou constar também o nome do investigador que pesquisou o assunto (ver exemplo). Em muitos casos, será mais fácil a leitura se os nomes próprios forem omitidos. Isso é particularmente verdadeiro quando são muitos autores, o que resulta em texto repleto de nomes próprios. A decisão de como proceder depende do que se quer enfatizar, se um ou o outro aspecto. Note-se que, no presente livro, a ênfase do relato reside no fato e não nos autores. Uma justificativa para usar o nome do autor surge quando várias frases têm como referência a mesma obra (ver 9.14B, Uso do nome do autor para facilitar a citação das referências).

Exemplo 9.10 Mesma frase expressa com ênfase no fato e nos autores

Ênfase no fato científico: "*Baixa mortalidade por doença coronariana tem sido observada em populações vivendo em altas altitudes.*" [1,2]

Ênfase nos autores: "*Mortimer e Monson (2006) assim como Johanssen e Johanssen (2007) encontraram baixa mortalidade por doença coronariana em populações vivendo em altas altitudes.*" [1,2]

Observação: os números das referências, no exemplo, são apenas para ilustrar e não têm correspondência na lista de obras situada no fim do presente capítulo – e, por isso, sua forma de anotação difere, com o uso de colchetes. Em outros exemplos do capítulo, essa mesma sistemática de emprego de colchetes é utilizada para identificar referências fictícias.

▶ A Citação de evidências empíricas

No Manual da Associação Americana de Psicologia, recomenda-se dar preferência à citação de trabalhos empíricos.[17]

Trabalhos empíricos são os representados pelas descrições de pesquisas originais, tais como os resultados de estudos experimentais, observacionais ou revisões desses estudos; ver as definições da Tabela 2.7).

Ao citar trabalhos não empíricos, aconselha-se, no citado Manual, a identificá-los como tal.

Exemplos 9.10A Sugestão de forma de menção a trabalhos não empíricos

"*Fulano postulou que...*"
"*Beltrano argumentou que...*"

▶ B Citação de revisões

Os artigos de revisão são auxiliares valiosos para o leitor atualizar-se rapidamente. Um caminho para a escolha das referências e compor a introdução de artigo científico é apoiar-se, como ponto de partida, em artigo de revisão recente. A ele seriam acrescidos outros artigos, originais, que trouxessem informação relevante de atualização em relação à revisão escolhida.

Um problema a ser enfrentado é a atualidade das revisões. Como todo o trabalho científico, os dados são coletados, o artigo é escrito, submetido para o editor do periódico e leva algum tempo para ser publicado. A data da submissão está assinalada no próprio artigo, no rodapé da primeira página em muitos periódicos científicos. Também estará assinalado, na seção de método, o período coberto pela revisão da literatura. Esses dados auxiliam ao leitor a situar-se quanto à atualidade das informações. Possibilidades a serem consideradas para atualizar um assunto são mesclar artigo de revisão e artigos originais recentes que a atualizem ou proceder à atualização de uma revisão sistemática (ver 5.9B, Que trabalhos citar?).

Em qualquer circunstância, a escolha do que citar deve basear-se em ampla busca e a seleção dos melhores artigos encontrados. O Grupo de Vancouver assim se pronunciou (ver Tabela 9.3):

"Embora as referências a artigos de revisão possam ser uma maneira eficiente de guiar os leitores a uma parte da literatura, os artigos de revisão nem sempre refletem o trabalho original com precisão. Portanto, devem-se fornecer aos leitores referências diretas a fontes de pesquisa originais sempre que possível."

▶ C Citação de resumos

A prática de referenciar apenas o resumo do artigo deve ser evitada. Uma das razões reside na falta de detalhes esclarecedores sobre a pesquisa. Nos anais de congressos, por exemplo, muitas vezes os dados são preliminares, passíveis de alteração. Resumos de congressos antigos, mesmo decorridos poucos anos, raramente são aceitáveis como referência. Se são importantes, haverá artigo com descrição dos seus resultados.

No Manual da Associação Americana de Psicologia, aconselha-se identificar a referência como resumo, caso se consulte um deles e não o artigo inteiro.[17]

Exemplo 9.10C Citação de resumo, segundo as normas da Associação Americana de Psicologia

Schramm, U., Berger, G., Muller, R., Kratzch, T., Peters, J., & Frolich, L. (2002). Psychometric properties of Clock Drawing Test and MMSE or Short Performance Test (SKT) in dementia screening in a memory clinic population (abstract). International Journal of Geriatric Psychiatry, 17(3), 254-260.

▶ 9.11 Estilo de citação no texto

As citações devem ser indicadas no texto por sistema definido de chamada. Dois estilos são mais usados: numérico e autor-data. Eles são hoje chamados, respectivamente, estilo Vancouver (pois adotado pelo Grupo de Vancouver) e Harvard. As suas características principais estão realçadas na Tabela 9.7. Para termos de comparação, o mesmo texto é apresentado pelos dois sistemas nas Tabelas 9.8 e 9.9.

Tabela 9.7 Características dos dois principais sistemas de estilo e formato das referências utilizados em publicações internacionais das ciências da saúde

Sistema	Citação no texto	Lista de referências	Exemplos
Numérico (Vancouver)	Por números arábicos	Numeradas consecutivamente em ordem de citação no texto	Ver Tabela 9.8
Autor-ano (Harvard)	Pelo sobrenome do autor e ano de publicação	Identificadas por ordem alfabética	Ver Tabela 9.9

Tabela 9.8 Sistema numérico de citação: texto com as referências identificadas pelo sistema numérico e a respectiva lista bibliográfica*

Em 1909, Carlos Chagas, ao realizar estudos sobre a malária em Lassance, Minas Gerais, descobriu, no intestino de hemípteros, numerosos flagelados com características mórficas de um tripanossomídeo. [1,2] É o único caso da história da Medicina em que o agente causal de uma doença, seu transmissor e as manifestações clínicas foram descritas pelo mesmo pesquisador. Renomados cientistas contribuíram para a elucidação de vários aspectos dessa infecção. [3]

Referências bibliográficas
1. Chagas C. Nova entidade mórbida do homem. Resumo geral e estudos etiológicos e clínicos. Mem Inst Oswaldo Cruz 1911;3(2):219-75.
2. Prata A (Editor). Carlos Chagas: coletânea de trabalhos científicos. Brasília: Editora Universidade de Brasília; 1981.
3. Ferreira MS, Lopes ER, Chapadeiro E, Dias JCP, Ostermayer AL. Doença de Chagas. In: Veronesi R, Focaccia R (Editores). Tratado de infectologia. São Paulo. Editora Atheneu, 1996. p. 1175-213.

* Conforme a NLM (*National Library of Medicine*) e recomendado nas normas de Vancouver.

Tabela 9.9 Sistema autor-data de citação (ou estilo Harvard): texto com as referências identificadas por autor-data e a respectiva lista bibliográfica e a composição da lista bibliográfica

Em 1909, Carlos Chagas, ao realizar estudos sobre a malária em Lassance, Minas Gerais, descobriu, no intestino de hemípteros, numerosos flagelados com características mórficas de um tripanossomídeo. (Chagas, 1911; Prata, 1981). É o único caso da história da Medicina em que o agente causal de uma doença, seu transmissor e as manifestações clínicas foram descritas pelo mesmo pesquisador. Renomados cientistas contribuíram para a elucidação de vários aspectos dessa infecção (Ferreira et al., 1996).

Referências bibliográficas*
CHAGAS, C. Nova entidade mórbida do homem: resumo geral e estudos etiológicos e clínicos. Memórias do Instituto Oswaldo Cruz, v.3,n.2,p.219-75, 1911.
FERREIRA, M.S. et al. Doença de Chagas. In: VERONESI, R.; FOCACCIA, R. (Ed.) Tratado de infectologia. São Paulo: Atheneu, 1996. p.1175-213.
PRATA, A. (Ed.). Carlos Chagas: coletânea de trabalhos científicos. Brasília: Universidade de Brasília, 1981.

* Elaboradas em acordo com a Associação Brasileira de Normas Técnicas: NBR 6023/2002.[18]

▶ **9.12 Sistema numérico de citação**

O sistema numérico predomina amplamente na área da saúde. Em alguns periódicos, como no *Journal of Clinical Epidemiology*, deixa-se a decisão para o autor na escolha do sistema de citação. Atenção, essas decisões mudam com o tempo.

A citação da obra, no texto, recebe um número. A numeração é consecutiva na sequência de aparecimento da citação, como no exemplo anexo. Essa forma é recomendada nas normas de Vancouver. Uma alternativa é o sistema numérico-alfabético. Os números correspondem à ordem alfabética da lista de referências.

Exemplo 9.12 Sistema numérico

"O melanoma maligno tem sido consistentemente associado à radiação ultravioleta solar [1-3] e, em 1997, foi relatado risco quatro vezes maior de melanoma maligno em trabalhadores expostos a fontes de radiação ionizante" [4]

▶ **A Citação no texto com o uso do sistema numérico**

Os números que correspondem às referências bibliográficas são situados de maneira que haja fácil identificação; por exemplo, entre colchetes, parênteses ou como sobrescrito. Nesse caso, localizado um pouco acima da linha do texto; note-se que essa é a sistemática utilizada no presente livro.

Quando são citadas três ou mais obras, elas aparecem em conjunto. Assim, [1-3] informa que estão incluídas as referências 1, 2 e 3. Se unicamente fossem utilizadas as referências de número 1 e 3, a menção correspondente seria [1,3]: ou seja, vírgula em lugar de traço.

As citações em tabelas ou figuras são também numeradas, de acordo com o local em que são preliminarmente mencionadas. Por exemplo, se há nova referência na Tabela 1 e é mencionada após a referência 8, ela recebe o número 9 ou a numeração da ordem alfabética. A lista de referências, ao fim do texto, reflete a mesma numeração.

Evitar situações nas quais o número que identifica a referência possa causar confusão. Esse é o caso do sobrescrito aparecer logo após outro número, como em 20^2, abreviação (BCG²) ou fórmula (ver exemplo).

Exemplo 9.12A O número da referência em fórmula pode confundir

O índice de massa corporal (IMC) é obtido pela divisão do peso em quilogramas pela altura em metros elevada ao quadrado,[2] ou seja, IMC $= kg/m^2$.[2] Na frase, a referência está assinalada como sobrescrito.

Portanto, evite a colocação do número da referência na própria fórmula.

▶ B Vantagens e desvantagens do sistema numérico

O sistema numérico é adotado pelo Grupo de Vancouver (ver Tabela 9.10). Tem como vantagem a simplicidade na leitura, visto a interrupção do texto ser pequena, por serem apenas incluídos os números das referências.

Como desvantagem, está o fato de que o acréscimo ou a retirada de uma referência altera a numeração. Essa limitação foi maior no passado e tem menor significado com o uso de programas eletrônicos de gerenciamento bibliográfico.

Outra desvantagem consiste em o leitor precisar ir à lista de referências, ao fim do artigo, para identificar a obra citada ou a data em que foi publicada. O autor pode facilitar a tarefa de quem lê, quando assinala, na própria frase, nomes e datas essenciais para a compreensão do texto.

Exemplo 9.12B A citação do autor e da data pode ser essencial

"Darwin, no livro Origem das Espécies, publicado em 1859, apontou para as questões fundamentais da teoria evolutiva. [1] Ele se perguntou como as espécies são formadas, como elas se relacionam entre si e como ocorre a adaptação."

Se o esclarecimento quanto ao autor e à data não for importante, tais informações são omitidas, e só aparece no texto a descrição do fato científico acompanhada do número da referência.

Tabela 9.10 As normas de Vancouver para estilo e formato das referências

O estilo dos Requisitos Uniformes* se baseia, em grande parte, em um estilo padrão ANSI adaptado pela *National Library of Medicine* (NLM) para seus bancos de dados. Para obter amostras dos formatos de citação das referências, os autores devem consultar o *site* da NLM (*Citing Medicine*†).

As referências devem ser numeradas consecutivamente na ordem em que aparecem no texto pela primeira vez. Identifique as referências no texto, nas tabelas e nas legendas de ilustrações com algarismos arábicos entre parênteses. As referências citadas apenas em tabelas ou em legendas devem ser numeradas de acordo com a sequência estabelecida pela primeira identificação da tabela ou ilustração em questão no texto. Os títulos das revistas devem ser abreviados de acordo com o estilo usado na lista de periódicos indexados (*Journals Indexed*) do MEDLINE, divulgada pela NLM por meio de seu endereço na internet.

As revistas variam quanto à solicitação de citar referências eletrônicas entre parênteses no texto ou em refeências numeradas após o texto. Os autores devem consultar a revista para a qual planejam submeter seu trabalho.

Fonte: Vancouver 2008: seção IV.A.9.b.[8]
* Requisitos uniformes: é a denominação abreviada de Requisitos de Uniformidade para Manuscritos Submetidos a Periódicos Biomédicos, mas conhecidos como normas de Vancouver (ver Tabela 2.11).
† http://www.nlm.nih.gov/bsd/uniform_requirements.html

▶ 9.13 Sistema autor-data de citação

A citação no texto é feita pelo último sobrenome do autor e o ano da publicação. Nas ciências sociais, é majoritariamente usado. Em publicações médicas, o sistema é conhecido como *estilo Harvard*.[19,20]

Exemplo 9.13 Sistema autor-data

"O melanoma maligno tem sido consistentemente associado à radiação ultravioleta solar (Innis, 1995; Jebb & Moore, 1997; Bouchard et al, 1999) e foi relatado risco quatro vezes maior de melanoma maligno em trabalhadores expostos a fontes de radiação ionizante (Kriska & Casperseu, 1999)".

Note-se como a frase apresentada está repleta de nomes próprios. O mesmo texto, escrito pelo sistema numérico, é mais fácil de ser lido, como consta do exemplo da seção 9.12.

▶ A Citação no texto com o uso do sistema autor-data

Existe complexo conjunto de regras de citação no sistema autor-data. Ver os exemplos anexos para algumas regras adotadas.

Exemplos 9.13A Regras selecionadas de citação no teto pelo sistema autor-data

- Só um autor: (Tauil, 1995)
- Dois autores: (Antunes & Carneiro, 1997)
- Três ou mais autores: (Duarte *et al.*, 1999)
- Duas citações do mesmo autor no mesmo ano: (Beraldo, 1995a) e (Beraldo, 1995b)
- Sobrenome do autor fica fora dos parênteses quando faz parte da frase, como em *"Dórea (2010) postulou ..."*
- Para mais exemplos, consultar as instruções para autores de periódicos que adotam o manual da Associação Americana de Psicologia, como Psicologia: Teoria e Pesquisa.[21]

▶ B Vantagens e desvantagens do sistema autor-data

O sistema autor-data tem como vantagem a facilidade para o autor acrescentar e retirar referências, pois elas não estão numeradas. O leitor também se beneficia, pois identifica a obra citada à medida que lê, assim como a época em que foi publicada, o que confere perspectiva histórica à leitura.

Uma desvantagem desse sistema é a interrupção da leitura do texto, especialmente quando o nome do autor é longo, há mais de um autor ou são citadas muitas referências, situação comum nos artigos de revisão. Com abundantes citações, o texto torna-se extenso e confuso (ver exemplo). Outra desvantagem, já apontada, refere-se ao complexo conjunto de regras de citação de trabalhos no sistema autor-data.

Exemplo 9.13B Texto confuso pelo uso do sistema autor-data[22]

"A health care system supported by data on almost any relevant subject, accessible to a diverse and significant number of

users, is an integral part of the vision for the health care system. Plans for the systematic collection, storage, use, and dissemination of a huge volume of uniform data sets in electronic form are already under way and have an aura of inevitability. This new health information infrastructure is the subject of reports published by the Congressional Office of Technology Assessment (Congressional Office of Technology Assessment, 1993, 1988, 1986), the General Accounting Office (Information Management and Technology Division, General Accounting Office, 1993a, 1993b, 1991), the National Academy of Sciences (Donaldson and Lohr, 1994), the Department of Health and Human Services (Task Force on Privacy, U.S. Dep't of Health and Human Servs., 1993; Task Force on the Privacy of Private Sector Health Records, U.S. Dep't of Health and Human Servs., 1995), the Physician Payment Review Commission (Physician Payment Review Comm'n, Annual Report to Congress, 1994, 1993, 1992) and the Centers for Disease Control and Prevention. The U.S. Department of Health and Human Services issued final regulations on health information privacy in 2001 (Gostin, 2001).”

As referências ocupam mais espaço que o texto, o que torna a leitura difícil. O uso do sistema numérico reduziria o texto à metade.

▶ 9.14 Citação no texto: considerações adicionais

Em artigo científico original, as citações são encontradas na seção de introdução, na de método e na de discussão. A seção de resultados e o resumo não comportam, usualmente, referências bibliográficas. Em artigos de revisão sistemática, ao contrário, a seção de resultados é repleta de referências bibliográficas.

A menção à obra citada deve estar localizada imediatamente após a afirmação que lhe diz respeito. Isso significa que pode estar no fim ou no meio da frase. Evite situá-la ao fim de um parágrafo, composto por várias frases, ideias ou informações.

▶ A Referências agrupadas

Quando várias referências aparecem juntas, como no exemplo anexo em que se usa [1-4], adota-se ordem cronológica para situá-las, em geral, a partir da mais antiga. Se mais de uma referência existe para um mesmo ano, emprega-se o critério alfabético para organizá-las. Apresentar as referências desagrupadas pode ser mais útil para o leitor, como também ilustrado no mesmo exemplo.

Exemplo 9.14A Localização da citação no texto

“Aumento da mortalidade por doença cardiovascular, após terremoto, tem sido observado em diversos países, entre os quais, a Grécia, a Itália, os Estados Unidos e o Japão.” [1-4]

Uma melhor forma de localização das referências é apresentada a seguir:

“Aumento da mortalidade por doença cardiovascular, após terremoto, tem sido observado em diversos países, entre os quais, a Grécia [1], a Itália [2], os Estados Unidos [3] e o Japão [4].”

Os números identificadores da citação aparecem após o nome de cada país: 1 refere-se a artigo sobre a Grécia, 2 a Itália e assim por diante.

▶ B Uso do nome do autor para facilitar a citação das referências

Um aspecto positivo do uso do nome do autor no texto, além de facilitar a localização da referência na frase, é evitar que haja repetições do número que identifica a referência nas frases subsequentes.

Exemplos 9.14B O nome próprio como forma de evitar a repetição do número que identifica a referência

Exemplo 1 Texto sobre avaliação das revisões de textos científicos[23]

Note-se que o parágrafo a seguir consta de várias frases e uma só referência.

“Existem poucos estudos que analisam o conteúdo dos comentários dos revisores quando recomendam rejeição ou aceitação de um manuscrito. Gilbert e Chubin [1] realizaram este tipo de análise em amostra de artigos recusados para publicação na revista Social Studies of Science. Eles encontraram que o motivo mais frequente para rejeitar um artigo era argumentação deficiente. Outras razões incluíam má redação, desconhecimento da literatura, falta de originalidade e interpretação equivocada dos dados ou da literatura.”

Pelo uso de certas palavras – como um pronome (*eles*) ou um substantivo (*os autores*) –, informa-se que o texto se refere ao artigo de Gilbert e Chubin citado logo no início. Dessa maneira, o texto mantém sua elegância e deixa de ser necessária a repetição do número [1] no fim de cada frase.

Exemplo 2 Texto sobre Darwin

“Darwin, no livro Origem das Espécies, publicado em 1859, apontou para as questões fundamentais da teoria evolutiva. [1] Ele se perguntou como são formadas as espécies, como elas estão relacionadas entre si e como ocorre a adaptação.” Esse texto foi apresentado no capítulo (ver 9.12B, Vantagens e desvantagens do sistema numérico).

No fim da segunda frase, não é necessário repetir o número da referência. O texto poderia conter novas afirmações sobre a obra de Darwin, sem necessidade de repetir o número da referência [1] no fim de cada frase adicional, desde que se utilize palavras adequadas. Por exemplo: *“Também indicou [...]. Postulou ainda que [...]”*.

▶ 9.15 Lista de referências

Dá-se o nome de *bibliografia*, segundo o dicionário Aurélio, *“à relação das obras consultadas ou citadas por um autor na criação de um texto”*.

No Manual de Publicação da Associação Americana de Psicologia[17], faz-se diferença entre lista de referências e bibliografia.

- *Lista de referências*, ou simplesmente, *referências ou referências bibliográficas*: essa lista é composta somente pelas citações que aparecem no texto; a lista de referências é adotada no presente livro e aparece no fim de cada capítulo
- *Bibliografia*: acolhe os trabalhos de base ou para leitura suplementar e pode incluir, além de artigos, livros e outros documentos, notas descritivas sobre o assunto.

Na maioria dos periódicos da área de Ciências da Saúde, requer-se lista de referências e não bibliografia. O mesmo procedimento é adotado nos periódicos em que se adotam as instruções da Associação Americana de Psicologia. Em textos de sociologia e antropologia, ao contrário, não é raro encontrar-se uma seção de bibliografia com a conotação expressa no parágrafo anterior, qual seja, de sugestão de leitura e explicação adicional.

▶ A Informações a constar de cada referência

Cada obra incluída nas referências contém informações que indicam as suas características e servem para o leitor identificá-la e recuperá-la. A forma de apresentação varia com a norma. As Tabelas 9.8 e 9.9 contêm exemplos para termos de comparação.

▶ B Títulos de periódicos

As instruções aos autores indicam como o título do periódico será apresentado na lista de referências. Em algumas revistas, há a solicitação de que não esteja abreviado e, em outras, pede-se o oposto. Por vezes, assinala-se como a abreviação deverá ser feita, seja pela mencionada Biblioteca Nacional de Medicina (seguida no MEDLINE), seja pela ABNT. No presente livro, utilizou-se a abreviação adotada no MEDLINE, como recomendado pelo Grupo de Vancouver (ver Tabela 9.10).

▶ C Situações especiais

Existem dezenas de possibilidades de citação: capítulo de livro, número especial de revista, tese, dissertação, obra governamental, material em multimídia e muitas outras possibilidades. Os periódicos científicos internacionais na área da saúde, em número crescente, aceitam as orientações contidas nas normas de Vancouver. Mencionaremos, a seguir, situações acompanhadas das soluções aceitas na maioria das revistas científicas. Como as soluções aqui apresentadas não são de aceitação unânime, o que o autor seguirá no seu artigo serão as existentes nas instruções aos autores do periódico escolhido. As normas transcritas nas Tabelas 9.3 e 9.4 contêm esclarecimentos adicionais.

- Artigo ou livro aceito, mas ainda não publicado
  Pode constar da lista de referências; informa-se, após o nome dos autores, do artigo e do periódico (ou da editora), o seguinte: "aceito para publicação" ou "no prelo"; *in press*, em inglês.
- Artigo submetido, mas ainda não aceito para publicação, em preparação, dados inéditos, trabalho em andamento, comunicação pessoal e assemelhados. Usualmente, não aparecem na lista de referências. Não são bem aceitos por editores. Portanto, evitar utilizar essa forma de comunicação. Se essencial, existe a opção de assinalar no texto, após a informação prestada entre parênteses, a identificação do autor, esclarecendo que se trata de *dados não publicados*; *unpublished manuscript* ou *unpublished data*, em inglês; exemplo: (Tauil PL, *unpublished data*). O Grupo de Vancouver sugere inserir também a data da comunicação.
- *Sites* na internet
  Os autores se valem de dados da internet para fundamentar suas afirmações. Como eles sofrem alterações

com o tempo, sugere-se acrescentar, ao lado do endereço eletrônico, a data do acesso.

▶ D Último sobrenome do autor

O autor é identificado por seu último sobrenome. A escolha do último sobrenome, por vezes, causa dúvidas (ver exemplos). Junior, Filho, Sobrinho e Neto não são considerados o último sobrenome. No caso de Leopoldo dos Santos Neto, usa-se Santos-Neto L e não Neto LS. O traço indica que os nomes devem ser mantidos juntos.

Exemplos 9.15D Possibilidades de variação na escolha do nome para compor a referência

Edilson F. dos Santos será, no Brasil, abreviado para E. F. Santos ou Santos EF. No exterior, poderá ser reconhecido de diferentes maneiras: Santos EF, Dos Santos EF, DosSantos EF, dos Santos EF, dosSantos EF.

Teresa Helena Macedo da Costa pode ser escrito como T H M da Costa, T M da Costa, T H da Costa, Teresa da Costa etc; há ainda as diversas variações do último sobrenome: Costa, Da Costa, DaCosta, da Costa, daCosta.

As palavras *van* ou *von*, antes do último sobrenome, podem estar na mesma situação de gerar duplicidade de interpretação e uso. No Capítulo 18, o primeiro autor de uma das referências é von Elm E.

A variação do nome de um autor nas diversas obras que produz pode causar dificuldades para identificar a sua real produção científica (ver 11.1, Para que serve o nome do autor no trabalho científico). A editora-chefe do *JAMA*, Catherine D. DeAngelis, por exemplo, aparece sempre como DeAngelis CD nas listas de referências bibliográficas, e não Angelis CD.

▶ E Letras maiúsculas e minúsculas

Há regras para o uso de letras maiúsculas e minúsculas no início das palavras. Seu emprego sem padronização é censurável (ver exemplo). É ilógico escrever títulos ora de um jeito, ora de outro – por exemplo, escrever uma referência com todas as iniciais de palavras com letra maiúscula e, na outra referência, com as iniciais das palavras em letra minúscula. Só a primeira letra da primeira palavra dos títulos e dos nomes próprios aparece escrita com maiúscula. Abreviações são exceções, pois podem ter mais de uma letra maiúscula. Constância na aplicação das regras é o que se espera de um escritor de texto científico.

Exemplo 9.15E Mistura de letras maiúscula e minúscula no início das palavras sem apoio nas regras

Veja-se a referência: Pereira MG. Epidemiologia: teoria e Prática. Rio de Janeiro: Editora Guanabara-Koogan; 1995.

Não existe razão para a primeira letra da palavra teoria estar com letra minúscula e a de prática com letra maiúscula. O leitor exigente conclui que houve negligência de preparação e revisão.

Atenção: o pouco rigor em uma parte do texto pode ter consequências mais amplas. Muitos críticos concluem por igual desleixo nas demais partes do texto e também na realização da pesquisa. Mesmo que tenha sido um único erro e tudo o mais esteja correto. As pessoas raciocinam, como realçado em outro local deste livro, por amostragem, ainda que distorcida. Um único deslize, muitas vezes, é generalizado. Essa é a justificativa para a conduta assumida por escritores experientes: revisar, revisar e revisar.

▶ 9.16 Ordenação da lista de referências

Duas maneiras são tradicionalmente empregadas para a organização da lista de referências.

▶ A Por ordem de aparecimento no texto

A opção adotada nas Normas de Vancouver e que consta da Tabela 9.10 é a seguinte: "*As referências devem ser numeradas consecutivamente na ordem em que aparecem no texto pela primeira vez* [...]."

▶ B Por ordem alfabética

A adoção desse critério exige obediência a numerosas regras para a ordenação das referências.

Exemplo 9.16B Lista de referências por ordem alfabética

A seção de referências é organizada por ordem alfabética dos sobrenomes dos autores. Eis algumas regras segundo as instruções aos autores do periódico Psicologia: Teoria e Pesquisa,[21] que se baseia no Manual de Publicação da Associação Americana de Psicologia.[17]

- Trabalhos de autoria única e do mesmo autor são ordenados por ano de publicação, o mais antigo primeiro
- Quando o sobrenome é o mesmo, trabalhos de autoria única precedem os de autoria múltipla
- Na situação em que o primeiro autor é o mesmo, mas coautores diferem, os trabalhos são ordenados por sobrenome dos coautores
- Trabalhos com a mesma autoria múltipla são ordenados por data, o mais antigo primeiro
- Se mesma autoria e mesma data, são ordenados alfabeticamente pelo título; desconsidera-se a primeira palavra se for artigo ou pronome, exceto quando o próprio título contiver indicação de ordem
- A formatação da lista de referências deve ser apropriada e condizente com as instruções aos autores: por exemplo, espaço duplo e tamanho de fonte 12.

▶ 9.17 Normas brasileiras

As principais normas da ABNT, sobre citação e referências, estão listadas na Tabela 9.11. Algumas informações encontradas nessas normas são realçadas a seguir:

- As citações devem ser indicadas no texto pelo sistema numérico ou de autor-data; portanto, há flexibilidade, nesse ponto
- Uma vez escolhido o sistema, ele deve ser coerentemente usado em todo o texto
- A lista de referências ao fim do texto pode ser organizada por ordem alfabética ou por ordem de citação
- As referências devem ser numeradas em ordem crescente
- Os vários elementos da referência bibliográfica devem ser separados entre si por pontuação uniforme.

Tabela 9.11 As normas brasileiras para citação e referências bibliográficas

Norma sobre citação – NBR 10520/2002: "Informação e documentação. Citações em documentos. Apresentação" (7 páginas).   Comentário: norma flexível; permite-se a livre escolha de estilos, se autor-data ou numérico. Contém ilustrações do uso desses dois sistemas.
Norma sobre referências bibliográficas – NBR 6023/2002: "Informação e documentação – Referências – Elaboração" (22 páginas).   Comentário: norma mais extensa que a de citação, pela própria necessidade de detalhar os elementos a serem incluídos nas referências e a ordem em que devem estar: artigo, livro, capítulo de livro. A elaboração de referências bibliográficas no País obedece ao disposto nessa norma.

NBR = Norma brasileira.
Fonte: adaptada da ABNT.[15]

▶ 9.18 Número de referências

A credibilidade do artigo científico não depende do grande número de referências que o autor possa ter reunido e assinalado em sua lista nem de que todas sejam em inglês. A credibilidade depende de um complexo intrincado de critérios, dentre os quais, a adequada seleção e qualidade das referências.

Longas listas de obras, digamos, superiores a 30, raramente são justificadas em artigos originais, exceto os de revisão. Portanto, a regra é ser seletivo e não exaustivo na escolha. Para o número máximo de referências adotado em periódicos científicos, os dados estampados na Tabela 2.6 servem como ordem de grandeza.

Um cuidado a se ter é não pecar, seja por falta seja por excesso na escolha das referências. As duas situações a seguir ilustram esses pontos.

- Pecar por falta: um exemplo extremo é o artigo sem qualquer referência, com a justificativa de inexistência de trabalho a citar
- Pecar por excesso: compor lista extensa de referências em artigo que não é de revisão (ver exemplo).

Exemplo 9.18 Autor recusa limitar o número de referências de seu artigo

Um escritor inexperiente submeteu para publicação, certa vez, um artigo científico original com mais de cem referências bibliográficas. Fez-se saber a ele que as instruções adotadas no periódico, disponíveis aos autores, limitavam esse número a 30. Pediu-se que reformulasse o seu texto e se restringisse ao número estipulado. O autor protestou veementemente por o editor querer fazê-lo cometer injustiças e portar-se de maneira pouco ética, não mencionando obras e autores utilizados no planejamento da pesquisa, na sua execução e redação dos resultados. Relutantemente, aceitou as ponderações, visto a firme decisão do editor em fazer prevalecer as regras existentes.

▶ 9.19 Inferências sobre o autor com base nas referências

Há leitores e revisores que iniciam a leitura do artigo pela inspeção da lista de referências bibliográficas. O intuito é informar-se sobre as obras citadas, se são adequadas ou se há novidades. Um desses especialistas pode ter sido escolhido para emitir parecer sobre o trabalho e ficará, de início, favoravelmente impressionado se a lista for bem elaborada. As referências selecionadas para constar no trabalho, em última análise, refletem o conhecimento do autor na tarefa de revisão da literatura e a habilidade em selecioná-las. A Tabela 9.12 apresenta possíveis interpretações sobre o autor desde a inspeção da lista de referências de seu texto. Portanto, você cita as referências que quer, mas será avaliado pelo que cita.

▶ 9.20 Precisão das listas de referências

A literatura científica cresce a passos que o leitor tem dificuldade em acompanhar. Além de ter de lidar com a explosão da informação, enfrenta-se o problema dos erros nas listas de referências que dificultam a localização das obras mencionadas.

▶ A Erros de transcrição

Os dados de identificação de cada obra citada precisam constar da lista de referências e devem estar corretos e comple-

tos. Essa é a regra a ser cumprida e o objetivo a ser alcançado. Vê-se pelos exemplos anexos que a situação deixa a desejar. Os escritores cautelosos têm pelo menos duas preocupações:

- As informações sobre os artigos citados devem ser apresentadas na sequência correta. A sequência em acordo com as normas funciona como sistema de garantia de qualidade. Seguindo-se a ordem requerida, evita-se a omissão de informação relevante. No entanto, somente isso não basta
- As informações sobre cada referência devem estar corretas. Comparações das listas existentes em artigos científicos com os respectivos originais têm apontado para a quantidade de erros que contêm, seja por omissão, seja por incorreção (ver exemplos).

Exemplos 9.20A Erros de transcrição

Exemplo 1 Magnitude dos erros de transcrição em periódicos de ginecologia e obstetrícia[24]

Investigação em três revistas de obstetrícia e ginecologia (*American Journal of Obstetrics and Gynecology, Australian and New Zealand Journal of Obstetrics and Gynecology* e *British Journal of Obstetrics and Gynecology*), do ano de 1995, mostrou que havia erros entre 56% e 67% das citações, a depender do periódico. A diferença entre periódicos não foi estatisticamente significativa. A maior taxa de erros situou-se no título do artigo e no nome dos autores.

Exemplo 2 Magnitude dos erros de transcrição em periódicos de dermatologia[25]

Em 240 artigos publicados no ano de 1992, selecionados aleatoriamente de quatro revistas de dermatologia de língua inglesa (*Archives of Dermatology, British Journal of Dermatology,*

Tabela 9.12 Interpretações sobre a competência do autor em comunicação científica face às referências bibliográficas que apresenta em seu artigo científico original

Referências no artigo	O que sugere sobre o autor
Adequadas, ou seja, relevantes, atuais, acessíveis e em número apropriado	Autor atualizado e familiarizado com a comunicação científica; revisou adequadamente a literatura e apresentou argumentos apropriados para esclarecer o leitor da validade de sua pesquisa.
Inadequadas, embora sobre o tema	Autor desatualizado; pouco preocupado com o avanço do conhecimento.
Incorretas ou incompletas: falta ano, volume, páginas ou outro elemento essencial	Autor displicente; falta sistematização; pouco caso com o leitor.
Poucas	Dúvidas quanto ao conhecimento do tema.
Numerosas, em artigo que não é de revisão	Autor indeciso, inseguro e pouco familiarizado com a comunicação científica; falta de objetividade na escolha das mais importantes; desconhecimento das referências essenciais.
Antigas	Autor desatualizado.
Muitas de livros e poucas (ou nenhuma) de artigos originais	Autor pouco familiarizado com a comunicação científica; desatualizado.
Numerosas publicações não convencionais (literatura cinzenta)	Autor pouco habituado com a recuperação da informação científica; não escreve para o leitor; o próprio autor é provavelmente produtor de literatura cinzenta.
Como apêndice ao trabalho; oferece lista, mas não cita os trabalhos no texto	Autor desatualizado; pouco afeito à pesquisa bibliográfica; possivelmente fez cópia da lista de outra publicação.

Journal of the Academy of Dermatology e *Journal of Investigative Dermatology*), cerca de dois terços das referências não puderam ser localizadas ou os autores não afirmaram aquilo pelo qual foram citados. Especificamente, 41% dos erros foram de identificação da fonte e 35% de citação – ou seja, inconsistência entre a afirmação no artigo e a fonte original.

Exemplo 3 Inconsistência entre texto e lista de referências

Em artigo científico, foi assinalado: "*MacMahon não verificou associação entre aleitamento e câncer de mama [21].*" Na lista, a referência 21 é de autoria de Byers *et al.*, 1985. Há uma referência de MacMahon, com mais dois autores, a de número 6, e nenhuma em que MacMahon seja o único autor.

▶ B Correção de erros de transcrição

Diante da magnitude dos erros, recomenda-se:

- Que os autores e a equipe técnico-administrativa das revistas concentrem esforços para melhorar a qualidade das citações.[24,25] No entanto, os editores são unânimes em apontar que a responsabilidade pela qualidade das referências cabe aos autores. Não raramente, esse esclarecimento consta das instruções aos autores
- Que o autor verifique a correção da referência no Pub-Med. Como, apesar de raros, há erros nessa base de dados, recomenda-se confrontá-la com o original, sempre que possível.

▶ C Adequação da citação

A citação é adequada para a informação apresentada pelo escritor? As duas combinam? O que se encontra no texto está em acordo com o que se encontra no artigo citado? A citação dá realmente suporte à alegada afirmação? Em geral, somente em trabalhos efetuados por revisores cuidadosos às eventuais discrepâncias são detectadas. O autor, por sua vez, ao bem localizar as referências no texto, auxilia a verificabilidade dessa adequação. Observe a advertência situada no início de textos da Wikipédia: "*Este artigo ou secção contém uma lista de fontes ou uma única fonte no fim do texto, mas estas não são citadas no corpo do artigo, o que compromete a verificabilidade.*"

▶ 9.21 Programas de gerenciamento bibliográfico

Os programas de gerenciamento bibliográfico em forma eletrônica facilitam o manejo das referências e as citações no texto. Com o uso desses programas, forma-se um banco eletrônico de referências selecionadas pelo usuário. Existem muitos deles, alguns gratuitos (ver Tabela 9.13). Três dos programas estrangeiros mais conhecidos, *EndNote, ProCite* e *Reference Manager*, são de propriedade da mesma companhia particular, a *Thomson Reuters*, a responsável pelo fator de impacto.

Em processadores de texto, como o Word, existe o recurso da referência cruzada, que pode auxiliar um autor a organizar sua lista de referências. Uma referência cruzada refere-se a um item que aparece em outro local de um documento. Atenção: nem todos os editores de periódicos científicos aceitam artigos submetidos com o sistema de referências cruzadas.

▶ A Vantagens dos programas de gerenciamento bibliográfico

Os programas desse tipo têm como vantagens a confiabilidade dos resultados e a facilidade de uso, uma vez que o operador esteja familiarizado com seus comandos. Os dados são conferidos uma única vez, logo após a entrada. Em lugar de serem digitados, os dados pertinentes podem ser capturados e importados, automaticamente, de outra base de dados, como o MEDLINE. Composto o acervo, ele é alterado facilmente, retirando-se ou acrescentando-se obras. As referências são recuperadas, com seus respectivos números de identificação, seja por autor, palavras-chave, nome do periódico e outras características. Há também espaço para incluir comentários sobre cada obra, resumo e mesmo todo o artigo, bastando importá-los de base de dados eletrônica.

Outro lado vantajoso da utilização de um programa de gerenciamento é possibilitar a redação com a inserção da referência no texto e a elaboração simultânea da respectiva lista bibliográfica. Essa pode ser criada em centenas de estilos a escolher, dentre os quais, ABNT, Vancouver e as normas de numerosos periódicos científicos.

Tabela 9.13 Características de programas de gerenciamento bibliográfico selecionados

Nome	Tipo de acesso*	Idioma	Conectividade com PubMed†	Endereço eletrônico
EndNote	Pago	Inglês	Sim	http://www.endnote.com/
Facilis	Livre	Português	Não	http://facilis.uesb.br/index.jsp
Mendeley	Livre	Inglês	Sim	http://www.mendeley.com/
More	Livre	Português	Não	http://www.rexlab.ufsc.br:8080/more/
ProCite	Pago	Inglês	Sim	http://www.procite.com/
Reference Manager	Pago	Inglês	Sim	http://www.refman.com/
Refworks	Pago	Inglês	Sim	http://www.refworks.com/
Zotero	Livre	Inglês	Sim	http://www.zotero.org/

More: Mecanismo Online para REferências.

* As versões pagas oferecem teste gratuito por 30 dias ou limitado a 20 acessos. O programa *EndNote* pode ser utilizado gratuitamente por pessoal vinculado a instituições credenciadas pela Capes (ver 13.18, Portal de periódicos da Capes).

† Conectividade significa a importação de referências diretamente do PubMed para a base de dados do programa de gerenciamento bibliográfico.

▶ B Desvantagens dos programas de gerenciamento bibliográfico

Novas versões do programa, por vezes, trazem incompatibilidades com outros em uso.

O número de referências a serem armazenadas é finito. O progresso na informática tende a fazer com que suas desvantagens sejam sanadas ou atenuadas. O custo do programa *EndNote* pode ser resolvido para quem tem acesso ao Portal de Periódicos da Capes. O presente livro foi escrito com o auxílio do *EndNote versão web*, acessado pelo Portal da Capes, e segundo as normas de Vancouver, um dos estilos disponíveis no programa para compor a lista de referências.

▶ 9.22 Identificador digital para artigo científico

Um número identificador de artigo científico facilita sobremaneira o usuário, em especial, nas pesquisas em bases de dados eletrônicos.

▶ A Número identificador no PubMed

Dois números são extensivamente empregados no PubMed: o PMID, para o Pubmed tradicional (ver exemplo) e o PMCID, para o PubMed Central. Detalhes sobre essas bases de dados estão na seção 13.7, MEDLINE/PubMed.

Exemplo 9.22A PMID para um artigo científico

O artigo *"The introduction, methods, results, and discussion (IMRAD) structure: a fifty-year survey"* tem a seguinte identificação: PMID: 15243643.[26]

Ao se buscar esse artigo na base de dados PubMed, apenas a inserção do número em lugar apropriado é suficiente para a recuperação do artigo.

▶ B DOI *(digital object identifier)*

O DOI é um identificador para objetos digitais com amplo potencial de utilização.[27] Informações sobre uma obra virtual podem mudar ao longo do tempo na internet, especialmente o sítio de onde encontrá-lo. Um DOI estará sempre atrelado a um mesmo documento. Na eventualidade do endereço na internet mudar, será possível encontrar o documento pela característica de *link* permanente inerente ao DOI. Em sentido figurado, o que a carteira de identidade e o CPF são para uma pessoa, o DOI é para um documento virtual. Ele serve, dentre outros, para:

- Identificar o documento (ver exemplos)
- Facilitar a sua localização nos diversos sítios em que esteja disponível na internet
- Tornar mais ágil o acesso ao documento original
- Funcionar como ferramenta auxiliar no que tange a visibilidade de uma publicação científica.

Exemplos 9.22B Identificador de textos

Exemplo 1 DOI de um artigo científico selecionado

O artigo *QUALIS 2011-2013* tem o seguinte DOI:10.1590/S1807-59322010001000001.[28]

Se um artigo possui um número identificador, esse número poderá constar do próprio artigo. Também poderá estar da lista de referência do fim do texto, como informação adicional ao lado das informações tradicionais do nome dos autores, título da obra etc.

Ao fazer pesquisa com o uso do DOI, em buscadores do tipo Google ou caixas de pesquisa de bases de dados, encontra-se o artigo em forma eletrônica, se não o texto completo, ao menos a sua referência.

O artigo mencionado, sobre o Qualis, está indexado na base Scielo. Ao entrar-se com o uso do DOI na página eletrônica do artigo, há o texto completo e indicação de vários serviços disponíveis. Por exemplo, em *"como citar"*, três formatos estão disponíveis: ABNT, Vancouver e ISO. Também existe a opção de exportar o artigo para os programas de gerenciamento bibliográfico: *EndNote, ProCite, Reference Manager* e *Refworks*.

Exemplo 2 Identificação de publicação em *curriculum vitae*

Na Plataforma Lattes, mantida pelo Conselho de Desenvolvimento Científico e Tecnológico (CNPq), o DOI é aceito e serve como comprovação das produções bibliográficas inscritas pelos pesquisadores em seus currículos. Por meio dele, há acesso ao documento original.

▶ C Comentários

Um mesmo artigo poderá ter vários números, semelhante ao que acontece com as pessoas. Dependendo de onde está inserido, um indivíduo terá números para CPF, carteira de identidade, carteira de trabalho, conta bancária, agremiação recreativa e outros. O artigo terá também diversos números, a depender de onde está indexado ou alojado, tais como, DOI, PMID, PMCID e registro de ensaio clínico. Esses números funcionam como ágil porta de entrada para encontrar documentos virtuais.

▶ 9.23 Sugestões

O bom escritor de artigo científico esmera-se na preparação da lista de referências. É um sinal de respeito com o leitor. Também evita apresentar, como referências, obras de difícil acesso ou de reduzida expressão científica. Estão nessa categoria os resumos em anais de congresso, os trabalhos de término de curso e as apostilas. Também se preocupa com a atualidade das referências. Tem presente que o revisor poderá avaliar atualidade se perguntando: *"quantas referências bibliográficas relacionadas no texto pertencem aos últimos cinco anos?"*

Não cite em textos científicos os trabalhos não lidos na íntegra.

É frustrante para o leitor deparar-se com informação incorreta, que o impossibilita de obter o documento citado. Habitue-se a copiar a referência completa e correta da obra, no momento da consulta. Transcrevê-la por extenso, seja sem abreviações ou na forma a ser usada na versão final do artigo. Para isso, tem-se que saber qual é o estilo de citação adotado. Na dúvida, escolha um padrão e utilize-o em todas as anotações. Confira a sua correção logo após a anotação. Evite deixar tudo o que se refere à referências para o fim, quando sobra pouco tempo para preparar e revisar a lista. A importação eletrônica de referência diretamente de uma base de dados elimina erros de digitação.

Averigue a precisão das citações no texto e na lista de referências bibliográficas. Como controle de qualidade, compare cada referência da lista do artigo que será enviado para publicação com o próprio original citado. Para tal, guarde o artigo em papel ou formato eletrônico, e anote, à parte, os elementos essenciais de cada referência: nome dos autores, título do artigo, periódico, data, volume e página. Alguns guardam a primeira página das obras que comporão a lista de referências, certificando-se de que contenha todos os elementos necessários. Mas, atenção:

- Cada artigo segue as normas do periódico em que foi publicado. É preciso compor lista padronizada congruente com as instruções do periódico para o qual o artigo será enviado
- Nem todos os autores são cuidadosos na confecção de listas; portanto, corre-se risco de erro ao copiar as referências de listas de artigos científicos
- Mantenha a citação como o artigo apareceu originalmente publicado, mesmo que contenha erros. No máximo, acrescente a tradução, caso de o artigo em português ter o título traduzido para o inglês, para compor a lista de referência se o texto for submetido nesse idioma
- Consulte os últimos fascículos do periódico ao qual irá submeter seu artigo para verificar como as citações e as referências são apresentadas
- Inspecione a lista de referências dos artigos nas melhores revistas científicas
- Em bases de dados disponíveis na internet, pode ser confirmada a precisão de cada referência. Pela sua ampla cobertura, a mais útil é o PubMed.

Procure possíveis incoerências entre a citação no texto e a lista de referências para eliminá-las. Comprove se as obras citadas no texto encontram-se na lista de referências. Inversamente, verifique se todos os trabalhos que constam da lista têm correspondência no texto.

Nas instruções aos autores de cada periódico, há orientações para a preparação das referências bibliográficas. Siga-as como recomendado nas instruções. Verifique também se há número máximo de referências. A Tabela 2.6 contém informações sobre esse número. Caso haja limites, siga-os exatamente como estipulado. As normas da ABNT são recomendadas para publicação no País, mas os editores de periódicos brasileiros da área da saúde, em grande número, adotam o estilo Vancouver. Havendo possibilidade de escolha, adotar a norma que seja familiar ao autor ou às pessoas que lhe cercam, por exemplo, ao bibliotecário disponível para consulta. O estilo Vancouver é mais fácil de ser usado, visto a maioria utilizá-lo nas ciências biomédicas.

Use um dos programas eletrônicos de gerenciamento de referências bibliográficas sempre que possível. Em tal caso, há apenas que ser feito o controle rigoroso da entrada das informações que irão compor a base de dados. As listas de referências poderão, então, ser produzidas de diversas maneiras, dependendo das conveniências do autor ou exigências do editor. Os mencionados programas de gerenciamento de referências assinalam ou impedem inconsistências entre as citações no texto e a lista de referências. Em *sites* de universidades, podem ser encontradas ferramentas para referenciação e um grande número de outros sistemas de referências, como o More, da Universidade Federal de Santa Catarina.

Se não empregar programa eletrônico de gerenciamento de referências durante a redação do trabalho, mantenha a identificação da obra no texto pelo sistema autor-data; por exemplo (Carneiro 2010). Essa identificação pode ser acrescida de informações adicionais que permitam localizá-la, como a página em que está contida a informação citada. Somente na última versão, transforme a anotação autor-data em número, se essa for a exigência. Guarde ambas as cópias ou arquivos, a que contém o nome do autor e aquela com o número das referências.

O mundo se torna especializado e digital. Felizmente, há os facilitadores, tipo DOI, programas de gerenciamento bibliográfico, bibliotecas virtuais e bases de dados bibliográficos. Utilizá-los eficientemente é o desafio.

A precisão das citações e da lista de referências bibliográficas é de responsabilidade exclusiva do autor. O caminho a ser trilhado é seguir os critérios mencionados anteriormente para selecionar aquelas obras que serão citadas no texto (ver Tabela 9.3) e apresentá-las de forma correta, obedecendo sistematicamente as normas adotadas em todo o texto.

Consulte um bibliotecário com experiência na área das ciências da saúde para esclarecer dúvidas, auxiliar a preparação ou revisar a lista de referências do artigo. O bibliotecário é um dos melhores colaboradores do escritor de artigos científicos e, habitualmente, permanece anônimo. Embora haja muitas regras de normatização, fundamentais para a preparação e apresentação correta das referências, não se trata apenas de processo mecânico a ser delegado a terceiros. Por exemplo, transferir a tarefa para o autor menos experiente ou o bolsista de iniciação científica. Há todo um procedimento lógico de escolha e de apresentação das obras a constar no texto.

Use os mesmos critérios para citar autores brasileiros e estrangeiros.[29,30] Não se acanhe de indicar estudos brasileiros nas referências. Eis um alerta publicado no *Jornal Informativo da Sociedade Brasileira de Medicina Tropical*, de junho de 2002:[29]

"As revistas médicas são avaliadas, atualmente, pelo número de vezes em que elas são citadas em artigos científicos. […] Alguns autores brasileiros evitam citar artigos publicados no Brasil quando publicam seus textos em revistas estrangeiras. Procurem valorizar as nossas publicações. Fiquem atentos … citem os trabalhos publicados em revistas brasileiras."

Nunca é demais lembrar que uma lista de referências bem composta confere credibilidade ao trabalho, o que pode influenciar positivamente o editor na decisão de publicá-lo. Inversamente, uma lista mal composta e mal apresentada depõe contra a qualidade do texto. Pode-se inferir que, semelhante à lista, o restante do texto e toda a pesquisa são de qualidade inferior.

▶ 9.24 Comentário final

No capítulo, foram abordados diversos aspectos concernentes à citação e à preparação da lista de referências bibliográficas em textos científicos. Nos próximos quatro capítulos, veremos o que se encontra no início do artigo: o título, os autores, o resumo e as palavras-chave.

▶ 9.25 Referências

1. Campello BS, Campos CM. Fontes de informação especializada: características e utilização. 2ª ed. Belo Horizonte: UFMG; 1993.
2. Población DA, Noronha DP. Produção das literaturas "branca" e "cinzenta" pelos docentes/doutores dos programas de pós-graduação em ciência da informação no Brasil. Ci Inf. 2002;31(2):98-106.

3. Alberani V, De Castro Pietrangeli P, Mazza AM. The use of grey literature in health sciences: a preliminary survey. Bull Med Libr Assoc. 1990;78(4):358-63.

4. Gomes SLR, Mendonça MAR, Souza CM. Literatura cinzenta. In: Campello BS, Cendón BV, Kremer JM, editors. Fontes de informação para pesquisadores e profissionais. Belo Horizonte: UFMG; 2000:97-103.

5. OpenSIGLE - System for Information on Grey Literature in Europe. [acesso em 16 fev 2011]; Disponível em: http://opensigle.inist.fr/.

6. The New York Academy of Medicine. The grey literature report. [acesso em 10 jul 2011]; Disponível em: http://www.nyam.org/library/online-resources/grey-literature-report/

7. Pelzer NL, Wiese WH. Bibliometric study of grey literature in core veterinary medical journals. J Med Libr Assoc. 2003;91(4):434-41.

8. ICMJE. International Committee of Medical Journal Editors. Uniform requirements for manuscripts submitted to biomedical journals: writing and editing for biomedical publication. 2008 [acesso em 18 mai 2009]; Disponível em: http://www.icmje.org/.

9. Annals of Internal Medicine. Information for authors. [acesso em 10 fev 2011]; Disponível em: http://www.annals.org/site/shared/menu_authors.xhtml.

10. Hawking SW. Uma breve história do tempo: do Big Bang aos buracos negros. Rio de Janeiro: Rocco; 1988.

11. Lariviere V, Zuccala A, Archambault E. The declining scientific impact of theses: Implications for electronic thesis and dissertation repositories and graduate studies. Scientometrics. 2008;74(1):109-21.

12. Universidade de São Paulo. Biblioteca de Teses de Dissertações. [acesso em 16 fev 2011]; Disponível em: http://www.teses.usp.br/.

13. IBICT. Instituto Brasileiro de Informação em Ciência e Tecnologia. Biblioteca Digital Brasileira de Teses e Dissertações. [acesso em 20 abr 2011]; Disponível em: http://bdtd.ibict.br/pt/a-bdtd.html.

14. Pellizon RF, Población DA, Goldenberg S. Pesquisa na área da saúde: seleção das principais fontes para acesso à literatura científica. Acta Cir Bras. 2003;18(6):493-6.

15. ABNT. Associação Brasileira de Normas Técnicas. NBR 10520. Citações em documentos - apresentação. Rio de Janeiro: ABNT; 2001.

16. Eco U. A redação. Como se faz uma tese. 9ª ed. São Paulo: Perspectiva; 1992:113-42.

17. American Psychological Association. Publication manual of the American Psychological Association. 5th ed. Washington (DC): APA; 2001.

18. ABNT. Associação Brasileira de Normas Técnicas. NBR 6023. Referências - elaboração. Rio de janeiro: ABNT; 2002.

19. Chernin E. The "Harvard system": a mystery dispelled. BMJ. 1988;297(6655):1062-3.

20. Council of Biology Editors. Scientific style and format: the CBE manual for authors, editors, and publishers. 6th ed. Chicago: CBE; 1994.

21. Psicologia: Teoria e Pesquisa. Normas para publicação. [acesso em 16 fev 2011]; Disponível em: http://www.scielo.br/revistas/ptp/pinstruc.htm.

22. Gostin LO. Health information: reconciling personal privacy with the public good of human health. Health Care Anal. 2001;9(3):321-35.

23. Bordage G. Reasons reviewers reject and accept manuscripts: the strengths and weaknesses in medical education reports. Acad Med. 2001;76(9):889-96.

24. Roach VJ, Lau TK, Ngan Kee WD. The quality of citations in major international obstetrics and gynecology journals. Am J Obstet Gynecol. 1997;177(4):973-5.

25. George PM, Robbins K. Reference accuracy in the dermatologic literature. J Am Acad Dermatol. 1994;31(1):61-4.

26. Sollaci LB, Pereira MG. The introduction, methods, results, and discussion (IMRAD) structure: a fifty-year survey. J Med Libr Assoc. 2004;92(3):364-7.

27. The DOI System. [acesso em 16 fev 2011]; Disponível em: http://www.doi.org/.

28. Rocha e Silva M. Qualis 2011-2013: os três erres. Clinics. 2010;65(10):935-6.

29. Anônimo. Revistas Médicas Brasileiras. Medicina Tropical. Jornal Informativo da Sociedade Brasileira de Medicina Tropical. 2002; 5(13):6.

30. Goffi FS. Um pouco mais de nacionalismo nas publicações científicas brasileiras. Rev Col Bras Cir. 2007;34(4):212.

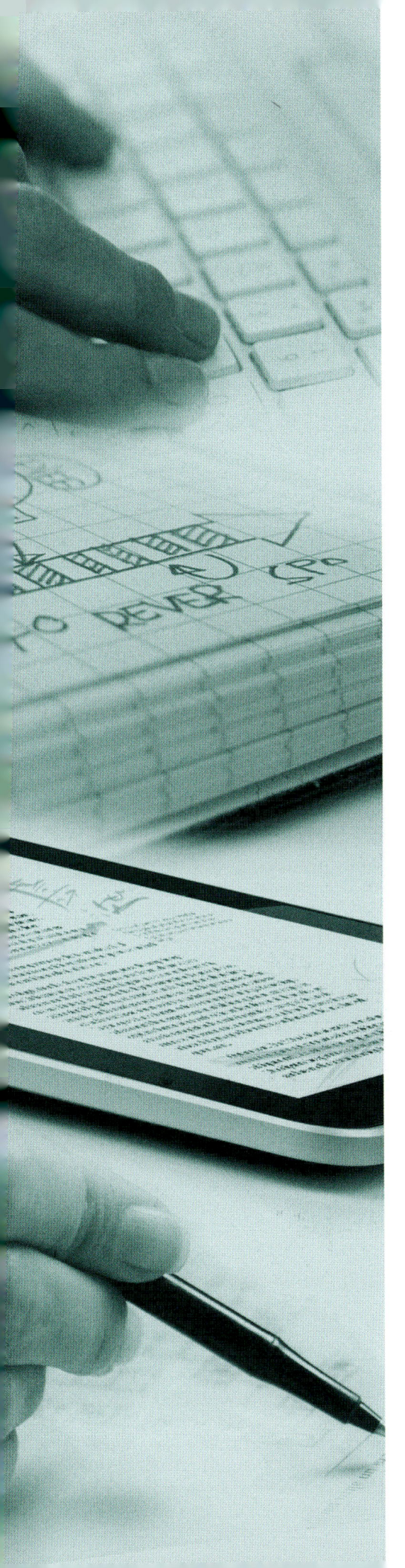

10
Título

Deve-se empregar as palavras na linguagem científica, com o mesmo rigor com que se empregam os símbolos em matemática.

Plácido Barbosa, Dicionário de Terminologia Médica Portuguesa, 1917.

O título é a parte mais lida de um texto, o seu cartão de visita.[1] Logo, há razão suficiente para o autor dedicar máxima importância na sua elaboração. Veremos, no capítulo, particularidades que podem ser úteis para compor o título de um artigo científico.

▶ 10.1 Para que serve o título

Nenhuma síntese de um texto é tão concisa quanto o título. O título tem o objetivo de, resumidamente, informar o conteúdo do artigo científico e destacar os pontos relevantes e inovadores da pesquisa. Também para situar o trabalho no conjunto de obras sobre o assunto.

Na sua preparação, persegue-se o objetivo de produzir um que resuma fielmente de que se trata o texto. Se esse objetivo for alcançado, o autor terá os benefícios imputados ao título adequado.

▶ A Benefícios de um título adequado

Algumas razões para justificar esmero na preparação de um título de artigo científico estão listadas na Tabela 10.1. O título aparece em posição de destaque em índices bibliográficos, bases de dados, listas de referências e muitas situações em que a obra é mencionada. Funciona como chamariz para atrair o leitor e auxiliá-lo a decidir se dedica ou não tempo para inspecionar o texto correspondente. Se o título parece apropriado, o leitor se interessa em ler o resumo. Caso contrário, passa adiante (ver exemplo).

A escolha de material para leitura é feita de diversas maneiras, dentre as quais, pela inspeção de lista de artigos publicados em periódico científico ou de obras obtidas por pesquisa nas bases de dados bibliográficos do tipo LILACS e MEDLINE. A correta indexação de artigo nessas bases depende sobremaneira do título adequado que tenha. Se o título não corresponder ao conteúdo do trabalho, pode resultar em má indexação e, consequentemente, dificuldade de ser localizado em pesquisas bibliográficas. Detalhes sobre indexação são assunto do Capítulo 13.

Um bom título tende a interessar o editor e predispô-lo, favoravelmente, em relação ao artigo. Isso não é pouco, pois o editor é a pessoa-chave no processo de aceitação ou recusa de um texto submetido para publicação em periódico científico. Após o artigo ser publicado, um bom título tende a interessar leitores e aumenta a chance de o texto ser lido e citado por outros pesquisadores.

Tabela 10.1 Razões para justificar um bom título de artigo científico

O título é a parte mais divulgada da obra.
O bom título inspira logo boa impressão.
O título constitui o elo de ligação entre a pesquisa e o leitor.
O título adequado auxilia os interessados na seleção dos textos para leitura.
Por meio do título ocorre o primeiro contato do editor com o artigo – e o editor é a pessoa mais importante na decisão de publicar ou não um artigo.

Exemplo 10.1 Triagem de artigos pela inspeção do título[2]

Em obra muito apreciada pelos adeptos da epidemiologia clínica, são sugeridos quatro caminhos iniciais para rastrear bons artigos: 1. Observar o título; 2. Verificar a lista de autores; 3. Ler o resumo e 4. Considerar o local de realização da pesquisa. Em relação ao primeiro item da lista, há a seguinte recomendação: *"se o título não é interessante ou útil, deixe o artigo de lado e passe para o próximo da lista."*

▶ B O bom título inspira logo boa impressão

Em qualquer atividade humana, causar boa primeira impressão é caminho para o sucesso. Evidentemente, um trabalho científico não pode ser qualificado com base nas impressões dos leitores, método mais adequado ao jornalismo. Será avaliado pelo conteúdo importante, pela contribuição ao conhecimento, pelo acréscimo à ciência. Contudo, é importante constar que, se o título for inteligentemente arranjado, com respeito à experiência acumulada dos que produzem e dos que divulgam relatos científicos, ele trará mais benefícios se comparado aos títulos mal construídos.

▶ 10.2 Especificidade do título

O Manual da Editora Abril assinala: *"Os melhores títulos que você já leu têm curtas e poucas palavras."*[3] Melhor ainda se veicular no mínimo de palavras o máximo de informação.[4] Deve também ser exato, claro e atraente. Essas constatações servem para qualquer título. Faremos a seguir comparação entre títulos de livros, de notícias de jornais e de artigos científicos. Eles veiculam diferentes tipos de informação.

▶ A Inspeção de título de livros

A concisão é claramente observada em títulos de livros.

Exemplos 10.2A Títulos de livro

- Livros de literatura
  A Odisséia, A Bíblia, Os Lusíadas, Os Maias, Dom Casmurro.
- Livros técnicos
  Biologia molecular, Epidemiologia: teoria e prática, Epidemiologia moderna, Estatística aplicada, Histologia básica, Medicina interna, Métodos quantitativos em medicina.

▶ B Inspeção de matérias publicadas em revistas e jornais leigos

O título das manchetes de revistas e jornais leigos deve ser conciso e causar impacto. Na edição de 20 de julho de 2005 da revista semanal *Veja*, foi realçado que, *"tão importante quanto o conteúdo das reportagens, é a forma de apresentá-lo"*. A tarefa cabe à editoria de Arte, continua a matéria do periódico, que é composta por 21 *designers* e capitaneada por um diretor. Essa diretoria tem a atribuição vital de elaborar a capa. *"Uma boa* capa é aquela que resume a essência da reportagem escolhida para ser o carro-chefe da edição. Além disso, a capa tem de ser atrativa – pela beleza, pelo impacto ou, sempre que possível, por ambas as qualidades."

Pessoal especializado em criar manchetes curtas e atraentes é contratado com o propósito de *vender* a edição. As manchetes visam a interessar os leitores, de modo que procurem saber mais sobre as notícias. "*Para funcionar, (o título) precisa ter impacto. Sem impacto, não chamará a atenção. Se não chamar a atenção, será inútil.*"[3] Observe, nos exemplos anexos, que não foram aleatoriamente escolhidos, o apelo ao sensacionalismo, procedimento não recomendado para artigos científicos.

Exemplo 10.2B Títulos chamativos de notícias em jornais leigos

- *Safenaram o safado*

  Essa manchete apareceu em jornal, no início da década de 1980. O leitor a relacionava automaticamente ao fato de importante figura da política nacional, um presidente da república, ter sido submetido a essa mesma operação no dia anterior. No entanto, ao ler a notícia, tomava-se conhecimento de que se tratava de um prisioneiro da cadeia local que fora acometido por angina de peito, submetendo-se a exames médicos. O tratamento indicado foi a cirurgia, sendo implantadas pontes de safena no paciente.

- *Avó está grávida do neto*

  A notícia foi estampada na primeira página de vários jornais em outubro de 2007. Ao ler a matéria, o leitor era informado de que a "*agente de saúde RPS, 51 anos, está grávida de um menino que é, na verdade, seu neto. No início do ano, ela implantou em seu útero embriões da filha, CM, 27, fertilizados* in vitro *em uma clínica particular de...*". Meses depois o jornal publicou outra notícia com o seguinte título sobre o produto da gravidez: *Mulher dá à luz sua própria neta.*

▶ C Inspeção de título de artigo em periódicos científicos

Cada artigo científico deve ter título com certas características, dentre as quais, ser exato, claro, conciso, atraente e explicativo. Conterá os pontos centrais do trabalho, com suficiente detalhe para diferenciá-lo dos demais (ver exemplos). O bom título tende a despertar interesse, permite classificá-lo em categoria própria e possibilita ao pesquisador encontrar o artigo nas pesquisas bibliográficas. Por isso, a concisão é, por vezes, sacrificada, dentro de certos limites, para incluir características da investigação.

Exemplo 10.2C Títulos de artigo científico em periódicos da área da saúde

- *Fatores de prognóstico em pacientes com melanoma maligno metastático*
- *Efficacy of low-level laser therapy in the management of neck pain*
- *Tipo de tabaco e risco de câncer de células escamosas do esôfago: estudo de caso-controle multicêntrico na França*
- *Self-rated health before and after retirement in France: a cohort study*

- *Effects of high-dose versus low-dose losartan on clinical outcomes in patients with heart failure: a randomised, double-blind trial*
- *Prevalência de cardiopatia chagásica em escolares do Estado de Goiás, em 1998*
- *Preenchimento de variáveis nas declarações de óbitos por causas externas de crianças e adolescentes no Recife, de 1979 a 1995*
- *Investigação ecológica sobre a associação entre produtos à base de soja e mortalidade por câncer e doença do aparelho circulatório no Japão*
- *Uso da aspirina diminui o risco de infarto do miocárdio*
- *Ineficácia do repouso ao leito no tratamento da nevralgia do ciático*

▶ 10.3 Tipos de título

Um título de artigo científico pode ser classificado em indicativo ou informativo.[5,6] O título indicativo assinala o tópico coberto na investigação: *associação entre X e Y.* O informativo vai além, pois mostra o que se encontrou na pesquisa: *X previne Y.*

▶ 10.4 Título indicativo

O título indicativo assinala o tópico coberto na investigação, sem esclarecer os seus resultados.

Exemplo 10.4 Títulos indicativos

- *Estrogênio e fraturas em mulheres idosas*
- *Infecção por* Chlamydia pneumoniae *e doença coronariana*
- *Inflamação, arteriosclerose e doença coronariana*
- *Efeito da droga X no risco de fratura da bacia em pessoas idosas*
- *The existence of publication bias and risk factors for its occurrence*
- *Terapia antiplaquetária e prevenção de acidente vascular cerebral*

▶ 10.5 Título informativo

O título informativo vai mais além do que o indicativo, pois expõe a mensagem central veiculada no texto. Os títulos informativos reunidos nos exemplos anexos são de artigos científicos, com exceção do último, proveniente de jornal leigo.

Exemplo 10.5 Títulos informativos

- *Estrogênio previne fraturas em mulheres idosas*
- *Infecção por* Chlamydia pneumoniae: *fator de risco para doença coronariana*
- *Erosão da placa coronariana sem ruptura do núcleo lipídico: causa frequente de trombose coronariana em morte por súbita parada cardíaca*

- *Um novo tratamento multidrogas aumenta a sobrevida de pacientes com melanoma metastático*
- *Ausência de efeito da hipotermia em lesão cerebral aguda*
- *Fases lunares e signos do zodíaco não influenciam a qualidade da cistectomia radical: uma análise estatística de 452 pacientes com câncer invasivo da bexiga*
- *Searching for unpublished trials in Cochrane reviews may not be worth the effort*
- *Breastfeeding continues to increase into the new Millennium*
- *Café-da-manhã "gordo" ajuda a perder peso*

Esse último título transcrito apareceu no *Correio Braziliense* de 10-6-2008. Acompanha fotografia de mesa repleta de bolos, pães e outros alimentos. A notícia especifica que dieta matinal rica em carboidratos e proteínas faz emagrecer. O mecanismo seria por redução da fome ao longo do dia e o consequente controle da compulsão por comida. Os jornais leigos – e os meios de comunicação de massa, em geral – tendem a abusar dos títulos informativos para chamar a atenção e promover as vendas.

▶ A Os títulos informativos são relativamente raros

A baixa frequência de títulos informativos (ver exemplo) sugere a prudência dos autores em afirmar certas conclusões no título. O fato pode ser explicável pelas naturais dificuldades em estabelecer causalidades, mesmo em pesquisas científicas realizadas com rigor. Segundo a tese poperiana, as hipóteses não são provadas, apenas rejeitadas. Como a prudência é atitude usualmente adotada ao atribuir-se causalidade, a baixa frequência de títulos informativos pode ser a expressão dessa cautela por tarde dos autores.

Exemplo 10.5A Frequência de títulos indicativos e informativos na literatura científica[7]

Pesquisa foi realizada em artigos aleatoriamente escolhidos que descrevem experimentos educacionais publicados em 2003 e 2004 nos seguintes periódicos científicos: *Academic Medicine, Advances in Health Sciences Education, American Journal of Surgery, Journal of General Internal Medecine, Medical Education* e *Teaching and Learning in Medicine*. Os títulos indicativos predominaram. Somente 2% eram informativos.

▶ B Comparação entre títulos indicativos e informativos

Sendo o título o menor resumo de um texto, o do tipo informativo devia ser o preferido. As comparações nos exemplos anexos apontam para a superioridade do título informativo.

Exemplos 10.5B Títulos indicativos e informativos sobre o mesmo tema

- Pesquisa sobre a associação entre consumo de vinho e hipertensão
  Título indicativo: *Consumo moderado de vinho e mortalidade por hipertensão*
  Título informativo correspondente: *Bebedores moderados de vinho têm menor mortalidade por hipertensão.*

- Pesquisa sobre a associação entre herpes zoster e acidente vascular cerebral
  Título indicativo: *Acidente vascular cerebral e herpes zoster*
  Título informativo correspondente: *Aumento do risco de acidente vascular cerebral após episódio de herpes zoster*

▶ C Títulos interrogativos

Alguns editores científicos experientes preferem títulos sob a forma de perguntas, pois indicam o objetivo do estudo e atraem o leitor. Outros editores reservam título interrogativo para os editoriais.

Exemplo 10.6C Títulos interrogativos

O uso do telefone celular aumenta o risco de tumor cerebral?
Quem fuma tem mais probabilidade de apresentar hérnia inguinal?
É possível prever o comprimento de tendões flexores do joelho por antropometria?
Does the method of reporting trial results alter perceptions of therapeutic effectiveness?
What is a cause and how do we know one?
The environment and disease: association or causation?
Na lista de referências de vários capítulos há títulos interrogativos. Ver, por exemplo, a do Capítulo 21.

▶ 10.6 O que deve conter o título

O bom título fornece rápido e claro entendimento da essência do artigo.

▶ A Diretrizes para a preparação de títulos

Não há consenso sobre como compor um bom título.[7] Conduta apropriada será verificar, nas instruções para autores, se há recomendações a respeito. Também inteirar-se do padrão predominante ao inspecionar títulos no periódico ao qual submeterá o seu texto. As instruções do Grupo de Vancouver sobre o assunto estão na Tabela 10.2.

Vários tópicos abordados nos Capítulos 5 a 8 são candidatos a constarem no título do artigo. Ao lado do tema da pesquisa aparecem detalhes sobre o método e, por vezes, a conclusão. Uma visão de alguns desses tópicos a constar no título é proporcionada nos próximos parágrafos.

Tabela 10.2 As normas de Vancouver para a preparação do título do artigo científico

Títulos concisos são mais fáceis de ler do que títulos longos e rebuscados. Títulos muito curtos podem, entretanto, não conter informações relevantes, tais como o delineamento do estudo (que é particularmente importante na identificação de estudos randomizados).
Os autores devem incluir no título todas as informações que permitirão a recuperação eletrônica sensível e específica do artigo.

Fonte: Vancouver 2008: seção IV.A.2.[8]
Observação sobre *recuperação eletrônica sensível e específica* de um texto, ver a seção 13.5B.

- Tema da investigação: *o quê* foi pesquisado

Alguns estudos se referem a apenas uma variável:

> *Prevalência de cardiopatia chagásica...*

Outros indicam a associação entre eventos investigada:

> *Consumo regular de vinho e risco coronariano...*

Há as pesquisas sobre avaliação de uma intervenção, terapêutica ou preventiva. Especifica-se *a intervenção* – caso da terapia antiplaquetária. Também é assinalado o *desfecho principal* (*end point*, em inglês), aquele empregado para verificar os resultados.

> *Terapia antiplaquetária e prevenção de acidente vascular cerebral*

Será conveniente indicar o que se aplicou no *grupo controle*: a comparação foi com o tratamento habitual ou com um placebo?

> *Terapia antiplaquetária superior ao placebo na prevenção de acidente vascular cerebral*

Note-se que essas são ilustrações de títulos de pesquisas, respectivamente, sobre frequência, etiologia e tratamento. Há outros campos de investigação, tais como, prognóstico, diagnóstico e rastreamento. Em cada um, o autor indicará no título os termos que melhor traduzam o conteúdo do artigo. Em caso de artigo sobre diagnóstico:

> *Fatores que afetam a sensibilidade e a especificidade do eletrocardiograma de esforço*

O autor poderá também assinalar, no título, aspectos metodológicos que valorizem a pesquisa, os que trazem melhores evidências sobre o assunto, como ilustrado a seguir.

- Cenário da pesquisa e amostra estudada: *o onde, o quando e o quem* da investigação

O contexto espaço-tempo da pesquisa ajuda o leitor a se posicionar quanto à aplicabilidade e à generalização dos resultados, mas só merecem aparecer no título se acrescentam um diferencial relevante. Note que nos títulos de artigos de muitas revistas de prestígio, como o *New England Journal of Medicine*, raramente aparece o local e a data de realização da pesquisa. Em lugar do local ou do estabelecimento, as suas características por vezes são realçados, caso de hospital terciário ou especializado.

Em relação à amostra estudada, especifica-se o grupo investigado: escolares, adolescentes, idosos, pessoas de alto risco e pacientes descompensados são exemplos. Essa é uma informação útil para os leitores. Por vezes, aparecem quantitativos sobre o grupo estudado e a duração da pesquisa, visto a sua relevância no significado dos resultados.

> *... acompanhamento de 6 mil adultos de alto risco durante 20 anos*

- Delineamento da investigação e análise estatística: *o como* da investigação

Em diretrizes para o relato de investigações de estudos clínicos e epidemiológicos, há a sugestão de tornar o delineamento utilizado bem aparente para o leitor. No *checklist* do guia Consort recomenda-se a *"identificação como randomizado no título do ensaio clínico"*. Orientação de mesmo teor está incluída nas instruções para autores do *Annals of Internal Medicine* (ver Tabela 10.3).

Estratégia muito utilizada consiste em reservar o subtítulo para assinalar aspectos metodológicos da investigação. Os delineamentos e técnicas de análise que produzem boas evidências científicas são especificados no subtítulo, caso do ensaio clínico randomizado, da revisão sistemática e da metanálise. Nos estudos etiológicos, convém realçar os estudos de coorte de grande duração e os de caso-controle, em especial, os de base populacional. A característica de ser multicêntrico consta também de títulos. Frequentemente, esses estudos são conhecidos por siglas, que aparecem como tal no título.

Outros esclarecimentos apostos em subtítulos são a avaliação duplo-cega e as técnicas mais elaboradas de análise estatística.

- Comentários adicionais

Diversos aspectos da pesquisa podem ser contemplados no título. Eles estão reunidos na Tabela 10.4 e apresentados sob a forma de perguntas. Nem todos os tópicos apontados precisam constar do título. O discernimento do autor deve preponderar, e o que for escolhido para compor o título será em função da conveniência em realçar determinados ângulos da investigação e do padrão de títulos prevalente no periódico ao qual submeterá o artigo.

Tabela 10.3 As instruções para autores do periódico *Annals of Internal Medicine* sobre preparação do título do artigo científico

Informe o título e subtítulo (se houver).
Se o estudo é um ensaio randomizado, revisão sistemática ou metanálise, acrescente o descritor respectivo como subtítulo.
Use títulos que estimulem o interesse, sejam fáceis de ler e concisos (12 palavras ou menos), e que contenham informação suficiente para indicar a essência do artigo. Também forneça título abreviado, de sete palavras ou menos.

Fonte: *Annals of Internal Medicine*: 2008.[9]

Tabela 10.4 Questões utilizadas na preparação do título de artigo científico*

Perguntas	Significado das perguntas
O quê?	Tópico indicador do tema da publicação. Exemplo: acupuntura e dor lombar.
Onde? Quando?	Cenário da pesquisa.
Quem?	A amostra em estudo: se gêmeos, idosos, espécie de animal de laboratório.
Como?	O delineamento do estudo; a forma de aferição do evento (entrevista, uso de informantes); a modalidade de análise (regressão logística).

*Apenas o primeiro item (O quê?) é essencial para compor o título de artigo científico. Ver comentários sobre os outros itens na seção 10.6.

▶ B Sequência de termos no título

O autor escolhe as palavras e a ordem em que elas aparecerão. As mais importantes merecem estar localizadas no início, seguidas das características adicionais que permitam melhor situar a investigação.[10]

É possível variar a disposição dos termos em função da audiência, com o propósito de iniciar o título por termo relevante para o público da revista: cardiopatia, se endereçado a cardiologistas; radiação, se radiologistas; câncer, se cancerologistas e assim por diante.[11] Em seguida, acrescentar os demais termos em ordem decrescente de importância.

10.7 O que não deve conter o título

A Tabela 10.5 contém instruções sobre o que evitar no título. Alguns itens constantes dessa tabela são comentados a seguir.

Tabela 10.5 O que o título de artigo científico *não* deve conter

Abreviações, exceto as de uso geral como BCG e DNA.

Fórmulas, adjetivos excessivos e sensacionalismo.

Símbolos que possam distorcer pesquisa eletrônica.

Gírias, imprecisões e nomes de conotação dúbia ou pejorativa.

Significado obscuro.

Palavras supérfluas

A Significado enganoso

O título deve indicar ou sugerir o que o texto oferece. Não pode ser dúbio, impreciso. Examine os exemplos anexos. Os três primeiros são provenientes de jornais leigos.

Exemplos 10.7A Títulos imprecisos

- *Carro atropela cavalo em alta velocidade*
  Quem estava em alta velocidade?
- *Mil pessoas com suspeita de rotavirose no Distrito Federal: crianças e adultos são as vítimas mais frequentes da doença*
  Esse título apareceu em jornal de grande circulação no Distrito Federal, em 1-8-2006. Tirando crianças e adultos sobra o que?
- *Violência mata 68% dos jovens*
  Foi manchete de jornal, também de grande circulação de São Paulo, em 29-4-2000. Partindo-se do princípio de que as estatísticas de mortalidade são feitas em bases anuais, conclui-se que, em dois anos, todos os jovens de São Paulo estariam mortos: 68% em um ano e, os demais, no outro. Lendo a matéria, há o esclarecimento: as causas violentas foram responsáveis por 68% das mortes ocorridas no grupo de 15 a 19 anos de idade, no ano de 1999. Portanto, as demais (32%) foram atribuídas a todas as demais causas reunidas.
- *Um método para obter informações retrospectivas precisas*
  Melhor opção seria: *Obtenção de informações retrospectivas precisas por meio do método X*
- *Ferro na gestante e no recém-nascido*
  O tema deste artigo, publicado em periódico científico brasileiro, versa sobre anemia, mas, positivamente, o título não foi bem escolhido. Com esse exemplo, pode-se tirar

outra lição: ao submeter o artigo ou aprová-lo para publicação, verificar se não contém termos ou expressões com conotação dúbia ou pejorativa.

B Títulos de significado obscuro

Por vezes, o título não reflete o conteúdo do trabalho. Sem ler o artigo, só por adivinhação pode-se saber o assunto tratado no texto a partir da leitura de certos títulos (ver exemplos). Consequência: o investigador diante de uma lista de títulos de artigos não se deterá diante de título pouco esclarecedor. Não terá motivação para procurar o respectivo resumo ou o texto inteiro. Logo, será baixa a probabilidade de tal artigo ser citado, exceto para ilustrar caso de título mal preparado.

Exemplos 10.7B Títulos com significado obscuro

- *Do monte a superação da fila*

O texto trata dos exames complementares de diagnóstico marcados e não realizados.

- *Docência na universidade, cultura e avaliação institucional: saberes silenciosos em questão*

C Palavras supérfluas

Cada palavra do título deve ter utilidade. Palavras supérfluas como "*observações sobre...*" estendem o título sem acrescentar significado. Ver outros exemplos na Tabela 10.6. No passado, eram muito empregadas. Hoje, requer-se objetividade, portanto, evite usá-las.

Tabela 10.6 Palavras supérfluas a serem *evitadas* no título

A propósito de…
Algumas notas sobre…
Alguns aportes sobre…
Alguns aspectos de…
Alguns enunciados sobre…
Aspectos do...
Breve discurso sobre...
Considerações sobre…
Contribuição ao estudo das…
Contribuição para o conhecimento de…
Estudo da...
Introdução ao…
Investigação de…
Natureza de…
Nota sobre...
Observações sobre…
Questões referentes a …
Reflexões sobre…
Resultados de…
Sobre a...
Subsídios para…

D Letras maiúsculas no título

Não compor o título com todas as letras em maiúsculas. Pense no que pode acontecer de errado. Alguém na secretaria do periódico decidirá quais palavras permanecerão com inicial maiúscula e quais serão alteradas para minúsculas. Essa pessoa pode não ter competência para a decisão.

Exemplo 10.7D Envio do título do artigo indevidamente em letras maiúsculas

Suponhamos que o autor do artigo tenha enviado o título como mostrado a seguir – tudo em caixa alta, como se diz:[12]

RECUPERAÇÃO E IMPACTO DA PRODUÇÃO CIENTÍFICA NA ERA GOOGLE: UMA ANÁLISE COMPARATIVA ENTRE O GOOGLE ACADÊMICO E A WEB OF SCIENCE

Ou então, o título é apresentado com a primeira letra de cada palavra substantiva em letra maiúscula.

Recuperação e Impacto da Produção Científica na Era Google: uma Análise Comparativa entre o Google Acadêmico e a Web of Science

Não são boas maneiras de comunicação. O ideal seria enviá-lo na forma a ser imediatamente utilizada, sem possibilidade de erro. Portanto, o formato correto é:

Recuperação e impacto da produção científica na era Google: uma análise comparativa entre o Google Acadêmico e a Web of Science

▶ E Abreviaturas no título

A melhor conduta em comunicação científica é não usar abreviações. Há exceções – como DNA – em títulos de textos de biologia. É injustificável empregar no título abreviação que poucas pessoas entendam o significado.

Exemplo 10.7E Abreviatura pouco conhecida em título de livro

As TIC no setor saúde na América Latina[13]

No prefácio esclarece-se que TIC significa Tecnologia da Informação e Comunicações. Os especialistas da área estão habituados à sigla TIC ou TI (Tecnologia da Informação), mas os não especialistas estranham, rotulam-no como pouco elucidativo. Para alcançar um grande público e não somente os especialistas, seria conveniente informar adequadamente no título o conteúdo do livro. Para tal, evitar abreviações no título pode ser uma sábia decisão.

▶ 10.8 Tamanho do título

Com o objetivo de fornecer rápido e claro entendimento do conteúdo do relato, o título curto é mais eficaz. Os editores estabelecem limites; algo em torno de 10 a 15 palavras (ver exemplos). Título sucinto de artigo científico pode não veicular informação suficiente. Ao contrário, se contiver muitos detalhes sobre a investigação, tenderá a ser extenso, o que não é do agrado dos editores de periódicos.

Exemplos 10.8 Recomendações sobre o limite máximo de tamanho de título de artigo científico em instruções para autores

- Manual da Associação Americana de Psicologia: 10 palavras ou, no máximo, 15.[14]
- Revista Pan-americana de Saúde Pública: 10 ou 15 palavras.
- *Annals of Internal Medicine*: 12 palavras ou menos.
- Fitopatologia Brasileira: 150 caracteres, aí incluídos letras e espaços.

▶ A Títulos longos

Pela inspeção de títulos de artigos científicos da área da saúde, percebe-se que os apelos à brevidade nem sempre são adotados. Alguns parecem extenso parágrafo. Pode ser que, se extensos, o leitor nem chegue a lê-los, logo desiste. Os quatro primeiros títulos nos exemplos anexos apareceram em periódicos científicos estrangeiros; os demais, um em periódico científico brasileiro e o outro, o último da série, em tese de doutorado defendida em universidade brasileira. Note que alguns desses títulos são facilmente compreendidos, na primeira leitura. Em outros, têm-se que ler mais de uma vez para entender o significado, o que constitui sinal de que deveriam ter sido refeitos. Agem como impedimentos para prosseguir na leitura.

Exemplos 10.8A Títulos longos

- *Role of endogenous oestrogen in aetiology of coronary heart disease: analysis of age trends in coronary heart disease and breast cancer in England and Wales and Japan*
  São 27 palavras ou 166 caracteres, incluindo espaços.
- *Type specific persistence of high risk human papillomavirus (HPV) as indicator of high grade cervical squamous intraepithelial lesions in young women: population based prospective follow up study*
  São 27 palavras ou 195 caracteres, incluindo espaços.
- *Rates of depression in individuals with pathologic but not clinical Alzheimer disease are lower than those in individuals without the disease: findings from the Baltimore Longitudinal Study on Aging (BLSA)*
  São 30 palavras ou 205 caracteres, incluindo espaços.
- *The treatment of acute infectious hepatitis: controlled studies of the effects of diet, rest, and physical reconditioning on the acute course of the disease and on the incidence of relapses and residual abnormalities*
  São 33 palavras ou 216 caracteres, incluindo espaços.
- *Estudo comparativo e retrospectivo: ventilação ciclada a volume com fluxo desacelerado, ventilação por controle de pressão e ventilação com pressão de suporte e volume assegurado aplicadas de maneira sequencial em pacientes com lesão pulmonar aguda de intensidade moderada a grave*
  Contém 40 palavras e 280 caracteres, incluindo-se espaços.
- *Caracterização descritiva de candidatos à doação de sangue do grupo etário de 50 a 60 anos, de ex-doadores excluídos por limite de idade, de não-doadores acima de 50 anos e análise comparativa com candidatos de 18 a 28 anos da cidade de ... (omitido o nome da cidade)*
  São 43 palavras ou 243 caracteres, incluindo-se uma palavra para designar o nome da cidade.

▶ B Palavras substantivas no título

Existem duas classes de palavras nos títulos:

- As que são úteis para a recuperação de um documento, denominadas palavras substantivas, como neoplasia e etiologia
- As que não têm utilidade para essa recuperação. Estão, nesse caso, artigos, conjunções e preposições, como *a, e, de, ou, para*.

Avaliações mostram que o número total de palavras, principalmente as substantivas, tem aumentado nos títulos de revistas científicas (ver exemplo). O aumento do número de palavras substantivas configura estratégia de fornecer, no título, quantidade maior de informações relevantes sobre o artigo para aumentar a eficiência na sua recuperação em pesquisas bibliográficas.

Exemplo 10.8B Tendência de aumento no número de palavras nos títulos de artigos científicos[15]

Em 1947, na revista inglesa *Lancet*, foi encontrada uma média de 6,2 palavras por título, número esse que aumentou para 8,2, em 1962, e 9 em 1972. O número de palavras substantivas apresentou tendência semelhante: 4,2 em 1947; 5,5 em 1962 e 6,3 em 1972.

► C Título e subtítulo

Títulos extensos podem ser divididos pela inclusão de um subtítulo. No título propriamente dito aparece o tema central e, no subtítulo, a especificação. O subtítulo é local para o desdobramento do título ou a explicação adicional para valorização ou melhor entendimento de que trata o artigo.[16]

Exemplos 10.8C Título e subtítulo

- *Consumo de mate e câncer de esôfago: um estudo de caso-controle no Sul do Brasil*
- *Moderate wine drinkers have lower hypertension-related mortality: a prospective cohort study in French men*
- *Increased risk of stroke after a herpes zoster attack: a population-based follow-up study*
- *Tipo de tabaco e risco de câncer de células escamosas do esôfago: estudo de caso-controle multicêntrico na França*
- *Self-rated health before and after retirement in France: a cohort study*
- *Effects of high-dose versus low-dose losartan on clinical outcomes in patients with heart failure: a randomized, double-blind trial*

► 10.9 Título abreviado

Os editores solicitam que seja enviado, por ocasião da submissão do texto, um segundo título, de curta extensão: o título abreviado, resumido ou corrente (*running title*, em inglês).

► A Tamanho do título abreviado

Como costuma acontecer, as recomendações variam.

Exemplos 10.9A Recomendações sobre o tamanho máximo de título abreviado de artigo científico

- Grupo de Vancouver: 40 caracteres, incluindo letras e espaços (ver Tabela 10.7)
- Manual da Associação Americana de Psicologia: 50 caracteres[14]
- *Brazilian Journal of Medical and Biological Research*: 60 letras e espaços
- *Annals of Internal Medicine*: sete palavras ou menos

► B Para que serve o título abreviado

O título abreviado identifica o artigo e é usado com propósitos operacionais na secretaria do periódico. Uma vez publicado, o título abreviado estará situado no cabeçalho das páginas.

Tabela 10.7 As normas de Vancouver para a preparação do título resumido do artigo científico

Algumas revistas solicitam um título resumido, normalmente, de não mais de 40 caracteres – contando as letras e os espaços – ao pé da página de rosto.
Títulos resumidos são publicados na maioria das revistas, mas também são, por vezes, usados na secretaria editorial para classificar e localizar os originais.

Fonte: Vancouver 2008: seção IV.A.2, item 8.[8]

Não se trata de usar abreviações como o termo título abreviado pode fazer supor, mas escolher um menor número de palavras para representar o título.

Exemplos 10.9B Títulos abreviados

- *Contaminação microbiana de sanduíches de lanchonetes*
  O título abreviado poderia ser *Contaminação de sanduíches* e não *Cont. microb. sand. lanch.*
- *Tabaco e câncer de esôfago*
  Contém 26 caracteres, incluídos os espaços, e é o título abreviado de *Tipo de tabaco e risco de câncer de células escamosas do esôfago: estudo de caso-controle multicêntrico na França.*
- *Consumo de soja e mortalidade*
  Contém 29 caracteres, incluídos os espaços. É o título abreviado de *Investigação ecológica sobre a associação entre produtos à base de soja e mortalidade por câncer e doença do aparelho circulatório no Japão.*

► 10.10 Sugestões

Verifique nas instruções para autores do periódico ao qual o artigo será enviado se há orientação acerca do título. Se houver, é indicado segui-las. As recomendações, em geral, estão restritas ao tamanho máximo admitido.

Consulte números recentes do periódico para verificar o estilo adotado ou predominante.

Analise também títulos sobre o mesmo tópico, tratando de comparar o seu entre eles.[1] O mais provável será deparar-se com grande variedade de estilos; não há consenso entre os editores de periódicos sobre o que seja um bom título. Lembre-se, no entanto, dessas duas afirmações apresentadas no capítulo: "*O bom título será aquele que fornece rápido e claro entendimento do conteúdo do relato*" e "*os editores científicos experientes preferem títulos informativos.*"

Melhore o título por tentativas. Escolhe-se um provisório para, pouco a pouco, aprimorá-lo, introduzindo e retirando termos, tentando a inclusão de subtítulo, se já contiver muitas palavras.

Se optar por título e subtítulo, verifique se funcionam como um todo, sem repetir palavras ou ideias, apenas havendo a complementação da informação.

Compare o título com o objetivo e a conclusão do trabalho, pois eles têm que combinar. Um não pode dizer uma coisa e o outro algo diferente.

Evite os dois extremos – o título breve ou geral, que pouco informa, e o extenso, com muita explicação. É imperdoável imprimir no título visão distorcida ou enganosa sobre o conteúdo do artigo.

O bom título desperta curiosidade, interesse. Faz com que a pessoa queira mais. Estimula a leitura do resumo e de todo o texto. Esse o objetivo a ser atingido com o título. Por isso, vale a pena investir tempo na sua composição. Se o bom título atrai, o mau tem efeito oposto. Em termos figurativos, os artigos competem entre si pelo tempo de leitura do pesquisador. As bases eletrônicas de referências bibliográficas, tipo MEDLINE, contêm copiosos títulos em seu acervo, ao passo que o pesquisador dispõe de pouco tempo. Ele tende a selecionar os que julga mais apropriados, em lista de títulos encontrados nessas bases, para então ler o resumo. Nessa competição, os melhores títulos são os escolhidos.

Até o momento de enviar o artigo para publicação, há tempo para aperfeiçoar o título. Pergunte-se ao compô-lo: o título é claro, exato e conciso, sem palavras desnecessárias e abreviações? Se julgar que está inadequado, revise, revise e revise até encontrar a melhor forma de expressão.

Se o tamanho do título ultrapassar o teto estipulado pelo editor, mas o autor julgá-lo adequado, informativo e não conseguir encurtá-lo, submeta-o nessa forma. Pode ser que seja aceito ou receba boas sugestões dos revisores para reduzi-lo.

O mau título concorre para esconder o trabalho, torná-lo desconhecido do público a que devia estar endereçado. Portanto, não permita que incluam seu nome entre os autores que escrevem artigos com título ruim, incorreto ou obscuro.[1] Um título ruim pode fazer com que um excelente trabalho permaneça desconhecido da comunidade científica. Eis algumas frases para estimular a escolha criteriosa de um título.

"O cartão de visita do trabalho é o título."

"A primeira impressão é a que fica."

"Você nunca tem a segunda chance de causar uma primeira boa impressão."

▶ 10.11 Comentário final

O capítulo contém informações utilizáveis para a composição de um título. No próximo capítulo, serão comentados os autores de artigo científico.

▶ 10.12 Referências

1. Casco EJ. La selección del título en el artículo científico. Rev Cubana Med Gen Integr. 1999;15(3):342-5.
2. McMaster University Health Center, Department of Clinical Epidemiology and Biostatistics. How to read clinical journals: I. why to read them and how to start reading them critically. Can Med Assoc J. 1981;124(5): 555-8.
3. Manual de estilo Editora Abril: como escrever bem para nossas revistas. Rio de Janeiro: Nova Fronteira; 1990.
4. Feitosa VC. Redação de textos científicos. 3ª ed. Campinas (SP): Papirus; 1997.
5. Huth EJ. Writing and publishing in medicine. 3rd ed. Baltimore: Williams & Wilkins; 1999.
6. Goodman NW. Survey of active verbs in the titles of clinical trial reports. BMJ. 2000;320(7239):914-5.
7. Cook DA, Beckman TJ, Bordage G. A systematic review of titles and abstracts of experimental studies in medical education: many informative elements missing. Med Educ. 2007;41(11):1074-81.
8. ICMJE. International Committee of Medical Journal Editors. Uniform requirements for manuscripts submitted to biomedical journals: writing and editing for biomedical publication. 2008 [acesso em 18 mai 2009]; Disponível em: http://www.icmje.org/.
9. Annals of Internal Medicine. Information for authors. [acesso em 10 fev 2011]; Disponível em: http://www.annals.org/site/shared/menu_authors. xhtml.
10. Trelease SF. The scientific paper: how to prepare it, how to write it. 2nd ed. Baltimore: Williams & Wilkins; 1951.
11. Zeiger M. Essentials of writing biomedical research papers. 2nd ed. New York: McGraw-Hill; 2000.
12. Mugnaini R, Strehl L. Recuperação e impacto da produção científica na era Google: uma análise comparativa entre o Google Acadêmico e a Web of Science. Enc Bibli: R Eletr. 2008;(n. esp.):92-105.
13. Fundación Telefônica. As TIC no setor saúde na América Latina. Barcelona: Editorial Ariel S.A; 2008.
14. American Psychological Association. Publication manual of the American Psychological Association. 5th ed. Washington (DC): APA; 2001.
15. Meadows AJ. The scientific paper as an archaeological artifact. J Inf Sci. 1985;11(1):27-30.
16. Araújo E. A construção do livro: princípios da técnica de editoração. 2ª ed. São Paulo: Lexikon Editora Digital; Editora UNESP; 2008.

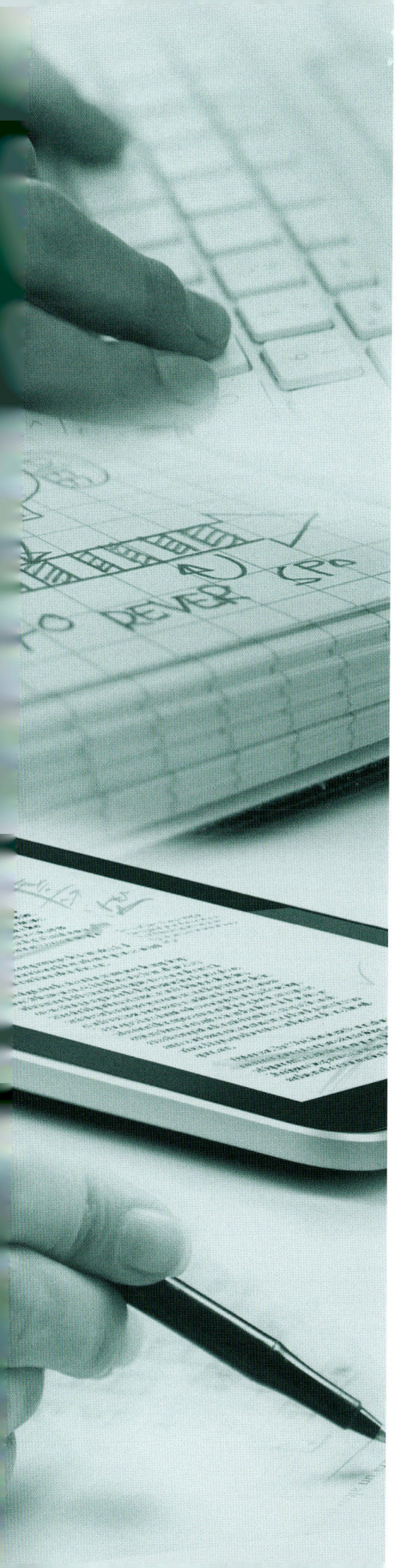

11

Autoria

A vida do naturalista seria feliz se ele tivesse apenas que observar e nunca escrever.

Charles Darwin, naturalista inglês, 1809-1882.

Logo após o título do artigo científico, assunto do capítulo anterior, aparece o nome dos autores, tema do presente capítulo. Agradecimentos e fontes de financiamento, por serem tópicos relacionados à autoria, são também abordados.

▶ 11.1 Para que serve o nome do autor no trabalho científico

A presença do nome do autor tem a finalidade de assegurar a propriedade intelectual da obra. Essa e outras utilizações do nome do autor constam da Tabela 11.1. Um autor, publicando os resultados de suas pesquisas, pode tornar-se conhecido e respeitado na comunidade científica – e mesmo em outros setores da sociedade. Esse reconhecimento está relacionado não só com o que publica, mas também onde publica. Veremos, mais adiante (seção 11.11), que a instituição de trabalho também tem importância na construção do conceito do autor. O seu nome, passando a ser respeitado, confere credibilidade ao que diz ou publica. Os leitores, por sua vez, o terão como guia para rastrear a boa literatura científica, e isso pesa na decisão de ler ou não um artigo científico.

Exemplo 11.1 Triagem de artigos para leitura pela inspeção da lista de autores

Anteriormente, no exemplo da seção 10.1, foram mencionados quatro caminhos para rastrear bons artigos. Um deles, relacionado ao tema do presente capítulo, consiste em inspecionar a lista de autores. Se o currículo dos autores *"comprovar trabalho cuidadoso e coerente que resiste à prova do tempo, prossiga a leitura. Se, ao contrário, o histórico consistir em várias conclusões não fundamentadas... ou as denunciam como um entrave à busca de informações válidas, rejeite o artigo."*[1]

▶ A Nome do autor e identificação da produção científica

Por mensagem eletrônica, o então presidente do CNPq realçou a importância do nome do autor para avaliar a qualidade da produção científica (ver exemplo). A variação do nome nas citações bibliográficas pode causar dificuldades para identificar a real produção científica de um autor.

Exemplo 11.1A Carta circular do então presidente do CNPq, em 2006, sobre nome do pesquisador

"Prezados pesquisador e pesquisadora do CNPq,
Recebi do Comitê Assessor de Física e Astronomia a mensagem que transcrevo a seguir uma vez que a sugestão apresentada

Tabela 11.1 Para que serve o nome do autor no trabalho científico

Assegurar a propriedade intelectual da obra.
Auxiliar o leitor na seleção de material para leitura.
Avaliar a produção científica de autores.
Acompanhar a citação de um artigo.

foi aprovada integralmente pela Diretoria do CNPq e representa um avanço na consistência dos julgamentos e análises efetuadas a partir da Plataforma Lattes.

Como explicitado em seus critérios de avaliação, o Comitê Assessor de Física e Astronomia tem utilizado sistematicamente, em seus julgamentos de recomendação das Bolsas de Produtividade em Pesquisa, diversos indicadores de qualidade de sua produção científica, tais como regularidade e repercussão. Uma das medidas deste último é o número de citações, obtido principalmente por consulta ao banco de dados Web of Science do ISI (antigo Institute for Scientific Information), ferramenta amplamente conhecida pela comunidade científica internacional.

Para que a área técnica do CNPq possa coletar estes dados de forma adequada, é de extrema importância que as informações prestadas no Currículo Lattes estejam corretamente preenchidas, principalmente no que diz respeito ao campo Nome em citações bibliográficas. Muitas vezes, o formato do nome declarado no campo não corresponde à maneira como o autor é citado em outros periódicos, ou mesmo na própria revista em que publica. Com isso, a verificação das publicações declaradas fica prejudicada.

Por exemplo, um autor que assina X.Y. da Silva pode aparecer citado como X. da Silva, X.Y. da Silva, X.Y. dasilva, X. Silva ou X. Ypsilon da Silva. ´Enfatizamos que, ao preencher o campo Nome em citações bibliográficas, o pesquisador pode incluir mais de uma maneira como seu nome é referenciado em diferentes periódicos (se for o caso), bastando para isto separá-los por ponto e vírgula (;)´.

Assim, solicito que os pesquisadores revejam seus próprios dados e os corrijam (caso necessário), pois a partir do próximo julgamento de Bolsas de Produtividade em Pesquisa somente serão computadas as citações em artigos cuja autoria esteja de acordo com aquela preenchida no Currículo Lattes. Atenciosamente ..." Ofício nº 0080/06, Brasília, 21 de fevereiro de 2006.

▶ B Normas de Vancouver

As recomendações do Grupo de Vancouver relativas ao autor e aos agradecimentos estão distribuídas em várias seções deste capítulo. Para localizá-las, veja a Tabela 11.2. As instruções constantes em conceituado periódico de medicina interna encontram-se na Tabela 11.3.

▶ 11.2 O que é um autor

Autor, de acordo com o dicionário Houaiss, é *"a pessoa que produz ou compõe obra literária, artística ou científica"*.

Tabela 11.2 Localização das normas de Vancouver sobre autoria e agradecimentos no presente capítulo

Temas	Seção	Tabela
Autoria de trabalho científico	11.2	11.4
Critérios para autoria de trabalho científico	11.3	11.5
Condições que não justificam aparecer como autor de trabalho científico	11.4	11.6
Designação de autoria em pesquisa de grupo multicêntrico	11.6	11.7
Agradecimentos	11.12	11.10

Tabela 11.3 As instruções para autores do periódico *Annals of Internal Medicine* sobre preparação da lista de autores de trabalho científico

Listar os autores na ordem em que devem aparecer no artigo publicado.

No caso de autoria de grupo, identificar um ou mais autores que terão a responsabilidade pela publicação.

Indicar a afiliação institucional de cada autor, o apoio financeiro e as informações para contato com o autor correspondente e com o que receberá os pedidos de separata.

Fonte: *Annals of Internal Medicine* 2008.[2]

No contexto em que o estamos utilizando, trata-se de alguém que contribuiu intelectualmente e de forma substancial para um estudo científico publicado.[3] A posição do Grupo de Vancouver sobre a matéria consta da Tabela 11.4.

Tabela 11.4 As normas de Vancouver para a preparação da lista de autores de trabalho científico

Considera-se que um autor é geralmente alguém que deu contribuições intelectuais substanciais para um estudo publicado; a autoria biomédica continua a ter importantes implicações acadêmicas, sociais e financeiras.

No passado, raramente se fornecia aos leitores informação sobre as contribuições dos pesquisadores listados como autores e dos listados nos agradecimentos. Agora, algumas revistas solicitam e publicam informações sobre as contribuições de cada pessoa mencionada como participante de um estudo submetido à publicação, pelo menos nas pesquisas originais.

Os editores são fortemente estimulados a desenvolver e a implementar uma política de contribuição, bem como uma política de identificação de quem é responsável pela integridade do trabalho como um todo.

Embora as políticas de contribuição e de responsabilidade obviamente removam muito da ambiguidade em torno das contribuições, permanece sem solução a questão da quantidade e da qualidade da contribuição que caracteriza a autoria (na Tabela 11.5 estão os critérios para crédito de autoria de trabalho científico).

Todas as pessoas mencionadas como autores devem estar qualificadas para a autoria, e todas aquelas que estão qualificadas devem ser mencionadas.

Cada autor deve ter participado do trabalho o suficiente para assumir responsabilidade pública de partes do seu conteúdo.

Algumas revistas também solicitam agora que um ou mais autores, chamados de fiadores, sejam identificados como as pessoas que assumem responsabilidade pela integridade do trabalho como um todo, desde sua concepção até a forma publicada, e divulgam essa informação.

O grupo deve tomar decisões conjuntas sobre contribuições/autorias antes de submeter o manuscrito para publicação. O autor correspondente/fiador deve estar preparado para explicar a ordem na qual os autores estão listados. Não é papel dos editores decidir sobre autoria/contribuição ou mediar conflitos relacionados à autoria.

Fonte: Vancouver 2008: seção II.A.1.[3]

A Responsabilidade do autor

Muitas pessoas colaboram durante a fase preparatória da pesquisa e em diversos momentos até o seu relato, mas os autores são os que têm a responsabilidade pelo texto. Para tal, precisam garantir a sua credibilidade, o que requer a adoção de linguagem correta, clareza na apresentação e lisura na argumentação.

B Autoria única e múltipla

No passado, o investigador recebia contribuições pouco relevantes, que não justificavam a inclusão de mais de um nome na autoria do trabalho. Um único investigador era responsável por tudo na pesquisa: ideia inicial, detalhamento, execução, análise, interpretação e redação dos resultados (ver exemplo). Consequentemente, qualificava-se como autor isolado do trabalho. A situação não é mais assim.

Exemplo 11.2 Autoria única em revista científica[4]

A percentagem de artigos científicos originais, assinados por um único autor no *New England Journal of Medicine*, passou de 98,5%, em 1886, para 4%, em 1976.

C Autoria e complexidade da pesquisa

Hoje, as pesquisas são mais complexas do que no passado, e muitas pessoas trabalham em equipe, colaborando na sua realização. Não é de se admirar o aumento do número de autores e o aparecimento de debates sobre atribuição de autoria de trabalho científico,[5] que repercutem em nosso meio.[6-10]

Em termos ideais, autor de trabalho científico é alguém que teve envolvimento importante com seu planejamento, participou da execução, conhece integralmente o conteúdo do relato e está preparado para discuti-lo. No entanto, a própria complexidade da pesquisa resulta em que os investigadores não dominem todas as técnicas e todos os métodos empregados no desenrolar do estudo. Esses e outros problemas motivaram o desenvolvimento e adoção de critérios para o reconhecimento de autoria em trabalhos científicos.

11.3 Condições a cumprir para aparecer como autor

As condições que justificam o reconhecimento da autoria de um trabalho científico, segundo as normas de Vancouver, estão na Tabela 11.5. Muitos editores de periódicos científicos adotam-nas e solicitam que, na submissão do artigo para publicação, sejam detalhadas as contribuições de todos os que aparecem como autores (ver exemplo). As explicações dadas poderão constar como nota, no artigo, quando publicado.

Exemplo 11.3 Justificativa de autoria

"Autor A participou no delineamento da investigação, na análise dos dados e na redação do texto. Autor B auxiliou na formulação do problema, no delineamento da investigação, na análise estatística e na redação. Autor C teve a ideia original, colaborou no delineamento da investigação, na interpretação

Tabela 11.5 As normas de Vancouver sobre os critérios de autoria de trabalho científico

O crédito de autoria deve ser fundamentado somente em:
1. Contribuições substanciais para concepção e delineamento, coleta de dados ou análise e interpretação dos dados;
2. Redação ou revisão crítica do artigo em relação ao conteúdo intelectualmente importante; e
3. Aprovação final da versão a ser publicada.
Um autor deve preencher as condições 1, 2 e 3.

Fonte: Vancouver 2008: seção II.A.1.[3]

dos dados e na redação. Todos os autores aprovaram a versão final do trabalho."

▶ 11.4 Condições que não justificam aparecer como autor

Na Tabela 11.6 encontram-se listadas condições que não justificam reconhecer uma pessoa como autora de trabalho científico. As considerações, a seguir, são apresentadas para reflexão.[7]

A vida em sociedade está repleta de encontros entre as pessoas e que geram registros por escrito. Prontuários médicos, declarações de nascimento e atestados são exemplos. O fato de alguém ter colhido dados rotineiros não o situa necessariamente como autor, quando esses mesmos dados são utilizados posteriormente em artigo científico. Um exemplo é a revisão do prontuário de hospital universitário para uso em pesquisa. Os dados originais, nesses casos, foram produzidos como parte das obrigações diárias de um profissional. A situação seria outra se esses mesmos profissionais tivessem, além de coletado dados de rotina, participado da concepção da pesquisa e de substancial parte da sua realização. Mereceriam ser considerados como autores se preenchessem os critérios enunciados na Tabela 11.5, o que significa participação relevante na realização da pesquisa. Os autores de um artigo que utilize dados de prontuário serão os que planejam o trabalho, executam-no, analisam os resultados e redigem o texto correspondente.

Tabela 11.6 As normas de Vancouver sobre as condições que *não* justificam aparecer como autor de trabalho científico

Participação exclusiva na obtenção de financiamento ou na coleta de dados.
Apenas a supervisão geral do grupo de pesquisa.

Fonte: Vancouver 2008: seção II.A.1.[3]

▶ 11.5 Escolha dos nomes para a lista de autores

As pessoas que se dedicam à investigação e ao seu relato recebem o reconhecimento pelo que fizeram por meio da inclusão de seus nomes no artigo. Embora todos os autores recebam crédito pela publicação, só há um que aparece como primeiro da lista. Ele terá seu nome divulgado com mais intensidade quando comparado aos demais. Os que constam das três ou seis primeiras posições na lista de autores, a depender do critério adotado, aparecem nas listas de referências quando o artigo é citado. Então, surgem as questões, como as relacionadas a seguir.

- *Quais os nomes a serem incluídos na relação de autores do artigo?*
- *Quem será o primeiro da lista? Em que ordem aparecerão os demais?*
- *Haverá seção de agradecimentos? Em caso afirmativo, a quem os agradecimentos serão dirigidos?*

Nem sempre é fácil separar os nomes dos que devem ser incluídos como autores daqueles que ficam melhor situados na seção de agradecimentos ou que não aparecem em uma e outra categoria, embora tenham contribuído para o andamento da pesquisa.

▶ A Ordem dos nomes dos autores

A sequência lógica para os nomes dos autores será na ordem de importância de cada contribuição. No entanto, a prática não costuma ser essa. A ordem de contribuição não é necessariamente decrescente do primeiro ao último autor. Estudos mostram que os autores intermediários contribuem menos.[10-13] Os mais importantes são o primeiro – ou os dois ou três primeiros da lista no caso de muitos autores – e o último. Esses contribuem mais do que os autores intermediários, no que diz respeito ao número de tarefas executadas[11] e à determinação dos temas a serem estudados.[13]

O primeiro autor é o que faz a parte substancial do trabalho e está encarregado da redação do artigo ou, pelo menos, de iniciá-la. Também fica nele concentrada a tarefa de incluir, ou fazer com que sejam inseridas, as contribuições dos coautores, assim como circular o texto entre eles.

O último autor da lista tende a ser o mais experiente, sendo a pessoa que, em geral, conseguiu os recursos, lidera o projeto, conduz intelectualmente o trabalho, tem papel central na avaliação crítica do texto e emite opinião decisiva em eventuais controvérsias.

Os demais colaboradores aparecem na relação de autores, de acordo com a contribuição que deram, da maior à menor participação. Essa ordem é habitualmente sugerida pelo responsável ou orientador da investigação e debatida com os demais, na tentativa de evitar injustiças e omissões.

A sistemática descrita – referente à ordenação dos nomes dos autores – é comum na cultura anglo-saxônica e tende a ser também seguida nos demais países. Naqueles com recursos limitados à pesquisa, como o Brasil, a decisão sobre a autoria de trabalho científico pode ser ainda mais complexa. Muitos especialistas colaboram sem qualquer vínculo ou pagamento de consultorias, como se faz no Primeiro Mundo. Sem esse pagamento direto, outra forma de reconhecimento é estabelecida para compensar o trabalho voluntário, seja na lista de autores, seja na de agradecimentos.

▶ B Consequência de longa lista de autores

Uma consequência da longa lista de autores dos dias atuais em uma publicação científica é que parte deles será referida como *e outros*, sob a forma da expressão latina *et al.* ou *e colaboradores*, desaparecendo seus nomes das citações. Todavia, as pessoas gostam de ter seus nomes lembrados.

A inflação de autores fez com que os responsáveis por muitas revistas tentassem limitar esse número (ver exemplo). Em geral, as instruções preparadas pelos editores estão baseadas nas emanadas das normas de Vancouver. Nelas, indica-se como autor alguém que fez contribuição substancial à concepção do projeto de pesquisa, análise, interpretação, redação e revisão crítica. Nas contribuições que não se enquadrem nos critérios apontados, há o caminho de incluir os colaboradores na seção agradecimentos.

Exemplo 11.5 Variação de critérios para o número de autores nas referências bibliográficas

Alguns editores de periódico adotam a citação dos três primeiros autores antes de usar *et al.* No entanto, esse número varia. No JAMA e no *Annals of Internal Medicine*, são citados nominalmente os seis primeiros autores seguidos de *et al.* Pela rotina adotada na *National Library of Medicine*, responsável pelo MEDLINE, são relacionados os primeiros 24 autores que aparecem no artigo e o último da lista. No sistema adotado no *Institute for Scientific Information*, entidade que edita o *Web of Science*, são incluídos todos os autores que aparecem no artigo. Por essa razão, o banco de dados desse instituto é muito utilizado em análises bibliométricas (ver Seção 13.8).

▶ 11.6 Autoria em pesquisa de grupo multicêntrico

Em caso de dúvidas acerca da contribuição relativa de cada autor, ou se houver muitos nomes a incluir, há a opção de listá-los em ordem alfabética. Muitos não consideram tal decisão justa. Uma solução adotada é a do *autor coletivo*, também dito *institucional ou corporativo*, caso de utilizar o nome do grupo responsável pela pesquisa (ver exemplos). A opção de usar autor coletivo é empregada em projetos multicêntricos. Os nomes dos numerosos participantes podem vir citados em anexo ao texto. Além da citação do nome do grupo, é comum aparecerem também como autores os principais participantes, aqueles que preenchem os critérios de autoria (ver o exemplo 2). As recomendações do Grupo de Vancouver para autoria em pesquisa de grupo multicêntrico estão na Tabela 11.7. Como era esperado, o número de autores institucionais está aumentando (ver o exemplo número 3).

Exemplos 11.6 Autores institucionais

Exemplo 1 Autoria de artigo sobre genoma de bactéria[14]
Em artigo publicado na revista *Nature*, no ano 2000, sobre o genoma da bactéria *Xylella fastidiosa,* agente da praga do amarelinho nos laranjais, o autor é institucional: *The Xylella fastidiosa Consortium of the Organization for Nucleotide Screening and Analysis*. No fim do texto, estão listados os nomes de 116 investigadores, de universidades e centros de pesquisa brasileiros, estaduais e federais, que trabalharam em cooperação no mesmo projeto de desvendamento do código da bactéria.

Exemplo 2 Autoria de guia de comunicação científica[15]
Um artigo em que há nomes de investigadores e de grupo é o do CONSORT. A autoria aparece nos seguintes termos: *Moher D, Schulz KF, Altman DG for the CONSORT Group.* Portanto, consta o nome de três autores e o do grupo.

Tabela 11.7 As normas de Vancouver sobre a designação de autoria de trabalho científico em pesquisa de grupo multicêntrico

O grupo deve identificar as pessoas que assumem responsabilidade direta pelo original.
Essas pessoas devem satisfazer na íntegra os critérios de autoria especificados, e os editores solicitarão que esses membros preencham formulários de declaração de autoria e de conflito de interesses específicos da revista.
Ao submeter um original de um grupo de autores, o autor correspondente deve indicar a citação preferencial e deve identificar claramente todos os autores individuais, bem como o nome do grupo.
As revistas normalmente listam os outros membros do grupo nos agradecimentos.
A Biblioteca Nacional de Medicina (*National Library of Medicine*, NLM), norte-americana, indexa o nome do grupo e os nomes dos indivíduos que o grupo identificou como sendo diretamente responsáveis pelo original, também lista os nomes dos colaboradores contidos nos agradecimentos.
Cada vez mais, a autoria de estudos multicêntricos é atribuída a um grupo; todos os membros indicados como autores devem satisfazer na íntegra os três critérios de autoria já especificados (ver Tabela 11.5).

Fonte: Vancouver 2008: seção II.A.1.[3]

Exemplo 3 Aumento do número de autores institucionais no JAMA[16]
Em 2001, entre 185 artigos originais publicados, 22% identificavam grupo como autor. Dez anos antes, essa proporção era de 6%, entre 172 artigos originais publicados.

▶ 11.7 Aumento do número de autores por artigo

No passado, os artigos científicos eram assinados por uma só pessoa. Hoje, o investigador brilhante mas isolado é exceção. Continua a haver pesquisadores excepcionais, como outrora, porém, eles trabalham em equipe.

Exemplo 11.7 Número médio de autores em revista científica[17]

Pesquisa sobre artigos publicados na *Revista da Associação Médica da Inglaterra* (*British Medical Journal*), em um período de 20 anos, mostrou que o número médio de autores aumentou de 3,2, em 1975, para 4,5, em 1995. A tendência ascendente foi imputada, principalmente, ao aumento do número de professores e de chefes de departamento na lista, o que significa incremento de nomes de pessoas mais experientes.

▶ A Por que aumentou o número de autores por artigo?

Uma primeira explicação para o aumento do número de autores, por artigo, é a complexidade das pesquisas, que requerem especialização e trabalho multidisciplinar.

Uma segunda razão – menos nobre – é a valorização excessiva do número de publicações para avaliar pesquisadores e instituições.[7] O crédito por pesquisa é importante para a carreira do pesquisador ou de pessoas com veleidade de se incluírem nessa categoria, visto poder influenciar promoções, posições, bolsas e recursos para pesquisas. As potenciais recompensas mantêm a pressão por publicar: em inglês, *publish or perish*; ou seja, publique ou morra.[18-20] A ideia central repousa na crença de que o *"bom pesquisador é o que muito publica"* ou *"quanto mais publicações no* curriculum vitae, *melhor é o pesquisador"*.

▶ B Fatores associados à valorização da quantidade de artigos por autor

A valorização da quantidade de publicações está associada a diversos efeitos, dentre os quais:[7]

- O *crescimento do número de periódicos*; se está difícil publicar nos periódicos existentes, criam-se outros
- A *proliferação de coletâneas de trabalhos*, sob a forma de número especial, temático ou suplemento;[21] em geral, os artigos são avaliados pelos próprios organizadores, que podem ser também os responsáveis por conseguir financiamento para a publicação
- O aparecimento de formas questionáveis de autoria; *as publicações indevidas*.

▶ C Publicações indevidas

Quatro modalidades de publicação indevida estão, a seguir, relacionadas:[7]

- Artigo oriundo da *fabricação de dados, falsificação, plágio e roubo de ideias (vampirismo intelectual)*; o tema é tratado no capítulo sobre ética – ver 21.13, Comportamentos indevidos
- *Publicações repetidas*: o trabalho é publicado novamente, em outro periódico, seja intacto ou apenas com mudanças menores em relação ao anterior – ver seção 16.7; essa situação é comumente designada como *autoplágio*
- *Fragmentação exagerada* dos resultados da pesquisa, em unidades mínimas publicáveis (em inglês, *the least publishable unit*), cada qual significando um artigo científico; pela ideia de pesquisa fatiada, esse procedimento tem sido chamado de *técnica do salame.*
- *Autoria presenteada*: com o surgimento da figura do autor convidado. Sem nenhum ou pouco esforço, alguém se torna autor – ver Seção 11.8, a seguir.

▶ D Críticas a valorização da quantidadede artigos

Para expressar a opinião de uma corrente de intelectuais que se insurgem quanto ao uso da valorização excessiva da quantidade de artigos como critério de mérito científico, veja-se o texto transcrito do livro do editor da *Harvard University Press*, e que representa um clamor em prol da preservação da nobreza da produção acadêmica:[20]

"Os órgãos de avaliação perguntam quanto um autor publica, mas não se debruçam sobre o que chega aos leitores. Enfatiza-se a produtividade, não a recepção. Assim, vive-se um momento em que a publicação de trabalhos com pouco ou nenhum sentido aumenta, enquanto o profissional que reluta em publicar, espe-

rando o momento certo ou chegar a textos significativos, tende a ser cada vez mais ignorado – e até marginalizado."

▶ E Prêmio Ignóbil

Ignóbil tem o sentido de desprezível, indigno, abjeto. Dentre seus antônimos, encontra-se digno, agradável, atraente, nobre. O Prêmio Ignóbil (ou IgNóbil) foi criado em contraposição ao Prêmio Nobel. Entregue a cada outono na Universidade de Harvard, nos Estados Unidos, está destinado, segundo os organizadores, a *"honrar as experiências que primeiro fizeram as pessoas rir, e depois as fizeram pensar"*.

Exemplo 11.7E Amostra de temas vencedores do Prêmio Ignóbil[22]

- Imunidade dos pica-paus à dor de cabeça. (Ou: porque os pica-paus não têm dor de cabeça enquanto bicam os troncos das árvores à procura de besouros?)
- Tratamento de soluços com massagem digital retal
- Besouros comedores de estrume são exigentes na escolha de sua refeição
- Repelente eletromecânico de adolescentes. (O aparelho emite um barulho irritante projetado para ser ouvido apenas por adolescentes, e não por adultos.)
- Um experimento para saber por que as pessoas não suportam o som de unhas arranhando o quadro negro
- Quantas fotos você precisa tirar para assegurar que ninguém em um grupo pisque
- Por que o espaguete seco tende a se quebrar em mais de dois pedaços
- Velocidade ultrassônica no queijo cheddar quando afetado pela temperatura
- Os mosquitos fêmea da malária são atraídos pelo odor do queijo *limburguer* e do chulé
- Galinhas preferem seres humanos bonitos
- Necrofilia homossexual em patos: primeiro caso cientificamente comprovado
- Remédios inúteis caros funcionam melhor que remédios inúteis baratos
- As pulgas que vivem em um cão podem saltar mais alto que as que moram em um gato
- O ciclo de ovulação de uma dançarina de *striptease* afeta a gorjeta que recebe
- Prova matemática de que montes de barbantes ou cabelos acabarão emaranhados em nós.

▶ 11.8 Participação na pesquisa e autoria do relato

Uma ou mais pessoas se envolvem na realização da pesquisa e na redação do texto. Embora sejam explicitadas as condições a cumprir para aparecer como autor, mostradas no capítulo, muitos fatores intervêm no relacionamento entre as pessoas, o que gera situações inusitadas. Nem sempre há essa correspondência estreita entre trabalho realizado e garantia de autoria. Há também sutil diferença entre escritor e autor. O escritor escreve, mas pode tornar-se ou não o autor do texto. Quem publica é autor, mesmo que não o tenha escrito. O escritor de um texto pode jamais se tornar o seu autor. Essas sutilezas são assunto das próximas seções.

▶ 11.9 Autor convidado

As pessoas que não se enquadram nos critérios de autoria e seus nomes constam no artigo são chamadas em inglês, de *guest authors*, o que significa, literalmente, autores convidados (ver exemplo). É a autoria presenteada; as pessoas são beneficiadas da autoria sem esforço.

Por que há autores convidados em artigo científico? Muitas razões têm sido apontadas (ver Tabela 11.8). A autoria presenteada pode gerar carreiras altamente produtivas, mesmo que não baseadas na efetiva participação do autor na pesquisa.[6] A ênfase atual conferida pelas instituições de pesquisa e agências de fomento, centrada na avaliação de pesquisadores pela quantidade de publicações, tende a estimular a proliferação dos autores convidados.

Exemplo 11.9 Frequência de autores convidados[23]

Inquérito entre os autores de artigos publicados em 1996, em seis revistas (*Annals of Internal Medicine*, JAMA, *New England Journal of Medicine*, *American Journal of Cardiology*, *American Journal of Medicine* e *American Journal of Obstetrics and Gynecology*), mostrou proporção substancial de artigos com evidências da existência de convidados: 19%, em média, variando de 11% a 25%, dependendo da revista.

▶ 11.10 Autor fantasma

Ao lado do autor convidado há outra categoria, a do autor fantasma (*ghost author* ou *ghost writer*). A prática de *ghostwriting* significa uma pessoa escrever artigo com o nome de outra.[24]

▶ A Omissão indevida de nomes na autoria

O tipo de autor fantasma que primeiro vem à mente é o da pessoa envolvida com a pesquisa, que contribuiu significantemente para ela, mas seu nome, indevidamente, não aparece no artigo científico. Foi esquecido no momento de designar autoria.

Exemplo 11.10A Frequência de autores fantasmas[23]

No mencionado inquérito entre os autores de artigos publicados em 1996, tendo como referência seis revistas, a prevalência de autores fantasmas situou-se em 11%, com variação entre 7% e 16%, dependendo do periódico.

▶ B Escritor profissional

Há uma situação que não tem a conotação de omissão indevida. Ocorre quando alguém recebe pagamento pelo trabalho de redação, mas não se envolve com o desenrolar da pesquisa. Na indústria farmacêutica, há indício de que a prática seja cada vez mais frequente.[24,25] No caso, o artigo científico é redigido não pelos investigadores, mas por escritores profissionais que trabalham em colaboração com os autores e com os patrocinadores. De um lado, há o aspecto positivo nesse procedimento – o de rapidez de publicação e o de confiar a redação à pessoa especializada no ofício. Trabalhando em colaboração com os pesquisadores, não há restrição ética para um escritor profissional preparar textos para publicação em nome de outro. O procedimento traz preocupações face à influência que possam ter os patrocinadores, interessados que são na promoção do que investigam e divulgam.

Na Associação Europeia de Escritores Médicos promoveu-se discussão a respeito e, por consenso, chegou-se a algumas conclusões.[25]

- A importância de adotar os critérios de autoria para analisar a contribuição do escritor profissional; esse, em geral, não preenche os requisitos para ser considerado autor
- Os autores da pesquisa devem ter controle sobre o conteúdo do artigo
- Para maior transparência do processo, o nome do escritor profissional poderia aparecer em agradecimentos, se concordar em ter seu nome divulgado dessa maneira
- O nome do patrocinador deve aparecer claramente no artigo
- Os escritores médicos têm responsabilidade profissional de assegurar que os textos sejam cientificamente válidos e escritos em acordo com os princípios éticos em vigor.

▶ 11.11 Afiliação institucional e outras informações sobre o autor

O local de trabalho dos autores aparece nos artigos científicos. Pelo menos quatro são os usos que se faz dessa informação (ver Tabela 11.9).

▶ A Inferências sobre o autor a partir da afiliação institucional

Dentre os usos da afiliação institucional, encontra-se a utilização do nome da instituição como critério para o leitor selecionar artigos. O princípio que justifica o procedimento é

Tabela 11.8 Razões aventadas para a presença do autor convidado* em artigo científico

Probabilidade maior de aceitação do artigo para publicação, devido ao prestígio do autor convidado.
Reciprocidade; pesquisador que oferece a autoria a outro, coloca-se na posição de ser retribuído na mesma proporção (o clube da co-autoria).
Bajulação; forma de agradar especialmente os superiores hierárquicos.
Pagamento por serviços prestados; caso de uso de tecnologias diagnósticas de alto custo de aquisição.
Expressão da cultura local ou exigência institucional; a norma que impera em determinadas instituições é de certos nomes sempre aparecerem nos trabalhos, independentemente da contribuição real que tenham dado.

*Termo reservado para os que não se enquadram nos critérios de autoria, mas seus nomes constam como autores no artigo científico; *guest author*, em inglês.

Tabela 11.9 Para que serve a informação sobre afiliação do autor* no trabalho científico

Facilitar a troca de correspondência e pedidos de separatas.
Selecionar artigos para leitura.
Suspeitar potenciais conflitos de interesses.
Avaliar e comparar a produção científica das instituições.

* Expressa pelo nome da instituição de trabalho, acompanhada de seu endereço.

de que as instituições de prestígio mantêm ambiente em que as pessoas se sentem estimuladas a produzir intelectualmente obras de qualidade, o que tende a induzir o leitor a selecioná-las para leitura. Por vezes, acompanham o nome do autor, o grau universitário e a posição ocupada na instituição – professor, chefe de departamento. Tais informações ajudam o leitor a, indiretamente, pressupor a qualidade do trabalho.

Potenciais conflitos de interesses podem ser suspeitados pela relação entre local de trabalho, o tema e a conclusão do estudo. Inferências similares são feitas pelo nome da instituição que financia a pesquisa ou de pessoas que constem nos agradecimentos. Esse é o caso das pesquisas financiadas por indústrias ou de pesquisadores que recebam alguma forma de benefício por se associarem a elas.

Outra utilização do local de trabalho consiste na possibilidade de relacionar a entidade à produção de pesquisa científica. As instituições que abrigam grupos produtivos de pesquisas, como algumas universidades do Primeiro Mundo, são altamente prestigiadas na comunidade científica. Pertencer a essas instituições ou ter sido formado por elas traz reconhecimento, o que resulta em benefícios. Um dos proveitos em o autor pertencer à instituição prestigiada pela comunidade científica é ter maior facilidade de aceitação de trabalho científico submetido à publicação. Não pertencer à instituição com tais características pode ter efeito oposto. Trata-se de um viés cultural.

▶ B Titulação do autor

Há grande diversidade na apresentação da afiliação e de outras informações sobre o autor no artigo científico. O nome dele pode estar acompanhado do grau universitário mais alto que alcançou (médico, mestre, doutor), da posição na hierarquia (professor titular, chefe de departamento, professor da disciplina, professor do curso, diretor, editor, pesquisador), da instituição que trabalha (universidade, hospital) e de outras informações.

No exterior, é comum usar-se, após o nome do autor, formas abreviadas do grau universitário – ou do diploma – e da sociedade de especialidade a que pertence: caso de Cleire Paniago, MD, FAAD. Ver o significado de algumas abreviações nos exemplos anexos. Certos títulos ou graus acadêmicos do investigador, como doutor, estão associados a bom conhecimento de metodologia e, consequentemente, habilidade no trato de questões científicas – embora nem sempre tais inferências se mostrem corretas.

Exemplos 11.11B Significado de abreviações de titulação do autor empregadas no circuito internacional[26,27]

Exemplo 1 Graus universitários
BS: *bachelor of surgery*; MB: *bachelor of medicine*; MBA: *master of business administration*; MD: *doctor of medicine*;

MPH: *master of public health*; MSc: *master of science*; NP: *nurse practitioner*; PharmD: *doctor of pharmacy*; PhD: *doctor of philosophy*; RN: *registered nurse*.

Exemplo 2 Diplomas
DPH: *diploma in public health*; DPM: *diploma in psychological medicine*.

Exemplo 3 Membros de sociedade de especialidades
MRCP: *member of the Royal College of Physicians*; FAAD: *fellow of the American Academy of Dermatology*; FACP: *fellow of the American College of Physicians*; FAPHA: *fellow of the American Public Health Association*. O título de *fellow* é fornecido a especialistas pelas sociedades profissionais após o cumprimento de determinados requisitos.

▶ 11.12 Agradecimentos

O autor recebe colaborações durante o desenrolar da pesquisa e da redação do artigo, por parte de pessoas, representando ou não instituições. São ideias, informações, reflexões, referências bibliográficas, aconselhamentos, revisão do texto, ajuda material, financeira e muitas outras formas de apoio. Esse suporte pode ser explicitado no artigo científico em seção intitulada agradecimentos. A quem eles devem ser dirigidos? Ficarão restritos às pessoas (e também instituições) que contribuíram de maneira relevante para o trabalho, mas cujo auxílio não foi tão essencial que justifique a inclusão de seus nomes na coautoria do artigo. Como mencionado, há dificuldade em fazer a separação entre os que poderiam ser designados como coautores e os constantes na seção agradecimentos. De qualquer modo, é necessário haver escolha judiciosa, não sendo utilizada essa seção do artigo como local para incluir todos que tiveram o mínimo contato com a pesquisa.

Os editores de revistas científicas esperam que os agradecimentos sejam breves e objetivos. As instruções do Grupo de Vancouver para os agradecimentos encontram-se na Tabela 11.10. Pelo fato dos leitores poderem inferir que as pessoas citadas nos agradecimentos endossam as informações e conclusões do trabalho, o Grupo de Vancouver recomenda obter permissão para essas pessoas serem citadas. Como se torna trabalhoso conseguir a permissão escrita, na ausência dessa permissão sugere-se a colocação de alerta, nos seguintes termos:

"Os agradecimentos não significam o endosso das pessoas mencionadas aos resultados da investigação".

▶ 11.13 Fontes de financiamento

As fontes de financiamento devem ser mencionadas pelo autor quando submete seu artigo à publicação. Nas agências de fomento à pesquisa, solicita-se ao investigador beneficiado que mencione o financiamento recebido quando da divulgação de resultados da pesquisa.

O editor usará seu discernimento para decidir qual informação constará do artigo quando publicado. Dessa maneira o leitor é alertado sobre quem financiou a pesquisa, de modo que tenha em conta possível conflito de interesses e possa fazer outras inferências.

Tabela 11.10 As normas de Vancouver
para a preparação dos agradecimentos

Liste todas as pessoas que contribuíram, mas que não satisfazem os critérios de autoria. Entre elas, incluem-se pessoas que prestaram apoio puramente técnico, auxílio na redação ou chefes de departamento que tenham dado apenas apoio geral.
Os editores devem solicitar que os autores correspondentes declarem se obtiveram ou não assistência durante o delineamento de estudo, coleta de dados, análise dos dados e preparação do original. Em casos em que tal assistência foi utilizada, os autores devem revelar a identidade das pessoas envolvidas e a entidade que os apoiou durante a preparação do artigo publicado.
Qualquer apoio financeiro e material também deve ser mencionado nos agradecimentos.
Grupos de pessoas que contribuíram significativamente, mas cuja contribuição não justifica autoria, podem ser listados sob títulos como investigadores clínicos ou investigadores participantes, com uma descrição de sua função ou participação, por exemplo: prestaram consultoria científica; revisaram criticamente a proposta do estudo; coletaram dados ou prestaram assistência aos pacientes do estudo.
Como os leitores podem vir a concluir que as pessoas listadas nos agradecimentos endossam os dados e as conclusões, todas essas pessoas devem dar seu consentimento para serem incluídas na lista de agradecimentos.

Fonte: Vancouver 2008: seção II.A.2.[3]

Se o órgão financiador, reconhecidamente, utiliza critérios rigorosos de seleção, a simples menção ao financiamento recebido funciona como critério prévio de qualidade da investigação. O mesmo ocorre se o autor é contemplado com bolsa para pesquisa, o que pode ser mencionado no artigo.

▶ 11.14 Sugestões

Há consenso entre os editores de periódicos sobre o que seja autor de artigo científico. As emanadas do Grupo de Vancouver foram transcritas no capítulo. Guardam relação com outras, igualmente acatadas, como as do COPE (*Committee on Publication Ethics*).[28] Entretanto, sempre é conveniente consultar as instruções para autores do periódico ao qual o artigo será enviado para inteirar-se da posição e das exigências do conselho editorial.

Não havendo esclarecimentos nas instruções para autores, decidir sobre a autoria e os agradecimentos aplicando os critérios de autoria discutidos no capítulo – que são os propostos ou endossados pelo Grupo de Vancouver.

Até o momento de enviar o artigo para publicação, há tempo para compor a lista de autores e os agradecimentos. Pergunte-se ao compô-los: alguma injustiça está sendo cometida? Em síntese:

• Se alguém preencheu os critérios de autoria e seu nome não consta da lista de autores, a omissão precisa ser reparada
• Se alguém não participou substancialmente do trabalho, seu nome não deve figurar entre os autores.

A ordem de aparecimento do nome dos autores é uma decisão conjunta dos coautores. Não há orientação objetiva sobre o assunto. São os principais autores que tomam essa decisão, ponderando a colaboração de cada um.

Os agradecimentos ficam restritos aos que contribuíram, de maneira relevante, para o trabalho, mas cujo auxílio não foi tão essencial que justifique a inclusão de seus nomes na coautoria do artigo.

Inspecionar, em artigos publicados na revista escolhida, para submeter o artigo, a forma usual de apresentação do nome dos autores, da afiliação, dos agradecimentos e do financiamento recebido.

Manter a mesma grafia do próprio nome em todos os textos que escrever. Essa sistemática facilita a recuperação bibliográfica por meio do nome do autor e o rastreamento das respectivas publicações. As pessoas, em especial as que possuem vários sobrenomes, precisam decidir a maneira como querem ser citadas, adotar uma única forma de citação e usá-la nos textos que aparece como autor.

▶ 11.15 Comentário final

No capítulo, são mostradas a forma usual de apresentação dos nomes dos autores, em publicação científica, e detalhes do processo de escolha desses nomes. Foram também abordadas as fontes de financiamento e os agradecimentos a constarem no artigo. O próximo capítulo trata do resumo que, usualmente, aparece logo após o título do trabalho e do nome dos autores.

▶ 11.16 Referências

1. McMaster University Health Center, Department of Clinical Epidemiology and Biostatistics. How to read clinical journals: I. why to read them and how to start reading them critically. Can Med Assoc J. 1981;124(5):555-8.
2. Annals of Internal Medicine. Information for authors. [acesso em 10 fev 2011]; Disponível em: http://www.annals.org/site/shared/menu_authors.xhtml.
3. ICMJE. International Committee of Medical Journal Editors. Uniform requirements for manuscripts submitted to biomedical journals: writing and editing for biomedical publication. 2008 [acesso em 18 mai 2009]; Disponível em: http://www.icmje.org/.
4. Durack DT. The weight of medical knowledge. N Engl J Med. 1978;298(14):773-5.
5. Fye WB. Medical authorship: traditions, trends, and tribulations. Ann Intern Med. 1990;113(4):317-25.
6. Coimbra-Júnior. CEA. O desafio da autoria. Cad Saúde Pub. 1998; 14(4):668-9.
7. Montenegro MR. Autoria e co-autoria: justificativa e desvios. J Pneumol. 1999;25(3):159-62.
8. Petroianu A. Autoria de um trabalho científico. Rev Assoc Med Bras. 2002;48(1):60-5.
9. Petroianu A. Critérios quantitativos para analisar o valor da publicação de artigos científicos. Rev Assoc Med Bras. 2003;49(2):173-6.
10. Pereira MG. Valor da publicação de artigos científicos. Rev Assoc Med Bras. 2006;52(3):136.
11. Shapiro DW, Wenger NS, Shapiro MF. The contributions of authors to multiauthored biomedical research papers. JAMA. 1994;271(6):438-42.
12. Yank V, Rennie D. Disclosure of researcher contributions: a study of original research articles in The Lancet. Ann Intern Med. 1999;130(8):661-70.
13. Keiser J, Utzinger J, Tanner M, Singer BH. Representation of authors and editors from countries with different human development indexes in the leading literature on tropical medicine: survey of current evidence. BMJ. 2004;328(7450):1229-32.
14. Simpson AJ, Reinach FC, Arruda P, Abreu FA, Acencio M, Alvarenga R, et al. The genome sequence of the plant pathogen Xylella fastidiosa. The Xylella fastidiosa Consortium of the Organization for Nucleotide Sequencing and Analysis. Nature. 2000;406(6792):151-9.

15. Moher D, Schulz KF, Altman D for The CONSORT Group. The CONSORT statement: revised recommendations for improving the quality of reports of parallel-group randomized trials. JAMA. 2001;285(15):1987-91.

16. Flanagin A, Fontanarosa PB, DeAngelis CD. Authorship for research groups. JAMA. 2002;288(24):3166-8.

17. Drenth JP. Multiple authorship: the contribution of senior authors. JAMA. 1998;280(3):219-21.

18. Angell M. Publish or perish: a proposal. Ann Intern Med. 1986;104(2): 261-2.

19. Lemos AAB. Publicar e perecer. Ci Inf. 2005;34(2):7-8.

20. Waters L. Inimigos da esperança: publicar, perecer e o eclipse da erudição. São Paulo: Editora Unesp; 2006.

21. Strehl L. O fator de impacto do ISI e a avaliação da produção científica: aspectos conceituais e metodológicos. Ci Inf. 2005;34(1):19-27.

22. Prêmio IgNobel. [acesso em 9 fev 2011]; Disponível em: http://pt.wikipedia.org/wiki/Pr%C3%AAmio_IgNobel.

23. Flanagin A, Carey LA, Fontanarosa PB, Phillips SG, Pace BP, Lundberg GD, et al. Prevalence of articles with honorary authors and ghost authors in peer-reviewed medical journals. JAMA. 1998;280(3):222-4.

24. Grieger MCA. Escritores-fantasma e comércio de trabalhos científicos na internet: a ciência em risco. Rev Assoc Med Bras. 2007;53(3):247-51.

25. Jacobs A, Wager E. European Medical Writers Association (EMWA) guidelines on the role of medical writers in developing peer-reviewed publications. Curr Med Res Opin. 2005;21(2):317-22.

26. Santos OA, Santos MA. Inglês em medicina: manual prático. Barueri (SP): Manole; 2001.

27. Iverson C, Flanagin A, Fontanarosa PB, Glass RM, Glitman P, Lantz JC, et al. American Medical Association manual of style: a guide for authors and editors. 9th ed. Baltimore: Williams & Wilkins; 1998.

28. COPE. Committee on Publication Ethics. [acesso em 20 abr 2011]; Disponível em: http://www.publicationethics.org/.

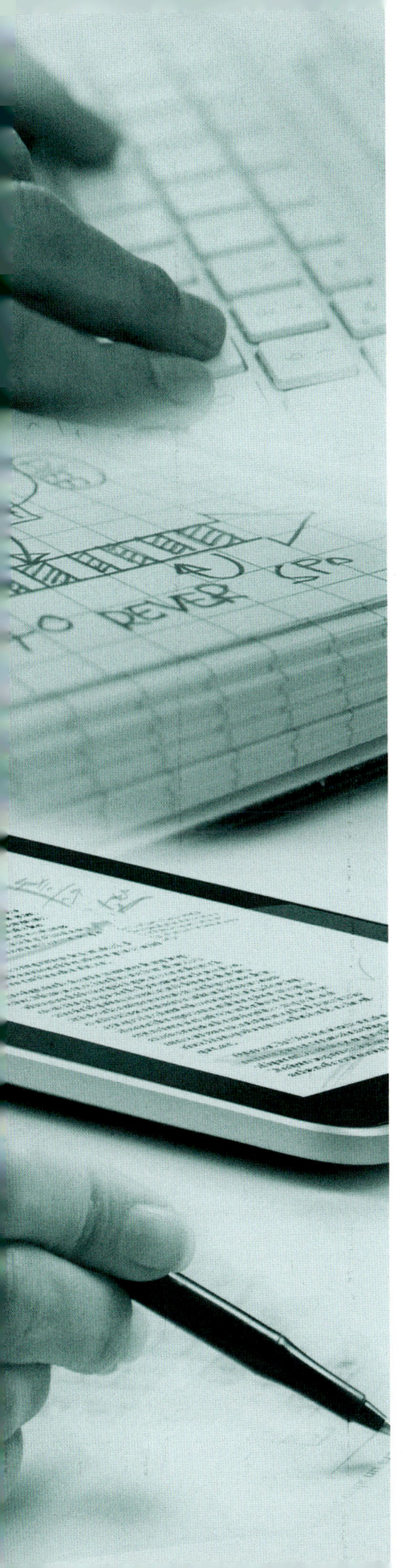

12

Resumo

Uma hora de síntese supõe anos de análise.
Fernando de Azevedo, sociólogo brasileiro, 1894-1974.

O resumo, segundo o dicionário Houaiss, "*é uma apresentação abreviada de um texto*". Vem a ser a parte mais lida do artigo científico, depois do título, e funciona como seu complemento natural. Não raramente, título e resumo são as duas únicas seções do artigo que são lidas.[1] Daí, a importância de serem bem compostas. No capítulo, são abordados temas que podem ser úteis na preparação e apresentação de resumos.

▶ 12.1 Localização do resumo no artigo científico

Uma das consequências do crescimento do número de publicações foi o aparecimento do resumo, com o intuito de facilitar a comunicação com o leitor. A princípio, fazia parte do texto principal, antecedendo ou misturando-se às conclusões. O texto terminava por seção intitulada "*resumo e conclusão*". Posteriormente, foi separado, embora mantido no fim do artigo, como apêndice. Lia-se o trabalho e, somente ao seu término, conheciam-se as conclusões da investigação. A seguir, encontrava-se o resumo. Era, talvez, uma questão de evitar contar prematuramente o fim da história. Posteriormente, foi mudado para o início do texto. A *Revista da Associação Médica Americana* (*JAMA*) adotou essa prática em 1956, sendo um dos primeiros periódicos da área das ciências da saúde a fazê-lo.

A posição atual do resumo, logo após o título, tem, pelo menos, dois aspectos positivos:

- Auxilia o leitor a formar rápido juízo sobre o conteúdo do artigo apenas lendo seu início, porquanto o título e o resumo estão situados juntos no começo do texto
- Facilita o trabalho dos indexadores de material bibliográfico.

Note-se que há categorias de artigo, caso dos editoriais e das cartas ao editor, que, usualmente, não comportam resumo.

▶ 12.2 Para que serve o resumo

O resumo de um artigo científico, para que alcance os objetivos para o qual foi escrito, deve conter visão concisa dos pontos relevantes do texto (ver Tabela 12.1).

Tabela 12.1 Para que serve o resumo de artigo científico

Comunicar visão concisa do documento.
Destacar pontos relevantes ou inovadores da pesquisa.
Ajudar o leitor a decidir se prossegue ou não na leitura do artigo.
Auxiliar o leitor, em momento subsequente, a recordar as características principais da pesquisa.
Facilitar a organização do plano para a redação da primeira minuta do texto.*

* Embora o resumo seja usualmente escrito após o artigo científico estar pronto, por vezes, a ordem se inverte: isso pode acontecer, por exemplo, na apresentação em congresso de dados preliminares da pesquisa.

Nas pesquisas em bases de dados eletrônicos, o usuário tem acesso gratuito ao título da obra e, na maioria das vezes, ao resumo. Em número menor de ocasiões, o texto completo do artigo está disponível. Um bom título conduz à leitura do resumo que, se bem feito, contribui para a pessoa decidir-se por ler todo o artigo. Uma primeira ideia da validade científica de uma pesquisa é obtida pela inspeção do resumo. No entanto, somente a leitura de todo o texto propiciará ao leitor estar seguro da solidez de uma conclusão. O resumo funciona como um instrumento de triagem de artigos a serem lidos.

Exemplo 12.2 Triagem de artigos pela leitura do resumo[2]

Anteriormente, no exemplo da seção 10.1, foram mencionados caminhos para rastrear bons artigos, dentre os quais, examinar o título, os autores e o resumo. O objetivo *da inspeção do resumo "é simplesmente decidir se a conclusão, uma vez válida, será importante (para o leitor)."* Se os resultados não são úteis, passe para o próximo artigo, é a recomendação dos autores da obra.

▶ 12.3 Tipos de resumo

Em relação ao seu conteúdo, um resumo pode ser *indicativo* ou *informativo*. Já em função da forma de apresentação, é classificado como *narrativo* ou *estruturado*. Ver a Tabela 12.2 para o significado desses termos.

Abordaremos brevemente o resumo indicativo para depois, pela importância que assume no relato dos resultados de pesquisas, dedicar o restante do capítulo ao resumo informativo e as suas formas de apresentação, narrativa e estruturada.

Tabela 12.2 Tipos de resumo de artigo científico

Em relação ao conteúdo
Resumo indicativo (ou descritivo): aponta para o que trata o artigo, incluindo a finalidade, o alcance ou a metodologia, mas não os resultados, as conclusões ou as recomendações (ver exemplos da seção 12.4); empregado em certas categorias de comunicação científica, como atualizações, pontos de vista e revisões não sistemáticas; não é apropriado para artigos originais.
Resumo informativo: contém a essência do artigo, abrangendo a finalidade, o método, os resultados e as conclusões ou recomendações (ver exemplo da seção 12.7); expõe detalhes suficientes para que o leitor possa decidir sobre a conveniência da leitura de todo o texto; modalidade requerida para artigos originais, revisões, especialmente as sistemáticas, e relato de casos.
Em relação à forma de apresentação
Resumo narrativo (tradicional, convencional, livre ou não estruturado): apresenta as informações em texto corrido, em geral, em um só parágrafo.
Resumo estruturado: subdividido em seções ou parágrafos, em que cada qual revela um aspecto relevante do artigo. Cada subdivisão tem um título, que funciona como orientação para facilitar a leitura (ver exemplo da seção 12.7).

Fonte: adaptada de Lancaster 2004[1] e ABNT NBR 6028.[3]

▶ 12.4 Resumo indicativo

Um resumo desse tipo aponta para o que o leitor encontrará no texto, mas não apresenta resultados. Ele é mais fácil de ser preparado do que o de cunho informativo. No entanto, ao contrário deste, não substitui a leitura do artigo.

Exemplos 12.4 Resumo indicativo

Exemplo 1 Resumo indicativo de artigo sobre recuperação e impacto da produção científica[4]

"Discussão das mudanças ocasionadas pelo desenvolvimento das tecnologias da informação no que diz respeito à visibilidade das publicações científicas e à produção de indicadores de impacto. Trabalha-se inicialmente com as questões relacionadas ao uso dos dados de citação e do fator de impacto do ISI-Thomsom Scientific abordando-se, em seguida, os recursos disponibilizados pelo Google Acadêmico para medir a relevância dos trabalhos científicos. Conclui-se com considerações sobre a importância dos estudos de aplicação dos indicadores bibliométricos e webométricos para análise da produção científica como forma de estabelecer um sistema de avaliação adequado a diversos contextos."

Exemplo 2 Resumo indicativo de artigo sobre contexto educacional e criatividade[5]

"Depois de focalizar alguns mitos, associados à criatividade e às contribuições teóricas recentes que dão destaque à criatividade como fenômeno multifacetado e determinado de forma complexa, são assinaladas, no artigo, razões que justificam a necessidade de promover, na escola, o desenvolvimento da capacidade criativa, bem como comportamentos típicos do professor para propiciar a criatividade. O artigo finaliza apresentando dados de pesquisa da autora sobre criatividade no ambiente universitário, descrevendo especificamente características do professor universitário facilitador e do professor universitário inibidor da criatividade acerca das práticas pedagógicas, qualidade da relação professor-aluno e traços de personalidade, comparando-se os resultados obtidos com dados levantados por outros pesquisadores."

Exemplo 3 Resumo indicativo de artigo sobre captura de vetor[6]

"Relata-se a ocorrência, pela primeira vez, do vetor da leishmaniose visceral, Lutzomyia longipalpis, na área urbana de Campo Grande, Mato Grosso do Sul. Discute-se a importância deste encontro na transmissão da doença nessa área."

▶ 12.5 Resumo informativo

O resumo informativo assemelha-se a um minitrabalho. Contém objetivo, método, resultados e conclusão. Com tal nível de detalhamento, pode mesmo dispensar a consulta ao texto completo. As instruções do Grupo de Vancouver para compô-lo estão na Tabela 12.3.

▶ A O que o resumo informativo deve conter

A utilidade do resumo de pesquisa científica se dá em função da presença de informações relevantes, precisas e adequadamente apresentadas.

Tabela 12.3 As normas de Vancouver para a preparação do resumo de artigo científico

Um resumo (requisitos quanto à extensão e ao formato estruturado variam de revista para revista) deve seguir à página de rosto.
O resumo deve fornecer o contexto ou a base para o estudo e deve estabelecer os objetivos do estudo, os procedimentos básicos (seleção de sujeitos do estudo ou dos animais de laboratório, métodos observacionais e analíticos), principais resultados (fornecendo dados específicos e sua significância estatística, se possível) e as principais conclusões. Deve enfatizar aspectos novos e importantes do estudo ou das observações.
Artigos sobre ensaios clínicos devem conter em seus resumos os itens identificados como essenciais pelo grupo CONSORT (http://www.consort-statement.org/?o=1011).
Pelo fato de os resumos serem a única parte substantiva do artigo indexada em muitas bases de dados eletrônicas e a única parte que muitos leitores leem, os autores devem cuidar para que os resumos reflitam o conteúdo do artigo de modo preciso. Infelizmente, muitos resumos não correspondem ao texto do artigo.
O formato solicitado para resumos estruturados varia de revista para revista, e algumas usam mais de uma estrutura; os autores devem preparar seus resumos no formato especificado pela revista que escolheram.

Fonte: Vancouver 2008: seção IV.A.4.[7]

Cinco características foram postuladas há décadas e continuam atuais para compor um bom resumo de trabalho científico:[8]

- Ser entendido sem necessidade de recorrer ao resto do texto
- Abordar, em termos específicos, os pontos principais do artigo
- Raramente exceder 250 palavras
- Preservar o formato do artigo, constituindo sua miniatura
- Conter somente material coberto no artigo.

▶ B Pontos principais do resumo

O resumo deve conter informações úteis para o leitor compreender o que foi feito e, dentro de certos limites, julgar relevância, qualidade e aplicabilidade dos resultados. O bom resumo informativo revela as características da pesquisa, a síntese dos resultados, a conclusão a que chegaram os autores e mesmo outras informações. Com tal abrangência, é natural que o resumo informativo seja o mais adequado para constar de artigos científicos originais do que o indicativo.

Um resumo deve ter início, meio e fim. Nesse particular, não difere de outros textos. Na forma mais simples de elaboração, o início corresponde ao objetivo; o meio, ao método e o principal resultado; e o fim, à conclusão a que chegou o autor. No mínimo, quatro aspectos constam do resumo informativo, como esquematizado na Tabela 12.4. Por vezes, são incluídos mais detalhes, a depender do tipo de investigação ou do que precisa ser ainda exposto para melhor esclarecer o leitor, como se mostrará no decorrer do capítulo.

Tabela 12.4 Resumo informativo estruturado em quatro seções e os seus respectivos significados

Tópicos	Significado
Objetivo	O que foi feito; a questão formulada pelo investigador.
Método	Como foi feito; o método, incluindo o material, usado para alcançar o objetivo.
Resultados	O que foi encontrado; o achado principal e, se necessário, os achados secundários.
Conclusão	O que foi concluído; a resposta para a questão formulada.

▸ 12.6 Resumo narrativo

O resumo narrativo apresenta as informações em texto corrido, em geral, em parágrafo único (ver Tabela 12.2). Se for de pequena extensão, o texto será facilmente entendido. Quando extenso, pode resultar em difícil leitura. Nesse caso, omissões importantes não são facilmente detectadas.

▸ 12.7 Resumo estruturado

O texto de um resumo desse tipo está subdividido em seções ou parágrafos (ver o exemplo e a Tabela 12.2). Cada subdivisão tem título, que funciona como orientação de leitura.

O formato estruturado foi proposto para uso em textos científicos de medicina em 1987 e, reformulado, em 1990.[9,10] O objetivo inicial de adoção do modelo estruturado foi facilitar o leitor na escolha de artigos relevantes e metodologicamente válidos. Subsidiariamente, guiar autores na elaboração do resumo. A presença de subtítulo força o autor a incluir a informação correspondente, que poderia estar ausente se não fosse adotada semelhante estrutura.

Exemplo 12.7 Resumo informativo, do tipo estruturado, de artigo original sobre a evolução da estrutura IMRD[11]

Introdução. O artigo científico, na área de saúde, modificou-se progressivamente do formato carta e em estilo puramente descritivo no século 17, para uma estrutura padronizada no século 20, conhecida como introdução, métodos, resultados e discussão (IMRD). A cronologia da adoção dessa estrutura e o momento em que a mesma tornou-se o padrão mais adotado no discurso científico na área de saúde não estão bem estabelecidos na literatura.

Objetivo. O propósito deste estudo é apontar o período no qual a estrutura IMRD foi definitiva e majoritariamente adotada na redação científica da área médica.

Método. Em um estudo transversal, mensurou-se a frequência de artigos redigidos sob a estrutura IMRD no período de 1935 a 1885. A amostra foi aleatoriamente selecionada de publicações dos periódicos *British Medical Journal, JAMA, Lancet e New England Journal of Medicine.*

Resultados. A estrutura IMRD começou a ser adotada nos anos 1940. Na década 1970, atingiu o percentual de 80% e, nos anos 1980, tornou-se o único padrão utilizado em artigos originais publicados nos periódicos estudados.

Conclusão. Apesar de seu uso ter sido proposto desde o início do século 20, a estrutura IMRD foi amplamente utilizada apenas nos anos 1970. A influência de outras disciplinas e a recomendação dos editores estão entre os fatores que contribuíram para a sua adoção.

▸ 12.8 Resumo estruturado de artigo original

Nas últimas décadas, o resumo estruturado passou a ser amplamente utilizado em periódicos médicos, no entanto, há variações no formato adotado.[12]

Exemplo 12.8 Tipos de resumo em periódicos de medicina interna[13]

Os dados provêm de uma investigação de artigos publicados em 2001, aleatoriamente escolhidos de 30 periódicos médicos de maior impacto – categoria *general and internal medicine, do Journal of Citation Reports*. Houve predominância de resumos estruturados (62%). Dentre esses, prevaleceu a estrutura com quatro ou cinco subdivisões (67%).

▸ A Estrutura com quatro subdivisões

Um formato mínimo consta de objetivo, método, resultados e conclusão, como ilustrado na Tabela 12.4. Trata-se de uma redução do modelo IMRD para abrigar as informações essenciais da pesquisa em pequeno espaço. Note-se que a introdução está restrita ao objetivo e o item discussão, do corpo do artigo, é substituído por uma conclusão, no resumo.

▸ B Estrutura com cinco subdivisões

Um modelo de resumo composto por cinco seções começa pela introdução, ou seja, a informação de base, a que enuncia o problema investigado (*background*, em inglês). Ela antecede a apresentação dos outros quatro itens: objetivo, método, resultados e conclusão. O exemplo da seção 12.7, em que se descreve o panorama evolutivo da estrutura do artigo científico, contém a distribuição de assuntos em cinco tópicos.

▸ C Estrutura com mais subdivisões

Para situações especiais ou delineamentos específicos, requer-se resumo mais detalhado. No caso de artigos clínicos foi proposto um modelo composto por oito itens, que são mostrados na Tabela 12.5. Por vezes, são acrescentadas outras subdivisões, como as limitações do estudo (ver Tabela 12.6).

▸ 12.9 Resumo estruturado de artigo de revisão

Dentre os itens a serem incluídos, estão o objetivo da revisão, a fonte dos dados, os procedimentos de seleção dos estudos e de coleta de dados, os resultados e as conclusões (ver Tabela 12.7).

Tabela 12.5 Resumo de artigo científico original estruturado em oito seções e as recomendações para compô-las

Objetivo: informar a questão ou o objetivo principal do estudo, assim como a hipótese principal avaliada, caso exista.

Delineamento: descrever o delineamento do estudo e relatar, caso seja apropriado, o emprego de métodos aleatórios, mascaramento (ou cegamento), direção temporal (prospectiva, retrospectiva) e outros.

Contexto: mencionar o cenário do estudo, assim como o nível de atenção clínica (por exemplo, primário ou terciário, clínica privada ou não).

Pacientes (ou participantes): informar sobre os procedimentos de seleção, critérios de admissão, número de participantes admitidos no estudo e o número dos que o completaram.

Intervenções: descrever as características essenciais das intervenções e os métodos e duração de sua administração.

Mensuração do desfecho principal: indicar as medições do desfecho principal do estudo, tal como planejado antes da coleta dos dados. Também deve indicar-se claramente se a hipótese considerada foi formulada durante ou após a coleta dos dados.

Resultados: descrever as medições que não são evidentes pela natureza dos resultados e indicar claramente se houver mascaramento. Sempre que possível, os intervalos de confiança (em geral, de 95%) e o nível exato de significância estatística devem aparecer junto aos resultados. As mudanças de risco e as magnitudes dos efeitos devem expressar-se em valores absolutos.

Conclusões: assinalar somente as que estejam diretamente sustentadas pelos dados, indicando também sua utilidade clínica (sem generalizar demasiadamente) ou se requer estudo adicional antes de aplicar a informação nas condições clínicas habituais. Devem ser destacados tanto os resultados negativos como os positivos, se eles têm mérito científico semelhante.

Fonte: Haynes *et al.* 1990.[10]

Tabela 12.6. As instruções para autores do periódico *Annals of Internal Medicine* sobre preparação do resumo de artigo científico

Os resumos devem acompanhar todas as submissões de artigos, exceto editoriais e cartas ao editor. (...)

Use formatos estruturados e os limites de 275 ou menos palavras para resumos de revisão narrativa, artigos de opinião e história da medicina.

Utilize resumos estruturados de 275 palavras ou menos para pesquisa original (175 palavras ou menos para comunicações breves), estudos de custo-eficácia e revisões sistemáticas, incluindo metanálises.

Organize os resumos estruturados para pesquisa original da seguinte forma: introdução (*background*), objetivo, delineamento, cenário, pacientes, intervenção (se houver), medições, resultados, limitações e conclusões.

Se o estudo é um ensaio clínico randomizado, informe, no fim do resumo, onde ele foi registrado e o respectivo número do processo de registro.

Fonte: *Annals of Internal Medicine*.[14]

Tabela 12.7 Resumo estruturado de *artigo de revisão* em seis seções e as recomendações para compô-las

Objetivo: declarar o objetivo principal do artigo.

Fontes dos dados: descrever as fontes de dados examinadas, com datas, termos de indexação e limitações inclusive.

Seleção dos estudos: especificar o número de estudos revisados e os critérios empregados em sua seleção.

Coleta de dados: resumir a conduta utilizada para extrair os dados e como ela foi usada.

Síntese dos dados: expor os resultados principais da revisão e os métodos empregados para obtê-los.

Conclusões: indicar as conclusões principais e sua utilidade clínica, sem generalizar demasiadamente. Quando indicado, sugerir as áreas que requerem estudo adicional.

Fonte: Haynes *et al.* 1990.[10]

A sequência desses itens guarda relação com as fases de realização de uma revisão sistemática da literatura científica.

Semelhante ao que ocorre com os artigos originais, há variações nos formatos de resumos de artigos de revisão nos diversos periódicos científicos.[12] Encontram-se mesmo resumos não estruturados em relatos de revisão sistemática da literatura, em especial, nos periódicos da área social.

▶ 12.10 Avaliação da qualidade do resumo

Clareza, exatidão e coerência são características de um bom texto. Com muito mais razão, um resumo precisa ter essas mesmas qualidades. Deve também ser autossuficiente – sem a necessidade de ir-se ao texto completo para entendê-lo. A dificuldade em compor um resumo com essas características reside na sua aparente ambiguidade, qual seja, ser conciso, mas suficientemente detalhado para ter utilidade.

▶ A Resumo estruturado *versus* resumo não estruturado

Algumas investigações têm mostrado que a qualidade dos resumos é superior na modalidade estruturada.[15-20] Dentre as vantagens do resumo estruturado, encontram-se:

- Serem mais informativos, visto apresentarem maior quantidade de informações relevantes; consequentemente, tornam-se mais úteis
- Possibilitarem ao leitor melhor lembrar as características da investigação
- Auxiliarem os autores a sintetizar de modo mais preciso o conteúdo dos artigos
- Concorrerem para facilitar a leitura, o entendimento do texto e a análise do seu conteúdo; desse modo, contribuem para maior agilidade na emissão de juízo crítico sobre o trabalho
- Ajudarem na detecção de erros metodológicos e na percepção de ausência de informação essencial que deveria constar do resumo

- Facilitarem revisões bibliográficas, em especial, a busca de determinadas informações no resumo; por exemplo, a visualização do delineamento utilizado na investigação é rápida visto haver um item específico para essa informação no resumo estruturado
- Limitações têm sido apontadas na forma estruturada de resumo.[18,21,22] Em alguns casos, o tamanho é mais extenso do que na forma não estruturada que contenha o mesmo nível de informação. Há também alegações de limitar o estilo e a criatividade dos leitores.[21] Embora muito utilizado, alguns editores não adotam o resumo estruturado, o que denota falta de consenso sobre a matéria.[17]

Exemplo 12.10A Comparação entre o resumo narrativo e o estruturado: qualidade dos resumos nos periódicos de medicina interna[15]

Em avaliação realizada com material de três revistas médicas (*British Medical Journal, Canadian Medical Association Journal e JAMA*), foi comparada a qualidade dos resumos tradicionais, referentes aos anos 1988 e 1989, com a dos estruturados dos anos 1991 e 1992. Esses últimos foram julgados de melhor qualidade. A superioridade residiu na melhor descrição dos objetivos, do contexto da pesquisa, das perdas de acompanhamento de participantes, das características da intervenção, das variáveis principais, da análise estatística e das conclusões.

▶ B Qualidade do resumo estruturado de artigos originais

Nem sempre os resumos estruturados refletem o conteúdo do artigo com a qualidade desejada.[16-18,23,24] A avaliação do resumo pode ser praticada por intermédio de questionário estruturado.[15] Permite compor um escore de qualidade, que varia entre 0 (péssimo) e 1 (excelente). Alguns dos exemplos apresentados no presente capítulo contêm resultados obtidos com o uso dessa forma de quantificação. Referem-se a pesquisas clínicas. Em outros contextos, pode ser que o questionário mencionado apresente dificuldades de aplicação. Questionários e *checklists* são úteis para avaliar e também para produzir resumos sem omissão de informações importantes para o entendimento da pesquisa.

Exemplos 12.10B Avaliação da qualidade de resumos estruturados de artigos originais

Exemplo 1 Deficiências de resumos estruturados em periódicos de medicina interna[23]

A avaliação de seis revistas médicas gerais (*Annals of Internal Medicine, British Medical Journal, Canadian Medical Association Journal, JAMA, Lancet e New England Journal of Medicine*), publicadas em 1996-1997, apontou deficientes resumos, em proporção que variou de 18% a 68%, a depender da revista. As deficiências mais comuns foram a incoerência dos dados no resumo, comparados com o corpo do artigo, e o fornecimento de informações, no resumo, não constantes do artigo. Embora alguns dos erros assinalados tivessem pouca repercussão, com outros não aconteceria o mesmo. Por exemplo, constar, no resumo, que o grupo de pacientes teve taxa de sobrevida de 10% e, no corpo do texto, encontrar-se que essa taxa é de 20%.

Exemplo 2 Evolução da qualidade do resumo estruturado em periódicos de medicina interna[19]

A pesquisa relatada no exemplo anterior foi repetida dez anos depois, nas mesmas revistas médicas. Concluiu-se que os resumos estruturados nos anos 2001-2002 eram da mesma qualidade que os do período 1991 e 1992. Em ambas as avaliações, separadas por 10 anos de intervalo, obteve-se o mesmo valor médio de 0,74 para o escore de qualidade.

Exemplo 3 Avaliação da qualidade do resumo estruturado em periódicos de dermatologia[16]

Foi verificada a qualidade de resumos estruturados de artigos originais publicados em 2000 por três importantes periódicos da especialidade de dermatologia (*Archives of Dermatology, The British Journal of Dermatology e Journal of the American Academy of Dermatology*). A média do escore de qualidade foi 0,71 (desvio-padrão = 0,11).

Exemplo 4 Avaliação da qualidade dos resumos estruturados em congresso da Sociedade Brasileira de Infectologia[25]

O escore médio de qualidade dos resumos inspecionados foi 0,61. Os critérios que mais comprometeram pertencem às categorias participantes, medida das variáveis, local e conclusão. Não houve diferença significativa (p = 0,09) entre os escores de qualidade dos resumos apresentados oralmente (0,60) e na forma de pôsteres (0,62). Este exemplo já foi mencionado no Capítulo 7 (ver 7.4B).

▶ 12.11 Características do mau resumo

Logicamente, o mau resumo não contém uma ou mais das qualidades positivas que caracterizam um bom texto, como clareza e exatidão. Eis algumas falhas em resumos:

- Falta de informações adequadas sobre a pesquisa: é o texto que pouco informa
- Excesso de informações, tornando-o enfadonho e confuso
- Contradições diante do que está exposto no texto.

Se o resumo não contiver suficiente informação, ou se elas, embora presentes, não refletirem o conteúdo do artigo, este deverá ser inteiramente lido, e o resumo perderá sua finalidade. O resumo indicativo tem essa deficiência, a da falta de informação.

Nos exemplos apresentados nesta seção, há excesso de informação sobre resultados. Mas atenção: essa é uma apreciação comparativa, em relação aos periódicos de clínica médica. O autor de artigo a ser submetido à publicação deve certificar-se do padrão predominante de comunicação científica no periódico selecionado. Ser sucinto quando o editor do periódico espera maior quantidade de informação, ou vice-versa, pode ser um erro de percepção, com possibilidade de influenciar a decisão de aceitação ou rejeição do artigo.

Exemplos 12.11 Muitas informações em resumo

Exemplo 1 Investigação do tipo caso-controle sobre degeneração da coluna vertebral publicada no periódico *Spine*

A descrição dos resultados, transcrita do resumo e traduzida pelo autor deste livro, é a seguinte:

"*A incidência de degeneração de disco em L4-L5 e L5-S1 foi alta, tanto nos casos (L4-L5, 18/24; L5-S1, 18/24) como nos* controles (L4-L5, 45/72; L5-S1, 43/72). Entretanto, o grau de degeneração do disco, de acordo com a ressonância magnética, usando-se a classificação de quatro graus de Schneiderman, foi significativamente maior nos casos (L4-L5: grau 1, 6/24; grau 2, 4/24; grau 3, 13/24; grau 4, 1/24; L5-S1: grau 1, 6/24; grau 2: 3/24, grau 3: 12/24; grau 4:3/24) do que nos controles (L4-L5: grau 1, 27/72; grau 2, 24/72; grau 3, 20/72; grau 4, 1/72; P = 0,034; L5-S1: grau 1, 29/72; grau 2, 23/72; grau 3, 13/72; grau 4, 7/72; P = 0,023; teste Mann-Whitney). A prevalência de hérnia de disco em L4-L5 (16/24) e L5-S1 (11/24) nos casos foi maior do que nos controles (L4-L5, 33/72; P = 0,07; L5/S1, 17/72; P = 0,04: teste quiquadrado).”*

Exemplo 2 Investigação sobre tratamento de câncer de reto, publicada no periódico *Annals of Surgery*

“Ninety patients (59 males, 31 females) with a tumor at a median distance of 35 mm (range, 22–52) from the anal verge had an intersphincteric resection (ISR). Thirty-seven patients (41%) had preoperative radiotherapy. Histologically complete remission after neoadjuvant radiotherapy (ypT0) was observed in 7 patients (8%), 12 patients (13%) were pT1, 35 patients (39%) pT2, 32 patients (36%) pT3, and 4 patients (4%) pT4. Five patients (5.5%) had synchronous liver metastases. R0 resection was obtained in 85 patients (94.4%). The median distal resection margin on the fixed specimen was 12 mm (range, 5–35) and was positive in 1 case. The circumferential margin was positive (1 mm) in 4 patients (4.4%). There was no mortality. Complication rate was 18.8%: anastomotic leakage occurred in 8 patients (8.8%) and 1 patient had an anovaginal fistula. Five patients (5.6%) underwent secondary abdominoperineal resection: 1 for positive distal margin, 1 for colonic J-pouch necrosis, and 3 for local recurrence.”

O trecho transcrito representa apenas um terço do tamanho dos resultados do resumo original publicado no *Annals of Surgery*. O restante não foi transcrito. Todo o resumo tem um total de 490 palavras.

▶ 12.12 Tamanho do resumo

Nem todos os resumos precisam ser do mesmo tamanho. A extensão depende do tipo de resumo, do detalhamento de cada tópico e de particularidades próprias a cada periódico científico. Os editores, entretanto, sempre acham conveniente estabelecer limites, tendo em vista a tendência em fazê-los extensos, o que pode causar transtornos de espaço nas revistas. Na maioria dos periódicos científicos, o limite é fixado entre 200 a 300 palavras, para a modalidade informativa. Resumos extensos são por vezes encontrados: por exemplo, nos *Annals of Surgery*, alguns têm 500 palavras. Neles, a seção mais extensa é a de resultados. Amostra de resumo desse periódico consta do exemplo 2 da seção anterior. Há ainda os resumos estendidos, assunto da próxima seção.

A decisão sobre o tamanho máximo dos resumos de artigos científicos é da competência do conselho editorial de cada periódico. Deve-se buscar orientação nas instruções para autores do periódico a que se planeja enviar o artigo.

Se o tamanho do resumo exceder o limite permitido, o autor tem a opção, ao tentar encurtá-lo, de não usar frases completas, mas palavras substantivas (ver exemplo). Tal procedimento possibilita fornecer maior quantidade de informação com menos palavras.

Exemplo 12.12 Descrição de uma seção do resumo em frase completa ou em palavras substantivas

- *“Delineamento: foi feito um estudo de caso-controle”*
  A frase completa contém 8 palavras e 53 caracteres, incluídos os espaços.
- *“Delineamento: estudo de caso-controle”*
  Se restrito a palavras substantivas, a contagem indica 5 palavras e 40 caracteres, incluídos os espaços.

▶ 12.13 Resumo estendido

Nas instruções para autores, podem aparecer termos para qualificar os resumos, relacionados ao seu tamanho, dentre os quais, resumo estendido e minirresumo.

Resumo implica concisão, brevidade. Por isso pode parecer estranho o uso de certas qualificações como a da presente seção: resumo estendido. É utilizado para identificar aquele que comporte maior quantidade de informações que o resumo habitual. Alguns chegam a ter mil palavras.

Exemplo 12.13 Resumo estendido no periódico *Pediatrics*

Além dos artigos impressos que tradicionalmente divulga, adotou-se, no *Pediatrics*, a publicação eletrônica de uma dezena de artigos, em cada fascículo. Só resumos da versão eletrônica aparecem impressos na revista, alguns dos quais têm características de resumo estendido. Todos os artigos, sejam impressos ou divulgados eletronicamente, recebem igual tratamento de revisão por pares e são também indexados nas mesmas bases de dados (MEDLINE e outros). Ao editor do periódico, reserva-se o direito de decidir quais aparecem em um ou outro modo de divulgação.

▶ 12.14 Minirresumo

Texto sucinto, conhecido em periódicos internacionais como *miniabstract*, *précis* ou *synopsis*, situado no sumário que aparece no início de cada fascículo de um periódico. Contém a conclusão da investigação e, quanto menor, mais do agrado dos editores. É adotado apenas em algumas revistas; há editores que limitam o seu tamanho a 25 palavras e, outros, a um pouco mais. Sua utilidade é informar rapidamente de que trata o artigo, de modo que o leitor decida-se a ler ou não o resumo. Para isso, deve ser autossuficiente, sem a necessidade de ir ao resumo ou texto para entendê-lo.

Exemplo 12.14 Minirresumo no periódico *Spine*

No sumário de um de seus fascículos consta, logo após o título, o seguinte minirresumo:[26]

“Um estudo randomizado com 127 pacientes foi conduzido para determinar a efetividade e a segurança de um agente hemolítico tópico (Proceed) em comparação a outro (Gelfoam), usado como controle. Aos três minutos de aplicação, a homeostase foi alcançada, com sucesso, em 97% no grupo que usava o produto, comparado com 71% no grupo-controle.”

▶ 12.15 Idioma do resumo

O resumo é apresentado no mesmo idioma do relato da investigação. Se o texto do artigo está redigido em português, o resumo aparece nessa língua. Se o artigo estiver em inglês, o resumo também será nesse idioma.

Na atualidade, os artigos em outras línguas, que não o inglês, como os em francês, alemão, russo, espanhol e português, são acompanhados de dois resumos, um no idioma original e o outro em inglês – o *abstract*. A justificativa para constar o *abstract* tem sido a de facilitar a divulgação do trabalho e incluí-lo em bases de dados internacionais.

Em geral, o *abstract* é a versão para o inglês, do resumo do artigo, mas não precisa necessariamente ser assim. Os editores de revistas em português podem julgar conveniente adotar um *abstract* estendido, de modo que propicie ao leitor de língua inglesa maior quantidade de informações sobre a investigação, o que um curto resumo não poderia conter.

▶ 12.16 Preparação do resumo

Alguns fatores influenciam positivamente a preparação de um resumo:

- O estado de preparação do artigo – se estiver pronto, o trabalho de redigir o resumo é facilitado
- A forma de organização – a modalidade estruturada auxilia o autor a não omitir informações relevantes da investigação
- A consulta a instruções e diretrizes para a redação – tem o objetivo de auxiliar o autor a não omitir informações relevantes.

O formato requerido para resumos estruturados varia entre periódicos e, no mesmo periódico, pode haver mais de uma estrutura recomendada. Nas instruções para autores do periódico *Annals of Internal Medicine*, por exemplo, vários formatos são recomendados, em função do tipo ou tema do artigo. A estrutura referente a artigo científico original consta da Tabela 12.6. Orientações são também encontradas nos *sites* de numerosos periódicos científicos. Daí a conveniência de inspecionar as instruções na página eletrônica do periódico. Se houver recomendações, atenha-se à elas.

▶ A Primeira abordagem para compor o resumo

O resumo não pode conter todos os detalhes da investigação. Deve abrigar a essência do texto e manter-se fiel as ideias do autor.[27] *Como selecionar as informações essenciais e afastar as demais para compor o resumo?*

Um caminho é compor uma apresentação de 2 a 4 minutos sobre o artigo. Para que seja efetiva, só as informações relevantes estarão incluídas. São relevantes aquelas relacionadas ao objetivo central da investigação. Daí a importância de redigir um claro objetivo para constar do resumo e tê-lo como referência na preparação das demais partes que o comporão.

Para iniciar a redação de um resumo, é conveniente ler o artigo uma ou mais vezes de modo a identificar as ideias centrais. Essas são utilizadas para compor a primeira versão do resumo. Revisões são então feitas para que o texto seja completado e as informações não absolutamente necessárias retiradas, assim como as redundantes, pois obscurecem o entendimento da investigação.

▶ B Seleção do material para o resumo

Uma alternativa para a preparação do resumo consiste, ao ler o artigo, em utilizar um *marcador de texto*. As frases candidatas a serem incluídas em cada uma das subdivisões do resumo são realçadas. O início da redação pelo objetivo tem vantagens, pois o objetivo do artigo ou, mais exatamente, a questão que motivou a investigação, serve de guia para compor as demais partes do resumo. Selecionado o objetivo, faz-se o mesmo para as outras seções do resumo, pela escolha das melhores frases candidatas para inclusão. Por exemplo, na seção de resultados do artigo científico, ressalta-se, com o uso do marcador de texto, o achado principal da investigação. Na seção de discussão, busca-se a conclusão, que é também marcada. As frases destacadas no artigo são transcritas para uma primeira versão do resumo.

▶ C Composição final do resumo

O resumo preparado por colagem de frases está sujeito a críticas. Tem a desvantagem do autoplágio e da repetição, o que torna o artigo deselegante. O resumo deve ser uma reelaboração textual feita por quem resume.[27] Um possível caminho consiste em alterar uma das frases repetidas, seja no resumo, seja no texto. Frases diferentes possibilitam que o leitor, se não compreender o que está em um local, tenha a oportunidade de entender melhor em outro. Utiliza-se a versão menor para o resumo. Terminado esse procedimento, faz-se verificação adicional pela leitura comparativa do título, do início do resumo e da introdução do artigo, para eliminar repetições desnecessárias. Procede-se da mesma maneira com os resultados e a conclusão que constam do resumo, sempre com o intuito de retirar repetições.

▶ 12.17 Diretrizes para a preparação de resumos

Muitas recomendações foram divulgadas para a preparação de resumos informativos. Outras virão, segundo o tipo de delineamento ou o tema de pesquisa. O objetivo desses guias é auxiliar o autor a fornecer, no resumo, suficiente informação para que um leitor possa avaliar a qualidade da investigação e a aplicabilidade de seus resultados. As recomendações tomam a forma de *checklist* que os autores devem considerar para inclusão. Relação de itens também é encontrada em artigos sobre avaliação da qualidade de resumos, igualmente úteis para auxiliar a redação (ver Tabela 12.8).

A seguir, há referências de guias para ajudar na preparação do relato de resumos de algumas categorias de artigos científicos:

- Pesquisa clínica original[10,12]
- Fase 1 da pesquisa clínica[28]
- Estudo randomizado[29]
- Estudo observacional[30]
- Artigo de revisão[10,12]
- Recomendações para a prática clínica.[31]

Tabela 12.8 *Checklist* para resumo estruturado de artigo original

A- Objetivo
1. Os autores informaram o objetivo do estudo?
2. Os autores informaram de forma clara o objetivo do estudo?
3. Os autores distinguiram o objetivo principal do(s) secundário(s)?

B- Delineamento
4. Os autores apresentaram informação sobre o delineamento do estudo?
5. Os autores empregaram descritores técnicos para informar o tipo de estudo que foi empregado?
6. Os autores forneceram a duração do acompanhamento dos participantes do estudo?

C- Local
7. Os autores informaram o local de realização do estudo?
8. Os autores informaram o nível de cuidado clínico (p. ex., primário, secundário, terciário) do local do estudo?

D- Participantes
9. Os autores deram informação sobre os participantes do estudo?
10. Os autores deram informação sobre as características demográficas dos participantes do estudo?
11. Os autores descreveram tecnicamente a forma de seleção dos participantes do estudo?
12. Os autores forneceram o número de participantes do estudo?
13. Os autores forneceram informação sobre o número dos sujeitos que aceitaram participar do estudo e daqueles que se recusaram?
14. Os autores forneceram o número de perdas e abandonos do estudo?
15. Os autores informaram as características utilizadas para o emparelhamento dos grupos?

E- Intervenção
16. Os autores informaram sobre a intervenção aplicada?
17. Os autores empregaram nomes comuns e seus sinônimos para informar sobre a intervenção aplicada?
18. Os autores descreveram a intervenção?
19. Os autores indicaram a duração da intervenção?

F- Medida das variáveis
20. Os autores informaram o que foi mensurado?
21. Os autores definiram as variáveis de forma explícita?
22. Os autores informaram a fonte dos dados?
23. Se as medidas foram subjetivas, os observadores estavam cegos no momento da aferição?

G- Resultados
24. Os autores forneceram os resultados?
25. Os resultados estão de acordo com o(s) objetivo(s) do estudo?
26. Os autores forneceram os resultados na forma numérica apropriada?
27. Os autores forneceram os valores estatísticos apropriados?

H- Conclusão
28. Os autores tiraram conclusão sobre o estudo?
29. As conclusões estavam diretamente relacionadas com o(s) objetivo(s)?
30. As conclusões estavam coerentes com os resultados?
31. Os autores mencionaram as limitações do estudo?
32. Os autores mencionaram as implicações do estudo?
33. Os autores fizeram recomendações sobre direcionamentos para futuros estudos?

Fonte: Taddio *et al.* 1994[15] e Santos & Pereira 2007.[25]

▶ **12.18 Sugestões**

Escrever um bom resumo não é tarefa simples, no entanto, vale a pena esmerar-se, visto ser a parte mais lida do artigo depois do título. Um bom resumo estimula as pessoas a lerem todo o artigo científico. As instruções a seguir podem ser úteis para alcançar o objetivo de produzir um bom resumo.

O resumo de artigo científico original deve ser do tipo informativo. Registra-se, em poucas palavras, a essência do que aparece no relato, de modo que se constitua em *minirrelato* fiel da investigação. Assegure-se de que todos os componentes de um bom resumo façam parte dele.

Use a forma estruturada para a redação. Essa modalidade auxilia a não omitir informações essenciais sobre a investigação. Se nas instruções para autores houver exigência de resumo narrativo, como muitos que seguem orientações da Associação Americana de Psicologia,[32] basta retirar os subtítulos do resumo estruturado, processar pequenos ajustes e dispor as frases em um só parágrafo.

O formato do resumo pode variar entre os periódicos. O meio virtual de divulgação de pesquisas facilita a adoção de resumos de maior tamanho. Por isso, siga as instruções atualizadas para autores na preparação do resumo, tanto no que tange à modalidade, à estrutura e ao tamanho.

Para os artigos originais, um resumo estruturado consiste, pelo menos, dos seguintes itens: objetivo, método, resultados e conclusão. Outros itens, por vezes, são incluídos, a depender do tema e das instruções aos autores.

Uma maneira de escolher as informações para incluir no resumo é utilizar um marcador de texto e realçar, no artigo, as frases candidatas a integrá-lo. Depois de compor o esboço do resumo com as frases selecionadas, revisar, revisar e revisar.

Os *checklists* são úteis para produzir resumos sem omissão de informações importantes para o entendimento da pesquisa. Pode ser boa opção examinar questionários e diretrizes para preparar ou avaliar resumos disponíveis na literatura especializada. Quando julgar que o resumo está completo, certifique-se de que todos os componentes de um resumo estão incluídos. O *checklist* é de muita utilidade nesta fase final da redação.

Não inclua muitos resultados da investigação. O achado principal, na maioria das vezes, é suficiente. Deve estar acompanhado dos respectivos indicadores de precisão, tais como intervalo de confiança. Pode ser conveniente indicar o achado secundário da investigação. Mas atenção: em alguns periódicos, há maior liberalidade. Neles, maior quantidade de informação pode ser requerida para o resumo. A inspeção dos últimos números da revista escolhida para submeter o artigo esclarece esse ponto.

Exclua expressões dispensáveis ou redundantes como "*a partir das informações coletadas*", "*o trabalho mostra resultados adicionais*", "*os resultados são discutidos*" e "*mais pesquisas devem ser realizadas sobre o assunto*". Em lugar de "*mais pesquisas devem ser realizadas sobre o assunto*", por exemplo, informar que direção e características devem ter as novas investigações.

Não incluir referência, tabela ou figura. Essa recomendação é aplicada para resumo de artigos em periódicos científicos, não para resumos de congressos ou outros eventos, que podem ter regras próprias.

Lembre-se de que o resumo é lido, muitas vezes, sem acesso ao restante do texto. Não usar abreviatura é uma boa estratégia. Caso seja usada, explicar o significado da abreviatura no resumo, mesmo que esse significado conste do corpo do artigo.

Assegure-se de que o objetivo e a conclusão estejam em acordo.

Informe ao editor o número de palavras que o resumo contém, visto haver limite máximo a obedecer. Um artifício consiste em usar palavras substantivas, em lugar de frases completas, se houver necessidade de diminuir o tamanho do resumo (ver seção 12.12).

Verifique, caso o artigo seja publicado em português, se o *abstract* é a versão adequada em inglês para o texto em português e se, comparando-os, não há dados conflitantes.

Antes de enviar o artigo para publicação, certificar-se de que o conteúdo do resumo:

- É correto e coerente
- Está completo; contém objetivo, método, resultados e conclusão
- Não apresenta dados contraditórios no próprio resumo ou entre ele e o texto do artigo
- É compreensível para o leitor, independentemente da leitura do restante do texto – isso deve ocorrer com o resumo informativo, pois um de seus objetivos é fazer o leitor entender a investigação sem ter de consultar todo o texto do artigo.

Como aprendizado, vale a pena inspecionar os resumos em bons periódicos científicos, em especial, aqueles que adotam a forma estruturada de apresentação, como os *Annals of Internal Medicine* e o *British Medical Journal*.

Ao terminar a redação, releia o resumo e a introdução do artigo. Como eles estão localizados próximos um ao outro, as repetições são logo notadas. Retire as repetições.

Um último alerta: não é raro deparar-se, ao realizar pesquisa em base de dados eletrônicos (por exemplo, PubMed) com resumos confusos ou insuficientes. Logo, esmerar-se na preparação do resumo para que o seu não seja também classificado na categoria dos que deixam a desejar. Para tal, evitar dois dos pecados de um mau resumo: não conter informações adequadas sobre a pesquisa – o texto que pouco informa – ou incluir muitas informações, tornando-o enfadonho e confuso.

▶ 12.19 Comentário final

A inspeção do resumo deve permitir o leitor inteirar-se rapidamente das principais características da investigação. Em muitas situações, as bases eletrônicas de dados bibliográficos reproduzem o resumo, feito pelo autor. Como o resumo circula mais entre os leitores do que o próprio artigo, é de toda conveniência que seja minuciosamente preparado. O presente capítulo apresentou detalhes de como elaborá-lo. O próximo aborda as palavras-chave que, usualmente, estão situadas logo após o resumo.

▶ 12.20 Referências

1. Lancaster FW. Indexação e resumos: teoria e prática. 2ª ed. Brasília: Briquet de Lemos Livros; 2004.

2. McMaster University Health Center, Department of Clinical Epidemiology and Biostatistics. How to read clinical journals: I. why to read them and how to start reading them critically. Can Med Assoc J. 1981;124(5):555-8.

3. ABNT. Associação Brasileira de Normas Técnicas. NBR 6028. Resumo - apresentação. Rio de Janeiro: ABNT; 1990.

4. Mugnaini R, Strehl L. Recuperação e impacto da produção científica na era Google: uma análise comparativa entre o Google Acadêmico e a Web of Science. Enc Bibli: R Eletr. 2008;(n. esp.): 92-105.

5. Alencar EMLS. O contexto educacional e sua influência na criatividade. Linhas Críticas. 2002;8(15):165-78.

6. Oliveira AG, Falcão AL, Brazil RP. Primeiro encontro de Lutzomyia longipalpis (Lutz & Neiva, 1912) na área urbana de Campo Grande, MS, Brasil. Rev Saúde Pública. 2000;34(6):654-5.

7. ICMJE. International Committee of Medical Journal Editors. Uniform requirements for manuscripts submitted to biomedical journals: writing and editing for biomedical publication. 2008 [acesso em 18 mai 2009]; Disponível em: http://www.icmje.org/.

8. Roland CG. The summary or abstract. JAMA. 1968;205(8):569-70.

9. A proposal for more informative abstracts of clinical articles. Ad Hoc Working Group for Critical Appraisal of the Medical Literature. Ann Intern Med. 1987;106(4):598-604.

10. Haynes RB, Mulrow CD, Huth EJ, Altman DG, Gardner MJ. More informative abstracts revisited. Ann Intern Med. 1990;113(1):69-76.

11. Sollaci LB, Pereira MG. The introduction, methods, results, and discussion (IMRAD) structure: a fifty-year survey. J Med Libr Assoc. 2004;92(3):364-7.

12. Guimarães CA. Structured abstracts: narrative review. Acta Cir Bras. 2006;21(4):263-8.

13. Nakayama T, Hirai N, Yamazaki S, Naito M. Adoption of structured abstracts by general medical journals and format for a structured abstract. J Med Libr Assoc. 2005;93(2):237-42.

14. Annals of Internal Medicine. Information for authors. [acesso em 10 fev 2011]; Disponível em: http://www.annals.org/site/shared/menu_authors.xhtml.

15. Taddio A, Pain T, Fassos FF, Boon H, Ilersich AL, Einarson TR. Quality of nonstructured and structured abstracts of original research articles in the British Medical Journal, the Canadian Medical Association Journal and the Journal of the American Medical Association. Can Med Assoc J. 1994;150(10):1611-5.

16. Dupuy A, Khosrotehrani K, Lebbé C, Rybojad M, Morel P. Quality of abstracts in 3 clinical dermatology journals. Arch Dermatol. 2003;139(5):589-93.

17. Hartley J. Current findings from research on structured abstracts. J Med Libr Assoc. 2004;92(3):368-71.

18. Burns KE, Adhikari NK, Kho M, Meade MO, Patel RV, Sinuff T, et al. Abstract reporting in randomized clinical trials of acute lung injury: an audit and assessment of a quality of reporting score. Crit Care Med. 2005;33(9):1937-45.

19. Wong HL, Truong D, Mahamed A, Davidian C, Rana Z, Einarson TR. Quality of structured abstracts of original research articles in the British Medical Journal, the Canadian Medical Association Journal and the Journal of the American Medical Association: a 10-year follow-up study. Curr Med Res Opin. 2005;21(4):467-73.

20. Sharma S, Harrison JE. Structured abstracts: do they improve the quality of information in abstracts? Am J Orthod Dentofacial Orthop. 2006;130(4):523-30.

21. O'Rourke AJ. Structured abstracts in information retrieval from biomedical databases: a literature survey. Health Informatics J. 1997;3(1):17-20.

22. Falagas ME, Falagas M, Vergidis PI. Addressing the limitations of structured abstracts. Ann Intern Med. 2004;141(7):576-7. Erratum in: Ann Intern Med. 2005;142(1):79.

23. Pitkin RM, Branagan MA, Burmeister LF. Accuracy of data in abstracts of published research articles. JAMA. 1999;281(12):1110-1.

24. Cook DA, Beckman TJ, Bordage G. A systematic review of titles and abstracts of experimental studies in medical education: many informative elements missing. Med Educ. 2007;41(11):1074-81.

25. Santos EF, Pereira MG. Qualidade dos resumos estruturados apresentados em congresso médico. Rev Assoc Med Bras. 2007;53(4):355-9.

26. Booth WC, Colomb GG, Williams JM. A arte da pesquisa. São Paulo: Martins Fontes; 1993.

27. Scarton G, Smith MM. Manual de redação. Porto Alegre: PUCRS; 2002 [acesso em 10 fev 2011]; Disponível em: http://www.pucrs.br/manualred/resumos.php.

28. Strevel EL, Chau NG, Pond GR, Murgo AJ, Ivy PS, Siu LL. Improving the quality of abstract reporting for phase I cancer trials. Clin Cancer Res. 2008;14(6):1782-7.

29. Hopewell S, Clarke M, Moher D, Wager E, Middleton P, Altman DG, et al. CONSORT for reporting randomised trials in journal and conference abstracts. Lancet. 2008;371(9609):281-3.

30. Kho ME, Eva KW, Cook DJ, Brouwers MC. The Completeness of Reporting (CORE) index identifies important deficiencies in observational study conference abstracts. J Clin Epidemiol. 2008;61(12):1241-9.

31. Hayward RS, Wilson MC, Tunis SR, Bass EB, Rubin HR, Haynes RB. More informative abstracts of articles describing clinical practice guidelines. Ann Intern Med. 1993;118(9):731-7.

32. American Psychological Association. Publication manual of the American Psychological Association. 5th ed. Washington (DC): APA; 2001.

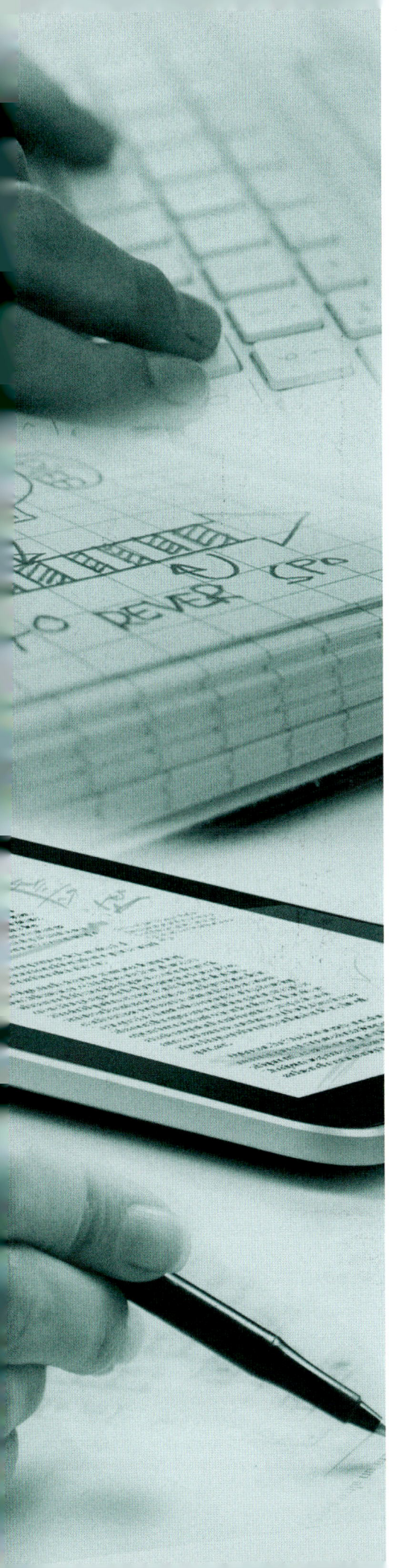

13

Palavras-chave

A ciência nada mais é do que o senso comum refinado e disciplinado.
Gunnar Myrdal, economista sueco, 1898-1987.

As palavras-chave são termos que identificam o conteúdo de um texto. São também chamadas *descritores*, *unitermos* ou *termos-chave* (*key words*, em inglês). Constam da página inicial do artigo científico, logo após o resumo. No presente capítulo, é mostrado o emprego das palavras-chave na comunicação científica. Como palavras-chave e bases de dados bibliográficos têm muito em comum, essas últimas constituem também assunto do presente capítulo.

► 13.1 Introdução

Quando submete um artigo para publicação, o autor é instado a fornecer as palavras-chave, aquelas que julga representar os tópicos centrais abordados no artigo. Caso o artigo seja aceito, indexadores verificam se as palavras enviadas pelo autor são apropriadas e suficientes ou se há outras mais adequadas para refletir e complementar seu conteúdo. Nesse procedimento, utilizam relação de termos padronizados que servem para o propósito.

Em alguns periódicos, *não* há solicitação de palavras-chave. Os próprios bibliotecários ligados ao periódico se encarregam dessa tarefa, caso do *Bulletin of the World Health Organization*. O mesmo ocorre com os da Associação Médica Americana. Neles, as palavras-chave não constam do artigo publicado.

► A Idioma das palavras-chave

As palavras-chave aparecem no mesmo idioma do texto. Para os artigos escritos em outra língua que não seja o inglês, solicitam-se os descritores também em inglês.

Exemplos 13.1A Títulos de artigo científico e as respectivas palavras-chave

Exemplo 1 Título do artigo: *"Doença periodontal na gestação e baixo peso ao nascer"*
Palavras-chave: gravidez; periodontite; prematuro; recém-nascido de baixo peso.

Tabela 13.1 As normas de Vancouver para a preparação das palavras-chave do artigo científico

---

Em algumas revistas solicita-se que, após o resumo, os autores
forneçam, identificando com tal, de 3 a 10 palavras-chave
ou expressões que reflitam os principais tópicos do artigo.
Essas expressões auxiliarão na indexação cruzada do artigo e
podem ser publicadas junto com o resumo.

Devem ser usados termos da lista denominada *Medical Subject
Headings* (MeSH) do Index Medicus.

Fonte: Vancouver 2007: seção IV.A.4.[1]
Notas do tradutor: 1. As recomendações que constam da versão divulgada em 2007 foram suprimidas no texto na versão seguinte. Estão aqui mantidas pois trazem informação útil; 2. Trabalhos em português devem empregar a lista de "Descritores em Ciências da Saúde" (DeCS); se essa lista não incluir termos adequados para conceitos recentemente introduzidos, emprega-se a denominação mais usual na área. Para esclarecimentos sobre o DeCS e o MeSH, ver a seção 13.4, Sistemas de palavras-chave.

Exemplo 2 Título do artigo: *"Epidemiologic studies on the etiology of back pain"*
Key words: back pain; case-control studies; cohort studies; epidemiologic studies; risk factors

Exemplo 3 Título do artigo: *"GRADE guidelines: a new series of articles in the Journal of Clinical Epidemiology"*
Key words: GRADE; evidence quality; strength of recommendations; risk of bias; health technology assessment; clinical practice guidelines

► B Número requerido de palavras-chave

Os editores de periódicos científicos solicitam ao autor que forneça palavras-chave de seu artigo (ver exemplos).

Exemplos 13.1B Número requerido de palavras-chave

Exemplo 1 Segundo as normas de Vancouver[1]
"Em algumas revistas solicita-se que, após o resumo, os autores forneçam, identificando com tal, de 3 a 10 palavras-chave ou expressões que reflitam os principais tópicos do artigo." Ver Tabela 13.1.

Exemplo 2 Segundo as instruções aos autores do *Brazilian Journal of Medical and Biological Research*
"Uma lista de palavras-chave ou termos de indexação (não mais do que 6) deve ser incluída. A revista recomenda o uso de cabeçalhos de assuntos médicos do MEDLINE, para evitar a utilização de sinônimos como termos de entrada na indexação de diferentes trabalhos que tratam do mesmo assunto."

► 13.2 Periódico indexado

Periódico indexado é aquele incluído em base de dados sobre literatura científica. Como há muitas bases de dados, existem também muitas maneiras de um periódico ser indexado. Um mesmo periódico pode ser indexado em várias bases de dados. Apresentamos, a seguir, noções gerais sobre indexação.

► A Procedimento de indexação de artigos

Profissionais experientes que atuam nas bases de dados bibliográficos são responsáveis pela indexação dos artigos que constam do periódico que lhes chega às mãos. Como procedem, habitualmente, esses profissionais?[2]

A utilização dos termos encontrados nos títulos dos artigos e na lista de palavras-chave é uma primeira opção para indicar de que trata a obra. A leitura do resumo permite ao indexador encontrar rapidamente outros tópicos pelos quais o texto será indexado. Porém, muitos títulos são enganosos; a lista de palavras-chave e os resumos podem estar inadequados. Assim, além do título e resumo, o indexador lê todo o texto.

Pode acontecer de o indexador não dispor de tempo para fazer análise minuciosa de cada texto, diante dos numerosos periódicos que necessita indexar. Por isso, muitas vezes, ele apenas folheia o material, detendo-se na introdução, no início das seções, nas ilustrações e nas conclusões. Com o que depreende dessa inspeção, procede à indexação de cada artigo. Esse processo, embora realizado por pessoas experientes e treinadas, pode conter erros. Na verdade, a indexação de um artigo pode ser feita, de uma maneira inicial, com o intuito de rapidamente deixá-la à disposição da comunidade científica e, posteriormente, ser modificada.

▶ B Consequências da má indexação

Se um texto for mal indexado em bases de dados bibliográficos, ele não será facilmente localizado quando efetuadas as buscas por meio das palavras-chave. Em tal caso, após a trabalheira que o autor teve para publicar seu artigo e, consequentemente, ter a possibilidade de ser lido e ter seu nome citado, o texto poderá ficar no anonimato, simplesmente por questão de má indexação.

Diante da possibilidade de o texto ser mal indexado, com as consequências mencionadas, é conveniente o próprio autor providenciar e enviar ao editor do periódico em que houver solicitação explícita, o texto acompanhado de lista de palavras-chave minuciosamente selecionadas. Além disso, é necessário bem compor o título e o resumo para que sejam informativos, uma vez que auxiliam a indexação do texto. Esses cuidados só trarão benefícios para o autor, pois, ao facilitar a tarefa do indexador, reduz-se a probabilidade de o trabalho ser mal indexado.

▶ 13.3 Para que servem as palavras-chave

Nos parágrafos anteriores, foi mostrado que as palavras-chave identificam o conteúdo temático do texto que representam. Essas palavras, e podem ser também expressões, têm muitos usos, como assinalado na Tabela 13.2.

Tabela 13.2 Usos das palavras-chave de um trabalho científico

Identificar o conteúdo temático.
Indexar o trabalho nas bases de dados.
Possibilitar sua rápida localização e recuperação.
Auxiliar o leitor na seleção de material para leitura.
Facilitar a composição de índice de assuntos para cada volume de um periódico.

▶ 13.4 Sistemas de palavras-chave

O conhecimento está organizado em áreas e subáreas. A tendência é subdividir-se em unidades cada vez menores, de modo a cada uma conter apenas partes do conhecimento que se relacionem estreitamente entre si. Essa organização é dinâmica, para refletir as constantes mudanças. Os bancos de dados bibliográficos que indexam esse conhecimento também.

▶ A Tesauro

Para facilitar o uso dos bancos de dados, existem os tesauros (*thesaurus,* em inglês) – sistema de termos dispostos de

forma hierárquica e relacionados entre si. Os termos são agrupados por conceito e título e, na medida em que se desce na hierarquia, encontram-se termos mais específicos. Esse *vocabulário controlado* ou *vocabulário hierarquizado* é usado para a indexação de trabalho científico a ser incluído em base de dados. Serve também como forma de pesquisa e recuperação de informação em que se use terminologia diferente para os mesmos conceitos.

A escolha das palavras-chave que devem acompanhar o artigo submetido à publicação é feita, em termos ideais, por pesquisa nesses tesauros.

▶ B Os dois sistemas de palavras-chave mais usados no Brasil

Cada base de dados adota um tesauro. A Tabela 13.3 mostra as características dos dois sistemas de palavras-chave amplamente empregados em nosso meio: MeSH e DeCS. Ambos funcionam de maneira semelhante e servem de vocabulário para indexação de documentos científicos e para pesquisa por assunto.

O indexador do MEDLINE/PubMed utiliza o MeSH, no qual se escolhem palavras-chave que cobrem os tópicos centrais de cada artigo a ser indexado, deixando de lado aspectos acessórios. Isso permite que a base, além de conter dados de identificação do texto (autores, título), possibilite sua classificação por assunto, feita por profissionais experientes em dado tesauro.

O indexador da LILACS utiliza o DeCS. Esse vocabulário foi preparado a partir do MeSH (ver Tabela 13.3).

▶ C Características dos sistemas de palavras-chave

Algumas conclusões e sugestões podem ser generalizáveis a praticamente todas as bases de dados (ver Tabela 13.4).

Tabela 13.3 Sistemas de palavras-chave mais utilizados em ciências da saúde

MeSH (de Medical Subject Headings); é o mais conhecido sistema de palavras-chave na área da saúde, mantido pela *National Library of Medicine*, norte-americana, para uso no MEDLINE/PubMed (http://www.nlm.nih.gov/mesh/); o Grupo de Vancouver sugere sua utilização quando o autor preparar a lista de palavras-chave do artigo.
DeCS (Descritores em Ciências da Saúde); sistema adotado na América Latina; trata-se de vocabulário trilingue (português, espanhol e inglês) utilizado para recuperação de informações nas fontes de dados LILACS, MEDLINE e outras; contém 30.895 descritores, sendo desses 26.225 do MeSH e 4670 exclusivamente do DeCS, com ampliação para ciência e saúde (219), homeopatia (1.944), saúde pública (3.491) e vigilância sanitária (828);* o número é maior que o total, pois um descritor pode ocorrer mais de uma vez na hierarquia; é mantido pela Bireme, a Biblioteca Regional de Medicina (http://decs.bvs.br/); a cada ano há mais de 1.000 modificações na base de dados entre alterações, substituições e criações de novos termos.

*Dados de 2010.

Tabela 13.4 Considerações gerais sobre os sistemas de palavras-chave

O uso de um sistema de palavras-chave é feito por meio de tesauros.*
Cada tesauro vai sendo aperfeiçoado com o tempo. Periodicamente, termos são acrescentados e outros excluídos. Como mais palavras são incluídas do que excluídas, o conteúdo do tesauro cresce com o tempo.
O domínio da estrutura do tesauro e da terminologia utilizada na base de dados conduz a melhores buscas. Em geral, cada base de dados contém instruções sobre como usá-la (*tutorials*).
Os problemas de terminologia influenciam os resultados das pesquisas; esses problemas advêm da escolha de termos para descrever o artigo e para a pesquisa na base de dados.
O termo a ser usado na busca deve constar no tesauro. A utilização de sinônimo, não constante nessa coletânea de termos, pode não recuperar trabalhos sobre o tema. Essa limitação tende a diminuir de importância em face da melhora constante dos mecanismos de busca.
O erro mais comum do pesquisador no uso das bases de dados provém da inadequada seleção de palavras para a busca.
Um problema que limita a cobertura de pesquisa em base de dados, mas que independe da pessoa que a faz, reside na imprecisão das listas de referências, decorrente do pouco rigor de alguns autores na elaboração de seus artigos.

* Para o significado de tesauro, ver a seção 13.4A.

▶ D Escolha das palavras-chave para o artigo científico

Se o autor for solicitado a fornecer lista das palavras-chave, é conveniente que os termos selecionados constem do vocabulário adotado (ver exemplos). Se o termo for referente a tema recente, ainda não disponível no tesauro, assinala-se o mais usado pelos especialistas ou o que melhor se aproxime do conceito adotado.

Exemplos 13.4D Escolha dos descritores para o artigo científico

Exemplo 1 Pesquisa por descritores no DeCS

Para saber se as palavras-chave do artigo científico a ser indexado estão incluídas na lista de descritores do DeCS, siga os seguintes passos:

1. Entre no *site* do DeCS e escolha a opção *consulta ao DeCS*[3]
2. Uma janela será aberta. Digite a palavra a ser pesquisada, por exemplo: educação médica e clique em *consulta* para iniciar a busca pelo descritor. No DeCS há a possibilidade de digitar o termo em inglês, espanhol ou português por meio da opção *idioma dos descritores*
3. Tente ser bem específico para encontrar um número limitado de descritores, por exemplo: se escolher *educação,* são encontrados 56 descritores; já *educação médica* resulta em apenas um descritor
4. Como resultado da consulta, são apresentados os descritores nos três idiomas, acompanhados de outras informações, dentre as quais, a respectiva definição; por exemplo:
Descritor Inglês: *Education, Medical*
Descritor Espanhol: *Educación Médica*

Descritor Português: Educação Médica
Definição Português: Uso de artigos em geral que dizem respeito à educação médica
5. Siga esses passos para as demais palavras-chave do artigo.

Exemplo 2 Pesquisa por descritores no MeSH

Para saber se as palavras-chave do artigo científico a ser indexado estão incluídas na lista de descritores do MeSH, siga os seguintes passos:

1. Entre no *site* do MeSH[4]
2. Digite a palavra a ser pesquisada, por exemplo: *Educational Measurement* para iniciar a busca pelo descritor. No MeSH não há opção de idioma, deve-se usar sempre o termo em inglês
3. Como resultado da consulta, são apresentados os descritores encontrados
4. Siga esses passos para as demais palavras-chave do artigo.

▶ 13.5 Pesquisa em base de dados

A pesquisa eletrônica em bases de dados bibliográficos virou rotina na vida dos investigadores. Com o uso das palavras-chave, cruzamentos são feitos e é obtida uma lista de artigos, às vezes, com seus respectivos resumos e *links* (endereços na internet) para o texto integral. As numerosas possibilidades de cruzamento de palavras-chave tornam, hoje, viáveis as pesquisas bibliográficas sobre temas que seriam penosamente realizadas pelos meios manuais de outrora. Para o bom uso de uma base de dados, precisamos entender como ela está organizada.

▶ A A mudança de ênfase: do bibliotecário para o usuário

Em passado recente, as pesquisas bibliográficas por meio do MeSH e de outros sistemas de palavras-chave eram realizadas principalmente por bibliotecários. Os usuários não especialistas tinham dificuldades em lidar com as versões impressas, mensais e anuais, do *Index Medicus*. Com a ampliação do uso da internet e da capacidade do microcomputador, a tendência é de o usuário fazer as próprias buscas nos bancos de dados eletrônicos. Para facilitar o trabalho, necessita-se conhecer como funcionam esses bancos, especialmente o sistema de palavras-chave.[5-7] Instruções na própria base esclarecem dúvidas. No MEDLINE e outras bases existe o *tutorial*, um programa em meio virtual que fornece instruções práticas sobre o assunto. Ver exemplo anexo para ilustração de busca nessa base de dados.

Exemplo 13.5 Pesquisa no MEDLINE/PubMed[8]

1. Escolhe-se o termo ou termos, ditos descritores (*headings*), para iniciar a busca dos trabalhos sobre um dado assunto; exemplo: queimaduras (*burns*)
2. Adotam-se termos associados, chamados qualificadores ou subcabeçalhos (*subheadings*) para limitar a pesquisa a determinado tópico; exemplo: etiologia (*etiology*)
3. Empregam-se recursos adicionais para otimizar a pesquisa; na Tabela 13.5, há exemplos

Tabela 13.5 Recursos de busca no MEDLINE

Terminologia	Especificação	Descrição
Descritores	*Heading*	Termos usados para descrever o conteúdo dos artigos indexados. Esses mesmos termos são também utilizados para busca da informação. Ex.: *Burns*.
Qualificadores ou subcabeçalhos	*Subheading* (sh)	Termos que, associados aos descritores, evidenciam um aspecto específico do assunto. Ex.: *Burns/etiology*.
Tesauro	MeSH	Lista de termos autorizados, organizados de forma hierárquica e relacionados entre si.
Operadores *booleanos*	*And, or, not*	Recursos usados para interseção (*and*), adição (*or*) ou exclusão (*not*) de descritores.
Truncamento	Asterisco (exemplo: myelo*)	Recurso utilizado para busca de palavras com radicais semelhantes.
Explode	Exp	Significa que todos os termos subordinados àquele serão recuperados, porém, somente na árvore escolhida.

Fonte: adaptada de Sollaci & Beraldo 1999.[8]
Nota: existem outros campos de busca que funcionam como filtros, tais como tipo de publicação (*publication type*; exemplos: carta ao editor [*letter*], artigo de revisão [*review article*]) e *check tags* (delimita alguns aspectos: por exemplo, pesquisa em seres humanos). A busca livre (*text word*) deve ser evitada, a não ser que o termo não exista no MeSH.

4. Se o procedimento resulta em número excessivo de artigos, refina-se a busca, em geral, com o uso de operadores lógicos, ou conectores booleanos, como *and*, no caso de só selecionar o artigo se houver essa *e* aquela palavra; também pelo uso de *not*, que introduz alguma limitação

5. No caso de resultar número reduzido de artigos, expande-se a busca; por exemplo, com o uso de *or*: o artigo será identificado se houver essa *ou* aquela palavra.

▶ B Sensibilidade e especificidade na recuperação de artigos

O intuito da busca bibliográfica consiste em filtrar o mundo de informações existente em uma base de dados de referências, de modo a separar as mais úteis e de melhor qualidade. Estratégias foram desenvolvidas para alcançar esse objetivo.[8-10] Reconhecendo-se o valor prático de filtros na recuperação direcionada de informações, existe no MEDLINE opções, dentre as quais, *clinical queries* (questões clínicas), em que estão montadas as estratégias de busca para encontrar investigações de melhor qualidade.

Nas normas de Vancouver (ver 10.6, O que deve conter o título), indica-se que "*os autores devem incluir no título todas as informações que permitirão a recuperação eletrônica sensível e específica do artigo*".

A *busca sensível* recupera os artigos relevantes (ver Tabela 13.6). No entanto, ela é abrangente e pode incluir *lixo*, os artigos não tão relevantes ao tema. A busca 100% sensível identifica todos os artigos relevantes.

A *busca específica* exclui os artigos irrelevantes (ver Tabela 13.6). Porém, ela restringe a recuperação, correndo-se o risco

de perder importantes referências. A busca 100% específica exclui todos os artigos irrelevantes.

A combinação de estratégias de alta sensibilidade e alta especificidade contorna os inconvenientes. O melhor conhecimento de uma base de dados tende a aumentar a qualidade das pesquisas nela realizadas, pois se utilizam as melhores estratégias disponíveis. Pesquisadores experientes usam mais de uma base de dados para obter cobertura abrangente do tema em que estão interessados (ver 13.20, Complementariedade das bases de dados bibliográficos).

▶ 13.6 Bases de dados bibliográficos internacionais

No passado, as pessoas liam intensamente poucos livros: a Bíblia, um almanaque, um outro livro. Hoje, lê-se superficialmente numerosos textos. O excesso de informações, já identificado como problema há mais de duzentos anos, fez com que nossos antepassados procurassem caminhos para lidar com o problema.[11]

Uma das primeiras tentativas de solução para o acúmulo de conhecimentos foi o de condensar, em livros, o que era conhecido até então. Dessa maneira, nasceram as *enciclopédias* modernas. A Enciclopédia, de Diderot e D'Alembert, de importante influência na era do Iluminismo, começou a aparecer na França, em 1751 e, a Enciclopédia Britânica, em 1768.

Os *periódicos de resumos* (*abstract journals*, em inglês), impressos, uma opção para a atualização, apareceram em meados do século 19. Aproximadamente à mesma época dos periódicos de resumos, surgiram as bases de dados bibliográficos, ou índices, como o *Index Medicus*. Esses índices evoluíram para o formato eletrônico. O MEDLINE, por exemplo, substituiu o *Index Medicus*.

Há dezenas de bases de dados com informações bibliográficas, que podem ser gerais, para todas as áreas do saber, ou específicas, focadas em determinado campo do conheci-

Tabela 13.6 Sensibilidade e especificidade de buscas em bases de dados de referências bibliográficas

Sensibilidade: capacidade de recuperar artigos relevantes.

Especificidade: capacidade de excluir artigos irrelevantes.

Tabela 13.7 Bases de dados bibliográficos internacionais para o pessoal da área da saúde

Identificação*	Endereço
Biological Abstracts[15]	http://www.thomsonreuters.com/products_services/scientific/Biological_Abstracts
Biosis (*Biochemical abstracts*)[16,17]	http://www.thomsonreuters.com/products_services/scientific/BIOSIS_Previews
CINAHL (*Cumulative Index to Nursing and Allied Health Literature*)[18]	http://www.ebscohost.com/cinahl/
EMBASE[19,20]	http://www.info.embase.com/
MEDLINE/PubMed[21,22]	http://www.ncbi.nlm.nih.gov/pubmed/
PsychInfo (*Psychological Abstracts*)[23]	http://www.apa.org/psycinfo/
Scopus[24,25]	http://www.info.scopus.com/
ScienceDirect	http://www.info.sciencedirect.com/
Web of Science[24-26]	http://www.thomsonreuters.com/products_services/scientific/Web_of_Science

* Números representam as referências que se encontram no fim do capítulo.

mento[12-14]. Não há o propósito, neste livro, de compor extensa relação de bases de dados bibliográficos nem de fazer revisão sobre elas. Apenas são apresentadas informações sucintas sobre algumas que assumiram importância nas ciências da saúde.[15-26] Endereços eletrônicos constam da Tabela 13.7.

▶ 13.7 MEDLINE/PubMed

O MEDLINE é o arquivo eletrônico de artigos científicos na área da saúde mais conhecido no mundo.[24,27,28] Contém referências de artigos de periódicos das ciências da vida, com concentração em biomedicina. Nele, encontra-se, praticamente, qualquer assunto sobre saúde e doença. Destaca-se pela abrangência e relativa facilidade de consulta em diversos endereços de acesso gratuito na internet – dentre os quais, o PubMed. É mantido pela Biblioteca Nacional de Medicina, nos Estados Unidos, e sua cobertura abrange mais de 5 mil revistas internacionais, provenientes de 80 países, a maioria dos Estados Unidos e da Europa Ocidental. Para cada artigo, encontra-se a referência completa e, em muitos, também o resumo. Há *links* para o texto completo quando o artigo está disponível gratuitamente na internet. O MeSH, como referido, é o sistema de palavras-chave para uso no MEDLINE e PubMed.

▶ A Histórico do MEDLINE

Essa base de dados tem longa história de sucesso. Em 1879, um norte-americano, John S. Billing, 1838-1913, publicou pela primeira vez o Index Medicus. Pesava 2 kg, em 1945, e 30 kg, em 1977.[29] Chegou a conter 3.400 periódicos, mas deixou de ser publicado em dezembro de 2004.

Na década de 1960, foi iniciada a automatização do Index Medicus, por meio do sistema MEDLARS (*Medical Literature Analysis and Retrieval System*). Em 1971, implementou-se o MEDLINE (MEDLARS *Online*), acumulando artigos de 1966 em diante. Atualmente, já indexa textos anteriores àquela data, proveniente do OLDMEDLINE – que indexa cerca de 2 milhões de citações de 1947 a 1965.

O mencionado MEDLARS é um conjunto de quarenta bases computadorizadas de dados, das quais o MEDLINE é a mais conhecida. As demais são especializadas, como as de AIDS, bioética e câncer.

▶ B PubMed

O PubMed, também compilado pela Biblioteca Nacional de Medicina, contém o MEDLINE e outras bases de dados especializadas da Biblioteca Nacional de Medicina, norte-americana. O MEDLINE representa a maior parte do PubMed. As citações incluem *links* para artigos de texto completo do PubMed Central ou a *sites* de editoras. Hoje, acessa-se o MEDLINE principalmente por meio do PubMed. Em 2010, mais de 800.000 novos artigos foram acrescentados ao PubMed, ultrapassando a marca de 20 milhões. Isso significa que 2.000 artigos são indexados a cada dia. O enorme número diário de novos acréscimos nos aponta a dificuldade de alguém manter-se atualizado e a necessidade de dispor, de maneira eficiente, para lidar com o crescimento da literatura científica.

▶ C PubMed Central

O PubMed Central é um repositório digital de artigos em texto integral daqueles periódicos que cederam esses direitos à *National Library of Medicine*. Oferece a vantagem da leitura direta do texto armazenado nessa plataforma. O PubMed Central conta com mais de 2 milhões de artigos em texto integral (dados para fevereiro de 2011).

▶ 13.8 Web of Science

Eugene Garfield, um norte-americano nascido em 1925, formado em química e biblioteconomia, fundou uma empresa privada, em meados dos anos 1950, na cidade de Filadélfia, Estados Unidos. A empresa tornou-se conhecida no meio acadêmico com o nome de *Institute for Scientific Information (ISI)*, atual *Thomson Reuters*. Hoje, é identificada de diversas maneiras, *ISI-Thomson Reuters*, *ISI-Thomsom* ou simplesmente *ISI*. Às vezes, a identificação se dá por seus produtos: *ISI-Web of Science*, *ISI-Web of Knowledge*, *ISI-JCR* (do inglês, *Journal of Citation Report*).

Em 1964, foi lançado o *Science Citation Index*, ao qual se juntaram outros índices, precursores do atual *Web of Science*. No exemplo anexo, aparecem descritos alguns produtos do ISI. Ao contrário do PubMed, requer-se pagamento para usá-los. A Capes disponibiliza produtos do ISI para instituições brasileiras (ver 13.18, Portal de Periódicos da Capes).

As bases de dados do ISI permitem a busca de diversas maneiras, dentre as quais, pelo nome do autor, periódico, instituição e palavras-chave no título e resumo. Como do artigo são armazenadas as referências nele citadas, forma-se uma extensa rede de informação – literalmente, *rede de ciências*. Uma característica ímpar dessa base de dados é possibilitar a pesquisa bibliográfica a partir de um artigo publicado. São então identificados os que o citaram. O processo continua pesquisando as citações dos novos artigos. Forma-se, assim, uma relação de textos sobre o tema em questão.

Pelas facilidades que proporciona, as bases de dados do ISI são muito utilizadas em estudos de quantificação bibliográfica e, em especial, para:

- A determinação do número de citações de um artigo; inicia-se a busca por um texto e confere-se quem e quantos o citaram. Dessa maneira, identifica-se o que um autor publicou e o uso de seu texto em outras pesquisas
- A verificação do impacto de um periódico; ver o exemplo número 3 desta seção, sobre o *Journal of Citation Reports*. O fator de impacto, proposto pelo norte-americano Eugene Garfield como indicador da qualidade dos periódicos científicos com base na análise de citações, é abordado no próximo capítulo.

Exemplos 13.8 Alguns produtos do *Institute for Scientific Information*

Todos os produtos a seguir especificados são de cobertura geral e não apenas restritos à área de saúde.

Exemplo 1 *Web of Science*
Semanalmente, são incorporados cerca de 19.000 novos artigos científicos e 420.000 novas citações. Estão indexados nessa base de dados 9.200 periódicos científicos classificados em três grupos (dados para 2007):

- Ciências (*Science Citation Index*), com 6.650 periódicos indexados; registros desde 1945
- Ciências Sociais (*Social Science Citation Index*), com 1.950 periódicos indexados; registros desde 1956
- Artes e Humanidades (*Arts & Humanities Citation Index*), com 1.160 periódicos indexados; registros desde 1975.

Exemplo 2 *Current Contents*
O *Current Contents* foi extensamente usado pelos pesquisadores durante décadas. Ele era publicado semanalmente, em papel, para seis campos do conhecimento. Apresentava a reprodução fotográfica do sumário (*table of contents*) de cada número de centenas de periódicos de prestígio. Também aparecia o endereço dos autores, de modo que podiam ser pedidas separatas dos artigos. O formato evoluiu para a versão eletrônica e o conteúdo foi expandido. O *Current Contents Search* contém informação de 7.600 periódicos (85% com resumo) e 2 mil livros (dados para 2008). Editado em várias edições temáticas, entre as quais, *Current Contents Clinical Practice, Current Contents Life Sciences e Current Contents Social & Behavioral Sciences.*

Exemplo 3 *Journal of Citation Reports* (JCR)
Publicação anual que apresenta os fatores de impacto dos periódicos científicos indexados pelo ISI. As revistas são organizadas em dezenas de áreas, o que permite medir a importância relativa do periódico em relação aos outros da mesma área. O JCR é popular no meio acadêmico por trazer periodicamente os fatores de impacto dos periódicos. No Capítulo 14, ele será mencionado diversas vezes (ver 14.4, Indexação do periódico e as seções seguintes).

Exemplo 4 *Web of Knowledge*
A *Web of Science* (Rede de Ciências) faz parte de uma base eletrônica maior, a *Web of Knowledge* (Rede de Conhecimento), que inclui, dentre outras, a *Derwent Innovations Index*, sobre patentes.

▶ 13.9 EMBASE

A EMBASE tem também uma longa história. Sucedeu a *Excerpta Medica,* uma publicação periódica de resumos, em papel. Hoje, a marca registrada existe,[30] mas a base de dados em forma eletrônica é denominada EMBASE.[31] Pertence à Editora Elsevier, holandesa, e tem extensa cobertura em farmacologia. Indexa material de 4.550 periódicos publicados em 70 países. Mais de 80% das citações são acompanhadas de resumo. O seu tesauro, EMTREE, dispõe de 46.000 termos e mais de 200.000 sinônimos.

▶ 13.10 Scopus

O banco de dados do Scopus pertence também à Editora Elsevier.[32] Com base no índice bibliográfico Scopus, essa editora disponibilizou o *SCImago Journal Rank* (SJR), um indicador para medir impacto.[33] Dentre as vantagens de sua utilização, está o acesso aberto, ao contrário do *Journal of Citation Report*, este utilizado para o fator de impacto do Thomsom-ISI, que tem custos. Outra diferença é a atribuição de pesos às citações e que depende da fonte que citou o documento. As fontes com mais prestígio têm mais peso no indicador.

ScienceDirect é uma outra base de dados operada pela Editora Elevier.[34] Contém mais de 10 milhões de artigos provenientes de 2,5 mil periódicos científicos. Há também 6.000 livros eletrônicos.

Os produtos da Elsevier e do ISI não são gratuitos na internet. No entanto, os pesquisadores brasileiros têm acesso ao seu conteúdo, ou parte dele, por meio do Portal de Periódicos da Capes.

▶ 13.11 Google Acadêmico

O *Google Scholar* ou Google Acadêmico é gratuito na internet. Contém textos integrais de numerosos artigos.[35] Praticamente todos os artigos indexados em bases de dados e bibliotecas de livre acesso são encontrados por essa via. Permite pesquisa por autor, publicação, data e tema.[36,37] Utiliza um algoritmo semelhante ao do Scopus.

Até recentemente, os interessados só dispunham do banco de dados do ISI para pesquisa de citações. Em 2004, dois competidores emergiram: o Scopus e o Google Acadêmico. Avaliações têm procurado determinar a extensão da cobertura de seus arquivos (ver exemplo). Pela SciELO, também são possíveis quantificações.

Exemplo 13.11 Comparação entre ISI, Scopus e *Google Scholar* nas áreas de oncologia e física

Investigação comparativa mostrou que as três bases têm teor substancial de sobreposição.[25] A cobertura depende do tema e do ano de publicação do artigo utilizado na avaliação. Os autores assinalaram também o desconhecimento do usuário de muitos detalhes da organização dessas bases de dados. Concluíram que nenhuma das bases traz a solução ideal para o problema de avaliar citações.

▶ 13.12 Bases de dados bibliográficos regionais

As bases de dados mencionadas até o momento são ditas internacionais. Há também as que, pela limitada abrangência geográfica, são rotuladas de regionais, embora possam envolver vários países. Foram implantadas para ampliar a divulgação e o acesso às publicações de uma região, seja ela constituída por continente ou substancial parte dele. Diversos países europeus e asiáticos criaram seus próprios sistemas de indexação que, sem o intuito de abrangência mundial, tornaram-se importante meio para atender as necessidades nacionais de informação científica.[38]

A justificativa para a criação de bases de dados bibliográficos advém da simples constatação de que é vital para os pesquisadores de diferentes centros comunicarem seus achados e trocarem informações. Isso tem sido difícil para investigadores de alguns países por meio das bases de dados internacionais, pois são situadas, em sua maioria, em países da América do Norte e da Europa Ocidental. Diante dessa situação, esforços foram concentrados para a criação de bases de dados na América Latina e, mais recentemente, as bibliotecas virtuais – assunto das próximas seções. Nelas, há também a seleção das revistas a compor seu acervo por critérios de qualidade. Muitas referências de trabalhos de pesquisadores da América Latina são encontradas nessas bases eletrônicas, embora, por motivos diversos, não sejam incluídas nas indexações internacionais. Com a nova situação, os artigos de pesquisadores da América Latina alcançam maior visibilidade.

Papel fundamental nas iniciativas de criação desses produtos eletrônicos na América Latina tem tido a Bireme – Biblioteca Regional de Medicina ou, mais exatamente, Centro Latino-Americano e do Caribe em Ciências da Saúde, como é seu nome atual.[39]

▶ 13.13 LILACS

A LILACS (Literatura Latino-Americana e do Caribe em Ciências da Saúde) é o mais importante índice bibliográfico da produção científica e técnica em saúde da região da América Latina e do Caribe. Implantada em 1982, indexa 787 periódicos, dos quais 323 do Brasil – dados para 2010.[39] Durante algum tempo, foi impresso o Index Medicus Latino-Americano (IMLA), hoje desativado.

O principal objetivo da LILACS é promover a disseminação da literatura técnico-científica latino-americana, em sua maioria ausente das bases internacionais de dados. Abrange a literatura relativa às ciências da saúde produzida por autores latino-americanos e publicada nos países da região a partir de 1982. Inclui, além de artigos científicos, livros, teses, anais de congressos, conferências, relatórios técnico-científicos e publicações governamentais. Predominam as publicações em português (49%) e em espanhol (40%). Registros em inglês, alemão, francês e italiano totalizam os restantes 11%.

O acesso à base LILACS e à biblioteca eletrônica SciELO é gratuito na internet.[39]

▶ 13.14 SciELO

A SciELO (Scientific Electronic Library Online) não é uma base de dados como a LILACS, mas uma biblioteca de revistas científicas em formato eletrônico, de acesso livre na internet. Permite o acesso gratuito aos textos completos de artigos científicos, por meio das tabelas de conteúdo dos periódicos, do nome do autor, palavras-chave, palavras do título ou do resumo. Os artigos contêm *links* para bases de dados bibliográficos nacionais e internacionais. Foi iniciada em 1997, com o objetivo de tornar mais visíveis e acessíveis conceituadas revistas científicas da América Latina e do Caribe. Em 1998, a coleção SciELO Brasil passou a operar normalmente na internet. No ano seguinte, surgiu a SciELO Saúde Pública, com as principais revistas científicas latino-americanas de saúde pública, de outros países latinos e mesmo de entidades internacionais. Em abril de 2011, estavam incluídas as seguintes revistas de saúde pública: *Annali dell'Istituto Superiore di Sanità, Bulletin of the World Health Organization,* Cadernos de Saúde Pública, Ciência e Saúde Coletiva, *Gaceta Sanitaria,* Revista Brasileira de Epidemiologia, *Revista Cubana de Salud Pública, Revista de Salud Pública* (Colômbia), Revista de Saúde Pública (São Paulo), *Revista Española de Salud Pública, Revista Panamericana de Salud Pública* e *Revista Peruana de Medicina Experimental y Salud Pública.*

Em setembro de 2008, a SciELO contava no seu acervo com 550 periódicos sendo 202 (37%) das ciências da saúde.[40] Dentre os 202 periódicos das ciências da saúde, 71 (35%) eram títulos brasileiros, sendo 31 indexados no MEDLINE, 23 no EMBASE e 11 no ISI. Sete estavam indexados nas três bases citadas.

Em 2010, a coleção abrigava 638 periódicos científicos de acesso livre. Além da publicação eletrônica dos artigos, a SciELO provê *links* por meio de nomes de autores e de referências bibliográficas. Também há relatórios e indicadores de uso e impacto das revistas, em consonância com os principais índices internacionais de produção científica.[41,42]

▶ 13.15 Biblioteca Virtual de Saúde

A Biblioteca Virtual de Saúde (BVS), como o próprio nome indica, é um espaço de informação e comunicação científica e técnica, disponível na internet.[39] O acesso é livre aos usuários, sendo produto da iniciativa da Bireme, com a cooperação regional e internacional de centenas de instituições. A biblioteca comemorou 10 anos de existência em 2008 e tem como objetivo o aumento da visibilidade, da acessibilidade e do uso da informação científica e técnica gerada nos países em desenvolvimento. Um outro propósito consiste em facilitar a colaboração entre centros do hemisfério sul. Por essa via virtual, o usuário encontra agrupadas numerosas bases de dados, informações diversas e milhões de referências bibliográficas. Na BVS, o leitor tem acesso também ao Portal de Revistas Científicas em Ciências da Saúde.[43] Os dados aqui mostrados e os correspondentes à LILACS e à SciELO podem ser encontrados nas respectivas páginas eletrônicas e na publicação Newsletter, da BVS.[44]

▶ 13.16 Revisões críticas da literatura

Recentemente, apareceram bases com material que detalha a informação para o leitor, com apreciação crítica do seu conteúdo, o que veio preencher uma lacuna (ver exemplos). Anteriormente, neste livro (ver 4.6, Evidências científicas), foi mencionada a necessidade que os profissionais de saúde sentem de fundamentar suas decisões em melhores comprovações científicas. Para responder a essa demanda, surgiu, na década de 1990, um movimento organizado com o objetivo de avaliar sistematicamente as informações sobre questões clínicas relevantes. Esse movimento ficou conhecido como *medicina baseada em evidências*, medicina baseada em comprovação ou medicina baseada em provas. Um instrumento poderoso nessa avaliação é a organização das evidências e das recomendações por níveis. Um dos pilares para as recomendações é a *revisão sistemática* da literatura. O propósito da revisão sistemática é identificar e divulgar as melhores provas, derivadas de investigações válidas e confiáveis, a serem empregadas na tomada de decisão. Simultaneamente, afastar conclusões que não se sustentem em método válido e confiável.

Há críticas quanto à possibilidade do viés de publicação nas revisões sistemáticas e a inerente dificuldade de combinar dados de estudos feitos isoladamente, sem protocolo comum. No entanto, os resultados de revisões sistemáticas constituem progresso, pois complementam e, em alguns casos, substituem os produzidos por revisão tradicional, ou seja, aquela realizada de maneira não sistemática (ver 5.12).

Vários grupos destacaram-se na produção de material baseado em evidências sobre questões importantes da medicina, tornando seus resultados disponíveis para orientar a prática clínica.[10] Tais resultados são divulgados em publicações ou páginas eletrônicas (ver Tabela 13.8).

Tabela 13.8 Fontes de informação para medicina baseada em evidências na internet

Identificação	Endereço
ACP Journal (American College of Physicians)	http://www.acpjc.org/
*Agency for Healthcare Research and Quality** *Australian Prescriber**	http://www.ahrq.gov/clinic http://www.australianprescriber.com/
*Bandolier** *Bandolera (Bandolier em espanhol)**	http://www.medicine.ox.ac.uk/bandolier/ http://www.infodoctor.org/bandolera/
*Centre for Health Evidence, Canadá**	http://www.cche.net/
*Centre for Evidence Based Medicine, University of Oxford**	http://www.cebm.net/
*Centre for Reviews and Dissemination, University of York**	http://www.york.ac.uk/inst/crd/
Clinical Evidence	http://www.clinicalevidence.com/
Cochrane Library (Biblioteca Cochrane), via BVS*	http://cochrane.bvsalud.org/
DynaMed	http://www.ebscohost.com/dynamed/
Essential Evidence Plus	http://www.essentialevidenceplus.com
*EvidenceUpdates**	http://plus.mcmaster.ca/evidenceupdates/
Evidence-Based Medicine *Evidence in Health and Social Care** *Excelencia Clínica* (em espanhol)*	http://ebm.bmj.com/ http://www.evidence.nhs.uk/default.aspx http://www.excelenciaclinica.net/
*Health Information Research Unit, McMaster University**	http://hiru.mcmaster.ca
Institute for Clinical Systems Improvement	http://www.icsi.org/
Internal Medicine Alert	http://www.ahcpub.com/
Journal Watch	http://www.jwatch.org/
*National Guideline Clearinghouse**	http://www.guidelines.gov/
Portal da pesquisa	http://www.portaldapesquisa.com.br
Portal de evidências em saúde (BVS)* *Prescrire* (em francês)* *Therapeutics Initiative**	http://evidences.bvsalud.org/ http://www.prescrire.org/fr/ http://www.ti.ubc.ca/
UpToDate	http://www.uptodate.com/

* Acesso gratuito.

Eis algumas fontes, em ordem alfabética: *Bandolier, Cochrane Library* e *National Guideline Clearinghouse* (para diretrizes clínicas).

A BVS dispõe do Portal de Evidências, que abriga revisões sistemáticas, ensaios clínicos, sumários de evidência, avaliações econômicas em saúde, avaliações de tecnologias em saúde e diretrizes para prática clínica.[45]

▶ 13.17 Biblioteca Cochrane

Em 1992, foi criado o Centro Cochrane, em Oxford, na Inglaterra.[46,47] Archibald Cochrane, 1909-1987, médico e epidemiologista inglês, desde longa data, chamava atenção para o desconhecimento quanto aos efeitos das intervenções médicas e propunha que elas deviam ser rigorosamente testadas por meio de ensaios randomizados.[48] Afirmava ele que a comunidade científica da área médica falhava por não se haver organizado para prover, aos profissionais que nela atuam, avaliações válidas e confiáveis de investigações relevantes sobre o real efeito das intervenções médicas. Adiantava que isso poderia ser feito, por especialidades, e seus resultados divulgados e atualizados periodicamente. No ano de 1993, apareceu a Cochrane Collaboration, organização internacional sem fins lucrativos. Seu objetivo era justamente o de prover informações atualizadas e válidas sobre questões relevantes da prática clínica. Funciona hoje com centros espalhados pelo mundo, um deles em São Paulo.[49] Por meio dessa organização, são estimuladas ou preparadas revisões sistemáticas sobre os efeitos das intervenções.

▶ A Banco de dados de revisões sistemáticas

A Biblioteca Cochrane (*Cochrane Library*) foi criada em 1995, como base de dados de revisões sistemáticas. O material que nela consta é produto de revisões desse tipo, calcadas em artigos selecionados após triagem metódica, que obedecem a critérios preestabelecidos. A Biblioteca tende a ser cada vez mais usada, visto estar se tornando uma das principais fontes sobre evidência científica disponível na literatura. No campo da medicina, a base de dados dessa organização é uma das mais importantes fontes de revisões sistemáticas e metanálises.[50]

No Portal Cochrane BVS, além da versão original em inglês, há também em espanhol e um conjunto selecionado de resumos de revisões sistemáticas em português.[51] Inclui as revisões sistemáticas da Colaboração Cochrane, em texto completo, além de ensaios clínicos, estudos de avaliação econômica em saúde, informes de avaliação de tecnologias de saúde e revisões sistemáticas resumidas criticamente. O Portal Cochrane BVS é de acesso gratuito na América Latina.

▶ B Comentários adicionais sobre a Biblioteca Cochrane

As publicações e as bases de dados, armazenadas nessa biblioteca, contêm milhares de revisões sistemáticas: 6.244 em julho de 2010. Embora números expressivos, são diminutos diante da quantidade de questões clínicas passíveis de serem investigadas e da necessidade de atualizações das já realizadas. As revisões sistemáticas têm sido dirigidas para esclarecer temas de tratamento, sendo pouco contemplados outros ângulos da prática clínica, como prevenção, etiologia, prognóstico, diagnóstico e rastreamento.

▶ 13.18 Portal de periódicos da Capes

O portal de periódicos da Capes é uma biblioteca virtual sobre informações científicas e tecnológicas destinadas a fortalecer a pós-graduação no Brasil. Mantido pelo Governo Federal, por meio da Capes (Coordenação de Aperfeiçoamento do Pessoal de Nível Superior), órgão do Ministério da Educação, permite o livre acesso por pessoal das instituições de ensino e pesquisa credenciadas. São credenciadas as entidades federais de ensino superior, as estaduais e municipais com programas de pós-graduação recomendados pela Capes e as universidades particulares com conceitos de excelência, o que significa terem obtido notas 5, 6 ou 7.[52] Para os usuários de entidades não credenciadas, o acesso livre é garantido para parte dessa coleção.[53]

A coleção inicial tem se expandido e conta com grande quantidade de material, dentre os quais (dados para setembro de 2008):

- Bases de dados de textos completos (mais de 12 mil periódicos, sendo 18% de saúde)
- Bases de dados referenciais; ou de resumos (são 125)
- Bases de dados de teses e dissertações
- Bases de dados de patentes
- *Sites* disponíveis de textos completos de livros
- Documentos científicos, nacionais e internacionais, de livre acesso.

As pesquisas podem começar pelas bases referenciais, para identificar artigos de periódicos e outros documentos sobre um dado assunto ou autor. Tem-se, assim, um panorama da área de interesse. Por meio da inspeção dos títulos e dos resumos, avalia-se a conveniência de consultar o texto completo. Esse é buscado nas bases de dados com textos completos do portal da Capes e, na sua falta, nas bibliotecas ou por meio de sistemas pagos de obtenção de documentos, dentre os quais:

- Comutação Bibliográfica (Comut) coordenada pelo Ibict (Instituto Brasileiro de Informação em Ciência e Tecnologia)[54]
- Serviço Cooperativo de Acesso a Documentos (Scad) coordenado pela Bireme com a cooperação das bibliotecas integrantes da rede Biblioteca Virtual em Saúde.[55]

▶ 13.19 Características das bases eletrônicas

Nas seções anteriores do capítulo, foram resumidas as características de importantes sistemas de armazenamento e recuperação de informações científicas da área da saúde. A maioria é mantida por entidades de países desenvolvidos.

▶ A Do meio impresso para o virtual

Muitos índices bibliográficos surgiram há algumas décadas. Seus produtos eram divulgados pela impressão em papel. O advento do microcomputador, a sua popularização e disposição em rede mundial deslocaram a ênfase para o meio eletrônico. As bases virtuais possibilitam maior quantidade de informações indexadas e facilidade de manejo, atualização e correção periódica, e tendem a expandir-se continuamente. O MEDLINE compreendia 3 milhões de artigos em 1973, 11 milhões em 2002 e 19 milhões em 2009. Simultaneamente, novas bases vão sendo criadas.

Existem as bases de dados gerais para a pesquisa biomédica, como o MEDLINE, e as especializadas, dedicadas a determinados tópicos: AIDS e câncer são exemplos. A cobertura que oferecem é variada. Há as restritas, constando somente a referência e outras com mais detalhes – o resumo, o endereço do autor, as referências bibliográficas e *links* para o texto. É possível, rapidamente, identificar a obra e mesmo comunicar-se com o autor. No passado, era costume solicitar-se *separata*. Dá-se o nome de *separata* ao impresso que contém o artigo publicado em revista ou jornal no qual se mantém a mesma composição tipográfica. As bases de livre acesso vieram facilitar a obtenção de textos integrais dos artigos por via eletrônica. A circulação de separata perdeu importância.

Em síntese, a internet trouxe enormes facilidades ao usuário de publicações científicas, dentre as quais, rapidez de pesquisa, *links* de conexão, acesso a textos integrais e diálogos (*interface* com o usuário). A Tabela 13.9 contém endereços eletrônicos para textos completos gratuitos. Em relação ao pagamento para uso de certas bases de dados, uma mesma base pode ser oferecida em várias versões na internet, desde conteúdo reduzido a todo o seu acervo, a depender do preço que o usuário concorda pagar pelos serviços.

▶ B Estratégias de busca da informação

Devido ao amplo acesso aos sistemas de recuperação da informação, o usuário é beneficiado se estiver atualizado quanto ao modo de conduzir sua pesquisa em meio eletrônico. Em termos ideais, as buscas são planejadas, pois há diferentes formas e níveis de complexidade para fazê-las: por exemplo, pesquisas por termos em títulos e resumos, nos campos dos descritores, por autor, por ano de publicação e por periódico.[56] Também é importante o emprego de técnicas que auxiliam nas pesquisas, como o uso dos radicais de palavras (*truncagem*).

O planejamento das buscas em bases, seja a de referências ou a de textos, requer habilidade em bem definir o tema a ser pesquisado e em escolher as melhores estratégias de buscas. O conhecimento do funcionamento das bases a serem pesquisadas e do sistema de palavras-chave utilizado em cada uma delas concorre para o êxito das buscas.

▶ 13.20 Complementariedade das bases de dados bibliográficos

A cobertura que as bases de dados alcançam é muito diversificada. Por isso, elas são complementares entre si. Em consequência, são muitas vezes usadas mais de uma base de dados para pesquisar um tema.

Exemplos 13.20 Complementaridade dos bancos de dados bibliográficos

Exemplo 1 Efetividade da acupuntura na dor lombar[57]

No intuito de selecionar artigos para revisão sistemática sobre a efetividade da acupuntura para a dor lombar, foi feita pesquisa no MEDLINE (1966-1996) e no EMBASE (1988-1996). A busca bibliográfica resultou em 25 e 31 artigos, respectivamente. Somente quatro estudos foram encontrados em ambas as bases, de modo que o total de artigos identificado foi de 52. A procura em outra fonte (Biblioteca Cochrane) forneceu mais dois artigos não citados no MEDLINE ou EMBASE. Outro foi ainda encontrado na lista de referências de um artigo de revisão publicado sobre o assunto.

Tabela 13.9 Fontes de informação para textos completos e gratuitos sobre saúde na internet

Identificação	Endereço
Biblioteca Virtual de Saúde	http://www.bvs.br/
Biomed Central	http://www.biomedcentral.com/
Bireme	http://www.bireme.br/
Cochrane Library (Biblioteca Cochrane)	http://cochrane.bvsalud.org/
Free Medical Journals	http://www.freemedicaljournals.com/
Free Medical Books	http://www.freebooks4doctors.com/
Open Access Central	http://www.openaccesscentral.com/
Portal da Capes*	http://acessolivre.capes.gov.br/
Portal de Revistas Científicas em Ciências da Saúde	http://portal.revistas.bvs.br/
PLoS (*Public Library of Science*)	http://www.plos.org/
PubMed	http://www.ncbi.nlm.nih.gov/pubmed/
SciELO	http://www.scielo.org/

*Endereço do Portal da Capes de acesso restrito: http://www.periodicos.capes.gov.br/ (ver 13.18).
Nota: ver outros endereços de acesso gratuito na Tabela 13.8.

Exemplo 2 Busca de artigos sobre efetividade do placebo[58]

Para identificar artigos na língua inglesa, relevantes em revisão sobre a importância dos efeitos do placebo no tratamento e pesquisa da dor, foi realizada busca no MEDLINE (1980 a 1993) e no PsycInfo (1967 a 1993). O termo empregado foi *efeito placebo*. A busca do MEDLINE forneceu 163 artigos e a do PsycInfo rendeu 41 artigos, nove dos quais também foram encontrados no MEDLINE.

▶ 13.21 Sugestões

Procure entender o sistema de palavras-chave. Isso envolve esforços em várias direções, dentre os quais, o de familiarizar-se com os arquivos de dados bibliográficos e com as palavras-chave adequadas ao assunto. Por meio delas, as bases de dados são inspecionadas para o encontro das obras de interesse. O conhecimento de como as buscas são feitas por meio das palavras-chave facilita, para o autor, selecionar melhor aquelas de maior interesse e, dentre elas, as mais adequadas para inserir no próprio artigo.

Um modo de selecionar os descritores a serem usados em artigo científico consiste em formular pergunta nos seguintes termos: *se eu estivesse pesquisando o assunto desse artigo, quais seriam os termos que empregaria para empreender essa busca?* A resposta a tal questão tem dupla utilidade: indicar os termos a serem usados como palavras-chave no artigo em pauta e apontar aqueles potencialmente utilizáveis para compor o título.

Ao escolher os termos para constituir a lista de palavras-chave, em geral, entre três a dez descritores, use, preferencialmente, os da mencionada lista MeSH ou DeCS (ver Tabela 13.3). Certifique-se antes se, nas instruções aos autores, é solicitado o fornecimento de palavras-chave. Em caso positivo, siga a seguinte advertência: "*Devemos analisar exaustivamente quais as palavras-chave registraremos no artigo, pois disso dependerá a difusão e divulgação do nosso documento.*"[5]

As informações apresentadas no capítulo estão atualizadas até a data em que foram escritas. Desde então, podem ter havido atualizações e mudanças de rumo. Portanto, procure as versões atualizadas e mesmo novos caminhos. Os *sites* de busca, tipo Google, constituem um bom auxiliar nessas pesquisas.

Desenvolva habilidades para encontrar a literatura relevante nas bases de dados. Em diversas oportunidades – quando da preparação do projeto de pesquisa, no desenrolar da investigação, na redação dos resultados ou simplesmente para se manter atualizado – o autor procede à revisão do que foi publicado sobre o assunto de seu interesse. Tal tarefa pode constituir grande desafio, pela enormidade de literatura científica a ser revista, dispersa em numerosos periódicos, aliada à dificuldade com a terminologia e ao tempo limitado de que usualmente se dispõe. Não existe um único caminho certo para acesso a informações científicas. Há várias opções que a prática nos ensina para lidar com *sites* e bases de dados.

Saiba delegar a pessoas competentes tarefas que uma pessoa tem dificuldade ou pouco tempo para realizar. Revisões de temas e busca de artigos podem estar entre essas tarefas. Um bibliotecário atualizado em informações em saúde é de valor inestimável. Para saber mais, veja os endereços eletrônicos das Tabelas 13.7 a 13.9.

De tudo o que foi sugerido neste capítulo algo é imprescindível: a necessidade de saber lidar convenientemente com buscas eletrônicas na internet.

▶ 13.22 Comentário final

No capítulo, foi analisada a utilidade das palavras-chave na divulgação e recuperação de informações. O seu uso adequado faz com que a pesquisa bibliográfica seja realizada de modo eficiente. Com o presente capítulo, completa-se a apresentação das partes que compõem o início de um artigo científico: título (Capítulo 10), autores (Capítulo 11), resumo (Capítulo 12) e palavras-chave (Capítulo 13). O próximo capítulo versa sobre a escolha do periódico científico para o qual o artigo será enviado.

▶ 13.23 Referências

1. ICMJE. International Committee of Medical Journal Editors. Uniform requirements for manuscripts submitted to biomedical journals: writing and editing for biomedical publication. 2008 [acesso em 18 mai 2009]; Disponível em: http://www.icmje.org/.
2. Lancaster FW. Indexação e resumos: teoria e prática. 2ª ed. Brasília: Briquet de Lemos Livros; 2004.
3. Biblioteca Virtual em Saúde. Descritores em Ciências da Saúde. [acesso em 10 fev 2011]; Disponível em: http://decs.bvs.br/.
4. National Library of Medicine. National Institute of Health. Medical Subject Headings. [acesso em 10 fev 2011]; Disponível em: http://www.ncbi.nlm.nih.gov/mesh.
5. Orive JIG, Río FG, Sánchez LC. Importancia de las palabras clave en las búsquedas bibliográficas. Rev Esp Salud Publica. 2003;77(6):765-7.
6. Lowe HJ, Barnett GO. Understanding and using the medical subject headings (MeSH) vocabulary to perform literature searches. JAMA. 1994;271(14):1103-8.
7. Sikorski R, Peters R. Medical literature made easy. Querying databases on the Internet. JAMA. 1997;277(12):959-60.
8. Sollaci LB, Beraldo PSS. Recuperação bibliográfica no Medline: como direcionar e otimizar suas pesquisas. Brasília Med. 1999;36(1):47-54.
9. Haynes RB, Wilczynski N, McKibbon KA, Walker CJ, Sinclair JC. Developing optimal search strategies for detecting clinically sound studies in MEDLINE. J Am Med Inform Assoc. 1994;1(6):447-58.
10. Hunt DL, Jaeschke R, McKibbon KA. Users' guides to the medical literature: XXI. Using electronic health information resources in evidence-based practice. Evidence-Based Medicine Working Group. JAMA. 2000;283(14):1875-9.
11. Price DS. The development and structure of the biomedical literature. In: Warren KS, editor. Coping with the biomedical literature. New York: Praeger; 1981:3-16.
12. Cendón BV. Serviços de indexação e resumo. In: Campello BS, Cendón BV, Kremer JM, editors. Fontes de informação para pesquisadores e profissionais. Belo Horizonte: UFMG; 2000:217-48.
13. Hunt DL, Haynes RB, Browman GP. Searching the medical literature for the best evidence to solve clinical questions. Ann Oncol. 1998;9(4):377-83.
14. Monteiro R, Jatene FB, Bernardo WM, Oliveira SA. Os caminhos na busca da informação científica. Rev Bras Cir Cardiovasc. 2003;18(2):IX-XII.
15. Biological Abstracts Tutorial. [acesso em 10 fev 2011]; Disponível em: http://www.scientific.thomson.com/tutorials/ba/.
16. Suer SF. BIOSIS previews. Bull Med Libr Assoc. 1990;78(4):412.
17. Yonker V, Young P. MEDLINE and BIOSIS. Bull Med Libr Assoc. 1991;79(1):99.
18. Wilczynski NL, Marks S, Haynes RB. Search strategies for identifying qualitative studies in CINAHL. Qual Health Res. 2007;17(5):705-10.
19. Wilczynski NL, Haynes RB. Optimal search strategies for detecting clinically sound prognostic studies in EMBASE: an analytic survey. J Am Med Inform Assoc. 2005;12(4):481-5.

20. Walters LA, Wilczynski NL, Haynes RB, Team H. Developing optimal search strategies for retrieving clinically relevant qualitative studies in EMBASE. Qual Health Res. 2006;16(1):162-8.

21. Ebbert JO, Dupras DM, Erwin PJ. Searching the medical literature using PubMed: a tutorial. Mayo Clin Proc. 2003;78(1):87-91.

22. Wilczynski NL, Haynes RB, Team H. Developing optimal search strategies for detecting clinically sound prognostic studies in MEDLINE: an analytic survey. BMC Med. 2004;2:23.

23. McKibbon KA, Wilczynski NL, Haynes RB. Developing optimal search strategies for retrieving qualitative studies in PsycINFO. Eval Health Prof. 2006;29(4):440-54.

24. Falagas ME, Pitsouni EI, Malietzis GA, Pappas G. Comparison of PubMed, Scopus, Web of Science, and Google Scholar: strengths and weaknesses. FASEB J. 2008;22(2):338-42.

25. Bakkalbasi N, Bauer K, Glover J, Wang L. Three options for citation tracking: Google Scholar, Scopus and Web of Science. Biomed Digit Libr. 2006;3:7.

26. Tomasulo P. Thread your way through ISI's Web of Science <http://www.webofscience.com>. Med Ref Serv Q. 2001;20(1):49-59.

27. Vincent B, Vincent M, Ferreira CG. Making PubMed searching simple: learning to retrieve medical literature through interactive problem solving. Oncologist. 2006;11(3):243-51.

28. National Library of Medicine. National Institute of Health. [acesso em 10 fev 2011]; Disponível em: http://pubmed.gov.

29. Durack DT. The weight of medical knowledge. N Engl J Med. 1978;298(14):773-5.

30. Excerpta Medica. [acesso em 10 fev 2011]; Disponível em: http://www.excerptamedica.com/.

31. EMBASE. [acesso em 10 fev 2011]; Disponível em: http://www.embase.com/.

32. Scopus. [acesso em 10 fev 2011]; Disponível em: http://www.scopus.com/home.url.

33. Falagas ME, Kouranos VD, Arencibia-Jorge R, Karageorgopoulos DE. Comparison of SCImago journal rank indicator with journal impact factor. FASEB J. 2008;22(8):2623-8.

34. ScienceDirect. [acesso em 10 fev 2011]; Disponível em: www.sciencedirect.com.

35. Mugnaini R, Strehl L. Recuperação e impacto da produção científica na era Google: uma análise comparativa entre o Google Acadêmico e a Web of Science. Enc Bibli: R Eletr. 2008;(n. esp.):92-105.

36. Google Acadêmico. [acesso em 10 fev 2011]; Disponível em: http://scholar.google.com.br/.

37. Wikipedia. Google Scholar. [acesso em 10 fev 2011]; Disponível em: http://en.wikipedia.org/wiki/Google_Scholar.

38. Coimbra Jr CEA. Produção científica em saúde pública e as bases bibliográficas internacionais. Cad Saúde Pública. 1999;15(4):883-8.

39. BIREME. Centro Latino-Americano e do Caribe em Ciências da Saúde. [acesso em 10 fev 2011]; Disponível em: www.bvs.br.

40. SciELO. Scientific Electronic Library Online. [acesso em 10 fev 2011]; Disponível em: http://www.scielo.org/php/index.php.

41. Packer AL, et al. SciELO: uma metodologia para publicação eletrônica. Ci Inf. 1998;27(2):109-21.

42. Goldenberg S, Castro RCF, Azevedo FRM. Interpretação dos dados estatísticos da SciELO (Scientific Eletronic Library Online). Acta Cir Bras. 2007;22(1):1-7.

43. Portal de Revistas Científicas em Ciências da Saúde. [acesso em 10 fev 2011]; Disponível em: http://portal.revistas.bvs.br/.

44. Biblioteca Virtual em Saúde. Newsletter. [acesso em 10 fev 2011]; Disponível em: http://newsletter.bireme.br/new/.

45. Biblioteca Virtual em Saúde. Portal de Evidências. [acesso em 10 fev 2011]; Disponível em: http://evidences.bvsalud.org/php/index.php?lang=pt.

46. Dickersin K, Manheimer E. The Cochrane Collaboration: evaluation of health care and services using systematic reviews of the results of randomized controlled trials. Clin Obstet Gynecol. 1998;41(2):315-31.

47. Laupacis A. The Cochrane Collaboration - how is it progressing? Stat Med. 2002;21(19):2815-22.

48. Cochrane AL. Effectiveness and efficiency: random reflections on health services. London: Nuffield Provincial Hospitals Trust; 1972.

49. Atallah AN. The Cochrane Collaboration: shared evidence for improving decision-making in human health. Sao Paulo Med J. 1999;117(5):183-4.

50. Cochrane Colaboration. Cochrane Library. [acesso em 10 fev 2011]; Disponível em: http://www.thecochranelibrary.com.

51. Biblioteca Virtual em Saúde.Biblioteca Cohrane. [acesso em 10 fev 2011]; Disponível em: http://cochrane.bvsalud.org/portal/php/index.php?lang=pt.

52. Brasil. Ministério da Educação. Coordenação de Aperfeiçoamento do Pessoal de Nível Superior. Portal Periódicos da CAPES. [acesso em 10 fev 2011]; Disponível em: http://www.periodicos.capes.gov.br/.

53. Brasil. Ministério da Educação. Coordenação de Aperfeiçoamento do Pessoal de Nível Superior. Acesso livre da CAPES. [acesso em 10 fev 2011]; Disponível em: http://acessolivre.capes.gov.br/.

54. Instituto Brasileiro de Informação em Ciência e Tecnologia. Comutação Bibliográfica. [acesso em 10 fev 2011]; Disponível em: http://www.ibict.br/secao.php?cat=COMUT.

55. Biblioteca Virtual em Saúde. Cooperativo de Acesso a Documentos. [acesso em 10 fev 2010]; Disponível em: http://scad.bvs.br/php/index.php.

56. Lopes IL. Estratégia de busca na recuperação da informação: revisão da literatura. Ci Inf. 2002;31(2):60-71.

57. Tulder MW, Cherkin DC, Berman B, Lao L, Koes BW. The effectiveness of acupuncture in the management of acute and chronic low back pain. A systematic review within the framework of the Cochrane Collaboration Back Review Group. Spine. 1999;24(11):1113-23.

58. Turner JA, Deyo RA, Loeser JD, Von Korff M, Fordyce WE. The importance of placebo effects in pain treatment and research. JAMA. 1994;271(20):1609-14.

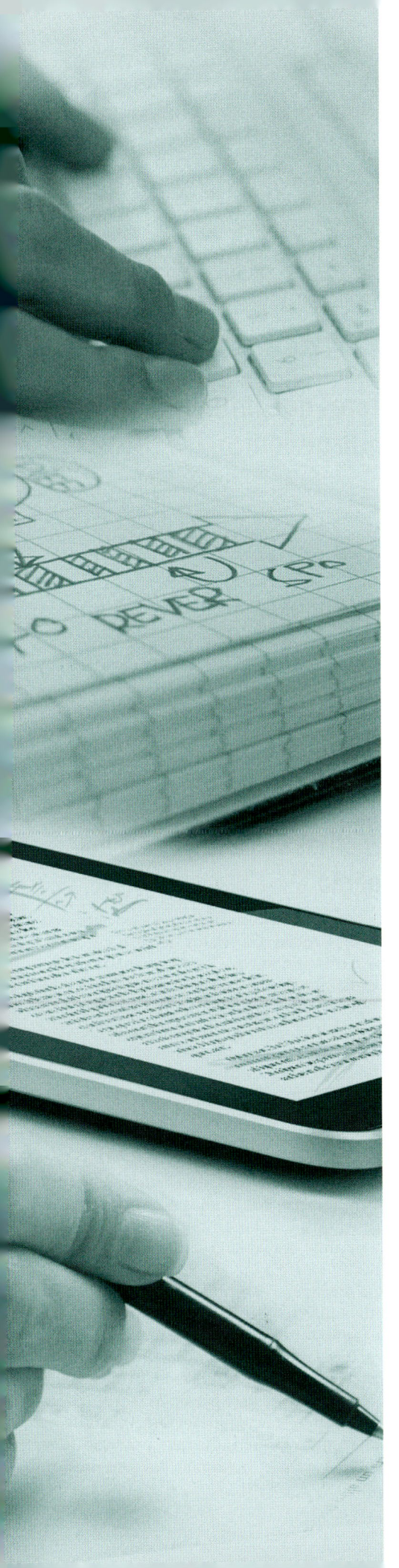

14

Escolha do Periódico

O nosso saber pode ser aumentado de duas maneiras: pela adição de conhecimentos novos e pela simplificação do conhecimento existente.

Claude Bernard, fisiologista francês, 1813-1878.

Existem milhares de periódicos científicos para os quais o autor poderá submeter artigo com vistas à publicação. Saber como os periódicos estão organizados e valorizados possibilita melhores decisões quanto ao endereçamento do artigo. Dentre os temas abordados no capítulo, estão os fatores que influenciam a escolha do periódico, a indexação das revistas científicas em bases de dados, a citação como meio de inferir qualidade e o idioma de comunicação científica.

▶ 14.1 Número de periódicos científicos

Vivemos em época frequentemente designada como de explosão da informação, conforme ilustrado nos exemplos anexos. Muitos periódicos científicos, entretanto, aparecem e não ultrapassam os primeiros números. Por analogia, diz-se que a área testemunha taxas elevadas de natalidade e de mortalidade. Inicia-se um periódico com relativa facilidade, mas mantê-lo é frequentemente difícil por questões de custo, estrutura e disponibilidade de bons artigos. Essa constatação é particularmente aplicável à área de pesquisa clínica e de saúde pública. Daí uma primeira advertência para o leitor: avaliar detidamente se vale a pena submeter o relato de pesquisa original a periódico novo. Será preferível testá-lo submetendo outro tipo de artigo, um ponto de vista, uma atualização ou uma carta ao editor.

Exemplos 14.1 Explosão da informação

Exemplo 1 Jornais leigos[1]
Uma edição do jornal de domingo traz mais informações do que um cidadão comum, no século 19, poderia encontrar em toda sua vida. Essa afirmação, que se refere a um jornal estrangeiro, o New York Times, não está longe de também se aplicar às edições dominicais de muitos jornais brasileiros.

Exemplo 2 Evolução do número de artigos científicos[2-4]
Muitos periódicos científicos não têm registro no ISSN (*International Standard Serial Number*) o que dificulta a determinação do número exato de revistas científicas em circulação. Esse número também depende dos critérios adotados

Tabela 14.1 Critérios utilizados na seleção de periódico científico para submeter artigo à publicação

Prestígio do periódico
Público-alvo
Características do periódico
Probabilidade de aceitação
Tiragem
Rapidez de publicação
Características do editor
Utilidade das sugestões dos revisores
Hábito de publicar naquele periódico
Recomendação de colegas

Critérios por ordem decrescente de importância, segundo avaliação realizada entre pesquisadores da Faculdade de Medicina da Universidade de Stanford, nos Estados Unidos.
Fonte: abreviada de Frank, 1994.[6]

para definir periódico científico. Algumas estimativas apontam evolução ascendente: 10 mil títulos em 1951; um total de 71 mil em 1987 e 150 mil em 2000. Essas e outras cifras sugerem que a quantidade de periódicos científicos tende a duplicar em, aproximadamente, 12 a 15 anos, embora as previsões devam ser aceitas com reservas.

Exemplo 3 Publicações na área de matemática[5]
Metade do milhão de artigos científicos publicados nessa área apareceu nos últimos dez anos (dados válidos para 1994).

▶ 14.2 Fatores que influenciam a escolha do periódico

Diante do grande número de periódicos em circulação, surge a pergunta: *Como selecionar um para submeter artigo para publicação?*[6,7] A Tabela 14.1 contém lista de alguns critérios utilizados.

▶ A Prestígio e público-alvo

O leitor exigente, em seu intuito de atualizar-se, tende a procurar periódicos respeitados pela comunidade científica. O mesmo acontece com o escritor exigente, quando decide publicar um texto. Escolhendo-se um periódico de grande respeitabilidade, cujo campo de divulgação abranja o assunto do artigo, tende-se a alcançar o público que se almeja. O prestígio de um periódico tem sido aferido pelas citações que recebe, como se verá no decorrer do capítulo.

▶ B Características do periódico e tema da investigação

Fazer combinar tema da investigação com as características do periódico é essencial. Os relatos de pesquisa básica são dirigidos para certos periódicos e os de pesquisa aplicada para outros. Em cada uma dessas categorias há diferenças de abordagem e de público-alvo, pois os editores de periódicos variam na política editorial que adotam (ver exemplos). Uns aceitam casos clínicos, outros não. Há preferência por determinados formatos, como artigos curtos, revisões e cartas, ou no enfoque que admitem: experimental, clínico, epidemiológico, médico-social, comportamental, avaliação tecnológica. Por vezes, isso está claro nas instruções aos autores ou na linha editorial seguida, expressa em algum lugar do periódico ou na sua página eletrônica. Essas situações, no entanto, se modificam com o tempo. A inspeção dos últimos números do periódico informa as características dos artigos preferencialmente publicados, o que permite avaliar se o seu relato é adequado à publicação.

Outro aspecto a considerar é o tipo de acesso, se restrito ou amplamente disponível na internet. Uma medida que pode aumentar o prestígio do periódico é o acesso livre, o que já ocorre nas revistas nacionais indexadas no sistema SciELO. Mas atenção: existe custo elevado para divulgar texto em certos periódicos de prestígio de livre acesso (ver 16.14, Pagamento para publicar). Uma segunda medida que pode aumentar o prestígio do periódico é a publicação em idioma internacional (ver 14.13, Idioma de comunicação entre cientistas).

Exemplos 14.2B Características do periódico

Exemplo 1 Publicação de artigo original
sobre doença pulmonar

Um artigo sobre doença pulmonar pode ser encaminhado para periódico da especialidade ou para um de caráter geral que o aceite, casos, no Brasil, do *Jornal de Pneumologia* e da *Revista da Associação Médica Brasileira*. Se a escolha for para periódico estrangeiro, *Chest* e *JAMA* poderiam ser, respectivamente, os selecionados.

Exemplo 2 Mudança de orientação na aceitação de
artigos em periódico científico

Uma revista científica pode alterar sua orientação de prioridades, sem modificação do conteúdo das instruções aos autores. Seja o caso de um periódico de pediatria. É possível que a mudança de editor, de um especialista na área social para outro, do campo da neonatologia, faça com que avaliações tecnológicas, de produtos e procedimentos, passem a ter prioridade em relação a estudos epidemiológicos.

C Probabilidade de aceitação do artigo para publicação

Os periódicos de maior prestígio são indexados nas bases de dados mais importantes. São essas bases as mais procuradas em buscas bibliográficas, o que reforça a preferência do autor em ter seu texto nelas incluído. No entanto, é mais difícil publicar artigo nos periódicos de prestígio. Veremos que há hierarquia de periódicos indexados (ver 14.4C). Buscar um que não esteja situado muito alto na hierarquia pode ser um caminho para submeter artigo.

D Tiragem (ou circulação)

Tiragem significa o total de exemplares impressos de cada fascículo de uma publicação. Não é o mesmo que impacto (ver exemplo). Alguns periódicos de muito impacto têm circulação reduzida e vice-versa. Pelo menos dois fatores, inter-relacionados, tendem a tornar a tiragem do periódico científico fator de importância secundária na decisão do autor sobre para qual deles enviar seu artigo. Primeiro, o acesso à internet e o número de periódicos disponíveis em acesso livre estão aumentando rapidamente. Segundo, o número de assinantes está diminuindo e o preço da assinatura, aumentando acima da inflação, o que desestimula a compra do periódico impresso. Mesmo as bibliotecas têm dificuldade em manter assinaturas dos periódicos que estão no próprio acervo.

Exemplo 14.2D *Annals of Internal Medicine*

A circulação de cada número deste periódico em 2010, segundo dados da página eletrônica, era de mais de 130 mil exemplares. O fator de impacto do periódico no mesmo ano era 16,2.

E Rapidez de publicação

A rapidez de publicação representa aspecto decisivo na escolha do periódico. Qualquer autor espera que seja mínimo o intervalo decorrido entre o envio dos originais e a publicação. Os periódicos mais ágeis nesse processo editorial, ou os que facilitem publicações rápidas sob a forma de comunicações breves ou outro modo de divulgação, tendem a ser beneficiados. A submissão eletrônica concorre para diminuir o tempo decorrido entre a data do envio e a de publicação. As datas de submissão e aceitação são divulgadas na maioria dos periódicos científicos (ver 17.9, Prazos de publicação).

F Hábito de publicar

O hábito de divulgar pesquisas em determinado periódico influencia na escolha de para onde enviar um novo artigo. Se o autor ficou satisfeito com a publicação do artigo em um deles, tende a submeter outros ao mesmo periódico. A facilidade de comunicação ou de acesso ao editor pode ser determinante para criar, no autor, o hábito de enviar artigos à determinada revista científica.

G Comentários

Existem outros fatores que influenciam o autor na seleção do periódico. O prestígio do periódico, o público-alvo (ou seja, a clientela para onde o artigo é endereçado) e o idioma em que será divulgado têm dominado os debates sobre escolha do periódico. Esses tópicos são detalhados a seguir.

14.3 Qualidade da produção científica

A qualidade de um artigo científico é determinada por julgamento de especialistas, em processo denominado *revisão por pares*, tema do Capítulo 17. Em termos ideais, a qualidade de uma pesquisa deveria ser avaliada com relação ao seu objetivo. O objetivo da pesquisa em saúde é melhorar a qualidade de vida, mais especificamente, a saúde da população.[8,9] Múltiplos fatores influenciam a saúde da população, e não é tarefa simples isolar a contribuição proveniente da pesquisa de todos esses fatores. Uma opção para mensurar qualidade científica seria verificar a própria utilização dos artigos de pesquisa pelos profissionais da área. Como isso também não é fácil, adotam-se outros caminhos.[10] Dois meios indiretos de avaliação são muito usados:

- Indexação do periódico em bases de dados bibliográficos (ver a seguir)
- Frequência com que o artigo publicado é citado (ver seção 14.5 e seguintes).

14.4 Indexação do periódico

Verificar a indexação do periódico em que a pesquisa foi publicada é um caminho simples para estimar prestígio. Somente pequena parte dos periódicos científicos é indexada. No ano de 1980, estimava-se em cerca de 20 mil o número de periódicos biomédicos. No MEDLINE, estavam indexados, à mesma época, 2.600 periódicos. Logo, a maioria dos periódicos biomédicos não era incluída nessa base de dados. Embora os números tenham mudado, a conclusão permanece válida: apenas pequena parte dos periódicos científicos é indexada em bases de dados de prestígio.

► A Ciência principal e ciência secundária

Outro método empregado para estimar o prestígio de um periódico científico é o número de citações que recebe. Apenas um grupo relativamente pequeno de periódicos recebe muitas citações (ver exemplo). O fato das citações provirem de um círculo reduzido de periódicos científicos tem sido utilizado para classificar as publicações e, de maneira geral, a ciência, em duas categorias, segundo apareçam ou não na base de dados do *Institute for Scientific Information*.[3] As revistas mais citadas são enquadradas como de qualidade superior, de maior impacto. Elas são consideradas a elite, a *ciência principal* (*mainstream science*). As demais são condenadas à pouca difusão, por não fazerem parte do núcleo de periódicos de elite. Constituem a *ciência secundária*. A dificuldade tem sido obter o consenso na formação desse núcleo de elite.

Poucos periódicos de países em desenvolvimento são indexados em bases internacionais de prestígio, o que significa que a maioria tem pouca visibilidade. Como os autores preferem periódicos indexados para publicar seus melhores artigos, muitos não indexados encontram-se em círculo vicioso, do qual é difícil se libertarem. Não são indexados porque não publicam número significativo de bons artigos e, como não publicam número significativo de bons artigos, não são considerados para indexação nos bancos de dados mais expressivos.

Diante da classificação dos periódicos em duas categorias, ciência principal e secundária, surge a questão: os periódicos rotulados como secundários deveriam desaparecer? São eles dispensáveis? O leitor é instado a refletir sobre o assunto. Na sequência, há subsídios para auxiliar a reflexão sobre a matéria.

Exemplo 14.4A Grupo de periódicos científicos de elite[11,12]

Um núcleo de 150 revistas responde por metade do que é citado pela literatura científica. Um outro grupo, expandido para abarcar 2 mil revistas, abrange 95% dos artigos citados.

► B Critérios para indexação do periódico

Requisitos de qualidade são fixados por responsáveis pelas bases de dados e precisam ser preenchidos para que um periódico seja indexado. A publicação do artigo em um periódico indexado é conveniente, visto que terá visibilidade para o meio científico e maior disponibilidade para uso imediato, pois muitos artigos são obtidos, rapidamente, por via eletrônica. Isso significa que o texto será provavelmente encontrado quando os cientistas pesquisarem a literatura para se informarem sobre dado tema ou campo do saber.

Exemplo 14.4B Critérios para a indexação adotados na LILACS[13]

A Tabela 14.2 contém os critérios para a indexação de periódico científico nessa base de dados. Com pequenas modificações, são esses os critérios utilizados nas demais bases de dados.

► C Hierarquia dos periódicos científicos

Os artigos divulgados em periódicos indexados são tidos como de boa qualidade. Como há muitas bases de dados bibliográficos, elas são formal ou informalmente organizadas em níveis pelo prestígio que gozam na comunidade científica.

Tabela 14.2 Critérios para a indexação de periódico científico na base de dados LILACS

São considerados para indexação na base de dados LILACS os periódicos científicos da área de Ciências da Saúde, publicados na América Latina e Caribe, em português, espanhol, inglês e francês, que respeitem os seguintes critérios:

Conteúdo. O mérito científico é o principal fator para a seleção de um novo título. Para avaliação do mérito científico são considerados os seguintes fatores de qualidade: validade, importância, originalidade do tema, contribuição para a área temática em questão e estrutura do trabalho científico. A publicação de uma quantidade de artigos originais (mínimo de 50% do total de artigos) é obrigatória para a seleção de um título.

Revisão por pares. A revisão e aprovação das contribuições para os periódicos científicos devem ser realizadas pelos pares. O periódico deve especificar formalmente qual é o procedimento de arbitragem seguido para a aprovação de artigos. É obrigatória a indicação das principais datas do processo de arbitragem, incluindo as datas de recepção e aprovação.

Comitê editorial. O periódico deve possuir um Comitê Editorial reconhecidamente idôneo.

Regularidade de publicação. A regularidade de publicação é um dos critérios obrigatórios no processo de avaliação. Para ser selecionado para a base de dados LILACS, o periódico deve aparecer pontualmente de acordo com a periodicidade estabelecida.

Periodicidade. A periodicidade é um indicador do fluxo da produção científica da área específica coberta pelo periódico. Na área das Ciências da Saúde, é recomendável que o periódico seja, no mínimo, trimestral.

Tempo de existência. O periódico deve ter pelo menos três fascículos publicados para ser considerado para avaliação.

Normalização. Os periódicos devem especificar as normas seguidas para a apresentação, estruturação dos textos e referências, de modo que seja possível a avaliação da obediência à normalização proposta.

Apresentação gráfica (layout). O periódico deve ter qualidade gráfica (apresentação gráfica, ilustrações e impressão), no formato tradicional impresso ou eletrônico.

Fonte: abreviada de LILACS 2010.[13]

Os periódicos incluídos em certas indexações, como no *Web of Science* e no MEDLINE, são considerados de qualidade superior. Uma hierarquia de periódicos é feita pelo tamanho dos seus respectivos fatores de impacto, como explicado mais adiante. O modo pelo qual se avalia a publicação científica nacional está fundamentado nessa hierarquia (ver 14.12, Classificação QUALIS).

► 14.5 Classificação dos periódicos pelo número de citações

Uma maneira para classificar um periódico seria pelo número total de citações que recebe. Esse, porém, não é um bom critério. Beneficiaria aqueles com muitos artigos, como é o caso dos de circulação semanal. Levariam vantagem se comparados aos mensais, trimestrais ou anuais (ver exemplo).

Exemplo 14.5 Número de artigos publicados em alguns periódicos científicos em 2004

British Medical Journal (n = 623 artigos), *Lancet* (n = 415), *JAMA* (n = 351), *New England Journal of Medicine* (n = 316), *Archives of Internal Medicine* (n = 282), *Annals of Internal Medicine* (n = 189), *Canadian Medical Association Journal* (n = 100), *Annual Review of Medicine* (n = 29).

▶ 14.6 Fator de impacto do periódico

Uma forma de neutralizar o efeito volume foi proposto em meados do século 20 e recebe a denominação de *fator de impacto*.

Fator de impacto é um indicador que expressa o número de vezes que um periódico é citado. A base de dados tradicionalmente usada para o cálculo do fator de impacto foi descrita (ver 13.8, *Web of Science*).

▶ A Cálculo do fator de impacto de um periódico científico e sua interpretação

Para se obter o fator de impacto, divide-se o número de citações pelo número de artigos publicados (ver exemplo). Embora o procedimento possa ser feito para outros períodos, para três ou para cinco anos, a forma mais empregada abrange dois anos. No caso, o fator de impacto para determinado ano inclui as citações registradas nesse mesmo ano e os trabalhos publicados nos dois anos anteriores. A forma de cálculo do fator de impacto neutraliza o efeito da quantidade de artigos publicados em um periódico.

Um fator de impacto igual a "1" significa uma citação por artigo publicado no período considerado. Quanto mais citado, maior o fator de impacto do periódico, o que significa reputação de qualidade, de prestígio.[12,14,15]

Exemplo 14.6A Fator de impacto do *New England Journal of Medicine*

O fator de impacto do NEJM, em 2009, foi 47,1 (ver Tabela 14.3). Portanto, cada artigo publicado naquele periódico, no período de referência, teve em média 47 citações. Haverá artigos com poucas citações e outros muito citados.

Houve 452 autocitações no mesmo período (1,5% de 32. 888). A exclusão das autocitações resulta em pequeno decréscimo no fator de impacto do NEJM: 46,4 no ano de 2009.

▶ B Fator de impacto de alguns periódicos

As revistas indexadas são organizadas em dezenas de áreas. Periodicamente, os fatores de impacto são divulgados no *Journal of Citation Reports*. Por ser essa a forma de divulgação, usa-se a expressão *fator de impacto do Journal of Citation Reports*, *fator de impacto do JCR*, *fator de impacto do ISI*, *fator de impacto do ISI-Thomsom* ou *fator de impacto do Thomsom-Reuters* com o mesmo significado.

Há variações na lista a cada ano, o que significa possibilidade de inversão de posições do periódico. O indicador, como

Tabela 14.3 Cálculo do fator de impacto do *New England Journal of Medicine* para 2009

Fórmula para o cálculo do fator de impacto: A/B
Numerador da fração (A): citações recebidas = *32.888*
Número de citações em 2009 de artigos publicados em 2008: 16.072
Número de citações em 2009 de artigos publicados em 2007: 16.816
Soma: número de citações em 2009 de artigos publicados em 2007-2008: *32.888*
Denominador da fração (B): artigos publicados = *699*
Número de artigos publicados em 2008: 356
Número de artigos publicados em 2007: 343
Soma: número de artigos publicados em 2007-2008: 699
Cálculo do fator de impacto: A/B = 32 888 / 699 = 47,050
Interpretação: cada artigo é, em média, citado 47 vezes.

Fonte: adaptada pelo autor a partir de informações disponíveis no *site* do *Web of Science*.[16]

explicado, provém de uma base de dados específica, a do ISI. Em termos exatos, o fator de impacto informa quantas vezes, em média, os artigos de um periódico são citados nos periódicos cobertos por essa base de dados. Note-se que se trata de valores médios (ver exemplos). Pode ocorrer de um artigo em periódico de alto impacto não ser nunca citado. Número considerável de editores aceita artigos para publicação em função das citações que possa ter. O que eles miram com tal procedimento é aumentar o fator de impacto do periódico e, consequentemente, o seu prestígio na comunidade científica.

Exemplos 14.6B Curiosidades sobre o fator de impacto

Exemplo 1 Poucos periódicos têm alto fator de impacto[15]

Somente 10% dos periódicos alcançavam um fator de impacto de três ou mais na década de 1990.

Exemplo 2 Fator de impacto de periódicos de medicina interna – *general & internal medicine* na classificação do *Journal of Citation Report*[16]

O *New England Journal of Medicine* é o periódico de maior impacto de medicina interna (ver Tabela 14.4).

Tabela 14.4 Fator de impacto dos quatro principais periódicos internacionais de circulação semanal, na área de clínica médica, período 2007-2009

Periódicos de clínica médica	2007	2008	2009
New England Journal of Medicine	52,6	50,0	47,1
Lancet	28,6	28,4	30,8
JAMA (*Journal of the American Medical Association*)	25,6	31,7	28,9
British Medical Journal	9,7	12,8	13,7

Fonte: adaptada pelo autor a partir de informações disponíveis no *site* do *Web of Science*.[16]

Exemplo 3 Fator de impacto dos principais periódicos brasileiros indexados no *Institute for Scientific Information* (ISI)

No ano 2000, o País contava com 16 títulos indexados nessa base de dados, segundo o *Journal of Citation Reports*.[17] Os fatores de impacto variavam de 0,67 a 0,03. Um fator de impacto de 0,03 significa média de uma citação para cada 33 artigos publicados na revista. Todos os periódicos científicos brasileiros indexados nessa base de dados até 2005 tinham fator de impacto inferior a "1". Somente em 2006, três periódicos alcançaram um fator de impacto 1 (um) ou ligeiramente superior: Memórias do Instituto Oswaldo Cruz (1,20), *Brazilian Journal of Medical and Biological Research* (1,08) e *Journal of Brazilian Chemical Society* (1,00). A evolução dos fatores de impacto desses periódicos até 2009 aparece na Tabela 14.5.

Tabela 14.5 Fator de impacto dos três periódicos brasileiros mais bem situados no período 2007-2009

Periódicos	2006	2007	2008	2009
Memórias do Instituto Oswaldo Cruz	1,20	1,23	1,45	2,10
Journal of the Brazilian Chemical Society	1,00	1,54	1,43	1,46
Brazilian Journal of Medical and Biological Research	1,08	1,15	1,22	1,08

Fonte: adaptada pelo autor a partir de informações disponíveis no *Journal of Citation Report*.[16]

▶ 14.7 Usos do fator de impacto

O sentimento de pesquisadores e usuários ante o fator de impacto varia da aceitação irrestrita à rejeição.[10]

▶ A Aspectos positivos do fator de impacto

Eis uma síntese de aspectos positivos imputados ao fator de impacto:[18]

- O indicador é o mais utilizado em quantificações bibliométricas embora não seja instrumento perfeito para avaliação
- Tem a vantagem de estar disponível para uso; até 2004, era a única opção importante para análise de citações
- Em cada especialidade, formam-se hierarquias de periódicos científicos em função do tamanho dos seus fatores de impacto. Os periódicos com maiores fatores de impacto são aqueles em que é mais difícil ter artigo aceito para publicação. A maioria desses periódicos existia antes de o fator de impacto ter sido usado pela primeira vez
- A aceitação do fator de impacto como medida de qualidade é consequência de estar em acordo com a opinião prevalente sobre os melhores periódicos de cada especialidade; portanto, preenche o critério para *validade lógica* do fator de impacto.[19 p.368]

▶ B Limitações do fator de impacto

Na Tabela 14.6, encontra-se lista de problemas relacionados ao uso desse indicador. O seu emprego requer o conhecimento das premissas nas quais está fundamentado, pois o tema está repleto de controvérsias.[10,20-24] Além disso, trata-se de uma fonte de informação, a ser complementada com outras para que se proceda a avaliação mais justa da qualidade das pesquisas.[10,23-26] Registre-se que os livros não são incluídos como fonte de citação.

Foi mostrado que o fator de impacto é obtido pela divisão do número de citações (numerador) pelo número de artigos publicados (denominador). Os problemas podem estar tanto em um como no outro termo da relação.

▶ C Problemas com o fator de impacto: o numerador da fração

O numerador da fórmula para o cálculo do fator de impacto é constituído pelo número de citações recebidas pelo periódico (ver Tabela 14.3). Quanto maior o numerador, maior o fator de impacto do periódico.

O impacto pode ser melhorado por publicação de revisões – usualmente mais citadas que os artigos originais – ou pela inclusão de alguns poucos artigos frequentemente citados (ver exemplos). Isso ocorre com artigo sobre um dado método, amplamente adotado por pesquisadores, e que passa a ser referência no relato de investigações sobre o tema. Alguns consensos são também muito citados.

O numerador pode ser manipulado, caso dos autores privilegiarem a autocitação e a citação mútua de coautores ou investigadores de grupos próximos, incluindo somente artigos recentes da base do ISI.

Os trabalhos em certas áreas de pesquisa, como a clínica, apresentam reconhecimento em mais longo prazo, em detrimento de outros, como aqueles alusivos às ciências básicas, que são citados em tempo curto, após a respectiva publicação.[27]

Tabela 14.6 Problemas associados ao uso do fator de impacto

A base de dados é seletiva.
A existência do fator de impacto modifica o comportamento dos cientistas.
A existência do fator de impacto modifica o comportamento dos editores: privilegiam citação e não leitores.
A autocitação raramente é neutralizada.
As revisões tendem a ser a forma de artigo mais citada.
A base de dados tem viés de maior ênfase para publicações em inglês.
A base de dados é dominada por publicações norte-americanas.
O fator é função do número de referências por artigo, que varia entre os campos do saber.
O tipo de pesquisa (por exemplo, se básica ou aplicada) influencia fortemente o fator.
Determinados campos do saber não dispõem de jornais de alto impacto.

Os hábitos de divulgação, adotados por pesquisadores de cada área, também influenciam o fator de impacto. Em algumas, são citados numerosos artigos em cada publicação; em outras, o número é menor, contendo substancial proporção de literatura cinzenta. Ainda há áreas, da qual a saúde pública é ilustração, em que muitas pesquisas são principalmente de interesse regional, de impacto potencial na saúde da população, mas não encontram receptividade em periódicos do Primeiro Mundo.[9,25]

Exemplos 14.7C Categorias de artigos muito citados

Exemplo 1 Descrição de método

Os 100 artigos mais citados para o período 1961-1982, na base de dados do ISI, tiveram entre 2 mil a 100 mil citações.[28] Os artigos sobre métodos laboratoriais ocupam posição de destaque. O mais citado da relação, que até então estava contemplado com 100.639 citações, tem o seguinte título: "*Protein measurement with the folin phenol reagent*".[29] Em 2006, tal artigo havia sido citado mais de 300 mil vezes.[18] Um artigo sobre a técnica de *Southern Blot*, embora bem menos do que o recém-mencionado, tem mais de 30 mil citações.[30]

Exemplo 2 Relato de consenso

Na série *ISI Essential Science Indicators* para artigos de medicina interna publicados nos últimos 10 anos,[31] um consenso é dos mais citados: "*A revised European-American classification of lymphoid neoplasms: a proposal from the International Lymphoma Study-Group*", com 3.377 citações.[32]

Exemplo 3 Comparação de citações segundo tipo de delineamento[33]

As metanálises foram o delineamento mais citado em investigação comparativa sobre tipos de delineamentos: 33% das metanálises publicadas em 1991 receberam mais de 10 citações dentro de dois anos na base de dados do *Science Citation Index (Web of Science)*. O percentual aumentou para 44% nas publicadas em 2001. As metanálises receberam duas vezes mais citações que as revisões narrativas.

Estudos randomizados tiveram o segundo maior impacto, 23%, em 1991 e 30%, em 2001. Outros delineamentos (estudos de coorte, estudos de caso-controle, revisões não sistemáticas e análises de custo-efetividade) alcançaram porcentagens de citação na faixa de 10% a 25%. Os relatos de caso foram os de menor impacto, pois menos de 1% recebeu mais de 10 citações.

▶ D Problemas com o fator de impacto: o denominador da fração

O denominador da fórmula para o cálculo do fator de impacto é constituído pelo número de artigos citáveis publicados (ver Tabela 14.3). Quanto menor o denominador, maior o fator de impacto do periódico.

O problema reside em que, exceto para artigos originais, não há regras explícitas do que se inclui como outros artigos citáveis, o que gera controvérsias. O exemplo anexo ilustra a afirmação.

Exemplo 14.7D Cálculo do fator de impacto do periódico eletrônico *PloS Medicine*[24]

Simulações mostraram que o fator de impacto para o periódico em apreço varia de 11, quando somente pesquisas originais são incluídas no denominador, a menos de 3, se os demais tipos de artigos publicados no periódico são considerados.

▶ 14.8 Pesquisas do Primeiro Mundo

O conteúdo da base do ISI reflete principalmente as pesquisas sobre saúde no Primeiro Mundo. Se as investigações dos países subdesenvolvidos não estão nela fielmente representadas, isso não significa complô contra esses países. Trata-se apenas de uma opção para organizar informações de que dispõem os países do Primeiro Mundo, para servir aos seus pesquisadores, sem preocupação com representatividade geográfica ou de utilidade às demais nações. Revistas internacionais de prestígio, as melhores situadas nas bases de dados como as do ISI, não têm como critério publicar conhecimento de interesse local do Terceiro Mundo. Não se trata de problema de qualidade, em muitos casos, mas sim de um complexo de fatores que resulta em dificuldade de acesso de pesquisas de interesse do Terceiro Mundo aos periódicos de prestígio do Primeiro.

Exemplos 14.8 Investigações consideradas como ciência secundária por critérios de citação ou indexação

Exemplo 1 Pesquisa sobre a doença de Chagas

Pode ser que as investigações de cunho operacional, clínico ou epidemiológico, mesmo as de grande impacto social, pela possibilidade de eliminação desse problema de saúde pública, não despertem interesse no Primeiro Mundo. Portanto, não terão espaço nos periódicos de elite e serão tratadas como ciência secundária, por esse critério. É possível que os relatos de investigações de cunho molecular sobre o mesmo tema, pelas suas potenciais aplicações em outros campos do conhecimento, tenham diferente destino e sejam considerados para publicação em periódicos de prestígio.

Exemplo 2 Pesquisa sobre a dengue

Os relatos de pesquisa epidemiológica sobre dengue têm espaço limitado – ou praticamente nulo – nas bases de dados do ISI. São considerados como ciência secundária. Talvez tenha lugar o relato de algo bizarro, atípico, incomum, como as complicações neurológicas da doença. Assim, um programa de pós-graduação que se atenha a pesquisas de temas locais poderá ser considerado produtor de ciência secundária, pela sua conexão à solução de problemas locais, e escassa possibilidade de seus resultados encontrarem lugar em periódicos internacionais de prestígio. A pós-graduação em apreço terá conceitos baixos pelos critérios de qualidade da publicação adotados nas nossas instituições que lidam com o assunto, como o CNPq e a CAPES.

▶ A Seletividade da base de dados bibliográficos

Nos parágrafos anteriores, foram realçados temas que não são de interesse imediato da comunidade científica de países industrializados, exemplificados pela doença de Chagas e dengue. As bases de dados de prestígio que indexam as publicações refletirão essa seletividade. Há outros aspectos a considerar.

Os requisitos necessários para a inclusão de periódicos na base do ISI são, aproximadamente, os mesmos empregados em outras bases de dados. Dentre eles, encontra-se o mérito científico, a existência de processo de revisão por pares para avaliar os artigos, um número significativo de artigos originais ou de revisão crítica, a regularidade e a pontualidade no aparecimento dos números e as normas de publicação usadas coerentemente (ver Tabela 14.2). Porém, a aplicação desses princípios revela que não são os únicos. Os periódicos publicados em outros idiomas que não o inglês ficam em desvantagem.

Alguns críticos apontam para a existência de velado preconceito, nos países desenvolvidos, quanto à qualidade das pesquisas nos menos desenvolvidos. Essa atitude se reflete de diversas maneiras: nos pareceres adversos aos artigos submetidos, nas elevadas taxas de recusa de publicação, nos baixos índices de citação quando o artigo é publicado e na própria escolha dos periódicos para compor as bases de dados internacionais. Em consequência de fatores como os mencionados, a base do ISI tem cobertura limitada, pois tende a contar com um número muito reduzido de pesquisas do Terceiro Mundo, provavelmente em quantidade inferior ao que realmente existe de qualidade. As estatísticas preparadas a partir dessa base tendem a realçar a posição desvantajosa dos países periféricos.

Estima-se que a participação da produção brasileira na literatura científica internacional seja da ordem de 1% e que essa proporção esteja crescendo, segundo dados na página eletrônica do Ministério de Ciência e Tecnologia.[34] Entretanto, os periódicos brasileiros indexados na base do ISI são pouco citados; aliás, isso ocorre com a literatura científica latino-americana de maneira geral (ver exemplo). A situação pode ter reflexos perversos: o de estimular editores que mirem o aumento do fator de impacto de seus periódicos a recusar categorias de artigos que habitualmente têm menos citações, independentemente de sua qualidade.

Exemplo 14.8A Baixa citação de autores latino-americanos em periódicos de prestígio[35]

Os autores da investigação analisaram as citações de 2006 para trabalhos publicados em 2004 e 2005 e que estavam na *Web of Science*. Referiam-se a trabalhos publicados em sete prestigiadas publicações internacionais e que foram divididos em dois grupos: de autores latino-americanos da Argentina, Brasil, Chile e México; e de autores de cinco países desenvolvidos, Inglaterra, França, Alemanha, Japão e Estados Unidos.

O resultado do trabalho mostra que os artigos de autores dos cinco países desenvolvidos tiveram um fator de impacto médio de 6,36, enquanto para os artigos de origem latino-americana o fator de impacto foi 5,04. Esses, se realizados sem a colaboração internacional de autores de países desenvolvidos, apresentaram um fator de impacto ainda menor, de 3,38.

▶ B Comentários adicionais

O fator de impacto de um periódico não aponta para a qualidade de uma dada pesquisa, de um artigo ou de um autor específico, a não ser indiretamente. Trata-se de uma medida *proxy*, ou seja, *substituta*. Ela informa a qualidade de um artigo em função do prestígio do periódico em que foi publicado. O próprio idealizador do fator de impacto alerta para o uso indiscriminado com propósitos que não o de avaliar periódicos, como o de julgar a produtividade de cientistas.[15] No entanto, a disponibilidade de informações faz a base do ISI ser amplamente usada. Assim, quanto mais um investigador publica em periódicos incluídos nessa base de dados, maior será sua produtividade, o que melhora a posição do pesquisador entre seus pares. Se isso aumenta a competição por publicar em revistas

internacionais, constitui também estímulo para publicar qualquer coisa, por irrelevante que seja, ou para decompor o relato de uma investigação em diversos trabalhos (ver 11.7, Aumento do número de autores por artigo). Adiante-se, ainda, que o indicador não obtém consenso, mesmo em países do Primeiro Mundo.[20,23,25] O fator de impacto mede a relação entre citações de investigadores. Não indica nada sobre outros aspectos de um periódico, tais como, se é bem lido pelos profissionais de saúde, se o material nele contido é utilizado para propósitos educacionais ou se influencia a política de saúde.[24]

▶ 14.9 Principais usuários do fator de impacto

O interesse por um indicador objetivo, quantitativo e passível de ser calculado em bases de dados existentes, estimula o seu uso para classificação de periódicos, de instituições, de investigadores. Esse é o caso do fator de impacto e a Tabela 14.7 sintetiza os seus principais usos segundo quatro tipos de usuário.

A sensibilidade do indicador não é a mesma para todos os campos do saber.[36,37] As considerações a seguir indicam prudência no uso dos fatores de impacto em avaliações sobre qualidade.

Nas áreas em que os assuntos pesquisados independem de questões regionais, como a matemática, a genética e a biologia molecular, os periódicos internacionais constituem o principal, ou o único veículo de divulgação de resultados de pesquisa. Isso confere solidez às respectivas publicações. Nessas condições, o fator de impacto do ISI é considerado um bom indicador do conhecimento produzido na área.

A situação é diferente nas áreas que produzem conhecimentos de interesse regional. Em sua maioria, dispõe-se de canais de pouca tradição para divulgar resultados de pesquisa. Os periódicos científicos têm menos possibilidade de se estabelecer de maneira sólida, basicamente por razões financeiras. Esses periódicos, no entanto, são importantes, pois neles são

Tabela 14.7 Usos do fator de impacto segundo o tipo de usuário

Tipos de usuário	Usos
Autor	Identificar os periódicos que trazem mais prestígio à sua pesquisa.
Bibliotecário	Selecionar os títulos de maior interesse para os cientistas quando precisam alocar os recursos de seus orçamentos; em particular, decidir que periódicos comprar.
Editor de periódico	Acompanhar a evolução das medidas de impacto do periódico; um maior impacto atrai artigos importantes (o periódico é atrativo para os autores); maior impacto está relacionado à maior capacidade de captar recursos (assinatura de bibliotecas, patrocínio de agências de fomento).
Administrador da ciência	Avaliar pesquisadores, instituições e periódicos.

Fonte: adaptada de Strehl 2005.[27]

publicados dados relevantes para a sociedade, para o governo e para os pesquisadores.[38] Nesses casos, o fator de impacto do ISI não é um indicador sensível do conhecimento produzido na área. Outros indicadores que competem com o fator de impacto podem ser mais úteis para espelhar essa situação.

▶ 14.10 Indicadores de produção científica

Existem numerosos indicadores bibliométricos para análise da produção científica.[10,36,39] Cada um tem vantagens e limitações. Nessa área, como em muitas outras, o quadro fica mais claro quando produzido por vários indicadores e não um isoladamente.

▶ A Indicadores com base no volume de publicações

O número de artigos publicados é uma maneira simples de medir a produção científica. Tem como limitação não informar qualidade. Todos têm o mesmo peso na contagem, sejam publicados em periódicos de impacto ou não, citados ou não por outros autores.

Maneiras mais elaboradas de mensuração foram propostas como só incluir certas publicações que expressem qualidade. Duas formas de expressão são:

- Número de artigos publicados em revistas indexadas
- Número de artigos publicados em revistas indexadas de maior impacto.

▶ B Indicadores baseados na análise de citações

Entre os indicadores que se baseiam nas citações do próprio artigo estão:

- Total de citações
- Número de citações por artigo
- Número de artigos muito citados: por exemplo, os contemplados com 10 ou mais citações
- Número de citações para os artigos mais citados: o índice h é exemplo (ver a próxima seção).

Esses quatro indicadores estão fundamentados na análise do número de vezes que um artigo é citado na lista de referência dos artigos posteriormente publicados (*citation analysis*). A qualidade do trabalho está ligada ao pressuposto de que o mérito científico é diretamente proporcional ao número de citações que recebe. Portanto, quantificando-se o número de citações, ter-se-ia a relevância ou influência de um artigo ou periódico. Essa ideia domina os atuais movimentos de avaliação da produção científica. Um reflexo dessa tendência é a mensagem eletrônica enviada pelo então Presidente do CNPq sobre avaliação da qualidade da produção científica de pesquisadores, em que é assinalada a conveniência de medir a repercussão dos artigos por meio do número de citações (ver 11.1, Para que serve o nome do autor no trabalho científico).

Foi assinalado que, até 2004, a *Web of Science* era a base de dados absoluta para análise de citação, mas hoje não é mais assim com as facilidades proporcionadas pelo Scopus e o Google. A Scielo também permite a análise de citações.

▶ 14.11 Índice h

Em 2005, o físico Jorge E. Hirsch propôs uma forma de medir a relevância das publicações, a que designou índice h.[40] Só os artigos mais citados influenciam o índice.

▶ A Cálculo do índice h

O princípio é relativamente simples. Trata-se de encontrar o ponto em que o número de citações coincide com o número de artigos. O índice h informa o número de artigos com citações maiores ou iguais a esse número h. Os artigos pertinentes são dispostos em ordem decrescente de número de citações: h é a posição mais baixa para a qual há um número igual ou maior de citações do que a sua posição na classificação.

Os exemplos anexos dão uma noção da forma de cálculo. Na verdade, a computação é feita em base de dados como a *Web of Science*. Requer-se adoção prévia de estratégias para eliminar homônimos e incluir todas as publicações do autor.

Exemplos 14.11A Ilustração de cálculo do índice h

Exemplo 1 Simulação para autor de 6 publicações

Ordenação dos artigos de um pesquisador pelo número de citações que recebeu: 5 citações (1º artigo classificado), 4 citações (2º classificado), 3 citações (3º classificado), 2 citações (4º classificado), 1 citação (5º classificado) e 0 citação (6º classificado).

Em uma posição, a de 3 citações, o número de citações coincide com o número de artigos. Logo, h = 3.

Exemplo 2 Simulação para autor de 20 publicações

Suponha-se o seguinte número de citações para os artigos de um pesquisador: 80 citações (1º classificado), 50 (2º classificado), 10 (3º classificado), 1 (4º classificado) e os demais 16 não tiveram nenhuma citação. Conclusão: índice h = 3.

▶ B Interpretação do índice h

Um investigador com índice h = 3 apresenta em seu currículo 3 artigos que receberam 3 ou mais citações. Outro, com índice h = 10, aponta para a existência de 10 artigos com 10 ou mais citações. Um departamento com índice h = 20 revela que as pessoas que o integram têm 20 artigos que receberam 20 ou mais citações. Valores do índice h para alguns pesquisadores são mostrados nos exemplos. O valor máximo do índice teoricamente será o do número total de publicações.

Exemplos 14.11B Ilustrações do índice h

Exemplo 1 Índice h de Stephen W. Hawkings[40]

O físico, autor do livro *Uma breve história do tempo* e de outras obras de divulgação científica, é conhecido mundialmente. Ele usa uma cadeira de rodas e um microcomputador para se comunicar. Seu índice h é 62. Ou seja, tem 62 artigos que receberam 62 ou mais citações cada um.

Exemplo 2 Índice h de ganhadores de prêmios Nobel[40]

Cálculos para os últimos 20 anos mostram que a maioria dos ganhadores do prêmio Nobel (84%) tem índice h de 30 ou mais.

Exemplo 3 Índice h de cientistas mais citados em diversos campos do conhecimento[40]

Para um período de tempo semelhante (20 anos), eis a amplitude de valores do índice h dos cinco cientistas mais citados em seus respectivos campos: Biologia (151 a 191); Química (113 a 135); Física (68 a 110); Ciência da computação (65 a 70). Portanto, o padrão de citação varia entre áreas, o que reforça a necessidade de cautela na comparação entre áreas. A variação pode ser devida a vários fatores, entre os quais, o número de artigos por pesquisador e o número de referências por artigo.

▶ C Limitações do índice h

A interpretação deve ser cuidadosa, visto muitos fatores influenciarem as citações e, consequentemente, o índice h.[41,42] O índice representa a simplificação de situações complexas. Não leva em conta, por exemplo, onde se publica, de modo que iguala situações diferentes (ver exemplo).

É mais fácil um pesquisador passar seu índice h de 3 para 4, do que de 40 para 41. No primeiro caso, precisará de poucas citações, mas, no segundo, necessitará um número bem maior de citações, em artigos que passem a contar para o índice. Em conclusão, para esse indicador, como para qualquer outro, o uso indiscriminado e acrítico é um risco.

Exemplo 14.11C Ilustrações de situações que geram o mesmo índice h

Um pesquisador é autor de 3 artigos na revista de maior prestígio na medicina interna, o *New England Journal of Medicine*, e recebe 200 citações cada um. Resultado: h = 3.

Outro pesquisador publica também 3 artigos, em periódico pouco conhecido, e recebe 3 citações cada um. Terá também o seu índice h = 3.

▶ 14.12 Classificação QUALIS

O debate sobre a avaliação da produção científica nacional, publicada no País e no exterior, resultou no surgimento do QUALIS, um sistema brasileiro de classificação.[37,43,44] As suas principais características estão assinaladas na Tabela 14.8.

▶ A Classificação QUALIS vigente até 2008

Eram três as categorias indicativas de qualidade: alta (A), média (B) e baixa (C). Empregava-se também um segundo critério, o âmbito de circulação dos periódicos: se internacional, nacional ou local. A combinação desses dois elementos formava a base classificatória (ver exemplo). A ordem das principais categorias, da mais a menos valorizada, dispunha-se da seguinte maneira: Internacional A; Internacional B; Internacional C; Nacional A; Nacional B e Nacional C.

Exemplo 14.12A Sistema QUALIS na Grande Área da Saúde: critérios aplicados no ano de 2003

A Grande Área da Saúde, da CAPES, engloba Educação Física, Enfermagem, Farmácia, Medicina, Odontologia e Saúde Coletiva.

Tabela 14.8 Características do QUALIS, o sistema de classificação da produção científica brasileira

QUALIS é o conjunto de procedimentos mantido e utilizado pela CAPES (Coordenação de Aperfeiçoamento do Pessoal de Nível Superior, do Ministério da Educação) para estratificação da qualidade da produção intelectual dos programas de pós-graduação.
O sistema é alimentado pelas informações anualmente fornecidas pelos programas de pós-graduação.
Permite a classificação de periódicos e anais, utilizados para a divulgação da produção intelectual dos participantes em programas de pós-graduação *stricto sensu**.
A classificação é feita por Área de Avaliação, podendo, assim, um mesmo veículo ter, para diferentes áreas, diferentes colocações.
Os critérios são definidos no interior de cada Área, respeitadas as diretrizes e orientações gerais.
Anualmente, acontece a atualização com a inclusão de novos veículos e a reclassificação dos incluídos.

Fonte: adaptado de Ministério da Educação, CAPES, 2009.[43,44]
*Programas de pós-graduação *stricto sensu* abrangem o mestrado e o doutorado; *lato sensu* diz respeito à especialização e outras formas de aperfeiçoamento.

Para a classificação em QUALIS Internacional A e B, utilizou-se como referência o *Journal of Citation Reports*. No nível A, foram situados os periódicos com impacto igual ou superior à mediana dos índices de impacto dos periódicos da área e, no nível B, os abaixo desse valor. A mediana para Medicina foi fixada em 0,941 para aquele ano.

Classificaram-se como QUALIS Internacional C, os periódicos indexados no MEDLINE , *International Pharmaceutical Abstracts, International Nursing Index, Cumulative Index to Nursing & Allied Health Literature, SportDiscus, Eric, Tropical Diseases Bulletin, Sociological Planning/Policy & Development*.

Os periódicos indexados na SciELO e não incluídos no QUALIS Internacional foram enquadrados como QUALIS Nacional A. No nível nacional B, estavam os periódicos indexados na LILACS, EMBASE, Psyclit ou os editados por sociedades científicas nacionais representativas da área. As demais revistas científicas que não atendiam os critérios estipulados, mas que estavam sendo publicadas periodicamente e tivessem relevância acadêmica e intelectual para a área, eram incluídas na categoria QUALIS Nacional C.

▶ B Classificação QUALIS adotada em 2008

Por deliberação do Conselho Técnico Científico da CAPES, em abril de 2008, foi reestruturada a classificação dos periódicos.[44] O critério circulação foi abandonado e permaneceu o da qualidade. Passou-se a contar com oito estratos, apresentados a seguir:

A1 (mais elevado); A2; B1; B2; B3; B4; B5; C (o estrato inferior da hierarquia).

A estratificação da qualidade da produção intelectual é realizada de maneira indireta, a partir da análise da qualidade dos veículos de divulgação empregados.[44] Há os critérios gerais de qualidade e os adaptados para cada área do conhecimento. A base da classificação é a condição de indexação, especialmente quanto ao seu fator de impacto, e de disponibilidade do veículo de comunicação em bases de dados. Existe um local na internet, no WebQUALIS, identificado como *critérios de avaliação*, que abriga os referentes a cada área e para a classificação dos periódicos.

Pela observação do exemplo anexo, nota-se que as categorias mais elevadas da classificação estão reservadas para periódicos indexados pelo ISI e em relação com os respectivos fatores de impacto. Observe o pouco valor conferido aos periódicos situados na SciELO e no LILACS.

Exemplo 14.12B Sistema QUALIS usado na área de Medicina 1 em 2009

- A1: fator de impacto de 3,8 e mais
- A2: fator de impacto de 3,7 a 2,5
- B1: fator de impacto de 2,4 a 1,3
- B2: fator de impacto de 1,2 e menos
- B3: Periódico sem fator de impacto, mas indexado no PubMed
- B4: Periódico sem fator de impacto, mas presente na SciELO
- B5: Periódico sem fator de impacto, mas indexado no Lilacs e Latindex
- C: Periódicos sem indexação; com peso zero, ou seja, nenhuma relevância científica.

O fator de impacto adotado é o do ISI-JCR.

Por *Latindex* entende-se um sistema eletrônico de revistas científicas da América Latina, Caribe, Espanha e Portugal. Por meio dele, o usuário tem acesso gratuito a revistas científicas e outros produtos.[45]

Os programas são avaliados pelas publicações dos seus docentes e discentes. Para quantificar a participação, atribuem-se pontos às categorias da classificação QUALIS. Eis os pesos adotados na Universidade de Brasília, em um de seus programas situados em Medicina 1:

A1 = 100 pontos; A2 = 80 pontos; B1 = 60 pontos; B2 = 40 pontos; B3 = 20 pontos; B4 = 5 pontos. As categorias B5 e C não são consideradas para pontuação.

Um pesquisador que publicou dois artigos em revistas A1 somará 200 pontos. Outro, com dois artigos divulgados em periódico indexado como B4, contará 10 pontos. Não sem razão, muitos pesquisadores brasileiros estão descontentes com o rumo tomado pelo QUALIS.[46,47] A classificação penaliza fortemente os periódicos nacionais (ver 14.9, Principais usuários do fator de impacto).

▶ C Comentários

O surgimento de novas interpretações, índices e classificações de revistas científicas tende a alterar o sistema periodicamente, como ocorreu com a reestruturação de 2008. Os pontos de corte na categorização do fator de impacto também variam. A preparação do QUALIS nas diversas áreas sinaliza a tendência que predomina na avaliação dos programas de pós-graduação no País: a valorização do número de artigos científicos publicados e do idioma inglês como meio de comunicação (ver próxima seção).

A classificação dos periódicos por área da CAPES possibilita o surgimento de situações inusitadas ou delicadas, dentre as quais:

- A classificação do periódico varia de área para a área
  No QUALIS, um mesmo periódico tem classificação diferente, dependendo da área em que a avaliação é feita. No ISI, um periódico tem somente um único fator de impacto.

- A classificação é influenciável
  Conflitos de interesses emergem, visto ser um sistema manipulável pelos usuários. No interior de cada área, há permissão para mudar a classificação de um periódico em função de percepções. A valorização da cotação de um periódico no QUALIS, em estrato superior ao que se esperaria encontrar, coloca-o em posição de vantagem frente aos demais. Faz com que passe a receber mais e melhores artigos. Como controlar eficazmente o conflito de interesses? Ou seja, como lidar com potenciais vieses de localização de periódicos em extratos mais valorizados? A pulverização do QUALIS por áreas torna complexo esse controle.

- Concentração de periódicos na parte superior da classificação
  Para evitar-se a *superpopulação* nos estratos superiores (A1 e A2), da nova classificação QUALIS, há recomendação de que não devam conter mais que 25% dos artigos produzidos pela área e de que o número de periódicos em A1 seja inferior aos situados no extrato A2.

▶ 14.13 Idioma de comunicação entre cientistas

Uma primeira constatação, talvez universal, é a preferência do autor em comunicar-se na língua materna, por facilidade de expressão. Há estreita relação entre a escolha do periódico, o idioma nele adotado e a nacionalidade do autor.

Uma segunda constatação, de importância ainda maior, é a de a ciência ser universal. Daí a conveniência de se publicar em idioma que atravesse fronteiras. Há outros aspectos que podem influir na escolha do periódico, como o local em que a pesquisa foi realizada e onde o cientista estudou ou trabalhou. Muitos têm sua formação no exterior, habituam-se a certos periódicos e mantêm essa preferência quando retornam ao país de origem.

Tanto o tema como o escopo do artigo influenciam na escolha do idioma a ser usado na comunicação. Em tópico de interesse exclusivamente local, o texto, em geral, é preparado no idioma daquele local. Se, ao contrário, as conclusões são generalizáveis, universais, é indicado publicá-lo em idioma que seja lido por pesquisadores de vários países. Contudo, há fatores complicadores nessa formulação, dentre os quais, o interesse da comunidade científica do Primeiro Mundo. As pesquisas dos membros dessa comunidade estão dirigidas à solução de seus problemas, de modo que as revistas científicas, mantidas por tais países, refletem essa posição. Artigos sobre temas fora da alçada das prioridades dos editores de periódicos daqueles países dificilmente encontram lugar. Um desafio para o pesquisador consiste em elaborar relato de assunto local, mas com temática universal, de modo a encontrar lugar nos periódicos internacionais.

Uma obra difundida em inglês alcança enorme público, o que seria impossível caso fosse divulgada em idioma pouco utilizado por cientistas. O que seria da revisão da literatura se todos escrevessem em suas línguas maternas? Como seria, para um brasileiro, conhecer o que é publicado na China, no Japão, na Rússia, na Escandinávia, na Alemanha, nos países árabes e em tantos outros? Daí a conveniência de um idioma universalmente aceito pela comunidade científica.

▶ A Busca pelo idioma universal: a situação até o século 19

É injusto ter que adotar a língua de outro país para se comunicar. Essa prática prejudica uns em benefício de outros. Não foram poucos os que sonharam com um idioma especial, que unisse todos os povos, um segundo idioma, comum a todos. Numerosas línguas ditas artificiais foram desenvolvidas com esse propósito, sendo o esperanto, criado em 1887 pelo médico polonês Zamenhof, 1859–1917, a mais conhecida. Embora com ampla divulgação, o esperanto ainda não alcançou seu objetivo de tornar-se um idioma universal. A língua que ocupa esse papel é usualmente imposta pela potência que domina o mundo em dado momento. Nos exemplos, há histórico sobre as línguas predominantes em diversas épocas. Na atualidade, o inglês é a mais usada para a comunicação internacional, mas nem sempre foi assim.

Exemplos 14.13A Os idiomas internacionais

Exemplo 1 O grego e o latim

O grego era utilizado pelos povos da região mediterrânea com o objetivo de comercializar produtos. A Grécia clássica nos trouxe ensinamentos que são a base da medicina ocidental e das nossas reflexões filosóficas atuais. Depois, impôs-se o latim, adotado como idioma universal, desde os tempos da Roma Antiga até depois da Idade Média. No ano de 1543, por exemplo, a obra que iniciou a anatomia moderna, *De humani corporis fabrica*, de Andreas Vesalius, 1514–1564, foi publicada em latim, como era o costume de então. Nesse idioma, também apareceu o livro de William Harvey, 1578–1657, *De motu cordis*, que revolucionou a fisiologia. Considerado o pai da taxonomia moderna, Lineu, 1707–1778, criou uma classificação baseada em nomes latinos para plantas e animais. Devido a sua praticidade, o sistema de nomenclatura desse naturalista sueco é usado atualmente.

Até o fim do século 18, o latim predominava na literatura científica. Pouco a pouco outras línguas foram tomando o seu lugar na comunicação internacional.

Exemplo 2 O francês, o alemão e o inglês

O filósofo René Descartes, 1596–1650, publicou a sua obra sobre método, em francês, com o fito de alcançar camadas da população, que só entendiam esse idioma. Não era o costume de então. No entanto, no século 19, o idioma francês era amplamente empregado como idioma internacional, fruto da importância econômica do país e das gerações de intelectuais e artistas franceses que muito influenciaram seus respectivos campos de atividade. Uma ilustração marcante da contribuição francesa, em metodologia científica na área biomédica naquele século, é o de Claude Bernard, 1813–1878, considerado o pai da moderna fisiologia experimental. Nessa época, o inglês também rivalizava com o francês, visto a importância da Inglaterra como potência econômica, científica e cultural.

O teólogo Martinho Lutero, 1483-1546, redigia em alemão quando apelava ao povo na luta pela Reforma Protestante embora os seus textos eruditos aparecessem em latim. Houve época, no início do século 20, em que as publicações em alemão, na área médica, correspondiam à metade do que se produzia no mundo.[48]

Do início do século 20 até a segunda guerra mundial, o francês, o alemão e o inglês se revezavam como idiomas internacionais.[49] Em 1909, foi lançado o primeiro número das *Memórias do Instituto Oswaldo Cruz*, no Rio de Janeiro, que continuam a ser publicadas até hoje.[50,51] O conteúdo, segundo seu idealizador, Oswaldo Cruz, 1872–1917, deveria ter penetração internacional. Cada artigo aparecia com texto em português e outro, segundo critério do autor, em francês, alemão ou inglês, os idiomas da comunidade científica da primeira metade do século 20. O propósito era tornar o relato acessível aos leitores estrangeiros desconhecedores do nosso idioma. Hoje, o conteúdo das Memórias está disponível somente em inglês.

▶ B Predomínio do idioma inglês na atualidade

A partir do fim da Segunda Guerra Mundial, em 1945, o idioma inglês passou a dominar amplamente a comunicação internacional (ver exemplos). Para um artigo alcançar grande difusão, deve aparecer nas principais bases de dados, as quais abrigam, principalmente, periódicos cujos artigos sejam publicados nesse idioma.

No Brasil, alguns periódicos científicos, que já estão na categoria dos indexados em bases internacionais ou que almejam nelas aparecer, mantêm técnicos ou editores que dominam esse idioma, ou que tenham o inglês como língua materna. Em nosso país, o periódico em inglês tende a ser muito usado na área acadêmica, especialmente em pesquisa básica, ao passo que, na área não acadêmica, pouco se utilizam textos nesse idioma.

Exemplos 14.13B O inglês como o idioma de comunicação internacional

Exemplo 1 Idioma predominante na internet[52]

Pesquisa divulgada em junho de 1997, como resultado de uma varredura de 60.000 endereços na internet, mostrou a predominância do inglês nesse meio de comunicação. A posição dos principais idiomas foi a seguinte: 1. Inglês (84%); 2. Alemão (4,5%); 3. Japonês (3,1%); 4. Francês (1,8%); 5. Espanhol (1,2%); 6. Sueco (1,1%); 7. Italiano (1%); 8. Português (0,7%); 9. Holandês (0,6%) e 10. Norueguês (0,6%).

Exemplo 2 Idiomas nos periódicos indexados no *Science Citation Index*[53]

No ano de 1997, metade dos periódicos indexados no *Science Citation Index* (hoje incluído na *Web of Science*) provinha de países de língua inglesa, mas 95% eram publicados em inglês. A participação decrescente dos demais idiomas, nessa base de dados, pode ser avaliada pelos seguintes números: em vinte anos, o alemão passou de 6% para 1,5%, o francês de 4,5% para 1%, e o espanhol de 0,7% para 0,3%.

Exemplo 3 *Brazilian journals*

Os periódicos científicos, com propostas de atravessar fronteiras, adotaram o inglês como o idioma oficial para a divulgação dos artigos. Proliferaram os periódicos europeus de especialidades com texto nesse idioma, caso dos *European Journal of…* e os *Scandinavian Journal of…* No Brasil, também o mesmo procedimento foi adotado. Na relação dos 204 periódicos brasileiros na SciELO, em 2010, havia 29 com a denominação *Brazilian Journal of…*, *Brazilian Archives of…* ou *Journal of…*. Em muitos periódicos brasileiros suprimiram-se inteiramente os textos na língua materna.

Exemplo 4 Mudança de título de periódico brasileiro

Título anterior: Revista Brasileira de Pesquisas Médicas e Biológicas

Título atual: *Brazilian Journal of Medical and Biological Research*

▶ C Idioma e público-alvo

No início do capítulo, foram assinalados vários fatores que influenciam na escolha do periódico para o qual o artigo será enviado, dentre os quais, o prestígio que desfruta, o público-alvo, o idioma no qual o texto é escrito e o tema da comunicação. Todos esses fatores têm estreita relação. Um trabalho de pesquisa básica tende a ser publicado em periódico que se oriente para o mercado internacional, no qual se encontram os consumidores desse tipo de informação e que exige o inglês como língua de comunicação. Na mesma posição, encontram-se artigos científicos sobre algumas das principais morbidades de países do Primeiro Mundo, como a AIDS. Tais artigos são bem aceitos pelos editores de revistas internacionais, visto estarem no rol das prioridades. Os artigos sobre tópicos, fora dessas prioridades, dificilmente têm lugar nas publicações científicas desses países.[54]

▶ D Idioma e revisão da literatura

Em meados do século 20, dizia-se abertamente nos Estados Unidos: *"O que não é escrito em inglês não merece ser lido"*. Os autores anglo-saxões tendiam a rever unicamente a literatura de material escrito nesse idioma. O que não estivesse em inglês equivalia a não ter sido publicado. Porém, essa situação está mudando. Em muitas revisões sistemáticas, inclui-se a procura por artigos também escritos em outros idiomas (ver exemplos).

Diante da dificuldade que representa a busca e leitura de textos em diversos idiomas, a política adotada na Biblioteca Cochrane, por exemplo, passou a incluir a tradução de artigos em outras línguas para o inglês, por meio de uma rede de colaboradores, de modo que tais textos pudessem fazer parte das revisões sistemáticas que a Biblioteca promove.

Exemplos 14.13D Revisões da literatura

Exemplo 1 Revisão sistemática sobre acupuntura e dor lombar[55]

Em uma investigação assinalou-se a insuficiente evidência científica quanto à efetividade da acupuntura no tratamento da dor lombar. Em consequência, os autores não recomendaram o uso da técnica em pacientes com tais queixas. Tal conclusão baseou-se em revisão sistemática, na qual foram identificados 55 artigos, por meio das seguintes fontes de dados: MEDLINE (1966–1996), EMBASE (1988–1996) e Biblioteca Cochrane. Ver Exemplo 1 da seção 13.20, para outras informações sobre essa investigação. Não foi utilizado só o MEDLINE, pois os autores desejavam melhor cobertura europeia da literatura. Eles estavam cientes de que, se a pesquisa ficasse limitada a textos em inglês, com a consequente exclusão de ensaios publicados em outras línguas, introduziria viés na avaliação.[56] Após selecionarem os artigos, aplicaram os critérios de inclusão e exclusão, previamente estabelecidos. Restaram apenas onze trabalhos que preenchiam os critérios metodológicos: oito em inglês, um em alemão, um em francês e outro em polonês. A dificuldade maior foi avaliar o texto em polonês, idioma que nenhum dos autores dominava. A solução foi um deles empregar os critérios adotados, com a ajuda de um polonês que serviu de tradutor.

Exemplo 2 Revisão sistemática com o uso do LILACS[57]

Sessenta e quatro revisões sistemáticas foram publicadas no ano de 1997, em cinco periódicos: *Annals of Internal Medicine, British Medical Journal, JAMA, Lancet* e *New England Journal*

of Medicine. Só duas tinham usado a LILACS. Nessa base de dados, foram procurados artigos que poderiam entrar nas 62 revisões sistemáticas restantes. Em 39 delas (63%), a busca no LILACS revelou artigos que preencheram os critérios de inclusão utilizados e que poderiam ser usados na revisão. Os autores concluíram que essa base de dados é pouco usada e devia ser rotineiramente empregada para melhorar a cobertura das revisões sistemáticas.

▶ 14.14 Opções de publicação

O autor de artigo original tem diversas opções para publicá-lo.

▶ A Periódicos internacionais

Uma das opções de publicação consiste em enviar o material a periódicos indexados nas bases de dados internacionais, tais como ISI e MEDLINE. Frequentemente, o texto será em inglês. A qualidade do artigo será inferida principalmente pelo fator de impacto da revista.

Exemplos 14.14A Escolha do periódico por pesquisa em *sites*

Exemplo 1 *Journal of Citation Reports* (JCR)

O JCR pode ser uma fonte para decidir onde publicar o artigo científico. Ao acessar a página inicial do JCR, selecionar a opção *View a group of journals by Subject Category* e, na página seguinte, a área que o artigo se encaixa. Ordenar a lista de periódicos por fator de impacto é uma possibilidade. Por exemplo, para selecionar periódico na área de pediatria, o pesquisador seleciona PEDIATRICS e obtém a lista de mais de 90 periódicos indexados no JCR. Os seus fatores de impacto variam de 4,983 a 0,131, em inspeção realizada em setembro de 2010. O autor poderá fazer juízo de onde o seu artigo terá mais chances de ser publicado, em função do fator de impacto, e mesmo escolher o periódico que combine com o tema do artigo.

Exemplo 2 *Journal/Author Name Estimator* (JANE)[58]

Trata-se de um programa eletrônico para auxiliar o autor a escolher periódicos que combinem com o artigo a ser submetido para publicação. Insere-se o título ou o resumo do artigo, traduzido para língua inglesa, no campo próprio. Ao clicar *Find Journals*, será produzida lista de sugestões de nomes de periódico, baseada na adequação do tema.

▶ B Periódicos nacionais

Uma opção para a submissão do artigo será endereçá-lo aos periódicos nacionais, incluídos nessas mesmas bases de dados internacionais. Será publicado em português, espanhol ou inglês, dependendo da clientela a alcançar e das exigências editoriais de cada periódico. Em algumas revistas científicas brasileiras requer-se texto em inglês, visando à maior divulgação internacional. Os artigos redigidos nesse idioma terão maior probabilidade de serem lidos e citados por pesquisadores estrangeiros.

Se o veículo escolhido for revista científica nacional, indexada apenas em bases regionais, como a LILACS, ou disponível na SciELO, o idioma será um daqueles mencionados – português, espanhol ou inglês. Crescente número de periódicos científicos brasileiros, nessas bases de dados, abriga artigos em inglês – ou somente nessa língua – visando à futura indexação nas fontes internacionais de dados. A SciELO tem sido um mecanismo de dar maior visibilidade às publicações latino-americanas. Entretanto, aqui também se aplica a tendência expressa no parágrafo anterior, de que somente textos em inglês terão maior probabilidade de serem citados por pesquisadores estrangeiros.

Os periódicos nacionais, sem qualquer tipo de indexação, tendem a alcançar número reduzido de leitores. São os que os recebem pelo correio, os encontram em bibliotecas ou deparam-se com eles por acaso. Os artigos nesses periódicos não serão encontrados pelos pesquisadores que utilizam bases de dados eletrônicos em suas revisões bibliográfica. Estão condenados ao esquecimento.

▶ 14.15 Sugestões

É aconselhável selecionar bem cedo o periódico para o qual o trabalho será enviado, mesmo antes de a pesquisa ser completada. Haverá mais tempo para a redação e preparação do artigo para submissão ao periódico, e evitam-se atropelos de última hora.

A escolha deve recair em periódico indexado, para que o artigo alcance visibilidade na comunidade científica. Se possível, um com bom fator de impacto – o que implica ser periódico de prestígio internacional. No entanto, a prática de procurar periódicos de alto impacto pode tornar-se desvantajosa, em face da elevada taxa de rejeição que apresentam. Pode ser mais conveniente escolher um periódico indexado de menor impacto, para aumentar a possibilidade de aceitação. Há outros critérios para auxiliar na escolha, dentre os quais as características dos periódicos, a rapidez de publicação e a probabilidade de aceitação.

Mesmo que você não esteja de acordo, o inglês é o atual idioma de comunicação internacional. Se quer ser citado, com texto comentado em revistas de alto impacto, pense em publicar em inglês em periódico de prestígio. Veja as referências nos artigos dessas revistas. Raramente são em outro idioma que não o inglês.

Embora o inglês seja o idioma de comunicação científica, o tipo de pesquisa tem relação estreita com a língua de divulgação do artigo. Tratando-se de pesquisa em área básica, o autor visa alcançar o público internacional, o que sugere a conveniência da publicação em um idioma internacional, no caso, o inglês. Na pesquisa aplicada, o mesmo raciocínio também se aplica, mormente quando se trata de temas de interesse geral ou de ampla generalização. Porém, artigo de âmbito exclusivamente local ou de repetição de resultados merece ser publicado em idioma entendido por pessoas daquele local. Se possível, enviar esse artigo para periódico coberto pela SciELO ou indexado na LILACS. No entanto, um tema de interesse local não só interessa pessoas daquela localidade, o que complica a escolha do idioma e do periódico. Por todo o mundo, as pessoas estão aplicando os ensinamentos advindos de pesquisas locais, visto não ser possível investigar cada tema em cada população. Portanto, mesmo para pesquisas aparentemente de interesse restrito a um local, há fortes argumentos para seus resultados serem publicados em idioma internacional.

Muitos periódicos não sobrevivem aos primeiros números, pois têm alta taxa de mortalidade. Portanto, reflita deti-

damente sobre a conveniência de enviar artigo original para periódico novo. Prefira testá-lo com a submissão de outros tipos de artigo, como os de atualização ou ponto de vista.

▶ 14.16 Comentário final

A escolha do periódico para o qual o artigo será enviado, com vistas à sua publicação, depende de muitos fatores, dentre os quais o prestígio da revista na comunidade científica e o público que o autor pretende alcançar. Esses dois aspectos foram realçados no presente capítulo, assim como o idioma para comunicação entre cientistas. Os próximos capítulos contêm informações sobre a complementação do artigo e o seu encaminhamento para publicação em periódico científico.

▶ 14.17 Referências

1. Spine JN. Peer review: quality improvement at its best. Spine. 2000;25(18):2277-9.
2. Price DS. Little science, big science. New York: Columbia University Press; 1963.
3. Price DS. The development and structure of the biomedical literature. In: Warren KS, editor. Coping with the biomedical literature. New York: Praeger; 1981:3-16.
4. Meadows AJ. A comunicação científica. Brasília: Briquet de Lemos Livros; 1999.
5. Stix G. The speed of write. Sci Am. 1994;271(12):72-7.
6. Frank E. Authors' criteria for selecting journals. JAMA. 1994;272(2): 163-4.
7. Victora C, Moreira CB. Publicações científicas e as relações Norte-Sul: racismo editorial? Rev Saúde Publica. 2006;40(n.esp.):36-42.
8. Pellegrini Filho A. A basis for the formulation of policies on health science and technology in Latin America. Bull Pan Am Health Organ. 1994;28(4):331-43.
9. Forattini OP. O Brasil e a medicina tropical. Rev Saúde Pública. 1997;31(2):116-20.
10. Barba BM. Los indicadores bibliométricos: fundamentos y aplicación al análisis de la ciencia. Gijón, Astúrias: Ediciones Trea; 2003.
11. Testa J. A base de dados ISI e seu processo de seleção de revistas. Ci Inf. 1998;27(2):233-5.
12. Garfield E. Journal impact factor: a brief review. CMAJ. 1999;161(8):979-80.
13. Metodologia LILACS. [acesso em 10 fev 2011]; Disponível em: http://bvsmodelo.bvsalud.org/site/lilacs/P/crit_Selecao.htm.
14. Garfield E. Análisis cuantitativo de la literatura científica y sus repercusiones en la formulación de políticas científicas en América Latina y del Caribe. Bol Oficina Sanit Panam. 1995;118(5):448-56.
15. Garfield E. How can impact factors be improved? BMJ. 1996;313(7054):411-3.
16. Journal of Citation Reports. 2009 JCR Science Edition. [acesso em 10 fev 2011]; Disponível em: http://www.isiknowledge.com/.
17. Vilhena V, Crestana MF. Produção científica: critérios de avaliação de impacto. Rev Assoc Med Bras. 2002;48(1):20-1.
18. Garfield E. The history and meaning of the journal impact factor. JAMA. 2006;295(1):90-3.
19. Pereira MG. Epidemiologia: teoria e prática. Rio de Janeiro: Guanabara-Koogan; 1995.
20. Seglen PO. Why the impact factor of journals should not be used for evaluating research. BMJ. 1997;314(7079):498-502.
21. Spinak E. Quantitative analyses of scientific literature and their validity for judging Latin American production. Bull Pan Am Health Organ. 1995;29(4):352-9; discussion 9-60.
22. Garfield E. Respuesta. Bol Oficina Sanit Panam. 1996;120(2):146-7.
23. Coimbra Jr CEA. Produção científica em saúde pública e as bases bibliográficas internacionais. Cad Saúde Pública. 1999;15(4):883-8.
24. The Plos Medicine Editors. The impact factor game. It is time to find a better way to assess the scientific literature. PLoS Med. 2006;3(6):e291.

25. Forattini OP. A tríade da publicação científica. Rev Saúde Pública. 1996;30(1):3-12.

26. Macias-Chapula CA. O papel da informetria e da cienciometria e sua perspectiva nacional e internacional. Ci Inf. 1998;27(2):134-40.

27. Strehl L. O fator de impacto do ISI e a avaliação da produção científica: aspectos conceituais e metodológicos. Ci Inf. 2005;34(1):19-27.

28. Garfield E. The 100 most-cited papers ever and how we select Citation-Classics. Current Contents. 1984(23):3-9.

29. Lowry OH, Rosebrough NJ, Farr AL, Randall RJ. Protein measurement with the Folin phenol reagent. J Biol Chem. 1951;193(1):265-75.

30. Southern EM. Detection of specific sequences among DNA fragments separated by gel electrophoresis. J Mol Biol. 1975;98(3):503-17.

31. Analysis of Clinical Medicine. [acesso em 10 fev 2011]; Disponível em: http://in-cites.com/analysis/04-first-cli.html#Highly%20Cited%20Papers.

32. Harris NL, Jaffe ES, Stein H, Banks PM, Chan JK, Cleary ML, et al. A revised European-American classification of lymphoid neoplasms: a proposal from the International Lymphoma Study Group. Blood. 1994;84(5): 1361-92.

33. Patsopoulos NA, Analatos AA, Ioannidis JP. Relative citation impact of various study designs in the health sciences. JAMA. 2005;293(19):2362-6.

34. Ministério da Ciência e Tecnologia. [acesso em 10 fev 2011]; Disponível em: http://www.mct.gov.br/.

35. Meneghini R, Packer AL, Nassi-Calò L. Articles by latin american authors in prestigious journals have fewer citations. PLoS One. 2008;3(11):e3804.

36. Lemos AAB. Publicar e perecer. Ci Inf. 2005;34(2):7-8.

37. Barros AJD. Produção científica em saúde coletiva: perfil dos periódicos e avaliação pela Capes. Rev Saúde Publica. 2006;40(n. esp.):43-9.

38. Greene LJ. O dilema do editor de uma revista biomédica: aceitar ou não aceitar. Ci Inf. 1998;27(2):230-2.

39. Vinkler P. Eminence of scientists in the light of the h-index and other scientometric indicators. J Inf Sci. 2007;33(4):481-91.

40. Hirsch JE. An index to quantify an individual's scientific research output. Proc Natl Acad Sci. 2005;102(46):16569-72.

41. Kelly CD, Jennions MD. The h index and career assessment by numbers. Trends Ecol Evol. 2006;21(4):167-70.

42. Ball P. Achievement index climbs the ranks. Nature. 2007;448(7155): 737.

43. CAPES. Coordenação de Aperfeiçoamento de Pessoal de Nível Superior. Principais características do QUALIS. [acesso em 18 jan 2009]; Disponível em: http://www.capes.gov.br/images/stories/download/avaliacao/PrincipaisCaracteristicas_WebQUALIS.pdf.

44. CAPES. Coordenação de Aperfeiçoamento de Pessoal de Nível Superior. Qualis. [acesso em 10 fev 2011]; Disponível em: http://www.capes.gov.br/avaliacao/qualis.

45. LATINDEX. Sistema Regional de Información em Linea para Revistas Científicas de la América Latina, el Caribe, España y Portugal. [acesso em 10 fev 2010]; Disponível em: http://www.latindex.org.

46. Rocha-e-Silva M. O novo QUALIS, ou a tragédia anunciada. Clinics. 2009;64(1):1-4.

47. Editorial. Classificação dos periódicos no Sistema QUALIS da CAPES: a mudança dos critérios é urgente! J Bras Pneumol. 2010;36(1):1-3.

48. Cajal SR. Regras e conselhos sobre a investigação científica. 3ª ed. São Paulo: T.A. Queiroz; 1979.

49. Ogden CK. Basic for science. Londres: Kegan Paul, Trench, Trubner & Co. Ltd; 1942.

50. Stepan N. Gênese e evolução da ciência brasileira. Rio de Janeiro: Artenova; 1976.

51. Lemos AAB. Análise crítica de uma revista institucional: as Memórias do Instituto Oswaldo Cruz. Cad Saúde Pública. 1993;9(2):161-9.

52. Takahashi T (Organizador). Sociedade da Informação no Brasil: livro verde. Brasília: Ministério da Ciência e Tecnologia; 2000.

53. Garfield E. The diverse roles of citation indexes in scientific research. Rev Invest Clin. 1998;50(6):497-504.

54. Forattini OP. A língua franca da ciência. Rev Saúde Pública. 1997;31(1): 3-8.

55. Tulder MW, Cherkin DC, Berman B, Lao L, Koes BW. The effectiveness of acupuncture in the management of acute and chronic low back pain. A systematic review within the framework of the Cochrane Collaboration Back Review Group. Spine. 1999;24(11):1113-23.

56. Egger M, Zellweger-Zähner T, Schneider M, Junker C, Lengeler C, Antes G. Language bias in randomised controlled trials published in English and German. Lancet. 1997;350(9074):326-9.

57. Clark OA, Castro AA. Searching the Literatura Latino Americana e do Caribe em Ciências da Saúde (LILACS) database improves systematic reviews. Int J Epidemiol. 2002;31(1):112-4.

58. JANE. Journal/Author Name Estimator. [acesso em 10 fev 2011]; Disponível em: http://www.biosemantics.org/jane/.

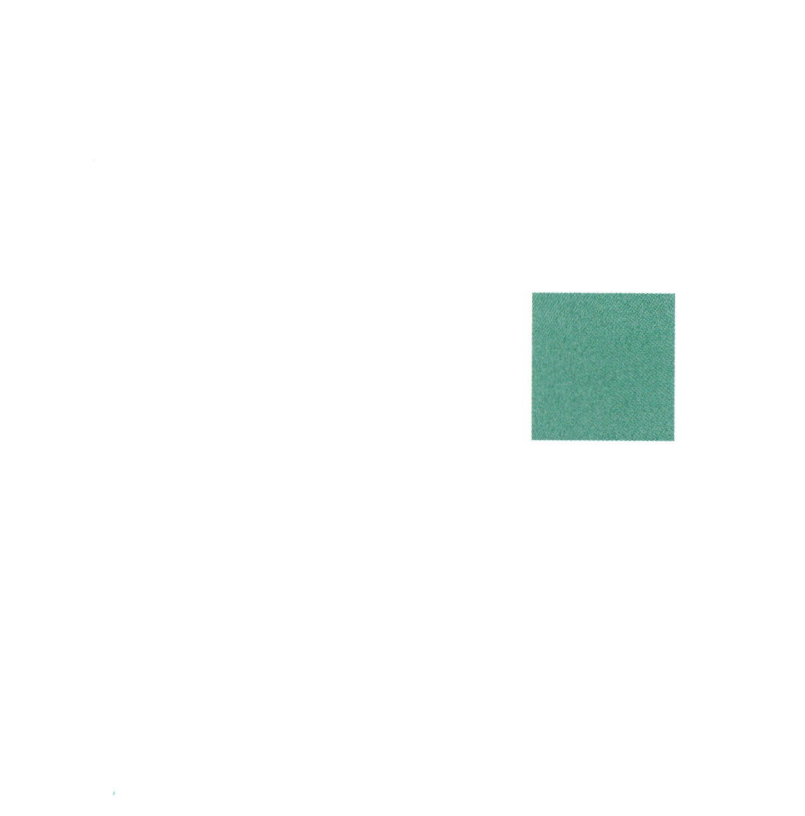

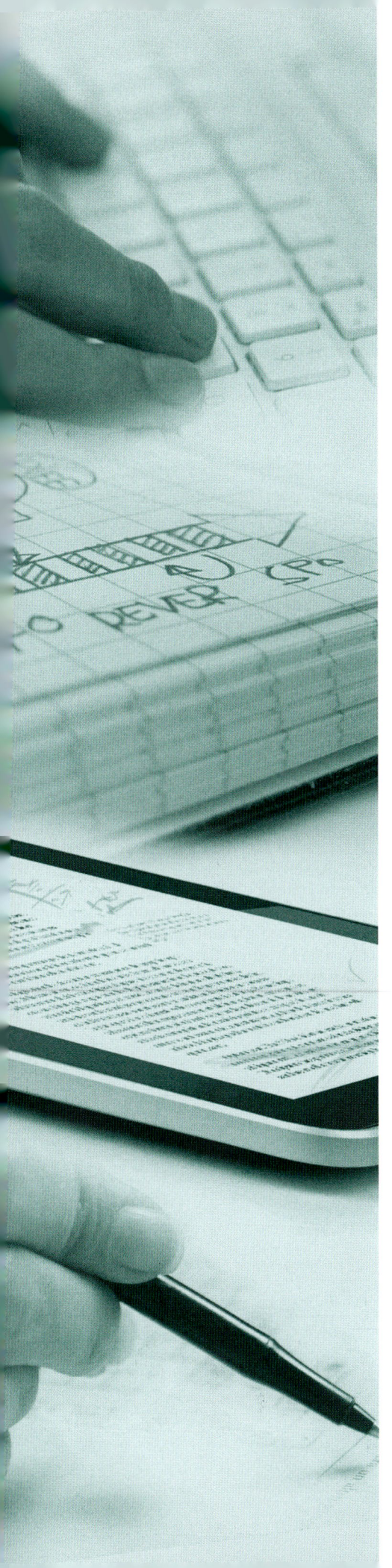

15

Complementação do Artigo

Só fazemos melhor aquilo que repetidamente insistimos em melhorar. A busca da excelência não deve ser um objetivo e sim um hábito.

Aristóteles, 384-322 a.C, filósofo grego.

O objetivo do autor de artigo científico vai além de escrever relato de sua investigação. O real objetivo é tê-lo publicado em periódico de prestígio. No capítulo, veremos detalhes da finalização do texto, tendo como perspectiva aumentar a probabilidade de sua aceitação no periódico ao qual será endereçado.

▶ 15.1 Número de revisões do texto

O investigador experiente dispensa tempo suficiente para a realização da pesquisa e para o relato dos seus resultados. Tem consciência de que falhas no delineamento dificultam ou mesmo impossibilitam chegar-se a alguma conclusão concreta. Sabe também que o relato adequado valoriza a boa pesquisa. Por isso, preocupa-se com os aspectos referentes ao planejamento e à redação da investigação. Embora esses assuntos tenham sido abordados no Capítulo 3, nunca é demais realçar a importância das revisões para a produção de um bom texto. Elas são o caminho que os escritores experientes adotam para o aperfeiçoamento da comunicação (ver exemplos). O número de revisões até o artigo ficar pronto para submissão obedece a uma curva-padrão. A Figura 15.1 expressa a relação entre esse número e o aperfeiçoamento da redação de um bom artigo científico. Foi composta, não com dados reais, mas como produto da reflexão do autor diante de sua experiência na redação de textos científicos. Nas primeiras revisões, costuma-se notar considerável aperfeiçoamento. A linha do gráfico está próxima da posição vertical. Nas revisões subsequentes, há ainda melhora, mas ela é cada vez menos pronunciada e a linha do gráfico tende progressivamente para a posição horizontal. Chega-se ao momento em que revisões adicionais são desnecessárias, visto pouco concorrerem para o aperfeiçoamento do texto. A linha do gráfico alcança a posição quase horizontal.

O gráfico apresentado mostra tendência. Não há resposta fácil para a questão sobre quantas devem ser as revisões para se produzir um bom texto científico, pois isso varia com as características e a experiência do autor, o tema, o tipo de revista e outros condicionantes. No entanto, raramente esse número é pequeno. Podem ser cinco, dez, vinte, trinta ou mesmo número maior. O importante é alcançar aquele ponto em que o texto praticamente não melhora com novas revisões e o autor se dê por satisfeito. Mais revisões pelo próprio autor resultariam em perda de tempo.

Muitos escritores sabem o momento apropriado de terminá-las. Por vezes, esmeram-se nas versões finais em busca obsessiva pela frase perfeita para expressar o pensamento. Muitos autores inexperientes, ao contrário, na ânsia de publicar o artigo ou de livrar-se do trabalho de redigi-lo, tendem a interromper as revisões antes do momento certo, produzindo obra de má qualidade, com alta probabilidade de ser rejeitada por bons editores – ou, pior, ser publicada, mas duramente criticada pelos leitores, tornando-se mancha indelével no currículo do autor.

Exemplos 15.1 O poder das revisões

As seguintes três regras para bem escrever são atribuídas ao escritor norte-americano Mark Twain, 1835-1910: "*a primeira é revisar, a segunda, revisar e, a terceira, revisar.*"

O escritor brasileiro Graciliano Ramos, 1892-1953, era um revisor incansável. Hoje, há dúvidas quanto aos verdadeiros originais de suas obras, visto existirem vários deles em posse de seus descendentes. Os originais provavelmente correspondem às muitas revisões do mesmo texto.

Para completar, uma frase maravilhosa de Leon Batista Alberti, 1404-1472, arquiteto do Renascimento: "*Uma obra está completa quando nada pode ser acrescentado, retirado ou alterado, a não ser para pior.*"

▶ 15.2 Submissão do texto às críticas

Chega um momento em que o autor é pessoa pouco indicada para melhorar o seu texto. Quando considerar o artigo pronto, e antes de submetê-lo à publicação, é conveniente que se solicite a crítica de terceiros. São valiosas as opiniões de pessoas da mesma especialidade, de outra especialidade

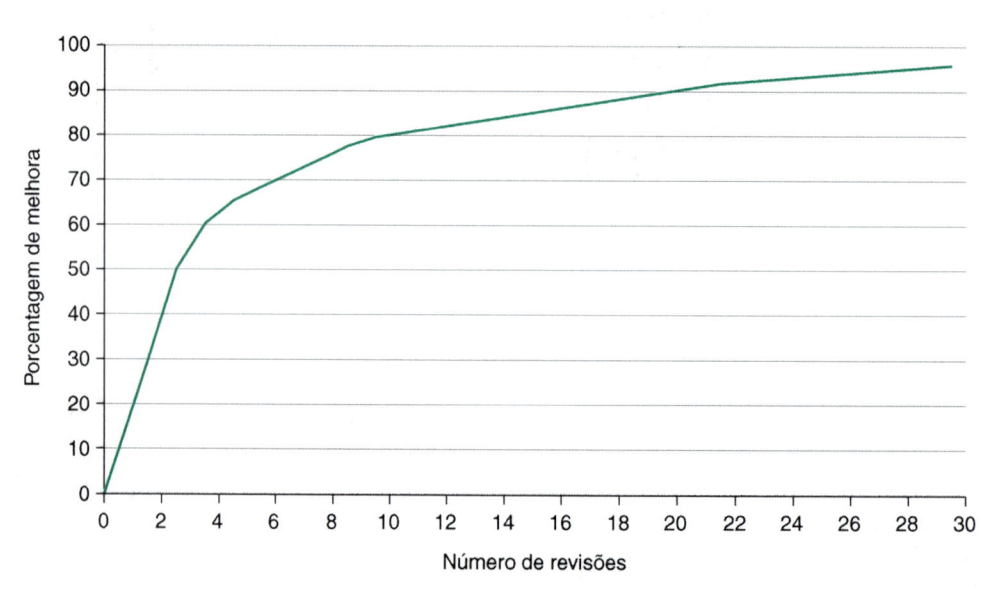

Figura 15.1 Aperfeiçoamento da redação de um texto em relação ao número de revisões feitas pelo autor.

ou mesmo de fora da área, desde que dotadas de espírito crítico. Após introduzir as sugestões pertinentes, sugere-se apresentar o texto para revisão de linguagem, por profissionais capacitados.

O artigo submetido para publicação passará por revisão organizada pelo editor do periódico. Detalhes são mostrados no Capítulo 17. Decorrentes da avaliação, sugestões e questionamentos são endereçados ao autor, especialmente se o artigo for selecionado para possível publicação. Esse material é útil para reflexão sobre o assunto e melhoria da qualidade do texto.

▶ 15.3 Erros e exageros

Em diversas partes deste livro, é realçado que um erro pode comprometer todo um trabalho. Não importa que seja um único erro e tudo o mais esteja correto. As pessoas tendem a generalizar a partir de pequenas amostras. *"Você também perderia a confiança numa pessoa que lhe mentisse uma só vez."*[1] Essa constatação justifica a preocupação do autor em evitar erros, exageros e outros deslizes que possam diminuir a credibilidade de um artigo científico. A submissão do texto a críticas de terceiros faz parte da estratégia de detectar incorreções e a recolher sugestões de aperfeiçoamento antes de submeter o artigo para publicação.

▶ A Termos objetáveis

É conveniente utilizar palavras e expressões técnicas que não sejam passíveis de contestação. Isso implica evitar termos chulos, obscenos, modismos, jargões, gírias, regionalismos.

Exemplos 15.3A Termos censuráveis ou de duplo sentido

Patologia é criticável se usado como sinônimo de doença.

A expressão *a estatística demonstra que* aponta inadequadamente a estatística como elemento de precisão matematicamente demonstrável, o que se evita com o uso de verbos do tipo *revelar*, *indicar*, *sugerir*. Outros exemplos são mostrados no decorrer do presente capítulo.

Um problema traiçoeiro é o duplo sentido das palavras. Anteriormente, foi transcrito o título criticável de um artigo: *"Ferro na gestante e no recém-nascido"*; ver seção 10.7A, Significado enganoso. Eis outra ilustração de frase de duplo sentido: *"Pinto (1999) propõe que se busque mais conhecimento sobre sexualidade..."*.

▶ B Atribuição de ações humanas a coisas

Na linguagem oral é comum atribuir-se ação humana a coisas:

"A Capes diz que não há problemas em avaliar a produção científica pelas citações."

"O Ministério da Educação informa que não sabia da existência do contrato."

"O Ministério da Saúde nos pediu para organizar uma revisão."

"O Ministério da Ciência e Tecnologia afirmou, por meio de sua assessoria de imprensa, que não comentaria o assunto."

Essa forma de expressão deve ser evitada na linguagem escrita, especialmente científica, que se caracteriza pelo rigor.

São as pessoas que pedem, dizem, informam, concordam, medem, interpretam, concluem.

Exemplos 15.3B Atribuição de ações humanas a coisas e não a pessoas

- *"Foram obtidas autorizações por escrito dos serviços para acesso aos prontuários."*

  Sugestão de mudança: *"Foram obtidas autorizações por escrito dos diretores (ou responsáveis) pelos serviços para se ter acesso aos prontuários."*
- *"Os serviços de saúde devem estar atentos para os fatos encontrados nesta pesquisa."*

  Sugestão de mudança: *"Os profissionais de saúde devem estar atentos para os fatos encontrados nesta pesquisa."*
- *"A pesquisa não conseguiu mostrar relação entre isso e aquilo."*

  Sugestão de mudança: *"Não se conseguiu mostrar relação entre isso e aquilo."*
- *"O trabalho concluiu pela inexistência de relação entre X e Y."*

  Sugestão de mudança: *"Os autores concluíram que..."*.
- *"O artigo analisa 400 prontuários".*

  Sugestão de mudança: *"Foram analisados 400 prontuários".*
- *"O artigo relata...".*

  Sugestão de mudança: *"O artigo contém o relato de...".*

▶ 15.4 Padronizações

A comunicação científica torna-se cada vez mais complexa, reflexo da evolução da ciência e do mundo moderno. Seria o caos se não houvesse padronização na forma de divulgação. A uniformidade de conceitos e procedimentos possibilita melhor entendimento entre os cientistas e facilita as comparações de resultados das pesquisas. Os filósofos, desde muito, esmeram-se, inicialmente, definir o que abordam, discutem ou conversam. Uma frase atribuída a Voltaire, 1694-1778, escritor francês, resume a questão: *"Se queres conversar comigo, define primeiro os termos que usas."* A padronização da comunicação científica tem essa conotação de uniformidade de conceitos e procedimentos. Muito já foi feito, mas estamos ainda em processo de uniformização, em face da contínua incorporação de novas descobertas e os constantes melhoramentos daquilo que já existe. Dispõe-se, hoje, de soluções de consenso para a maioria das situações de formato e estilo com as quais um escritor se depara na preparação de um texto científico (ver exemplos).

As padronizações existem para nos auxiliar. As normas facilitam a comunicação, mas não são simplesmente setas para indicar o caminho a seguir, embora algumas tenham a conotação de sentido obrigatório. Aliado ao conhecimento de padronizações, normas e suas atualizações, o discernimento e a sensibilidade humana são essenciais para a produção de um bom texto.

Exemplos 15.4 Padronizações

Nos periódicos científicos, adotam-se normas vigentes nos diversos campos do conhecimento. Eis uma pequena amostra: o Vocabulário Ortográfico da Língua Portuguesa, a Classificação Internacional de Doenças, a Terminologia Anatômica da Sociedade Brasileira de Anatomistas, a classificação das plantas e animais e as normas para citação de nomes de medicamentos. As reduções, ou seja abreviaturas, siglas e símbolos, são detalhadas nas próximas seções.

▶ 15.5 Abreviaturas

As pessoas utilizam termos abreviados em minutas, mensagens eletrônicas e comunicações informais. O propósito é a economia de tempo e espaço. Porém, uma coisa é a informalidade nas atividades do dia a dia e outra, a composição final do texto científico. Uma forma para alcançar clareza em mensagem é lidar inteligentemente com abreviaturas.

▶ A Siglas e acrônimos

Por *sigla* entende-se qualquer redução literal baseada, em geral, nas letras iniciais de palavras, caso de BCG, de bacilo Calmette-Guérin. Sigla é, de regra, qualquer conjunto de letras iniciais.

Acrônimo é o conjunto de iniciais que formam nome: Anvisa, Unesco. É lido como uma palavra. Segundo o dicionário Houaiss, acrônimo é uma *"palavra formada pela inicial ou por mais de uma letra de cada um dos segmentos sucessivos de uma locução, ou pela maioria destas partes."* Assim, um acrônimo é também uma sigla, mas nem toda sigla forma um acrônimo.

▶ B Abreviaturas padronizadas

Devem constar do texto as abreviaturas amplamente empregadas, que são mais bem conhecidas dessa forma do que a expressão não abreviada.

Exemplos 15.5B Algumas abreviaturas padronizadas adotadas em textos científicos

As siglas utilizadas tradicionalmente, como BCG, DNA, Elisa, HDL, LDL, PSA, VDRL.

As unidades de medida (ver seção 15.6).

As siglas pertencentes a entidades com ampla e reconhecida atuação: Unesco, Unicef, CNPq, Capes. Na área da saúde, muitos consensos são conhecidos por siglas e não pelo nome por extenso: CONSORT, STROBE.

Os nomes de microrganismos: *Escherichia coli* é usado por extenso na primeira vez que é mencionada; subsequentemente, a bactéria é citada pela sua forma abreviada, *E. coli*.

As abreviaturas padronizadas dos nomes dos periódicos e os prenomes dos autores presentes na lista de referências bibliográficas: N Eng J Med (*New England Journal of Medicine*). Para abreviaturas dos títulos das revistas, consultar *"List of serials indexed for online users"*, da *National Library of Medicine*.

Os termos estatísticos, como valor p (de probabilidade), teste F (F de Fisher) e r (coeficiente de correlação de Pearson).

Et al., proveniente de *et alii*, é empregada em citação bibliográfica para indicar que a obra tem outros autores. Menciona-se, por concisão, apenas o primeiro, omitidos os demais – caso de empregar *Chagas et al.* Há variações quanto ao número de nomes a assinalar antes do uso de *et al.*, a depender da norma.

▶ C Abuso de abreviaturas

Há abreviações empregadas em uma especialidade que são pouco ou não reconhecidas em outra. A sua aceitação em texto depende dos critérios de cada editor, que as admite em razão de serem ou não facilmente entendidas pelos seus leitores. Existe o problema de siglas que, embora comuns em uma região, não o são em outras, assim como aquelas que caem em desuso, perdendo o significado para os leitores.

Se as abreviações podem facilitar a preparação de textos, e praticamente todos os escritores as usam em minutas, elas têm enorme potencial de causar confusão na leitura efetuada por outras pessoas. Se utilizadas em demasia, a leitura torna-se lenta, especialmente para os não familiarizados com o assunto. O leitor pode tentar adivinhar o significado, o que causa distração, ter de reler o texto, o que o aborrece e desestimula a leitura, ou interpretar erroneamente. Mesmo abreviações bem conhecidas, quando muito utilizadas, tornam o texto confuso, estranho, difícil de ler ou pouco elegante.

Exemplos 15.5C Uso impróprio de abreviações

Exemplo 1 Texto sobre melatonina

"Conforme envelhecemos, a quantidade de melatonina (MEL) produzida pelo nosso organismo vai decrescendo. Cientistas acreditam que esta é a causa principal das pessoas idosas dormirem mal. Estudos sobre o uso da MEL em idosos são escassos. Tampouco sobre comparação dos efeitos da MEL com hipnóticos comuns."

Exemplo 2 Texto sobre mortalidade

"Para estudo da mortalidade por doenças cardiovasculares (DCV), foram utilizados dados do Sistema de Informações de Mortalidade (SIM), do Ministério da Saúde (MS), e informações populacionais do IBGE. Três indicadores foram empregados: a mortalidade proporcional (MP), a taxa específica de mortalidade (TEM) e a razão padronizada de mortalidade (RMP). Para o ano 2010, a MP por DCV foi 30%, a TEM por DCV, 150 por 100 mil, e a RMP, por DCV, 1,3."

Exemplo 3 Texto sobre fertilidade

"A taxa bruta de natalidade (TBN) informa o número de nascidos vivos (NV) em relação ao total da população. Não é uma boa medida de fertilidade, pois não leva em conta a população sob risco, que são as mulheres em idade fértil (MIF). São consideradas MIF aquelas com idade de 15 a 49 anos. Várias medidas de fertilidade utilizam as MIF, como a taxa de fertilidade geral (TFG), que relaciona o número de NV ao de MIF."

Exemplo 4 Outro texto sobre fertilidade

"Caso existam informações sobre as taxas específicas de mortalidade (TEM) e taxas específicas de fecundidade (TEF), experimentadas por uma coorte real de mulheres, se terá a taxa líquida de reprodução (TLR). Se a TLR for calculada a partir das TEM e TEF de um determinado ano, corresponderá a TLR de uma geração hipotética de mulheres submetidas a estas taxas."

Exemplo 5 Texto sobre medicamentos

"A Organização Mundial da Saúde (OMS) define estudos de utilização de medicamentos (EUM) como aqueles que compreendem a comercialização, a distribuição, a prescrição, a dispensação e o uso (CDPDU) dos medicamentos em uma sociedade, com especial enfoque em suas consequências sanitárias, sociais e econômicas (CSSE). Os EUM são relativamente recentes, embora, nos seus primórdios, não havia preocupação em inves-

tigar todos os aspectos da CDPDU, enfatizando-se principalmente suas CSSE e os aspectos clinico epidemiológicos (CE). A OMS tem realçado a importância de investigar a CDPDU, com ênfase nas CSSE, e as características CE, nos EUM."

Exemplo 6 Tabela sobre número de beneficiários

Em tabela sobre beneficiários de planos de saúde, por segmentação do plano e tipo da operadora, Brasil, 2001-2007, os cabeçalhos de quatro colunas são os seguintes: (as demais informações da tabela são aqui omitidas).

EO em OPS EO	EO em OPS MH	MOD em OPS MH	AM sem OD

No rodapé da tabela, havia a seguinte explicação:

Legenda: EO – Exclusivamente Odontológicos / MOD – Assistência Médica com Odontologia / AM – Assistência Médica / OD – Odontologia / OPS – Operadoras de Planos de Saúde.

Nota: o significado de MH, presente no cabeçalho não consta da nota de rodapé; provavelmente significa médico-hospitalar.

▶ D Como lidar com abreviaturas?

Um texto pode ser composto sem uso de abreviaturas e alcançar plenamente o objetivo pelo qual foi escrito. Utiliza-se o nome por extenso ou termos substitutos equivalentes sem prejudicar a clareza. Há situações, no entanto, em que as abreviaturas devem ser usadas. As normas de Vancouver para o assunto estão na Tabela 15.1 e as de um conceituado periódico de medicina interna na Tabela 15.2.

Se o escritor decidir empregar abreviações, o melhor é fazê-lo de modo que o leitor compreenda facilmente o seu significado. O objetivo deve ser promover a comunicação entre os pares. Ser econômico nas abreviações é um dos caminhos.

É boa conduta assinalar o termo completo, na primeira vez em que for utilizado, seguido da abreviação entre parênteses: por exemplo, doença pulmonar obstrutiva crônica (DPOC). Espera-se que após a definição da abreviação, o termo completo não seja mais utilizado. Em geral, os editores recomendam que as abreviaturas não sejam empregadas no título e no resumo, exceto aquelas de uso convencional, como DNA.

Além da regra da parcimônia na escolha dos termos a abreviar, sugere-se só abreviá-los se a expressão original aparecer várias vezes em um documento; cinco ou mais vezes segundo alguns.[4]

Recomenda-se prestar atenção ao gênero da palavra: a ABNT (Associação...), a Capes (Coordenação de Aperfeiçoamento...), a CID (Classificação Internacional de Doenças), o CNPq

Tabela 15.1 As normas de Vancouver para uso de abreviações e símbolos

Use somente abreviações padronizadas; o uso de abreviações não padronizadas pode confundir os leitores.
Evite abreviações no título.
A não ser no caso das unidades de medida padrão e de outras poucas exceções, como o valor p, todos os termos a serem abreviados devem ser escritos por extenso, seguidos de sua abreviação, na primeira vez que aparecem no texto.

Fonte: Vancouver 2008: seção IV.A.14.[2]

Tabela 15.2 Instruções para autores do *Annals of Internal Medicine* sobre uso de abreviações

Não use abreviações, salvo se absolutamente necessário.
Abrevie nomes longos de substâncias químicas e termos de combinações terapêuticas.
Abrevie nomes de testes e procedimentos que são mais bem conhecidos por suas siglas do que pelo nome completo (por exemplo, VDRL).
Abrevie unidades de medida quando elas aparecem precedidas de números.
Use abreviações em figuras e tabelas para economizar espaço.
Explique todas as abreviaturas utilizadas na legenda da figura ou na nota de rodapé da tabela.

Fonte: adaptado de *Annals of Internal Medicine* 2008.[3]

(Conselho Nacional...), o IBGE (Instituto...), o IMC (índice de massa corporal).

Em termos ideais, as siglas que não formam palavras contêm pontos. Em benefício da legibilidade e da estética da página, ou para facilitar a digitação, os pontos são eliminados. Suprimir o ponto final após as letras da abreviatura é tendência mundial. Usa-se BCG em vez de B.C.G., assim como JAMA e não J.A.M.A.

Exemplos 15.5D Abreviações a evitar

Abreviações podem tornar o texto confuso, estranho, pouco elegante ou difícil de ler. Portanto, é aconselhável fugir, quando possível, da armadilha das abreviações. Nada de imitar os exemplos da seção 15.5C.

Não há sentido em usar abreviações ou siglas de palavras e expressões que pouco constam do texto, exceto as tradicionais, mencionadas. Esse é o caso de aparecer no texto algo assim: hemorragia digestiva aguda (HDA). Depois, não há mais menção à hemorragia digestiva aguda ou HDA no restante do texto. Nesse caso, a melhor conduta é apenas escrever hemorragia digestiva aguda, por extenso, sem qualquer menção à abreviação.

Tampouco se deve usar abreviações de palavras e de expressões curtas; assim, evitar empregar em textos científicos MEL para melatonina, CT para colesterol total, FC para frequência cardíaca, TG para triglicerídios, PA para pressão arterial, PNM para pneumonia ou PMN para polimorfonucleares. Escrever as palavras curtas somente por extenso.

Etc., proveniente de *et cetera*, significa *e outros*. Termo muito usado, mas a evitar em textos científicos por ser impreciso. Da mesma maneira, não usar *e/ou*, pela mesma razão.

▶ E Letras maiúsculas e minúsculas nas siglas

Informações sobre o uso de abreviaturas em português são encontradas em gramáticas, dicionários, manuais de redação e obras especializadas, mas há muita confusão a respeito. A Tabela 15.3 contém instruções para siglas em português do Brasil. Para textos em inglês, ver os manuais de estilo nesse idioma. Alguns estão listados no Capítulo 22, Tabela 22.3B. Na identificação de bases de dados e entidades estrangeiras ou internacionais, adotou-se, no presente livro, a abreviação original da sigla (ver exemplos).

Tabela 15.3 Instruções para o uso de siglas nos textos em português do Brasil

Até três letras, todas as letras são maiúsculas: CE (Ceará), DF (Distrito Federal), OMS (Organização Mundial de Saúde).

Com quatro letras ou mais, são escritas com todas as letras maiúsculas se cada uma de suas letras é pronunciada separadamente: ABNT (Associação Brasileira de Normas Técnicas).

Siglas com quatro letras ou mais que formam uma palavra, ou seja, que incluem vogais e consoantes, são escritas apenas com a inicial maiúscula: Anvisa (Agência Nacional de Vigilância Sanitária).

Siglas que incluem letras maiúsculas e minúsculas originalmente, como forma de diferenciação, são escritas como foram criadas: CNPq (antigo Conselho Nacional de Pesquisas, atual Conselho Nacional de Desenvolvimento Científico e Tecnológico).

Nas siglas mistas de letras maiúsculas e minúsculas, como CNPq, as minúsculas são usadas para diferenciação de outras com as mesmas iniciais: CNP (Conselho Nacional do Petróleo).

Para siglas estrangeiras, recomenda-se:

- A designação correspondente em português, se a forma traduzida é largamente aceita: OIT (Organização Internacional do Trabalho)
- A sua utilização na forma original, se não há correspondência em português, ainda que o nome por extenso em português não corresponda à sigla: UNESCO (Organização das Nações Unidas para a Educação, a Ciência e a Cultura); em inglês, *United Nations Educational, Scientific and Cultural Organization.*

Fonte: adaptada de Cervo & Bervian 2002[5] e Epidemiologia e Serviços de Saúde.[6]

Exemplos 15.5E Forma original da grafia

No presente livro, foram mantidas a forma MEDLINE e PubMed, como na grafia adotada pela Biblioteca Nacional de Medicina, norte-americana. Da mesma maneira, as siglas CONSORT, STROBE e outras estão escritas com todas as letras maiúsculas, pois essa é a maneira pela qual são citadas na literatura internacional e registradas nas respectivas páginas eletrônicas.

▶ 15.6 Unidades de medida

No passado, várias medidas eram usadas, o que constituía motivo de confusão: palmo, quintal, alqueire, légua, polegada, pé, libra e arroba são exemplos. Elas hoje estão em desuso na comunicação científica, substituídas pelo sistema métrico, a forma de expressão adequada das medidas físicas e químicas.[7-11] Os países que as utilizavam foram ou estão progressivamente convertendo-as para o Sistema Internacional de Unidades, abreviado como SI, do equivalente francês *Système Internationale.*

▶ A Sistema Internacional de Unidades

O Brasil adotou o sistema internacional em 1961, sendo o Instituto Nacional de Metrologia, Normalização e Qualidade Industrial (Inmetro), o responsável pelo seu controle. A Organização Mundial da Saúde recomenda esse sistema, que é composto de unidades básicas e derivadas. A Tabela 15.4 mostra as sete unidades básicas e seus respectivos símbolos. A adoção do sistema internacional permite troca de informação entre áreas de conhecimento e países, pela uniformidade de conceitos e formas de expressão.

As unidades derivadas, como o próprio termo sugere, provêm das unidades básicas. Por exemplo, a velocidade é medida em metro por segundo. Há também unidades complementares, como o radiano, de pouco uso na área biomédica.

As instruções do Grupo de Vancouver sobre o assunto encontram-se na Tabela 15.5. A adoção das unidades internacionais tem sido vagarosa nos Estados Unidos, o que se reflete na literatura científica produzida naquele país e nas próprias normas de Vancouver. Quando utilizadas outras unidades, as equivalentes no sistema métrico são fornecidas, por exemplo, entre parênteses.

Tabela 15.4 Unidades básicas do Sistema Internacional

Categoria	Unidade básica	Símbolo
Comprimento	Metro	m
Massa	Quilograma	kg
Tempo	Segundo	s
Corrente elétrica	Ampère	A
Temperatura termodinâmica	Kelvin	K
Intensidade luminosa	Candela	cd
Quantidade de matéria	Mole	mol

Tabela 15.5 As normas de Vancouver para uso de unidades de medida

As medições de largura, altura, peso e volume devem ser relatadas em unidades métricas (metro, quilograma, litro) ou seus múltiplos decimais.

As temperaturas devem ser dadas em graus Celsius. A pressão sanguínea deve ser em milímetros de mercúrio, a menos que outras unidades sejam especificamente solicitadas pela revista.

As revistas variam quanto às unidades que usam para relatar medições hematológicas, de química clínica e outras.

Os autores devem consultar as informações para autores da revista específica e devem relatar informações laboratoriais tanto nas unidades locais quanto nas do Sistema Internacional de Unidades (SI).

Os editores podem solicitar que os autores acrescentem unidades alternativas ou não-SI antes da publicação, uma vez que as unidades do SI não são usadas universalmente.

As concentrações de drogas podem ser relatadas em unidades do SI ou em unidades de massa, mas a alternativa deve ser fornecida em parênteses onde for apropriado.

Fonte: Vancouver 2008: seção IV.A.13.[2]

▶ B Ilustrações do uso do Sistema Internacional de Unidades

Existem muitas regras para o emprego dos símbolos do sistema internacional, assim como exceções a elas, ilustradas a seguir:

- Recomenda-se o uso de letras minúsculas nos símbolos; por exemplo: kg para quilograma; m para metro; s para segundo. Entre as exceções encontram-se: A (maiúsculo), para unidade de corrente elétrica, ampère; K (maiúsculo), para a unidade kelvin de temperatura; L (maiúsculo), para litro
- Nenhum símbolo deve ser seguido por ponto (8 cm e não 8 cm.), a menos que seja no fim de uma frase, nem ser usado no plural (8 cm e não 8 cms). Mesmo que sejam quantidades maiores do que um, todos os símbolos se expressam no singular. Por esse motivo, o correto é constar 10 h (dez horas) e não 10 hs ou 10 hrs, 20 ml (vinte mililitros) e não 20 mls, 10 m (dez metros) e não 10 mts. De acordo com as normas do Inmetro, a grafia das horas se faz com o símbolo antecedido da indicação do tempo: 10h30min5s, 16h15min (pode-se omitir min).[11] O espaço entre o símbolo e número pode ser mantido se for considerado o uso no Sistema Internacional de Unidades, sobretudo em publicações que visem ao público internacional.

Eis algumas regras práticas para referir-se a unidades de medida no texto de uma publicação:

- Preferir escrever a unidade por inteiro e não o seu símbolo; melhor "a unidade de distância adotada é o metro" e não "a unidade de distância adotada é o m"
- No caso da medida ser usada para quantificação, então ela é abreviada: "10 cm de circunferência"
- Quando mais de uma vez a unidade for referida, para maior clareza, repete-se a unidade: "15 cm por 15 cm" e não "15 por 15 cm."

▶ 15.7 Números

Os números contribuem para a precisão. "*Fazer contas certas é tão importante quanto conhecer a gramática.*"[1 p.32] Um número errado desperta desconfiança. Pode comprometer a credibilidade de todo um trabalho. Daí a necessidade de conferi-los, todos, no texto, nas tabelas, nas figuras. Duas providências são aqui realçadas:

- Comparar o número transcrito no artigo com o original de onde proveio ou com fonte segura
- Verificar a plausibilidade da afirmação.

A Plausibilidade dos números

Os exemplos anexos ilustram algumas situações.

Exemplos 15.7A Conferição se os números fazem sentido

Exemplo 1 Situação inverossímil
Uma informação como essa: "*A palestra foi proferida uma única vez em sala de aula. Estavam presentes 3 mil alunos.*" Que sala de aula comportaria esse número de alunos? Difícil de acreditar.

Exemplo 2 Data incorreta
As datas a seguir são ilógicas: "*Monteiro Lobato, 1888-1842.*" O óbito antecede o nascimento. As datas corretas são 1888-1942.

Exemplo 3 Página incorreta
Em uma lista de referência aparece: "*Pereira MG. Qualidade dos serviços de saúde. Em: Epidemiologia: teoria e prática. Rio de Janeiro: Editora Guanabara-Koogan; 1995, p. 538-527.*" O correto é p. 538-560.

Exemplo 4 Número incorreto
Números em tabelas devem ser sempre conferidos. Na maioria das vezes, requerem simples operações aritméticas, especialmente somar. São totais que ultrapassam 100% sem lógica aparente, médias que estão fora da amplitude dos números da série e outras inconsistências abordadas no Capítulo 19.

Exemplo 5 Transcrição incorreta
A transcrição de dados de tabela ou figura para texto deve ser também conferida, para certificar-se que os números são corretos e fazem sentido. Veja-se o erro em um artigo científico que o autor deste livro teve em mãos. No texto aparecia: "*dois terços são homens.*" E a tabela mostrava exatamente o oposto, a predominância de mulheres. Um erro desse tipo induz a perda da credibilidade. O leitor pensará: "*será que não foram cometidos erros semelhantes na execução da pesquisa? Será que os demais números estão corretos?*"

▶ B Padronização do uso de números em textos

Existem numerosas regras de como apresentar os números em textos. São questões referentes a decimais, ordinais, percentagens, datas, horários, quantias, algarismos romanos e outros mais. Soluções para essas questões são encontradas em gramáticas, dicionários e obras especializadas. Orientações para uso de números constam da Tabela 15.6.

▶ C Precisão requerida para os números

Devem ser devidamente avaliadas a precisão requerida para a informação e a forma de divulgá-la. Eis algumas ilustrações:

- Excesso de precisão, ou sua falta, são condenáveis: "*88,88% dos entrevistados estavam satisfeitos com o atendimento.*" Pensar em arredondar para 89% ou mesmo 90%
- O zero antes de um número não tem utilidade e não devia ser utilizado nessa posição: escrever 6 e não 06
- Ao iniciar uma frase, os números são apresentados por extenso.

Exemplo 15.7C Uso de algarismos no início de títulos de trabalho científico

Um título começando por algarismo, como "*163 pacientes...*", não é bem visto pelos editores. Deve ser escrito por extenso. A alternativa "*Cento e sessenta e três pacientes...*" não parece tampouco ser um bom início do título. Solução: mudar a estrutura da frase para que a informação numérica não apareça no início do título.

Tabela 15.6 Instruções para o uso de números nos textos em português do Brasil

De um a nove, por extenso: quatro dias e não 4 dias; exceção, no relato de percentuais (2% e não dois %) ou idade (1 a 4 anos e não um a quatro anos).
De 10 em diante, em algarismos: 12 dias e não doze dias; exceção, ao iniciar uma sentença, use palavras ou então reformule a sentença para que o número não apareça em primeiro lugar.
As dezenas e centenas "*redondas*", por extenso: vinte, trinta, quatrocentos.
Mil pode ser escrito com letras ou com algarismos: mil ou 1.000; mas sempre com algarismos no caso de números compostos como 1.005 ou 1.407.
No caso de 2 mil, 5 mil etc., inteiros, usa-se o algarismo antes do mil. O mesmo para milhões e bilhões: 10 milhões, 1 bilhão.
As classes são separadas por ponto e os decimais por vírgula: 2.545 pessoas e 1,71 cm de altura. Datas são exceção a essa regra, por não conterem ponto: o ano 2000.
As frações são escritas com algarismos: 0,5; 45,5. As frações não decimais fogem a essa regra: três quartos, dois quintos.
Quanto aos ordinais, de primeiro (1.º) ao nono (9.º) podem ser na forma numérica ou por escrito. Do 10.º em diante, na forma numérica. As abreviações numéricas devem ter ponto, como escritas acima, forma adotada no Vocabulário Ortográfico da Língua Portuguesa, instrumento legal e oficial (Lei 5.765), elaborado pela Academia Brasileira de Letras.[12]

Fonte: adaptada do Dicionário Houaiss 2001.[13]

▶ 15.8 Notas explicativas

As notas explicativas estão situadas no rodapé ou no fim do texto. Têm como função esclarecer algum ponto ou fornecer informação adicional, não cabível no texto, tais como, a indicação das fontes dos trechos citados ou para remissões, na própria obra ou na de outros autores.

A adoção de notas explicativas tem, como aspecto positivo, o fato de não cortar a sequência dos assuntos. A revista *Science*, por exemplo, as adota no fim do texto. Em periódicos da área de antropologia, sociologia e demografia, as de rodapé são muito utilizadas. A opção de situá-la no rodapé da página tem a vantagem de favorecer a imediata visão da informação, visto não haver necessidade de ir-se ao fim do texto para encontrá-la. Por vezes, essas notas aparecem em forma tipográfica menor de modo a diferenciá-las do texto principal.

A tradição na literatura científica, especialmente na área da saúde, é utilizar com parcimônia as notas explicativas. A maioria dos editores das revistas médicas desestimula o seu uso. Solicitam que sejam incorporadas ao texto. Como exceções, em duas situações são usadas notas de rodapé:

- Para informar sobre autor, titulação, local de trabalho e endereço para correspondência; também sobre a pesquisa, caso das fontes de financiamento e potenciais conflitos de interesses; para esclarecer as condições em que a pesquisa foi realizada: tese de doutorado, por exemplo
- Nas tabelas e outras ilustrações, em que as notas de rodapé contêm informações para torná-las autoexplicativas.

Em conclusão e em consonância com a tradição atual na área biomédica, não utilizar notas explicativas, seja de fim de texto ou de rodapé, a não ser nas duas exceções mencionadas.

▶ 15.9 Redação científica em inglês

O inglês é o idioma internacional, a língua franca da ciência, a de comunicação entre cientistas de diferentes países. Comunicar-se adequadamente nesse idioma passou a ser fundamental para alcançar objetivos de publicação em periódico de prestígio.

▶ A Lidando com a redação em inglês

Escrever artigo científico em inglês, que seja do agrado de um editor de revista internacional, é tarefa difícil para qualquer ser humano que tenha esse idioma como segunda língua. Veja o depoimento de uma professora de linguística, editora científica em Viena, na Áustria: "*Nenhum alemão está inteiramente à vontade falando ou escrevendo em inglês.*"[14]

Dentre as muitas dificuldades da redação de um texto em inglês por um brasileiro estão a diferente estrutura das frases e o uso das preposições. Outros problemas são o significado diverso de termos cuja grafia é semelhante nos dois idiomas, a diferente ordem das palavras na frase e a tendência a nos expressarmos com maior número de palavras.

Qual é a solução para um brasileiro que tenha de apresentar o seu artigo em inglês?

Um primeiro passo será reconhecer que o texto precisa ter redação impecável nesse idioma. Artigo com redação deficiente causa má impressão e, por isso, uma posição coerente consiste em buscar auxílio.[14-16] No caso, consultar pessoas experientes em inglês, contatadas quando o artigo está completo em termos científicos. É possível que se encontre solução com colegas e amigos. O desejável seria que, pelo menos, duas pessoas qualificadas corrigissem o texto, uma das quais das ciências da saúde ou da área biológica. Aquelas que têm como língua materna o idioma em que o texto está escrito são particularmente valiosas. Porém, como nem todo brasileiro com nível superior é capaz de revisar bem um texto, o mesmo ocorre com um norte-americano ou inglês. Não é porque alguém tem o inglês como idioma materno que está credenciado como revisor de inglês. Terá de ser pessoa qualificada para a tarefa. Tradutores não especializados podem não ser conhecedores dos termos técnicos. Um especialista da área profissional, versado no idioma inglês, é útil para verificar o uso correto da terminologia. Dicionários especializados e glossários bilíngues auxiliam na escolha dos termos. Uma providência que se revela útil quando se escreve em português para posterior tradução ao inglês é compor lista de equivalência das palavras técnicas nos dois idiomas. Auxilia na conferência da exatidão dos termos na versão final. A verificação de correspondência de termos nas páginas de busca da internet pode ser auxílio oportuno.

▶ B Tradutor digital

Alguns pesquisadores brasileiros redigem o texto diretamente em inglês. Há os que o fazem em português e utilizam um tradutor em forma eletrônica – uma *ferramenta de idiomas*; *language tools*, em inglês, ver, por exemplo, o Google tradutor (*Google translator*). Muitas pessoas julgam ser uma boa ajuda inicial dispor do texto traduzido eletronicamente para o inglês, mesmo com as incoerências que as versões por esse meio geralmente produzem. O rápido progresso na comunicação eletrônica faz prever que, em futuro próximo, programas de tradução digital de melhor qualidade estarão disponíveis, o que facilitará publicações em vários idiomas (ver *A língua do Google*, revista *Veja*, 5 de maio de 2010, p. 122-34).

A tradução literal para o inglês, palavra por palavra, deixa a desejar. Artigos mal escritos no idioma inglês estão associados a altas taxas de rejeição nos periódicos internacionais.[15] Como nas boas revistas há muita oferta de artigos, os mal escritos são eliminados logo na primeira inspeção do texto. Não envie para publicação o texto resultante da tradução eletrônica, mas ele serve como a primeira etapa na tarefa de composição do texto no idioma estrangeiro.

▶ C Editoração profissional

Existem pessoas e escritórios especializados para a edição profissional de textos científicos, cujos serviços são pagos; muitos pesquisadores brasileiros utilizam essa via. É possível que o texto possa ser enviado em português, mas, em muitos casos, exige-se o material já em inglês.

O investigador, ao utilizar editoração profissional, espera que se produza texto de qualidade superior, sem erros de gramática e de ortografia, claro e sem ambiguidades, e em linguagem adequada para uma revista acadêmica. O bom tradutor deverá ter, pelo menos, duas qualidades: dominar muito bem o idioma que escreve e saber dar o tom exato de linguagem científica, apropriado ao periódico a que o texto será enviado. O autor, pagando pelo serviço, almeja que o revisor produza obra impecável no que se refere à comunicação científica em inglês.

▶ D Texto em inglês em periódicos brasileiros

Certas partes dos artigos em português, publicados em revistas brasileiras, estão acompanhadas da respectiva versão em inglês. Essa exigência se aplica, pelo menos, ao título, ao resumo (*abstract*) e às palavras-chave (*key words*).

Em número crescente de periódicos brasileiros, aceitam-se ou exigem-se artigos redigidos inteiramente em inglês. As normas da revista indicarão sobre a necessidade de transcrição para o português de algumas de suas partes (título, resumo, palavras-chave) ou de todo o texto. Os artigos publicados no exterior, em inglês, habitualmente têm todo o seu conteúdo somente nesse idioma.

▶ 15.10 Repetição de ideias e palavras

O texto deve estar correto em todas as afirmações que contém. No ajuste final, eliminam-se imprecisões, inconsistência de informações, linguagem rebuscada, frases e parágrafos longos.

▶ A Redundância

Uma repetição é aceitável com fins didáticos, de ênfase, de realce de ideia ou imagem. O problema é a repetição desnecessária, viciosa. Segundo o dicionário Houaiss, redundância "*é a insistência desnecessária nas mesmas ideias*". O resultado é o excesso de palavras. Esse excesso não tem lugar em texto científico, que deve se pautar pela concisão, para não desperdiçar o tempo do leitor nem o espaço no periódico.

Exemplos 15.10A Redundância

Exemplo 1 Redundância de palavras e termos

Subir para cima, descer para baixo, entrar para dentro, sair para fora, prever o futuro e descobrir pela primeira vez são formas conhecidas de redundância. Porém, há outras mais sutis. Futuro brilhante pela frente – podia ser para trás? Sorriso nos lábios – haveria em outro lugar? Ideia na cabeça – as ideias não procedem de outras partes. Assunto já abordado anteriormente – impossível já ser abordado posteriormente. Todos foram unânimes – para ser unânime tem de incluir todos. Consenso geral – consenso tem de ser geral. Elo de ligação – que elo não é de ligação?

Exemplo 2 Redundância no relato de resultados de investigação

Se os dados são apresentados em tabelas, não precisam ser repetidos em gráficos e no texto. Nesse aparece apenas a interpretação e não a repetição dos números.

Exemplo 3 Redundância da informação numérica

Por vezes, a redundância está em mostrar informações numéricas complementares, que seriam facilmente percebidas sem explicações. Veja-se a seguinte frase:

"*Foram avaliadas na primeira fase 1.660 pessoas, sendo 980 mulheres (59%) e 680 homens (41%).*"

A frase podia ser encurtada:

"*Foram avaliadas na primeira fase 1.660 pessoas, das quais 59% eram mulheres.*" Sem precisar constar do texto, o leitor perceberá que 41% são homens.

Exemplo 4 Redundância da informação numérica

"*Dos 100 pacientes que completaram o estudo, 60 eram homens (60%) e 40 eram mulheres (40%).*"

Exemplo 5 Redundância no relato da avaliação estatística

Caracteriza também a redundância apresentar a margem de erro das estimativas quantitativas pelo intervalo de confiança e também pelo tamanho do erro-padrão. A informação é redundante porque pelo intervalo de confiança tem-se estimativa do valor do erro-padrão.

Da mesma maneira, mostrar desnecessariamente mais de uma análise estatística dos mesmos resultados é desaconselhada. Esse é o caso, nos dados da Tabela 19.9, de informar-se: *odds ratio* = 0,90; intervalo de confiança de 95%: 0,71 a 1,15; qui-quadrado = 0,77; p = 0,38; e acompanhados da expressão "*resultado não estatisticamente significativo*".

▶ B Repetição de palavras

Uma boa prática é evitar a repetição de palavras na mesma frase, no mesmo parágrafo ou, ainda melhor, até que o leitor não mais se lembre delas. São muito repetidas:

- As palavras-chave ou as estreitamente relacionadas a elas
- Os verbos auxiliares ser, estar, ter, haver
- As expressões devido a, deve ser, presença de, faixa etária, em geral
- Os advérbios inclusive, principalmente, somente.

Como identificar as repetições? Ao ler o artigo do começo ao fim, pode-se realçar, grifar ou colocar um círculo nas palavras repetidas, que são as candidatas para posterior substituição. Os programas informatizados permitem localizar as repetições eletronicamente.

Como lidar com as repetições? Existem três regras básicas: cortar palavras, usar sinônimos ou mudar a frase.[1] Essas regras são utilizadas com a preocupação de não prejudicar a clareza.

Exemplos 15.10B Repetição de palavras

Exemplo 1 Repetição de palavras-chave

Em artigo original, intitulado *"Comparação do efeito do tratamento com compostos de osseína-hidroxiapatita e com carbonato de cálcio em mulheres com osteoporose"*, de cerca de 2 mil palavras, a palavra cálcio estava repetida 29 vezes (sendo 19 na introdução, uma seção relativamente curta) sem contar as abreviações (usou-se CC, para carbonato de cálcio, 23 vezes). Outras palavras muito utilizadas no texto foram: ósseo (33 vezes), osso (20 vezes), pacientes (21 vezes) e osteoporose (16 vezes).

Atenção: não utilizar abreviações que soem mal como as referentes a cartão da criança e cadastro único.

Exemplo 2 Repetição da palavra região

"Verifica-se ao analisar os dados de nascidos vivos cujas mães não realizaram nenhuma consulta pré-natal no Brasil que o percentual está em torno de 2,5%. A ~~região~~ que apresentou a maior proporção foi a ~~Região~~ Norte (6,1%). Observa-se que às mães que referiram ter realizado 4 a 6 consultas de pré-natal, a proporção no Brasil é de 33,9%, a ~~Região~~ Norte dentre as ~~regiões~~ analisadas apresentou o melhor resultado com uma proporção de 46,5%, o menor percentual encontrado foi nas ~~regiões~~ Sudeste e Sul, ambas com 24,8%. Quanto às mães que referiram ter feito sete ou mais consultas de pré-natal no Brasil esse percentual ficou em torno de 52,8%. Ao observarmos as proporções nas ~~regiões~~, a maior foi na ~~Região~~ Sul (68%) e a menor na ~~Região~~ Norte (28,7%)."

Oito vezes a palavra *região* aparece no parágrafo, no singular ou no plural.

Exemplo 3 Repetição da palavra mesmo

"Os gráficos com tipos semelhantes de informação deverão ter disposição semelhante e o ~~mesmo~~ estilo. Se houver dois gráficos sobre um ~~mesmo~~ evento, com o intento de fazer comparações, é necessário que ambos tenham a ~~mesma~~ escala, tanto na ordenada quanto na abscissa, o ~~mesmo~~ tipo e tamanho das letras, as linhas de ~~mesma~~ espessura. Devem também ser usados os ~~mesmos~~ termos e a ~~mesma~~ ordem de apresentação das informações nas ilustrações."

A palavra *mesmo* e suas variações aparecem sete vezes no parágrafo a seguir. Na versão corrigida, apresentada no parágrafo seguinte, ela consta apenas uma única vez.

Texto revisado: *"Os gráficos com tipos semelhantes de informação não devem ter disposição e estilo diferentes. Se houver dois gráficos sobre um evento, com o propósito de fazer comparações, é necessário que ambos tenham escalas idênticas, tanto na ordenada quanto na abscissa, com tipo, tamanho de letras e espessura de linhas iguais. Devem também ser usados os ~~mesmos~~ termos, sem modificação da ordem de apresentação das informações nas ilustrações."*

Exemplo 4 Repetição de era ou eram

"As crianças ~~eram~~ selecionadas aleatoriamente, após serem vacinadas. O responsável por elas ~~era~~ convidado a participar do estudo. Obtido o consentimento, a criança ~~era~~ encaminhada para sala previamente reservada onde o questionário ~~era~~ preenchido. A criança também ~~era~~ pesada e medida. Terminado o procedimento, outra criança ~~era~~ aleatoriamente escolhida. Isso se repetia até que o tamanho ideal da amostra ~~era~~ alcançado."

Sete vezes a palavra *era* aparece no parágrafo, no singular ou no plural. No texto revisado, não ocorre nenhuma vez.

Texto revisado: *"As crianças foram selecionadas aleatoriamente, após vacinação. O responsável por elas recebeu convite para participar do estudo. Obtido o consentimento, encaminhou-se a criança para uma sala previamente reservada onde se preencheu o questionário. A criança teve também peso e altura registrados. Terminado o procedimento, escolheu-se outra criança aleatoriamente. Isso se repetiu até a obtenção do tamanho ideal da amostra."*

Exemplo 5 Repetição de foi ou foram

"Todas as informações ~~foram~~ arquivadas em microcomputador. Os dados ~~foram~~ analisados com o auxílio do programa SPSS, versão 14. ~~Foi~~ fixado um limite de significância de 0,05. ~~Foi~~ utilizado o teste exato de Fisher para avaliar as diferenças entre as proporções. ~~Foi~~ empregado o teste t de Student para determinar a significância das diferenças entre médias. A estimativa do intervalo de confiança ~~foi~~ realizada por meio do aplicativo SPSS."

Seis vezes a palavra *foi ou foram* aparece no parágrafo e, no texto revisado, apenas uma vez.

Texto revisado: *"Arquivaram-se todas as informações em microcomputador. Os dados ~~foram~~ analisados com o auxílio do programa SPSS, versão 14. Houve fixação do limite de significância em 0,05. Para avaliar as diferenças entre as proporções, utilizou-se o teste exato de Fisher, e o teste t de Student, para determinar a significância das diferenças entre médias. A estimativa do intervalo de confiança obteve-se por meio do aplicativo SPSS."*

Exemplo 6 Repetição de palavras em algumas frases

"Na maioria dos ~~estudos~~, observou-se prevalência maior que a verificada neste ~~estudo~~."

Sugestão: substituir uma das palavras estudo por pesquisa ou investigação.

"Foi observada redução nas ~~causas~~ de morte por ~~causas~~ evitáveis."

Sugestão de mudança: *"Foi observada redução nas causas evitáveis de morte."* Ou: *"Foi observada redução nas mortes por causas evitáveis."*

"Concluídas as etapas ~~referentes~~ ao país de ~~referência~~."

Sugestão de mudança: *"Concluídas as etapas relativas ao país de referência."*

▶ C Uso de negações

As frases ditas em tom positivo ficam mais claras. Termos negativos quase sempre podem ser substituídos por positivos. *"Afirma-se o que é e não o que não é"* ensinam os professores de redação. Os exemplos mostram que duas ou mais negações na mesma frase são motivo de confusão.

Exemplos 15.10C Termos negativos em excesso

- *"A medicina quântica não pode não estar errada."*
- *"Não há caso registrado da doença X no Brasil, mas isso não equivale a concluir que não existam casos no País."*
- *"Se o órgão descobre um erro e não corrige não dá para dizer que não houve má-fé."* (O Globo, 5 de abril de 2009, p. 3, a propósito de notícia sobre a corrupção no Senado)
- *"Não há medicamento que nenhum médico não saiba que nenhuma complicação não possa ocorrer."* Tradução: *"Os*

médicos sabem que os medicamentos podem causar complicações.”

▶ D Palavras a serem cuidadosamente empregadas

Dentre as primeiras palavras a cortar em um texto, estão os *adjetivos*. Os *advérbios* também são palavras a serem evitadas. Alguns termos ligados à metodologia científica estão na mesma situação, de candidatas a corte nas revisões ou para emprego cuidadoso em textos científicos. No que diz respeito aos verbos, usar com parcimônia: *provar, demonstrar* e *causar*. Isso porque determinar a causa para algum evento é matéria complexa. Na área das ciências da saúde, raramente provamos ou demonstramos algo sem possibilidade de erro. Lidamos com probabilidades. As hipóteses são apoiadas ou rejeitadas, com certo nível de incerteza. Temos evidências, em graus variáveis, de que isto é causa daquilo. A familiaridade com argumentos que constituem evidência científica e com a avaliação da qualidade dessas evidências constitui ingrediente para bem redigir um artigo científico e, em particular, a sua discussão. É sempre bom ter presente que encontrar associação entre dois eventos não significa necessariamente relação causal entre eles.

Pelas mesmas razões apresentadas no parágrafo anterior, as palavras *nunca, sempre, todos* e *nenhum* estão na categoria das palavras de uso perigoso, assim como *fica claro, é evidente* e outras no gênero. Usá-las cuidadosamente.

▶ 15.11 Vícios de linguagem

Diversos vícios de linguagem foram mencionados, dentre os quais, o pleonasmo e a ambiguidade de sentido. Alguns outros são a seguir apresentados.

▶ A Barbarismo

São erros de pronunciação, grafia, significado das palavras ou de formas gramaticais.[17]

Exemplos 15.11A Barbarismo (a palavra certa está entre parênteses)

Adevogado (o correto é advogado), advinhar (adivinhar), dor lascinante (lancinante), esterelizar (esterilizar), extase venosa (estase venosa), hemáceas (hemácias), hidropsia (hidropisia), lesão extendendo-se (estendendo-se), obceno (obsceno), petéqueas (petéquias), umbelical (umbilical).

▶ B Cacofonia

Combinação de sílabas de palavras vizinhas que resulta em som inconveniente, desagradável ou palavra obscena.

Exemplos 15.11B Cacofonia (como soa a junção das sílabas aparece entre parênteses)

Um achado (machado), ele havia dado (aviadado), por cada (porcada), da nação (danação), operou um só lado (solado), vez passada (vespa assada). A expressão *foi de*, muito usada em textos médicos, também lembra nome obsceno, assim como *nunca gostei*. Substituir por *jamais gostei*.

▶ C Estrangeirismo

O uso de termos estrangeiros é desnecessário quando existe correspondente em português. Essa situação de uso de palavras estrangeiras é comum nas especialidades e na área metodológica.

Exemplos 15.11C Estrangeirismo

Eis uma lista de palavras estrangeiras adotadas no Brasil e, entre parênteses, a opção correspondente na língua portuguesa: *comitê* (comissão), *déficit* (insuficiência, carência, falta), *design* (delineamento, plano, projeto), *enquete* (inquérito, pesquisa), *performance* (atuação, execução, desempenho).

Nem sempre a escolha do termo mais apropriado é matéria simples. Por exemplo, *odds ratio* tem sido traduzido de várias maneiras: *odds relativa, razão de chances, razão dos produtos cruzados, razão relativa* e *relação de chances*. Pela dificuldade na escolha, frequentemente emprega-se o próprio termo no original, *odds ratio*, ou as suas iniciais, OR. *Odds* significa chance e *ratio*, razão.[18]

▶ D Linguagem limitada

Evitar frases feitas e lugares-comuns, pois denotam linguagem limitada. Da mesma maneira, não utilizar modismos, que ficam desgastados com o tempo. São exemplos, *inserido no contexto, avaliar a inserção, uma nova leitura, um segundo olhar*. A repetição de palavras, exemplificada no capítulo, ilustra a linguagem limitada ou o descuido com a redação.

▶ 15.12 Tempos verbais e afins

Em relato de investigação, são usados diferentes tempos verbais, a depender do tipo de situação.

▶ A Tempo do verbo no passado

É de praxe que a investigação seja relatada com o tempo do verbo no passado, pois o pesquisador informa o que pesquisou e o que encontrou. Na descrição do método, prefere-se o pretérito perfeito *foi* ao imperfeito *era*. No entanto, deve-se evitar a repetição de verbos auxiliares *ser, estar, ter, haver*. *Foi* e *foram* são usualmente muito repetidos na descrição dos métodos, o que pode ser contornado.

Exemplos 15.12A Frases com o verbo no pretérito perfeito

- *"Foi realizado um estudo transversal."*
- *"Seguiu-se, durante dois anos, uma coorte de pessoas expostas ao césio 137."*
- *"Um grupo de 100 pacientes portadores de febre reumática foi submetido a...".*
- *"Testou-se a seguinte hipótese:...".*

Preferir *isso foi feito* e não *isso se fazia*; *houve* e não *havia*; *constou*, em lugar de *constava*; *repetiu* e não *repetia*.

▶ B Tempo do verbo no presente

O verbo no tempo presente é habitualmente utilizado para descrever fatos comumente aceitos pela comunidade científica. A própria hipótese investigada pode ser informada no presente, embora a maioria a enuncie no passado.

Exemplos 15.12B Frases com o verbo no tempo presente

- *"O megaesôfago é uma das manifestações clínicas da forma digestiva da doença de Chagas."*
- *"Antibióticos são melhores do que sulfas no tratamento de infecções."*
- *"A eficácia de medicamentos é mais bem avaliada por ensaio clínico controlado."*
- *"A sensibilidade de um teste diagnóstico informa a proporção de doentes que apresentam resultado positivo."*
- *"A hipótese testada é a seguinte:…".*
- *"No artigo, descrevem-se os resultados de investigação…".*

▶ C Tempo do verbo no futuro

Empregado para relatar, entre outros, uma possível utilização dos resultados.

Exemplo 15.12C Frase com o verbo no tempo futuro

"O teste diagnóstico utilizado tem alta especificidade e poderá servir na triagem de pacientes em pronto-socorro."

▶ D Forma impessoal de redação

Pelo exposto, conclui-se que a descrição científica é usualmente feita de forma impessoal. Embora menos frequente, encontra-se também a expressão na primeira pessoa, em geral, do plural *nós* (ver exemplos).

A expressão na primeira pessoa do singular pode ser conveniente para dar oportunidade ao autor de apresentar os fatos como eles realmente ocorreram.[19] Por exemplo: *"Um dia pela manhã, ao chegar ao laboratório, notei que as placas..."*. Nos livros, essa forma personalizada de comunicação é vista, mas é rara nos artigos científicos. Um exemplo de artigo científico original escrito na primeira pessoa do singular é trazido como ilustração (ver exemplos). Nas cartas ao editor, essa forma de comunicação é mais encontrada.

Exemplos 15.12D Frases com o pronome na primeira pessoa

Primeira pessoa do singular

- *"Um artigo que publiquei sobre iridologia apresentou provas contra a sua validade como auxílio diagnóstico. Eu agora relato os resultados de um inquérito sobre como as crenças de médicos em iridologia mudaram quando foram confrontados com esta evidência."*[20]

Primeira pessoa do plural

- *"Nossos resultados estão de acordo com dados da literatura..."*
- *"Nosso trabalho diferenciou-se dos demais por..."*
- *"Formulamos a hipótese de que..."*

▶ 15.13 Voz ativa e voz passiva

A voz ativa de construção da frase tem organização direta – *"Pasteur orientou a pesquisa."* Começa pelo sujeito e depois vem o verbo e o complemento. Na voz ativa, o sujeito faz alguma coisa, como orientar, escrever e pensar. Na voz passiva, algo é feito – *"A pesquisa foi orientada por Pasteur."* A forma passiva é comum na linguagem médica, especialmente a oral e na seção de método do artigo científico.

Os editores de periódicos científicos de língua inglesa são categóricos em aconselhar que, para melhorar a clareza de um texto e a sua concisão, o escritor deve preferir a voz ativa. Portanto, ao expressar-se nesse idioma, seguir essa orientação.

Quando as frases têm poucas palavras, como no caso das mencionadas sobre Pasteur, o entendimento do significado é imediato em qualquer das formas. Em frases de maior extensão, pode ser que a sentença em voz passiva fique pouco clara e se tenha de proceder a releitura para entendê-la.

Textos com voz ativa e curtos costumam prender a atenção e avivar a apresentação, mas um relato repleto de frases curtas e somente em voz ativa pode se tornar pesado. O emprego de voz passiva de vez em quando serve para *suavizar a leitura*. O escritor experiente que domina bem voz ativa e passiva usa esse conhecimento a seu favor, variando o emprego de ambas como forma de estilo. Essas observações valem para frases longas ou curtas.

Em conclusão, saber dosar e variar é uma qualidade, embora a opção na redação científica seja pela voz ativa. Na revisão do texto, a correção se faz de uma para outra forma por pequenos ajustamentos de posição das palavras. O número de palavras é um pouco maior na voz passiva, por conta das não essenciais como *foi* e *por*. Essa diferença pode ser importante na composição de resumos para não ultrapassar o limite de palavras estipulado nas instruções para autores.

▶ 15.14 Frases longas

"Escrita clara é a escrita impossível de ser mal entendida." A frase, atribuída a Quintiliano, foi utilizada como introdução ao Capítulo 3 do presente livro. Um dos caminhos para escrita clara é evitar sentenças longas.

Se tivermos que ler um trecho duas ou três vezes para entendê-lo, é sinal de que merece ser refeito. Costuma ocorrer com frases longas. Algumas frases longas parecem mais uma tentativa de confundir do que esclarecer. Ocorre em qualquer idioma.[15] Assim se pronunciou o poeta Vinicius de Moraes, 1913-1980: *"Uma frase longa nada mais é do que duas curtas."* Nem sempre, porém, o uso de frases breves torna o texto mais compreensível. No entanto, vale a pena tentar transformar frase longa pouco clara em outra de menor extensão.

Em uma das versões do programa Word, aparece alerta para frases com 60 ou mais palavras. Uma ajuda para lembrar o escritor da conveniência de mudá-la.

Exemplos 15.14 Frases confusas transcritas de obras publicadas

Exemplo 1 Texto em português

"Apesar de a notificação ser importante no combate à violência (produzindo benefícios para os casos notificados) e consti-

tuir-se em instrumento de controle epidemiológico, a sub notificação da violência ainda é uma realidade de muitos países, reconhecida culturalmente como um processo de punição e não como um processo de assistência e auxílio, prejudicando o verdadeiro dimensionamento dos eventos violentos."

A sentença tem 57 palavras.

Exemplo 2 Outro texto em português de difícil entendimento

"O caso representa uma subjetividade desenvolvida enquanto resultado da obtenção de certas reservas de conhecimento e da evolução de modos específicos de atuar e de perceber."

Essa frase não é tão longa, mas seu significado é enigmático, assim como a do próximo exemplo.

Exemplo 3 Definição do valor p em texto em inglês

"In statistical hypothesis testing, the p-value is the probability of obtaining a test statistic at least as extreme as the one that was actually observed, assuming that the null hypothesis is true."

Exemplo 4 Outro texto em inglês de difícil entendimento

"The soluble form of B2 micro-globulin (B2 m) HLA class I heavy chain (FHC) consists of three size variants, namely the intact lipid-soluble 43 kDa heavy chain (A variant), released through a shedding process; the truncated water soluble 39 kDa heavy chain (B variant), which lacks the trans-membrane segment and is produced by an alternative RNA splicing and the 34–36 kDa (C variant), which lacks the trans-membrane and intratoplamatic portion of the molecules."

▶ 15.15 Tipo de letra

O tipo de letra pode facilitar ou dificultar a compreensão de um texto.

▶ A Letras maiúsculas e minúsculas

Os escritores utilizam maiúsculas para aviso, para advertências. CUIDADO! Essa forma de expressão equivale a falar alto, a gritar e tem pouco lugar em texto científico.

O uso de letras maiúsculas segue regras, descritas nos manuais de ortografia, e que devem ser seguidas. Por exemplo, usa-se inicial maiúscula em nomes próprios de pessoas (Carlos Maurício de Figueiredo Antunes), instituições (Universidade Federal de Minas Gerais) e vias públicas (Avenida do Contorno); também no início de frase e em certas siglas.

Nos títulos de artigos científicos, somente a primeira letra é maiúscula: Acidente vascular cerebral e herpes zoster.

Nomes de doenças, de sinais e de sintomas não são escritas com iniciais maiúsculas. São substantivos comuns e assim grafados com iniciais minúsculas (ver exemplos). Para outras situações, procurar orientação em gramáticas e manuais de estilo das editoras.

Exemplos 15.15 Iniciais minúsculas em nomes de doenças, de síndromes e de sinais

O correto é escrever doença de Cushing (e não Doença de Cushing), síndrome de angústia respiratória (e não Síndrome de Angústia Respiratória), tetralogia de Fallot (e não Tetralogia de Fallot), sinal de Babinski (e não Sinal de Babinski).

É inadequado usar a *Primeira Letra De Cada Palavra Em Maiúscula*, para justificar formação de siglas. Em lugar de "A Infecção de Vias Aéreas Superiores (IVAS) é uma condição...", escreve-se: "A infecção de vias aéreas superiores (IVAS) é uma condição...".

▶ B Letras serifadas e não serifadas

Serifas são pequenos traços no fim nas letras.

- *Exemplos de letras serifadas*: times new roman e garamond.

  Tendem a aproximar as letras facilitando a leitura das palavras em um texto. Muitos editores utilizam letras serifadas, em especial, a opção times new roman em suas comunicações.

- *Exemplos de letras não serifadas*: arial e verdana.

  As letras estão bem separadas e, por isso, permitem melhor visualização a distância. Preferidas para apresentação oral.

▶ C Letras em figuras

A atenção ao tamanho das letras em figuras se justifica, pois o entendimento pode ficar comprometido em caso de letras de pequeno tamanho (ver seções 20.17B, Tipo de letra, e 20.24, Tamanho das figuras).

▶ 15.16 Sugestões

No trabalho científico, deve estar registrada a informação produzida na pesquisa e a sua interpretação, de maneira simples, clara e rigorosa. O propósito é relatar, informar o leitor, e não impressioná-lo pela erudição, pelo excesso de informação. Tanto o conteúdo como a forma da mensagem são importantes. A mensagem clara facilita a comunicação entre as pessoas. Para garantir a boa comunicação entre escritor e leitor, há a necessidade da escolha precisa das palavras, a construção adequada das frases e o encadeamento correto das ideias. No presente capítulo, foram realçados aspectos que podem auxiliar o leitor a melhorar seu padrão de comunicação científica – ou, em linguagem figurada, eliminar os *ruídos* que tanto dificultam a comunicação. Muitos dos tópicos aqui abordados constam de maneira detalhada em gramáticas e manuais de estilo das editoras.

Não basta o artigo científico abordar tema original e relevante, em texto metodologicamente correto, objetivo e conciso. Precisa ser de leitura amena, do agrado dos editores. Assim, as revisões e o acerto final do texto requerem a compreensão dessas particularidades e a paciência e a competência para colocá-las em prática. Para ser bem compreendido, deve-se redigir para o leitor e não para si mesmo. O tom de linguagem deve ser adequado para uma revista acadêmica.

Ao proceder à leitura do texto, avalie se flui suavemente e reflete raciocínio lógico, linear, sem vaivém de assuntos, o qual deve ser evitado.

Acrescente subtítulos em seções extensas, especialmente em método, resultados e discussão.

Evite cometer injustiças e omissões nas citações; dê crédito a quem merece.

Corte rigorosamente o supérfluo; *submeta o texto à dieta, em geral, de emagrecimento*. Incluem-se nessa categoria de texto sujeito a corte as informações julgadas interessantes pelo autor, mas sem conexão direta com a hipótese ou o objetivo da investigação, as palavras supérfluas e as ideias redundantes.

Tenha sempre presente algumas sugestões constantes do Capítulo 3 (seção 3.10B), que podem ser assim resumidas: "*Na revisão final, confirmar as informações contidas no texto, consertar os erros de grafia e de concordância, eliminar as repetições e retirar o que for desnecessário.*" Erros gramaticais são imperdoáveis. A correção ortográfica automática pelo computador ajuda, mas não é suficiente. Aqui também se aplica a regra de que as pessoas raciocinam por amostragem: um único erro pode ser suficiente para o leitor rotular todo um texto como impróprio, de má qualidade, que não merece leitura.

Evite frases longas, pois são difíceis de entender. Se tiver que ler uma frase duas ou três vezes para entendê-la, significa que ela deve ser refeita. Frases com muitas palavras são as candidatas para revisão. Os parágrafos grandes são evitados, pois dificultam a leitura.

Notas explicativas e abreviaturas devem ser evitadas, com as exceções apontadas no capítulo. Certifique-se de que os números, as unidades de medida e os termos empregados estejam corretos.

Inspecione artigos publicados em boas revistas para inteirar-se de maneiras apropriadas de apresentação.

Solicite a opinião de pessoas reconhecidamente capazes em formular boas críticas. Nessa fase, não se buscam elogios, que pouco acrescentam ao trabalho, mas sugestões construtivas, para melhorar a qualidade do texto. Portanto, todas as críticas são bem-vindas e devem merecer considerações detalhadas. Depois de o texto publicado, pouco se pode fazer para consertar os erros. No máximo, emite-se *errata*. O artigo fica para a posteridade, naquele formato, para o bem ou para o mal. Cuidado: você pode ficar mais conhecido por um erro que cometeu do que por um trabalho que realizou.

Se decidir escrever o artigo em língua estrangeira, submeta a versão final a pessoas exímias nesse idioma e em comunicação científica. Os editores das revistas, ao se depararem com texto difícil de entender, imaginam se os autores também não têm as mesmas dificuldades na execução das pesquisas. Conforme mencionado antes, a mente humana trabalha por amostragem. Editores e revisores – aliás, como todos nós – generalizam a partir de indícios, às vezes, de pequena monta. Tendem a considerar que erro ou texto mal redigido e mal apresentado corresponde à pesquisa de qualidade inferior e, consequentemente, forte candidata à rejeição. Daí a conveniência de editoração do texto por profissional competente (ver 15.9, Redação científica em inglês).

Para aperfeiçoar a redação científica em inglês, tente a seguinte estratégia. De posse de um artigo científico nesse idioma, publicado em periódico de prestígio, verta-o para o português e traduza-o de volta para o inglês. Muitos recomendam entusiasticamente o procedimento.

Lembre-se das três regras para bem escrever, mencionadas anteriormente: "*a primeira é revisar, a segunda, revisar e, a terceira, revisar*". Pode haver coautores pouco rigorosos, que achem desnecessário dedicar mais tempo ao texto, sob a justificativa infundada de estarem sempre "trocando seis por meia dúzia". Não se deve aceitar sugestões como essa, de considerar o texto acabado, se sentir que ainda pode ser melhorado. Ser exigente na redação científica recompensa, pois aumenta a possibilidade de ter o artigo aceito para publicação. Portanto, aconselha-se a revisar ao máximo o texto. Não pense que as pessoas encarregadas da edição do periódico farão isso por você. Quanto mais perfeito estiver o material ao ser submetido para publicação, mais possibilidade haverá de ser aceito pelo editor e ser publicado correta-

mente. Mesmo com a obsessiva preocupação em eliminar erros, pode ser que alguma coisa passe despercebida. Veja-se o desabafo do escritor brasileiro Monteiro Lobato, 1888-1942:

"*A luta contra o erro tipográfico tem algo de homérico. Durante a revisão os erros se escondem, fazem-se positivamente invisíveis. Mas assim que o livro sai, tornam-se visibilíssimos, verdadeiros sacis a nos botar a língua em todas as páginas. Trata-se um mistério que a ciência ainda não conseguiu decifrar...*".

▶ 15.17 Comentário final

No capítulo são abordados diversos aspectos a serem considerados pelo autor na finalização do seu texto. Uma vez terminado o artigo, o autor irá submetê-lo para publicação em periódico científico. As providências a serem tomadas para o envio é assunto do próximo capítulo.

▶ 15.18 Referências

1. Manual de estilo Editora Abril: como escrever bem para nossas revistas. Rio de Janeiro: Nova Fronteira; 1990.
2. ICMJE. International Committee of Medical Journal Editors. Uniform requirements for manuscripts submitted to biomedical journals: writing and editing for biomedical publication. 2008 [acesso em 18 mai 2009]; Disponível em: http://www.icmje.org/.
3. Annals of Internal Medicine. Information for authors. [acesso em 10 fev 2011]; Disponível em: http://www.annals.org/site/shared/menu_authors.xhtml.
4. The Chicago manual of style: the essential guide for writers, editors, and publishers. 15th ed. Chicago: University of Chicago Press; 2003.
5. Cervo AL, Bervian PA. Metodologia científica. 5ª ed. São Paulo: Prentice Hall; 2002.
6. Epidemiologia e Serviços de Saúde. Instruções aos autores. [acesso em 11 fev 2011]; Disponível em: http://scielo.iec.pa.gov.br/revistas/ess/pinstruc.htm.
7. Pulido M. El sistema internacional de unidades (SI). Bol Oficina Sanit Panam. 1990;108(3):245-9. Erratum in: Bol Oficina Sanit Panam. 1990;109(2):210.
8. Organización Mundial de la Salud. Uso de unidades del sistema internacional (SI) en salud pública. Crónica de la OMS. 1978;32(3):108-10.
9. Llópiz-Avilés M, Gómez-Dantés O. El Sistema Internacional de Unidades. Salud Publica Mex. 1988;30(6):905-8.
10. Young DS. Implementation of SI units for clinical laboratory data. Style specifications and conversion tables. Ann Intern Med. 1987;106(1):114-29.
11. INMETRO. Unidades legais de medida. [acesso em 11 fev 2011]; Disponível em: http://www.inmetro.gov.br/consumidor/unidLegaisMed.asp.
12. Vocabulário ortográfico da língua portuguesa. 5º ed. Brasília: Academia Brasileira de Letras; 2009. [acesso em 11 fev 2011]; Disponível em: http://www.academia.org.br.
13. Houaiss A. Dicionário Houaiss da língua portuguesa. São Paulo: Objetiva; 2001.
14. Langdon-Neuner E. Let them write English. Rev Col Bras Cir. 2007;34(4):272-6.
15. Coates R, Sturgeon B, Bohannan J, Pasini E. Language and publication in "Cardiovascular Research" articles. Cardiovasc Res. 2002;53(2):279-85.
16. Council of Biology Editors. Scientific style and format: the CBE manual for authors, editors, and publishers. 6th ed. Chicago: CBE; 1994.
17. Mattoso-Camara Jr J. Dicionário de linguística e gramática. 17ª ed. Petrópolis: Vozes; 1996.
18. Pereira MG. Epidemiologia: teoria e prática. Rio de Janeiro: Guanabara-Koogan; 1995.
19. Kass EH. Reviewing reviews. In: Warren KS, editor. Coping with the biomedical literature. New York: Praeger Publishers; 1981:79-91.
20. Knipschild P. Changing belief in iridology after an empirical study. BMJ. 1989;299:491-2.

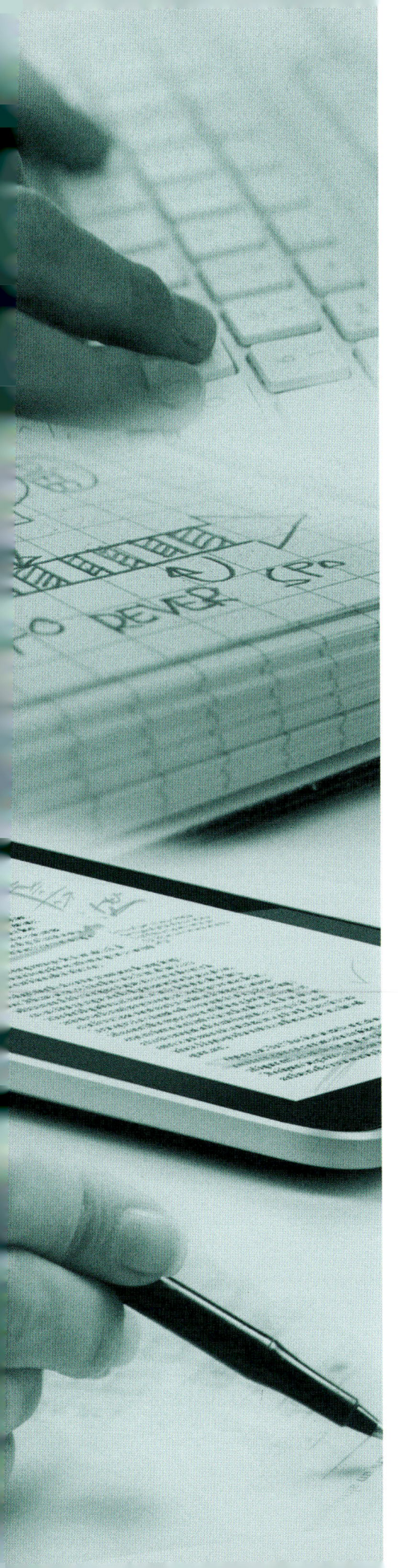

16

Submissão do Artigo para Publicação

Os editores e revisores levam muitas horas lendo originais e, portanto, valorizam o recebimento de originais que são fáceis de ler e de editar.

Comissão Internacional de Editores de Revistas Médicas (Grupo de Vancouver)

Um texto considerado pronto em termos de redação científica pode estar incompleto para ser submetido a um periódico. Os editores de revistas científicas têm exigências acerca do procedimento de submissão de artigos que precisam ser acatadas, assunto do presente capítulo.

▶ 16.1 Exigências dos editores

O escritor, ao submeter seu artigo para publicação, implícita ou explicitamente, aceita as regras do jogo. Esteja de acordo ou não, deve seguir as normas adotadas no periódico selecionado. Isso significa que o artigo, salvo normas em contrário, apresenta as características listadas na Tabela 16.1.

▶ 16.2 Material para submissão

O trabalho administrativo das pessoas que compõem a secretaria de um periódico é facilitado se o texto estiver completo logo no momento da submissão. Nessa eventualidade, a avaliação do artigo é imediatamente iniciada, o que resulta em rapidez no veredicto final de aceitação ou rejeição.

▶ A Normas de Vancouver

Diversos tópicos que constam das normas de Vancouver constituem temas do presente capítulo. Para localizá-los, ver a Tabela 16.2. As normas referentes à preparação e submissão de originais são reproduzidas na Tabela 16.3. Visam à uniformização das exigências que se fazem aos autores de artigos a serem submetidos a periódicos científicos da área biomédica.

Vários documentos precisarão ser enviados à secretaria do periódico para que o artigo seja publicado. Não necessitam acompanhar a primeira mensagem entre autor e editor, mas, em algum momento após a aceitação do artigo, eles serão solicitados. Como muitos editores adotam as normas de Vancouver, existe certo grau de uniformidade nesses procedimentos nos periódicos científicos.

Tabela 16.1 Exigências dos editores para a publicação de artigos científicos originais

Afirmação de que se trata de texto original, ou seja, nunca foi publicado.
Não é submetido simultaneamente a outro periódico e não o será, enquanto estiver sendo considerado, para publicação.
Caso seja aceito, o autor não o submeterá para publicação em outra revista, salvo por autorização expressa de quem primeiro o publicou – e que passa a deter os direitos autorais sobre o artigo.
Houve participação substancial dos autores na investigação e na aprovação da versão final.
Foram observados os aspectos éticos e o respeito à legislação vigente sobre os direitos dos indivíduos.
Não há omissão de ligações ou acordos de financiamento que possam resultar em conflito de interesses com o material abordado no artigo.

Tabela 16.2 Temas das normas de Vancouver transcritos no presente capítulo

Temas	Seção	Tabela
Princípios gerais para a preparação e submissão de originais	16.2	16.3
Folha de rosto	16.3	16.4
Carta de apresentação do artigo	16.4	16.5
Direitos autorais	16.5	16.7
Publicações repetidas	16.7	16.8
Publicação secundária aceitável	16.7	16.9
Declaração de conflito de interesses	16.9	–
Envio do original à revista	16.10	16.10

Tabela 16.3 As normas de Vancouver para a preparação e submissão do original a revistas biomédicas

Os editores e revisores levam muitas horas lendo originais e, portanto, valorizam o recebimento de originais que são fáceis de ler e de editar. Grande parte da informação nas instruções para autores das revistas é delineada para atingir esse objetivo de maneira que atendam às necessidades editoriais particulares de cada revista. As orientações que seguem oferecem uma base geral e a fundamentação lógica para a preparação de originais para qualquer revista.
O texto de artigos observacionais ou experimentais é geralmente (mas não necessariamente) dividido em seções com os títulos introdução, métodos, resultados e discussão. A assim chamada estrutura IMRD não é simplesmente um formato de publicação arbitrário, mas uma reflexão direta do processo de descoberta científica. Artigos longos podem necessitar de subtítulos em algumas seções (especialmente resultados e discussão) para esclarecer seu conteúdo. Outros tipos de artigos, tais como relatos de casos, artigos de revisão e editoriais, provavelmente necessitarão de outros formatos.
A publicação em formatos eletrônicos criou oportunidades para acrescentar detalhes ou seções inteiras apenas na versão eletrônica, organizando informações adicionais, estabelecendo *links* ou extraindo partes de artigos e assim por diante. Os autores precisam trabalhar com os editores no desenvolvimento ou uso desses formatos de publicação novos e devem submeter à revisão de especialistas materiais para possível utilização em publicações eletrônicas suplementares.
O espaço duplo em todo o texto – incluindo-se a página de rosto, o resumo, o texto, os agradecimentos, as referências, as tabelas e legendas para ilustrações – e margens generosas permitem que editores e revisores editem o texto linha por linha e acrescentem comentários e dúvidas diretamente na cópia em papel.
Se os originais forem submetidos por meio eletrônico, os arquivos devem ter espaço duplo para facilitar a impressão do original para revisão e edição.
Os autores devem numerar todas as páginas do original consecutivamente, a começar pela folha de rosto, para facilitar o processo editorial.

Fonte: Vancouver 2008: seção IV.A.[1]

▶ B Orientação de leitura para as próximas seções

Dentre os documentos que devem acompanhar a submissão do artigo ou a serem enviados posteriormente ao editor, encontram-se:

- Folha de rosto (seção 16.3)
- Carta de apresentação (seção 16.4)
- Transferência de direitos autorais (seção 16.5)
- Permissão para reprodução de material previamente publicado ou uso de ilustrações que possam identificar pessoas (seção 16.6)
- Informação sobre publicação repetida (seção 17.7)
- Responsabilidade pela autoria do artigo (seção 16.8)
- Relações que possam levar a conflito de interesses (seção 16.9).

▶ 16.3 Folha de rosto

Cada artigo deve conter, na página inicial, informações sobre identificação: o título do artigo, os nomes dos autores, a respectiva titulação (cargo ou função), o vínculo institucional mais relevante (a instituição na qual a investigação foi

Tabela 16.4 As normas de Vancouver para a preparação da folha de rosto que acompanha o artigo

A página de rosto deve conter as seguintes informações:

1. Título do artigo
2. Nomes dos autores e suas afiliações institucionais. Algumas revistas publicam o grau acadêmico mais alto de cada autor, e outras não o fazem
3. Nome do(s) departamento(s) e instituição(ões) ao(s) qual(is) o trabalho deve ser atribuído
4. Registro de isenção de responsabilidade ou de propriedade, se for o caso
5. Informações de contato dos autores correspondentes. O nome, endereço, números de telefone, de fax e *e-mail* do autor responsável pela correspondência relacionada ao original (o "autor correspondente"; esse autor pode ou não ser o "fiador" que garante a integridade do estudo como um todo, se alguém for identificado nessa posição). O autor correspondente deve indicar claramente se seu *e-mail* deve ou não ser publicado
6. Nome e endereço do autor a quem as solicitações de separatas devem ser dirigidas ou uma declaração de que as separatas não estarão disponíveis por parte dos autores
7. Fonte(s) de apoio sob a forma de verbas, equipamentos, drogas, ou uma combinação destes
8. Título resumido
9. Contagem de palavras. Uma contagem de palavras apenas para o texto (excluindo resumo, agradecimentos, legendas de figuras e referências) permite aos editores e revisores avaliar se a informação contida no artigo justifica o espaço que lhe está destinado e se o original submetido cabe nos limites de palavras da revista. Uma contagem de palavras separada para o resumo também é útil pela mesma razão
10. Número de figuras e tabelas. É difícil para o corpo editorial e para os revisores saber se as figuras e tabelas que deveriam acompanhar o original foram, de fato, incluídas, a menos que os números de figuras e tabelas que pertencem ao original sejam mencionados na página de rosto.

Fonte: Vancouver 2008: seção IV.A.2.[1]

realizada ou aquela que receberá o crédito pela investigação) e o endereço completo. A Tabela 16.4 contém as normas de Vancouver para a composição da folha de rosto.

Na maioria dos periódicos, solicita-se que a identificação do autor conste somente dessa página, pois ela pode ser removida quando o material for enviado para avaliação, de modo que o revisor não identifique o autor. A sistemática de omitir ao revisor a identificação do autor é adotada por muitos editores, embora nem todos sigam o procedimento (ver 17.18, Anonimato na revisão por pares).

▶ 16.4 Carta de apresentação

As normas de Vancouver para a carta de apresentação do artigo estão na Tabela 16.5.

Tabela 16.5 As normas de Vancouver para a preparação da carta de apresentação que acompanha o artigo

Os originais devem ser acompanhados por uma carta de apresentação, que deve conter as informações mencionadas a seguir:

1. Uma declaração completa ao editor a respeito de todas as submissões e relatórios prévios que possam ser considerados como publicação redundante ou duplicação do mesmo trabalho ou de trabalho muito semelhante. Qualquer trabalho prévio deve ser mencionado especificamente no novo texto, com as respectivas referências. Cópias desse material devem acompanhar o original que está sendo submetido, a fim de auxiliar o editor a decidir como tratar do assunto
2. Uma declaração acerca das relações financeiras e outras que podem levar a conflito de interesse, caso essa informação não esteja incluída no original propriamente dito ou em um dos formulários de autores
3. Uma declaração de que o original foi lido e aprovado por todos os autores, de que as exigências sobre autoria, estabelecidas anteriormente neste documento, foram atendidas e de que cada autor acredita que o original representa trabalho honesto, caso essas informações não sejam fornecidas em algum outro formulário (veja a seguir)
4. Nome, endereço e número do telefone do autor correspondente, que é responsável pela comunicação com outros autores sobre revisões e pela aprovação final das provas, se essa informação não estiver incluída no original propriamente dito
5. A carta deve fornecer todas as informações adicionais que possam ser úteis ao editor, como, por exemplo, o tipo e o formato do artigo. Se o original foi previamente submetido à outra revista, é útil incluir os comentários do editor e dos revisores anteriores junto ao original que está sendo submetido, bem como as respostas dos autores a tais comentários. Os editores encorajam os autores a submeter essas comunicações anteriores e, ao fazê-lo, facilitam o processo de revisão
6. Atualmente, muitas revistas fornecem uma lista de controle (*checklist*) de pré-submissão para assegurar que todos os componentes da submissão foram incluídos. Algumas revistas também solicitam que os autores completem a lista de controle para certos tipos de estudos (por exemplo, a lista de controle CONSORT para relato de estudos aleatórios controlados). Os autores devem verificar se a revista usa listas de controle e enviá-las com o original, se for necessário
7. O original deve ser acompanhado das cópias de todas as permissões para reproduzir material publicado, usar ilustrações, relatar informações sobre pessoas identificáveis ou citar pessoas que contribuíram com o trabalho.

Fonte: Vancouver 2008: seção IV.B.[1]

► A Ilustração de cartas de apresentação

O responsável pela submissão do artigo avaliará o que informar na carta de apresentação, desde mensagem breve à outra, informativa sobre o artigo e a pesquisa, havendo opções intermediárias. Os exemplos anexos contêm ilustração dos dois extremos, uma carta simplesmente indicativa e outra informativa de detalhes da investigação. É possível que na página eletrônica do periódico exista modelo para ser usado, o que poupa trabalho de quem é responsável pelo envio.

Exemplos 16.4A Cartas de apresentação

Exemplo 1 Carta sucinta que acompanha o artigo submetido à publicação

Em anexo, estou enviando o artigo "(nome do artigo)" que submeto para publicação em "(nome do periódico científico)".

Informo que o artigo acima referido nunca foi publicado, nem aceito para publicação e não está sob revisão editorial para publicação em outro periódico.

Observação: acrescentar as informações para quem a carta é endereçada (nome do editor, se souber), quem endereçou (assinale seus próprios dados, com endereço eletrônico) e a data.

Exemplo 2 Carta mais detalhada que acompanha o artigo submetido à publicação

Mencionam-se o nome do artigo e os detalhes da pesquisa, tais como o tipo de artigo (se artigo original, artigo de revisão), as datas de realização, os financiamentos, a publicação de dados assemelhados, o resumo dos resultados encontrados e o que eles acrescentam ao conhecimento existente. Os bons editores adoram receber cartas claras e informativas sobre o artigo enviado para avaliação. Um modelo de carta informativa encontra-se na Tabela 16.6. A partir do modelo apresentado nessa tabela, o autor poderá selecionar as informações que convém realçar para esclarecer o editor quando submeter o próprio artigo – ou acrescentar outras de seu agrado.

► B Alegação de primazia

Os autores são responsáveis pela exatidão das informações que, por sua vez, devem estar apoiadas em adequada revisão da literatura.

Exemplos 16.4B Esclarecimentos sobre primazia na carta de apresentação

Exemplo 1 Alegação de primazia

1. *"Nossos resultados são os primeiros a mostrar a associação entre X e Y, por meio de estudo de coorte de longa duração."*
2. *"Não há estudos publicados sobre fatores de risco em espondilite anquilosante no Brasil".*
3. *"Acreditamos ser este o primeiro caso relatado de ..."*
4. *"Não temos conhecimento de avaliação no Brasil sobre o assunto, o que motivou a realização da presente investigação."*

As frases 3 e 4 contêm afirmações menos radicais comparadas às de número 1 e 2. É preferível usar a prudência do que ser desmentido na afirmação categórica, como exposto a seguir.

Exemplo 2 Primazia desmentida[2]

Três autores publicaram artigo, em 1988, e afirmaram que era "*o primeiro caso relatado de ruptura espontânea do baço*

Tabela 16.6 Modelo de carta no idioma inglês para a submissão de artigo a periódico científico

Dear Editor

I am enclosing herewith a manuscript entitled "(nome do artigo a ser submetido)" for publication in "(nome do periódico científico)" for possible evaluation. With the submission of this manuscript I would like to undertake that the above mentioned manuscript has not been published elsewhere, accepted for publication elsewhere or under editorial review for publication elsewhere; and that my Institute's (nome da instituição) representative is fully aware of this submission.

Submitted manuscript is a (escreva a opção). Opções: *Research Article, Review Article, Short Communication, Clinical Article, Any other* (especifique o tipo de artigo).

For the Editors, I would like to disclose the following information about the project:

The research project was conducted under the supervision of: (forneça o nome do orientador/supervisor com informação completa sobre ele ou ela)

The research project was my (escreva a opção selecionada). Opções: *M.Sc. project, Ph.D. project, Any Other* (especifique qual). M.Sc. = Master of Science, um tipo de mestrado.

This research project was conducted from _____ (data de início) *to* _____ (data de término).

My Research Project was partially or fully sponsored by (escreva o nome da agência).

From the same project I have already published the following manuscripts: (forneça as referências dos artigos publicados).

What are the significant findings of your submitted articles? (escreva um curto parágrafo).

How findings of this research work are unique in their nature? (forneça essa informação em um curto parágrafo).

Fonte: adaptada de *Science Alert. Submission of a manuscript for evaluation.* Disponível em: http://www.scialert.net/. Acesso em 3 out 2009.
Observação: não esquecer de acrescentar as informações de identificação – a quem a carta é endereçada e quem endereçou (os próprios dados do autor, com endereço eletrônico) – e a data (mês/dia/ano, em inglês).

como complicação de endocardite bacteriana". Os leitores corrigiram os autores por meio de correspondência ao editor publicada em número seguinte do mesmo periódico. Assinalaram que um caso fora relatado em 1919 e muitos outros haviam sido publicados desde então, fornecendo as respectivas referências dos artigos mencionados. Portanto, os autores foram rapidamente desmentidos em seu clamor por primazia. Note-se que esse é um dos usos das *cartas ao Editor*, uma das seções dos periódicos científicos, qual seja, de correção e debate dos artigos. As cartas funcionam como *revisão por pares pós-publicação*, em complemento à revisão por pares tradicional. *Revisão por pares* é assunto do próximo capítulo.

► C Alegação de impacto

Na carta pode ser assinalado o motivo pelo qual o autor acredita que o artigo deva ser publicado. Uma alegação relevante tem o potencial de influenciar positivamente o editor na avaliação do texto e na decisão de publicá-lo. Essa alegação pode ser uma síntese da conclusão ou algum aspecto particular da pesquisa que a diferencie das demais. No entanto, cuidado com os exageros na alegação de possível impacto.

Exemplos 16.4C Possível exagero na alegação de impacto da pesquisa

"As evidências mostradas no artigo abrem nova linha de terapêutica anticâncer."

"Os resultados apresentados podem levar a novas e mais eficazes estratégias para o tratamento da Aids."

"As conclusões a que chegamos abrem novas perspectivas na luta contra o envelhecimento."

"Os níveis elevados da proteína sanguínea clusterina estão ligados ao surgimento do mal de Alzheimer. Essa descoberta revelada no artigo poderá, no futuro, permitir um diagnóstico precoce da doença."

16.5 Transferência de direitos autorais

O autor tem direitos sobre sua criação intelectual, que são protegidos por acordos e leis. Os direitos de propriedade do autor poderão ser transferidos para terceiros. No caso de artigos científicos, exceto em periódicos de livre acesso, os editores não oferecem opção aos autores. Esses devem ceder seus direitos, usualmente sem nenhuma remuneração, pois, de outra maneira, o artigo não é considerado para publicação. Feita a cessão de direitos, os artigos tornam-se propriedade da revista que os publica. A cessão de direitos autorais é feita após o artigo ter sido aceito para publicação.

Todos os autores devem assinar o termo alusivo à transferência de direitos autorais. Modelos de declaração de transferência de direitos autorais estão usualmente disponíveis na página eletrônica dos periódicos científicos.

Os direitos autorais (*copyright*, em inglês) são regulamentados por leis, nacionais e internacionais, e pela conduta ética que rege essas relações.[1] No Brasil, a lei que regula os direitos autorais é a 9.610 de 19 de fevereiro de 1998. A posição do Grupo de Vancouver sobre a matéria consta da Tabela 16.7.

Tabela 16.7 Normas de Vancouver sobre direitos autorais

Em muitas editorias de revistas biomédicas, solicita-se que os autores transfiram os direitos autorais à revista. Entretanto, é cada vez maior o número de revistas de "acesso livre" que não exige dos autores a transferência dos direitos autorais à revista.
Os editores devem deixar sua posição sobre a transferência de direitos autorais claramente expressa para autores e outros que possam estar interessados em utilizar o conteúdo editorial de suas revistas.
A situação dos direitos autorais dos artigos em uma dada revista pode variar: alguns conteúdos não podem ser submetidos à lei de direitos autorais (artigos redigidos por empregados dos governos dos Estados Unidos e de alguns outros países durante seu trabalho, por exemplo); editores podem concordar em abrir mão dos direitos em favor de outros; ainda, outros podem estar protegidos por direitos de série (isto é, o uso em publicações que não sejam revistas, incluindo-se publicações eletrônicas, é permitido).

Fonte: Vancouver 2008: seção III.C.[1]

16.6 Permissão para reprodução

A reprodução de ilustração requer autorização do responsável pelo periódico que a publicou originalmente. A reprodução de partes de artigo ou livro também segue o mesmo procedimento. Ela é solicitada à editora (*publisher*, em inglês). Essa solicitação para reprodução dificulta a utilização de material publicado. Por isso, em algumas entidades com vistas a facilitar e estimular o uso, é dada autorização de antemão para a duplicação do material (ver exemplos). Quando inexiste essa facilidade, os pesquisadores, para não serem obrigados a solicitar autorização, usam estratégias como apresentar outra ilustração que veicule mensagem semelhante e seja livre para reprodução.

Exemplos 16.6 Permissão antecipada para publicação

Exemplo 1 Organizações sem fins lucrativos

Em material editado pelo Ministério da Saúde há o seguinte esclarecimento: "*É permitida a reprodução parcial ou total desta obra, desde que citada a fonte*". Igual conduta é usualmente adotada por entidades internacionais, como a Organização Mundial da Saúde, a Unesco e o Unicef.

Exemplo 2 Periódicos científicos de livre acesso

Muitos periódicos, especialmente os de acesso livre como o *Journal of Medical Library Association*, têm como política não reter o *copyright* do artigo, de modo que as pessoas são livres para usar o material, sem pedir permissão.

16.7 Publicação repetida

A valorização do número de publicações para avaliar pesquisadores e instituições está relacionada a exageros. Um deles é a publicação repetida. As considerações do Grupo de Vancouver sobre a matéria estão transcritas na Tabela 16.8.

A Significado de publicação repetida

Uma publicação repetida, dita também *duplicada* ou *redundante*, é a que reproduz substancialmente o conteúdo de um trabalho anteriormente publicado.[1] Nos periódicos internacionais, tende-se a considerar duplicada somente quando ambas estão publicadas em inglês.

Para haver uma segunda publicação, do mesmo texto, o procedimento adotado tem sido o editor do periódico que o publicou fornecer a autorização. Considera-se agressão ética o autor não obedecer a essa conduta. Dentre os motivos alegados para tal posição, estão a violação dos direitos autorais, a ocupação desnecessária do tempo de revisores e editores, o inchamento da literatura científica com publicação dispensável, o que se reflete negativamente nas revisões sistemáticas, e a distorção do sistema acadêmico de promoções.[3] O fato de o requisito principal para o reconhecimento acadêmico ser o número de publicações estimula a tentativa de publicação duplicada.

Os editores científicos de dois periódicos, *American Journal of Epidemiology* e *Epidemiology*, condenaram a prática de submeter um artigo a um periódico e outro artigo, a outro periódico, de material relacionado, sem haver a citação em nenhum da existência do outro.[4] Denominaram os artigos "*manuscritos gêmeos*" – *sibling manuscripts*, em inglês. Levantaram a suspei-

Tabela 16.8 As normas de Vancouver sobre publicações repetidas

---

Duplicação

Na maioria das revistas, os editores não consideram para publicação originais simultaneamente avaliados por outra revista. Entre as principais considerações que levaram a essa política estão:

A discordância em potencial quando duas (ou mais) revistas reivindicam o direito de publicar um original que foi submetido ao mesmo tempo a mais de uma revista; e

A possibilidade de que duas ou mais revistas, sem saber, irão inutilmente proceder à revisão e edição do mesmo original e publicarão o mesmo artigo.

Entretanto, editores de diferentes revistas podem decidir publicar simultaneamente ou conjuntamente um artigo se acharem que fazê-lo seria benéfico para a saúde pública.

Publicação redundante

A publicação redundante ou duplicada é aquela que repete substancialmente o conteúdo de um trabalho anteriormente publicado em meio impresso ou eletrônico.

Os leitores de revistas consideradas fontes primárias, sejam impressas ou eletrônicas, merecem ter a segurança de que estão lendo um conteúdo original, a menos que uma declaração evidente esclareça que o artigo está sendo republicado por decisão do autor e do editor. Essa postura se baseia nas leis internacionais de direitos autorais, na conduta ética e na utilização economicamente eficaz de recursos. A publicação duplicada de pesquisa original é particularmente problemática, uma vez que pode resultar em inadvertida contagem dupla ou ponderação inadequada dos resultados de um mesmo estudo, o que distorce a evidência disponível.

A maioria das revistas não deseja receber artigos referentes a projetos que já tenham sido substancialmente descritos em publicações anteriores ou que constem de artigos já submetidos ou aceitos para publicação em outra revista em meio eletrônico ou impresso. Essa política não impede que os editores analisem trabalhos que tenham sido rejeitados por outras nem que analisem relatórios completos sobre dados apresentados anteriormente em forma preliminar, por exemplo, como resumo ou pôster em congressos. Ela também não impede a consideração de trabalhos que tenham sido apresentados em um encontro científico, mas que não tenham sido publicados na íntegra, ou que estejam sendo considerados para publicação em anais ou formatos similares. Matérias publicadas na imprensa a respeito de seminários geralmente não serão consideradas como quebra dessa regra, mas tais relatos não devem conter dados adicionais ou cópias de tabelas e ilustrações.

O ICMJE não considera resultados informados em registros de ensaios clínicos como publicações prévias se os resultados forem apresentados no mesmo registro já aceito pelo ICMJE e se os resultados forem divulgados na forma de tabela ou de breve resumo estruturado. O registro dos resultados deve citar a publicação completa dos mesmos, quando disponível, ou então incluir uma declaração para indicar que o relato não foi publicado em uma revista com revisão por pares.

Ao submeter um trabalho, o autor deve sempre fazer uma declaração completa ao editor a respeito de todas as submissões e relatórios prévios que possam ser considerados como publicação redundante ou duplicada do mesmo trabalho ou de trabalho muito semelhante. O autor deve alertar o editor caso o trabalho inclua material sobre o qual relatórios prévios foram publicados ou caso tenha submetido um relatório relacionado a uma outra publicação. Qualquer trabalho prévio deve ser mencionado no novo texto, com as respectivas referências. Uma cópia desse material deve acompanhar o original que está sendo submetido, a fim de auxiliar o editor a decidir como tratar do assunto.

Se um autor tentar levar adiante uma publicação redundante ou duplicada, ou se levar a cabo tal publicação sem notificar os editores, certas medidas editoriais serão tomadas em relação aos autores. No mínimo, deve-se esperar a rejeição imediata do original submetido. Se o editor não estava ciente das violações e o artigo foi publicado, uma notificação sobre publicação redundante ou duplicada provavelmente será publicada, com ou sem as explicações ou a aprovação do autor. Divulgar preliminarmente (a meios de comunicação, agências governamentais ou indústrias) a informação científica descrita em um trabalho ou em uma carta ao editor, aceita para publicação, mas ainda não publicada, viola a política de muitas revistas.

A divulgação preliminar de dados pode ser justificada quando o artigo ou a carta descreve avanços terapêuticos importantes ou riscos à saúde pública, tais como sérios efeitos colaterais de drogas, vacinas, outros produtos biológicos, dispositivos medicinais ou doenças de notificação compulsória. É provável que tal divulgação não prejudique a publicação, mas ela deve ser previamente discutida e acordada com o editor.

Fonte: Vancouver 2008: seção III.D.1. e III.D.2.[1]
ICMJE significa *International Committee of Medical Journal Editors.*

ção de que os autores não citam, nos respectivos textos, a existência de outro artigo para aumentar a probabilidade de publicação. Reforçaram a solicitação de que, ao submeter o artigo, o autor deva fornecer informe completo de textos relacionados que tenha publicado ou submetido para publicação.

Exemplo 16.7A Frequência de publicação duplicada em periódicos de oftalmologia[3]

Em 32 periódicos científicos dessa especialidade, cobrindo o período 1997 e 2000, foi detectada prevalência de 1,4% de duplicação de artigos.

▶ B Publicação secundária aceitável

Os editores de periódicos científicos preferem divulgar a publicação primária e condenam a secundária daqueles mesmos resultados, mas há exceções. Por exemplo, a segunda publicação ser em outro idioma. Às vezes, trata-se de uma diferente forma de análise que justifica a nova publicação. Nos exemplos anexos, há situações para reflexão, que não configuram, à primeira vista, publicação duplicada.

Se um trabalho é muito importante e houver sido divulgado em idioma pouco lido, é possível que haja razão para publicá-lo em outro. Esse esclarecimento pode constar na carta de submissão do trabalho para publicação. Pode-se incluir, no texto final do artigo, uma nota sobre a publicação prévia.[5] O inverso também se aplica: um artigo divulgado em periódico internacional ser adaptado para aparecer em periódico regional.

Existem situações em que não parecem justificadas novas publicações do mesmo material, sendo o único objetivo discernível o de aumentar o número de publicações no currículo do autor. A demarcação pode ser obscura entre o que é ou não publicação repetitiva. Há sugestões, nas normas de Vancouver, para o autor ter em conta ao submeter um artigo à publicação, de modo que alerte e subsidie o editor em sua avaliação do texto (Tabela 16.9).

Tabela 16.9 As normas de Vancouver sobre publicação secundária aceitável

---

Alguns tipos de artigo, tais como diretrizes produzidas por agências governamentais e organizações profissionais, podem precisar atingir o maior público possível. Em tais casos, os editores, às vezes, decidem publicar deliberadamente material que também está sendo publicado em outras revistas, com o consentimento dos autores e dos editores das outras revistas.

A publicação secundária, por muitas outras razões, na mesma língua ou em outra língua, especialmente em outros países, é justificável e pode ser benéfica, desde que todas as condições a seguir sejam satisfeitas.

Os autores receberam aprovação dos editores de ambas as revistas; o editor da publicação secundária deve ter uma fotocópia, uma separata ou o original da versão primária.

A prioridade da publicação primária foi respeitada por um intervalo de publicação de, no mínimo, uma semana, a menos que outra conduta tenha sido especificamente negociada pelos editores envolvidos.

O trabalho para publicação secundária é dirigido a um grupo diferente de leitores; uma versão resumida pode ser suficiente.

A versão secundária reflete fielmente os dados e as interpretações da versão primária.

Uma nota de rodapé na folha de rosto da versão secundária informa aos leitores, colegas e agências de documentação que o trabalho foi publicado na íntegra ou em parte e explicita a referência primária. Uma nota adequada seria: "Este artigo se baseia em um estudo publicado originalmente em [assinalar o título da revista, com a referência completa]." A permissão para tal publicação secundária deve ser isenta de ônus.

O título da publicação secundária indicará que se trata de publicação secundária (republicação completa, republicação resumida, tradução completa, tradução resumida) de publicação primária. É digno de nota que a National Library of Medicine não considera as traduções como "republicações", e não cita ou indexa traduções quando o artigo original foi publicado em uma revista indexada pelo MEDLINE.

Editores de periódicos que publicam simultaneamente em várias línguas devem entender que a NLM indexa sempre a versão escrita no idioma principal. Quando o texto completo de um artigo é publicado em mais de uma língua em suplemento de um periódico (como, por exemplo, periódicos canadenses que publicam em inglês e francês), todos os idiomas são indicados na citação do MEDLINE (por exemplo, Mercer K. The relentless challenge in health care. Health Manage Forum. 2008 Summer; 21(2):4-5. English, French. No abstract available. PMID:18795553.)

Fonte: Vancouver 2008: seção III.D.3.[1]

Exemplos 16.7B Publicações que não configuram duplicação

Exemplo 1 Pesquisa sobre prognóstico[6]

Um grupo de médicos investiga o prognóstico de uma doença, reúne os primeiros 100 casos diagnosticados na comunidade e publica seus resultados. Prosseguindo a coleta de dados, reúne informações sobre mais 200 pacientes, compõe uma base de dados, com um total de 300 casos. Diante dessa situação, está ou não justificada a publicação de um novo artigo? Aparentemente, sim. Os critérios de Jones, para febre reumática, seguiram esse caminho, de várias publicações com novo relato dos resultados, à medida que maior quantidade de casos era reunida, confirmando-se a validade dos critérios para o diagnóstico daquela doença e aperfeiçoando-os.

Exemplo 2 Pesquisa sobre etiologia[7]

Os efeitos deletérios do fumo sobre a saúde foram relatados em artigo clássico, no ano de 1964, após dez anos de seguimento de médicos ingleses. Até meados do século 20, apregoava-se o hábito de fumar como inofensivo para a saúde. A propaganda veiculada pela indústria de fumo insinuava o oposto, a relação entre hábito de fumar e sucesso na vida. O mesmo grupo de médicos continuou sendo acompanhado e os resultados divulgados periodicamente. Os malefícios do fumo referidos nas investigações iniciais foram comprovados e outros acrescidos à relação, como câncer da bexiga e doença coronariana. Os 50 anos de seguimento dos médicos ingleses foram contemplados com artigo publicado em 2004. Nele, mostrou-se que os fumantes morrem, em média, dez anos mais cedo do que os não fumantes. Abandonar o vício, mesmo após décadas de uso, pode diminuir substancialmente o risco. Se a pessoa parar de fumar aos 30 anos de idade, por exemplo, evita o risco de morrer prematuramente.

Exemplo 3 Pesquisa com vários objetivos

Um inquérito é realizado com vários objetivos e resulta em substancial base de dados, sobre o mesmo grupo de pessoas. Em consequência, são escritos diversos artigos, cada um sobre um tema diferente. Não há qualquer motivo para alegar publicação duplicada ou outra conduta questionável em tal procedimento.

Exemplo 4 Apresentação prévia em congresso

Um investigador faz o relato preliminar de seu estudo por meio de resumo e pôster em congresso, posteriormente divulgado nos respectivos anais. Nada o impede de publicá-lo, também, como artigo original em periódico científico.

▶ C Resultados na mídia antes da publicação do artigo

No *New England Journal of Medicine*, foi adotada, em 1969, por Franz J. Ingelfinger, então seu editor, a política de recusar artigos que recebessem substancial cobertura da mídia – o que ficou conhecido como *Ingelfinger rule*.[8] Posteriormente, foi também incluída na restrição as entrevistas dos autores aos repórteres da imprensa leiga, sobre as conclusões de suas pesquisas, antes de o artigo ser publicado no periódico. Essa adição fez com que fosse também conhecida como *Ingelfinger-Relman rule*. Relman exerceu a função de editor do mesmo periódico. Muitas revistas científicas internacionais adotam tal política, como a *Science*. O propósito é evitar conclusões precipitadas com base em dados fragmentados, antes que o material seja submetido à revisão por pares.

▶ 16.8 Responsabilidade pela autoria

O Capítulo 11 foi dedicado ao tema autoria, no qual estão arroladas as condições a cumprir para justificar a autoria de um trabalho científico.

Os editores solicitam que os autores assinem declaração de responsabilidade, a ser enviada à secretaria do periódico científico. Modelos de declaração desse tipo estão usualmente disponíveis na página eletrônica dos periódicos científicos. Nessa declaração, dentre os pontos a mencionar, estão os seguintes:

- Certificar que o artigo representa trabalho original
- Não ser considerado para publicação em outra revista científica
- O autor se compromete, se solicitado, a fornecer dados adicionais sobre os quais o artigo está fundamentado
- Haver menção ao teor de participação dos autores na pesquisa e no relato dos resultados; exigência aplicada quando há vários autores.

Exemplo 16.8 Esclarecimento sobre a participação do autor

"Certifico que: 1. Contribuí substancialmente para a concepção e planejamento ou análise e interpretação dos dados; 2. Contribuí significativamente na elaboração do rascunho ou na revisão crítica do conteúdo; e 3. Participei da aprovação da versão final do artigo."

▶ 16.9 Declaração de conflito de interesses

Motivos externos ao âmbito da pesquisa podem interferir nos resultados da investigação. Por isso, os autores são instados a revelar ao editor as relações que possam influir nesses resultados. O editor, de posse dessas informações, decide se os potenciais conflitos de interesses, informados pelos autores, devem ou não constar do texto final.

O Grupo de Vancouver divulgou o *Uniform disclosure form for potential conflicts of interest*. Trata-se de um formulário com cinco partes, a ser preenchido pelo autor. O objetivo é uniformizar as informações prestadas sobre os interesses do autor que possam influenciar julgamentos. Está disponível na página eletrônica do Grupo de Vancouver.[1]

Exemplo 16.9 Modelo de declaração de relações financeiras utilizado pelo JAMA[9]

A declaração a seguir consta da instrução para autores da Revista da Associação Médica Americana: *"Certifico que todas as minhas conexões ou envolvimentos (por exemplo: emprego, consultorias, honorários, ações, auxílios, subvenções, patentes e dividendos), com qualquer organização ou entidade, que mantenha interesse ou conflito financeiro com o assunto ou material discutido no manuscrito são inteiramente revelados abaixo ou anexo. Certifico que todo o suporte material e financeiro para esta pesquisa está claramente identificado no original."*

▶ 16.10 Forma de envio do material para submissão

A internet, pela fluidez, rapidez e facilidade, tornou-se o meio empregado na submissão de originais, na comunicação entre autor e editor e no acompanhamento da avaliação do artigo no periódico. O procedimento eletrônico economiza tempo e recursos. Nas boas revistas, o autor, após submeter o seu artigo, recebe mensagem com dizeres parecidos com este: *"Esta é uma resposta automática que confirma o recebimento de seu material por nossos computadores."* Também lhe é informado o número de identificação do artigo no periódico. Se não houver qualquer comunicação acusando recebimento do trabalho, o *autor correspondente* deve entrar em contato com a secretaria do periódico para esclarecimentos.

▶ A O que submeter para publicação

As normas de Vancouver para o envio do material submetido para publicação estão na Tabela 16.10. Como as instruções variam entre periódicos, os autores devem consultar as informações aos autores da revista que escolheram e verificar a forma de envio do material a ser submetido para publicação.

Exemplo 16.10A Forma de apresentação dos manuscritos segundo as instruções para autores do periódico *Psicologia: Teoria e Pesquisa*[10]

"A submissão dos manuscritos originais deve ser feita eletronicamente. Os arquivos de texto e de tabelas devem ser submetidos em formato Word (.doc), redigidos em espaço duplo (distância entre linhas igual a 1 cm), em fonte tipo Times New Roman, tamanho 12. A página deverá ser tamanho A4, com formatação

Tabela 16.10 As normas de Vancouver sobre o envio do original à revista

Hoje, um número cada vez maior de editores aceita a submissão eletrônica de originais, seja em CD, na forma de anexos a *e-mails* ou via *upload** diretamente no *site* da revista. A submissão eletrônica economiza tempo, bem como os custos com postagem, e permite que o original seja manuseado de forma eletrônica ao longo de todo o processo editorial. Por exemplo, quando é enviado para a revisão. Ao submeter um original por via eletrônica, os autores devem consultar as informações para autores da revista que escolheram.

Ao submeter uma versão do original em papel, enviar o número exigido de cópias do original e das figuras. Todo o material é necessário para a revisão por especialistas e para a edição, e não se pode esperar que a secretaria editorial faça as cópias necessárias.

Fonte: Vancouver 2008: seção IV.B.[1]
*Nota do tradutor: *upload* é a transferência de dados de um computador local para um servidor.

de margens superior, inferior, esquerda e direita igual a 3 cm. No arquivo de texto, cada linha escrita não deve conter mais do que 80 caracteres. Todas as imagens (gráficos, ilustrações, fotos etc.) devem ser enviadas em arquivo separado, em alta resolução (mínimo de 300 DPI) e em um dos seguintes formatos: JPEG, GIF, CDR (CorelDraw), AI (Illustrator). Sugerimos aos autores a criação de seus gráficos e ilustrações em preto e branco, de acordo com o projeto gráfico da revista. As imagens enviadas devem ter o tamanho máximo de 2MB."

"Paralelamente ao envio dos arquivos de texto, figuras e tabelas deverá haver o encaminhamento à revista de carta assinada pelo autor principal, na qual esteja explicitada a intenção de submissão ou re-submissão do trabalho para publicação. Essa carta deverá ser enviada por e-mail, com assinatura eletrônica. Em caso de trabalho de autoria múltipla, a versão final deverá ser acompanhada de carta assinada por todos os autores. Instruções para redação de carta de acordo de publicação, sem a qual o trabalho não entrará no prelo, deverá ser encaminhada pela revista ao autor principal."

▶ B Ordem de envio do material

Uma sequência de organização do material a ser enviado encontra-se nos exemplos anexos. Como as instruções variam entre periódicos, deve-se consultar as informações aos autores da revista que escolheram para submeter artigo.

Exemplos 16.10B Ordem de envio do material para publicação

Exemplo 1 *Annals of Internal Medicine*[11]

"Aconselhamos os autores a organizar os componentes do artigo na seguinte ordem: página do título, resumo, texto, agradecimentos se houver, referências, tabelas em sequência numérica, legendas das figuras, figuras em sequência numérica e apêndices (se houver).

Numerar todas as páginas, consecutivamente, a começar da primeira.

Situar o número de palavras do texto do artigo na parte inferior da página de rosto.

Espaço duplo em todo o texto do manuscrito."

Exemplo 2 Psicologia: Teoria e Pesquisa[10]

"A apresentação dos trabalhos deve seguir a seguinte ordem: 1. Arquivo de texto. 2. Arquivo de figuras. 3. Arquivo de tabelas.

O arquivo de texto deve ter o seguinte conteúdo:

1 Folha de rosto despersonalizada contendo: título pleno em português, título abreviado em português e título pleno em inglês

2 Folha de rosto personalizada contendo: as mesmas informações acrescidas dos nomes de cada autor e afiliação institucional; a indicação do autor para correspondência com o editor sobre a tramitação do manuscrito, com endereço completo, inclusive o eletrônico; se apropriado, parágrafo reconhecendo apoio financeiro, colaboração de colegas e técnicos, origem do trabalho (anteriormente apresentado em evento, derivado de tese ou dissertação, coleta de dados efetuada em instituição diferente da instituição dos autores etc.), e outros fatos de divulgação eticamente necessários

3 Folha contendo resumo, em português

4 Folha contendo abstract, em inglês

5 Texto propriamente dito

6 Referências

7 Apêndices."

▶ 16.11 Lista de itens essenciais

Relação de itens essenciais costuma ser o roteiro recomendado pelo editor para o autor certificar-se de que seu texto está completo, em acordo com a forma requerida. *Checklists* com tais informações constam dos fascículos ou da página eletrônica da maioria dos periódicos científicos. Um modelo de lista desse tipo é mostrado na Tabela 16.11.

Algumas vezes, a lista de exigências é sucinta, mas inclui a informação de que o texto a ser submetido deve estar em conformidade com determinada norma, seja de caráter geral, como a de Vancouver e da Associação Americana de Psicologia, ou de guias específicos para o relato de um determinado tipo de artigo ou tema (ver 22.9).

Tabela 16.11 *Checklist* a ser usado na submissão de artigos para publicação

Aspecto geral
O texto está preparado como requerido em termos de tipo de letra, tamanho da fonte, espaço entre linhas, margens, tamanho de papel e outras do gênero? Em português, usa-se papel A4 e, em inglês, tamanho carta.
Os textos estão no idioma requerido? Para textos em português, exige-se algumas partes em inglês, como o título, o resumo e as palavras-chave.

Título, resumo e palavras-chave
O texto está acompanhado de título, resumo e palavras-chave? Nem todos os editores solicitam o envio de palavras-chave.
O título abreviado foi incluído?
O resumo está na forma aceita? Número expressivo de editores solicita resumo estruturado para artigos originais.

Estrutura IMRD
O limite de número de palavras foi obedecido?

Referências bibliográficas, tabelas e figuras
O texto está acompanhado de referências, tabelas e figuras?
As referências estão normalizadas segundo estilo requerido (ABNT, Vancouver)? Todas as referências estão citadas no texto?
O limite de número de referências foi obedecido?
O limite de número de ilustrações (tabelas e figuras) foi obedecido?
As tabelas estão de acordo com o solicitado?
As figuras estão de acordo com o solicitado?
As legendas das ilustrações estão digitadas em folha separada?

Carta de apresentação e declarações
Foi incluída carta de apresentação do artigo?
Foram incluídas as declarações solicitadas? Algumas declarações, assinadas cada uma pelo respectivo autor, não precisam ser enviadas no momento da submissão.
Foram fornecidas as informações sobre autor, instituição, financiamentos e outras que usualmente aparecem na nota de rodapé da primeira página do artigo quando publicado?

Acerto final
Consta o endereço correto? Incluir o endereço eletrônico e outras formas de comunicação, como telefone. Se houver mudança de endereço do autor responsável pela correspondência, informar ao editor.

Observação: "*como requerido*" ou "*como solicitado*" significam de acordo com as instruções para autores do periódico ao qual o artigo é submetido para publicação.

A inspeção de números recentes da revista auxilia a preparar o material a ser submetido para publicação em conformidade com o padrão adotado. Esse cuidado pode evitar atraso na apreciação de mérito por questões simplesmente de forma de apresentação. É possível que o autor seja lembrado de omissões relevantes no original submetido para publicação, mas também de procedimentos menores, alguns de difícil entendimento ou não mais usados na maioria dos periódicos científicos (ver exemplo). É bom lembrar que os editores variam na forma como conduzem as suas revistas e mesmo como utilizam normas.

Exemplo 16.11 Correspondência do editor de periódico científico brasileiro, indexado no Medline, endereçada ao autor de artigo submetido para publicação em 2008

"Prezado,

Informo que o trabalho X não está de acordo com as normas da Revista ... e que este somente será submetido à apreciação dos relatores se for rigorosamente adequado às normas para publicação. Chamo a atenção para os seguintes itens:

O nome dos autores deve estar na ordem direta e sequencial e com o número da respectiva afiliação.

No rodapé, devem constar: afiliação dos autores em números cardinais, com setor e instituição por extenso, cidade e estado, sem endereço.

Endereço para correspondência: deve constar o nome do autor e seu endereço completo, inclusive com o número de telefone.

O resumo e o abstract não têm parágrafos, e devem ser excluídas as palavras: objetivo, método, resultado, conclusão. As palavras-chave e key-words, no máximo cinco, são separadas por ponto e não ponto-e-vírgula.

O item método deve ser substituído por material e métodos.

No texto, entre as citações bibliográficas não há vírgula, e a pontuação deve estar após as citações e não antes destas.

Adequar as referências às normas da Revista. Além de serem numeradas em ordem alfabética, as referências devem ser rigorosamente adaptadas ao estilo da Revista. Citar o nome de todos os autores de cada referência. O nome dos periódicos e ou das instituições deve ser escrito por extenso. Não citar o número do periódico. Citar o ano ao fim da referência."

▶ 16.12 Errata

Errata é uma retificação, composta de um ou mais erros, em obra impressa. Esses erros são descobertos depois da divulgação. A lista de erros é feita para acompanhar a obra posteriormente à sua publicação, acompanhada da respectiva correção. Funciona como advertência de que em determinada página, na linha tal, imprimiu-se isso e devia ser aquilo. A errata diz respeito usualmente à correção de erros e não alterações propositais de texto (ver exemplos). Como os erros tipográficos são frequentes, o recurso à errata limita-se àqueles de monta. Quando o editor do periódico toma conhecimento do erro, por meio do autor ou de terceiros, ele decide da conveniência da errata. Na submissão do artigo ao editor, o tema do presente capítulo, não há lugar para errata. Que ensinamento se pode tirar da existência de errata? Como evitar uma futura errata? Pelo menos dois caminhos são traçados:

- Preparar texto claro e conciso, impossível de ser mal entendido

- Proceder à revisão cuidadosa das provas enviadas pelo editor para apreciação do autor, durante a fase de pré-publicação do artigo.

Exemplos 16.12 Errata

Exemplo 1 Aviso de omissão de palavras em artigo publicado

Após a identificação do artigo em apreço, informou-se: *"Por erro de impressão, foi omitido parte do texto do início do terceiro parágrafo pertencente ao item discussão. Segue abaixo o texto completo do parágrafo mencionado."* (No texto original aparece o parágrafo aqui omitido.)

Exemplo 2 Errata em lista de referências bibliográficas

"Lagakos SW. The challenge of subgroup analyses: reporting without distorting. N Engl J Med 2006;354:1667-9. [Erratum, N Engl J Med 2006;355:533.]" Esta é a forma sugerida para informar ao leitor de que há errata referente ao artigo citado.

Em latim, *erratum* é singular e significa erro, falta; no plural, *errata*.

▶ 16.13 Submissão múltipla

Na atualidade, exige-se a submissão do artigo a um periódico de cada vez. A exigência consta das normas de Vancouver (ver Tabela 16.1). O que esse procedimento pode acarretar em termos de retardo de publicação?

Obedecendo-se ao que solicitam os editores, ter artigo aceito para publicação pode significar longo processo. Como o procedimento de revisão por pares é usualmente demorado, pois o artigo somente é apresentado em outro periódico depois de recusado no primeiro a que foi endereçado, a *submissão sequencial* torna-se importante fator na demora de publicação. Ver ilustração de frequência dessa prática e as suas consequências em termos de retardo de publicação no exemplo anexo.

O retardo não deve ser imputado inteiramente aos procedimentos no periódico, pois os autores também são vagarosos em responder eventuais demandas editoriais e em preparar o artigo para submetê-lo a outro jornal. Entretanto, se o material fosse enviado simultaneamente a mais de um periódico, o tempo de publicação seria menor.[12] Quais as consequências de uma eventual adoção do procedimento de submissão múltipla? Toda mudança tem, em geral, aspectos positivos e negativos.

Provavelmente, como efeito benéfico da submissão múltipla, haveria competição por maior eficiência gerencial entre os editores de periódicos para diminuir o tempo de avaliação de artigos (ver 17.9, Prazos de publicação). Seria um movimento em direção a gestão mais eficiente. O encurtamento do tempo de publicação permitiria mais rápida disseminação de resultados para a comunidade científica e, consequentemente, benefícios potenciais para autores, editores, leitores, pacientes e para a população de maneira geral.

Como efeitos negativos decorrentes de maior afluxo de originais, haveria maior demanda nas secretarias dos periódicos e ocupação duplicada do tempo de revisores e editores. Como os bons revisores são relativamente raros, assunto do próximo capítulo, o problema da revisão por pares seria aumentado e de difícil solução. Com a estrutura e financiamentos atuais, a maioria dos periódicos científicos teria dificuldades em lidar com o incremento na demanda de originais, sem o benefício da exclusividade de sua publicação.

Exemplo 16.13 Frequência de reapresentação de artigos em que se usou o estudo randomizado[12]

Uma pesquisa foi realizada na *Web of Science*, com o termo *randomized controlled trial*, em artigos publicados em janeiro de 2004. Contatos foram tentados com os 95 autores correspondentes. Dos 40 que responderam, aproximadamente a metade (18 em 40) havia submetido o artigo em sequência a recusa em dois ou mais periódicos. Para esses, o tempo médio de publicação foi 20 meses, comparado à média de 12 meses dos que tiveram seus artigos aceitos no primeiro periódico submetido.

▶ 16.14 Pagamento para publicar

As editoras científicas recebem o artigo do autor sem nenhum ônus para elas, e entregam-no ao mercado consumidor em forma impressa ou eletrônica. O autor absorve os custos de preparação e entrega dos originais. Já os custos da editora são repassados de alguma maneira, pela comercialização do produto: venda de anúncios ou exemplar, subvenção, assinaturas. No âmbito internacional, muitas editoras são particulares e com forte participação no mercado. A expectativa do lucro, especialmente das editoras de países industrializados, fez surgir numerosas revistas científicas – ver, por exemplo, a página eletrônica da Editora Elsevier.[13]

A questão de custos de manutenção de periódicos permanece como situação delicada. Se o autor quiser publicar em certas revistas, em que os gastos de produção de um periódico sejam superiores à sua receita, é possível que venha a ser chamado para arcar com os respectivos custos. O desequilíbrio resultante entre despesa e receita tende a se refletir na qualidade do produto e a perda acumulada inviabiliza a sobrevivência da revista. As agências de fomento à ciência e à tecnologia que apoiam publicações dispõem de recursos limitados para editoração científica e, por problemas de fluxo de recursos, sua liberação é inconstante. Uma alternativa de sobrevivência, para os editores que se encontram nessa posição, consiste na adoção de política de cobrança por artigo ou página publicada. Recentemente, essa prática chegou ao Brasil. Os editores do *Brazilian Journal of Medical and Biological Research* anunciaram a possibilidade de adotar esse caminho para evitar insolvência. Um receio, ao adotar tal estratégia, é o impacto na captação de artigos. Alegam, no entanto, que essa é uma das poucas possíveis manobras para manter a revista em bom funcionamento. Portanto, ao escolher o periódico, o autor pode surpreender-se com eventuais custos relacionados ao manejo do artigo que submete para publicação.

Exemplos 16.14 Pagamento para publicar

Exemplo 1 *Public Library of Science*
A *Public Library of Science* (PLoS) é uma biblioteca pública de ciências, dos Estados Unidos, que adota o sistema de acesso livre. Edita vários periódicos científicos, dentre os quais, *PLoS Medicine*, de grande prestígio (ver 1.8, Periódicos de acesso livre, Exemplo 2). O modelo de financiamento da PLoS requer que seja efetuado pagamento dos custos de publicação por parte dos autores do artigo científico a ser divulgado em qualquer de seus periódicos.

Exemplo 2 Carta para o autor com alerta sobre pagamento para publicar artigo
"Dear Sir
Thank you for your recent submission to BioMedical OnLine. I would like to update you regarding your status with respect to the article processing charge that is normally due if a manuscript is accepted. You have agreed to pay an article processing charge of GBP 1,160/USD 1,890/EUR 1,320 if your manuscript is accepted. Since you are based in Brazil, you will be charged the price of GBP 1,160. Submissions from EU countries are subject to VAT at 17,5%. Payment will become due if your manuscript is accepted for publication by the editors. We allow payment by credit card or invoice. Invoice payments are subject to an administrative charge of £50.00. The article processing charge must be paid before the manuscript will be published. Kind regards,
BioMed Central Accounts Team"
Significado das abreviaturas. GPD: libra esterlina. USD: dólar americano. EUR: euro. EU: União Europeia. VAT (*Value added tax*): imposto de valor agregado; incide sobre mercadorias e serviços; as transações de exportação são usualmente isentas.

▶ 16.15 Sugestões

O autor deve ter em conta que seu objetivo é o artigo publicado. Seguir rigorosamente o que é solicitado nas instruções para autores. Essa é a regra número um a ser observada. A obediência às instruções para autores evidencia respeito aos editores. Artigos submetidos em desacordo com as normas são desconsiderados para publicação, há retardo na avaliação pelos pares ou são alvo da má vontade do editor. O lema para o autor adotar é *"artigo no formato requerido pelo periódico tem maior possibilidade de aceitação que outro, de igual qualidade científica, mas desprovido desse cuidado"*.

Escreva de acordo com o que determinam as boas normas gramaticais. Não proceda de maneira que desperte o antagonismo do editor. Essa é uma das maneiras de trazer o editor para o lado do autor.

Use as instruções mais recentes. Nem todas as instruções em periódicos científicos são idênticas, embora tenham substancial superposição de conteúdo.

Não envie texto incompleto. Preocupar-se com detalhes é um bom caminho para o sucesso. Confira se todos os itens solicitados nas instruções para autores estão contemplados. Para tanto, procurar saber se no periódico escolhido é adotado *checklist*. Em caso afirmativo, certificar-se de que o artigo está em conformidade com ele. Recomenda-se cumprir as instruções, mesmo se a razão para o cumprimento de algumas demandas não for entendida por quem submete o artigo. Por exemplo, o espaço duplo entre as linhas permite campo para a inclusão de sinais, marcas e outras anotações utilizadas na composição final do texto, na comunicação entre autor e editor, e deste com avaliadores e com encarregados da produção editorial e gráfica do material. Faça exatamente como solicitado em relação a espaçamento, tamanho das margens, tamanho da fonte e outras no gênero.

Use o mínimo de formatação no texto e em ilustrações, a menos que seja exigido o contrário. Na secretaria do periódico, o eventual excesso de formatação do autor terá de ser desfeito para prosseguimento da preparação do texto para publicação. O uso inapropriado de maiúsculas e os sinais de parágrafo, espaço, negrito, itálico, diferentes tamanhos e tipos de fonte estão entre os detalhes a serem evitados.

Se enviar o texto para uma revista brasileira, utilize papel formato A4. Para uma revista no exterior, dá-se preferência ao formato carta: 21,8 cm por 28,2 cm ou, em polegadas, 8 ½ por 11.

Identifique-se apenas na folha de rosto.

Visto haver limitações de tamanho no texto submetido à publicação, tenha em conta as instruções para autores sobre a matéria. Uma ideia da ordem de grandeza dos textos está disponível na Tabela 2.6. As instruções variam no tempo. Há modificações de abordagem, inclusão de novas seções e outras alterações. Alguns editores requerem que o número de palavras ou de caracteres seja informado. Nessa contagem, inclui-se somente o texto do artigo, sem resumo, ilustrações e referências bibliográficas. O resumo é contado em separado. Não ultrapasse os limites de tamanho de texto fixados nas instruções.

Certifique-se das preferências do editor. Tudo a ser enviado – texto, tabelas e figuras – em um só arquivo ou em arquivos separados? De que maneira? Em geral, tabelas e figuras são colocadas à parte, no fim do texto, não no meio, ou em outro arquivo. Cada ilustração é situada em página separada. Assegure-se se há instrução para o envio de ilustrações. Em caso positivo, siga-as como solicitado. Informe-se também, nas instruções para autores, sobre o número máximo permitido de ilustrações e restringir-se a esse limite. Para mais informações sobre o assunto, ver 19.27, Submissão de tabelas para publicação, e 20.25, Submissão de figuras para publicação.

Não submeta, simultaneamente, o mesmo artigo a dois ou mais periódicos.

Envie o material para a secretaria do periódico científico e guarde cópia de tudo que foi endereçado. A internet facilitou a comunicação e, imediatamente, o material chega ao destino. Nos periódicos bem organizados, o autor é avisado de que o material foi recebido. Simultaneamente, é fornecido um número de identificação, o qual deverá ser usado para comunicação com a secretaria do periódico.

Após o envio do material, espere pacientemente. O processo de avaliação do artigo costuma ser demorado. No máximo, pode-se certificar se o material chegou corretamente à redação da revista e torcer para que seja bem visto pelo editor, seja enviado a bons revisores, receba pareceres estimulantes, seja aceito para publicação pelo conselho editorial da revista e publicado, rapidamente, sem erros tipográficos e omissões, decorrentes do processo de editoração e impressão.

Caso o artigo seja aceito, preparar-se para revisá-lo, em acordo com as recomendações do editor. Raros serão aqueles publicados sem revisão de texto. Portanto, paciência. Não se submete um artigo para publicação se o autor não estiver motivado para seguir as recomendações dos revisores (ver 17.22, Como lidar com editores).

▶ 16.16 Comentário final

No capítulo, são abordados os requisitos habitualmente exigidos pelos editores de revistas científicas para a submissão de um artigo, com vistas à publicação. No próximo capítulo, descrevem-se os critérios rotineiramente empregados na avaliação de um artigo científico. Nele é visto como o texto, que deu tanto trabalho ao autor, será examinado por aqueles que decidem a sua publicação.

▶ 16.17 Referências

1. ICMJE. International Committee of Medical Journal Editors. Uniform requirements for manuscripts submitted to biomedical journals: writing and editing for biomedical publication. 2008 [acesso em 18 mai 2009]; Disponível em: http://www.icmje.org/.
2. Summers JB. Journalology and citation etiquette: firstedness might matter, but only if you're really first! J Am Acad Dermatol. 2003;48(2):309-10; author reply 10.
3. Mojon-Azzi SM, Jiang X, Wagner U, Mojon DS. Journals: redundant publications are bad news. Nature. 2003;421(6920):209.
4. Szklo M, Wilcox A. On the failure to disclose sibling manuscripts. Am J Epidemiol. 2003;157(4):281.
5. Parish L. Elaboração de trabalhos científicos. An Bras Dermatol. 1997;72(supl.1):11-2.
6. Bland EF, Jones TD. Rheumatic fever and rheumatic heart disease; a twenty year report on 1000 patients followed since childhood. Circulation. 1951;4(6):836-43. ID:B208.
7. Doll R, Peto R, Boreham J, Sutherland I. Mortality in relation to smoking: 50 years' observations on male British doctors. BMJ. 2004;328(7455):1519.
8. Harnad S. Ingelfinger over-ruled: the role of the web in the future of refereed medical journal publishing. The Lancet Perspectives. 2000; 256(December Supplement): s16. [acesso em 14 fev 2011]; Disponível em: http://cogprints.org/1703/1/harnad00.lancet.htm.
9. JAMA. Instructions for authors. Authorship responsibility, conflicts of interest and funding, and copyright transfer/publishing agreement. [acesso em 14 fev 2011]; Disponível em: http://jama.ama-assn.org/site/misc/auinst_crit.pdf.
10. Psicologia: Teoria e Pesquisa. Instruções aos autores. [acesso em 14 fev 2011]; Disponível em: http://www.scielo.br/revistas/ptp/pinstruc.htm.
11. Annals of Internal Medicine. Information for authors. [acesso em 10 fev 2011]; Disponível em: http://www.annals.org/site/shared/menu_authors.xhtml.
12. Torgerson DJ, Adamson J, Cockayne S, Dumville J, Petherick E. Submission to multiple journals: a method of reducing time to publication? BMJ. 2005;330(7486):305-7.
13. Elsevier Journals. [acesso em 14 fev 2011]; Disponível em: http://www.elsevier.com.

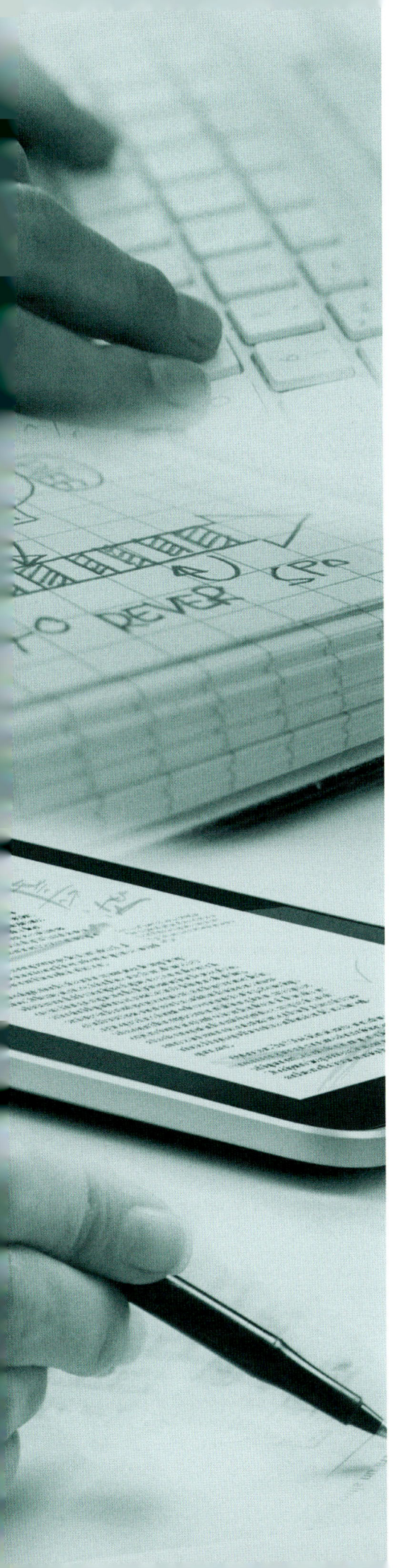

17

Avaliação de Artigo Científico

Para o homem de ciência, tão exato e preciso deve ser o raciocínio quanto exata e precisa a expressão falada e escrita em que ele se exterioriza.

Plácido Barbosa, Dicionário de Terminologia Médica Portuguesa, 1917.

Publica-se um artigo científico original para divulgar, em primeira mão, os resultados de uma pesquisa. Se o periódico for bem escolhido, o trabalho alcança a comunidade científica de forma adequada. Com o propósito de evitar que textos de qualidade inferior encontrem espaço na literatura científica, os artigos submetidos pelos pesquisadores são avaliados por especialistas antes da publicação. É conveniente que os autores estejam familiarizados com o processo editorial e os critérios nele utilizados, assunto do presente capítulo.

▶ 17.1 Fluxo dos artigos submetidos para publicação

O que acontece com o artigo depois que ele chega à secretaria do periódico? O material passa, inicialmente, por exame superficial. Se sobreviver à primeira triagem, será objeto de um segundo escrutínio, mais detalhado, realizado por especialistas não pertencentes ao corpo editorial do periódico (ver Tabela 17.1).

▶ A Avaliação inicial do artigo

O material recebido é inspecionado para averiguar se o texto se enquadra no perfil do periódico (ver exemplos). Na eventualidade de o material ser considerado inadequado ou de baixa prioridade, é logo recusado. Se julgado conveniente para o periódico, nessa inspeção inicial, procede-se a avaliação

Tabela 17.1 Fases na avaliação de um artigo científico submetido à publicação

---

Fase 1. Triagem inicial: a inspeção superficial do artigo.

Questões a serem respondidas:

O artigo é adequado para ser publicado na revista? Por exemplo, o conteúdo se coaduna com a missão do periódico?

Há problemas metodológicos evidentes? Por exemplo, o objetivo da investigação e o delineamento utilizado combinam?

O artigo está completo, em acordo com a lista de itens do que deve conter?

Decisão:

Rejeitado: informa-se a decisão ao autor.

Aprovado na triagem inicial: passa para a fase 2.

Fase 2. Avaliação do mérito e da oportunidade de publicação.

Etapas:

Revisão por pares.

Decisão do editor: aceitação ou rejeição, tendo por base a revisão por pares.

Comunicação da decisão ao autor, com as recomendações pertinentes.

O artigo corrigido pelo autor é devolvido ao editor.

Prepara-se o artigo para publicação. As provas tipográficas do artigo são aprovadas pelo autor.

---

superficial de sua qualidade. O texto pode ter imediata rejeição, caso identificado problema de expressão.

Na avaliação inicial também se confere se está completo, em acordo com um *checklist* do que deva conter. No caso de incompleto, pode ser recusado ou ficar arquivado, até que seja completado.

Exemplos 17.1A Artigos recusados na avaliação inicial

Exemplo 1 Tipos de artigos inadequados para publicação em periódicos clínicos gerais

Editores da *Revista da Associação Médica Brasileira, JAMA,* e assemelhados raramente aceitarão artigos com as seguintes características:

- Relatos de pesquisa básica (*in vitro* ou *in vivo*), de desenvolvimento de modelos matemáticos ou sobre temas muitos especializados
- Textos opinativos não encomendados pelo editor, exceto se contiverem comentários sobre investigação publicada em número anterior recente
- Dissertações e teses se o autor não adaptá-las para artigo científico
- Artigos que não revelem algo de novo, assim como textos muito semelhantes a outros já publicados pelo mesmo autor
- Relatos de estudos que utilizaram método pouco elaborado, dentre os quais, pesquisa sem grupo-controle e diretrizes baseadas em opinião de peritos em lugar de fundamentadas em rigorosas evidências científicas.

Exemplo 2 Carta de editor de periódico informando a recusa imediata do artigo

Dear ...,

Thank you for submitting your manuscript (título do artigo) to (nome do periódico), which has been read with interest during the initial editorial review. Unfortunately, we are unable to accept it for consideration for publication. However, please do not conclude that this is because any serious criticism has been raised. At the moment we are simply faced with a surplus of material for a limited amount of publication space. We have only a few pages at our disposal each month and the costs involved do not permit us to extend the length of the journal. For this reason we are compelled to make some strict publication decisions and are therefore returning your contribution to you. We regret not being able to give you a more favourable reply, and hope that you will understand our situation. We thank you for your interest in (nome do periódico).

Sincerely yours, (nome do editor)

Exemplo 3 Outra carta de editor de periódico informando a recusa imediata do artigo

Dear ...,

Thank you very much for giving us the opportunity to consider your paper. We receive many more papers than we can publish and I'm sorry to say that the Journal will not be able to use your manuscript. This decision was based on the editors' evaluation of the merits of your manuscript compared with those of the many others we receive. This evaluation includes consideration of the paper's interest to our readers, the originality and design of the study and the quality of the manuscript.

Since we can only accept one in ten of the papers submitted, it is inevitable that many valuable submissions must be declined simply for lack of space.

Thank you very much for submitting your paper to the [...].

▶ B Avaliação final do artigo

Os artigos que ultrapassam a primeira triagem passam à categoria de potenciais candidatos à publicação. São os enviados para parecer de especialistas: a *arbitragem por pares* ou *revisão por pares; peer review,* em inglês. Os árbitros – chamados de revisores, pareceristas, consultores ou examinadores; *peer reviewer* ou *referee,* em inglês – averiguam a qualidade do material que lhes chega às mãos. O propósito é subsidiar o editor na decisão sobre a conveniência da publicação do artigo.

Os revisores que opinam sobre o texto, em geral dois, são escolhidos pelo editor e sua equipe, mas há também a possibilidade de o autor ser solicitado para fornecer nomes de especialistas que possam funcionar como árbitros. O texto também poderá ser analisado por um estatístico, desde que haja indicação para isso.

Reunidos os pareceres, toma-se a decisão final, promovida pelo editor. A decisão é comunicada ao autor, acompanhada de cópia, transcrição ou síntese dos pareceres, na qual constam a decisão, as observações e as recomendações.

▶ A Taxa de rejeição de artigos em periódicos de prestígio

A proporção de artigos rejeitados nos periódicos científicos varia enormemente. Como era de se esperar, o percentual é alto nos periódicos de prestígio, da ordem de 90% ou mais.

Exemplos 17.1C Teor de rejeição de artigos em periódicos científicos de prestígio

Exemplo 1 *British Medical Journal*
Na redação da *Revista da Associação Médica Britânica* chegavam 7.500 artigos por ano, e 60% eram logo rejeitados sem serem enviados para a revisão por pares (dados para 2002). A taxa de aceitação após a revisão por pares era de 14% na década de 1990.[1]

Exemplo 2 *American Journal of Public Health*
Na *Revista Americana de Saúde Pública*, para dados referentes aos anos 1990, de cada 100 artigos recebidos, 40 eram logo rejeitados e 45 após a revisão por especialistas.[2]

▶ 17.2 Editor e estrutura de apoio

Os periódicos diferem no tamanho da estrutura de organização em que os editores se apoiam. Os periódicos internacionais mais importantes contam com equipe numerosa para fazer face ao constante fluxo de artigos, ao passo que os periódicos locais concentram as atividades em poucos indivíduos.

▶ A Editor

O editor é a figura central do periódico científico, o responsável por sua direção. Por vezes, é chamado de *editor geral, editor-chefe* ou *editor científico.* Seu papel é fazer o periódico continuar a ser publicado dentro dos prazos previstos e concorrer para que unicamente bons trabalhos nele apareçam, em acordo com os objetivos e a política estabelecidos. O editor zela para que os textos selecionados tenham qualidade e relevância, além de estarem atualizados e serem apropriados e

interessantes para o leitor. Para tal, promove um processo de avaliação dos originais que lhe são submetidos.

Todo o conteúdo do periódico é de responsabilidade do editor. Em decorrência, a ele é concedida independência na condução dos trabalhos. Foi mencionado que alguns editores fundamentam suas decisões mais no fator de impacto do que no interesse dos seus leitores (ver 14.8A, Seletividade da base de dados bibliográficos). Nas normas de Vancouver, ressalta-se que o editor deve basear suas decisões de seleção e avaliação do artigo na validade do trabalho e na sua importância para os leitores da revista, e não no sucesso comercial da mesma.[3]

▶ B Pessoal de apoio ao editor

A tarefa de avaliar os artigos submetidos para publicação pode ser compartilhada por diversos tipos de editores, dentre os quais:

- *Editor-assistente* – uma espécie de editor executivo ou editor técnico, encarregado do dia a dia do periódico
- *Editor associado* – responsável por área temática; por exemplo, em um periódico geral poderá existir um editor associado para cada uma das áreas, como clínica médica, clínica cirúrgica, pediatria, ginecologia e obstetrícia, saúde pública; eles fazem o papel descrito anteriormente para o editor, ficando subordinados a este, e seu campo de atuação é restrito ao acompanhamento de artigos sobre um tema ou grupo de temas afins
- *Outros editores* – podem participar na elaboração do periódico, dentre os quais, o editor de seção (por exemplo, resenha de livros) e o editor convidado (para um número do periódico dedicado a determinado tema ou artigo)

Os textos, para serem considerados adequados à publicação, passam por muitos crivos e avaliações, além da revisão por pares, quais sejam:

- *Revisão de redação*, de português ou idioma estrangeiro; os periódicos de grande porte contam com pessoal para adaptar o texto e as ilustrações ao estilo particular da publicação
- *Revisão estatística*, detalhada no próximo capítulo
- *Normalização*: o objetivo é padronizar as informações, dispor o artigo em acordo com as normas do periódico e com o estilo científico. Representa, na verdade, procedimento de controle da qualidade, pois o autor deve providenciar para que o texto chegue ao periódico em conformidade com as normas estabelecidas.

Programas informatizados estão disponíveis para auxiliar no acompanhamento do artigo. Também existem *escritórios especializados*, encarregados de todo o processo – desde o recebimento do artigo até a impressão e a distribuição do periódico. O editor supervisiona os trabalhos e toma parte ativa, principalmente, nas decisões.

▶ C Conselho editorial

Cada periódico dispõe de um conselho editorial, cuja função é determinar as diretrizes a serem seguidas, de que são exemplos os tipos de artigo a serem publicados e a ênfase que devem ter (ver Tabela 17.2).

Os periódicos que dispõem de estrutura editorial, competente e reconhecidamente idônea, e que utilizam processo ade-

Tabela 17.2 Definições selecionadas sobre editoria entre as adotadas pela Associação Brasileira de Normas Técnicas (ABNT)

Conselho editorial: grupo de pessoas encarregadas de elaborar as diretrizes, estabelecer o perfil político, filosófico e editorial de uma casa publicadora.

Comissão editorial, técnica ou científica: grupo de pessoas responsáveis pela seleção de textos a serem publicados, que se enquadrem na política estabelecida pelo conselho editorial.

Editor: responsável pela direção da publicação.

Editora: casa publicadora, pessoa(s) ou instituição(ões) responsável(eis) pela produção editorial de uma publicação.*

Fonte: adaptada da Associação Brasileira de Normas Técnicas. NBR 6021. 2003.[4]
*Editora: *Publisher*, em inglês.

quado de arbitragem por pares estão indicando à comunidade científica que os artigos neles publicados preenchem padrões de mérito científico. Não significa que sejam todos artigos de qualidade, uma vez que pode haver erros, omissões e interesses velados não detectados nesta avaliação.

► 17.3 Revisão por pares

O procedimento de julgar o mérito científico dos artigos submetidos à publicação, por especialistas, é chamado revisão ou arbitragem por pares.[5-11] O intuito é, por meio da análise criteriosa do texto, recusar artigos inadequados e melhorar os selecionados para publicação (ver Tabela 17.3). Por esse procedimento, verifica-se se o tema é relevante, original, e se o texto fornece informações, argumentos e interpretação que constituam apoio suficiente para as conclusões. Enfim, se a pesquisa e o relato são de boa qualidade. A revisão por pares também é momento para conferir se as contribuições estão em acordo com preceitos éticos e se há transgressões às normas, em suas diversas formas, como plágio e publicação duplicada.

► A Histórico

Na autorização do Conselho da *Royal Society*, de Londres, em 1665, para o funcionamento do *Philosophical Transactions*,

Tabela 17.3 Por que existe revisão por pares?

Auxiliar os editores de periódicos científicos no controle de qualidade – afastar artigos provenientes de investigações mal concebidas, mal executadas, mal analisadas, mal interpretadas, mal relatadas; concorrer para a seleção dos melhores artigos e aperfeiçoá-los para publicação em termos de clareza, completude, validade, utilidade e legibilidade.

Proteger o leitor – evitar que se perca tempo na leitura de artigos ruins.

Proteger o paciente – evitar efeitos prejudiciais da aplicação dos resultados da má pesquisa.

Fonte: adaptada de Goldbeck-Wood 1998.[1]

um dos dois primeiros periódicos científicos, determinava-se que eles fossem impressos na primeira segunda-feira de cada mês, caso houvesse matéria suficiente para isso, e que o texto fosse aprovado pelo Conselho, sendo antes revisto por alguns de seus membros.[10] O propósito era divulgar ideias e trabalhos importantes. Em 1731, a *Royal Society* de Edimburgo, na Escócia, publicou uma primeira coleção de artigos revisados por especialistas de fora da instituição.[11] A identidade do revisor não era informada ao autor, apenas o conteúdo da revisão. Somente a partir de meados do século 20 que o procedimento foi extensivamente adotado.[9] Até então, havia mais espaço na revista do que artigos para publicar. Com a especialização dos campos do saber e o número crescente de cientistas, a competição para publicar cresceu e a seleção de artigos passou a ser necessária. A revisão por pares tornou-se importante componente da rotina de um periódico científico.

► B Significado de revisão por pares

Entende-se hoje por *revisão por pares* a efetuada por especialistas que não fazem parte do corpo editorial do periódico com o propósito de avaliar originalidade, significado e qualidade dos relatos. A posição do Grupo de Vancouver sobre a matéria consta da Tabela 17.4.

O sistema de revisão por pares é empregado em muitas situações, caso da avaliação ou certificação de instituições, programas, protocolos de pesquisa e resumos enviados para congressos. Na ocasião, um ou mais peritos são solicitados para emitir parecer sobre o mérito e outras características do que se avalia.

O primeiro item da mencionada Tabela 17.4 indica que "*a avaliação imparcial, independente e crítica é uma parte intrínseca de todo trabalho acadêmico*". A percepção dos cientistas sobre a importância da revisão por pares dificulta a aceitação de certos textos disponíveis na internet como trabalho acadêmico ou produção científica. Falta neles a avaliação por pares.

Tabela 17.4 As normas de Vancouver sobre revisão por pares

A avaliação imparcial, independente e crítica é uma parte intrínseca de todo trabalho acadêmico, incluindo o processo científico.

A revisão de especialistas é a avaliação crítica dos originais submetidos à revista por profissionais que não fazem parte de seu corpo editorial. Essa revisão, portanto, pode ser vista como uma extensão importante do processo científico.

Embora seu valor efetivo tenha sido pouco estudado e esteja sendo amplamente debatido, a revisão de especialistas ajuda os editores a decidir quais originais são adequados para suas revistas e ajuda os autores e os editores em sua busca por melhorar a qualidade dos relatos.

Uma revista revisada por especialistas é aquela que submete a maioria dos artigos de pesquisa que publica à revisão por especialistas externos. O número e o tipo de originais enviados para revisão, o número de revisores, os procedimentos de revisão e o uso que é feito das opiniões dos revisores podem variar.

Em nome da transparência, cada revista deve divulgar publicamente suas políticas nas instruções para autores.

Fonte: Vancouver 2008: seção II.C.[3]

▶ 17.4 Revisor

O revisor é um especialista que despende seu tempo para ler o texto, julgá-lo e emitir parecer, indicando pontos que mereçam revisão. Os editores de cada periódico dispõem de dezenas, centenas e mesmo milhares de nomes de revisores em seus arquivos. O banco de dados da Revista da Associação Médica Britânica (*British Medical Journal)* contava com mais de quatro mil revisores em 1999.[1]

O trabalho do revisor, assim como o do conselho editorial, não é remunerado, exceto em alguns poucos periódicos científicos de grande envergadura. Na *Revista da Associação Médica Britânica* se pagava 25 libras (cerca de 40 dólares), por revisão.[1] Uma forma usual de agradecimento, é fazer constar o nome dos revisores nos periódicos, nos respectivos anos em que prestaram colaboração. Um benefício possível, embora raro, é o revisor ser convidado para escrever o editorial que acompanhará o artigo em que foi responsável pelo parecer. Os especialistas que aceitam revisar um artigo o fazem como dever para com a comunidade científica da qual fazem parte, em ato de altruísmo, a que se sentem moralmente obrigados. A revisão por pares é considerada um trabalho fundamental e insubstituível para se chegar ao objetivo de publicar artigos de qualidade.

▶ A Características do bom revisor

O bom revisor deve, em primeiro lugar, estar disposto a colaborar na avaliação e na melhoria do texto que lhe é apresentado. Em termos ideais, precisa ser competente na área de que trata o artigo e em metodologia científica. É conveniente que disponha de base sólida de conhecimentos sobre delineamento de pesquisas e análise de dados. Também deve estar familiarizado com avaliação do efeito do acaso e identificação de vieses. O trabalho do revisor é assinalar eventuais falhas e sugerir formas de aperfeiçoar o texto. Se possível, fornecer comprovações para as afirmações que faz. O bom revisor é pontual e cortês. Exerce papel de educador, quando a situação assim o requerer, emitindo comentários construtivos e sugestões para melhorar a apresentação do artigo.

A experiência das pessoas com o processo de revisão crítica de textos científicos provém, raramente, de ensinamentos obtidos em cursos formais sobre o assunto. Em investigação sobre o tema, chegou-se à conclusão de que o bom revisor é treinado em epidemiologia e estatística, e emprega aproximadamente três horas na revisão de cada texto.[12] Uma possibilidade de inteirar-se dos princípios da análise crítica de textos é frequentar clubes de revista, em que artigos são apresentados e debatidos em grupo. Nessa oportunidade, procuram-se os pontos vulneráveis do texto, criticando-o seção por seção, de modo que se formem ideias sobre limitações e qualidades. O presente livro contém substancial quantidade de informação para auxiliar os frequentadores de clubes de revista e os pareceristas.

▶ B Características do mau revisor

O revisor que deixa a desejar é o que não responde prontamente às demandas ou formula parecer em termos pejorativos. Também, aqueles que apenas anotam suas observações em termos telegráficos, sem mais explicações: "*Está bom*". "*Pode publicar, eu conheço os autores, eles são muito bons*". "*Está ruim, quem escreveu não entende nada de metodologia científica*". Ou então, as anotações se resumem a pontos de interrogação nas margens do texto, sem assinalar quais as falhas detectadas e as recomendações correspondentes. Pareceres desse quilate são pouco úteis para o autor do artigo e para o editor do periódico, pois não fornecem subsídios que auxiliem a comunicação entre eles e a melhoria do texto. Um procedimento, também indesejável, é a erudição excessiva. Mais adiante separaremos os revisores em categorias, o que traz mais informações sobre o assunto (ver 17.21, Tipos de revisor).

▶ C Erros dos revisores

Os erros na revisão por pares podem ser voluntários ou não. Entre os *erros voluntários* estão a fraude e o viés. A fraude se materializa de muitas maneiras, desde a simples demora no parecer a outros expedientes, com intuito de uso indevido da ideia original, em geral em proveito próprio, retardamento da publicação e outras no gênero. O viés pode se externar em crítica agressiva por diversos motivos, dentre os quais, discordância com as ideias do autor, mesmo no campo não científico.

Os *erros involuntários* estão ligados à eventual incompetência dos revisores na formulação de bons pareceres, por deficiência em método científico ou sobre o tema do artigo (ver exemplos). Como é difícil encontrar, na mesma pessoa, proficiência em metodologia científica e no tema do artigo, os editores enviam o texto para mais de um parecerista, na esperança de que os julgamentos se completem e os erros sejam minimizados. O editor tem o importante papel de moderador, especialmente na presença de contradição entre as opiniões dos revisores, e não um simples repassador de pareceres para o autor.

As modificações recomendadas pelos revisores devem respeitar o estilo do autor. Sua descaracterização desnecessária pode transformar um texto atraente em outro sisudo, embora com o mesmo teor, por eliminação de recursos retóricos próprios do autor. Configura erro do revisor substituir ou acrescentar nomes, expressões, frases, textos, conceitos e proposições por motivo de gostar ou não gostar. Embora sugestões sejam úteis e possam ter o acolhimento do autor, o trabalho nuclear de revisão consiste em apontar erros e, se possível, indicar caminhos para o autor.

Exemplos 17.4 Apreciação sobre a qualidade do revisor

Eis algumas afirmações emitidas por alunos em cursos de metodologia científica ministrados pelo autor do presente livro:

- "*Quanto mais competente uma pessoa, menos condescendente será na avaliação*." E o vice-versa: "*Quanto mais incompetente, mais condescendente na avaliação*."
- "*Quanto mais envolvido no estudo dos erros em lidar com dados e relatos de investigação, mais rigoroso se torna o pesquisador na sua própria investigação e na avaliação de trabalhos alheios*."

▶ 17.5 Roteiro para a revisão

Em última análise, o processo de revisão de um artigo científico consiste em examinar se o texto está em condições de ser publicado pela análise do conteúdo e da forma de apresentação.[1,13,14] Entre os aspectos principais dessa avaliação estão:

- *Apresentação*: o artigo está adequadamente apresentado? Trata-se da melhor forma de divulgar os resultados da investigação?

- *Relevância*: o artigo cobre tema importante para os leitores do periódico? O periódico escolhido é o local certo para publicá-lo?
- *Originalidade*: trata-se de assunto pouco pesquisado? O artigo acrescenta algo ao conhecimento existente?
- *Validade*: o trabalho está em acordo com os princípios, usualmente aceitos, de metodologia científica? O autor é cuidadoso na parte metodológica? Seu material é de boa qualidade? A evidência e a interpretação apresentadas são suficientemente sólidas para publicação?
- *Legibilidade*: o texto é legível, claro, flui bem?

Um roteiro para a avaliação da qualidade de artigos originais é apresentado na Tabela 17.5. O seu conteúdo inicial faz parte da maioria das instruções aos revisores de revistas médicas. Na parte B, há a sugestão de utilizar as numerosas diretrizes publicadas sobre avaliação de artigos. Um bom revisor tende a usar diretrizes para substanciar seu parecer. Logo, o escritor de artigo científico deve fazer o mesmo ao preparar o seu texto.

Os princípios em que se fundamentam a avaliação da qualidade são detalhados ao longo do presente livro, em especial, do Capítulo 4 em diante. A atenção aos aspectos metodológicos, pelo autor do artigo, tende a resultar em bom texto e, pelo revisor, em bom parecer. No intuito de fornecer um roteiro prático para proceder-se a revisão de um artigo, ou de orientar o autor sobre como o processo é realizado, o cerne da revisão é desdobrado em etapas.[13]

Tabela 17.5 Roteiro para avaliar a qualidade de artigos científicos

A. Pontos centrais
O tema é relevante, original e há um objetivo claro?
O delineamento é apropriado para investigar o tema e alcançar o objetivo proposto?
As técnicas foram apropriadamente descritas?
Há vieses de suficiente monta que possam comprometer a credibilidade dos resultados?
A análise dos dados é apropriada?
A interpretação é adequada? Os pontos centrais de uma discussão, inclusive limitações metodológicas, estão contemplados?
A conclusão está suficientemente embasada nos resultados, na sua correta interpretação e em relação com o objetivo da pesquisa?
Há sugestões para futuras pesquisas?
As informações estão devidamente apresentadas no artigo, nos locais em que deviam estar?
A redação permite entendimento claro do enunciado e está de acordo com as boas normas de linguagem?

B. Detalhamento metodológico
O revisor tem a sua disposição *checklists* em numerosas diretrizes acessíveis pela internet, caso do Consort (ver relação de diretrizes nas seções 4.9 e 22.9).

▶ 17.6 Procedimento na revisão por pares

Ao receber o trabalho, o revisor decide se aceita a responsabilidade de emitir parecer. Verificará:

- Se está capacitado para fazê-lo

- Se dispõe de tempo e condições suficientes para emitir parecer dentro do prazo estipulado
- Se pode rever o trabalho com isenção.

Julgando-se impossibilitado de aceitar a responsabilidade pela revisão, tendo em conta os pontos mencionados, o mais correto consiste em declinar imediatamente o convite.

Em caso de decidir participar na revisão do texto, a melhor maneira de atuar será pela inspeção geral do artigo, procurando inteirar-se do conteúdo, conferindo especial atenção ao título, ao resumo, ao objetivo, às ilustrações e às conclusões. Dessa forma, muitos detalhes são logo apreendidos. Dois deles sobressaem dentre os demais: as características da investigação e os aspectos negativos.

▶ A Características da investigação

De início, busca-se o objetivo, ou seja, a questão ou a hipótese norteadora da investigação. Também, o tipo de delineamento empregado e se ele é adequado para responder a questão formulada. Outro ponto de inspeção refere-se ao enquadramento do artigo, se original, revisão ou outro tipo (ver exemplos). O revisor, que encontra rápida resposta a esses questionamentos preliminares, terá formado uma ideia global sobre o texto e a importância de sua publicação.

Exemplos 17.6A Avaliação inicial das características da investigação

Exemplo 1 Artigo sobre etiologia
O revisor fica predisposto favoravelmente em relação ao artigo sobre fatores de risco de doença de origem pouco conhecida, como a artrite reumatoide, o linfoma ou a doença de Parkinson, se o autor emprega delineamento apropriado, do tipo coorte ou caso-controle.

Exemplo 2 Artigo sobre terapêutica
Da mesma maneira que o exemplo anterior, o revisor fica predisposto favoravelmente em relação ao artigo se o autor aborda tema controvertido, como o teste da eficácia de um medicamento para a cura da doença de Chagas, utilizando método apropriado de investigação, em especial, o ensaio clínico randomizado.

Em avaliação de artigo sobre eficácia de medicamento, o revisor verifica se o autor refere-se, adequadamente, às técnicas habitualmente associadas a um bom estudo desse tipo, dentre as quais: os critérios de inclusão e exclusão de pacientes, a randomização na formação dos grupos, a avaliação duplo-cega, a menção a parâmetros para a determinação do tamanho da amostra, a duração do tempo de seguimento dos participantes, as perdas de acompanhamento, a análise por intenção de tratar e os desfechos primário e secundário. O guia CONSORT foi composto para orientar o relato de estudo randomizado e aborda as principais técnicas empregadas na realização desse tipo de estudo (ver Tabela 4.6).

▶ B Aspectos negativos do artigo

Se o revisor não consegue identificar o propósito da investigação, o delineamento utilizado e a categoria em que deva enquadrá-la, fica com má vontade e propenso a recomendar rejeição. Aspectos negativos detectados tendem a produzir impressão ruim e duradoura, predispondo o revisor negativamente em relação ao artigo (ver exemplos). Estão, nesse caso, ilustrações incompreensíveis, fotografias borradas, tabelas de difícil entendimento ou cujos totais não somam corretamente, textos muito longos, figuras dispensáveis, erros de gramática e de redação, falta de coerência na apresentação das informações, despadronização das seções, textos longos e má organização da lista de referências bibliográficas. O Capítulo 23 contém outros detalhes sobre esse assunto.

O revisor verifica se há coerência no relato. Concentra seu foco no objetivo assinalado e pesquisa detalhes nas seções de método, resultados e discussão. Ao encontrar problemas que julga sérios – por exemplo, objetivo e conclusão não combinam – tende a abandonar a leitura e a formular parecer negativo sucinto. Entretanto, se não encontra nada de desabonador, prossegue no exame do texto e nem sempre o lê na sequência em que o artigo é apresentado. Tende a fixar-se nos trechos assinalados durante a leitura preliminar, se essa marcação tiver sido feita, ou onde provavelmente encontrará resposta aos seus questionamentos. Nos artigos que sobrevivem o crivo inicial, o revisor fará a leitura do começo ao fim do artigo, se considerar que isso vale a pena. A Tabela 17.6 contém roteiro para proceder à revisão desse tipo. Procura-se constatar se cada seção do artigo está devidamente apresentada e equilibrada, se há ligação coerente entre as partes e se foram usadas as técnicas habitualmente associadas a uma boa pesquisa científica.

Exemplos 17.6B Aspectos negativos da investigação

Exemplo 1 Artigo sobre etiologia

O revisor fica mal impressionado se para elucidação de fatores de risco é utilizado um delineamento sem grupo-controle e a amostra compõe-se de pequeno número de participantes.

Exemplo 2 Artigo sobre terapêutica

Da mesma maneira que o exemplo anterior, o revisor fica predisposto negativamente em relação ao artigo se o teste de eficácia de um medicamento basear-se em investigação sem grupo-controle, ausência de aferição duplo-cega e pequeno tamanho de amostra.

▶ C Parecer do revisor

Em muitos periódicos científicos, utiliza-se um único roteiro de parecer, que é distribuído para uniformizar as avaliações e evitar o esquecimento de tópicos relevantes. Na

Tabela 17.6 Passos do revisor na avaliação de artigos científicos

Familiarizar-se com o texto por leitura inicial panorâmica.
Identificar o principal objetivo ou a hipótese do autor.
Identificar o tipo de artigo.
Ler o texto e relê-lo tão frequentemente quanto necessário.
Verificar se o objetivo principal foi alcançado ou a hipótese comprovada.
Determinar se as informações foram fornecidas de maneira adequada.
Decidir se recomenda aceitação ou rejeição do artigo.
Especificar como o trabalho aceito pode ser ainda melhorado.

Fonte: adaptada de Salasche 1997.[13]

ausência de guia para parecer, fica a cargo do revisor o roteiro e os critérios de avaliação. Diversos aspectos dele constarão, dentre os quais, qualidade da apresentação, relevância, originalidade e validade científica. Outros tópicos que podem fazer parte do parecer são a aplicabilidade dos resultados, a adequação para publicação e a conveniência de avaliação adicional por estatístico.

Os comentários são redigidos de tal modo que, ao lado dos comentários, se possível, sejam apresentadas soluções. É de boa prática iniciar-se o parecer por um resumo. Esse poupa trabalho ao editor de ter de ir e voltar ao resumo do artigo. Segue-se apreciação geral do trabalho e seu potencial em ser melhorado. Os temas mencionados no início da seção 17.5 ou na Tabela 17.5 servem de orientação. São trazidos à baila os aspectos mais importantes, seguidos dos problemas menos graves. Esses pontos podem ser completados por relação das correções que necessitam ser feitas. Se todos os comentários forem numerados, facilita-se a comunicação entre o revisor, o editor e o autor.

▶ 17.7 Decisão sobre publicação

A decisão final, sobre publicar ou não, é fácil quando o artigo é excelente ou, no extremo oposto, de péssima qualidade. A maioria, porém, situa-se em posição intermediária, na qual a aceitação ou a rejeição são decididas em razão do que ainda necessita ser feito e da disponibilidade de espaço no periódico para aquele tipo de artigo.

▶ A Julgamento de valor sobre um texto

Como são numerosos os aspectos a serem verificados, o julgamento final terá caráter fortemente subjetivo. Essa é uma das razões para as variações encontradas entre examinadores, quando opinam sobre o mesmo texto.

Certos aspectos do artigo terão mais importância do que outros, a depender do tema, dos objetivos, do tipo de delineamento, do momento e de outros aspectos. No cômputo geral, mesmo que não haja ponderação explícita das características do trabalho, tendo por base um *checklist*, o examinador, implicitamente, adota algum critério para chegar à sua decisão.

▶ B Categorias de decisão

Embasado no que captou na inspeção do artigo, o revisor relaciona as críticas e opina quanto à aceitação ou rejeição do artigo. No caso em que dois revisores, ao avaliar um mesmo texto, discordam entre si, se fazem necessárias opiniões adicionais. De qualquer modo, a decisão final é do editor e do conselho editorial, com base nas críticas e sugestões fornecidas pelo revisor. Na Tabela 17.7 são apresentadas possíveis decisões, acompanhadas das respectivas explicações.

Os artigos científicos que recebem parecer favorável são enviados para a apreciação do estatístico, caso haja necessidade desse tipo de avaliação. No próximo capítulo, comenta-se a contribuição do estatístico ao processo de revisão.

A decisão e sugestões do editor são comunicadas ao autor. Esse leva tempo trabalhando na pesquisa e na redação do texto correspondente, de modo que merece a máxima consideração. Em geral, o editor reflete esse apreço na carta em que comunica a decisão.

Tabela 17.7 Classificação do artigo após a revisão por pares

Aceitação, com alterações mínimas; às vezes, o próprio editor providencia os pequenos ajustes.

Aceitação, sujeita a alterações por parte dos autores; editor e autores se comunicam para promover a inclusão das recomendações e esclarecer pontos controvertidos.

Rejeição: são os trabalhos julgados inaceitáveis para publicação, o que acontece, por exemplo, quando há expressivos questionamentos quanto à validade do estudo. As razões da não aceitação são informadas ao autor, a critério do editor.

► C Aceitação do artigo para publicação

O autor avalia detidamente as sugestões do editor e incorpora as correções. Ao terminar a incorporação, retorna o texto refeito à secretaria do periódico. Dentro de algum tempo, as provas tipográficas de pré-impressão do artigo serão remetidas ao autor para revisão e aprovação. Cabe, então, proceder apenas à correção de erros tipográficos, e não reescrever o texto.

► D Rejeição do artigo para publicação

Ao tomar conhecimento da rejeição, o autor decide o caminho a seguir. A maioria incorpora ao texto as sugestões pertinentes, se houver, e submete o novo texto para apreciação em outro periódico científico. O processo pode continuar até haver aceitação em algum periódico.

Diante da notificação da recusa para publicação, o importante é o autor não desanimar. Lembrar-se de que revisores e editores são seres humanos e, como tais, sujeitos a erros. Muita gente competente passou pela mesma provação. Praticamente todos os escritores científicos tiveram o desprazer de enfrentar uma ou mais ocasiões de rejeição de seus originais submetidos para publicação. Exemplos clássicos podem ser trazidos para ilustrar a matéria.

Exemplos 17.7 Trabalhos de pessoas ilustres recusados para publicação

Exemplo 1 Edward Jenner, 1749-1823
Esse médico inglês observou que as ordenhadeiras de vacas que tinham tido *cowpox* (*vaccinia*) jamais eram acometidas pela varíola. Inoculou *cowpox* em voluntários que ficaram imunes à varíola, mesmo após o material infectado ter sido propositadamente injetado. Os resultados de sua pesquisa foram publicados com o título *An inquiry into the cause and effects of the variolae vaccinae*, em Londres, pelo próprio autor, no ano de 1798. Antes, tinha sido rejeitado pela *Royal Society of Medicine*. Jenner, hoje, é considerado o pai da imunologia.[15]

Exemplo 2 Marcel Proust, 1871-1922
Os originais da obra *Em busca do tempo perdido*, deste escritor francês, foram recusados por recomendação de André Gide, 1869-1951, outro grande autor francês, fundador da Editora Gallimard e da revista *Nouvelle Revue Française*. Conta a história que Gide conhecia Proust e não o considerava capaz de escrever grandes obras. Proust suspeitou, pela forma como os originais estavam no momento da devolução, que na editora não leram os manuscritos que enviara.

► 17.8 Razões para rejeição

Razões frequentes de rejeição de artigo científico estão assinaladas na Tabela 17.8. A recusa não implica necessariamente em conceito desfavorável ao trabalho, como baixa relevância ou qualidade inferior. Ela pode estar relacionada, nos periódicos de maior prestígio, ao descompasso entre o grande número de originais para avaliação e o espaço em divulgá-los. Pode também decorrer de o artigo ter sido enviado a periódico inadequado, que habitualmente não publica textos de natureza idêntica ao que foi endereçado.

► 17.9 Prazos de publicação

O autor, quando submete artigo a periódico científico, amiúde tem a impressão de que muito tempo é gasto até a publicação. Alguns editores publicam as datas de recebimento e aceitação na versão final. Dessa maneira, tem-se noção do tempo decorrido na análise e preparação do artigo para publicação.

Na era da comunicação eletrônica, o autor espera que seja curto o tempo entre a submissão e a publicação (ver exemplos). O sistema informatizado para submissão e avaliação dos artigos permite encurtar substancialmente os prazos para publicação. Algumas razões para explicar o retardo na publicação estão listadas na Tabela 17.9.

Tabela 17.8 Razões para a rejeição de artigos científicos submetidos à publicação

O tópico não é relevante.

O trabalho nada apresenta de novo; os resultados são os esperados, já reiteradamente mostrados.

O assunto é de interesse local, não generalizável.

Não há descrição clara dos objetivos.

O autor não aprova ou rejeita sua hipótese.

As alegações não têm base nos dados apresentados.

O delineamento é imperfeito, irremediavelmente viesado.

A amostra é viesada ou de pequeno tamanho.

O estudo tem grande quantidade de perdas ou baixa proporção de respostas.

O instrumento de coleta de dados é inadequado.

As técnicas estatísticas são incompletas ou impróprias; os números (de pacientes, de perdas) não fazem sentido.

A interpretação dos resultados extrapola o que seria plausível.

As ilustrações são inaceitáveis para publicação.

O autor revela apenas dados de base ou resultados preliminares.

O texto é difícil de acompanhar; mal escrito, desconforme às boas normas gramaticais e de redação técnica.

As referências bibliográficas são desatualizadas ou insuficientes.

Fontes: adaptada de Salasche 1997;[13] Northridge & Susser 1994;[16] Bordage 2001.[17]

Tabela 17.9 Razões para a demora na publicação de artigo científico

Grande quantidade de artigos submetidos à publicação.

Artigos em desacordo com as normas.

Bibliografia fora do padrão estabelecido ou com deficiência de informações.

Tabelas e figuras com valores incorretos.

Ilustrações sem legendas.

Fotografias de histologia sem menção de aumento ou coloração.

Falta de cumprimento de prazos por pareceristas.

Dificuldades técnicas e de funcionamento da própria editora.

Laudos imperfeitos de pareceristas, obrigando à solicitação de novos pareceres.

Atraso do autor na preparação da nova versão, na qual constam as alterações sugeridas pelo parecerista.

Fonte: adaptada de Ramos-e-Silva 1997.[18]

Exemplos 17.9 Prazos entre submissão e decisão sobre o destino dos artigos submetidos para publicação[19]

Exemplo 1 *American Journal of Public Health*

Na *Revista Americana de Saúde Pública*, os prazos médios são de 2,6 meses entre a submissão e a primeira resposta ao autor; de 4,5 meses entre submissão e aceitação (ou rejeição); e de 8,7 meses entre submissão e publicação.

Exemplo 2 *International Journal of Epidemiology*

Na *Revista Internacional de Epidemiologia*, a primeira decisão leva, em média, 18 dias; e a decisão final, após a revisão por pares, 68 dias.

Exemplo 3 *Revista de Saúde Pública, de São Paulo*

Nesse periódico, leva-se, em média, 9 meses para aprovar o artigo e 13,7 meses para publicá-lo. Os seus editores apontam, como forma de compensar os prazos ainda extensos, a adoção da iniciativa *ahead of print*. Por essa forma de divulgação, tão logo o artigo esteja pronto para publicação, ele é colocado *online* em PDF. Isso significa que o texto estará disponível em meio eletrônico algumas semanas ou meses antes do aparecimento da edição impressa.

▶ 17.10 Distorções na avaliação do artigo

A revisão por pares tem despertado enorme interesse da comunidade científica da área biomédica.[20] Isso pode ser constatado pela inspeção dos trabalhos apresentados nos congressos internacionais realizados a cada quatro anos, iniciados em 1989.[21,22] Dentre os temas de pesquisa estão vieses no planejamento, execução, relato e avaliação de pesquisas.

Viés significa erro sistemático, distorção. A presença de viés em pesquisa diminui a sua validade científica – leia-se credibilidade. Esse assunto foi abordado em diversas passagens do presente livro e é extensivamente descrito em textos de epidemiologia e estatística. Analisaremos, a seguir, outro

grupo de viés, mais sutil, que influencia também a aceitação ou rejeição dos textos submetidos à publicação. Nesse grupo, estão:

- Preconceito editorial (seção 17.11)
- Viés de publicação (seção 17.12 e 17.13)
- Conflito de interesses (seção 17.14 a 17.17)
- Nas normas de Vancouver, há recomendações sobre esses e outros temas abordados no presente capítulo (ver Tabela 17.10).

▶ 17.11 Preconceito editorial

As avaliações dos artigos diferem, marcadamente, quanto ao teor de subjetividade. Há pré-julgamentos que podem favorecer ou prejudicar, influenciando o conceito final. Acontece, por exemplo, quando o avaliador tem posição favorável sobre a qualidade do artigo, antes de lê-lo, apenas pelas evidências que reúne à inspeção superficial do texto, tais como o idioma em que está escrito, o local de realização da pesquisa e as características dos autores. Esse comportamento pode ter como consequências conceder crédito antecipado a certos grupos, como aqueles mais produtivos em termos científicos, e ser desfavorável a outros, de autores de regiões e locais menos tradicionais em pesquisas científicas. É o que tem sido relatado sobre a conduta de editores e revisores de periódicos, ditos internacionais, em relação a autores de nações periféricas.[23,24] Há um inerente preconceito na mente de alguns revisores com respeito a artigos de autores de países em desenvolvimento. Algo assim:[23]

- *"Uma boa pesquisa não pode ter vindo de país em desenvolvimento."*
- *"Ciência é luxo, supérfluo para nações pobres."*
- *"Os países pobres deviam ter outras prioridades, e não a de se envolverem em pesquisas."*

Tabela 17.10 Temas das normas de Vancouver transcritos no presente capítulo

Temas	Seção	Tabela
Revisão por pares	17.3	17.4
Publicação de estudos negativos	17.12	17.11
Obrigação de registro de ensaios clínicos	17.13	17.12
Conflito de interesses	17.14	17.13
Potenciais conflitos de interesses relacionados aos compromissos do autor	17.15	17.14
Potenciais conflitos de interesses relacionados a apoio ao projeto	17.16	17.15
Potenciais conflitos de interesses relacionados aos compromissos dos editores, do corpo editorial da revista e dos revisores	17.17	17.16
Privacidade e sigilo de autores e revisores	17.18	17.18

As taxas de rejeição de artigos submetidos à publicação em periódicos científicos de grande impacto são da ordem de 90% ou superiores. Ocorre que a rejeição não é uniformemente distribuída: ver o Exemplo 1 desta seção. É possível que o baixo índice de aceitação de trabalhos de autores de países menos desenvolvidos seja reflexo da qualidade inferior, tanto científica como de redação do texto em inglês. No entanto, o preconceito pode também ter seu papel, como ilustrado no Exemplo 2, sobre o local de trabalho influenciando decisões.

O mesmo tipo de preconceito apontado entre países também pode ocorrer no interior de um país: de uma determinada região do Brasil, em face de trabalhos provenientes de outras regiões, dos investigadores da capital em relação aos do interior, de uma instituição maior para uma menor, de entidades públicas em relação às privadas e assim por diante.

Exemplos 17.11 Suspeita de preconceito editorial

Exemplo 1 Rejeição de artigos de autores de países em desenvolvimento em periódicos científicos de prestígio[23]

Em meados da década de 1990, somente 1,4% dos artigos de países em vias de desenvolvimento eram aceitos pela revista *Science,* aproximadamente a mesma proporção do *New England Journal of Medicine.* Para termos de comparação, a proporção de aceitação situava-se, na mesma época, em 21% dos artigos submetidos por autores dos Estados Unidos no periódico *Science.*

Exemplo 2 Agruras de um pesquisador latino-americano – ou a influência do local de trabalho na decisão do editor[23]

Em artigo sobre pesquisa no Terceiro Mundo, assinado por jornalista norte-americano, é mencionada a frustração de um pesquisador mexicano que, trabalhando em Boston, nos Estados Unidos, publicava regularmente suas pesquisas em periódicos internacionais, assim como quando passou a viver na Alemanha. Após voltar ao seu país natal, mais experiente, constatou que os seus trabalhos eram aceitos menos frequentemente e muitos imediatamente rejeitados. O pesquisador ficou com a impressão de que o endereço de retorno de sua correspondência fazia a diferença.

▶ 17.12 Viés de publicação

Produtores de textos científicos tendem a exibir preferentemente os sucessos alcançados na pesquisa.[25,26] Esse é o caso de informar-se somente os resultados significativos em favor de um novo tratamento. Essa tendência expressa o fenômeno assinalado pelo filósofo inglês Francis Bacon, 1561–1626, há cerca de quatro séculos, quando declarou: "*O intelecto humano... se comove mais por afirmações que por negações*". Tanto o autor como os editores e revisores podem ser responsáveis por essa situação. Um problema que tem despertado suspeita é a publicação seletiva dos resultados das pesquisas pela indústria farmacêutica. Procedimentos como esse cunharam o que se convencionou chamar *viés de publicação*. Trata-se do fato de artigos que relatam resultados positivos, novidades ou sucessos, terem mais probabilidade de serem submetidos à publicação ou publicados quando comparados aos que informam resultados negativos ou insucessos.

▶ A Resultados positivos, negativos e inconclusivos

Por *resultado positivo* (ou *estudo positivo*) entende-se a descoberta de achado estatisticamente significativo entre os grupos comparados – caso do tratamento com um novo fármaco melhorar o desfecho clínico ou o encontro na pesquisa de associação entre dois eventos.

Por *resultado negativo* (ou *estudo negativo*) compreende-se o oposto. O grupo-controle apresenta resultados idênticos ou mesmo melhores. Por exemplo, o tratamento habitual é mais eficaz do que o medicamento novo. O próprio autor, chegando a um resultado negativo em sua pesquisa, o que tende a rotular como fracasso, reluta em publicá-lo. Ficará a se perguntar: "*Onde será que eu errei*?" Essa indecisão aparece principalmente quando investigações ou evidências anteriores apontam para resultados positivos sobre o assunto. A não ser que haja provas adicionais – caso de outro pesquisador também ter chegado ao mesmo achado negativo – o autor tende a adiar sua divulgação ou mesmo nunca publicá-la. Pode ser que os resultados negativos sejam os corretos – e resultado negativo também é resultado.

Resultado inconclusivo (ou *estudo inconclusivo*), como o nome sugere, significa achado que não traz conclusão – que não resolve ou encerra conclusão, como assinalado no dicionário Houaiss. Exemplo: a contraprova do exame antidoping da nadadora Y ter resultado inconclusivo. Em outra seção deste livro (ver 8.13B, Resultados falso-negativos), o leitor encontra explicações sobre a publicação de *estudos negativos inconclusivos.* Neles, há substancial possibilidade de serem falso-negativos. Uma dificuldade a enfrentar é separar os resultados verdadeiro-negativos dos negativos inconclusivos.

▶ B Viés de publicação e revisão sistemática

Os cientistas temem que o viés de publicação possa ter repercussão nas revisões sistemáticas. Postulam que as revisões, se embasadas apenas em resultados publicados, relegam a segundo plano os achados negativos, que têm menor possibilidade de alcançar a comunidade científica. O quadro informado pela revisão mostrará aspectos mais favoráveis do que realmente ocorre. O Grupo de Vancouver realçou a necessidade de publicar estudos negativos (ver Tabela 17.11). Há pesquisas, porém, que minimizam a sua importância (ver exemplo).

Tabela 17.11 As normas de Vancouver sobre publicação de estudos negativos

Os editores devem considerar seriamente a publicação de qualquer estudo cuidadoso, que seja relevante para seus leitores, sejam os resultados principais ou secundários estatisticamente significativos ou não.
Deixar de submeter ou publicar estudos negativos contribui para o viés de publicação.

Fonte: Vancouver 2008: seção III.A.[3]

Exemplo 17.12 Avaliação dos ensaios clínicos não publicados e citados em revisões [27]

Em amostra aleatória das revisões da Biblioteca Cochrane, entre 2000 e 2006 (n = 61), 8,8% das referências foram consideradas *"ensaios não publicados"*. Muitos desses foram posteriormente publicados. Os que não foram publicados eram de qualidade inferior ou desconhecida. Os autores concluíram que *"pode ser melhor investir na atualização das revisões, em vez de extensa pesquisa por dados não publicados"*.

▶ 17.13 Registro de ensaio clínico

Diante das evidências de viés de publicação, uma providência adotada em relação aos ensaios clínicos foi exigir o registro prévio dos protocolos das pesquisas, antes dos voluntários serem recrutados. Dessa maneira, os resultados publicados e os não publicados podem ser retratados. A não publicação dos resultados gera suspeita e pode ser identificada. Desde 2005, tornou-se obrigatório o registro prévio de todos os ensaios clínicos em seres humanos (ver Tabela 17.12). Cada ensaio passa a ter um número de identificação, que certifica sua existência. Somente artigos baseados em ensaios registrados são considerados para publicação. O número de identificação deve ser informado na submissão do artigo à revista. A obrigatoriedade do registro permite formar base de dados confiável, para que se possa saber o que foi ou está sendo pesquisado.[28-30] A estratégia tende a reduzir o viés de publicação, o que tem reflexo positivo nas revisões sistemáticas.

▶ 17.14 Conflito de interesses

Trata-se de situação em que é comprometida a objetividade do julgamento por prevalecer outro interesse que interfere na apreciação.[3,31,32] Em todas as atividades humanas, os conflitos de interesses tendem a ocorrer (ver exemplo). Os julgamentos são influenciados por interesses secundários, que fazem mudar a atitude profissional do avaliador. No caso do tema deste capítulo, a preocupação reside em que os conflitos de interesses interfiram ou impeçam avaliação justa do artigo científico.

O Grupo de Vancouver aumentou substancialmente suas considerações e recomendações sobre o tema nas sucessivas versões que empreendeu, reflexo das preocupações crescentes da comunidade científica com o assunto. A parte introdutória dessas recomendações encontra-se na Tabela 17.13. Numerosas entidades científicas têm se destacado na discussão deste tema; no fim do presente capítulo, algumas estão listadas com os respectivos endereços eletrônicos.

Os conflitos de interesses podem ocorrer com autores, revisores e editores, no caso de estarem ligados a atividades que, de forma inadequada, influenciam seus julgamentos. Relacionamentos pessoais, financeiros, intelectuais e corporativos são alguns dos motivos apontados para influenciar a decisão, independentemente da qualidade das informações contidas no texto.

Tabela 17.12 As normas de Vancouver sobre obrigação de registro de ensaios clínicos

O ICMJE acredita que é importante incentivar a formação de uma base de ensaios clínicos completa e disponível ao público. O ICMJE define um ensaio clínico como um projeto de pesquisa que designa prospectivamente seres humanos para uma intervenção ou comparação concorrente ou grupos-controle para estudar a relação de causa e efeito entre uma intervenção médica e um desfecho em saúde. As intervenções médicas incluem medicamentos, procedimentos cirúrgicos, uso de equipamentos, tratamentos comportamentais, mudanças no processo de atenção à saúde e outros.

As revistas afiliadas ao ICMJE exigirão, como condição para considerar a publicação, o registro do ensaio em uma instância pública de registros. Os detalhes dessa política podem ser encontrados em editoriais (http://www.icmje.org/clin_trialup. htm). O ICMJE encoraja os editores de outras revistas biomédicas a adotarem uma política semelhante.

Os periódicos afiliados ao ICMJE devem exigir, como condição para consideração para publicação em suas revistas, que os autores registrem os seus estudos em registros públicos de ensaios clínicos. Os detalhes dessa política são descritos em uma série de editoriais. O ICMJE encoraja editores de outros periódicos a fazerem o mesmo.

O ICMJE não indica um registro público em particular, mas os periódicos afiliados exigirão que os autores registrem seus ensaios clínicos em registros que preencham vários critérios. O registro deve ser acessível ao público em geral, sem custo. Deve ser aberto a todos os candidatos a registro e gerenciado por uma organização sem fins lucrativos. É preciso que haja um mecanismo que assegure a validade dos dados de registro, e o registro deve permitir a busca eletrônica de seus conteúdos. Um registro aceitável deve incluir pelo menos alguns elementos.* Registros de ensaios com campos em branco ou campos que contenham terminologia pouco informativa são inadequados.

O ICMJE exige o registro da metodologia do ensaio clínico, mas não exige o registro dos resultados dele. Reconhecem-se os problemas que poderiam surgir da informação de resultados que ainda não foram submetidos à revisão por pares. Entretanto, o ICMJE entende que o *Food and Drug Administration Amendments Act* de 2007 (FDAAA), dos Estados Unidos, exige que pesquisadores registrem seus resultados. O ICMJE não considera como publicação prévia os resultados informados no mesmo registro inicial do ensaio clínico se os resultados forem informados em forma de tabela, conforme recomendações do FDAAA. Os pesquisadores devem estar cientes que os editores de periódicos que seguem as recomendações do ICMJE podem considerar como publicação prévia, o registro detalhado dos resultados dos ensaios ou aqueles publicados em registros que não sejam o inicial. O ICMJE prevê que o registro de resultados de ensaios clínicos pode mudar substancialmente nos próximos anos e sejam necessárias alterações à medida que agências instituam outras recomendações relacionadas a registros de ensaios clínicos.

O ICMJE recomenda que as revistas publiquem o número do registro do ensaio no final do resumo.

O ICMJE também recomenda que, sempre que o número de identificação de um ensaio estiver disponível, os autores mencionem tal número na primeira vez que utilizarem um acrônimo para se referir tanto ao ensaio que estão relatando quanto a outros ensaios mencionados no manuscrito.

Fonte: Vancouver 2008: seção III.J.[3]
ICMJE: *International Committee of Medical Journal Editors* (ver 2.10).
*O conjunto mínimo de dados para registro, que consta do texto original, não é aqui apresentado, mas encontra-se na página eletrônica.

Tabela 17.13 As normas de Vancouver sobre conflitos de interesses*

A confiança pública no processo de revisão por especialistas e a credibilidade dos artigos publicados dependem, em parte, de como o conflito de interesses é administrado durante a redação, da revisão dos especialistas e da tomada de decisão editorial. O conflito de interesses ocorre quando um autor (ou a instituição do autor), revisor ou editor tem relações financeiras ou pessoais que influenciam de forma inadequada (viés) suas ações (tais relações são também conhecidas como compromisso duplo, interesses conflitantes ou fidelidades conflitantes). O potencial de influência dessas relações sobre o julgamento varia de desprezível a grande, e nem todas as relações representam verdadeiro conflito de interesses. O potencial para conflito de interesses pode existir independentemente de o indivíduo acreditar ou não que essa relação afeta o julgamento científico. Relações financeiras (por exemplo, por meio de emprego, consultorias, posse de ações, honorários, depoimento/parecer de especialista) são os conflitos de interesse mais facilmente identificáveis e mais prováveis de abalar a credibilidade da revista, dos autores e da própria ciência. Contudo, conflitos podem ocorrer por outras razões, tais como relações pessoais, competição acadêmica e paixão intelectual.

Os participantes do processo de revisão e de publicação devem revelar todas as relações que poderiam ser vistas como apresentando potencial conflito de interesses. Revelar essas relações é também importante em relação a editoriais e artigos de revisão, porque pode ser mais difícil detectar vieses nesses tipos de publicação do que nos relatos de pesquisa original. Editores podem usar as informações reveladas nas declarações de conflito de interesses e de interesse financeiro como uma base para as decisões editoriais. Editores devem publicar essas informações se creem que são importantes no julgamento do original.

Fonte: Vancouver 2008: seção II.D.[3]
*Ver o complemento das normas de Vancouver sobre conflito de interesses nas Tabelas 17.14 a 17.16.

Exemplo 17.14 Conflito de interesses no Congresso Nacional

Eis a matéria estampada no jornal Correio Brasiliense, de 15 de fevereiro de 2007:

"Doadores emplacam seus deputados nas comissões da Câmara. Políticos que tiveram campanha financiada por empreiteiras garantiram vaga nas seções que definirão projetos de lei a serem votados. Nomeações atendem aos interesses de grupos econômicos."

"As empresas que financiaram a campanha dos deputados federais começam a colher dividendos de seu investimento eleitoral. Um cruzamento... revela uma impressionante coincidência entre as listas de doadores de campanha e a composição das comissões permanentes da Câmara. Essas comissões setoriais são estratégicas. É nelas que nascem e morrem as propostas que mais interessam aos financiadores de campanha. Os deputados brigam, barganham e até trocam de partido para conseguir um lugar na comissão que melhor atende seus interesses. E o de seus patrocinadores."

Já imaginou como os deputados federais e senadores, financiados pela indústria do fumo, votam as restrições ao cigarro? Esse mesmo raciocínio pode ser estendido para outros campos de interesse, dentre os quais, a indústria farmacêutica e a de bebidas alcoólicas.

▶ 17.15 Compromissos do autor

Quando os autores submetem um material para publicação, eles são responsáveis por reconhecer e revelar conflitos de interesses que possam influir nas conclusões do trabalho.[3] Indicarão, claramente, todo o apoio financeiro recebido, bem como outras relações financeiras ou pessoais (ver exemplos). As sugestões do Grupo de Vancouver relacionadas aos compromissos do autor estão na Tabela 17.14. Em 2009, o Grupo de Vancouver divulgou formulário, para preenchimento pelo autor, com questões objetivas sobre recursos recebidos – ver rodapé da mesma tabela.

Exemplos 17.15 Esclarecimentos do autor sobre conflito de interesses

Exemplo 1 Auxílio para viagem recebido por cronista

Se uma pessoa viajou ao exterior a convite da empresa X e, após o retorno, publicou artigo com comentários elogiosos que, direta ou indiretamente, poderão beneficiar a empresa X, uma nota de esclarecimento deverá fazer parte do texto, afirmando mais ou menos o seguinte: "O autor viajou ao exterior com despesas pagas pela empresa X."

Conduta idêntica deve ser adotada na publicação do artigo científico. Potenciais conflitos de interesses não necessariamente desqualificam um relato científico, mas devem ser claramente revelados ao leitor.

Exemplo 2 Esclarecimento sobre potenciais conflitos de interesses pelos pesquisadores[33]

Em um artigo no qual há relato de efeitos significativamente melhores da toxina botulínica sobre o placebo, no tratamento da hiperidrose, o esclarecimento quanto aos conflitos de interesses apareceu nos seguintes termos: *"O estudo foi financiado*

Tabela 17.14 As normas de Vancouver sobre potenciais conflitos de interesses relacionados aos compromissos do autor

Quando os autores submetem um original, seja um artigo ou uma carta, eles são responsáveis por revelar todas as relações financeiras e pessoais que poderiam influenciar seu trabalho.

A fim de evitar ambiguidade, os autores devem declarar explicitamente se há ou não conflitos em potencial. Os autores devem fazê-lo no original em uma página de notificação de conflito de interesse que segue à página do título, fornecendo mais detalhes, se necessário, em uma carta de apresentação que acompanha o original.

Os autores devem identificar os indivíduos que prestam auxílio na redação ou outro serviço e revelar a fonte de financiamento para esse serviço.

Pesquisadores devem revelar conflitos potenciais aos participantes do estudo e devem declarar no original se o fizeram.

Os editores também precisam decidir quando publicar informações reveladas pelos autores sobre conflitos potenciais. Se houver dúvida, o melhor é errar por excesso que por falta.

Fonte: Vancouver 2008: seção II.D.[3]
Formulário de declaração de potenciais conflitos de interesses relacionados aos compromissos do autor encontra-se no *site* do Grupo de Vancouver. Ver *"Uniform disclosure form for potential conflicts of interest"*. Disponível em: http://www.icmje.org/coi_disclosure.pdf. Acesso em 14-10-2009.

pela Allergan, a companhia farmacêutica que fabrica o produto. Os dois autores receberam auxílio financeiro da Allergan para proferir palestras, desenvolver projetos de pesquisa e prestar consultorias. Um dos autores possui ações da companhia".

Exemplo 3 Instruções para autores de revisões do *New England Journal of Medicine*[34]

Como a essência dos artigos de revisão é a seleção e interpretação da literatura, o editor deste periódico espera que os autores de tais artigos não tenham relação financeira significativa com a companhia, ou seu competidor, o que fabrica o produto discutido no artigo. Em tempo: o *New England Journal of Medicine* é o periódico de maior impacto em Clínica Médica.

▶ 17.16 Fontes de financiamento

A relação entre o autor, o patrocinador da pesquisa e o relato de resultados terá importância cada vez maior, à vista dos crescentes interesses envolvidos (ver exemplo).

Na Resolução 1595 do ano 2000 do Conselho Federal de Medicina há o seguinte: *"Determinar que os médicos, ao proferir palestras ou escrever artigos divulgando ou promovendo produtos farmacêuticos ou equipamentos para uso na medicina, declarem os agentes financeiros que patrocinam suas pesquisas e/ou apresentações,..."*[35]

As recomendações do Grupo de Vancouver sobre potenciais conflitos de interesses com relação a apoio ao projeto de pesquisa estão na Tabela 17.15.

Exemplo 17.16 Resultados das pesquisas sobre os efeitos do fumo passivo sobre a saúde segundo o tipo de financiamento[36]

Um total de 106 artigos sobre *fumo passivo e saúde* foi avaliado para saber por que as conclusões não coincidiam. Em 39 (37%), encontrou-se que o fumo passivo não é prejudicial à saúde. Desses, em 29 (74%), os autores eram associados, de alguma maneira, à indústria do fumo. Em análise de regressão múltipla, a afiliação dos autores foi o fator único, significantemente associado aos resultados: *odds ratio* = 88,4; intervalo de confiança de 95%: 16,4 a 476,5. Ao finalizar o artigo, os seus autores realçaram que:

- As conclusões de artigos estão fortemente associadas à afiliação dos autores
- Os autores devem informar possíveis conflitos de interesses
- Os leitores devem considerar a afiliação dos autores e as fontes de financiamento quando julgarem as conclusões dos autores.

▶ 17.17 Compromissos do editor e do revisor

O editor não pode ter envolvimentos que limitem a objetividade das suas decisões quanto aos originais submetidos à publicação. O mesmo se passa com os revisores. Esses preci-

Tabela 17.15 As normas de Vancouver sobre potenciais conflitos de interesses relacionados a apoio ao projeto

Cada vez mais, estudos individuais vêm recebendo financiamento de empresas comerciais, fundações privadas e do governo. As condições para esse financiamento podem influir e, de outra forma, depreciar a pesquisa.
Os cientistas têm obrigação ética de submeter resultados de pesquisa confiáveis para publicação. Além disso, como responsáveis diretos por seu trabalho, os pesquisadores não devem fazer acordos que interfiram no acesso aos dados e na capacidade de analisá-los de forma independente, de preparar os originais e de publicá-los.
Os autores devem descrever o papel do(s) patrocinador(es) no delineamento do estudo; na coleta, análise e interpretação de dados; na redação do relatório e na decisão de submetê-lo à publicação. Se a fonte de apoio não teve nenhum envolvimento nesse sentido, os autores devem declarar esse fato.
Vieses potencialmente introduzidos pelo envolvimento direto dos patrocinadores na pesquisa são análogos a vieses metodológicos de outras naturezas. Assim, algumas revistas escolhem incluir informações sobre o envolvimento dos patrocinadores na seção de Métodos.
Editores podem solicitar que os autores de um estudo financiado por uma agência que tenha interesse financeiro ou de propriedade no resultado assinem uma declaração do tipo "Eu tive total acesso a todos os dados nesse estudo e assumo completa responsabilidade pela integridade dos dados e pela precisão da análise dos mesmos".
Os editores devem ser encorajados a revisar cópias dos protocolos e dos contratos relacionados a estudos específicos de projeto antes de aceitar tais estudos para publicação. Os editores podem optar por não considerar um artigo se o patrocinador reivindicar controle sobre os direitos de publicação dos autores.

Fonte: Vancouver 2008: seção II.D.2.[3]

sam revelar ao editor quaisquer pendências que possam influir no seu julgamento. Interesses conflitantes haverão de ser sempre revelados. As sugestões do Grupo de Vancouver relacionadas aos compromissos do editor, do corpo editorial e dos revisores estão na Tabela 17.16.

▶ A Interesses corporativos

Os periódicos científicos encontram-se em diferentes estágios de desenvolvimento. Muitos são criados para fluir a produção da própria instituição ou de grupos restritos de pesquisadores. Tendem a ultrapassar essa etapa, na busca por abrangência nacional, mesmo internacional, e a isenção na apreciação dos textos submetidos para publicação. Porém, há editores de periódicos científicos que continuam a privilegiar grupos de autores, em especial, da própria instituição, agremiação ou entidade política. São ditos *periódicos paroquiais*. Afinal, justificam, a avaliação das instituições é feita pelo número de publicações. Logo, as submissões do "nosso grupo" e das pessoas próximas precisam ser aceitas para que a instituição que representam seja bem cotada no processo. Aos demais autores exigem o rigor da perfeição. A enorme variação de qualidade, encontrada em artigos publicados em periódicos científicos, tem entre as suas causas, além do despreparo intelectual, o preconceito e o corporativismo comentados no capítulo.

O corporativismo é uma forma de desonestidade com a comunidade científica. Pelo procedimento diferenciado de

Tabela 17.16. As normas de Vancouver sobre potenciais conflitos de interesses relacionados aos compromissos dos editores, do corpo editorial da revista e dos revisores

Os editores devem evitar escolher revisores externos com conflitos de interesses potenciais evidentes, por exemplo, os que trabalham no mesmo departamento ou instituição de um dos autores.

Os autores normalmente fornecem aos editores os nomes de pessoas que eles acham que não devem ser convidadas a revisar o original devido a potenciais conflitos de interesses, frequentemente profissionais. Quando possível, os autores devem ser solicitados a explicar ou justificar suas preocupações. Essas informações são importantes para os editores na decisão de atender ou não a tais pedidos.

Os revisores devem revelar aos editores quaisquer conflitos de interesses que possam influir nas suas opiniões sobre o original, e devem declarar-se não qualificados para revisar originais específicos se acreditarem que esse procedimento seja apropriado. Assim como no caso dos autores, se houver silêncio por parte dos revisores sobre conflitos potenciais, isso pode significar que tais conflitos existam e não foram revelados ou que não existam. Assim, os revisores também devem ser solicitados a declarar explicitamente se existem ou não conflitos.

Os revisores não devem usar o conhecimento do trabalho, antes da publicação, para favorecer interesses próprios.

Os editores que tomam as decisões finais sobre os originais não devem ter envolvimento pessoal, profissional ou financeiro em quaisquer das questões que possam julgar.

Outros membros da equipe editorial, se participarem das decisões editoriais, devem fornecer aos editores uma descrição atual de seus interesses financeiros (na medida em que podem estar relacionados a julgamentos editoriais) e inabilitar-se em face de decisões nas quais tenham conflito de interesses.

A equipe editorial não deve usar as informações obtidas no trabalho com os originais para ganhos particulares.

Os editores devem publicar frequentes declarações que revelem os potenciais conflitos de interesses relacionados aos compromissos da equipe da revista.

Fonte: Vancouver 2008: seção II.D.3.[3]

avaliação, algumas pessoas são privilegiadas e outras têm as suas chances de publicação diminuídas ou simplesmente cortadas.

▶ B Interesses pessoais

A competição entre cientistas e as vantagens auferidas em função de publicações no currículo podem incentivar atitudes fraudulentas e oportunistas. Na Tabela 17.16, que contém a transcrição das normas de Vancouver sobre potenciais conflitos de interesses relacionados aos compromissos dos editores e dos revisores, encontram-se as seguintes recomendações:

> *"Os revisores não devem usar o conhecimento do trabalho, antes da publicação, para favorecer interesses próprios. [...] A equipe editorial não deve usar as informações obtidas no trabalho com os originais para ganhos particulares."*

Exemplo de atitude desonesta é o revisor recomendar recusa do original e utilizar a ideia, as informações e as referências em trabalho próprio. Uma alternativa deste procedimento é protelar a revisão por longo tempo, meses a fio, e no fim recomendar sua rejeição – mesmo aceitação. Nesse ínterim, utiliza os dados alheios ou o enfoque adotado para publicar artigo científico de própria autoria. Alguns investigadores suspeitam que isso tenha ocorrido com eles mesmos embora tenham dificuldade na comprovação. Com o auxílio da internet talvez seja possível obter provas da desonestidade com mais facilidade. Como toda atitude desonesta, deve ser denunciada.[37] Um problema é que o mesmo corporativismo que gera a situação desonesta tende a minimizar ou desclassificar as eventuais denúncias.

▶ 17.18 Anonimato na revisão por pares

As técnicas de mascaramento são utilizadas em situações diversas. Na coleta de dados, é prática comum para minimizar o viés de observação. Na revisão por pares, o mascaramento é empregado com o fito de evitar viés de julgamento, em decorrência do conhecimento da procedência do artigo, da pesquisa ou dos investigadores, o que pode prejudicar a isenta avaliação da qualidade do trabalho.[38] O conhecimento da procedência tende a beneficiar pessoas renomadas e prejudicar desconhecidos. Pelo menos, evitar consequências como essa é a justificativa da prática das revisões por pares que omitem o nome do autor. Tornar conhecido o nome do revisor poderia minimizar os problemas de interesses pessoais, apontados em seção anterior – leia-se desonestidade do revisor.[37]

Mascarar cabalmente os dados de procedência do artigo é por vezes difícil, pois os autores citam as suas próprias obras no texto. Há também menção ao local da realização da pesquisa, assinalado na seção método, e outros detalhes que facilitam a identificação da procedência do artigo. Quanto maior a especialização da área, menor o número de pessoas que a compõem e menor ainda o número de potenciais revisores, de modo que a possibilidade de identificação do autor se torna mais fácil. Mesmo assim, o mascaramento é uma técnica muito empregada na relação entre revisores e autores de artigos, com o fito de buscar a isenção no julgamento sobre a qualidade do trabalho e a oportunidade de sua publicação (ver Tabela 17.17). No Primeiro Mundo, resultados de pesquisa revelaram a não influência do anonimato nas decisões sobre artigos científicos.[12]

O anonimato implica também que o revisor trate o artigo e a opinião que tem dele como confidenciais. Não deve o teor de um parecer ser revelado a terceiros, nem mesmo ao autor, caso o identifique, sem a aquiescência do editor. O Grupo de Vancouver pronunciou-se a respeito (ver Tabela 17.18).

Do ponto de vista de muitos autores, o processo de revisão por pares parece uma caixa preta, um mistério. Somente lhes são fornecidos o veredicto de aprovação ou rejeição, no máximo acompanhado das sugestões dos revisores. Em alguns periódicos experimenta-se a revisão aberta, como o *British Medical Journal*, em que o autor sabe quem é o revisor e vice-versa. Embora autor e revisor sejam identificados, não há contato de um com o outro. A comunicação é feita por meio da secretaria do periódico. O procedimento pela internet pode permitir que não só o autor e revisor, mas os leitores tenham conhecimento de todo o processo e mesmo opinar sobre o texto antes de o artigo ser publicado.

Tabela 17.17 Tipos de revisão quanto ao mascaramento de autor e revisor

Não cega (*revisão aberta*): revisor e autor conhecem a identidade um do outro.

Mono-cega: duas situações são possíveis: 1. O revisor sabe quem é o autor, mas esse não conhece o revisor; 2. O revisor desconhece o autor, mas esse sabe quem é o revisor; situação rara.

Duplo-cega: revisor e autor não conhecem a identidade um do outro; procedimento muito usado com objetivo de evitar viés na avaliação.

Tabela 17.18 As normas de Vancouver sobre privacidade e sigilo de autores e revisores

Os originais devem ser revisados com o devido respeito ao sigilo dos autores. Ao submeter os originais para revisão, os autores confiam aos editores os resultados de seu trabalho científico e esforço criativo, dos quais sua reputação e carreira podem depender. Os direitos dos autores podem ser violados pela revelação de detalhes sigilosos da revisão dos originais.

Os revisores também têm direito ao sigilo, o qual deve ser respeitado pelo editor. O sigilo pode ter de ser quebrado se houver alegação de desonestidade ou fraude; caso contrário, deve ser honrado.

Os editores não devem revelar informações sobre originais (incluindo seu recebimento, conteúdo, situação no processo de revisão, críticas de revisores ou destino último) a ninguém mais além dos próprios autores e revisores. Isso inclui solicitações para uso dos materiais para processos legais.

Os editores devem deixar claro aos revisores que os originais enviados para revisão são comunicação sigilosa e propriedade privada dos autores. Portanto, os revisores e membros do corpo editorial devem respeitar os direitos dos autores, não discutindo publicamente o trabalho nem se apropriando de suas ideias antes da publicação.

Os revisores não estão autorizados a fazer cópias dos originais para seus arquivos nem a compartilhá-los com outros, exceto sob a permissão do editor. Os revisores devem devolver ou destruir as cópias dos originais após submeterem as revisões.

Os editores não devem guardar cópias de originais rejeitados.

Os comentários do revisor não devem ser publicados ou, de outra forma, tornados públicos sem a permissão do revisor, do autor e do editor.

As opiniões divergem sobre se os revisores devem permanecer anônimos. Os autores devem consultar as "instruções para autores" da revista que escolheram para saber se as revisões são anônimas. Quando os comentários não são assinados, a identidade dos revisores não deve ser revelada ao autor ou a qualquer outra pessoa sem a permissão do revisor.

Algumas revistas publicam os comentários dos revisores junto com o original. Esse procedimento não deve ser adotado sem o consentimento dos autores e dos revisores. Contudo, os comentários dos revisores devem ser enviados a outros revisores do mesmo original, o que ajuda os revisores a aprender com o processo de revisão. Os revisores poderão ser notificados da decisão do editor.

Fonte: Vancouver 2008: seção II.E.2.[3]

17.19 Críticas à revisão por pares

Parece inimaginável, hoje, publicar-se qualquer texto científico sem antes passá-lo pela revisão por pares. A avaliação dos artigos por especialistas da área é considerada fundamental para a melhoria da qualidade dos periódicos científicos e para a decisão de divulgar cada artigo submetido para publicação. Existem critérios e roteiros, o que é saudável, mas uma coisa é definir critérios e outra e aplicá-los com isenção e competência.

No capítulo foram realçados os aspectos positivos da revisão por pares. Em termos ideais, a avaliação de artigos deve ser empreendida exclusivamente segundo méritos científicos objetivos, aplicados por especialistas competentes, e não na base de subjetividades ou características pessoais dos autores. Na vida real, porém, avaliações de qualidade superior e isentas de subjetividades não são facilmente obtidas. De um lado, porque a avaliação da qualidade das pesquisas, mesmo com base em critérios objetivos, tem certo teor de subjetividade e, de outro, pela carência de especialistas qualificados. Existem muitas outras situações que diminuem a credibilidade do processo, dentre as quais, o preconceito e o corporativismo. Também há críticas a revisão por pares por não identificar fraudes e ser moroso, caro e conservador, dificultando as inovações.[20] Em suma, "*a revisão por pares é um sistema imperfeito, com confiabilidade baixa e validade duvidosa*".[39,40]

Os fatos relatados acarretam descontentamento de pesquisadores por suspeita de distorções no processo de avaliação. Praticamente todos os pesquisadores que submetem artigos para publicação acumulam queixas sobre pareceres recebidos. Alguns explicitam o descontentamento em protestos por escrito.

Exemplo 17.19 Descontentamento com pareceres[41]

Em carta ao editor, um pesquisador opina que, nos laudos de membros de conselhos editoriais, há "*personalismos, prepotências, invejas e até despreparo*". Cita cinco acontecimentos, que informa haverem acontecido com ele próprio, e conclui:

"*Os juizes, componentes de conselhos editoriais, devem ser escolhidos em virtude de reconhecidas credenciais que possuem e, ao opinarem, jamais podem ser dominados por emoções, caprichos ou valorização de critérios não essenciais. Todavia, não é rara a ação de alguns que se desviam do que é fundamental. Da mesma forma, torna-se imperioso que não pretendam impor maneira própria quanto à redação e respeitem o estilo do autor, desde que o texto seja compreensível. Por fim, saliento que cabem aos editores apreciações finais, coibitórias de extravagâncias.*"

17.20 Alerta ao autor de trabalho científico

Diante das críticas ao processo de revisão por pares, é ingenuidade esperar que o nosso artigo submetido para publicação esteja isento de erros e arbitrariedades da parte dos editores e seus colaboradores. Em algum momento, isso poderá acontecer. Vivemos em um mundo imperfeito, com influências que se fazem sentir nem sempre na direção esperada. Mesmo um trabalho corretamente elaborado pode terminar de maneira decepcionante quando o autor o submete à publicação.

▶ A Combinação de bons autores, revisores e editores

Os comentários e sugestões que constam no presente livro estão dirigidos ao aperfeiçoamento dos relatos científicos. Os artigos de alta qualidade são apreciados por editores e árbitros que também têm alta qualificação. Porém, nem sempre há a combinação equilibrada, de modo que um bom artigo encontre necessariamente editor e revisor competentes.

▶ B Situações para reflexão

Se aqueles que avaliam o texto não dispuserem de forte base de metodologia científica, aliada a estrutura de conhecimentos que lhes organize o raciocínio, não poderão saborear a joia que têm em mãos quando se deparam com textos bem organizados e de qualidade superior. Assim, tudo poderá acontecer, inclusive as situações a seguir descritas, que frustram àqueles que se preocupam em produzir artigos honestos e com sólida argumentação científica.

Primeiro: o material ser recusado por evidente desconhecimento do revisor e do editor sobre o tema, o método e a forma de comunicação científica, com opiniões infundadas, desconcertantes. Não raramente, o autor se pergunta: *será que leram o artigo? Será que não entenderam o que foi feito? Será que não confundiram com outro?* Estão, nesse caso, as opiniões gerais como artigo *"muito simples", "muito complexo", "faltam fundamentos teóricos"* e outras sugestões julgadas fora de propósito pelo autor.

Segundo: o artigo ser recusado para publicação, pois o próprio autor aponta limitações na investigação. O argumento seria: se o próprio autor menciona falhas, significa que o artigo não deve prestar mesmo. Ocorre que, nos bons periódicos, indicar as limitações e debatê-las sabiamente constitui aspecto positivo e, dentro de certos limites, não constitui motivo para recusar o artigo.

Terceiro: o artigo ser aceito e publicado, mas acompanhado de editorial, comentando-o de maneira desconcertante para o autor. Nesse editorial, apontam-se as falhas assinaladas no próprio texto, mas aparentando tratar-se de argúcia do editorialista em detectá-las; ou seja, algo assim: *"O artigo tem, logicamente, falhas que são tais e tais".*

Quarto: o escritor deve esforçar-se para preparar o artigo, dentro do que hoje se considera bom relato de pesquisa científica. As instruções deste livro foram compostas com esse propósito. O escritor também precisa estar preparado para eventuais incompreensões. Essas, em vez de diminuírem a credibilidade do artigo, atestam a falibilidade do sistema de seleção adotado pelas revistas científicas. Mal entendidos podem acontecer, às vezes, por pequenos detalhes (ver exemplo).

Exemplo 17.20B O mesmo artigo avaliado diferentemente em duas ocasiões no mesmo periódico

Esse foi um fato surpreendente. É frequente um artigo ser recusado e, por argumentação convincente do autor, a decisão ser reconsiderada pelo editor. A situação inversa é pouco comum. O artigo aceito, após uma série de mal entendidos, recebe o veredicto de recusado. Vamos aos fatos.

O artigo em questão foi enviado nas suas primeiras versões por inexperiente e afoito estudante de pós-graduação, sem o esmero de revisões que haviam sido recomendadas pelo orientador. Havia frases com sentido duplo, obscuro, e linguagem empolada, o qual foi imediatamente aceito para publicação. A nova versão, com melhoria da linguagem e corrigido seguindo as recomendações dos revisores e do orientador, é reenviado pelo mesmo estudante de pós-graduação. Inexperiente, esqueceu-se de mencionar se tratar de reenvio de artigo anteriormente aceito. O erro foi não indicar o número que identificava o artigo no periódico. Na revista, o texto foi rotulado como artigo novo, recebeu outro número de identificação e submetido à nova avaliação. Foi recusado para publicação. Após arrastada correspondência com a editora do periódico e sua equipe, as arestas foram aparadas, tudo com muito tato por parte dos autores. O artigo voltou a ser aprovado e finalmente publicado.

▶ 17.21 Tipos de revisor

Os revisores podem ser classificados, em termos de *competência* e *dinamismo*, em quatro categorias (ver Tabela 17.19).

- Revisor preparado dinâmico, o esteio da revisão por pares
- Revisor preparado apático
- Revisor despreparado apático
- Revisor despreparado dinâmico, o flagelo da revisão por pares.

O *preparado dinâmico* é o que bem executa o trabalho de revisão e o faz rapidamente. Todos são beneficiados, autores, editores, leitores, comunidade científica. Candidato ideal a se tornar editor.

O revisor *preparado apático* emite pareceres breves embora em certeira direção. O ponto vulnerável é a tendência a procrastinação. Atenção: os revisores preparados dinâmicos tendem a mudar de categoria, tornando-se apáticos, se a eles são solicitados numerosos pareceres.

As duas outras categorias, dos *despreparados*, representam os grandes problemas da revisão por pares. Em alguns periódicos, o revisor é avaliado pelo tipo de parecer que emite e o tempo que leva para fazê-lo. Um bom editor logo retira os nomes dos relapsos e despreparados do arquivo de revisores de seu periódico. No entanto, se o editor é também despreparado, os revisores deste tipo têm vida longa.

O revisor *despreparado apático* demora em responder as demandas do editor. Não raramente, nem as responde e, quando o faz, peca pela incompetência.

O revisor *despreparado dinâmico* atende com rapidez e fluência às solicitações do editor. Muda partes que tem pouco conhecimento, opina sem base científica e causa a maior confusão. Não raramente, em linguagem empolada que dificulta a compreensão. Uma *via crucis* para o autor. Goethe, o escritor

Tabela 17.19 Tipos de revisor classificados segundo competência e dinamismo*

Competência	Dinamismo	
	Sim	Não
Sim	Preparado dinâmico	Preparado apático
Não	Despreparado dinâmico	Despreparado apático

*Ver comentários na seção 17.21. Os editores também podem ser classificados da mesma maneira.

alemão, 1749-1832, foi preciso ao assinalar: *"Nada é mais ter-rível do que uma ignorância ativa."*

Você, autor, terá cedo ou tarde um parecer emitido por revisor despreparado. Um bom editor, porém, fará a triagem e impede que o parecer deste revisor chegue ao autor. Caso o parecer descabido chegue às suas mãos, suspeite, com alta probabilidade de acerto, do editor. Pode ser que ele também comungue das mesmas características de despreparo do revisor. De qualquer maneira, não se desespere; aprenda a lidar com editores.

▸ 17.22 Como lidar com editores

O mérito científico é apenas um dos fatores que influencia a aceitação ou rejeição de um artigo científico. Seria bom se fosse o único, mas não é em muitas situações. Os revisores e editores são seres humanos e, como tal, sujeitos a sentimentos diversificados: paixões, preconceitos, interesses, predileções, inclinações, vaidade, raiva, ciúme, inveja, mesquinhez, altruísmo, admiração, desprendimento, generosidade, emoção. Isso ocorre em graus variados e oscila na mesma pessoa sob as circunstâncias e pressões da vida diária. A instabilidade do ser humano no campo emocional, a percepção de que age por interesses, especialmente os próprios, e a cultura no interior de cada campo do conhecimento influenciam poderosamente os pareceres e o destino do artigo submetido para publicação. É ingênuo acreditar que esses fatores sejam irrelevantes.

Um ponto adicional a se ter em conta é a constatação de que raramente um artigo científico submetido à publicação será aceito sem alterações. O autor terá de lidar com as tentativas de mudanças no seu texto, para o bem e para o mal. Cuidará de usar competência e tato para não ferir suscetibilidades e despertar animosidade de seus avaliadores, não raramente, orgulhosos e ciosos de pretensa genialidade.

▸ A Resposta do autor ao editor

A melhor maneira para lidar com um editor é fornecer-lhe o que pede.[42] Na submissão do artigo para publicação, a tarefa reside em entregar texto claro, conciso e adequado para o público do periódico, em acordo com as respectivas instruções para autores. No momento subsequente, diante das recomendações de alterações do texto oriundas do editor, seguir a mesma conduta de fornecer o que se pede. No caso, reformular o texto tendo como roteiro as sugestões recebidas. Mesmo pequenas modificações que o autor julga desnecessárias devem ser incluídas quando não alteram o sentido do trabalho. Na eventualidade de o autor perceber que a sugestão do revisor é descabida e afeta negativamente a qualidade do artigo, o caminho pode ser contestá-la e apresentar respeitosamente o motivo do não acatamento.

Mesmo quando o artigo é rejeitado, o autor tem a possibilidade de comentar as críticas, se houver, e perguntar ao editor se pode reapresentar o texto após a incorporação das recomendações. Às vezes funciona... Argumentos convincentes devem acompanhar a demanda.

Como todo trabalho que se envia para publicação, a resposta do autor ao editor ficará provavelmente mais completa se for revista, antes de enviada, por alguém experiente no assunto. Esse é o mesmo procedimento que se aconselhou adotar antes de submeter o artigo para publicação: revisar sempre a redação.

▸ B Como informar as mudanças ao editor

As alterações que o autor faz em seu texto precisam ser comunicadas de maneira que o editor siga facilmente o que foi feito; nada de muitas explicações. As respostas às demandas devem ser objetivas. Informar mais ou menos assim: o revisor solicitou isso, a sugestão foi acatada, ou não, e aqui segue o que foi feito. A resposta do autor será separada, para cada demanda, e pode ser organizada em três itens (ver exemplo). Se o revisor numerou os comentários, o autor deve respeitar essa numeração e fazer algo assim:

Comentário 1:

1. Reprodução da demanda ou o teor da crítica do revisor
2. Resposta do autor
3. Frase ou parágrafo de como ficou a versão final, se houve correção.

O processo é repetido para cada comentário, demanda ou crítica que precise ser respondida. No texto, realçam-se as alterações, em negrito ou em cores, para que o revisor facilmente as identifique.

Exemplo 17.22 Estrutura da resposta do autor a uma demanda de um revisor

1. Comentário do revisor: *"Sugere-se excluir a Tabela 4, pois os estudos descritos são incorporados no texto nas seções de Introdução e Discussão. Ademais, não se trata de um artigo de revisão."*
2. Resposta do autor: a Tabela 4 foi retirada.
3. O parágrafo em que a Tabela 4 estava mencionada ficou assim:

"Em termos ideais, todas as crianças deveriam ter o acompanhamento do seu crescimento registrado no cartão, tendo em vista o benefício dessa providência [1,5,6]. Mas, nos locais em que inquéritos sobre o assunto foram realizados, os registros nos cartões são deficientes ou simplesmente não existem."

▸ 17.23 Sugestões

Foram apontados aspectos positivos e falhas no sistema de revisão por pares, mas ele veio para ficar, pelo menos em futuro próximo. Como o sistema tem deficiências, investigações com resultados pouco confiáveis foram, são e serão publicadas na literatura científica. Acredita-se que a revisão por pares e todo o sistema de avaliação funcione melhor nos periódicos de maior impacto e deixe a desejar nos institucionais ou paroquiais. Se um autor busca avaliação justa para seu artigo, deve procurar conhecer os pormenores desse sistema de avaliação, como mostrado no capítulo, e utilizar esse conhecimento para escolher o periódico ao qual submeterá o seu texto.

Ao enviar o artigo para publicação, entra-se em uma competição, em que as taxas de aceitação são baixas nos periódicos de prestígio. Como em toda competição, devemos nos preparar para disputá-la. O caminho básico para o autor ultrapassar obstáculos é realizar trabalhos com metodologia sólida e esmerar-se na apresentação dos seus resultados.[24,40] Ao redigir o texto, ter em conta o tipo de avaliação a que o artigo será submetido no periódico científico. As várias tabelas e instruções do capítulo auxiliam o autor a preparar

Tabela 17.20 Para saber mais sobre revisão por pares

Identificação	Endereço eletrônico
British Medical Journal	http://www www.bmj.com/
Committee on Publication Ethics (Cope)	http://www.publicationethics.org.uk/
Council for International Organizations of Medical Sciences (Cioms)	http://www.cioms.ch/
Council of Science Editors	http://www.councilscienceeditors.org/
European Association of Science Editors	http://www.ease.org.uk/
International Committee of Medical Journal Editors (ICMJE); o Grupo de Vancouver	http://www.icmje.org/
World Association of Medical Editors (Wame)	http://www.wame.org/

seu texto levando em conta essa avaliação. Um bom revisor procurará detectar deficiências e inconsistências que, se presentes, diminuem a credibilidade do relato. Por exemplo, irá inspecionar as tabelas e somar alguns números. É comum o avaliador de artigo científico generalizar para todo o trabalho, rotulando-o de má qualidade, quando encontra erros grosseiros ou incorreções na redação científica. Cometer tais deslizes é um dos caminhos para a rejeição do artigo. Portanto, ao submeter o artigo para publicação, não dê essa oportunidade ao avaliador. O autor não deve deixar que seu artigo apresente falhas sanáveis. Na Tabela 17.8 aparecem razões para rejeição de artigos, o que serve de alerta para não cometer erros semelhantes.

O texto deve trazer, concisamente, os pontos centrais da investigação, com objetivos e conclusão que se relacionem. Além disso, é preciso mostrar os detalhes, com clareza. A Tabela 17.5 contém relação de pontos a serem levados em conta.

Se o artigo for aceito e correções tiverem que ser feitas, saber lidar com os editores pode auxiliar a contornar eventuais problemas. Ao responder ao editor, comece por agradecer os comentários. Lembre-se de que foram feitos por especialistas que despenderam seu tempo gratuitamente para rever o artigo. Depois, proceda como sugerido na seção anterior.

Não se esqueça de informar ao editor os financiamentos e outros aspectos que possam configurar conflito de interesses. Leia atentamente as recomendações do Grupo de Vancouver sobre a matéria – a Tabela 17.10 mostra onde encontrá-las. Para mais sobre o assunto tratado no capítulo, consulte algumas fontes mencionadas na Tabela 17.20. O conhecimento apropriado sobre o funcionamento da revisão por pares pode ser útil para melhorar a qualidade do artigo.

▶ 17.24 Comentário final

O processo de avaliação de artigos científicos, embora apresente certo teor de subjetividade, está centrado em critérios objetivos. Eles foram mostrados no capítulo para que o escritor de um texto científico saiba os procedimentos a que o seu texto estará submetido. Além do que foi exposto no capítulo, há ainda a avaliação do artigo pelo estatístico. A informação estatística que o trabalho científico deve conter é assunto do próximo capítulo. Nele, há diretrizes para compor o artigo,

dentro dos padrões habitualmente exigidos pelos editores dos melhores periódicos científicos, de modo que representa uma extensão ao presente capítulo.

▶ 17.25 Referências

1. Goldbeck-Wood S. What makes a good reviewer of manuscripts? BMJ. 1998;316(7125):86.
2. Susser M. International submissions to the journal. Am J Public Health. 1996;86(3):298-9.
3. ICMJE. International Committee of Medical Journal Editors. Uniform requirements for manuscripts submitted to biomedical journals: writing and editing for biomedical publication. 2008 [acesso em 18 mai 2009]; Disponível em: http://www.icmje.org/.
4. ABNT. Associação Brasileira de Normas Técnicas. NBR 6021. Publicação periódica científica impressa: apresentação. Rio de Janeiro: ABNT; 2003.
5. Crane D. The gatekeepers of science: Some factors affecting the selection of articles for science journals. Am Sociol. 1967;2:195-201.
6. Bonjean CM, Hullum J. Reasons for journal rejection: an analysis of 600 manuscript. Polit Sci. 1978;3:480-3.
7. Davyt A, Velho L. A avaliação da ciência e a revisão por pares: passado e presente. Como será o futuro? Hist Ciênc Saúde-Manguinhos. 2000;7(1):93-116.
8. Spine JN. Peer review: quality improvement at its best. Spine. 2000;25(18):2277-9.
9. Spigt M, Arts ICW. How to review a manuscript. J Clin Epidemiol. 2010;63(12):1385-90.
10. Meadows AJ. A comunicação científica. Brasília: Briquet de Lemos Livros; 1999.
11. Benos DJ, Bashari E, Chaves JM, Gaggar A, Kapoor N, LaFrance M, et al. The ups and downs of peer review. Adv Physiol Educ. 2007;31(2):145-52.
12. Black N, van Rooyen S, Godlee F, Smith R, Evans S. What makes a good reviewer and a good review for a general medical journal? JAMA. 1998;280(3):231-3.
13. Salasche SJ. How to "peer review" a medical journal manuscript. Dermatol Surg. 1997;23(6):423-8.
14. Campion EW, Curfman GD, Drazen JM. Tracking the peer-review process. N Engl J Med. 2000;343(20):1485-6.
15. Fox JP, Hall CE, Elveback LR. Epidemiology: man and disease. London: Macmillan; 1970.
16. Northridge ME, Susser M. Seven fatal flaws in submitted manuscripts. Am J Public Health. 1994;84(5):718-9.
17. Bordage G. Reasons reviewers reject and accept manuscripts: the strengths and weaknesses in medical education reports. Acad Med. 2001;76(9):889-96.
18. Ramos-e-Silva M. Procedimentos para publicação nos Anais Brasileiros de Dermatologia. An Bras Dermatol. 1997;72(Supl. 1):17-9.

19. Monteiro CA, Barata RC. Fórum de Editores Científicos em Saúde Pública. Rev Saúde Pública. 2007;41(1):1-2.

20. Godlee F, Jefferson T. Peer review in health sciences. 2nd ed. London: BMJ Books; 2003.

21. Previous congresses on Peer Review and Biomedical Publication. [acesso em 9 mar 2011]; Disponível em: http://www.ama-assn.org/public/peer/previous.html.

22. Sixth International Congress on Peer Review and Biomedical Publica. [acesso em 9 mar 2011]; Disponível em: http://www.ama-assn.org/public/peer/peerhome.htm.

23. Gibbs WW. Lost science in the third world. Sci Am. 1995;273(8):76-83.

24. Victora C, Moreira CB. Publicações científicas e as relações Norte-Sul: racismo editorial? Rev Saúde Publica. 2006;40(n.esp.):36-42.

25. Dickersin K. The existence of publication bias and risk factors for its occurrence. JAMA. 1990;263(10):1385-9.

26. Sterne JA, Egger M, Smith GD. Systematic reviews in health care: Investigating and dealing with publication and other biases in meta-analysis. BMJ. 2001;323(7304):101-5.

27. Driel ML, De Sutter A, De Maeseneer J, Christiaens T. Searching for unpublished trials in Cochrane reviews may not be worth the effort. J Clin Epidemiol. 2009;62(8):838-44.

28. World Health Organization. International Clinical Trials Registry Platform. [acesso em 14 fev 2011]; Disponível em: http://www.who.int/ictrp/en/.

29. US National Institutes of Health. Clinicaltrials.gov. [acesso em 14 fev 2011]; Disponível em: http://www.clinicaltrials.gov/.

30. Australian New Zealand Clinical Trials Registry. [acesso em 14 fev 2011]; Disponível em: http://www.anzctr.org.au/Default.aspx.

31. Rego S, Palácios M. Conflitos de interesses e a produção científica. Rev Bras Educ Med. 2008;32(3):281-2. ID:597.

32. Irwin RS. The role of conflict of interest in reporting of scientific information. Chest. 2009;136(1):253-9.

33. Naumann M, Lowe NJ. Botulinum toxin type A in treatment of bilateral primary axillary hyperhidrosis: randomised, parallel group, double blind, placebo controlled trial. BMJ. 2001;323(7313):596-9.

34. New England Journal of Medicine. Information for authors. [acesso em 17 fev 2011]; Disponível em: http://authors.nejm.org/help/achelp.asp.

35. Conselho Federal de Medicina. Resolução CFM 1.595 /2000. [acesso em 9 mar 2011]; Disponível em: http://www.portalmedico.org.br/resolucoes/cfm/2000/1595_2000.htm.

36. Barnes DE, Bero LA. Why review articles on the health effects of passive smoking reach different conclusions. JAMA. 1998;279(19):1566-70.

37. Rennie D. Misconduct and journal peer review. In: Godlee F, Jefferson T, editors. Peer review in health sciences. 2nd ed. London: BMJ Books; 2003:118-29.

38. Block AJ. Blinded reviews. Chest. 1998;114(6):1501-2.

39. Rennie D. Editorial peer review: its development and rationale. In: Godlee F, Jefferson T, editors. Peer review in health sciences. 2nd ed. London: BMJ Books; 2003.

40. Szklo M. Quality of scientific articles. Rev Saude Publica. 2006;40(n. esp.):30-5.

41. Amato-Neto V. Carta ao Editor. Rev Soc Bras Med Trop. 2002; 35(2): 197-8.

42. Guyatt GH, Brian Haynes R. Preparing reports for publication and responding to reviewers' comments. J Clin Epidemiol. 2006;59(9):900-6.

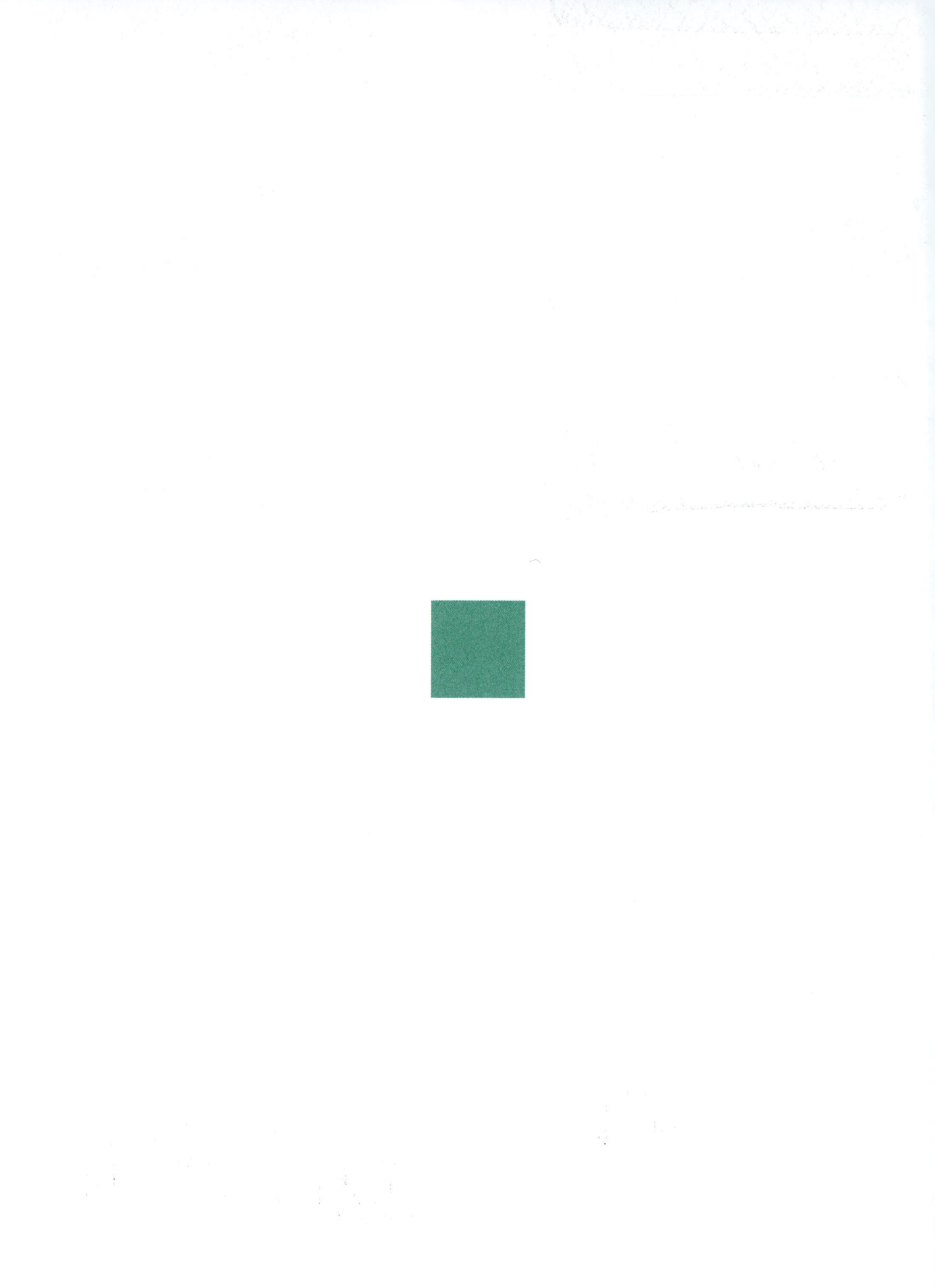

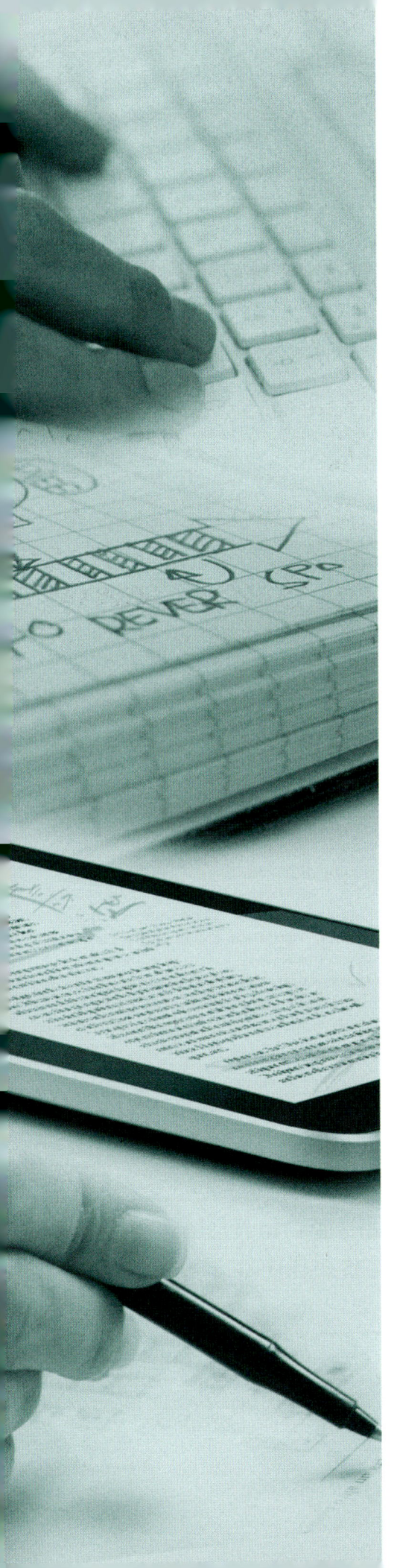

18

Estatística

A teoria das probabilidades nada mais é do que o bom senso representado por cálculos.

Pierre Simon de Laplace, matemático francês, 1749-1827.

As investigações científicas abordadas neste livro utilizam o método estatístico na fase de planejamento, de análise e de interpretação dos resultados. No relato da pesquisa sob a forma de artigo científico original, as técnicas estatísticas utilizadas são mencionadas, descritas ou referidas. O material que consta neste capítulo contém orientação para auxiliar o relato das técnicas estatísticas utilizadas na investigação e complementa o que foi apresentado nos Capítulos 6 a 8.

▶ 18.1 Incorporação da estatística na pesquisa em saúde

O desenvolvimento da teoria da estatística nas últimas décadas teve profundos reflexos na pesquisa aplicada. Técnicas complexas passaram a ser usadas em diversas etapas da investigação de temas de saúde e aparecem mencionadas nas seções que relatam o método utilizado e os resultados obtidos (ver exemplo). Esse é um desenvolvimento relativamente recente, a partir de meados do século 20. Desde então, testemunhou-se a inclusão progressiva de métodos analíticos avançados, caso dos modelos multivariados. Termos como variáveis geradoras de confusão, regressão logística e análise de sobrevivência passaram a ser frequentemente utilizados na descrição dos resultados da investigação.

O tipo de delineamento também evoluiu, passando da predominância de estudos sem grupo controle, com poucos participantes, para amostras grandes ou com poder estatístico adequado, calculado para responder a questão central da pesquisa. Os investigadores adotaram, em número crescente, o grupo-controle – dentre outras técnicas – para neutralizar fatores que pudessem enfraquecer ou invalidar as conclusões. Na atualidade, a maioria dos relatos de investigação sobre seres humanos, publicados nos melhores periódicos de clínica e de epidemiologia, enquadra-se em duas categorias: estudos randomizados e estudos observacionais. Esses últimos são principalmente os de coorte, de caso-controle e transversal.

Em consequência do progresso nas técnicas utilizadas, os relatos de pesquisa parecem excessivamente complexos aos olhos do leitor, especialmente daquele que não acompanhou esse desenvolvimento ou, por alguma outra razão, não tem conhecimentos básicos de metodologia científica. Entretanto, a situação atual de uso da estatística em pesquisa é irreversível, visto o autor, para publicar seu artigo, ter de apresentar as evidências estatísticas que apoiem a conclusão, independentemente de sua complexidade.

Exemplo 18.1 Métodos estatísticos em artigos originais do *New England Journal of Medicine*[1]

Avaliação feita nos anos 1978-1979 e em 2004-2005 mostrou que o percentual de artigos sem menção a método estatístico ou apenas com o uso de estatística descritiva diminuiu de 27% para 13%. O número médio de métodos estatísticos por artigo aumentou de 1,9% para 4,2%, no mesmo período. Mais da metade dos artigos em 2004-2005 utilizou técnicas estatísticas complexas como regressão múltipla e análise de sobrevida.

Esses fatos revelam a crescente sofisticação do uso dos métodos estatísticos, ao longo do tempo. As técnicas mais elaboradas não são tema de cursos introdutórios de estatística, o

que significa maior dificuldade dos profissionais da saúde na compreensão dos resultados das novas pesquisas.

▶ 18.2 O estatístico como revisor de artigo científico

Se o pesquisador aproxima-se do estatístico para contar com assessoria especializada, os editores de periódicos científicos também buscam o bioestatístico, como colaborador, para que todo artigo científico seja publicado com o respaldo de sua avaliação.[2-4] Os periódicos de maior impacto contam com a colaboração de estatístico especializado na área de saúde ou mesmo de uma equipe desses profissionais (ver exemplos).

O autor deve assinalar no seu relato a questão investigada, o delineamento utilizado para respondê-la e toda a técnica estatística empregada. O estatístico revisor do artigo, por sua vez, irá julgar a adequação e a clareza da descrição. Simultaneamente, procurará por algum problema relacionado ao seu campo de atuação e que, de alguma maneira, interfira na conclusão do estudo. Emitirá também opinião sobre a possibilidade de eventuais erros e omissões serem corrigidos.

Exemplos 18.2 Estatísticos colaboradores em periódicos científicos

Exemplo 1 *British Medical Journal*[15]

Uma primeira experiência com um estatístico na revisão de artigos para a revista da Associação Médica Britânica aconteceu na década de 1970. Esse estatístico reuniu um pequeno grupo de colegas com a mesma formação e habituados com os procedimentos da pesquisa médica para revisar, inicialmente, artigos contendo análises estatísticas complexas. Cedo descobriram que substancial quantidade de erros ocorria no uso dos testes estatísticos mais simples. Adotou-se, então, a política de todo o relato de pesquisa receber o aval do estatístico antes da publicação. O *BMJ* contava com seis desses profissionais no fim dos anos 1980. Atualmente, esse esquema de revisão por estatísticos continua, e um deles participa regularmente do comitê editorial que decide a publicação de artigos no periódico.

Exemplo 2 *Journal of the National Cancer Institute*[3]

A equipe de editores deste periódico já contava com 20 estatísticos no fim do século 20.

▶ 18.3 Avaliação do relato das técnicas estatísticas

A literatura científica está repleta de artigos com erros de aplicação das técnicas estatísticas, mesmo em periódicos de prestígio.[5-11] Os principais erros estão agrupados em quatro categorias na Tabela 18.1 e avaliações sobre as técnicas estatísticas utilizadas em artigos publicados constam nos exemplos anexos. As falhas no uso das técnicas estatísticas não significam que a investigação tenha chegado a conclusões erradas. As conclusões podem estar certas, mas não têm sustentação em argumentos cientificamente válidos.

Tabela 18.1 Principais falhas no uso da estatística em artigos científicos

Não emprego de técnicas estatísticas, quando deveriam ter sido utilizadas.
Erro na aplicação das técnicas estatísticas.
Apresentação inadequada ou pouco clara da técnica estatística.
Interpretação equivocada; por exemplo, confusão entre significância estatística e relevância prática.

Exemplos 18.3 Deficiências no relato de artigos científicos

Exemplo 1 Estudos observacionais[10]

Em análise de 73 artigos em língua inglesa, publicados em periódicos internacionais de grande impacto de clínica e epidemiologia, em janeiro de 2001, a maioria com emprego de delineamento de coorte ou caso-controle, os autores apontaram para as principais deficiências na análise e no relato da investigação. Entre elas, a carência de informações sobre a seleção da amostra, sobre a recusa do paciente em participar e sobre a qualidade dos dados. Poucos estudos continham explicações sobre a escolha das variáveis geradoras de confusão e em muitos se investigavam múltiplas associações, aumentando a probabilidade de resultados falso-positivos, o erro do tipo 1.

Exemplo 2 Síntese de artigos de revisão[7]

Em exame de 28 revisões sobre adequação metodológica, que incluía mais de 4.200 artigos originais publicados em periódicos científicos de impacto nas ciências da saúde, encontrou-se que a maioria não oferecia evidências suficientes para as conclusões a que chegaram.

▶ 18.4 Diretrizes para o relato de aspectos estatísticos

Os leitores e a comunidade científica de maneira geral esperam que os relatos de pesquisa contenham as informações necessárias e suficientes para fundamentar as conclusões a que os autores chegaram. Se bem alicerçados em fatos e argumentos convincentes, os relatos são aceitos para publicação e, quando publicados, passam a fazer parte da literatura científica. Assim funciona a ciência. As informações de boa qualidade constituem evidências tanto para outros investigadores, que as utilizam nas suas pesquisas, como para profissionais de saúde, nas suas decisões de aplicá-las: por exemplo, quando prescrevem tratamentos ou aconselham mudança de hábitos de vida das pessoas.

A constatação da presença de erros em artigos publicados, mesmo nos melhores periódicos, estimula reflexões de como limitá-los ou eliminá-los. O produto das reflexões e as respectivas recomendações passam a constar de obras sobre como relatar os resultados estatísticos de artigos originais.[12-18] Anteriormente, foram mencionados guias de comunicação científica por tipo de delineamento e temas de pesquisas; foi dado o exemplo em maior detalhe do CONSORT (ver 4.9, Diretrizes específicas para o relato de investigações). As diretrizes auxiliam a preparação e a avaliação de relatos de investigação, pela análise da adesão dos autores às recomendações nelas contidas. O Grupo de Vancouver emitiu as orientações

Tabela 18.2 As normas de Vancouver para proporcionar informação estatística em artigos publicados em revistas médicas

Descrever, em detalhes suficientes, os métodos estatísticos para que o leitor, conhecedor do assunto e com acesso aos dados originais, possa verificar os resultados relatados.
Sempre que possível, quantificar e apresentar os achados junto aos indicadores apropriados de erro ou incerteza da medição, tais como intervalos de confiança.
Evitar apoiar-se unicamente em testes estatísticos de hipóteses, como o uso de valores p, uma vez que omitem informação quantitativa importante.
As referências relacionadas ao delineamento do estudo e aos métodos estatísticos devem ser de trabalhos clássicos sempre que possível (com indicação do número da página).
Definir os termos estatísticos, as abreviaturas e a maioria dos símbolos.
Especificar os programas e versões de computação empregados.

Fonte: Vancouver, 2008: seção IV.A.6.c.[18]

para a apresentação dos aspectos estatísticos das investigações que constam na Tabela 18.2.

▶ 18.5 Análise estatística e programas de computação

O planejamento de uma investigação e a análise dos respectivos resultados são assuntos interligados. A análise estatística está subordinada à questão formulada na pesquisa e depende, dentre outros, do tema, do delineamento utilizado e do tipo de variável.

Os programas computacionais de estatística facilitam as tarefas de delinear a pesquisa e de analisar resultados. O investigador, sabendo usar um programa eletrônico de estatística, estará facilitando o desenrolar da própria pesquisa, a comunicação com o estatístico e o relato dos resultados. No entanto, não substituem o discernimento do investigador e o conhecimento do tema.

Ao lado das vantagens dos programas estatísticos, representadas pelo fácil acesso, rapidez e confiabilidade nos resultados, há o risco do mau uso. O seu emprego correto exige familiaridade com os princípios estatísticos, em especial, os pressupostos para uso das diversas técnicas disponíveis e as suas inerentes limitações.

▶ 18.6 Onde situar a informação estatística no artigo científico original

Na estrutura do artigo científico, há locais apropriados para abrigar detalhes sobre as técnicas estatísticas utilizadas na pesquisa.

▶ A Seção de introdução

Menciona-se o método estatístico utilização na introdução do artigo apenas quando o seu uso traz justificativa relevante para a realização da investigação. Na maioria dos relatos, porém, não é esse o caso.

▶ B Seção de método

Nessa parte do artigo, assinala-se a lógica dos procedimentos empregados e as técnicas estatísticas utilizadas (ver 6.23, Métodos estatísticos). O que foi testado é esclarecido na investigação e como isso foi feito. A modalidade de análise multivariada também é revelada. A adoção dessa estratégia de análise implica no uso de procedimentos complexos para neutralizar o efeito das variáveis que dificultam a interpretação e para testar interações.

As decisões quanto ao tamanho da amostra são também apontadas, indicando-se as premissas que fundamentaram os respectivos cálculos (ver 18.12, Relato do cálculo do tamanho da amostra). É de praxe revelar os programas de computação utilizados (ver 6.23D, Aplicativos para armazenamento e análise de dados).

O bom relato de investigação só conterá afirmações úteis, mas nem sempre essa simples regra é seguida. Os exemplos anexos, especialmente os de número 3 a 5, são ilustração do que *não* fazer.

Exemplos 18.6B Descrição do método estatístico utilizado na pesquisa e respectivos comentários

Exemplo 1
"A diferença nas taxas de mortalidade entre dois grupos foi avaliada pelo teste do qui-quadrado. Adotou-se o nível de significância de 0,05 e valores descritivos de p iguais ou inferiores foram considerados significantes."

Esse é um relato insuficiente.

Apresentaremos, *a seguir, frases que podem ser suprimidas de artigo* científico original. Elas não contém informação relevante para o leitor.

Exemplo 2
"As variáveis qualitativas foram apresentadas por frequência absoluta e relativa (%) e, as quantitativas, por média e desvio-padrão ou mediana e valores mínimo e máximo."

Afirmações como essa são comumente encontradas em dissertações e teses de pós-graduação de clínica e saúde pública. Elas também aparecem em artigos científicos originais, mas são as primeiras candidatas a serem cortadas nos periódicos em que se prioriza a concisão. Isso porque trata-se da forma habitual para lidar com essas variáveis.

Exemplo 3
"Foram calculadas as frequências simples de todas as variáveis previamente apontadas."

Exemplo 4
"Os dados coletados foram analisados por estatísticas descritivas."

Exemplo 5
"Os dados foram descritos para caracterizar a amostra estudada."

▶ C Seção de resultados

Na parte referente aos resultados, apresenta-se o que foi encontrado com a aplicação dos procedimentos estatísticos, os quais tinham sido mencionados na seção de método. Portanto, o que está em um e outro local tem que combinar. As diferenças entre grupos ou outras comparações efetuadas deverão ser expressas em termos probabilísticos (ver exemplos).

As tabelas e as figuras do artigo científico representam síntese da informação da pesquisa e nelas deve constar também a avaliação estatística, quando for necessária para a interpretação.

Exemplos 18.6C Informação quantitativa a constar nos resultados

Exemplo 1 Teste estatístico e valor p
Qui-quadrado = 18,04; $p < 0,001$.

Exemplo 2 Precisão da estimativa pelo intervalo de confiança
Risco relativo = 2,74; intervalo de confiança de 95%: 1,22 a 4,35.

Outros exemplos estão disponíveis em várias passagens deste livro. Foi mostrado que é conveniente concentrar a redação nos achados da investigação e não na análise estatística dos resultados (ver 7.25, Estatística).

▶ D Seção de discussão e resumo

Informação condensada sobre os achados da análise estatística é útil na discussão e no resumo. Perceba, no exemplo anexo, que não há menção ao teste estatístico utilizado e sim ao valor p. O leitor, para ter acesso à informação sobre o teste, dirige-se à seção de resultados do artigo. Trata-se de uma simplificação, mas justificada para evitar repetições.

Exemplo 18.6D Informação sobre a avaliação estatística a constar no resumo

"Houve melhora significativa da fadiga no grupo do medicamento ($p < 0,001$), mas não no grupo placebo ($p = 0,15$). As diferenças foram significativas entre os dois grupos aos 6 meses de tratamento nas funções sociais ($p = 0,01$) e na saúde mental ($p = 0,03$)."

▶ 18.7 Três suposições básicas

Ao **redigir** os achados de sua pesquisa, o investigador experiente adota, com relação aos aspectos estatísticos, pelo menos três premissas (ver Tabela 18.3).

▶ A O relato tem sequência lógica

Uma investigação tem por base um raciocínio coerente, que precisa estar refletido no artigo. Se o estudo for devidamente planejado e conduzido, a análise estatística não apre-

Tabela 18.3 Premissas do autor ao redigir um artigo científico

O relato da pesquisa tem sequência lógica.
O leitor domina os conceitos e os métodos da estatística.
O artigo será avaliado por um estatístico antes de ser publicado.

sentará maiores surpresas; será a consequência natural. Vale lembrar a frase atribuída ao matemático francês, Pierre Simon de Laplace, 1749-1827, utilizada como introdução ao presente capítulo: *"A teoria das probabilidades nada mais é do que o bom senso representado por cálculos."* O biólogo e matemático inglês, 1856-1936, Karl Pearson, disse algo semelhante: *"Mesmo os métodos estatísticos mais elaborados refletem apenas o bom senso representado por números."*

A análise estatística pode ser planejada antes da coleta dos dados e ser realizada pelo próprio pesquisador ou com assessoria especializada. As pesquisas com objetivos claros são mais fáceis de analisar. Se, ao contrário, os objetivos são vagamente definidos e os dados deixam a desejar, quer por insuficiente planejamento, por falhas na coleta de dados ou por outro motivo, torna-se difícil remediar a situação, por melhor assessoria que se possa contar.

Em síntese, ao mencionar as técnicas estatísticas, não se deve afastar da questão central da investigação, pois ela é a razão própria do estudo. A coleta, a análise e a interpretação dos dados são realizadas justamente para respondê-la. O método estatístico, se adequadamente utilizado, dá suporte às conclusões, que são a resposta do pesquisador à pergunta central da investigação.

B O leitor domina conceitos básicos e métodos da estatística

Embora se saiba que, em termos médios, os profissionais da área da saúde tenham conhecimentos limitados de estatística, não é possível mencionar e explicar cada conceito ou técnica utilizada nos relatos dos resultados de uma investigação. Ao contrário, o autor deve presumir que o leitor tenha conhecimentos de estatística ou saiba onde encontrar informações sobre o assunto. Na redação do artigo, apresenta-se o que foi feito, empregando-se a terminologia especializada da área, e fornece-se, quando apropriado, as referências de como e onde o tema pode ser encontrado. No entanto, há necessidade de incluir detalhes sobre procedimentos novos ou pouco conhecidos. Alguns utilizam um apêndice para isso, o que muitos editores desaconselham. Uma alternativa é a inclusão de informações que farão parte somente da página eletrônica do periódico ou em algum local apropriado na internet.

C O artigo será avaliado por estatístico

A tendência dos editores é contar com estatístico para auxiliá-lo. O relato da investigação precisa conter, concisamente, informações suficientes para que as técnicas utilizadas sejam entendidas e, se for o caso, repetidas pelos interessados. O estatístico, ao examinar o texto, verificará se o autor alcançou tal objetivo. O revisor funciona como protetor do leitor e, por extensão, da comunidade científica. Tentará detectar procedimentos falhos e, se possível, auxiliar na sua correção. Como se sabe, ainda há um longo caminho a percorrer, visto as falhas que são ainda encontradas em artigos científicos publicados (ver 18.3, Avaliação do relato das técnicas estatísticas). Para o próprio bem, o autor deve preparar seu texto tendo em mente a avaliação especializada a que o texto estará submetido. O uso de roteiro ou *checklist* auxilia a não omitir informação relevante. Saiba o leitor que muitos revisores utilizam roteiros para compor parecer. O autor deve fazer o mesmo.

18.8 Roteiro para avaliação estatística

O cerne da avaliação dos testes estatísticos relatados no artigo científico pode ser resumido a algumas poucas questões:

- Os testes estatísticos são adequados? Os seus pressupostos foram obedecidos?
- Os testes estatísticos foram bem aplicados?
- A interpretação está correta?
- Os procedimentos estão apropriadamente descritos?

Um não estatístico terá provavelmente dificuldades em responder a essas questões. Um conhecimento básico de estatística permitirá, no entanto, a um não especialista na matéria se sair bem ao lidar com as técnicas comumente usadas e a entender a terminologia da área. Na dúvida, recorre-se a especialista. O estatístico convidado pelo editor a emitir parecer em artigo científico espera que o texto seja proveniente de pesquisa planejada, analisada e interpretada corretamente, além de relatada de maneira clara e objetiva.

É provável que um artigo científico apresente informações especializadas além do conhecimento de muitos leitores. A tendência para a solução desse impasse está no melhoramento dos conhecimentos do leitor, e não na omissão ou alteração da forma do relato da pesquisa, para facilitar o entendimento de alguém pouco familiarizado com a matéria.

18.9 Lista para checagem de aspectos estatísticos

Os estatísticos, além de colaborarem na análise crítica de artigos, produzem guias ou *checklists* para, eles próprios, sistematizarem o parecer de avaliação do trabalho científico. Existem vários disponíveis para consulta.[12-15] Eles foram utilizados para compor as orientações que constam na Tabela 18.4. O local do livro em que os tópicos estão descritos também aparece na mesma tabela.

18.10 Hipóteses estatísticas

Maneira elegante e eficiente de investigar um tema ou analisar os dados de uma pesquisa é ter, no ponto de partida, hipótese que oriente os procedimentos subsequentes (ver 5.15, Hipótese). No texto a seguir, faremos *distinção entre a hipótese do investigador e a hipótese nula.*

A Hipótese do investigador (ou hipótese experimental)

Hipótese investigada é geralmente suposição que *relaciona as duas variáveis principais da pesquisa*, comumente designadas como causa e efeito – ou melhor, *exposição e desfecho.* Um exemplo, ronco e ocorrência de acidente vascular cerebral. Outro exemplo, suplementação nutricional e diminuição da morbidade.

Tabela 18.4 Roteiro para revisão estatística de trabalhos científicos originais e localização dos tópicos nas seções do presente capítulo

Tópicos e questões pertinentes	Seção
Objetivo do estudo O objetivo do estudo está suficientemente descrito, incluindo hipóteses pré-estabelecidas?	7.21, 18.10
Delineamento O delineamento é apropriado para alcançar o objetivo proposto?	6.4
Características da amostra Há relato satisfatório sobre a seleção das pessoas para inclusão no estudo? Uma taxa satisfatória de respostas (de casos válidos) foi alcançada? Se houve seguimento dos participantes, ele foi suficientemente longo e completo? Se houve emparelhamento (por exemplo, de casos e controles), ele é adequado? Como se lidou com os dados não disponíveis (*missing data*)?	6.6 a 6.12
Coleta de dados (mensuração dos resultados) Os métodos de mensuração foram detalhados para cada variável de interesse? A comparabilidade dos métodos de mensuração utilizados nos grupos está descrita? A validade e a reprodutibilidade dos métodos empregados foram consideradas?	6.13 a 6.21
Tamanho da amostra Foram fornecidas informações adequadas sobre o cálculo do tamanho da amostra? A lógica utilizada para a determinação do tamanho do estudo está descrita, incluindo considerações práticas e estatísticas?	18.12
Métodos estatísticos O teste estatístico utilizado para cada comparação foi informado? Indique se os pressupostos para o uso do teste foram obedecidos.	6.23, 7.25 6.23C
São informados os métodos utilizados para qualquer outra análise realizada? Por exemplo, análise por subgrupos e análise de sensibilidade.	7.17 a 7.20
Os principais resultados estão acompanhados da precisão da estimativa? Informe o valor p, o intervalo de confiança.	18.13 a 18.15
O nível alfa foi informado? Indique o nível alfa, abaixo do qual os resultados são estatisticamente significantes.	18.11B, 18.12
O erro beta foi informado? Ou então, indique o poder estatístico da amostra.	18.11B, 18.12
O ajuste foi feito para os principais fatores geradores de confusão? Foram descritos os motivos que explicaram a inclusão de uns e a exclusão de outros?	18.16
A diferença encontrada é estatisticamente significativa? Assegure-se que há análises suficientes para mostrar que a diferença estatisticamente significativa não é devida a algum viés (por exemplo, falta de comparabilidade entre os grupos ou distorção na coleta de dados).	8.14
Se a diferença encontrada é significativa, ela também é relevante? Especifique a mínima diferença clinicamente importante. Deixe clara a distinção entre diferença estatisticamente significativa e diferença clínica relevante.	8.14
O teste é uni ou bicaudal? Forneça essa informação, se apropriado.	18.17
Qual o programa estatístico empregado? Dê a referência de onde encontrá-lo. Informe a versão utilizada.	6.23D, 18.5
Resumo O resumo contém síntese adequada do artigo?	12.10, 12.17
Recomendação sobre o artigo O artigo está em padrão estatístico aceitável para publicação? Em caso negativo, o artigo poderá ser aceito após revisão adequada?	18.18

Uma função da hipótese, quando bem formulada, é de se constituir em guia para a investigação e, em particular, para a coleta de dados e sua análise. Muitos, inadvertidamente, colhem primeiro os dados, localizam as diferenças e, aí sim, elaboram hipótese para explicar as diferenças. O método científico não segue esse caminho. A hipótese antecede a análise dos dados. Uma forma para garantir a sequência "*hipótese → comprovação ou refutação*" é o registro prévio dos procedimentos em um protocolo, antes da análise dos dados. Existem sítios públicos para repositório de informações de interesse como, por exemplo, o registro de ensaio clínico.

▶ B Hipótese nula e hipótese alternativa

Os estatísticos adotam modo especial de enfocar hipótese com ampla aceitação entre os pesquisadores. Hipótese é uma proposição a ser ou não rejeitada. O procedimento consiste em *testar igualdades*, o que denominam *teste da hipótese nula*.[19] A palavra nula significa não haver diferença ou relação entre os eventos pesquisados. A Tabela 18.5 resume os seus significados. Trata-se de um jogo de palavras, mas seu entendimento facilita a comunicação com o estatístico. Nos exemplos desta seção constam a hipótese experimental e a hipótese nula de duas investigações.

O procedimento de elaborar hipóteses nula e alternativa está relacionado à avaliação do acaso na interpretação dos resultados. Requer-se a fixação inicial de um valor para indicar o nível de significância estatística – habitualmente 0,05 – e a aplicação da técnica estatística adequada aos dados da pesquisa. De posse dos resultados, duas possibilidades se apresentam:

- Um resultado *estatisticamente não significativo* ($p > 0,05$), implica na *não rejeição da hipótese nula*. Interpretação: *o acaso é explicação provável* para os resultados
- Um resultado *estatisticamente significativo* ($p \leq 0,05$), indica *rejeição da hipótese nula*. Interpretação: *o acaso é explicação pouco provável* para os resultados obtidos. Ao rejeitá-la, aceita-se outra, a hipótese alternativa – que é a hipótese do investigador.

Exemplos 18.10B Hipótese nula

Exemplo 1 Efeito da suplementação com zinco e vitamina A na morbidade infantil

Foi realizado um estudo randomizado com a seguinte hipótese experimental, norteadora da investigação: "*a suplementação conjunta, de zinco e vitamina A, resulta em redução da morbidade por diarréia e infecção respiratória aguda, quando comparada com o uso do zinco ou da vitamina A ingeridos isoladamente.*"

A hipótese nula para a investigação seria: "*a morbidade por diarréia e infecção respiratória aguda é a mesma no grupo que recebeu a suplementação conjunta, de zinco e vitamina A, e nos grupos em uso desses dois produtos ingeridos isoladamente.*" Postula-se, portanto, que não haverá diferença de morbidade nos grupos de crianças estudados.

Ao término da pesquisa, verificou-se que a suplementação conjunta – zinco e vitamina A – é mais eficaz na redução da diarréia e da infecção respiratória aguda de crianças do que os suplementos aplicados separadamente, confirmando a hipó-

Tabela 18.5 Hipótese nula e hipótese alternativa

Tipo de hipótese	Significado	Exemplo de interpretação
Nula	Não há diferença entre os grupos comparados; ou não há relação entre os eventos investigados.	A eficácia do tratamento novo não difere do tratamento tradicional.
Alternativa	Há diferença entre os grupos comparados; ou há ligação entre os eventos investigados.	A eficácia do tratamento novo é diferente, quando comparada ao tratamento tradicional.

Na análise dos dados da pesquisa, o investigador procede da seguinte maneira:

1. Ao encontrar-se diferença estatisticamente significativa, *rejeita-se a hipótese nula* e, consequentemente, aceita-se a hipótese alternativa;
2. No caso oposto, se não encontra diferença estatisticamente significativa, *não rejeita a hipótese nula.*

tese do investigador. Em linguagem do estatístico, rejeitou-se a hipótese nula. Essa apenas diz que os tratamentos teriam igual eficácia, o que não ocorreu. Como o grupo da suplementação conjunta produziu melhores resultados, aceitou-se a hipótese alternativa, de que a eficácia dos tratamentos difere.

Se a investigação tiver sido bem conduzida, a explicação mais plausível é da suplementação conjunta ser mais eficaz. Entretanto, para estar seguro, explicações como a presença de viés devem ser afastadas.

Exemplo 2 Estudo clínico randomizado para avaliação do efeito da cirurgia no tratamento da epilepsia do lobo temporal

Nessa investigação, mencionada no Capítulo 7 (ver 7.11, Valor p), observou-se que a proporção de pacientes livres de convulsão foi maior no grupo-cirúrgico (58%), comparada ao grupo em tratamento com medicamento (8%), após um ano de seguimento dos voluntários. A avaliação estatística informa: qui-quadrado = 12,84; $p < 0,001$. A diferença é estatisticamente significativa. Rejeita-se a hipótese nula de que as intervenções cirúrgica e clínica tenham o mesmo resultado. A hipótese alternativa é aceita, de que a eficácia dos tratamentos difere. O grupo de pacientes que se submeteu à intervenção cirúrgica mostrou melhores resultados, como era a hipótese do investigador.

▶ 18.11 Tipos de erro

O estudo do erro ocupa parte substancial do aprendizado da epidemiologia e da estatística. Os erros podem ser classificados de diversas maneiras; por exemplo, aleatório e sistemático (ver 6.6, Seleção de participantes para estudo). Aqui os agrupamos em duas outras categorias, em função de estarem ou não relacionados às técnicas estatísticas.

▶ A Erros não estatísticos

Ocorrem nas diversas etapas de uma pesquisa, desde a sua concepção até a fase final de análise e de interpretação dos dados. Numerosas técnicas são utilizadas para evitá-los ou detectá-los, dentre as quais, a escolha criteriosa do questionário, a adoção de manual de instruções para o pessoal da pesquisa, a supervisão da coleta, a entrada duplicada dos dados no computador, a inspeção da distribuição das variáveis para identificar valores desviantes (*outliers*, em inglês) e a definição de estratégias para lidar com os dados perdidos. Os pesquisadores experientes adotam rotinas e dispõem de arsenal diversificado de técnicas para lidar com erros desse tipo. Estamos nos referindo a erros não intencionais (ver exemplo). Os intencionais são tratados à parte (ver 21.13, Comportamentos indevidos).

Exemplo 18.11A Erro detectado na fase de análise exploratória dos dados

Uma média desproporcionadamente alta de altura de um grupo de estudantes universitários brasileiros (2 metros) é indício para se voltar aos dados originais e procurar por valores discrepantes que influenciem a média. Caso de encontrar-se alguém com 17 metros de altura. Erros de digitação são frequentes. A simples inspeção visual dos dados dispostos em coluna permitiria identificar tal erro facilmente. A entrada duplicada dos dados no computador teria detectado a discrepância, embora a um custo mais elevado, o da digitação adicional dos mesmos números. A organização dos dados sob a forma de diagrama de caixa (*box-plot*) serviria também ao propósito de identificar valores discrepantes.

▶ B Erros estatísticos: o erro do tipo 1 e o erro do tipo 2

A teoria da estatística nos alerta para a incerteza das generalizações provenientes das observações obtidas em pesquisas amostrais. Os resultados obtidos na amostra representam estimativas do que ocorre na população. Podem estar certas ou erradas. Anteriormente, houve uma primeira aproximação ao tema. A Tabela 8.9, no Capítulo 8, resume o significado dos dois tipos de erro passíveis de serem cometidos quando se faz inferências sobre a população a partir de observações em amostra. Em síntese:

- O erro do tipo 1 é o erro falso-positivo (ver 8.12)
- O erro do tipo 2 é o erro falso-negativo (ver 8.13).

Para cada situação, haverá maneiras de julgar qual é o erro mais sério e diminuir a probabilidade de cometê-lo. O que é mais grave, um inocente preso ou um culpado solto? Para a maioria das pessoas, seria encarcerar um inocente. Em banco de sangue, qual é o erro mais grave, o falso-positivo ou o falso-negativo? O falso-negativo terá repercussões mais sérias pela possibilidade de transmissão de infecções. O esforço maior será direcionado para eliminar o erro do tipo 2 em bancos de sangue.

Nas situações comumente encontradas em artigos científicos na área da saúde, é usual estipular-se, de antemão, as seguintes probabilidades:

- Probabilidade de cometer erro do tipo 1 de 0,05; seria o erro falso-positivo máximo aceitável; no caso, admite-se um erro desse tipo a cada 20 tentativas
- Probabilidade de cometer erro do tipo 2 um pouco maior, entre 0,05 e 0,20; essa é a amplitude dos erros falso-negativos usualmente encontrada em pesquisas em saúde.

▶ C Erro do tipo 1, erro do tipo 2 e tamanho da amostra

O tamanho da amostra influencia sobremaneira a probabilidade de ocorrência de erros. Em geral:

- Evitam-se amostras grandes demais, pois significa trabalho desnecessário de coleta de dados, encarecimento do projeto e risco aumentado de erro do tipo 1
- Evitam-se amostras pequenas que não permitam conclusões confiáveis – pela possibilidade alta de erro do tipo 2.

▶ 18.12 Relato do cálculo do tamanho da amostra

A determinação do tamanho da amostra envolve considerações práticas e estatísticas. O entendimento do que seja diferença estatística e relevância clínica auxilia a compreensão dos procedimentos para o cálculo do tamanho da amostra e para o relato do que foi feito (ver 8.14, Diferença estatística e diferença clínica).

▶ A Considerações práticas

Em muitos estudos clínicos, o tamanho da amostra é determinado pela disponibilidade de pacientes. Esse é o caso de investigação de doença ou evento raro. Haverá forçosamente pequeno número de participantes para estudo. O problema é encontrado quando se tenta investigar, por exemplo, o prognóstico de prematuros com peso ao nascer inferior a 800 gramas.

A impossibilidade de reunir amostra de tamanho maior pode advir de outros motivos, caso da falta de recursos ou da dificuldade de acesso a exames de alto custo ou a material importado para diagnóstico e tratamento.

Nas situações mencionadas, o pesquisador não tem alternativa a não ser investigar o que dispõe. O tamanho de amostra será aquele viável, independente de considerações estatísticas.[20] Em ocasiões é possível minimizar consequências previsíveis. Por exemplo, na impossibilidade de aumentar o número de casos, quando se emprega o delineamento do tipo caso-controle, reúne-se um maior número de controles por caso. Mesmo sendo impossível aumentar o tamanho da amostra, o investigador deve estar ciente da repercussão do pequeno número de sujeitos na interpretação dos resultados de sua pesquisa. Portanto, refletir sobre as considerações estatísticas de cada situação.

▶ B Considerações estatísticas

Os erros dos tipos 1 e 2, mencionados na seção anterior, são levados em conta no cálculo do tamanho da amostra, visto a influência que podem ter na interpretação dos resultados. Note-se:

- Com o uso de amostras excessivamente grandes, diferenças triviais, irrelevantes do ponto de vista prático, podem ser rotuladas como estatisticamente significativas.
- Nas amostras de pequeno tamanho ocorre o inverso: a possibilidade de diferenças importantes não serem significativas do ponto de vista estatístico.

Como resolver o impasse? Uma solução é refletir previamente sobre o tamanho da amostra e, na execução da pesquisa, se possível, reunir um número mínimo de indivíduos que seja o suficiente para alcançar os objetivos do estudo. A utilização das técnicas estatísticas e os conhecimentos sobre o tema possibilitam determinar esse número. Considerações gerais sobre tamanho da amostra estão agrupadas na Tabela 18.6.

Na eventualidade de ser possível escolher participantes para a pesquisa, de um grupo maior de potenciais candidatos, um processo de *amostragem* é usualmente adotado. Selecionam-se apenas alguns que, em conjunto, representem o universo a se conhecer.

▶ C O que informar sobre o tamanho da amostra

Entre as informações úteis para o leitor entender o que foi feito e situar-se quanto à generalização e à aplicabilidade dos resultados estão:

- A lógica que orientou o cálculo do tamanho da amostra, abordada no item D, a seguir

Tabela 18.6 Considerações sobre tamanho de amostra

Grandes amostras produzem estimativas mais precisas, caracterizadas por pequenos intervalos de confiança.

Pequenas amostras produzem amplos intervalos de confiança, o que significa imprecisão; existe risco de resultados inconstantes – pois a adição de uma ou poucas unidades pode alterar profundamente os resultados; grandes diferenças, com potencial de serem importantes clinicamente, podem não alcançar significância estatística em estudos com pequenas amostras; logo, prudência na interpretação de pequenas amostras.

Grandes amostras favorecem o erro do tipo 1 (resultado falso-positivo).

Pequenas amostras aumentam a probabilidade de erro do tipo 2 (resultado falso-negativo). O aumento do tamanho da amostra diminui a probabilidade de erro do tipo 2.

Grandes amostras tendem a dar credibilidade às conclusões; por exemplo, achado observado em 20 mil pessoas tende a parecer fantástico; não para as mentes esclarecidas que buscam, primeiro, saber como a amostra foi constituída antes de emitir opinião sobre a credibilidade dos resultados.

Quanto mais homogênea for a população, menor o tamanho da amostra necessário para representá-la.

O tamanho da amostra é calculado tendo o desfecho principal como referência; outras vezes, escolhe-se o evento de maior variabilidade, o que resulta em amostra maior – mas superestima o tamanho da amostra para o desfecho principal.

Grandes efeitos de um tratamento requerem pequenas amostras; por exemplo, como o prognóstico da raiva é invariavelmente letal, uma, duas ou três curas serão suficientes para atestar a eficácia de um novo tratamento.

O vice-versa também é verdadeiro; o estudo de pequenas diferenças (ou de associações fracas) exige grandes amostras; essa é a situação mais comum nas pesquisas clínicas, qual seja, detectar pequenas diferenças entre dois tratamentos; as amostras para esclarecer devidamente certas questões necessitam centenas ou milhares de participantes.

O tamanho da amostra pode ser apropriado para o desfecho principal, mas não para um secundário. Se o desfecho secundário for raro, como certos efeitos colaterais e complicações, o tamanho da amostra terá poder insuficiente para detectá-lo.

- Como as unidades foram selecionadas para compô-la (ver 6.9, Tipos de amostra)
- As perdas advindas durante a investigação – isso porque a representatividade inicial pode ficar comprometida (ver 7.5, Perdas de participantes).

No guia STROBE, consta a orientação de *"descrever a lógica utilizada para a determinação do tamanho do estudo, incluindo considerações práticas e estatísticas."*[21] Na avaliação da qualidade de um artigo original enviado para publicação, esse aspecto será averiguado por especialistas. Verificar-se-á se o cálculo do tamanho da amostra é correto. O revisor estará se perguntando ao ler o texto: *"São fornecidas informações adequadas sobre o cálculo do tamanho da amostra?"* Se a resposta for negativa, ficará impossibilitado de opinar sobre a adequação do uso do arsenal estatístico no cálculo do tamanho da amostra.

Algumas informações a constar do relato estão ligadas ao conhecimento do tema, como a variabilidade do evento, a frequência provável e o tamanho do efeito que se quer detectar. Outras são de cunho estatístico, dentre as quais, o

nível de significância e o poder estatístico. Nas situações de amostragem aleatória simples, o pesquisador pode calcular o tamanho para a sua amostra com o uso de programas do tipo Epi-Info. Em situações complexas, caso da amostragem por conglomerados, requer-se programa mais potente e colaboração especializada.

▶ D Formas esclarecedoras de descrição do tamanho da amostra

Os dados a serem relatados no artigo científico, sobre o cálculo do tamanho da amostra, são os utilizados em programas estatísticos para computador. Os exemplos arrolados nesta seção restringem-se ao cálculo de tamanho de amostra para desfechos categóricos.

Exemplos 18.12D Formas esclarecedoras de relato do tamanho da amostra

Exemplo 1 Relato do tamanho da amostra de estudo clínico randomizado

"Planejou-se detectar decréscimo de 25% na taxa de complicações com o uso de um procedimento novo. Estimando-se a taxa de complicações no grupo controle em 40%, a correspondente taxa será de 30% no grupo experimental (75% de 40%). Fixados o nível de significância em 5% (1 – alfa = 95%) e o poder estatístico de 80%, assim como uma relação de um participante alocado ao tratamento experimental para um ao grupo controle, o estudo requer 752 participantes: 376 em cada grupo. Os cálculos foram feitos no programa Epi-Info versão 3.3.2."

Exemplo 2 Relato do tamanho da amostra de estudo de caso-controle

"Foi planejado detectar risco duas vezes maior (razão de chances = 2), sendo fixados o nível de significância em 5% (alfa = 0,05) e o poder estatístico de 80% (beta = 0,20). Assumindo exposição de 25% no grupo controle e relação de um caso para um controle, o estudo requer 165 casos e 165 controles. Os cálculos foram feitos no programa Epi-info versão 3.3.2." Portanto, o Exemplo 1 serve de modelo para realçar os elementos a constar no artigo científico:

- O tamanho do efeito a ser detectado (diferença de 25%); note-se que se utiliza uma razão de chances = 2 no segundo exemplo
- O valor de alfa (em geral 5%)
- O valor de beta (um máximo de 20%); ou seja, poder estatístico = 80%, que se obtém pela fórmula: "poder = 1 – beta"
- O número de não expostos para cada exposto (ou de controles por caso): uma proporção de 1 para 1 foi adotada nos exemplos
- Um adicional de participantes para compensar as perdas no decorrer da investigação é por vezes incluído; situa-se habitualmente entre 10% e 30%.

Exemplo 3 Relato do tamanho da amostra de inquérito de prevalência

"Para o cálculo do tamanho da amostra em pesquisa sobre contaminação de sanduíches, utilizou-se o número total de lanchonetes na localidade (N = 1.113), a estimativa da prevalência de contaminação (8%) e a margem de erro aceitável (4%). Para um valor alfa de 0,05, o tamanho estipulado foi 152. Os cálculos

foram feitos no programa Epi-info versão 3.3.2. Acrescentou-se 10% a esse número para levar em conta possíveis recusas, o que resultou no tamanho final de 167 estabelecimentos."

▶ E Formas pouco esclarecedoras de descrição do tamanho da amostra

Na redação que deixa a desejar não é feita a ligação coerente entre os aspectos teóricos e as características da pesquisa. Compare-se os exemplos anexos, pouco claros, com os da seção anterior (item D), que são mais esclarecedores.

Exemplos 18.12E Formas pouco esclarecedoras de relato do tamanho da amostra

Exemplo 1

"O tamanho da amostra foi determinado por teste estatístico que levando em consideração as características do estudo e da população investigada concluiu que 20 indivíduos é a quantidade suficiente."

Exemplo 2

"Selecionamos 20 indivíduos, um tamanho da amostra adequado face às características de estudos anteriores com semelhante objetivo."

Exemplo 3

"Calculou-se o tamanho da amostra maximizando a variância e considerando o intervalo de confiança, o que resultou em 100 participantes."

▶ 18.13 Significância estatística dos resultados

Dois procedimentos são usualmente empregados para lidar com o acaso e avaliar a significância estatística dos resultados: a *estimação de parâmetros*, pelo cálculo do intervalo de confiança, e o *teste de hipóteses (ou teste de significância)*, em que há a determinação do valor p. No texto a seguir abordaremos esses dois temas. A ênfase é direcionada para o relato dos resultados de uma investigação.

▶ A Relatos do valor p e do intervalo de confiança apontam para a mesma direção

Embora sejam conceitualmente diferentes, os resultados da aplicação dessas duas técnicas se equivalem (ver exemplo). Eles apontam para a mesma direção.

Exemplo 18.13A Comparação dos resultados pelo valor p e pelo intervalo de confiança

"Nenhuma diferença estatisticamente significativa foi encontrada na prevalência de dores lombares entre os que vivem em áreas urbanas (8,2%) e rurais (10,4%; p = 0,23)."

Esse resultado equivale ao relato da razão de prevalências (8,2%/10,4% = 0,79) e respectivo intervalo de confiança de 95% (0,40 a 1,21).

Em ambas as formas de relato, seja o valor p ou o intervalo de confiança, a diferença não é estatisticamente significativa. Conclui-se que o acaso é explicação plausível para a diferença.

▶ B Preferência pelo uso do intervalo de confiança

Na atualidade, os cientistas que publicam em periódicos de prestígio de ciências da saúde preferem o uso do intervalo de confiança em lugar do valor p, para avaliar o papel do acaso (ver exemplo). A razão é fornecer mais informações sobre os resultados. Há situações em que ambas são utilizadas. Mas quando se precisa optar por uma delas, estatísticos experientes preferem omitir o valor p.[22]

Exemplo 18.13B Frequência do uso do intervalo de confiança e do valor p em estudos observacionais[10]

Em análise de 73 artigos publicados em periódicos de primeira linha de clínica e de epidemiologia, mencionada no capítulo, os autores utilizaram principalmente o intervalo de confiança (68 estudos) e menos o valor p (38 estudos).

▶ C Orientação de leitura

O bom entendimento do significado do intervalo de confiança e do valor p auxilia a correta interpretação e relato dos resultados de uma pesquisa. Em diversas passagens deste livro, esses temas são abordados, em especial:

- Nos capítulos sobre método (seção 6.23) e sobre resultados (seções 7.9 a 7.11), há uma primeira aproximação ao assunto
- No capítulo sobre discussão, o tema é considerado em dois momentos: na verificação da influência do acaso nos resultados da investigação (seção 8.5B) e na interpretação das evidências produzidas por outros investigadores, pois o acaso pode ser uma das explicações para as diferenças encontradas na revisão da literatura (seção 8.10)
- Nas próximas duas seções, apresenta-se síntese dessas duas técnicas estatísticas para auxiliar o seu relato em textos científicos. Veremos:
  - Relato do intervalo de confiança (seção 18.14)
  - Relato do valor p (seção 18.15).

▶ 18.14 Relato do intervalo de confiança

O tamanho do intervalo de confiança indica a amplitude de valores dentro da qual muito provavelmente o verdadeiro valor do parâmetro populacional se encontra (ver exemplos). A Tabela 18.7 contém síntese sobre a interpretação do intervalo de confiança e a Tabela 18.8 sobre forma de relato.

Exemplos 18.14 Relato de intervalo de confiança

Exemplo 1 Investigação sobre a eficácia de um tratamento

"Quando comparada ao grupo-controle, a incidência da doença foi 58% menor no grupo de mudança do estilo de vida (IC 95%: 48% a 66%)."

Tabela 18.7 Interpretação do intervalo de confiança

Intervalo de confiança indica margem de erro; fornece amplitude de valores onde está provavelmente localizado o parâmetro populacional; entre os dois limites do intervalo de confiança está situada a "verdade" (ou seja, o parâmetro populacional), com certo grau de precisão (usualmente 95% de confiança); significa que, em 95% dos casos, em média, o verdadeiro valor na população estará incluído no intervalo.

Os intervalos de confiança veiculam maior quantidade de informação do que o valor p; por isso, são preferidos no relato dos resultados.

Há equivalência entre o intervalo de confiança e o valor p:
   Se situados dentro do intervalo de confiança de 95%, os resultados são declarados sem significância estatística; equivalente a p maior do que 0,05;
   Se situados fora do intervalo de confiança, os resultados são declarados estatisticamente significativos; equivalente a p igual ou menor do que 0,05.

Resultados são expressos em termos de diferenças:
   Uma diferença é igual a "0" (zero) quando os dois números usados na operação de subtração são iguais;
   Se o valor "0" situa-se dentro do intervalo de confiança, não há diferença significativa entre os resultados;
   Se o valor "0" situa-se fora do intervalo de confiança, há diferença significativa entre os resultados.

Resultados são expressos em termos de razões (por exemplo, risco relativo):
   Uma razão é igual a "1" (um) quando numerador e denominador são iguais;
   Se o valor "1" situa-se dentro do intervalo de confiança, não há diferença significativa entre os resultados;
   Se o valor "1" situa-se fora do intervalo de confiança, há diferença significativa entre os resultados.

Em comparações de dois grupos, a *não* sobreposição dos intervalos de confiança sugere diferença estatisticamente significativa.

Tamanho de amostra e intervalo de confiança estão inversamente relacionados; o intervalo de confiança torna-se menor quando se aumenta o tamanho da amostra e vice-versa.
   Grandes intervalos de confiança indicam imprecisão da informação; sugerem amostra de pequeno tamanho; pouca segurança na interpretação; o cuidado na interpretação vale sejam os resultados estatisticamente significativos ou não.
   Pequenos intervalos de confiança indicam medidas mais precisas; sugerem amostra de grande tamanho; confere segurança na interpretação; logo, pequenos intervalos de confiança são mais desejáveis.

Neste livro, a descrição está limitada ao intervalo de confiança de 95%. Para outros pontos de corte, ver seção18.14A. Intervalo de confiança é abordado em diversas seções, em especial, 7.10, 8.10 e 18.14.

Exemplo 2 Relato de intervalo de confiança em artigo do *JAMA*

"*The ... was reported ... in 13 articles (18.1%; 95% confidence interval [CI], 10.0%-28.9%). ... was identified in 27 articles (37.5%; 95% CI, 26.4%-49.7%).*"

Na primeira menção, intervalo de confiança foi escrito por extenso e, depois, abreviado, o que é o procedimento padrão quando se lida com abreviaturas.

▶ A Intervalo de confiança de 95%

É usual, nas ciências da saúde, usar-se o intervalo de confiança de 95% para indicar precisão e significância estatística.

Tabela 18.8 Sugestões para o relato do intervalo de confiança

Indicar o grau de confiança (usualmente IC 95%).

Informar o IC 95% para os dados relevantes da pesquisa; isto é, os relacionados aos objetivos da investigação ou um outro por algum motivo importante.

Em estudos comparativos, o IC 95% deve ser informado para a diferença entre os grupos, e não para cada grupo isoladamente (ver exemplo 7.10B); ou para outra medida de síntese, como o risco relativo.

A forma de assinalar o IC 95% varia; por exemplo: (48% a 66%), (48%; 66%) e (48%-66%). O sinal *menos* antes de um número é evitado por alguns, visto poder ser interpretado como sinal negativo, no caso, de menos 66%. No entanto, é muito usado, como ilustra um dos exemplos 18.14.

Essa conduta é aqui mantida por ser adotada na maioria dos periódicos científicos da área das ciências da saúde. Portanto, quando mencionamos intervalo de confiança, estamos nos referindo a intervalo de confiança de 95%, a não ser que tenha afirmação em contrário. Significa que, se a pesquisa fosse repetida numerosas vezes, em média, em 95% delas (19 em 20) a estimativa produzida pela amostra estará correta. Em 95% das vezes, o parâmetro populacional estará compreendido no intervalo de confiança. Admite-se um erro de 5%.

O investigador pode escolher outros pontos de corte, o que significa aceitar diferentes magnitudes para os riscos de erros. Por exemplo, 90% ou 99%, o que resultaria, respectivamente, em intervalo de confiança de menor e de maior amplitude.

Se escolhido IC 90%, significa que há 90% de chance de que o parâmetro populacional estará incluído no intervalo; aceita-se erro de 10%. Portanto, um risco maior do que no IC 95%.

Se escolhido IC 99%, significa que há 99% de chance de que o parâmetro populacional estará incluído no intervalo; aceita-se erro de apenas 1%.

▶ B Erro-padrão e intervalo de confiança

O intervalo de confiança é calculado após obtido o erro-padrão (*standard error, SE*, em inglês). Para formar o IC 95%, parte-se da estimativa pontual, à qual se subtrai e se acrescenta dois erros-padrão. O valor correto é 1,96, mas, em termos aproximados, adota-se dois erros-padrão.

Para os não especialistas, como os leitores deste livro, o relato em que há referência ao intervalo de confiança tende a ser mais claro comparado ao que informa o tamanho do erro-padrão.

▶ 18.15 Relato do valor p

Outra forma de lidar com o erro ao acaso é por meio do teste de hipótese (ver 7.11, Valor p). Aplica-se um *teste estatístico* apropriado aos dados da pesquisa. O resultado do teste nos indicará o correspondente valor p. A interpretação do valor p sugere se o acaso deve ou não ser considerado explicação plausível para o achado.

▶ A Interpretação do valor p e sugestões para o relato

Ao relatar-se o teste estatístico utilizado na pesquisa, informa-se, pelo menos, o nome do teste, o valor calculado para este teste e o valor p (ver exemplo). A Tabela 18.9 sintetiza a interpretação do valor p e a Tabela 18.10 contém sugestões de como relatá-lo.

Tabela 18.9 Interpretação do valor p

O teste estatístico informa um valor numérico, que é interpretado em termos de probabilidade (p). O teste pode variar mas a interpretação do valor p é a mesma para todos os testes.

O valor p indica se o acaso é explicação plausível para os achados.

Quanto maior o valor p, mais provável que o achado tenha ocorrido por acaso.

Um valor p alto (em geral, maior que 0,05*) sugere que o resultado:
  É estatisticamente não significativo;
  Não há diferenças significativas entre os grupos (ou não há associação entre os eventos estudados);
  O acaso é explicação provável para os achados.

Quanto menor o valor p, menos provável que tenha ocorrido por acaso; em outras palavras, quanto menor o valor p, maior a significância dos resultados.

Um valor p baixo (em geral, igual ou menor que 0,05*) sugere que o resultado:
  É estatisticamente significativo;
  Há diferenças significativas entre os grupos (ou há associação entre os eventos estudados);
  O acaso é explicação pouco provável para os achados.

Um valor p = 0,05 é interpretado como estatisticamente significativo; a probabilidade de ocorrência do resultado ter ocorrido por acaso é de apenas 5%, ou 1 em 20 vezes.

Um valor p = 0,01 indica que a probabilidade de ocorrência do resultado ter ocorrido por acaso é de 1%, ou 1 em 100 vezes.

Um valor p = 0,001 indica que a probabilidade de ocorrência do resultado ter ocorrido por acaso é de 0,1%, ou 1 em 1000 vezes.

O que influencia o valor p? O tamanho do efeito, a variabilidade e o tamanho da amostra.

Cuidado com os erros do tipo 1 e do tipo 2, pois têm relação com o tamanho da amostra (ver 8.12 e 8.13).

O valor p não informa ou esclarece:
  A validade da investigação; se houver viés, o p não assinalará ou deixará de assinalar esse fato;
  A força da associação entre dois eventos; utilizar para isso medidas como o risco relativo ou a razão de chances (*odds ratio*);
  A relação causal entre dois eventos; essa é matéria de julgamento, que se apóia em informações estatísticas, entre as quais o valor p, mas precisa de informações adicionais para completá-lo.

* Nas ciências da saúde, é habitual considerar-se um valor p = 0,05 como o ponto de corte para a decisão sobre a significância estatística. Apenas por isso o valor 0,05 é aqui adotado. Podia ser outro, como 0,01, o que faria mais sentido em certas comparações.
O valor p é abordado principalmente nas seções 7.11 e 18.15.

Tabela 18.10 Sugestões para o relato do valor p em artigos científicos

Incluir menção ao valor p quando os dados são relevantes.

Informar o exato valor p (por exemplo, p = 0,02). O leitor deverá saber interpretá-lo. Essa conduta é particularmente importante em valores p iguais a 0,051 e 0,049, que são muito próximos e seriam interpretados diferentemente, segundo o ponto de corte usualmente adotado (0,05). Assim, assinalar p = 0,04 e não p < 0,05.

Assinalar o valor p com duas casas decimais (p = 0,02, por exemplo) é suficiente na maioria das situações; há pelo menos duas exceções: o menor valor p a ser informado é p = 0,001 e valores p menores que 0,001 são transcritos como p < 0,001.

Não usar p = 00000. Essa é informação fornecida no programa de computação eletrônica. Melhor: p < 0,001.

Indicar se houve ajustamento para múltiplas comparações.

Lembrar-se que em inglês usa-se ponto em lugar da vírgula: 0,05, em português, transforma-se em 0.05, em inglês.

Em alguns periódicos aceita-se atribuir asteriscos a probabilidades, tais como * para p < 0,05, ** para p < 0,01 e *** para p < 0,001. Portanto, mais asteriscos são atribuídos às baixas probabilidades.[23] Só usar esses sinais se forem habituais no periódico ao qual o artigo será endereçado (ver 19.17, Resultados da avaliação estatística).

Exemplo 18.15A Investigação sobre a eficácia de um tratamento por meio de estudos randomizados

Os participantes são aleatorizados para formar dois grupos e submetidos aos procedimentos definidos no respectivo protocolo. Os resultados da investigação são interpretados como estimativas do que aconteceria se o tratamento fosse aplicado a toda a população. As proporções de cura, após um mês de tratamento, são comparadas, dentre os que receberam a droga A e os que receberam a droga B, usando-se o teste do qui-quadrado com um grau de liberdade. Os resultados favorecem a droga A (71% e 57%, respectivamente; qui-quadrado = 10,6; p = 0,001). Como o valor encontrado (p = 0,001) é menor do que o ponto de corte (p = 0,05), conclui-se que a diferença é estatisticamente significativa. Existe uma chance em 1000 de que a diferença encontrada se deva ao acaso. Como a chance é pequena, conclui-se que o acaso é explicação pouco provável para os achados. A interpretação é de que a droga A tende a produzir maiores percentuais de cura do que a droga B.

A conclusão só será válida se não for detectado viés na investigação. Convém, antes de concluir pela maior eficácia da droga A, afastar outras explicações. Está indicado verificar, por exemplo, se as características dos grupos são semelhantes e se não foram introduzidas distorções ao coletar e lidar com os dados. Em outras palavras, possíveis vieses devem ser procurados e afastados como explicações para os resultados.

▶ B Graus de liberdade

Uma informação adicional é o número de graus de liberdade (*degrees of freedom*, em inglês).

Em um estudo de correlação, por exemplo, maneira correta de comunicação dos resultados de coeficiente de correlação de Pearson (r) seria: r = 0,54; graus de liberdade = 20; p = 0,01.

O valor p depende do número de graus de liberdade (ver exemplo). Grau de liberdade é um conceito ligado ao tamanho da amostra. Para um tamanho de amostra n, o número de graus de liberdade = n – 2.

Os programas computacionais de estatística determinam automaticamente o número de graus de liberdade. Talvez por este motivo esse número pouco conste dos artigos científicos recentes.

Exemplo 18.15B A interpretação depende do número de graus de liberdade

Em teste bicaudal e para um mesmo nível de significância (p = 0,05), observe os correspondentes valores de "r" segundo várias suposições de graus de liberdade (GL).

GL = 5; r = 0,76. GL = 10; r = 0,58. GL = 20; r = 0,42. GL = 50; r = 0,27. GL = 200; r = 0,14. GL = 400; r = 0,10.

Portanto, um valor digamos de r = 0,50 será não significativo em amostra de pequeno tamanho, mas estatisticamente significativo em grandes amostras.

▶ C A interpretação de valores de p limítrofes

Por vezes, encontra-se afirmação sobre significância estatística limítrofe para uma diferença, caso de p = 0,06, p = 0,07 ou p = 0,08. Está correto interpretar os valores de p como limítrofes, quase estatisticamente significativos ou tendência à significância? Observe os dois lados da questão.

Do ponto de vista exclusivamente estatístico, um valor limítrofe nos valores mencionados não é estatisticamente significativo. Os achados não significativos se distribuem ao acaso. Assim, não se justificaria interpretar o achado como *quase* estatisticamente significativo ou termo semelhante.

Em algumas situações está justificada a interpretação de um p limítrofe.

- Grandes diferenças (ou associações fortes) encontradas em investigações com pequenas amostras

Resultados negativos em pequenas amostras são de interpretação complexa (ver 8.13, Interpretação de estudos negativos: o erro do tipo 2).

Exemplo 18.15C Autor aponta para significância estatística limítrofe em artigo científico

"Nenhuma diferença estatisticamente significativa foi encontrada na prevalência de dores lombares entre os que vivem em áreas urbanas (8,2%) e rurais (10,4%; p = 0,23). No entanto, comparando os mais ativos fisicamente (47,4%) e os de baixa atividade física (27,6%), os achados são de significância estatística limítrofe (p = 0,08)."

A diferença é grande entre os grupos comparados: 47,4% - 27,6% = 19,8%. Pode-se perguntar: se o tamanho da amostra fosse maior, é possível que essa diferença se tornasse estatisticamente significativa? Se a resposta for provavelmente sim, estaria justificado mencionar na interpretação o achado limítrofe. A inspeção do intervalo de confiança auxiliaria a interpretação.

- Realização de análises adicionais

Para testar a hipótese principal da pesquisa, calcula-se o tamanho da amostra. Esse número, no entanto, é insuficiente para análises adicionais, dentre as quais, as de subgrupo e a

multivariada. Elas comumente exigem maior número de unidades. É sempre conveniente ter em conta toda a conjuntura – ou seja, os outros resultados da literatura, e não somente o dado quantitativo de um único valor p. A palavra final fica por conta do especialista na área, com base no conjunto das informações disponíveis.

Em síntese, um resultado limítrofe pode ser interpretado com flexibilidade. Uma boa conduta na redação seria indicar, na seção de resultados, somente o valor p e não interpretá-lo como de significância estatística limítrofe, tendência à significância ou palavras semelhantes. Na seção de discussão do artigo, o autor pode voltar ao assunto e confrontar os seus dados com os de outras investigações sobre o mesmo assunto. Se os resultados apontam coerentemente para a mesma direção, de significância estatística, esse fato seria realçado, o que poderia sustentar a existência de uma provável diferença real entre os grupos (ou uma associação real entre dois eventos). Nesses casos, o intervalo de confiança mostrar-se-ia particularmente útil por revelar a variabilidade de valores e, mais importante, se os limites desse intervalo abrangem diferenças clinicamente significantes. Revisão sistemática, se possível acompanhada de metanálise, poderia trazer importantes subsídios para esclarecer a matéria.

▶ D Ajustamento do valor p

Existem técnicas de ajustamento do nível de significância para múltiplas comparações. Elas minimizam, mas não eliminam o erro do tipo 1.[24,25] Uma possibilidade consiste em ajustar o valor p, para menos, proporcional ao número de comparações (ver exemplo). Esse procedimento dificulta encontrar significância estatística simplesmente pelo efeito do acaso. Não há consenso sobre a adequação de ajustamentos. Aceita-se fazê-lo quando há base científica para as comparações e não simplesmente operação aritmética para justificar numerosas comparações às cegas.[25]

Exemplo 18.15D Ajustamento do valor p para múltiplas comparações

Se forem feitas cinco comparações com os resultados da mesma investigação, é conveniente haver ajustamento no ponto de corte do valor p. Uma possibilidade é a correção de Bonferroni.[24,26] Divide-se o valor 0,05 pelo número de comparações. Em caso de cinco comparações: 0,05/5 = 0,01. Passa-se a adotar um valor p menor que 0,01 para considerar o nível de significância estatística, em lugar do habitual 0,05.

▶ 18.16 Relato da análise multivariada

Os desfechos investigados em pesquisa clínica ou epidemiológica são de natureza multivariada. Consequentemente, para se conhecer a relação entre dois fatores é importante considerar a influência de outros elementos nessa relação. Uma das maneiras de fazê-lo é pela adoção do enfoque multivariado na análise dos dados.

▶ A Lógica da análise multivariada

Dá-se o nome de *análise multivariada* ao conjunto de técnicas utilizadas quando a influência de diversas variáveis é investigada simultaneamente.

Em tempo: as explicações neste livro estão restritas à presença de uma só variável dependente em cada modelo de análise. Pode haver mais de uma variável dependente em uma pesquisa (peso ao nascer, perímetro cefálico do recém-nascido e outras), mas elas são analisadas uma a uma. Se a pesquisa é sobre fatores de risco desses desfechos, a análise multivariada é feita separadamente para peso ao nascer e para perímetro cefálico do recém-nascido.

O procedimento de análise multivariada está mais em acordo com o que ocorre na vida real, pois fatores diversos relacionados de maneira complexa agem para produzir um efeito. Nos modelos matemáticos multivariados, tenta-se levar em conta a complexidade da multicausalidade. Identificam-se as variáveis independentes relevantes para incluir no modelo, seja por critérios racionais (segundo importância teórica da variável ou em acordo com a revisão da literatura), seja por análise estatística prévia da base de dados da pesquisa. São também incluídas interações a serem testadas. Por essa via, é determinada uma equação (ou modelo) que explique o comportamento do desfecho em função das variáveis selecionadas. Para conhecer melhor esse tema, rever os temas regressão simples e regressão múltipla em livros de estatística. No exemplo anexo, há tentativa de explicar a variação no peso de recém-nascidos pela análise multivariada.

Exemplo 18.16A Explicação para a variação do peso ao nascer

O peso dos recém-nascidos (Y) varia, digamos, entre 1 e 5 quilos. Por que essa variação? Como explicá-la? Uma possibilidade será pela variação na duração das gestações. Gestações mais longas estão associadas a bebês mais pesados e vice-versa. Duração da gestação é então aceita como a primeira variável independente a compor o modelo (X_1).

Outro fator a ser considerado é a nutrição da mãe, determinado pelo índice de massa corporal (IMC). Mães com maiores valores de IMC tendem a ter também bebês mais pesados e vice-versa. O IMC é escolhido como a segunda variável independente (X_2).

Constrói-se um modelo com as duas variáveis, que explicará parte da variação do peso dos recém-nascidos. O modelo pode ser expresso por uma equação: $Y = a + b_1X_1 + b_2X_2$ + resíduo. O resíduo constitui a parte da variação de Y não explicada por X_1 e X_2. Esse resíduo tende a diminuir se outras importantes variáveis preditoras forem adicionadas ao modelo (X_3, X_4, X_5 etc.).

Digamos que fosse escolhido o fumo na gravidez como terceira variável (X_3). Mães fumantes têm bebês menores. A equação incluída a variável X_3 passaria a ser: $Y = a + b_1X_1 + b_2X_2 - b_3X_3$ + resíduo. Provavelmente, o resíduo ficou menor, pois maior variação do peso ao nascer é explicada pelas três variáveis.

▶ B Ilustração de relato de análise multivariada

O relato das técnicas multivariadas deve esclarecer aspectos relevantes, sem os quais as informações são de difícil interpretação.[9,16,27,28] Existem variações na forma de apresentação em função do tipo de análise multivariada realizada.[16,20,29-33] Orientações gerais encontram-se na Tabela 18.11. Quatro modalidades são muito empregadas em ciências da saúde, relacionadas na Tabela 18.12, sendo as mais utilizadas em

Tabela 18.11 Orientação para proporcionar informação estatística adequada no relato de análise multivariada

Que tipo de modelo multivariado foi empregado?
Que se fez com os dados desconhecidos (as perdas, *missing data*, em inglês)?
Quais variáveis independentes foram escolhidas para inclusão no modelo e como isso foi feito?
Se foram testadas interações, dê detalhes.
Que programa estatístico de computação foi usado?
O valor p foi unilateral ou bilateral? Em ausência de menção, conclui-se que foi adotada a opção bilateral.

Fonte: adaptada de Katz 2006.[27]

Tabela 18.12 Tipos de análise de regressão mais utilizados em pesquisa em saúde

Tipo de análise	Tipo de desfecho
Regressão logística (ou regressão logística múltipla)	Variável binária (ou seja, dicotômica), do tipo saúde ou doente e vivo ou morto.
Regressão logística com resposta politômica	Variável que tem três ou mais categorias; por exemplo, a variável satisfação do usuário, expressa pelas categorias boa, regular ou ruim.
Regressão linear múltipla	Variável contínua, como o peso.
Modelo de risco proporcional ou regressão de Cox	Tempo decorrido até o aparecimento de um evento binário; por exemplo, o tempo de sobrevida de pacientes com um tipo particular de neoplasia.

pesquisas clínicas a *análise logística* e as que usam *curvas de sobrevivência* para estimar riscos. Ver o Exemplo 1, sobre a casuística em periódicos de clínica médica.

Havendo confundimento, o que geralmente ocorre em estudos observacionais, a apresentação de tabela com análises intermediárias é geralmente desnecessária. A informação importante reside nos dados ajustados, como a da investigação sobre tabagismo descrita no exemplo 2. Os dados ajustados serão os de relevância para a discussão dos resultados da pesquisa. Na seção 6.23C, Estatística inferencial, há outra ilustração de análise multivariada.

Exemplos 18.16B Análise multivariada

Exemplo 1 Presença de análises multivariadas em periódicos de clínica médica[33]

Foram examinados todos os 452 artigos originais publicados de janeiro a junho de 2006 nos seguintes periódicos: *Annals of Internal Medicine, British Medical Journal,* JAMA, *Lancet e New England Journal of Medicine.* Um total de 272 (60%) utilizou análise multivariada, sendo 33% por regressão logística (89/272) e 28% por análise de riscos proporcionais (76/272).

Exemplo 2 Relato de análise multivariada em investigação sobre tabagismo[34]

Diversos fatores associados ao tabagismo foram investigados em um estudo transversal: gênero, idade, renda, escolaridade, profissão e consumo de bebidas alcoólicas. Somente três deles estão representados na Tabela 18.13. Nota-se que gênero e uso de álcool estão associados ao fumo, ao passo que o grau de escolaridade não.

As comparações são feitas escolhendo-se uma categoria de referência. Para a variável gênero, a referência é o sexo feminino. O resultado mostra que os homens fumam 44% mais do que as mulheres (*odds ratio* = 1,44). Essa conclusão provém da porção deste valor que excede a unidade, qual seja, 0,44. Transformando-se a proporção em porcentagem chega-se a 44%. O *odds ratio* (OR) é estatisticamente significativo, pois o intervalo de confiança não inclui o número 1, o valor nulo (ver Tabela 18.13).

Tabela 18.13 Inquérito sobre hábito de fumar: resultados da análise de regressão logística

Variável	*Odds ratio*	Intervalo de confiança de 95%
Sexo masculino	1,44	1,24 a 1,66
Escolaridade	0,95	0,73 a 1,21
Uso de álcool	1,70	1,44 a 1,99

Observação: as variáveis são dicotômicas. As categorias de referência para o cálculo do OR são o sexo feminino, a escolaridade alta (12 ou mais anos de estudo) e o não uso de álcool.
Fonte: adaptada de Moreira LB et al., 1995[34]

▶ 18.17 Teste unicaudal e bicaudal

Nos relatos de estudos comparativos, um dos aspectos a informar é o tipo de teste estatístico utilizado, se unilateral (unicaudal) ou bilateral (bicaudal). Essa informação foi mais importante no passado, antes do uso generalizado de programas estatísticos para computador. A maioria dos resultados dos programas atuais de estatística fornece o valor p para a modalidade bicaudal. Na ausência de menção no texto, entende-se que foi usada a opção bicaudal.

No teste bicaudal, o objetivo consiste em saber se há diferenças entre os grupos, sem se importar qual grupo é privilegiado. Exemplo de pergunta no teste bicaudal: *há diferença entre os grupos?* Com a pergunta assim formulada, tanto faz, na análise estatística, qual é o grupo em que há melhor resultado. O acaso pode funcionar em ambas as direções. Por isso, o teste bicaudal (ou bilateral) é dito não direcional. Se o resultado é expresso em termos de risco relativo (RR), o objetivo é saber se o RR, calculado com os dados da pesquisa, é estatisticamente diferente de 1.

Uma única direção de resultados é considerada no teste unicaudal. Exemplo de pergunta apropriada para esse tipo de teste: *o tratamento novo é melhor do que o tratamento habitual?* Por indicar a direção dos resultados, o teste deste tipo é dito direcional.

Os editores de periódicos científicos solicitam que os testes sejam bicaudais, pelo fato de serem mais conservadores – ou seja, exigirem maior diferença para alcançar níveis de significância estatística (ver exemplo). Em comentário que acompanha as instruções aos autores do *International Jounal for Quality in Health Care*, adianta-se que "*todos os valores p e intervalos de confiança devem ser bicaudais, a não ser que sejam apresentados argumentos convincentes do contrário.*"[15]

É boa norma de conduta a postulação *a priori* de um grupo ser melhor do que o outro para guiar a análise dos dados e conferir credibilidade aos resultados (ver 5.15C, Hipótese do investigador e análise dos dados). No entanto, para avaliar a significância estatística dos resultados, os editores sugerem, não a modalidade de teste unicaudal resultante de hipótese *a priori*, mas a modalidade de teste bicaudal, por requerer maior diferença para alcançar nível de significância estatística.

Exemplo 18.17 Ponto de corte diferenciado para a decisão bicaudal e unicaudal

Em um teste estatístico com a distribuição normal, como o teste t, o ponto de corte para o nível de significância de 0,05 na modalidade bicaudal é t = 1,96, enquanto que para a modalidade unicaudal, o valor é menor: t = 1,64.

▶ 18.18 Parecer do estatístico sobre a qualidade do artigo

A apreciação final do estatístico estará condicionada à opinião que tenha, após a leitura do texto em exame, sobre adequação do uso das técnicas na investigação e do relato sobre elas. Sem um bom relato, o estatístico não poderá responder com convicção duas questões que lhe são formuladas. Essas questões constam da parte final da Tabela 18.4 e são reproduzidas a seguir:

- O artigo está em padrão estatístico aceitável para publicação?
- Em caso negativo, o artigo poderá ser aceito após revisão adequada?

O uso correto de termos técnicos causa boa impressão e pode influenciar positivamente o parecer do revisor do artigo científico. Na próxima seção, são mostrados exemplos.

▶ 18.19 Uso de termos técnicos

O domínio da terminologia estatística pelo escritor de artigo científico se reflete positivamente na qualidade do relato de uma investigação. As palavras são usadas com mais de um significado na linguagem comum, mas, em estatística e, de maneira mais ampla, em metodologia científica, cada palavra tem sentido próprio. Nos relatos, esse sentido particular deve ser mantido, evitando-se o uso não técnico de termos estatísticos.

A maioria dos relatos de pesquisas clínicas e epidemiológicas gira em torno da apresentação dos resultados principais, sua interpretação, os problemas metodológicos subjacentes e os julgamentos sobre eventual relação causal. Dentre os temas que dominam a estatística nessas pesquisas, estão a aleatoriedade dos eventos e os erros. Ligados a esses temas, estão conceitos como amostra probabilística, variação amostral, tamanho da amostra, testes estatísticos, resultado estatísticamente significativo, valor p, margem de erro das estimativas, intervalo de confiança, erro do tipo 1, erro do tipo 2, poder estatístico da amostra, hipótese nula, hipótese alternativa, teste unicaudal, teste bicaudal, viés de seleção, viés de aferição e confundimento. Conceitos importantes para lidar com o confundimento e bem interpretar a relação entre eventos são alocação aleatória, emparelhamento, associação estatística, controle de variáveis, análise multivariada, interação, múltiplas comparações e análise de subgrupos. Esses temas foram abordados em diversas passagens deste livro. A seguir, alguns termos são comentados, dentre os mais usados em estatística, cujo uso correto contribui para o bom conceito atribuído a um relato de investigação.

▶ A Aleatório

O termo aleatório, utilizado para qualificar as características de determinadas amostras, significa recurso de seleção inteiramente ao acaso para escolher os seus componentes. No processo de seleção das unidades, utiliza-se geração de números pelo computador, tabela de números aleatórios ou outra forma de sorteio. Não deve haver julgamento de valor, por parte do investigador ou de qualquer pessoa, na seleção desta ou daquela unidade para compor a amostra. A escolha ao acaso, da maneira como esse termo é entendido em estatística, constitui um meio não distorcido de obter grupos para estudo.

Como há diversas maneiras de compor uma amostra, o autor deve informar, no relato da investigação, o que foi feito. Quando o procedimento de escolha da amostra não for ao acaso, no sentido estatístico, recomenda-se evitar o uso do termo aleatório ou ao acaso.

▶ B Significativo

Em estatística, o uso do termo significativo e de seus derivados, significância ou significância estatística, está restrito à interpretação dos cálculos: por exemplo, encontrou-se diferença estatisticamente significativa. Para não causar confusão no relato da investigação, o termo deve estar reservado a esse sentido apenas.

Não usar amostra significativa e sim amostra probabilística, amostra representativa ou outro adjetivo que melhor caracterize a condição da amostra. Da mesma maneira, deve-se evitar a expressão resultados clínicos significativos, empregando resultados clínicos importantes ou resultados clínicos relevantes.

▶ C Variável

Toda característica sobre a qual se coletam dados em pesquisas é denominada variável. O sexo é uma variável, pois há duas categorias, masculino e feminino, e a idade, outra.

O interesse do investigador é estudar variações e assim possibilitar descrições, explicações, predições e intervenções para mudar o curso dos acontecimentos. O que é constante nos seres humanos tem pouco interesse como tema das pesquisas tratadas neste livro. Ninguém está interessado em investigar o número de fígados que um indivíduo tem, mas muitos estão investigando as características e as relações entre o tipo de alimentação e a incidência de doenças crônicas, para ficar somente em um exemplo.

Existem inúmeras classificações de variáveis (ver 6.18 e 6.19), dentre as quais, em termos de modelo causal, identificá-las como independente e dependente (ver 6.18, Classificação das variáveis).

Variável dependente é o efeito que se estuda, frequentemente denominada variável-resposta ou desfecho (*outcome*, em inglês). Em algumas investigações, como no teste da eficácia de uma intervenção, pode haver a variável dependente principal, ou primária, e a secundária – e mesmo mais de uma primária ou secundária. Porém, a correta definição de qual será o desfecho primário é fundamental no protocolo de determinadas pesquisas (por exemplo, em avaliação de eficácia terapêutica), norteando, entre outros, a construção da hipótese da investigação e o cálculo do tamanho da amostra.

Variáveis independentes são, por exemplo, os fatores de risco e as intervenções. São tratadas genericamente como exposições (ver 8.16, Associação e relação causal).

▶ D Parâmetro

Parâmetro, em estatística, refere-se a características mensuráveis da população, que são usualmente desconhecidas.[35,36] Um recenseamento as revelaria, uma vez que tais características são estimadas por meio de *estatísticas* obtidas com os dados da amostra, as quais visam constituir uma aproximação ao real valor do *parâmetro* populacional (ver exemplo).

Exemplo 18.19D Parâmetro populacional e estatísticas da amostra

Seja o parâmetro populacional "porcentagem de adultos obesos". Ele é usualmente desconhecido, mas pode ser estimado por meio de estatísticas provenientes de amostra probabilística. Como há erro na estimativa, é conveniente que o relato da porcentagem de adultos obesos obtida com os dados da amostra seja acompanhado pela margem de erro da estimativa – ou seja, do intervalo de confiança, usualmente de 95%.

O relato seria algo assim em textos científicos: prevalência de 33%; intervalo de confiança de 95% entre 30% a 36%.

Nos jornais leigos, sairia provavelmente de outra maneira: prevalência de 33%; margem de erro de 3%.

▶ E Inferência

Inferência estatística é o processo de conhecer a população, de emitir conclusões sobre ela, usualmente uma estimativa para o valor numérico do parâmetro populacional, com base nas observações ou medições efetuadas nos indivíduos da amostra. Uma inferência desse tipo está baseada em cálculos e em raciocínio probabilístico.

Na inferência não estatística, há julgamento de valor diante das informações disponíveis. O procedimento é qualitativo, subjetivo, complexo, questionável, mas necessário (ver 8.23, Validade externa da investigação).

▶ F Associação estatística e relação causal

Os termos associação estatística e relação causal não são sinônimos. Aqui reproduzimos o texto do início da seção 8.17, Etapas no estudo da associação de eventos. Naquela seção, o leitor encontrará mais detalhes sobre o assunto.

"O estudo da relação entre dois eventos é um processo em duas etapas:

* *A presença de associação é verificada objetivamente, com o instrumental da estatística, como o teste do qui-quadra-*

do, o coeficiente de correlação, o risco relativo e a razão de chances

- *A existência de nexo causal é matéria para ponderação, uma questão de julgamento, subjetiva."*

▶ 18.20 Cuidados adicionais na apresentação de resultados estatísticos

Ao assinalar a variação para as medidas de tendência central, empregar o que for correto. Por exemplo, quando revelar as características da amostra e a informação se referir à distribuição dos valores em torno da média, usar desvio-padrão e não erro-padrão. Se a variação for em torno da mediana, assinalar o que foi empregado – intervalo inter-quartil, por exemplo.

Informar as estimativas – taxas de prevalência, risco relativo e outras – acompanhadas do respectivo intervalo de confiança.

Ao relatar o teste estatístico na seção de resultados, indicar o seu nome, o valor do teste estatístico calculado com os dados da amostra e o nível de probabilidade. Por vezes, para evitar redundância, assinala-se apenas o valor p em outros locais do artigo científico original, por exemplo, na discussão e no resumo.

Se uma variável for um confundidor em potencial, isto é, se há suspeitas de distorcer a associação investigada, e essa variável não tiver sido considerada no estudo – por exemplo, não foram coletados os respectivos dados – ela *não* poderá ser afastada como explicação para os achados. Em tempo: a falta de dados sobre uma importante variável poderá ser uma das limitações da pesquisa, limitação essa que será reconhecida pelo autor na seção de discussão do artigo científico.

Lembretes do que evitar na apresentação de resultados constam da Tabela 18.14.

Tabela 18.14 O que evitar na apresentação de resultados estatísticos

Estimativas pontuais sem margens de erro (os intervalos de confiança).
Nível de significância estatística sem indicação do resultado do teste estatístico.
Precisão excessiva nos resultados; por exemplo, p = 0,234567 ou p = 0,000002.
Nível de significância estatística de forma dicotômica: significativo e não significativo ou p ≤ 0,05 e p > 0,05. Melhor assinalar o valor p exato (p = 0,03); particularmente importante quando os valores são próximos a 0,05.
Percentuais quando o número de casos é pequeno.

▶ 18.21 Sugestões

A validade de um relato de artigo original pode ser questionada se os aspectos estatísticos não forem devidamente apresentados. O bom relato não ocorre por acaso; requer conhecimento e objetividade, dentre outras habilidades. A evidência estatística precisa ser mostrada como suporte para a conclusão da investigação e a falta de informações desse tipo causa desconfianças no avaliador. A presença de incoerências no relato estatístico depõe contra a pesquisa, mesmo que ela seja de boa qualidade nos demais aspectos. Pode fazer com que jamais seja publicada.

Refletir sobre os aspectos estatísticos da investigação e recorrer à assessoria de estatístico são bons caminhos para produzir pesquisas e relatos de boa qualidade. Em termos ideais, o estatístico estará envolvido desde o início dos trabalhos, para participar no planejamento da pesquisa e na sua execução, análise e interpretação. As falhas no delineamento da investigação raramente podem ser remediadas na análise dos dados ou na redação do artigo, o que reforça a necessidade da participação do estatístico desde a fase de planejamento do estudo, especialmente quando do uso de técnicas complexas. Não sendo possível manter o estatístico como colaborador constante do investigador, situação frequente em pesquisa com poucos recursos, o acesso esporádico a esse especialista pode ajudar muito. Ao ter contato com ele na fase de análise, não formule questões gerais do tipo: Que faço com esses dados? É conveniente preparar-se previamente para o encontro. Para tal, medite sobre a análise a ser feita em relação ao objetivo da investigação. Essa reflexão costuma influenciar positivamente a qualidade do relato. As questões a serem respondidas com os dados da investigação são da responsabilidade do investigador. É ele, não o estatístico, quem define o problema a ser pesquisado e a forma de como verificar se o objetivo da pesquisa é ou não alcançado: por exemplo, fixando o desfecho principal para medir o impacto de uma intervenção. O estatístico será o coadjuvante, não o ator principal, e poderá auxiliar em muitos aspectos, tais como: a definição do tamanho da amostra, o tipo de análise, a escolha do teste, o controle das variáveis geradoras de confusão, o teste das interações e a apresentação dos resultados.

Não baseie a escolha do teste estatístico, do tamanho da amostra e outras decisões metodológicas em alguma pesquisa anterior simplesmente porque investigadores procederam daquela maneira em condições aparentemente semelhantes; eles podem estar equivocados. Tanto a escolha do teste estatístico como a determinação do tamanho da amostra têm seus pressupostos que devem ser obedecidos – e mencionados ou referidos no artigo.

Tome nota de tudo o que foi discutido durante ou após o contato com o estatístico. As anotações auxiliarão na composição de diversas partes do artigo. Também será muito útil um relatório minucioso preparado pelo estatístico que estiver envolvido na investigação.

Apresente os resultados de forma lógica e forneça sucintamente as informações de estatística que lhes dão apoio.

Empregue os termos estatísticos no sentido exato e tenha prudência nas afirmações e conclusões.

Esclareça a precisão das estimativas, por exemplo, por meio de intervalo de confiança. Da mesma forma, ao aplicar teste estatístico, deve-se fornecer o resultado deste, acompanhado de informações essenciais, como o respectivo valor p.

Informe o nome e a versão do programa estatístico para computador utilizado na investigação, porquanto uns têm maior credibilidade que outros. A tendência é de que novas versões sejam de qualidade superior, incluindo avanços e eliminando erros detectados em versões anteriores. A referência ao programa de informática e a sua versão constituem informação apropriada para compor a lista bibliográfica.

Raras são as atividades humanas em que não se utiliza a estatística como instrumento para a compreensão das situações do dia a dia e auxílio para decisões. No passado, o conhecimento de estatística era privilégio de alguns, aqueles com pendor para a matemática. O advento da informática veio facilitar a análise estatística. A ênfase mudou dos cálculos, a tônica do ensino de então, para os cardápios dos programas estatísticos de microcomputador, para a compreensão dos pressupostos no emprego das técnicas estatísticas e para a interpretação dos resultados da análise. Em outras palavras, passou a predominar a aprendizagem das bases científicas que permitem cumprir bem as tarefas de inclusão dos dados no computador, o que solicitar como análise e como interpretar os resultados. O conhecimento desses temas tornou-se básico para a análise crítica das informações e mesmo para alguém decidir em usar ou não o instrumental estatístico nas atividades de pesquisa. O não domínio desse conhecimento priva o pesquisador de um importante auxílio para a tomada de decisões. Sem o recurso da estatística, as decisões passam a ser baseadas em impressões, intuição e outros caminhos menos confiáveis.

Cuide para que o estatístico leia e aprove o texto final do artigo.

Organize cuidadosamente todas as anotações sobre a pesquisa e guarde-as. Elas podem ser necessárias no futuro. Muitos detalhes omitidos no relato da investigação poderão ser solicitados posteriormente pelo editor, seja para incluí-los no texto, seja simplesmente para avaliar a qualidade do trabalho.

Os relatos dos aspectos estatísticos das investigações ainda são deficientes. A solução para o problema passa por melhor conhecimento das bases da estatística por parte das pessoas envolvidas (ver Tabela 18.15). Como sugestão, convidamos o leitor a refletir sobre a seguinte afirmação: "*A estatística, como o poste ao bêbado, deve servir mais para apoiar os resultados que para iluminar as conclusões.*"[37]

Se o leitor encontrou dificuldades para refletir sobre o assunto e entender o texto e as tabelas dos Capítulos 8 e 18, considerar a possibilidade de inscrever-se em cursos de bioestatística, de epidemiologia, de metodologia de pesquisa ou de medicina baseada em evidências. Bons cursos desse tipo fornecem conhecimento básico, útil para compreender conceitos centrais, servem de estímulo para estudos mais aprofundados, facilitam a leitura de textos científicos e auxiliam a redação dos resultados de pesquisas.

Tabela 18.15 Caminhos para o aperfeiçoamento do relato dos aspectos estatísticos das investigações

Os autores aprenderem os conceitos básicos de metodologia científica, epidemiologia e estatística.

Os autores, editores e revisores bem compreenderem o teor da informação estatística que um artigo científico deve conter.

Os editores e revisores serem capazes de avaliar cuidadosamente os aspectos estatísticos dos textos científicos.

Os editores contarem com a assessoria de estatístico, para que todo artigo científico seja publicado com o respaldo de sua avaliação.

Os leitores aprenderem a leitura crítica de textos científicos, inclusive a interpretação de estatísticas, e passarem a exigir relatos com a informação estatística apropriada, aquela que fundamente de maneira adequada as conclusões a que chegaram os autores.

Os investigadores envolverem estatísticos nos seus projetos de pesquisa, de preferência no início da investigação, e não ao seu final.

Os estatísticos melhorarem a sua capacidade de comunicação com estudantes, autores, editores e leitores.

Fonte: adaptada de Lang & Secic 2006.[16]

▶ 18.22 Comentário final

No capítulo, encontram-se diretrizes sobre aspectos estatísticos para orientar o relato dos resultados de uma investigação. Elas complementam outras descritas em capítulos anteriores (ver a seção 6.23F, Orientação de leitura sobre estatística). Nos próximos dois capítulos, aborda-se a preparação de tabelas e figuras, um importante componente do ensino da estatística. Todo esse material deve ser visto como de natureza introdutória, a servir de ponte para aprofundar estudos sobre o assunto.

▶ 18.23 Referências

1. Horton NJ, Switzer SS. Statistical methods in the journal. N Engl J Med. 2005;353(18):1977-9.
2. Goodman SN, Altman DG, George SL. Statistical reviewing policies of medical journals: caveat lector? J Gen Intern Med. 1998;13(11):753-6.
3. Smith R. Statistical review for medical journals, journal's perspective. In: Armitage P, Colton T, editors, editors. Encyclopedia of biostatistics. New York: John Wiley & Sons; 1998:4278-81.
4. Altman DG. Statistical reviewing for medical journals. Stat Med. 1998;17(23):2661-74.
5. Gardner MJ, Bond J. An exploratory study of statistical assessment of papers published in the British Medical Journal. JAMA. 1990;263(10):1355-7.
6. DerSimonian R, Charette LJ, McPeek B, Mosteller F. Reporting on methods in clinical trials. N Engl J Med. 1982;306(22):1332-7.
7. Williamson JW, Goldschmidt PG, Colton T. The quality of medical literature: an analysis of validation assessments. In: Bailar III JC, Mosteller F, editors, editors. Medical uses of statistics. Waltham (MA): New England Journal of Medicine Books; 1986:370-91.
8. Pocock SJ, Hughes MD, Lee RJ. Statistical problems in the reporting of clinical trials. A survey of three medical journals. N Engl J Med. 1987;317(7):426-32.
9. Concato J, Feinstein AR, Holford TR. The risk of determining risk with multivariable models. Ann Intern Med. 1993;118(3):201-10.
10. Pocock SJ, Collier TJ, Dandreo KJ, de Stavola BL, Goldman MB, Kalish LA, et al. Issues in the reporting of epidemiological studies: a survey of recent practice. BMJ. 2004;329(7471):883.
11. Elm E, Egger M. The scandal of poor epidemiological research. BMJ. 2004;329(7471):868-9.
12. Altman DG, Gore SM, Gardner MJ, Pocock SJ. Statistical guidelines for contributors to medical journals. Br Med J (Clin Res Ed). 1983;286(6376):1489-93.
13. Gardner MJ, Machin D, Campbell MJ. Use of check lists in assessing the statistical content of medical studies. Br Med J (Clin Res Ed). 1986;292(6523):810-2.
14. Bailar JC, Mosteller F. Guidelines for statistical reporting in articles for medical journals. Amplifications and explanations. Ann Intern Med. 1988;108(2):266-73.
15. Orav EJ. Statistical presentation. Int J Qual Health Care. 2001; 13(2):151-3.
16. Lang TA, Secic M. How to report statistics in medicine: annotated guidelines for authors, editors and reviewers. 2nd ed. Philadelphia: American College of Physicians; 2006.
17. Alexander N. What not to do in medical statistics. Rev Bras Saúde Mater Infant. 2007;7(3):327-38.
18. ICMJE. International Committee of Medical Journal Editors. Uniform requirements for manuscripts submitted to biomedical journals: writing and editing for biomedical publication. 2008 [acesso em 18 mai 2009]; Disponível em: http://www.icmje.org/.
19. Massad E, Menezes RX, Silveira PSP, Ortega NRS, (organizadores). Métodos quantitativos em medicina. Barueri (SP): Manole; 2004.
20. Paes AT. Qual deve ser o tamanho da minha amostra. Einstein Educ Contin Saúde. 2008;6(4 pt2):153-4.
21. STROBE. Strengthening the Reporting of Observational Studies in Epidemiology statement. [acesso em 15 fev 2011]; Disponível em: http://www.strobe-statement.org/.

22. Altman DG, Machin D, Bryant TN, Gardner MJ. Statistics with confidence. 2nd ed. London: BMJ Publishing Group; 2000.

23. American Psychological Association. Publication manual of the American Psychological Association. 5th ed. Washington (DC): APA; 2001.

24. Aickin M, Gensler H. Adjusting for multiple testing when reporting research results: the Bonferroni vs Holm methods. Am J Public Health. 1996;86(5):726-8.

25. Schulz KF, Grimes DA. Multiplicity in randomised trials II: subgroup and interim analyses. Lancet. 2005;365(9471):1657-61.

26. Smith DG, Clemens J, Crede W, Harvey M, Gracely EJ. Impact of multiple comparisons in randomized clinical trials. Am J Med. 1987;83(3):545-50.

27. Katz MH. Multivariable analysis: a practical guide for clinicians. 2nd ed. Cambridge: Cambridge University Press; 2006.

28. Bagley SC, White H, Golomb BA. Logistic regression in the medical literature: standards for use and reporting, with particular attention to one medical domain. J Clin Epidemiol. 2001;54(10):979-85.

29. Council of Biology Editors. Scientific style and format: the CBE manual for authors, editors, and publishers. 6th ed. Chicago: CBE; 1994.

30. Iverson C, Flanagin A, Fontanarosa PB, Glass RM, Glitman P, Lantz JC, et al. American Medical Association manual of style: a guide for authors and editors. 9th ed. Baltimore: Williams & Wilkins; 1998.

31. The Chicago manual of style: the essential guide for writers, editors, and publishers. 15th ed. Chicago: University of Chicago Press; 2003.

32. Nicol AAM, Pexman PM. Presenting your findings: a practical guide for creating tables. Washington (DC): American Psychological Association; 1999.

33. Tetrault JM, Sauler M, Wells CK, Concato J. Reporting of multivariable methods in the medical literature. J Investig Med. 2008;56(7):954-7.

34. Moreira LB, Fuchs FD, Moraes RS, Bredemeir M, Cardozo S. Prevalência de tabagismo e fatores associados em área metropolitana da região Sul do Brasil. Rev Saúde Pública. 1995;29(1):46-51.

35. Porta M, editor. A dictionary of epidemiology. 5th ed. New York: Oxford University Press; 2008.

36. Altman DG, Bland JM. Statistics notes: variables and parameters. BMJ. 1999;318(7199):1667.

37. Komatsu RS. Interpretando resultados em pesquisas clínicas: o que significa p<0,05 e IC95%? Rev Bras Geriatr Gerontol. 1999;7(3):150-5.

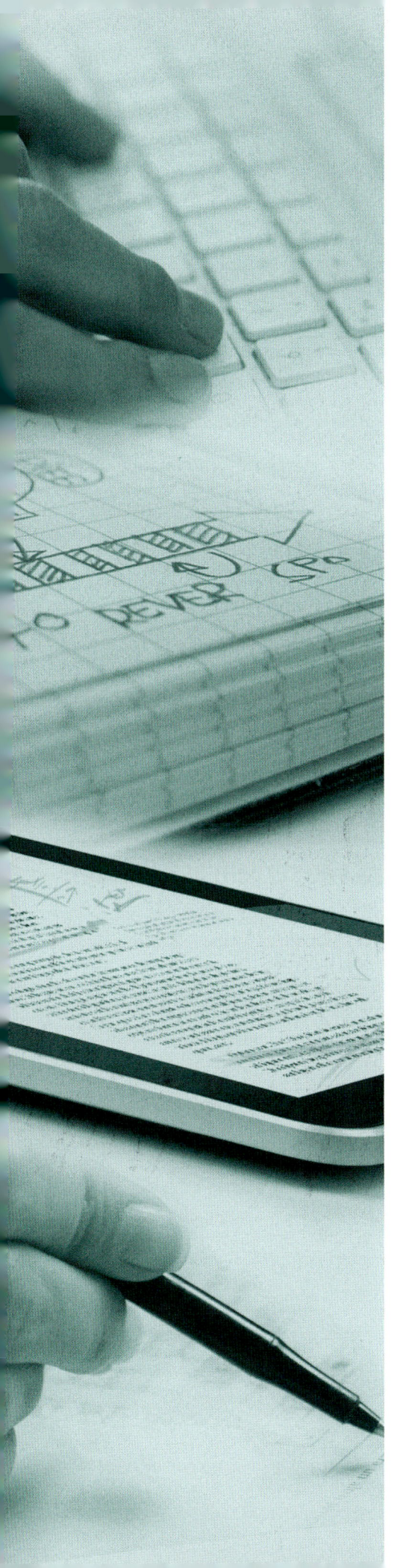

19

Preparação de Tabelas

Nenhum vento sopra a favor de quem não sabe para onde ir.
Sêneca, filósofo romano, nascido em Córdoba, na Espanha, 4-65 d.C.

Ilustrações constituem maneira eficiente de resumir informações, valorizar o texto e atrair a atenção do leitor. Não é de se admirar que quase todos os artigos científicos originais as contenham. O tema é abordado em dois capítulos neste livro: este capítulo é dedicado às tabelas e o próximo é reservado às figuras. As razões de adotar as denominações tabelas e figuras são esclarecidas a seguir. O leitor menos interessado em questões de terminologia deve dirigir-se à seção 19.2 para começar a leitura. Inicialmente, são apresentadas generalidades sobre tabelas, uma estrutura padrão para acomodá-las e as normas de sua preparação. A relação de recomendações para a confecção de tabelas que consta da seção 19.10 é utilizada como roteiro para apresentação dos assuntos no restante do capítulo.

19.1 Terminologia

Por ilustração entende-se, segundo o dicionário *Aurélio*, "*imagem ou figura de qualquer natureza com que se orna ou elucida o texto*". Estão incluídas na denominação tabelas, quadros, figuras, gráficos, fotografias, mapas, esquemas, desenhos e outras formas de representação.

A Terminologia adotada em publicações internacionais

Nas publicações internacionais, são utilizadas duas denominações apenas: *tabela* e *figura*.

Exemplo 19.1A Terminologia adotada pela Associação Americana de Psicologia[1]

Qualquer ilustração que não seja tabela é considerada figura. Pode ser quadro, gráfico, fotografia, desenho ou outra forma de apresentação.

B Terminologia adotada em publicações brasileiras

No Brasil, há certa confusão, pois utilizam-se três denominações: *tabelas, quadros* e *figuras*. Há entendimento geral de que as tabelas contêm informação numérica e, os quadros, informação não numérica. A seguir, estão resumidos alguns conceitos:[2]

- *Tabela*: contém informações numéricas; as laterais da tabela são abertas; o título fica na parte superior
- *Quadro*: textos dispostos de forma metódica expondo objetos ou fatos para serem apreciados em conjunto; o quadro contém informações escritas em suas células; as laterais do quadro são fechadas; o título fica na parte superior
- *Figura*: termo genérico para desenhos, fotografias, esquemas, charges, gráficos; o título fica na parte inferior.

Na prática, nem sempre é fácil demarcar limites, especialmente entre tabelas e quadros. A própria definição de tabela, no dicionário *Houaiss*, informa que se trata de um quadro: "*quadro composto de linhas e colunas que, separadas por filetes, formam casas em que se acham contidas palavras e algarismos*".

Pela dificuldade em separar quadros de tabelas, muitos editores escolhem uma ou outra designação e a usam coerentemente em todo o texto (ver exemplos). No presente capítulo, é seguida a convenção de usar apenas uma designação: tabela. As

instruções do capítulo referem-se ao sentido restrito do termo: "*forma não discursiva de apresentar informações, nas quais o dado numérico se destaca como informação central*".[3] Em outras palavras, as instruções do capítulo aplicam-se à tabela cuja finalidade é "*revelar a evidência numérica de determinado fenômeno*".[4] Por vezes são designadas como *tabelas estatísticas*. As que contêm somente palavras são abordadas na seção 19.24.

Exemplos 19.1B Diversidade de terminologia e de conceito para designar tabela e quadro

Exemplo 1 Terminologia adotada no livro *Epidemiologia: teoria e prática*[5]

Os originais do mencionado livro foram enviados pelo autor à editora com as tabelas separadas dos quadros, seguindo orientação de que as primeiras contêm informação numérica e, os quadros, informação não numérica. Na revisão para publicação por parte da editora, as tabelas foram rotuladas como quadros e, no texto final, as denominações adotadas foram somente quadros e figuras.

Exemplo 2 Terminologia adotada na *Revista da Sociedade Brasileira de Medicina Tropical*

Figuras, segundo consta nas instruções para autores, incluem "além das fotografias, os gráficos, quadros etc.".

Exemplo 3 Terminologia adotada na *Revista de Saúde Pública*, de São Paulo

Nas instruções para autores do periódico, informa-se: "Quadros são identificados como tabelas, seguindo uma única numeração em todo o texto."

19.2 Para que servem as tabelas

Ilustrações têm a propriedade de resumir importantes informações que, de outra forma, seriam difíceis de redigir e enfadonhas de ler.[1,6] Concorrem para simplificar o texto que, de outra maneira, conteria excesso de números e de explicações. No caso das tabelas, elas são utilizadas para apresentar:

- Dados para os quais os valores precisos são a informação de maior importância; as figuras são melhor utilizadas para realçar tendências ou relação entre eventos (ver 20.1, Para que servem as figuras); se os valores serão utilizados por outros pesquisadores, por exemplo, como parte de metanálise, o uso de tabela é preferível, pois fornece números exatos
- Grande quantidade de valores numéricos ou informações muito complexas para serem descritas no texto ou mostradas em figuras
- Sumário de informações.

19.3 Qualidades da boa tabela

Para que o leitor, ao inspecionar uma tabela, julgue-a lógica e útil, ela deve ter algumas características, dentre as quais:

- *Autoexplicativa* – não há necessidade de o leitor ir ao texto para compreendê-la

- *Relevância* – por veicular mensagens relevantes, na falta de maneira mais adequada de mostrar a informação; uma importante característica de uma ilustração é ampliar mais do que reproduzir o texto[1]
- *Clareza* – ao não apresentar dificuldade de entendimento; seu significado é logo entendido na primeira inspeção
- *Simplicidade* e *concisão* – por acomodar o conteúdo mínimo a ser mostrado e nada mais
- *Exatidão* – por expressar fielmente os dados
- *Objetividade* – por não misturar informações que prejudiquem o entendimento da mensagem central a ser veiculada; contém o essencial e não detalhes que desviam a atenção
- *Sequência lógica* – por dar uma ideia de continuidade e facilitar a rápida compreensão do ordenamento dos dados.

Se bem confeccionada, o leitor logo compreende a mensagem de uma tabela.[3,6-9] A boa tabela estimula o leitor a interpretar os dados, efetuar comparações e tirar conclusões próprias. No entanto, mesmo uma tabela bem feita, ou qualquer ilustração, deve estar acompanhada de comentários, no texto, para informar os seus destaques ou o que se depreende da observação do seu conjunto.

▷ 19.4 Estrutura da tabela

A tabela é composta por três partes (ver Tabela 19.1).

- Parte superior, reservada ao título (ver próxima seção)
- Centro ou corpo, para abrigar dados e termos necessários à sua compreensão (ver seção 19.6)
- Rodapé, que contém informações adicionais (ver seção 19.7).

▷ 19.5 Título da tabela

A parte de cima da tabela é destinada ao título. Antes do título, aparece a palavra *Tabela* e o número de ordem no texto: *Tabela 1*, *Tabela 2* etc.

Um bom título de uma tabela será aquele que fornece ao leitor um rápido e claro entendimento do seu conteúdo. O bom título concorre para tornar a tabela autoexplicativa. Em muitos aspectos, a preparação do título de uma tabela não difere daquela de um artigo científico (ver Capítulo 10).

▷ A Tamanho do título

Os títulos informativos são preferidos para tabelas mas, se contiverem muitos detalhes, tenderão a ser extensos – o que não agrada editores de periódicos. Por isso, estabelecem-se limites, embora a literatura cienífica esteja repleta de exemplos em que os limites não são obedecidos, como veremos mais adiante.

Exemplos 19.5A Limites para o tamanho do título de ilustrações (inclui tabelas e figuras)

- Nas instruções da Associação Americana de Psicologia, solicita-se um máximo de 10 a 12 palavras
- Nas instruções para autores do JAMA recomendam-se títulos de até 15 palavras.

▷ B Caminhos para a preparação do título

Os títulos são preparados por tentativas. Uma conduta para compô-los é, inicialmente, indicar o que contêm as casas da tabela.

Tabela 19.1 Estrutura de uma tabela

A - Título da tabela

Tabela 1. Número de nascidos vivos por sexo e estado civil, segundo o peso ao nascer, em amostra aleatória de declarações de nascidos vivos de mães residentes no Distrito Federal, em 2006

B - Corpo da tabela

Cabeçalho da coluna indicadora / *Cabeçalho da coluna indicadora complementar* / *Cabeçalho das demais colunas*

Variáveis	Categorias	Peso ao nascer (em gramas)		χ^2	p
		menos de 2.500	2.500 e mais		
Sexo do nascido vivo	Masculino	50	462	0,562	0,45
	Feminino	41	447		
Estado civil da mãe*	Casada	25	320	2,295	0,13
	Solteira	63	556		

C - Rodapé da tabela

* Não constava o estado civil da mãe em 26 declarações de nascidos vivos.
Fonte: tabela elaborada pelo autor com base em dados do Sinasc.[10]

Dá-se o nome de *casa* ou *célula* ao espaço resultante do cruzamento das linhas, na horizontal, com as colunas, na vertical. É o local destinado aos dados numéricos e outros sinais convencionais.

A inspeção do periódico ao qual o artigo será submetido mostrará o padrão prevalente de títulos, o que indica o caminho a seguir. Nos periódicos de medicina clínica, como o *New England Journal of Medicine*, os títulos são sucintos. Nos de saúde pública, especialmente em relatos de estudos descritivos, tendem a ser extensos. Seja sucinto ou detalhado, o título deve informar o que contêm as casas da tabela.

Exempos 19.5B Ideias para o início do título

- Se uma tabela mostra, no seu corpo, as diferenças urbano-rurais de esquizofrenia, o início do título deve dizer exatamente isso:
  Diferenças urbano-rurais nas taxas de esquizofrenia...
- No caso de a tabela conter pares de casos e contoles, um possível título seria:
  Distribuição de pares de casos e controles segundo...

▶ C Título sucinto para uma tabela

Frequentemente, um breve título é suficiente em tabelas de artigo científico (ver exemplo). Isso porque as tabelas, no seu interior, fazem referência a uma mesma amostra de participantes, local e época, e essas informações estão descritas no texto do artigo. Assim, detalhes sobre *"quem, onde e quando"* não precisam constar de cada tabela do artigo ou mesmo em nenhuma tabela. Nenhum mal entendido surgirá dessa omissão. Em muitos periódicos científicos da área médica, os títulos concisos predominam nas tabelas de relatos de investigação.

Exemplo 19.5C Título sucinto de tabela

Características basais dos participantes
Contém 4 palavras ou 40 caracteres, incluídos os espaços. Poderia ser ainda mais resumido: *Características dos participantes*, o que resulta em um total de 3 palavras ou 33 caracteres, incluídos os espaços.

▶ D Título detalhado para uma tabela

Se as células da tabela contêm número de casos, o título poderia começar por *Número de casos de..., Casos de..., Porcentagem de..., Prevalência (%) de* ou *Incidência (%) de...*, dependendo da forma de expressão da medida de frequência (ver exemplos).

Além de indicar o que consta nas casas da tabela, em muitos títulos são fornecidos esclarecimentos sobre a amostra, o local, a época ou outra característica que se julgue relevante informar. A Tabela 19.2 resume orientações para a composição do título de uma tabela ou figura. Essas orientações são gerais, a serem adaptadas para cada situação. Como assinalado, o título da tabela de um artigo científico original pode ser simples, sem conter todos os elementos mencionados.

Exemplos 19.5D Títulos detalhados de tabela

Exemplo 1
Casos confirmados de sífilis congênita, segundo região, no Brasil, em 2005 (ver Tabela 19.3)

Tabela 19.2 Orientações para a preparação do título de uma tabela*

O que contém o interior da tabela? Ou seja, o que constam nas células da tabela?
A que população os dados se referem?
O que indica o cabeçalho das colunas?
Qual é o tipo de medida? Pode referir-se ao tipo de estudo ou à forma de análise.
Qual é a abrangência geográfica dos dados?
Qual é a abrangência temporal dos dados?

* ATENÇÃO: não é necessário compor os títulos de tabela de artigo científico com os seis elementos assinalados; ver as explicações na seção 19.5.

Tabela 19.3 Casos confirmados de sífilis congênita, segundo região. Brasil, 2005

Regiões	Número	Percentual
Norte	516	9
Nordeste	2.061	36
Sudeste	2.489	43
Sul	296	5
Centro-Oeste	379	7
Brasil	5.742	100

Fonte: adaptada de Ripsa, 2008: 171.[11]

Contém 11 palavras ou 74 caracteres, incluídos os espaços. O título dessa tabela, adaptado para mostrar apenas o ano de 2005, consta de um livro sobre indicadores de saúde.[11] Como são muitas tabelas naquele livro, de diferentes indicadores de saúde, locais e períodos, é necessário que, no título de cada uma, essas especificações sejam fornecidas.

O título em apreço esclarece:

- Conteúdo das casas da tabela: número de casos confirmados de sífilis congênita
- Abrangência territorial: regiões brasileiras e total para o Brasil
- Abrangência temporal: ano de 2005

Exemplo 2
Prevalência (%) de diabetes melito na população de 30 a 69 anos em capitais brasileiras selecionadas e estimativa para o Brasil, em 1988[12]

Um total de 23 palavras ou 138 caracteres, incluídos os espaços. Esse título, que corresponde à Tabela 19.17 apresentada mais adiante no capítulo, contém cinco tipos de informação:

- Conteúdo das casas da tabela: percentuais de diabetes melito
- Tipo de medida: prevalência; são dados provenientes de inquérito transversal
- População investigada: adultos de 30 a 69 anos de idade
- Abrangência territorial: capitais brasileiras e estimativa para o Brasil
- Abrangência temporal: ano de 1988.

Se a tabela mostrasse outras informações, essas também poderiam estar contempladas no título.

Exemplo 3

Características basais dos dois grupos de mulheres segundo o esquema de tratamento com sulfato ferroso. Santo Amaro, Recife, 1996

Contém 19 palavras ou 129 caracteres, incluídos os espaços. Uma alternativa de título sucinto seria *Características dos participantes*. São 3 palavras ou 33 caracteres, incluídos os espaços. Um título breve como esse esclareceria adequadamente os leitores do artigo científico em que os resultados da pesquisa são apresentados.

▶ E Comentários adicionais sobre título de tabela

Note-se, nos exemplos do capítulo, que só a primeira letra da primeira palavra dos títulos e dos nomes próprios é escrita com letra maiúscula. Abreviações podem ser exceção a essa regra.

Nas tabelas que apresentam cruzamento de variáveis, divulgadas pelo IBGE, aparecem as palavras por e segundo, sempre nessa ordem, para complementar o sentido do enunciado (ver exemplo). Evitar colocar juntas palavras que possam ter dupla conotação: por exemplo, *convulsões segundo sexo*.

Na presença de confundimento, o que geralmente ocorre em estudos observacionais, devem ser levadas em consideração diversas variáveis, no intuito de neutralizar seus efeitos. Torna-se complexa a apresentação de cruzamento de diversas variáveis sob a forma de tabela. Consequentemente, outras formas de apresentação são necessárias; ver 18.16, Relato da análise multivariada.

Exemplo 19.5E As palavras *por* e *segundo* em título de tabela

Prevalência (%) de diabetes melito na população de 30 a 69 anos por sexo, segundo rendimento familiar, em capitais brasileiras selecionadas e estimativa para o Brasil, em 1988

Contém 28 palavras ou 177 caracteres, incluídos os espaços. O número de palavras (n = 28) ultrapassa os limites preconizados para o tamanho do título, entre 12 e 15. No entanto, títulos extensos em tabelas não são raros na literatura especializada.

▶ 19.6 Corpo da tabela

Trata-se do local destinado aos dados numéricos e aos termos necessários à sua compreensão. Na parte superior, encontra-se o cabeçalho, no qual localizam-se os termos que informam o conteúdo das colunas e as unidades de medida empregadas.

A primeira coluna mostra o que está contido nas linhas. Por isso, é chamada de *coluna indicadora* (ver Tabela 19.1). Nas demais, abaixo do cabeçalho, estão os dados numéricos, palavras, siglas e sinais que devam ser usados, como dois pontos, três pontos ou o que seja. Mais adiante, no capítulo, trataremos em maior detalhe do corpo da tabela.

▶ 19.7 Rodapé da tabela

Após a linha horizontal de fechamento do centro da tabela, encontra-se o local para incluir explicação adicional. As notas de rodapé são utilizadas para tornar a tabela autoexplicativa. Elas complementam o que não pode ser inserido no título, nos cabeçalhos da coluna ou nas linhas da tabela.

▶ A Tipos de notas de rodapé

Três tipos de notas são encontrados:[1]

- *Notas gerais*: são explicações relativas à tabela como um todo – fonte da tabela, por exemplo – e ao significado de abreviações, símbolos e assemelhados
- *Notas específicas*: referem-se a uma coluna, linha ou item. O Grupo de Vancouver recomenda uma sequência de símbolos para indicá-las: *, †, ‡, § ... (ver a seção 19.10B)
- *Notas de probabilidade (ou estatísticas)*: para informar os resultados da avaliação estatística.

▶ B Crédito ao trabalho alheio

A fonte bibliográfica, de onde foi obtida a informação, é assinalada em nota de rodapé, se a tabela não foi criada pelo autor. Pelo menos duas situações acontecem:

- A tabela é reprodução de outra – deve vir acompanhada da referência de onde proveio. Se de domínio público, não precisa de autorização para reproduzí-la
  Exemplos:
  Fonte: reprodução de MG Pereira, com autorização.
  Fonte: reimpresso de MG Pereira, com autorização da Editora Guanabara Koogan.
- O próprio autor elaborou a tabela a partir de dados alheios – pode-se esclarecer no rodapé da tabela de onde provieram os dados ou o original adaptado.
  Exemplos:
  Fonte: adaptada de ...
  Fonte: elaboração do autor com base em dados provenientes do IBGE (ver rodapé da Tabela 19.1).

▶ C Detalhes no título ou em notas de rodapé?

A distribuição de informações entre o título e o rodapé das ilustrações varia entre os periódicos científicos (ver exemplo). Detalhes, seja no título e principalmente no rodapé, simplificam o entendimento, mormente quando se procede a inspeção superficial do texto ou a sua revisão. São particularmente úteis para o entendimento de complexas ilustrações. A inspeção dos últimos números do periódico escolhido para submeter o artigo indicará a forma preferida de tabelas: se são aceitas extensas explicações no rodapé ou se essas têm lugar somente no texto que acompanha a tabela.

Exemplo 19.7C Explicações localizadas no título ou em nota de rodapé

No periódico *Epidemiology*, o autor é instado a incluir o máximo de informações no título e não no rodapé.[13] No *New England Journal of Medicine* e na *Science* constata-se o oposto.

Muitas informações aparecem nos rodapés de tabelas e figuras, tais como esclarecimentos sobre a coleta de dados e a expressão dos resultados, assemelhando-se a um parágrafo de texto corrido.

▶ 19.8 Escolha entre tabela e texto

Texto ou tabela? Essa é frequentemente uma dúvida do escritor iniciante. Algo a respeito foi mencionado (ver 19.2, Para que servem as tabelas). Exploraremos um pouco mais esse assunto (ver exemplos).

As tabelas com poucas informações são indesejáveis, assim como as imensas, usualmente difíceis de entender. Numerosos dados estatísticos, quando expressos sob a forma de texto, são igualmente difíceis de entender ou provocam enfado no leitor, o que deve ser evitado. Nesses casos, é melhor que apareçam como tabela ou figura acompanhada de esclarecimentos no texto. Realces no texto não são para todos os itens da tabela, apenas para os seus aspectos mais importantes – que são os relacionados ao objetivo da investigação – ou algum dado atípico de interesse.

Exemplos 19.8 Escolha entre tabela ou texto

Exemplo 1 Mensagem melhor divulgada sob a forma textual

Os editores de periódicos científicos diriam que a Tabela 19.4 ocupa muito espaço, para pouca informação. Poderia ser retirada e substituída por uma simples frase, inserida no texto, como: *Foi encontrada prevalência de 20% de fumantes entre os mil universitários participantes da pesquisa.*

Na eventualidade de ter de fornecer detalhes, como a distribuição do hábito de fumar em diversas categorias, por idade e escolaridade, aí sim poderia ser mais conveniente adotar, no artigo científico, a tabela em lugar da descrição em texto.

Exemplo 2 Mensagem melhor divulgada sob a forma de tabela

O texto a seguir não constitui a melhor forma de comunicar os resultados da pesquisa:

Na observação dos 121 pacientes, a idade variou de 11 meses a 63 anos, com média de 30,3 anos. O intervalo entre o início da sintomatologia e a consulta foi menor que seis meses em 70 pacientes (57,85%), de seis meses a um ano em 18 (14,78%) e maior de um ano em 33 casos (27,27%). Quanto ao sexo, 85 pacientes (70,24%) eram mulheres e 36 (29,75%) em homens....

Tabela 19.4 Número de fumantes em inquérito populacional (dados fictícios)

Hábito de fumar	Frequência
Sim	200
Não	800
Total	1.000

Uma tabela com tais dados seria preferível para o leitor. Um novo texto, sintético, seria então preparado para ajudar o leitor a entendê-la. O texto complementaria e não seria a repetição dos números da tabela.

Exemplo 3 Mensagem melhor divulgada sob a forma de tabela

Inquéritos transversais de base populacional sobre amamentação exclusiva em filhos de mães adolescentes foram realizados em diversos países. No México, a taxa de prevalência da amamentação exclusiva, para os lactentes menores de 4 meses foi 27,6% e para os menores de 6 meses, 23,1%. Na Nicarágua, essa prevalência situava-se em 31,9% e 29,5%, respectivamente. Nos Estados Unidos, 21% e ....

Uma tal forma de divulgação exige muito do leitor, especialmente se o texto continua com a apresentação de resultados de outros países. A forma tabular seria melhor escolha. No caso, as taxas para cada idade seriam preferencialmente dispostas em colunas. É mais fácil apreender o significado e as diferenças inspecionando colunas do que se organizadas em linhas de uma tabela ou em forma de texto.

▶ 19.9 Uso do computador

O pesquisador tem no computador um aliado confiável, desde que tomadas as habituais precauções. Como assinalado (ver 7.22B):

A máquina ordena os dados de acordo com instruções. O pesquisador precisa saber o que ele mesmo deseja e como os dados devem ser tratados. As decisões sobre ordenação e apresentação dependem dos objetivos da investigação e do conhecimento do pesquisador sobre esses assuntos – ou da assessoria que possa dispor.

Os programas de informática, tipo Excel e Word, facilitam a tarefa de compor tabelas, pois fornecem a estrutura a ser usada. Criam-se quantas linhas ou colunas forem necessárias, insere-se ou exclui-se o que for conveniente, converte-se texto para tabela e vice-versa, e dezenas de outras operações. As mudanças de forma e conteúdo são conseguidas por simples digitação. Daí a importância de saber criá-las para bem fundamentar a comunicação científica.

▶ 19.10 Normas para a preparação de tabelas

Parodiando Quintiliano, em frase utilizada na abertura do Capítulo 3, pode-se afirmar que "ilustração clara é a ilustração impossível de ser mal entendida". Compor tabela com tal característica é um misto de experiência, criatividade, tentativas e obediência a regras.

▶ A Inspeção de boas tabelas

A inspeção de periódicos científicos de prestígio aponta para algumas características das boas tabelas:

- Três traços horizontais são suficientes: um abaixo do título, outro abaixo do cabeçalho e o terceiro para o fechamento, na parte inferior, acima do rodapé; as linhas horizontais no corpo da tabela podem ser efetivamente substituídas por espaços em branco, filetes incolores e outras técnicas

- Evitam-se as linhas verticais; nas laterais, não há traços verticais, seja à esquerda, seja à direita
- Não são usadas linhas oblíquas, comuns no passado.

▶ B Obediência a regras

As recomendações do Grupo de Vancouver sobre a matéria estão reproduzidas na Tabela 19.5. No Brasil, as normas de preparação de tabelas são elaboradas pelo IBGE[3] e adotadas pela Associação Brasileira de Normas Técnicas (ABNT). Os editores científicos, no entanto, variam na forma como aceitam tabelas em artigos científicos. Isso indica que as instruções para autores precisam ser lidas e o periódico, para o qual se planeja enviar o artigo, inspecionado com o intuito de verificar o que os editores esperam receber sob a forma de tabelas. Mais adiante (ver 19.27, Submissão de tabelas para publicação), o leitor encontra a transcrição de alguns trechos sobre *submissão das tabelas para publicação*, que se encontram nas instruções para autores de periódicos científicos.

Tabela 19.5 Normas de Vancouver para a preparação de tabelas

As tabelas captam informações de modo conciso e exibem-nas de modo eficiente; elas também fornecem informações em quaisquer níveis de detalhe e precisão desejados. A inclusão de dados em tabelas em lugar de apresentá-los no texto permite reduzir a extensão do texto.

Digite ou imprima cada tabela com espaçamento duplo numa folha separada. Numere as tabelas consecutivamente pela ordem de citação no texto e forneça um breve título para cada uma. Não use linhas horizontais ou verticais internas. Dê a cada coluna um título curto ou abreviado. Os autores devem colocar o material explicativo em notas abaixo da tabela, não no título. Explique em notas todas as abreviaturas não padronizadas usadas em cada tabela. Para as notas, use os seguintes símbolos, nesta sequência: *, †, ‡, §, ||, **, ††, ‡‡.

Identifique medidas estatísticas de variações, tais como desvio-padrão e erro padrão da média.

Certifique-se de que cada tabela é mencionada no texto.

Se você usar dados de outra fonte, publicada ou não, obtenha permissão e indique a fonte por completo.

Tabelas adicionais, contendo dados de apoio, muito extensas para serem publicadas na versão impressa, podem ser adequadas para a publicação na versão eletrônica da revista, armazenadas em um serviço de arquivamento, ou podem ser disponibilizadas aos leitores diretamente pelos autores. Nesse caso, uma declaração apropriada será acrescida ao texto. Submeta tais tabelas para consideração junto com o artigo, de modo que estarão disponíveis aos revisores.

Fonte: Vancouver 2008: seção IV.A.10.[14]

▶ C Orientação de leitura para as próximas seções

Os itens que constam da Tabela 19.6 servem de roteiro para a apresentação dos temas.

Tabela 19.6 Instruções para a preparação de tabelas e a sua localização nas seções do presente capítulo

Instruções	Seção
A tabela deve ser simples e autoexplicativa.	19.11
Dentro do possível, nenhuma célula da tabela estará em branco	19.12
São evitadas as tabelas em que a maior parte das células indique inexistência do evento.	19.13
O número de classes de uma variável e a amplitude de cada classe devem estar fundamentadas em critério lógico.	19.14
As unidades das medidas precisam estar claramente indicadas.	19.15
Abreviações devem ser evitadas ou, se usadas, informados os seus significados.	19.16
Os resultados estatisticamente significativos devem ser assinalados.	19.17
Deixar claro a que base as porcentagens se referem.	19.18
A tabela que contém totais facilita a compreensão dos resultados.	19.19
O número de casas decimais deve ser uniforme.	19.20
As tabelas com tipos de informação semelhantes devem ter disposição semelhante.	19.21
Precisa haver coerência entre os números em tabelas, texto e figuras eventualmente inclusas.	19.22

▶ 19.11 Tabelas simples e autoexplicativas

As pessoas variam na capacidade de ler e compreender números e tabelas. Uma tabela de artigo científico não deve ter dificuldades maiores de entendimento e ser preparada em função daquilo que se pretende realçar. Veremos dois tipos de tabelas: de distruibuição de frequências e de associação entre variáveis.

▶ A Tabela de distribuição de frequências

Em muitos artigos científicos originais, provenientes de pesquisa clínica ou epidemiológica, a primeira tabela da seção de resultados contém as características da amostra estudada. Ela abriga, pelo menos, os seguintes tipos de informação estatística:

- *Distribuição de frequências*: por exemplo, números absolutos e percentuais
- *Medidas de síntese e de variabilidade*: caso da média de peso e respectivo desvio-padrão
- *Número de pessoas na amostra* (n): Quando o número de participantes é sempre o mesmo, o *n* aparece no cabeçalho (como na Tabela 7.5), no título ou em nota de rodapé, e não nas células da tabela. Se o número de pessoas varia, os diversos tamanhos de amostra são assinalados no interior da tabela. Assim, tem-se a indicação de quantas observações são válidas para cada variável.

A maneira de apresentação é função do tipo de variável e da forma como os dados da pesquisa foram organizados em escalas. Uma mesma variável pode ser representada em mais de uma escala (ver exemplos anexos e as seções 6.18 a 6.20). Embora seja útil como indicador e para facilitar o entendimento, o agrupamento em categorias resulta em perda de informações sobre a distribuição da variável quantitativa.

Em termos de apresentação dos resultados, duas recomendações podem ser úteis:

- Se a variável tem muitas categorias, é preferível mostrá-las em colunas; "descer os olhos pela coluna de uma tabela" é maneira comum de análise, que facilita comparações
- As informações, lidas em sequência, são mais bem apresentadas se dispostas em linha.

Exemplos 19.11A A expressão dos resultados

Exemplo 1 Hábito de fumar

Os dados sobre a variável *hábito de fumar* são coletados, digamos, como *número de cigarros consumidos ao dia*, se 0, 1, 2, 3, 4... A variável é quantitativa discreta. Na fase de análise, os dados podem ser agrupados para formar categorias, como: 0; 1 a 4; 5 a 19; 20 a 39; e 40 ou mais cigarros ao dia; ou então, apenas duas categorias, de fumantes e não fumantes. Nesse último caso, poder-se-ia informar no artigo apenas a frequência de fumantes na população estudada. Por extensão, saber-se-ia a frequência de não fumantes.

Exemplo 2 Níveis de colesterol sérico

Colesterol sérico é variável contínua. Cada medição efetuada em um indivíduo é expressa em mg/dl. Os dados são agrupados em categorias (ver Tabela 19.7). Algumas categorias podem ser reagrupadas, para indicar a quantidade de indivíduos com resultados altos ou baixos em relação a um certo valor. No caso, poderia ser especificada a porcentagem de adultos com colesterol sérico igual ou acima de 200 mg/dl, caracterizando grupo de maior risco para problemas cardiovasculares.

Exemplo 3 Casos de sífilis congênita

Na coluna indicadora da Tabela 19.3, estão dispostas as grandes regiões brasileiras e, na coluna seguinte, as respectivas frequências de sífilis congênita. A sequência das regiões é determinada por sua localização geográfica. Adota-se o sentido horário. Primeiro, a região Norte e, depois, Nordeste, Sudeste, Sul e Centro-Oeste. Na última linha do centro da tabela, há o total para o Brasil.

Tabela 19.7 Distribuição do colesterol sérico de adultos de 30 a 60 anos de idade (dados fictícios)

Níveis de colesterol (mg/dl)	Número	%
Até 149	39	3
150-199	387	30
200-249	490	38
250-299	284	22
300 ou mais	90	7
Total	1.290	100

Tabela 19.8 Resultados da aplicação de três testes diagnósticos em uma mesma série de pacientes (dados fictícios)

Testes	Média (g)	Desvio-padrão (g)	Coeficiente de variação (%)
A	300	26	8,7
B	250	25	10,0
C	200	24	12,0

Coeficiente de variação (%) = (desvio-padrão/média) × 100.

Em cada tabela haverá um critério mais apropriado para determinar a sequência de apresentação das variáveis e, de cada variável, a sequência das categorias que a compõem. Na Tabela 19.3 e também na 19.17, que mostra as taxas de diabetes em cidades brasileiras, o critério é a distribuição geográfica. A ordem alfabética poderia ser usada, se o critério fosse facilitar a procura pelo nome das cidades. Para ressaltar diferenças entre as que apresentam maiores e menores taxas da doença, as taxas poderiam ser ordenadas por ordem de frequência, da mais alta para a mais baixa prevalência ou vice-versa.

Exemplo 4 Aplicação de teste diagnóstico

A Tabela 19.8 contém simulação de resultados da aplicação de três testes em uma mesma série de pacientes.

Observação: *O teste A é o de menor variabilidade, visto apresentar o menor coeficiente de variação.* Uma frase concisa como esta poderia vir no texto como comentário à mencionada tabela.

Exemplo 5 Investigação sobre quatro casos de doença rara

As informações sobre cada paciente poderiam estar situadas em quatro linhas, o que possibilitaria rápido entendimento. Na coluna indicadora teríamos, de cima para baixo: Pacientes (como cabeçalho), Paciente 1, Paciente 2, Paciente 3 e Paciente 4. Nas demais colunas estariam as características de cada paciente: sexo, idade, resultados de exame clínico, laboratorial e o que mais fosse necessário informar.

Exemplo 6 Revisão da literatura

As revisões da literatura podem ser convenientemente sintetizadas em tabelas. Cada artigo relevante a ser incluído ocupa uma linha. As colunas são preenchidas pelos diversos tipos de informação a serem contemplados, tais como identificação (referência do artigo), tipo de estudo, cenário (local e época), tamanho da amostra, duração do acompanhamento, perdas (número e %), qualidade do relato (medida por uma escala), desfecho principal, efeitos adversos, conclusão.

Mesmo que a tabela não seja usada para publicação, ela será útil na captação de semelhanças e diferenças entre estudos. Poderá aparecer em trabalhos de conclusão de curso, seja na introdução, na discussão ou como anexo ao texto principal. O leitor, se tentar compor uma tabela desse tipo, irá se beneficiar ao inspecionar artigos de revisão sistemática e metanálise.

▶ B Tabela de associação de eventos (ou tabela de contingência)

Numerosas pesquisas na área da saúde têm o objetivo de investigar a relação entre duas variáveis, caso de um hábito de vida e uma doença. Pretende-se verificar se as mudanças de uma acompanham as mudanças na outra. Os resultados podem ser apresentados em tabelas, ditas de *contingência*, *classificação cruzada* ou *dupla entrada*. Aqui, nos ateremos a forma mais simples de apresentação de cruzamento de variáveis, conhecida como *tabela 2 por 2* ou *quádrupla*. Cada variável é dicotômica, pois tem apenas duas categorias (ver exemplo). Ela nos permite indicar alguns princípios básicos de composição de tabelas.

Dois aspectos merecem realce:

- As tabelas são lidas da esquerda para a direita. Portanto, é mais lógico apresentar primeiro a causa – a variável explicativa, antecedente ou independente – e, depois, o efeito, que é a variável resposta, dependente ou desfecho
- Os valores a serem comparados devem estar próximos, um ao lado do outro, para facilitar o entendimento e estimular as comparações. Esse princípio é particularmente importante em tabelas de grande extensão.

Se a variável for expressa em maior número de categorias, também pode ser composta uma tabela de contingência com o número correspondente de categorias: por exemplo, tabela 3 por 2, tabela 3 por 3 etc (ver livros de estatística).

O relacionamento entre três variáveis pode igualmente ser expresso em tabelas. No entanto, a interpretação com três ou mais variáveis torna-se difícil. No passado, eram comuns extensas tabelas de contingência nos artigos científicos (ver 7.14, Análise estratificada). Hoje, elas são substituídas por uma de síntese que relate o resultado da análise multivariada (ver 18.16, Relato da análise multivariada).

Exemplo 19.11B Tabela 2 por 2

O uso de salto alto em mulheres (sim e não) em relação à presença ou ausência de osteoartrite do joelho permite formar uma tabela 2 por 2 (ver Tabela 19.9). Os resultados indicam que não há associação entre os dois eventos. Essa tabela é usada aqui com finalidade didática. Na vida real, muitos fatores influenciam um desfecho, de modo que a possibilidade de fatores de confusão deve ser averiguada e o relato refletir o que foi feito para lidar com o confundimento. Em geral, toma a forma de uma tabela de relato de análise multivariada.

Tabela 19.9 Associação entre uso de salto alto e osteoartrite do joelho em investigação do tipo caso-controle (dados fictícios)

Uso de salto alto	Osteoartrite presente	Osteoartrite ausente
Sim	190	481
Não	210	479
Total	400	960

Razão de chances (ou *odds ratio*) = 0,90; intervalo de confiança de 95%: 0,71 a 1,15.

▶ 19.12 Preenchimento das células da tabela

Dentro do possível, nenhuma célula da tabela deve ser deixada em branco. Isso se aplica a todo o corpo da tabela, inclusive o cabeçalho. Mas há situações em que é ilógico preencher a célula com um número; por exemplo, os dados não estão disponíveis ou não se aplica o seu cálculo ou sua apresentação. Em tais casos, verifica-se a conveniência de usar sigla, palavra ou sinal apropriado, com a correspondente explicação do seu significado em legenda ou nota de rodapé (ver exemplo).

O IBGE adota convenção para uso de sinais (ver Tabela 19.10). Em cada publicação desse órgão do Governo Federal aparece a chave para o entendimento da convenção utilizada, mas o uso desses sinais em outros cenários, sem esclarecimento do que significam, pode gerar confusão. Para publicação fora do país, há outras normas a serem obedecidas. Informar-se nas instruções para autores do periódico, em manuais especializados[1,7,15,16] ou pela inspeção de números anteriores da revista em que se submeterá o artigo.

Exemplo 19.12 Recomendação que consta no manual da Associação Americana de Psicologia

"Se uma célula não puder ser preenchida porque os dados não foram obtidos, insira um travessão naquela célula e explique o uso do travessão na nota ao pé da tabela."[1] Atenção: essa é uma recomendação para os editores de periódicos que seguem orientações que constam no citado manual.

Uma alternativa para dados faltosos (*missing values*, em inglês) é usar abreviações como "NA" (*not available, not applicable, not analyzed*).[15] Em português, seria "NA" (*não aplicável, não analisado*) ou "ND" (*não disponível*). A abreviação seria usada na célula e o seu significado explicado no rodapé.

Tabela 19.10 Sinais convencionais, a serem inscritos nas células das tabelas, em substituição aos dados numéricos, segundo o IBGE

–	Dado numérico igual a zero não resultante de arredondamento
..	Não se aplica ao dado numérico
...	Dado numérico não disponível
X	Dado numérico omitido a fim de evitar a individualização da informação
0; 0,0; 0,00; etc	Dado numérico igual a zero, resultante de arredondamento de dado numérico originalmente positivo
- 0; - 0,0; - 0,00; etc	Dado numérico igual a zero, resultante de arredondamento de dado numérico originalmente negativo

Fonte: Fundação Instituto Brasileiro de Geografia e Estatística 1993.[3]

▶ 19.13 Comparação entre as células de uma tabela

As células em uma tabela servem para mostrar variações. Logo:

- Tabela em que a maior parte das células indique a inexistência do fenômeno deve ser reformulada.

  Quando a maior parte das células indica inexistência, ausência ou zero, a tabela está provavelmente mal feita (ver exemplos). Nesse caso, pensar na possibilidade de

Tabela 19.11 Número de casos de acne por faixa etária (dados fictícios)

Idade (anos)	0-4	5-9	10-14	15-19	20-24	25-29	30-34	35-39	40-44	44-49	50 e +
Frequência	1	0	25	130	123	40	0	0	0	0	1

refazer a amplitude dos valores ou o número e o tamanho das classes da variável.

- Coluna com informação igual em todas as linhas deve ser eliminada.

Semelhante providência é adotada em uma linha com as mesmas informações em todas as células. Essa linha não mostra variação e, portanto, deve ser retirada.

Exemplos 19.13 Cuidados na preparação de tabelas

Exemplo 1 Tabela em que algumas casas indicam ausência do problema pesquisado

A acne é um problema principalmente de adolescentes e adultos jovens (ver Tabela 19.11). Portanto, a tabela poderia ficar encurtada, restrita às faixas etárias mais afetadas.

Exemplo 2 Coluna em que as casas têm informação semelhante

Digamos que todas as mulheres incluídas na investigação têm edema. Não se justificaria, na maioria das situações, uma coluna com o cabeçalho *edema* e, nas casas dessa coluna, a informação *sim* para todas as participantes. Variações de graus de edema, ao contrário, seriam bem representados em tabela.

▶ 19.14 Número e amplitude das classes

O número de classes de uma variável e a amplitude de cada classe devem estar fundamentados em critério lógico.

O número de classes de uma variável depende do número de observações. Se forem poucas, haverá poucas classes. O número de classes também depende da amplitude da variável, ou seja, da diferença entre o menor e o maior valor observado. Os livros de estatística sugerem entre cinco e quinze classes, e, se possível, de igual intervalo. No entanto, a observação de artigos científicos da área da saúde mostra que essas sugestões nem sempre podem ser seguidas. Elas servem, contudo, como referência de ordem de grandeza. O essencial é que as classes sejam compostas de forma a facilitar a interpretação dos dados, as comparações e a dar significado ao fato observado. Seguem alguns cuidados a serem observados na construção das classes de uma variável.

▶ A Intervalo de classes

De posse do menor e do maior valor observado, constroem-se as classes. Em um extremo da distribuição, a classe deve incluir o menor valor e, no outro, o maior valor (ver exemplo). Muitas vezes, há recomendação, ou simplesmente hábito, de apresentar as informações sempre da mesma maneira, com o intuito de facilitar comparações.

Exemplo 19.14A Faixas etárias para expressar a distribuição de óbitos

A mortalidade por idade é, usualmente, tabulada segundo as seguintes faixas etárias, especificadas em anos: < 1; 1 a 4; 5

a 9; 10 a 19; 20 a 29; 30 a 39; 40 a 49; 50 a 59; 60 a 69; 60 a 69; 70 a 79; 80 anos ou mais.

Uma alternativa para indicar os intervalos de classe é substituir *"a"* "*por traço*". A série ficaria: < 1; 1-4; 5-9; 10-19; 20-29; 30-39; 40-49; 50-59; 60-69; 70-79; 80 anos ou mais.

▶ B Classes mutuamente exclusivas

É preciso estar atento para a separação das categorias da variável. Elas devem ser mutuamente exclusivas.

Exemplos 19.14B Categorias mutuamente exclusivas

Exemplo 1 Idade de crianças

O intervalo 1 a 4 anos significa que as crianças com a idade de 4 anos, 11 meses e 29 dias estão nele compreendidas. Ao completarem 5 anos, passam a pertencer ao intervalo seguinte, de 5 a 9 anos.

Exemplo 2 Idade materna

No caso de apresentar a idade materna em duas categorias, uma possibilidade seria: menos de 18 anos e 18 anos ou mais. Todas as possibilidades etárias estão contempladas. Estaria incorreto se as categorias fossem menos de 18 anos e mais de 18 anos. Não haveria local para as informações referentes às mães de exatamente 18 anos.

▶ C Símbolos

Evita-se a utilização de símbolos de emprego incomum. Por exemplo, ⊢ e ⊣ para indicar intervalos de classe são pouco usados em textos de saúde. Poucas revistas científicas da área da saúde aceitam essa forma de expressão.

▶ 19.15 Unidades de medida

As unidades de medida precisam estar claramente indicadas (ver a seção 15.6). Elas podem ser melhor apostas no título, na coluna indicadora, no cabeçalho ou no rodapé, do que no interior da tabela.

Exemplo 19.15 Unidades de medida no cabeçalho

O cabeçalho de uma coluna que contenha informações sobre peso poderia ser *peso (g)* ou *peso (em g)*. Ver a Tabela 19.8 para ilustração de uso de unidades de medida no cabeçalho.

▶ 19.16 Abreviaturas

As abreviações podem facilitar ou dificultar a leitura. No caso de ser imperativo o seu uso, visto a limitação do espaço nas ilustrações, empregar os seguintes critérios (ver a seção 15.5):

- Se as abreviações forem amplamente utilizadas na literatura científica, como p para probabilidade, não precisam de explicação quanto ao seu significado; usar a forma padronizada de expressão (ver exemplo)
- Se as abreviações não forem de uso geral, explicar o significado em nota de rodapé da tabela, mesmo que essa informação conste do texto; lembrar-se de que toda ilustração deve ser autossuficiente
- No caso das mesmas abreviações em várias tabelas, uma alternativa para evitar a repetição é situar a explicação no rodapé da primeira tabela e, nas subsequentes, informa-se algo assim:
  > *O significado das abreviaturas é explicado na nota de rodapé da Tabela 1.*[15]

Exemplo 19.16 Abreviações muito empregadas em estatística

Algumas abreviações são rotineiras em estatística e seu sentido é entendido pelo leitor habitual de textos científicos, tais como: n = 390; r = 0,62; p = 0,001; Y = 20,2 + 4,32X. As abreviações significam, respectivamente, o tamanho da amostra (n), o coeficiente de correlação (r), o valor p (p) e a equação da reta de regressão, sendo Y a variável efeito (ou dependente) e X a variável antecedente (ou independente).

▶ 19.17 Resultados da avaliação estatística

Os resultados estatisticamente significativos apostos em tabelas facilitam a interpretação. Eis algumas recomendações:

- Indicar em cada tabela, quando for o caso, as medidas estatísticas utilizadas e assinalar as comparações em que há diferença estatisticamente significativa; somente informar avaliação estatística para os dados relevantes
- Utilizar o que for adequado para expressar os resultados: intervalo de confiança, valor p, etc.
  > A conduta que tende a prevalecer, pois recomendada pelo Grupo de Vancouver, é preferencialmente, indicar a margem de erro, pelo tamanho do intervalo de confiança. O Grupo de Vancouver assim se pronunciou: "evitar apoiar-se unicamente em hipóteses estatísticas, como o uso de valores p, uma vez que omitem informação quantitativa importante. Sempre que possível, quantificar e apresentar os achados junto aos indicadores apropriados de erro ou incerteza da medição, tais como intervalos de confiança."[14]
- Os intervalos de confiança e valores p podem ser relatados como nota de rodapé ou no corpo da tabela, usualmente em coluna exclusiva
  - Para situar o intervalo de confiança em coluna, ver a Tabela 18.13
  - Para o valor p em coluna, ver a Tabela 19.1, no início do capítulo
  - Para o uso de valor p em tabela com o uso de asteriscos, ver exemplo anexo.
- O relato dos tamanhos de amostras, se diferentes em subgrupos investigados, segue o mesmo princípio delineado

no parágrafo anterior – qual seja, se muitos números, melhor situá-los em coluna específica
- Quanto ao teste, se uni ou bilateral, subentende-se que é bilateral na ausência de menção em contrário (ver 18.17, Teste unicaudal e bicaudal)
- Certificar-se de que a indicação dos números está correta. Em português, escreve-se 0,05; em inglês, o equivalente é 0.05
- Usar um mesmo critério coerentemente; o emprego de mesmos critérios em todo o artigo indica rigor científico e essa impressão é passada ao leitor e ao revisor quando o texto é submetido para publicação.

Exemplo 19.17 Indicação dos resultados da avaliação estatística por meio de asteriscos

Ao se referir ao valor p, recomenda-se, sempre que possível, indicar o valor p exato, como p = 0,008, e não sob a forma de asteriscos ou de intervalos do tipo p < 0,05 (ver 18.15, Relato do valor p). No entanto, em muitos periódicos, é aceita a identificação dos resultados de testes estatísticos por asteriscos, quando há diferença significativa, ou seja, se a hipótese nula é rejeitada.[1] A probabilidade baixa recebe mais asteriscos, tais como: * p < 0,05, ** p < 0,01 e *** p < 0,001.

A interpretação dos valores se faz da seguinte maneira, especialmente em textos em inglês (entre parênteses a terminologia empregada nesse idioma):

- p < 0,05 (*statistically significant*)
- p < 0,01 (*highly statistically significant*)
- p < 0,001 (*very highly statistically significant*).

A forma de apresentação com o uso de asteriscos, sugerida para ser usada em textos de psicologia,[1] era comum no passado, também em medicina. Hoje, em textos de medicina, é utilizada apenas em situações especiais, caso das matrizes de correlação e das tabelas de apresentação dos resultados de revisão da literatura.

▶ 19.18 Percentuais

Números absolutos e relativos guardam relação que o leitor precisa conhecer.

▶ A Informação sobre números absolutos e relativos no artigo

Os números absolutos fornecem a informação bruta; por exemplo, ocorreram 3 casos de dengue no ano. Os números relativos, como percentuais e taxas por mil, permitem efetuar comparações com maior facilidade, em especial quando o número de participantes se refere a amostras de tamanhos diferentes. Nessa eventualidade, os números relativos são mais informativos que os absolutos. É conveniente, em muitas situações, que ambos, absolutos e relativos, sejam apresentados. Um fornece respaldo ao outro. No entanto, a pletora de números e a redundância são deselegantes e contraprodutivos, de modo que o equilíbrio deve ser buscado.

Os exemplos anexos ilustram a dificuldade de interpretação isolada de certas afirmações numéricas. A composição de uma tabela em que há números absolutos e relativos pode ser examinada no quarto exemplo.

Exemplos 19.18A   A expressão de resultados

Exemplo 1   Número absoluto de ocorrências

Se o relato informa a *"ocorrência de 3 casos"*, o número é de difícil interpretação. Pode significar muito, se referente a uma pequena família, ou pouco, se incide na população de uma grande cidade. Falta algo mais a informar: o tamanho do grupo em que os casos foram observados.

Exemplo 2   Número de mulheres participantes em investigação

"Havia 67% de mulheres na amostra." É preciso que se faça referência ao total de pessoas que compõem a amostra para que se tenha ideia do número de mulheres equivalente ao percentual informado.

Exemplo 3   Evolução do quisto sinovial

Em artigo científico, foi apresentado o resultado do tratamento conservador do quisto sinovial. A Tabela 19.12 é uma reprodução do que foi publicado. Nela, não constam os números absolutos. A apresentação dos resultados poderia ser melhorada se, além do número de pacientes, houvesse cabeçalhos no corpo da tabela. O sinal de % poderia estar no cabeçalho da coluna e não no interior da tabela. A Tabela 19.13 contém as modificações sugeridas.

Tabela 19.12   Quisto sinovial do dorso do punho: resultados do tratamento conservador*

Desapareceu	46,3%
Estacionou	36,5%
Diminuiu	4,8%
Evoluiu	12,2%
Resultado satisfatório	87,6%

* Tabela reproduzida exatamente como divulgada em artigo científico.

Tabela 19.13   Resultados do tratamento conservador de pacientes portadores de quisto sinovial do dorso do punho

Evolução do quisto	Número de pacientes	%
Desapareceu	74	46
Estacionou	58	36
Diminuiu	8	5
Progrediu	20	13
Total	160	100

Resultado satisfatório em 140 pacientes (87%). Evolução satisfatória inclui as categorias desapareceu, estacionou e diminuiu.
Nota: tabela reconstruída com os dados apresentados no artigo científico e que são os reproduzidos na tabela 19.12.

Exemplo 4   Mortalidade por acidente de trânsito

A Tabela 19.14 contém quatro colunas e informa o ocorrido de diversas maneiras. A primeira coluna apresenta as categorias da variável sexo. A segunda está reservada para o número absoluto de óbitos de homens e mulheres. São as frequências registradas (ou observadas) no município, no ano considerado.

Tabela 19.14   Mortalidade por acidente de trânsito entre jovens de 15 a 24 anos de idade, segundo o sexo, no Município X, ano Y (dados fictícios)

Sexo	Número de óbitos	Distribuição percentual de óbitos	Coeficiente de mortalidade*
Masculino	320	80	32
Feminino	80	20	10
Total	400	100	22

* Coeficiente por mil, admitindo-se 10 000 pessoas do sexo masculino e 8 000 do sexo feminino.

A terceira coluna apresenta a frequência relativa de óbitos em uma categoria, em relação ao total de óbitos. De cada 100 óbitos, 80 são do sexo masculino.

Na última coluna, os óbitos de uma categoria estão expressos em relação ao efetivo da mesma categoria. No rodapé da tabela, consta a informação de que há 10.000 homens e 8.000 mulheres. A comparação, sob a forma de coeficientes, leva em conta essa desigualdade do tamanho dos segmentos populacionais: de cada mil homens, morreram 32 e, de cada mil mulheres, apenas 10. No caso, foi anulado o efeito de uma categoria ter mais pessoas do que outra. A comparação indica 3,2 vezes mais óbitos entre os homens, ou seja, o risco relativo é 3,2.

▶ B   Valores percentuais e tamanho da amostra

O uso de percentuais para expressar resultados de pequenas amostras não é aconselhável.[17] Há recomendações de evitar o seu emprego em amostra de menos de 100 unidades[18] ou de menos de 200 unidades, segundo instruções para autores no *Annals of Internal Medicine*.[19] Nas instruções desse periódico recomenda-se:

- Usar uma casa decimal apenas (isto é, xx,x%) quando o tamanho da amostra é de 200 ou mais
- Se inferior a 200, não usar casa decimal (xx%, e não xx,xx%); isso para evitar conferir um nível de precisão que inexiste em pequenas amostras.

▶ C   Apresentação de valores percentuais

Para a boa comunicação dos resultados de uma pesquisa, note-se que:[18]

- Raramente é necessário apresentar valores percentuais com duas casas decimais
- Mesmo o uso de uma casa decimal, na maioria das vezes, não é necessário.

A escolha do número mais adequado de casas decimais estará condicionada à facilidade de compreensão dos resultados e à forma habitual de expressão do evento.

Algumas situações incluídas nos exemplos desta seção ilustram o uso inadequado de percentuais e proporções. Será mostrado que:

- Na apresentação dos valores percentuais, é preferível utilizar formas de expressão que veiculem maior quantidade de informações; ver o Exemplo 1 da presente seção

- Não misturar, na mesma tabela, percentuais que se somam na vertical (coluna) e na horizontal (linha) pois confundem o leitor; ver o Exemplo 4 desta seção
- Dentro de certos limites, quanto mais simples for a tabela, melhor; ver Exemplos 5 a 7; mas atenção: tabela excessivamente simples pode ser um mau uso do espaço da revista.

A Tabela 19.15 contém ilustrações do cálculo de variações percentuais.

Tabela 19.15 Cálculo de variações percentuais

Estudo comparativo do tipo "antes e depois"

Seja o caso de uma avaliação inicial indicar 40 mg e a final 20 mg: houve redução de 50%. A seguir, estão a fórmula e os cálculos para se chegar ao resultado. Note-se que, no denominador, é colocado o valor inicial, ou seja, a referência para a comparação.

Fórmula:

$$\frac{\text{Valor final} - \text{Valor inicial}}{\text{Valor inicial}} \times 100$$

Cálculos:

$$\frac{20 - 40}{40} \times 100 = \frac{-20}{40} \times 100 = -0,5 \times 100 = -50\%$$

Estudo comparativo paralelo

Seja o caso de uma avaliação no grupo-controle indicar 60 mg e, no grupo experimental, 45 mg: houve diferença de 15 mg, o que equivale a 25%. A seguir, estão a fórmula e os cálculos para se chegar ao resultado. Note-se que no denominador é colocado o valor do grupo-controle, contra o qual será feita a comparação.

Fórmula:

$$\frac{\text{Valor do grupo experimental} - \text{Valor do grupo-controle}}{\text{Valor do grupo-controle}} \times 100$$

Cálculos:

$$\frac{45 - 60}{60} \times 100 = \frac{-15}{60} \times 100 = -0,25 \times 100 = -25\%$$

Exemplos 19.18C A expressão de resultados

Exemplo 1 Expressão em percentuais

A mortalidade decresceu de 20% para 10%. Essa é uma afirmação mais útil do que, simplesmente, *a mortalidade decresceu 50%.*

Conclusão: na apresentação dos valores percentuais, é preferível utilizar formas de expressão que veiculem maior quantidade de informações.

Exemplo 2 Relato indevido de percentuais

No grupo experimental, três ratos em seis melhoraram (50%) e, no outro, dois em seis (33%).

Na realidade, a diferença, entre os grupos, é de apenas uma unidade, o que pode ser simplesmente devido ao acaso. A expressão, em percentuais – respectivamente, 50% e 33% – resulta, no entanto, em diferença de 17%, equivalente a somente um rato, percentual que, tomado isoladamente, pode impressionar os desavisados.

Conclusão: cuidado no relato e na interpretação de pequenos números (ver 8.14E, Estatística de pequenos números).

Exemplo 3 Relato indevido de proporções

Os resultados encontrados foram os seguintes: um terço dos ratos morreu, um terço sobreviveu e o outro rato fugiu.

Esse exemplo dos três ratos é de domínio comum, visto ser amplamente utilizado por especialistas.

Exemplo 4 Percentuais em linhas e colunas

A Tabela 19.16 mostra números absolutos e relativos para homens, para mulheres e para ambos (total), mas é confusa; um exemplo a não ser imitado. Nas colunas que informam percentuais, perceba que a maneira de apresentar os totais é diferente. Cada uma das colunas devia somar 100%. Na coluna "*Homens %*" o total indica 78,4 e devia ser 100. O mesmo para a coluna "*Mulheres %*", em que consta 21,6 e também deveria ser 100.

O que o autor fez foi, no "*Total*" da última linha, usou outro critério para o cálculo dos percentuais. Mudou do sentido vertical para o horizontal; isso deve ser evitado.

Tabela 19.16 Distribuição do número de fumantes por faixa etária e sexo (dados fictícios)

Faixa etária (anos)	Homens		Mulheres		Total	
	n	**%**	**n**	**%**	**n**	**%**
Até 34	31	5,2	19	11,6	50	6,6
35-69	536	90,1	142	86,6	678	89,3
70 ou mais	27	4,5	3	1,8	30	4,0
Ignorada	1	0,2	0	0,0	1	0,1
Total	595	78,4	164	21,6	759	100,0

Exemplo 5 Percentuais no interior de tabelas

A comparação entre duas formas de apresentação de percentuais é mostrada na Tabela 19.17. Evitar preencher as células da tabela com símbolos quando eles podem ser omitidos. No caso, melhor situar % no cabeçalho da coluna (opção A da Tabela 19.17) e não no interior da tabela (opção B da mesma tabela).

Exemplo 6 Simplificação de tabela

A Tabela 19.18 revela algumas características dos participantes de inquérito em duas opções de apresentação. A opção B é mais clara e concisa. Se o número de participantes no inquérito não estivesse informado no título (N = 1.400), uma terceira coluna estaria justificada na opção B para conter o número de informações disponíveis para cada variável; desde, bem entendido, que esse número variasse para cada característica.

Exemplo 7 Outra ilustração de simplificação de tabela

A Tabela 19.19 expõe características dos participantes de inquérito em três opções de apresentação. Comparam-se fatores de risco de residentes urbanos e rurais. A opção A tem muita informação redundante. A opção B é mais clara. A opção C é frequentemente a preferida.

Tabela 19.17 Prevalência ajustada por idade de diabetes melito na população de 30 a 69 anos em algumas capitais brasileiras e estimativa para o Brasil, em 1988: comparação de duas formas de apresentação dos percentuais (a opção A é a melhor forma de apresentação)

Opção A

Capitais selecionadas e Brasil	Prevalência (%)
Belém	7,2
Fortaleza	6,5
João Pessoa	8,0
Recife	6,4
Salvador	7,9
Rio de Janeiro	7,5
São Paulo	9,7
Porto Alegre	8,9
Brasília	5,2
Brasil	7,6

Fonte: adaptada de Ministério da Saúde 1992.[12]

Opção B

Capitais selecionadas e Brasil	Prevalência
Belém	7,2 %
Fortaleza	6,5 %
João Pessoa	8,0 %
Recife	6,4 %
Salvador	7,9 %
Rio de Janeiro	7,5 %
São Paulo	9,7 %
Porto Alegre	8,9 %
Brasília	5,2 %
Brasil	7,6 %

Fonte: adaptada de Ministério da Saúde 1992.[12]

Tabela 19.18 Características dos 1.400 participantes de inquérito: duas opções de apresentação dos resultados (dados fictícios)

Opção A

Características	%	n
Sexo		
Masculino	48	670
Feminino	52	730
Estado civil		
Solteiro	40	560
Casado	60	840
Analfabeto		
Sim	25	350
Não	75	1050
Desempregado		
Sim	10	140
Não	90	1260

Opção B

Características	%
Sexo masculino	48
Solteiros	40
Analfabetos	25
Desempregados	10

Observação: a opção B é forma simplificada de apresentação dos mesmos dados da opção A. Note-se que assinalar apenas o percentual é suficiente na opção B, visto o número de participantes (N = 1.400) constar do título da tabela.

Tabela 19.19 Distribuição de fatores de risco por local de residência em três opções de apresentação dos resultados (dados fictícios)

Opção A

Fatores de risco	Rural		Urbano		Valor p
	%	N	%	N	
História de contato					
Sim	18,6	260	21,2	154	0,15
Não	81,4	1.140	78,8	573	
Transfusão sanguínea					
Sim	6,7	94	7,9	58	0,21
Não	93,3	1.306	92,1	679	
Cirurgia					
Sim	31,3	438	27,7	203	0,08
Não	68,7	961	72,3	531	
Tatuagem					
Sim	6,0	84	4,6	34	0,18
Não	94,0	1.315	95,4	703	

Opção B

Fatores de risco	Rural		Urbano		Valor p
	%	N	%	N	
História de contato	18,6	1.400	21,2	727	0,15
Transfusão sanguínea	6,7	1.400	7,9	737	0,21
Cirurgia	31,3	1.399	27,7	734	0,08
Tatuagem	6,0	1.399	4,6	737	0,18

Observação: a opção B é uma forma simplificada de apresentação dos mesmos dados da opção A.
Na opção B, o *N* refere-se aos totais de residentes urbanos e rurais na amostra. Comparações são facilitadas, visto que somente estão realçados os percentuais da categoria *sim*. Permite verificar se há dados faltantes (ou seja, se os totais diferem), observação essa difícil de ser obtida pela análise da opção A.

Opção C

Fatores de risco	Rural (%)	Urbano (%)	Valor p
História de contato	18,6	21,2	0,15
Transfusão sanguínea	6,7	7,9	0,21
Cirurgia	31,3	27,7	0,08
Tatuagem	6,0	4,6	0,18

Observação: comparações facilitadas, visto os percentuais da categoria *sim* para cada variável estarem lado a lado. Os números válidos para cada variável foram omitidos pois são praticamente os mesmos, 1.399 ou 1.400. A melhor entre as três opções.

▶ 19.19 Totais em tabelas

Os *totais* ou *marginais* estão situados usualmente na última linha ou na última coluna do corpo da tabela.

▶ A Os totais facilitam a compreensão da tabela

Os totais inseridos em uma tabela facilitam a compreensão do seu conteúdo e a comparação dos números de uma tabela com os de outra tabela, de uma figura ou de um texto (ver exemplos). Evita-se também de o leitor ter que calcular ele mesmo a soma ou outra operação para chegar aos totais.

Nas marginais, as informações dispostas em números absolutos usualmente representam a soma das respectivas parcelas. Se as informações, nas marginais, são expressas em números relativos, os totais podem representar a soma ou não. Quando os resultados são mostrados em coeficientes, as marginais contêm médias e não somas, visto haver categorias com valores superiores e inferiores a elas (ver a Tabela 19.14 e o exemplo anexo, número 2).

Exemplos 19.19A Totais em tabelas

Exemplo 1 Número de óbitos

Na última linha do corpo da Tabela 19.14, há o total para cada coluna. Os números absolutos somam 400 óbitos e, os percentuais, 100%. Eles representam a soma das parcelas. No entanto, os coeficientes são, respectivamente, 32 por mil no sexo masculino e 10 por mil no feminino. O coeficiente médio para a população ficará entre esses dois valores: 22 óbitos por mil habitantes de ambos os sexos.

Exemplo 2 Prevalência de fumantes

Vamos supor que as taxas de prevalência do hábito de fumar, nas cinco regiões brasileiras, sejam 21%, 22%, 23%, 24% e 25% (dados fictícios). A frequência global, para o País, estará compreendida entre o menor e o maior valor: 21% e 25%, respectivamente. Na verdade, estará provavelmente entre 22% e 24%. Se tiver sido assinalado um valor fora desse intervalo, digamos 28%, há um erro que precisa ser corrigido.

▶ B O que fazer quando os totais ultrapassam 100%?

O autor rigoroso verifica se as marginais das tabelas fazem sentido, sejam elas a soma ou outro valor de síntese. Discrepâncias são conferidas, corrigidas ou são objeto de alerta ao leitor.

Há casos em que um mesmo indivíduo pertence a mais de uma categoria, de modo que o total poderá ultrapassar 100%. Basta alertar o leitor por meio de nota de rodapé na própria tabela (ver exemplos).

Uma situação que pode resultar em totais diferentes de 100% decorre de arredondamentos. Um alerta no rodapé da tabela pode esclarecer que *o total não soma exatamente 100% por questões de arredondamento*. O melhor seria proceder a correções para que a soma seja 100%, como é mostrado na próxima seção.

Exemplos 19.19B Alertas para esclarecer totais que ultrapassem 100%

Exemplo 1 Dados clínicos de amostra de pacientes

Se os pacientes apresentam mais de um sinal ou sintoma, como tosse, coriza, dor de garganta e falta de ar, o total pode ser superior a 100%. Na apresentação tabular desses dados, poderia constar na nota de rodapé o seguinte alerta: *O total excede 100% porque os pacientes podem ter mais de um sinal ou sintoma*.

Exemplo 2 Pesquisa sobre o uso de métodos contraceptivos

Devido ao fato de algumas mulheres utilizarem, ao mesmo tempo, dois métodos contraceptivos (exemplo: pílula e preservativo), a soma interna dos métodos pode em algumas colunas exceder ao percentual geral. Essa é a nota de rodapé transcrita de uma tabela de distribuição do uso de métodos contraceptivos por idade em um artigo científico.

▶ 19.20 Casas decimais e arredondamentos

Cuidados com o número de casas decimais e com os arredondamentos tendem a melhorar a apresentação dos resultados. Denotam preocupação do escritor com a boa comunicação científica.

▶ A Recomendações para casas decimais

Manter uniformidade quanto ao número de casas decimais de uma variável. Eis algumas recomendações adicionais (ver também 19.18, percentuais):

- Estabelecer número de decimais em acordo com a precisão do evento; evitar a *pseudoprecisão* – a situação em que a precisão da medida não justifica o número de casas decimais; por exemplo, o resultado foi 48,5417% satisfeitos e 31,1842% insatisfeitos
- Não mesclar na tabela, para a mesma variável, diferentes números de casas decimais: por exemplo, 19%, 1,3%, 16,31% e 8,791%. Uma coluna com diferente número de decimais é imediatamente notada pelo discrepante alinhamento e desagrada aos olhos
- A leitura é mais fácil com o uso de números inteiros ou com uma casa decimal apenas.

Exemplos 19.20A Casas decimais

Exemplo 1 Peso de recém-nascido

Um recém-nascido pesa 2.450 g, e não 2.449,631 g, mesmo que a balança eletrônica forneça essa informação em centésimos ou milésimos de grama.

Exemplo 2 Idade média de mulheres

A média de idade de um grupo de mulheres é de 26,3 anos e não 26,33 ou 26,333. Uma casa decimal é geralmente suficiente. Por vezes, são preferíveis números inteiros sem casas decimais, como em relatos com pequenas amostras.

Exemplo 3 Taxa de prevalência de diabetes

A prevalência de diabetes melito, em adultos, na cidade de São Paulo, no ano de 1988, foi 9,668%. No relato, é melhor

Tabela 19.20 Taxa de fecundidade específica por grupo etário, no Brasil, em 2004: duas opções de apresentação dos resultados

Opção A		*Opção B*	
Grupo etário (anos)	**Taxa***	**Grupo etário (anos)**	**Taxa†**
15-19	0,0714	15-19	71
20-24	0,1231	20-24	123
25-29	0,1088	25-29	109
30-34	0,0633	30-34	63
35-39	0,0310	35-39	31
40-45	0,0099	40-45	10
45-49	0,0012	45-49	1

*Número de filhos por mulher

†Número de filhos por 1.000 mulheres

Fonte: tabela elaborada pelo autor com base em dados disponíveis na Ripsa 2008: 77.[11]

A opção A tem muitas casas decimais. A multiplicação por mil resulta na opção B, com eliminação das casas decimais.

arredondar o percentual. Informar 9,7% ou 10%, dependendo do contexto ou audiência. Os dados sobre essa pesquisa constam na Tabela 19.17.

Exemplo 4 Teste estatístico

Os resultados dos testes estatísticos mais usados, como o teste t ou o qui-quadrado, são informados com duas casas decimais: por exemplo, t = 4,58. O valor p também, com duas casas decimais, com exceção de p < 0,001.

Exemplo 5 Taxas específicas de fecundidade

A Tabela 19.20 apresenta as taxas de fecundidade expressas de duas maneiras: por mulher e por mil mulheres. A opção A é usada por demógrafos. Eles a empregam como etapa intermediária no cálculo da taxa de fecundidade total, pois esta é amplamente utilizada como medida global de fertilidade. A opção B é preferida pelos profissionais do campo da saúde, pois contém menos algarismos, sem decimais, de modo a ser interpretada mais facilmente.

Note-se que o número de casas decimais é o mesmo: três decimais no caso da Tabela 19.20. Essa uniformidade deve ser mantida no interior da tabela e entre as que mostram uma mesma variável.

▶ B Arredondamentos

Os arredondamentos de dados numéricos são feitos automaticamente por computador, de modo que as regras tornaram-se menos importantes que no passado. Existe publicação do IBGE que mostra maneira elaborada de procedimento.[3] Regras simples de como arredondar números encontram-se na Tabela 19.21 e sua aplicação no exemplo anexo.

Um lembrete: *os cálculos são feitos com os números exatos, sem arredondados*. Pequenas aproximações nas diversas fases de cálculo podem provocar substanciais diferenças no resultado final.

Exemplo 19.20B Arredondamentos: ajustamento do total

Se o total for 99,9% e a parcela maior 48,3%, eleva-se o total para 100% e acrescenta-se 0,1% à parcela maior, que passa a ser 48,4%.

Da mesma forma, se o total for 100,1%, o ajustamento desse número para 100% fará com que a parcela maior seja alterada de 48,3% para 48,2%.

Tabela 19.21 Arredondamentos

Abandonar o último dígito se for menor do que 5 (6,74 transforma-se em 6,7); aumentar de uma unidade quando o último dígito for igual ou maior do que 5 (6,76 passa a ser 6,8).

Os arredondamentos só devem ser feitos uma única vez. Por exemplo, 6,746 se transforma em 6,7; mas, se feito em duas etapas, o valor será erroneamente determinado como 6,8. Isso porque, na primeira etapa, 6,746 passa a ser 6,75 que, em novo arredondamento, transforma-se em 6,8.

Os arredondamentos devem ser feitos na apresentação final dos números e não durante as etapas intermediárias de cálculos, visto que, se utilizados nessas, podem alterar substancialmente os resultados.

Se a soma das parcelas não perfizer exatamente 100%, proceder ao ajustamento do total por adição ou subtração da parcela maior, conforme o caso (ver seção 19.20B, Arredondamentos).

▶ 19.21 Disposição semelhante das informações

Um artigo científico deve primar pela coerência. Como parte da avaliação da coerência está a verificação se uma tabela é ou não necessária. Se complementar o texto com informações relevantes, deve permanecer. Se duplicar ou confundir, é candidata a ser afastada. Razões para afastamento são a apresentação de dados irrelevantes, pouco relacionados entre si ou excesso de detalhamento.

As tabelas com tipos de informação semelhantes devem ter disposição semelhante. O intuito é evitar ilusão de ótica. Diferentes referenciais alteram a percepção, dificultam o entendimento e confundem as comparações. É conveniente que as variáveis e as categorias das variáveis tenham a mesma ordem de aparecimento, os mesmos termos, o mesmo número de casas decimais, as mesmas unidades de medida e outras semelhanças.

Exemplo 19.21 Disposição semelhante das ilustrações de um artigo científico

Qual categoria de uma variável deve vir em primeiro lugar?

Se a variável é quantitativa, obedece-se a ordem natural dos números: faixa etária de 0-14 anos, 15-29 anos, 30-49 anos etc.

Nas variáveis nominais, a decisão pode ser aleatória ou obedecer a preferência pessoal, mas a ordem escolhida deve ser mantida nas ilustrações subsequentes. Se na Tabela 1 do artigo científico o gênero feminino é a categoria primeiro mostrada, as demais tabelas do artigo devem guardar essa mesma ordem quando apresentam as categorias de gênero.

Em algumas situações, usa-se como critério o risco em potencial. Caso de decidir situar primeiro a categoria de maior risco. Veja-se a Tabela 19.18: o critério para as variáveis sociais foi apresentar primeiro a categoria de maior risco: *analfabeto (sim)* e *desempregado (sim)*. Tal disposição tende a facilitar a interpretação. Se a variável fosse denominada *empregado* (e não desempregado), a categoria de maior risco poderia ser *empregado (não)*. Essa categoria deveria aparecer primeiro no *layout* da tabela.

Na Tabela 19.19, seguiu-se o mesmo critério de apresentar primeiro a categoria de maior risco: *história de contato (sim)*, *transfusão sanguínea (sim)*, *cirurgia (sim)* e *tatuagem (sim)*.

Note-se ainda, nas Tabelas 19.18 e 19.19, que as comparações de percentuais são mais fáceis de serem feitas em alguns formatos, em especial, quando os números relevantes estão situados lado a lado e sem muitos outros que dificultam a interpretação. Veremos que, na apresentação de figuras, existe essa mesma preocupação, a de dispor as informações em gráficos de modo a facilitar a interpretação.

▶ 19.22   Coerência interna

O leitor espera encontrar coerência entre os números no interior das tabelas e também entre as demais tabelas, o texto do artigo e as figuras. Caso haja discrepâncias e, não havendo engano, aconselha-se fazer a correspondente justificativa.

Exemplo 19.22   Coerência de números de participantes em duas tabelas

Dez pacientes não foram submetidos à espirometria. Esse esclarecimento, no rodapé de uma tabela que apresenta os resultados da espirometria em 190 pacientes, explica porque a referida tabela tem menos pacientes do que uma outra, no mesmo artigo, que informa as características dos 200 pacientes que compõem a amostra.

▶ 19.23   Escolha da melhor tabela

Uma tabela deve conter informações relevantes devidamente sintetizadas. No exemplo, há comentários sobre três opções de apresentação de um mesmo grupo de dados.

Exemplo 19.23   Associação entre idade da mãe e peso do recém-nascido em três formas tabulares de expressão dos resultados de um inquérito em amostra probabilística (ver Tabela 19.22)

▶ A   Interpretação da Tabela 19.22A

- As estatísticas estão embasadas em mil observações, ou seja, no peso de mil recém-nascidos
- São 250 as mães com menos de 18 anos de idade e 750 as com idade de 18 anos ou mais; respectivamente, 1/4 e 3/4 da amostra
- Há 50 recém-nascidos de baixo peso entre as 250 mães com menos de 18 anos de idade (1/5 = 20%)
- Há 50 recém-nascidos de baixo peso entre as 750 mães com 18 anos ou mais de idade (1/15 = 6,7%)
- 10% dos recém-nascidos investigados são de baixo peso (100 em 1.000, ver última linha)
- Se o tamanho da amostra fosse de um número que dificultasse os cálculos, cada um desses percentuais teria que ser conhecido somente com o uso de calculadora
- O número mínimo de observações, em cada célula, é de 50 recém-nascidos, o que confere certa estabilidade aos números relativos calculados nesta base de dados e atende ao presuposto para o uso do teste estatístico do qui-quadrado. O resultados desse teste ($X^2 = 37,04$; $P < 0,001$) indica que o acaso não é explicação provável para as diferenças.

Comentários: essa é uma tabela simples, mas a maioria dos dados para comparações não é fornecida. As pessoas experientes na matéria não teriam dificuldade em interpretá-la. No entanto, muitos leitores não tem paciência ou tempo para fazer cálculos adicionais.

▶ B   Interpretação da Tabela 19.22B

Além dos números absolutos aparecem também os percentuais.

- Nas quatro células centrais, os números relativos somam 100% (5% + 20% + 5% + 70% = 100%). Em cada uma das células, informa-se o percentual em relação ao total de recém-nascidos. Por exemplo, 5% dos recém-nascidos são de baixo peso e de mães com menos de 18 anos
- Na última linha, os percentuais referem-se à análise horizontal da tabela: 10% + 90% = 100%. Isso indica que 10% dos recém-nascidos são de baixo peso e 90% têm peso igual ou acima de 2500 gramas
- A última coluna informa o percentual em análise vertical: 25% + 75% = 100%; ou seja, 25% das mães têm menos de 18 anos e, 75%, 18 anos ou mais de idade.

Comentários: com a opção B, chegaríamos às mesmas conclusões apontadas pela análise da opção A. Não precisaríamos de calculadora, como na opção A, pois os percentuais estão assinalados na própria tabela. No entanto, essa forma de apresentação exige algum esforço para compreendê-la. Nem todos têm essa facilidade de interpretação de tabelas. Algumas observações adicionais:

- Os sinais % estão assinalados, no cabeçalho e repetidos no interior da tabela
- As porcentagens poderiam ser assinaladas de maneira diferente. Por exemplo, todas somarem 100% em cada linha; ou então, todas somarem 100% em cada coluna. Nesses casos, os % no interior na tabela teriam que ser outros, caso de 25% + 75% = 100%. A escolha dos totais de 100%, se na horizontal ou vertical, será função do que se quer realçar. Mas atenção: não se deve misturar,

Tabela 19.22 Relação entre idade da mãe e baixo peso do recém-nascido: cinco opções de apresentação dos resultados (dados fictícios)

Opção A

| Idade da mãe (anos) | Peso ao nascer (em gramas) | | Total |
	menos de 2.500 g	2.500 g ou mais	
Menos de 18	50	200	250
18 ou mais	50	700	750
Total	100	900	1000

$X^2 = 37,04$; $P < 0,001$.

Opção B

| Idade da mãe (anos) | Recém-nascido de baixo peso | | Total |
| | Sim | Não | |
	nº (%)	nº (%)	nº (%)
Menos de 18	50 (5%)	200 (20%)	250 (25%)
18 ou mais	50 (5%)	700 (70%)	750 (75%)
Total	100 (10%)	900 (90%)	1.000 (100%)

$X^2 = 37,04$; $P < 0,001$.

Opção C

Idade da mãe (anos)	Recém-nascidos (nº)	Prevalência de baixo peso (%)	Razão de prevalências (IC 95%)[*]
Menos de 18	250	20,0	3,0 (2,08 a 4,32)
18 ou mais	750	6,7	-
Total	1.000	10,0	-

[*]IC 95%: intervalo de confiança de 95%.

na mesma tabela, diferentes critérios para a soma dos percentuais pois causa confusão (ver exemplo 4 da seção 19.18C, Apresentação de valores percentuais).

▸ C Interpretação da Tabela 19.22C

Na opção C, informa-se sinteticamente:

- O percentual de recém-nascidos de baixo peso segundo a idade da mãe
- A proporção de recém-nascidos de baixo peso é três vezes maior no grupo de mães jovens que no das mais idosas (razão de prevalências = 3)
- Como as estatísticas provêm de amostra probabilística, foi mostrada a precisão da estimativa por meio do intervalo de confiança; o número *um* (o *valor nulo*) não está incluído entre os dois limites que definem o intervalo de confiança; logo, existe diferença estatisticamente significativa entre as taxas de recém-nascidos de baixo peso segundo a idade da mãe (ou a razão de prevalências é estatisticamente diferente de 1).

▸ D Comentários

Três opções de apresentação tabular foram mostradas.

A opção A contém apenas os números absolutos. Os números relativos (%) facilitariam a interpretação.

A alternativa B, embora mostre números absolutos e relativos, peca por não possibilitar o rápido entendimento do seu conteúdo. A regra na confecção de tabelas, como mostrado anteriormente, consiste em procurar a forma de expressão mais condizente, que veicule as informações relevantes com clareza e concisão.

A alternativa C informa diretamente o que se quer saber: os percentuais de recém-nascidos de baixo-peso entre os dois grupos de mães classificadas por idade, a razão de prevalências e a margem de erro. Provavelmente, entre as três apresentadas, a alternativa C seria a preferida pelos bons revisores de artigos científicos. Ela está em acordo com o que se recomendou anteriormente, na seção 7.10C, da conveniência em combinar os achados e expressá-los por um único valor de síntese, como aqui feito pelo cálculo da razão de prevalências.

▸ 19.24 Tabelas que usam palavras

As tabelas mostradas até o momento são ditas *estatísticas*. Têm por finalidade *revelar a evidência numérica de determinado fenômeno*. Um outro modelo de tabela é a que usa somente palavras em suas células; ou seja, um *quadro*, como definido no início do capítulo. São úteis para revelar informações descritivas e avaliações qualitativas. Como toda tabela, é usada para substituir informações que seriam muito extensas ou complexas para aparecer sob a forma de texto. Uma ampla

Tabela 19.23 Características dos quatro períodos de transição demográfica

Indicadores	Período 1	Período 2	Período 3	Período 4
Fecundidade	Alta	Alta	Decrescente	Baixa
Mortalidade por DIP	Alta	Decrescente	Decrescente	Baixa
Mortalidade por DCD	Baixa	Crescente	Crescente	Alta
Esperança de vida	Baixa	Crescente	Crescente	Alta
População infantil (%)	Alta	Crescente	Decrescente	Baixa
População idosa (%)	Baixa	Baixa	Crescente	Alta

DIP = Doenças infecciosas e parasitárias; DCD = Doenças crônico-degenerativas.
Fonte: Pereira 1995: 168.[5]

gama de situações pode justificar a composição de uma tabela desse tipo, entre as quais, para acomodar:

- *Definições* – um exemplo encontra-se na Tabela 6.5, que abriga definições de tipos de estudo
- *Classificações* – ver a Tabela 6.18 sobre classificação de variáveis
- *Orientações, instruções ou recomendações* – as tabelas com as normas de Vancouver, distribuídas por todo o livro, são ilustração
- *Evolução de eventos* – ver o exemplo da transição demográfica e epidemiológica.

Exemplo 19.24 Síntese sobre a transição demográfica e epidemiológica

A Tabela 19.23 resume a evolução de sete indicadores em relação aos quatro estágios da transição demográfica de um povo. Ela fornece, sinteticamente, visão panorâmica da evolução de indicadores complexos. Se não fossem dispostos em tabela, demandaria um longo texto como explicação. Um possível problema com esse tipo de ilustração é a simplificação de conceitos complexos, em que as nuances são eliminadas. Em casos como esse, elas necessitam ser usadas criteriosamente, mas a vantagem da síntese tabular sobrepassa as pequenas limitações que possam ser apontadas.

▶ 19.25 Número de tabelas por artigo

O autor tem de ser seletivo ao escolher as tabelas que irá mostrar.[1] Um número grande confunde o leitor e representa obstáculo para a compreensão da mensagem central da pesquisa. Também dificulta a composição do *layout* das páginas. Requer-se proporcionalidade entre o tamanho do texto e a quantidade de ilustrações. Por essas e outras razões, elas não podem ser numerosas em artigo científico original.

Nas normas de Vancouver, há a recomendação de examinar alguns exemplares da revista à qual se planeja submeter o trabalho para estimar o número de tabelas a serem usadas por 1000 palavras de texto.[14] Um máximo de três a cinco ilustrações por trabalho, incluindo tabelas e figuras, parece ser um número adotado por muitos editores científicos em face da

extensão habitual dos artigos: seria, digamos, uma ilustração para cada 600 a 800 palavras.

▶ 19.26 Tamanho das tabelas

Embora a tabela deva ser simples e autoexplicativa, é preciso evitar os dois extremos:

- Tabelas elementares, cujas informações possam ser eficientemente dispostas como texto
- Tabelas imensas, com numerosas linhas e colunas, pois são de difícil entendimento.

Não há sentido em fornecer numerosas informações apenas porque os dados foram coletados. As tabelas imensas, como as encontradas nos anuários estatísticos, precisam ser sintetizadas para aparecerem em artigo científico. As recomendações a seguir podem ser úteis se for decidido o procedimento de síntese.

Reservar para as tabelas somente os dados relevantes relacionados diretamente ao objetivo da investigação e, mais especificamente, ao aspecto enfocado no artigo. Na dúvida, selecione e apresente o que for mais importante para a discussão.[1] Evitar a inclusão de dados pouco relacionados ao objetivo central da investigação ou da tabela, assim como a profusão de detalhes.

Se houver acordo com o editor do periódico, é possível informar-se no texto que os dados adicionais estão à disposição dos leitores em local apropriado – ver as instruções do *New England Journal of Medicine* na próxima seção.

Uma tabela que não caiba na largura da página de um periódico obriga o diagramador a adotar outras disposições, que causam transtornos. O leitor, por exemplo, pode ter de virar a página para lê-la. Em linguagem adotada em informática, muda-se de *retrato* para *paisagem*, o que deve ser evitado. Os editores não simpatizam com tabela que não caiba no conteúdo de uma página disposta sob a forma de retrato.

Para construir uma tabela que se ajuste à largura de uma página ou coluna de um periódico, contam-se os caracteres que a compõem. Essa contagem inclui letras, números e espaços, e é feita na entrada mais larga, especialmente do corpo da tabela (ver exemplo). Fazendo-se o mesmo nas tabelas do periódico para o qual o artigo será submetido, pode-se ajustar a tabela do artigo em conformidade ao que se encontrou na contagem do periódico.

Exemplo 19.26 Contagem do tamanho (largura) de uma tabela e sua interpretação[1]

Se a contagem dos caracteres de uma linha exceder 60, a tabela não irá caber na largura da maioria das colunas dos periódicos. Assume-se que a página é composta por duas colunas.

Se a contagem dos caracteres de uma linha exceder 125, a tabela não irá caber na largura da maioria das páginas dos periódicos.

Para mais sobre esse assunto, ver os exemplos da próxima seção, especialmente o de número 4.

19.27 Submissão de tabelas para publicação

Os editores científicos variam na forma como aceitam tabelas de artigos científicos, embora haja um núcleo de exigências comuns para todas as tabelas.

A Instruções para autores

Em muitas instruções para autores, encontra-se orientação para a apresentação de tabelas.

Exemplos 19.27A Submissão de tabelas que acompanham um artigo científico segundo as instruções disponíveis nas páginas eletrônicas de alguns periódicos científicos

Exemplo 1 *New England Journal of Medicine*[20]
- Utilizar espaço duplo nas tabelas (incluindo as notas de rodapé) e fornecer um título para cada uma.
- Tabelas extensas ou material complementar podem ser publicados somente no site do periódico ou depositados no *National Auxiliary Publications Service*.

Exemplo 2 *Journal of the American Medical Association* (JAMA)[21]
- Numerar todas as tabelas na ordem de sua citação no texto
- Incluir um título para cada tabela (um breve trecho, preferencialmente, de não mais do que 10 a 15 palavras)
- Incluir todas as tabelas em um único arquivo após o manuscrito
- Referir a categoria do artigo, pois pode haver um limite no número de tabelas para cada tipo de manuscrito.
- Se uma tabela deve ser continuada, repetir o título em uma segunda folha, seguido por "cont."
- Instruções para a elaboração de tabelas: essas instruções estão disponíveis em http://jama.ama-assn.org/misc/tablecreationinst.pdf.

Exemplo 3 *Annals of Internal Medicine*[19]
- Numerar as tabelas com algarismos arábicos, na ordem em que aparecem no texto
- As tabelas que foram elaboradas como anexo devem ser enumeradas como Tabela Anexa 1, Tabela Anexa 2, e assim por diante

- Usar títulos que descrevam concisamente o conteúdo de uma tabela para que o leitor possa compreender o seu conteúdo sem se referir ao texto
- As tabelas podem conter abreviações que não são permitidas no texto, mas a tabela deverá apresentar, em sua nota de rodapé, a explicação da abreviação
- Informar as unidades de medida para todos os dados numéricos em uma coluna ou linha
- Situar as unidades de medida no cabeçalho de uma coluna somente se essa unidade se aplicar a todos os dados numéricos contidos nas colunas ou linhas.

Exemplo 4 Psicologia: Teoria e Pesquisa[22]
- Deverá ser encaminhada uma tabela por arquivo, incluindo título e notas
- O título deve ser alinhado com a largura da tabela e colocado acima dela
- Na publicação impressa, a tabela não poderá exceder 17,5 cm $\times$ 23,7 cm (largura $\times$ comprimento)
- Sua largura deve ser limitada a 60 caracteres, para tabelas simples a ocupar uma coluna impressa, e a 125 caracteres, para tabelas complexas a ocupar duas colunas impressas, incluindo 3 caracteres de espaço entre colunas da tabela
- O comprimento da tabela não deve exceder 55 linhas, incluindo título e rodapé(s)
- Para outros detalhamentos, especialmente em casos anômalos, o manual da *American Psychological Association* deve ser consultado.[1]

B *Checklist* para tabelas

Algumas recomendações de uso geral são a seguir apresentadas.

- As instruções para autores precisam ser lidas em cada nova submissão; ver os exemplos da seção 19.27A, recém-apresentados, que são ilustrações de como proceder
- A inspeção de números recentes do periódico para o qual se planeja enviar o artigo também auxilia a adotar o rumo correto e esclarecer dúvidas. Atenção: essa busca por orientação tem justificativa se feita em periódicos de prestígio, nos quais a equipe editorial está preocupada com a qualidade e a uniformidade da informação
- As tabelas devem ser enviadas em espaço duplo e separadas do texto. Portanto, não são inseridas no meio do texto, salvo quando houver instruções ao contrário
- Evitar usar espaços, tabulações e formatações diversas na preparação das tabelas; podem melhorar o apecto visual mas dificultam o trabalho na secretaria do periódico
- Toda ilustração precisa ser reavaliada antes de submeter o artigo para publicação. O uso de *checklist* traz objetividade ao procedimento de revisão (ver Tabela 19.24).

19.28 Sugestões

As tabelas, assim como as figuras, são recurso para análise dos dados e para apresentação dos resultados. Se bem elaboradas, simplificam o entendimento dos resultados de uma pesquisa. Assim, dominar a arte e a técnica de produzir ilustrações de forma adequada costuma ser preocupação constante de pesquisadores. Ensinamentos sobre preparação de tabelas foram mostrados no capítulo e mais pode ser encontrado em livros de estatística, em especial na parte que trata da estatística descritiva, nos de metodologia científica e em manuais de normalização.[1,7,15,16] Existem diversas maneiras de apresentação dos resultados de uma pesquisa em função, entre outros, do objetivo a alcançar, do tipo de variável e da análise estatística efetuada. Os livros de estatística mostram os principais modelos, e a inspeção de artigos científicos nas boas revistas possibilita que a pessoa se inteire da melhor maneira de relatar um particular tipo de análise estatística.

Como há regras de confecção de tabelas em muitas fontes, é sempre conveniente seguir aquelas adotadas pela revista à qual o artigo será enviado. Nem sempre, porém, as instruções para autores contêm recomendações sobre feitura de ilustrações.

O autor do artigo é o responsável por mostrar somente os dados relevantes, de acordo com os objetivos da investigação. Apesar das ilustrações revelarem os resultados com mais propriedade que o texto corrido, elas não devem ser numerosas. Esse é outro cuidado que se deve ter ao submeter artigo para publicação: qual seja, ater-se ao número máximo permitido de ilustrações. Raramente ultrapassam cinco ilustrações, incluindo tabelas e figuras.

Cada ilustração deve ser analisada de modo a se decidir se é a forma mais clara e simples de apresentar a informação. Somente utilizá-la se satisfizer essa condição.

Verifique se os totais e os números relativos (percentuais, taxas por mil e outros) estão corretos. Se os percentuais não somam 100%, procede-se a arredondamento ou informa-se o motivo da discrepância em nota de rodapé. Não deixar dúvidas quanto à população a qual os totais ou os percentuais se referem.

É preciso averiguar se os títulos são adequados e comparar os de uma tabela com os de outra. Fazer o mesmo no tocante aos cabeçalhos e termos nas colunas e linhas.

Cabe inspecionar tabela por tabela, para saber se o conteúdo é autoexplicativo. Usar nota de rodapé para apresentar aspectos essenciais que não caibam no título ou no corpo da tabela.

As tabelas devem ser identificadas e referidas pelo número (Tabela 1, Tabela 2...) e não pela sua localização (ver a tabela abaixo, a tabela acima, a tabela a seguir, a tabela da página 5 e outras no gênero). Isso porque a tabela não irá ficar exatamente naquele local. Somente após o diagramador decidir a composição final das páginas se saberá as respectivas posições. O diagramador posiciona tabelas e figuras mais próximo possível de sua primeira menção no texto. Assim, o autor não precisa assinalar no texto onde inserir as ilustrações, pois o diagramador está preparado para o procedimento.

O autor deve, no texto, interpretar a tabela para o leitor sem repetir o seu conteúdo. Certifique-se, também, de que não há incoerência ou dubiedade nas informações contidas no texto, nas tabelas e nas figuras; e se todas as tabelas e figuras estão mencionadas no texto. Em síntese, após preparar a primeira versão das tabelas e a adequação das tabelas ao texto, os passos são *revisar, revisar e revisar*. A lista constante da Tabela 19.24 pode ser útil na tarefa de revisar o material antes de submetê-lo para publicação.

Tabela 19.24 *Checklist* para tabelas

1. A tabela é necessária? Autoexplicativa?

2. O título é claro e, se possível, conciso?

3. As tabelas estão numeradas na ordem sequencial em que estão citadas no texto?

4. Há esclarecimentos sobre abreviaturas, símbolos e outros sinais cujo significado não seja de conhecimento geral?

5. As unidades de medida estão corretamente assinaladas?

6. Cada coluna tem cabeçalho?

7. Não há casas em branco no corpo da tabela? Se houver, existe maneira de preenchê-las?

8. A tabela cabe em uma página do periódico?

9. As tabelas estão citadas no texto?

10. O número de tabelas está em acordo com a categoria de artigo? Para artigos originais, aceita-se maior número de ilustrações que, por exemplo, artigos curtos e cartas ao editor (ver Tabela 2.6).

11. Cada tabela está em folha separada? Em espaço duplo?

12. Todas as tabelas estão reunidas em um único arquivo? Esse procedimento facilita o trabalho de secretaria.

▶ 19.29 Comentário final

O presente capítulo contém instruções para a preparação de tabelas em artigos científicos. Saber compô-las e utilizá-las é um misto de aprendizado e arte. O próximo capítulo segue roteiro semelhante para discorrer sobre a preparação de figuras.

▶ 19.30 Referências

1. American Psychological Association. Publication manual of the American Psychological Association. 5th ed. Washington (DC): APA; 2001.

2. Lugarinho A. No mundo dos livros. Brasília: Universa; 2005.

3. IBGE. Fundação Instituto Brasileiro de Geografia e Estatística. Normas de apresentação tabular. 3ª ed. Rio de Janeiro: IBGE; 1993.

4. Conselho Nacional de Estatísticas. Normas de apresentação tabular. Rev Bras Estat. 1963;24:42-60.

5. Pereira MG. Epidemiologia: teoria e prática. Rio de Janeiro: Guanabara-Koogan; 1995.

6. Squires BP. Illustrative material: what editors and readers expect from authors. CMAJ. 1990;142(5):447-9.

7. Council of Biology Editors. Scientific style and format: the CBE manual for authors, editors, and publishers. 6th ed. Chicago: CBE; 1994.

8. Nicol AAM, Pexman PM. Presenting your findings: a practical guide for creating tables. Washington (DC): American Psychological Association; 1999.

9. Universidade Federal do Paraná. Normas para apresentação de documentos científicos 9: tabelas. Curitiba: Editora UFPR; 2000.

10. SINASC. Sistema de Informações sobre Nascidos Vivos. [acesso em 17 fev 2011]; Disponível em: http://www.datasus.gov.br/catalogo/sinasc.htm.

11. RIPSA. Rede Interagencial de Informações para a Saúde. Indicadores básicos para a saúde no Brasil: conceitos e aplicações. 2ª ed: Organização Pan-Americana da Saúde; 2008.

12. Ministério da Saúde. Estudo multicêntrico da prevalência do diabetes mellitus no Brasil. Informe Epidemiológico do SUS. 1992;1(3):47-73.

13. Rothman KJ. Writing for epidemiology. Epidemiology. 1998;9(3):333-7.

14. ICMJE. International Committee of Medical Journal Editors. Uniform requirements for manuscripts submitted to biomedical journals: writing and editing for biomedical publication. 2008 [acesso em 18 mai 2009]; Disponível em: http://www.icmje.org/.

15. Iverson C, Flanagin A, Fontanarosa PB, Glass RM, Glitman P, Lantz JC, et al. American Medical Association manual of style: a guide for authors and editors. 9th ed. Baltimore: Williams & Wilkins; 1998.

16. The Chicago manual of style: the essential guide for writers, editors, and publishers. 15th ed. Chicago: University of Chicago Press; 2003.

17. Lang TA, Secic M. How to report statistics in medicine: annotated guidelines for authors, editors and reviewers. 2nd ed. Philadelphia: American College of Physicians; 2006.

18. Altman DG, Machin D, Bryant TN, Gardner MJ. Statistics with confidence. 2nd ed. London: BMJ Publishing Group; 2000.

19. Annals of Internal Medicine. Information for authors. [acesso em 10 fev 2011]; Disponível em: http://www.annals.org/site/shared/menu_authors.xhtml.

20. New England Journal of Medicine. Information for authors. [acesso em 17 fev 2011]; Disponível em: http://authors.nejm.org/help/achelp.asp.

21. JAMA. Journal of the American Medical Association. Instruction for authors. [acesso em 18 fev 2011]; Disponível em: http://jama.ama-assn.org/misc/authors.dtl.

22. Psicologia: Teoria e Pesquisa. Instruções aos autores. [acesso em 14 fev 2011]; Disponível em: http://www.scielo.br/revistas/ptp/pinstruc.htm.

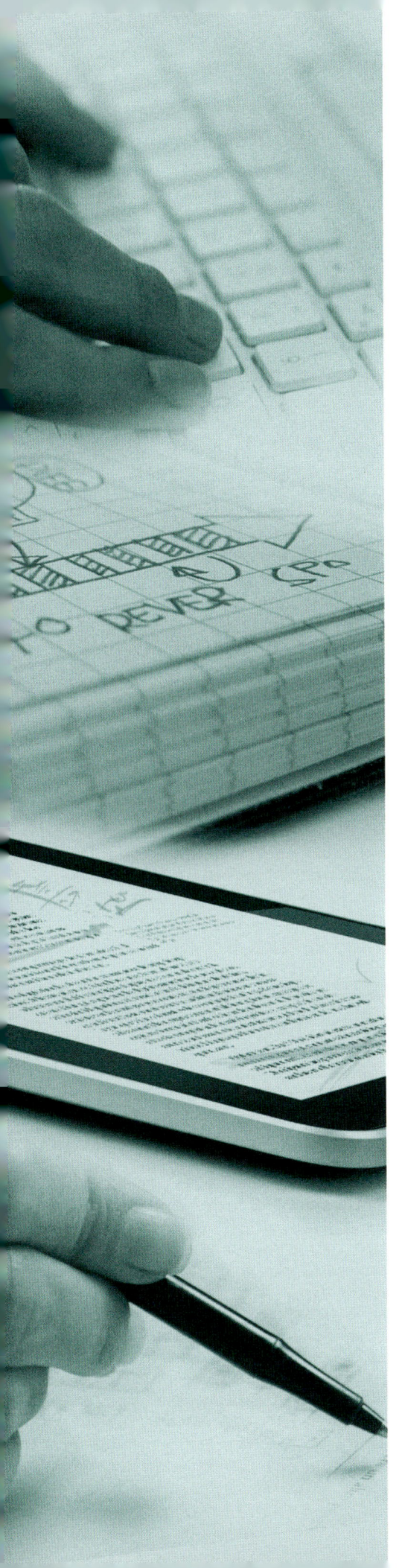

20

Preparação de Figuras

Uma imagem vale por dez mil palavras.
Provérbio chinês.

O capítulo tem início pela apresentação de generalidades sobre figuras, uma estrutura padrão para elas e os principais tipos de gráficos utilizados em artigos na área de ciências da saúde. Depois há detalhes sobre a preparação de gráficos. A lista de recomendações para compor figuras que consta da seção 20.10 é usada como roteiro para os assuntos no restante do capítulo. A semelhança de procedimentos para a confecção de tabelas e figuras resulta que muitas observações e sugestões do capítulo anterior, sobre tabelas, aplicam-se igualmente na preparação de figuras.

▶ 20.1 Para que servem as figuras

As figuras são maneira eficiente de resumir informações, no entanto, a razão maior para inserí-las em artigo científico é melhorar o entendimento do texto.[1]

▶ A O espaço das figuras na comunicação científica

Se o autor pode preparar o relato de sua investigação apenas com o uso de palavras e torná-lo claro e sucinto, não precisará acrescentar ilustração. Um texto sem figuras facilita o trabalho do diagramador, no momento de distribuir os elementos gráficos no espaço limitado da página, o que representa economia de recursos. No entanto, as figuras têm posição de destaque no artigo científico. Elas valorizam a apresentação e atraem a atenção do leitor. Têm a propriedade de resumir informações complexas, de maneira dificilmente igualada por outro meio, seja texto ou tabela. As figuras também simplificam as explicações, facilitam a leitura e, se bem compostas, tendem a transmitir mensagem duradoura ao leitor.

▶ B Principais usos das figuras

Em ciências da saúde, as figuras são empregadas sobretudo para apresentar:[2-5]

- Dados para os quais a tendência ou as relações entre os eventos são as características a realçar
- Grande quantidade de informações; os valores nas figuras usualmente têm de ser estimados; já as tabelas são utilizadas para apresentar valores com precisão
- Panorama ou detalhes, como em fluxogramas, mapas, esquemas, fórmulas, procedimentos e desenhos.

▶ 20.2 Estrutura de uma figura

Uma figura é composta por duas partes. Em posição proeminente encontra-se o corpo. Nele consta o que deve ser mostrado, o fluxograma, o mapa, o gráfico de tendências ou o que seja. Na parte inferior, está situado o título, acompanhado das informações complementares que tornam a figura autoexplicativa. Veremos, a seguir, o corpo da figura. Título e legendas são assunto das seções 20.21 e 20.22, ao final do capítulo.

▶ 20.3 Tipos de figura

Há muitas maneiras de expor os resultados das investigações sob a forma de figuras. Abordaremos, sucintamente, fluxogramas e mapas para, pela relevância que assumem na comunicação científica, dedicarmos a maior parte do capítulo aos gráficos.

▶ 20.4 Fluxogramas

Um fluxograma (em inglês, *flow chart* ou *flow diagram*) é utilizado com o propósito de detalhar procedimentos ou roteiros que, de outra maneira, seriam difíceis de redigir. Esse é o caso do registro gráfico do fluxo de participantes em uma pesquisa. Em muitas situações, uma figura desse tipo também é utilizada, como no processo de análise de decisão clínica, para especificar diagnóstico e conduta terapêutica. Há fluxogramas bastante elaborados, pois incluem símbolos e desenhos estilizados para representar informações de natureza diversificada.

Se o autor decidir incluir um fluxograma no relato do seu trabalho de pesquisa, é aconselhável inspecionar alguns em bons periódicos científicos e, principalmente, em guias de redação como o CONSORT (ver exemplo).

Exemplo 20.4 Fluxograma de participantes em pesquisa

Um fluxograma sintetiza, com propriedade, as etapas da seleção dos participantes. Incluem-se nele o número de participantes nas diversas etapas, desde os avaliados para verificação de elegibilidade até chegar-se a amostra final investigada. Assinalam-se, na própria figura, os desvios do protocolo da pesquisa, respectivas razões e justificativas. Há exemplos de fluxograma no Capítulo 4 (ver Figura 4.2) e no Capítulo 7 (ver Figura 7.1).

▶ 20.5 Mapas

Mapas são empregados para informar a distribuição espacial das doenças, óbitos, fatores de risco, unidades de saúde e outros eventos de interesse, seja com propósitos descritivos ou analíticos. O campo da *cartografia computadorizada* está em franco desenvolvimento. Os programas gráficos para computador, os chamados *sistemas de informações geográficas* (SIG) ou análise espacial em saúde (em inglês, *geographical information system* ou *spatial analysis*), são cada vez mais acessíveis e tendem a fazer com que o uso de mapas, na literatura científica, seja estimulado. Neles, a informação numérica dos eventos é associada a regiões geográficas. São muito úteis para diversas finalidades, dentre as quais, descrever a variação de um evento por região geográfica e estimular a reflexão sobre possíveis causas dessa variação (ver exemplos). Essa é uma prática já tradicional em epidemiologia, qual seja, revelar o padrão de distribuição espacial de doenças e proceder a identificação de possíveis fatores de risco.[6 p.218] Os editores de periódicos científicos só aceitam mapas quando são absolutamente necessários – uma questão de custos. Em algumas instruções para autores, há recomendações sobre a matéria. As existentes no *Bulletin of the World Health Organization* têm o seguinte enunciado no que se refere a mapas:[7] "O uso de mapas deve ser evitado, mas se seu emprego é necessário, os autores são instados a empregarem os aprovados pelas Nações Unidas, que podem ser encontrados em: http://www.un.org/Depts/Cartographic/english/htmain.html."

Exemplos 20.5 Apresentação de mapas em textos científicos

Exemplo 1 Estudo pioneiro sobre epidemias

Uma ilustração clássica do uso de mapas encontra-se nas descrições de epidemias de cólera, em Londres, em meados do século 19, por John Snow, 1813-1858.[8] Pelo trabalho pioneiro que realizou, esse médico inglês é considerado por muitos o pai da Epidemiologia. Snow mapeou os óbitos atribuídos à doença em uma área central da cidade – *Broad Street, Golden Square* e vizinhaça – ao lado da localização das bombas de água e outras características do local.[6 p. 223] Usou o mapa para ilustrar a situação da epidemia e como meio para esclarecimento de sua hipótese de que a cólera era doença de veiculação hídrica.

Exemplo 2 Indicadores de saúde no País[9]

Cada folheto de Indicadores e Dados Básicos (IDB) para a saúde, divulgado anualmente no Brasil pelo Ministério da Saúde, explora a distribuição de um tema de saúde com a apresentação de tabelas, gráficos e mapas. No IDB 2008, o tema foi doenças emergentes e reemergentes. O mapa inserido no folheto mostra a distribuição das taxas de incidência da dengue por município em 2007, quando foram notificados quase 500 mil casos da doença. No IDB 2009, o mapa representou a distribuição da taxa de mortalidade por acidentes de transporte terrestre nos municípios brasileiros para o período 2006-2008.

Exemplo 3 Distribuição de diversos agravos à saúde no Brasil

A coleção *Saúde Brasil*, editada pelo Ministério da Saúde, contém mapas com a distribuição geográfica de numerosos eventos. As diferenças em cores ou em sombreamentos indicam as variações de incidência ou prevalência.[10]

A interpretação de taxas dispostas em mapa depende de conhecimento das características dos locais representados. Há mais de 5.500 municípios no Brasil. Somente um mapa poderia conter informações sobre um evento em todos os municípios em uma única figura. Cores diferentes ou tons de cinza realçam as variações de frequência. Para a maioria dos brasileiros, é mais fácil interpretar as variações entre as unidades da federação do que as do interior de um estado.

▶ 20.6 Gráficos

A representação gráfica é empregada principalmente para mostrar evolução ou relação entre dados (ver exemplos). O seu extenso uso em comunicação científica advém da utilidade em transmitir, diretamente, a mensagem à mente do leitor. "Gráficos possuem efeito mágico. O perfil de uma curva revela num golpe de vista a situação toda – a história de uma epidemia (…). A curva informa, desperta a imaginação, convence."[11]

Exemplos 20.6 Gráficos

Exemplo 1 Incidência da malária no Brasil

Os casos registrados de malária nas últimas décadas estão representados na Figura 20.1.

A maioria dos profissionais de saúde optaria, para fornecer o quadro evolutivo da série histórica da doença no País, por utilizar a figura em lugar de uma tabela que contivesse os respectivos dados.

Exemplo 2 Relação entre consumo de produtos lácteos (*dairy fat*) e mortalidade por doença coronariana em países europeus[13]

A Figura 20.2 ilustra a relação positiva entre os dois eventos. Cada marca no gráfico representa um país europeu consumi-

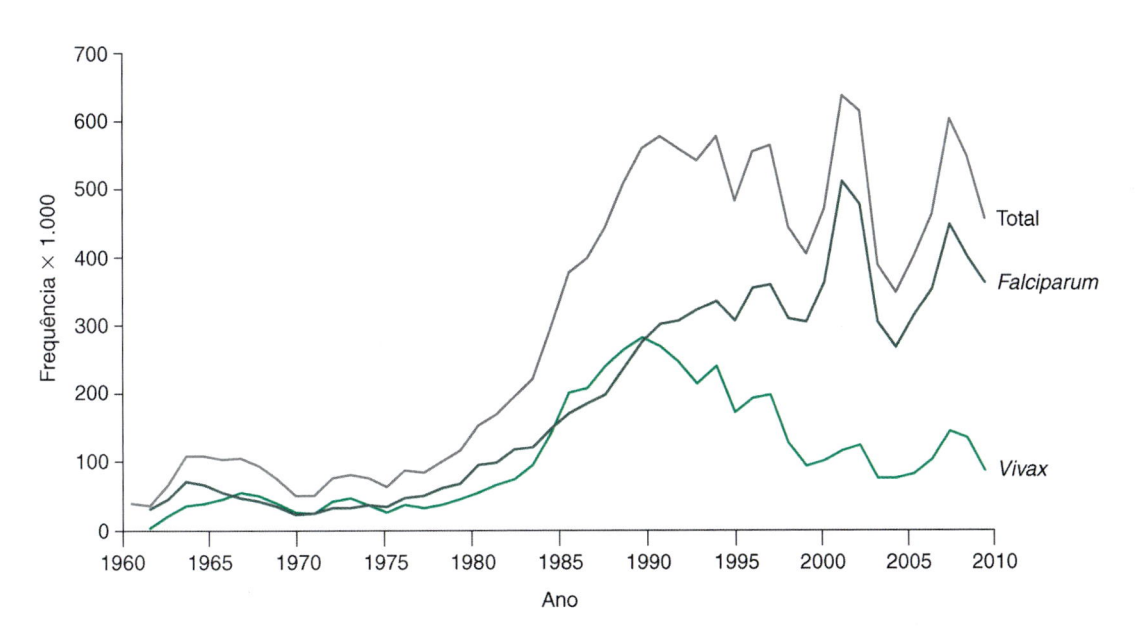

Figura 20.1 Gráfico de linhas. Casos registrados de malária no Brasil, 1960-2007. Fonte: Ministério da Saúde, SINAN.[12]

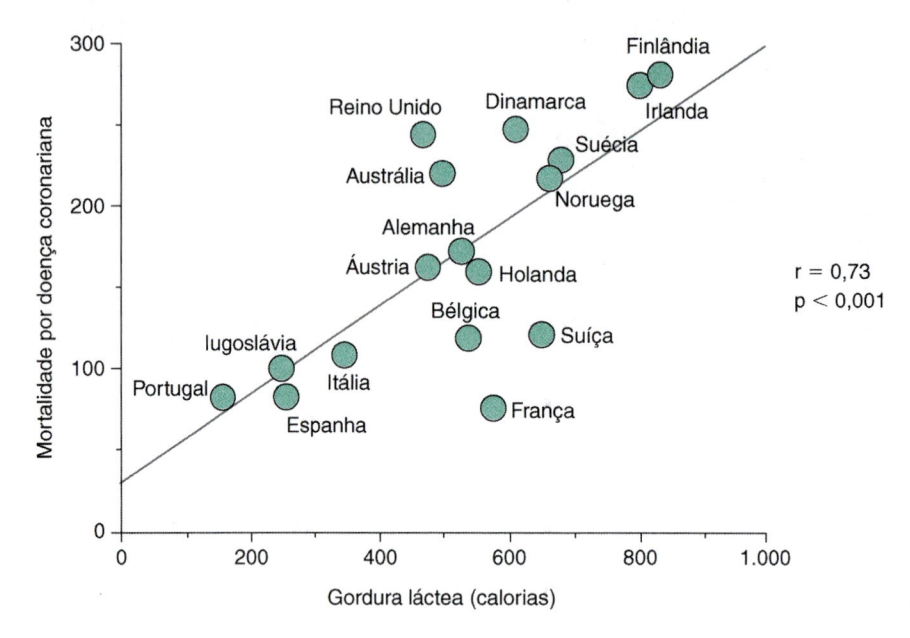

Figura 20.2 Gráfico de dispersão. Relação entre consumo calórico derivado de produtos lácteos e mortalidade por doença coronariana em países europeus consumidores de vinho. Fonte: Renaud *et al.*, 1992.[13]

dor de vinho. O pesquisador francês Serge Renaud, primeiro autor do artigo, cunhou a denominação *paradoxo francês*, termo oriundo da incidência relativamente baixa de doença coronariana na França estar associada a dieta rica em gorduras saturadas. A explicação pode estar no alto consumo de vinho. Ver mais sobre o mesmo assunto no exemplo 20.7H.

Da mesma maneira que o mencionado Exemplo 1 sobre malária, uma tabela, que contivesse as informações numéricas utilizadas para produzir o gráfico, forçosamente veicularia a mesma mensagem, mas seu entendimento não seria tão imediato como pelo exame da figura.

▶ 20.7 Tipos de gráfico

Há dezenas de modalidades de gráfico, e definir qual delas será utilizada em artigo científico está relacionada a diversos fatores, dentre os quais, as características da variável. As variáveis contínuas são representadas por certos tipos de gráfico e as categóricas por outros. Os programas informatizados de preparação de gráficos já levam em conta as características da variável, o que facilita a tarefa do usuário. Mostraremos algumas modalidades de gráfico, a maioria confeccionada pelo autor deste livro a partir de informações provenientes do Sistema de Informações de Agravos de Notificação (SINAN).[12] O cálculo das taxas, quando realizado pelo autor, foi feito a partir de informações da base de dados demográficos do IBGE. Alguns poucos gráficos foram adaptados pelo autor de modo que se aproximassem aos dados reais. Os termos *gráfico* e *diagrama* são usados como sinônimo, embora não haja consenso sobre a matéria.

▶ A Gráfico de linhas

Utilizado para variáveis contínuas. Dedicaremos a maior parte do capítulo aos gráficos de linha, pois são muito usados em artigos científicos das ciências da saúde. Em livros de esta-

tística, de metodologia e de redação científica são encontrados detalhes sobre o assunto.[3,14-17] Como pode ser visto em gráficos mostrados no capítulo, em geral:

- Quando há apenas uma variável, a escala ou as categorias da variável são situadas no eixo horizontal; as frequências são dispostas no eixo vertical
- Se duas variáveis, a variável independente (X) é situada no eixo horizontal e a dependente (Y), no eixo vertical.

▶ B Gráfico de barras

Utilizado quando a variável é categórica. Há várias possibilidades:

- Gráfico de barras verticais (ou colunas)
  O eixo horizontal é reservado para as categorias da variável. Representa-se cada categoria por retângulo da mesma largura. No eixo vertical constam os valores das frequências. Dessa forma, as variações são interpretadas pelo tamanho (altura) das barras. Um pequeno espaço, sempre do mesmo tamanho, aproximadamente a metade da largura da barra, separa as barras (ver Figura 20.3).
- Gráfico de barras horizontais
  Difere do anterior apenas pela disposição horizontal das barras. Há mais espaço para a identificação das categorias no eixo vertical do gráfico (ver Figura 20.4).
- Gráfico de barras empilhadas (ou compostas)
  Cada barra (ou coluna) é segmentada. Permite veicular maior quantidade de informações do que os gráficos mencionados e, consequentemente, mais comparações no interior do gráfico. Por exemplo, para cada ano de diagnóstico, informam-se as frequências das categorias de exposição (ver Figura 20.5).
- Gráfico de barras justapostas (ou agrupadas)
  Alternativa para o anterior. A diferença reside em que, em lugar de segmentar a barra ou a coluna, apresentam-se os dados de cada categoria separadamente em duas ou mais barras ou colunas (ver Figura 20.6).

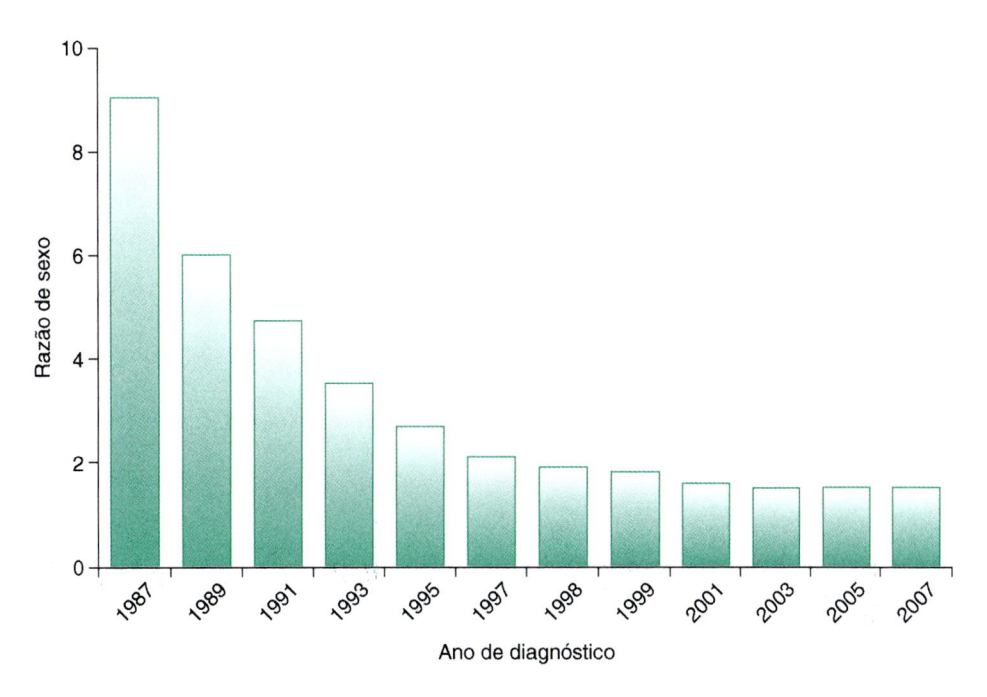

Figura 20.3 Gráfico de colunas. Razão de sexo (masculino/feminino) dos casos de Aids, segundo ano de diagnóstico. Brasil, 1987-2007. Fonte: preparado pelo autor a partir de dados do Ministério da Saúde, SINAN 2010.

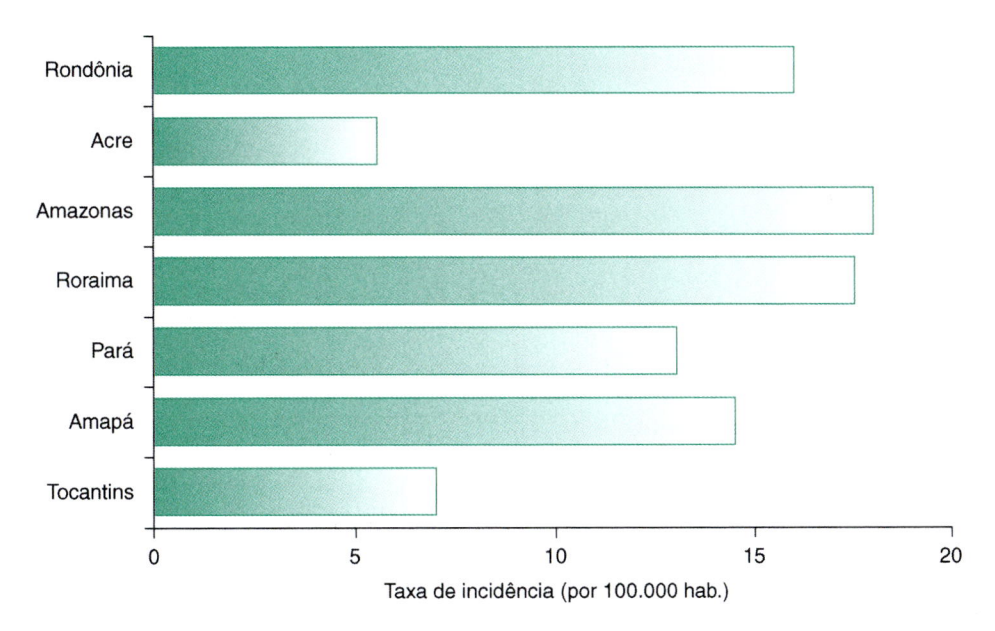

Figura 20.4 Gráfico de barras horizontais. Taxa de incidência de Aids, segundo Unidade Federada. Região Norte, 2006. Fonte: preparado pelo autor a partir de dados do Ministério da Saúde, SINAN 2012.[12]

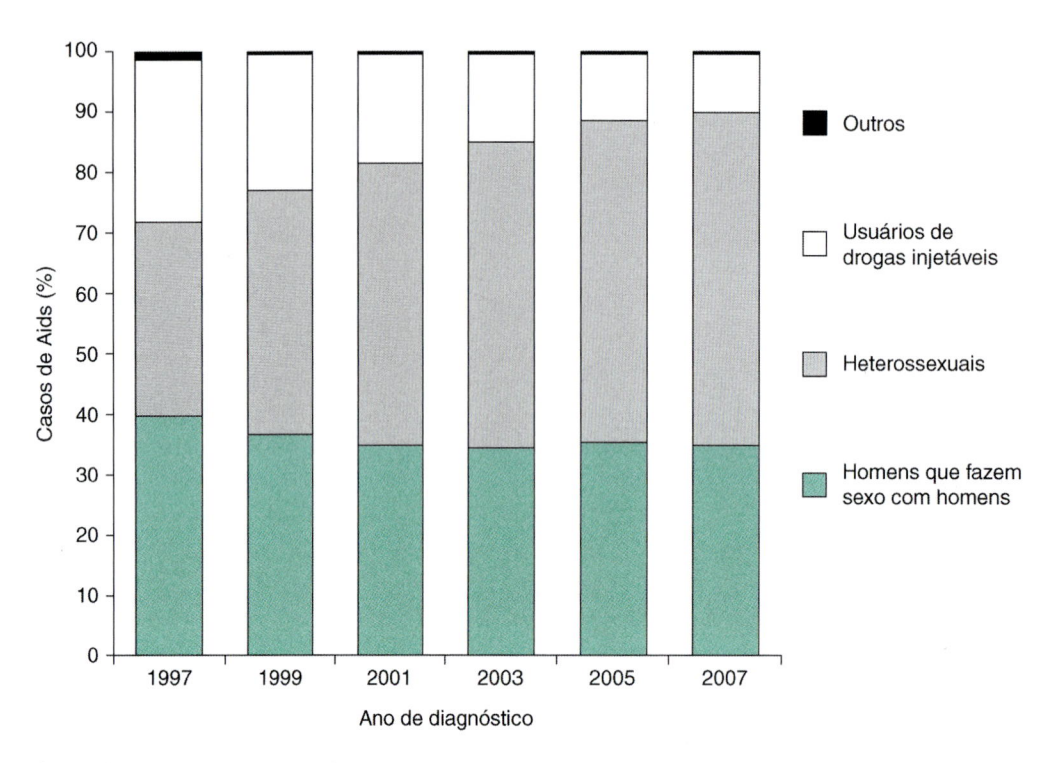

Figura 20.5 Gráfico de barras empilhadas. Distribuição segundo a categoria de exposição, por ano de diagnóstico, de casos de Aids. Brasil, 1997-2007. Fonte: preparado pelo autor a partir de dados do Ministério da Saúde, SINAN 2010.[12]

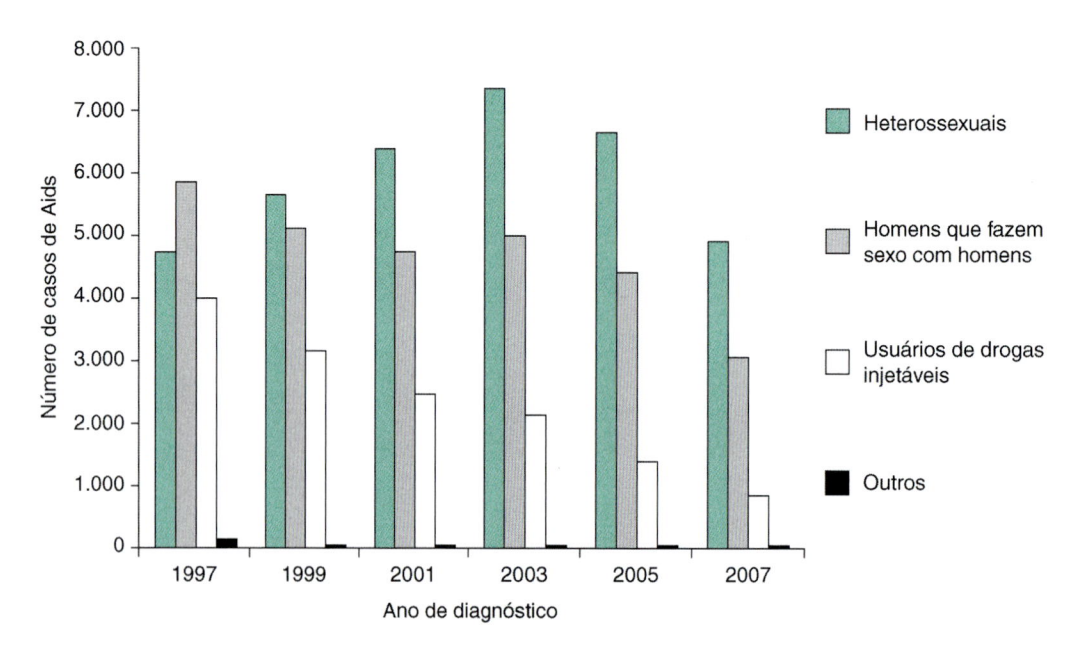

Figura 20.6 Gráfico de barras justapostas. Número de casos de Aids em homens com 13 anos ou mais, segundo categoria de exposição e por ano de diagnóstico. Brasil, 1997-2007. Fonte: preparado pelo autor a partir de dados do Ministério da Saúde, SINAN 2010.[12]

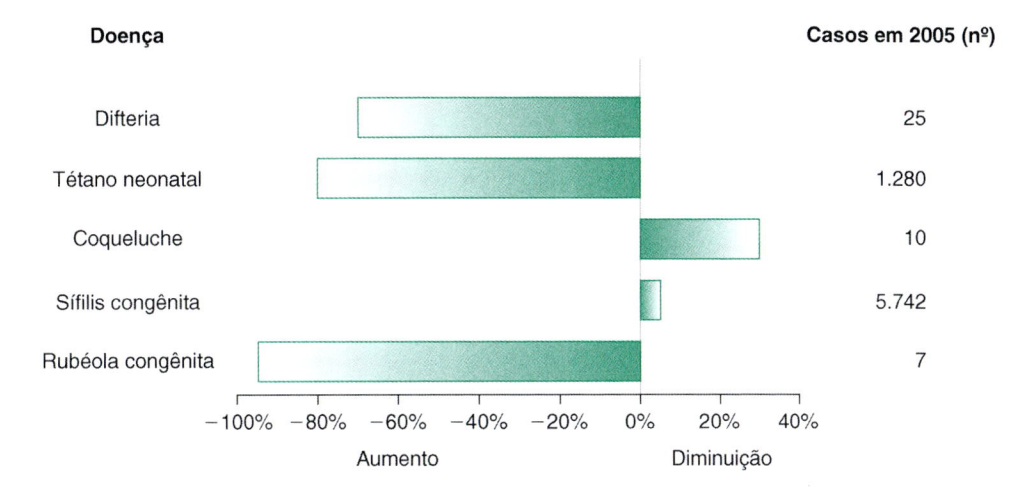

Doença — **Casos em 2005 (nº)**

Difteria	25
Tétano neonatal	1.280
Coqueluche	10
Sífilis congênita	5.742
Rubéola congênita	7

Aumento — Diminuição

Figura 20.7 Gráfico de barras bidirecionais. Número de casos registrados, em 2005, de doenças de notificação compulsória selecionadas, comparado com os cinco anos anteriores no Brasil. Fonte: preparado pelo autor a partir de dados do Ministério da Saúde, SINAN 2010.[12]

- Gráfico de barras bidirecionais (ou flutuantes)

O gráfico está dividido por uma linha de modo a separar quantidades positivas e negativas. Essa linha pode estar representada vertical ou horizontalmente.

Se a linha está em posição vertical, os valores negativos são situados à esquerda da linha zero e, os positivos, à direita (ver Figura 20.7).

Se a linha está em posição horizontal, as quantidades positivas são dispostas acima da linha zero e, as negativas, abaixo.

▶ C Gráfico em torta (pizza, circular ou setores)

Essa forma de representação circular revela a distribuição de frequências da variável sob a forma proporcional ou em números absolutos (ver Figura 20.8). Cada faixa, expressa em graus (ou áreas do círculo), reflete uma categoria da variável. O total de 360 graus do círculo é dividido proporcionalmente às frequências de cada categoria. Eis algumas instruções para preparar gráfico em torta segundo o manual da Associação Americana de Psicologia:[15]

- O número de itens comparados não deve ser grande, não superior a cinco, nem tampouco pequeno, pois veicula pouca informação
- Ordenam-se os setores do maior ao menor, começando às 12 horas
- Diferenciam-se os segmentos por tons, do claro ao escuro; o segmento menor será o mais escuro; a diferenciação pode se dar por outros meios, tais como áreas tracejadas e pontos
- Diagramas em torta são raros em periódicos científicos de prestígio. São mais usados em outras formas de divulgação científica.

▶ D Histograma

Empregado para variáveis contínuas (ver Figura 20.9). Revela a distribuição de frequências, sejam absolutas ou relativas. A variável é disposta na escala horizontal. Cada barra reflete uma categoria (ou classe) da variável. As bases da barra

são iguais aos intervalos de classe. A altura da barra é proporcional à frequência da categoria. A soma das frequências das categorias corresponde à frequência total.

Note-se que as colunas do histograma estão lado a lado, ao contrário do que acontece com os gráficos em colunas, em que há espaço separando-as (ver Figura 20.3).

▶ E Polígono de frequências

É alternativa para o gráfico anterior. Obtido pela união dos pontos médios das linhas superiores do histograma (ver Figura 20.10).

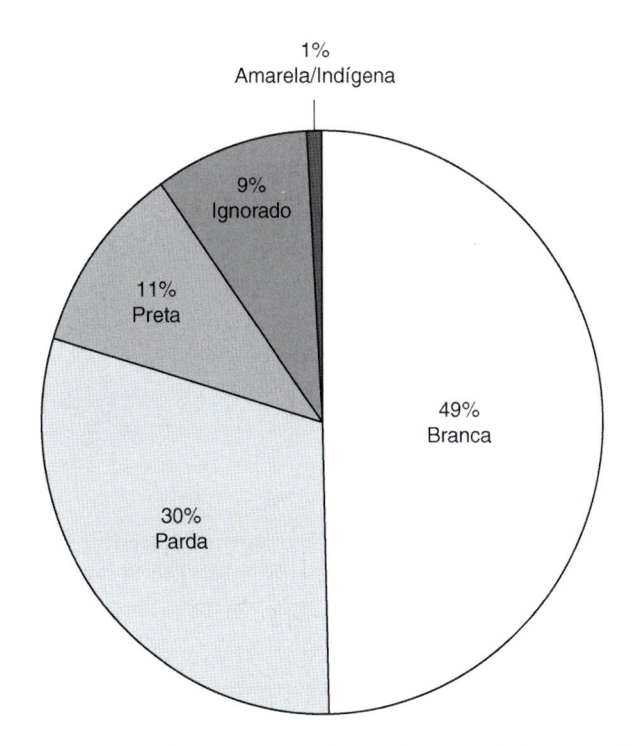

Figura 20.8 Gráfico em torta. Distribuição dos casos de Aids segundo raça/cor. Brasil, 2006. Fonte: preparado pelo autor a partir de dados do Ministério da Saúde, SINAN 2010.[12]

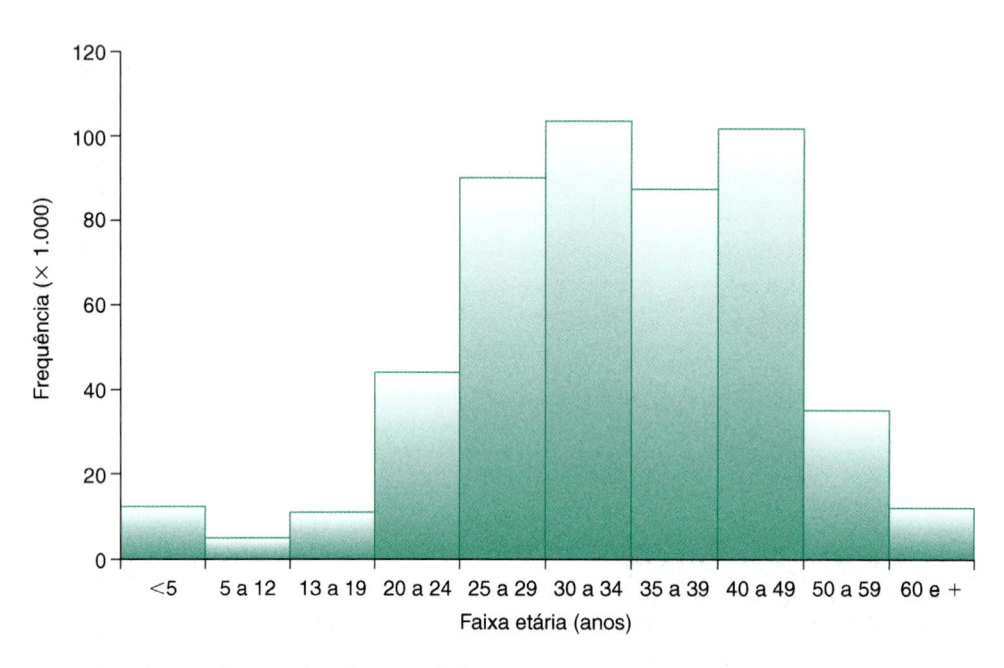

Figura 20.9 Histograma. Distribuição de casos de Aids segundo faixa etária. Brasil, 1980-2008. Fonte: preparado pelo autor a partir de dados do Ministério da Saúde, SINAN 2010.[12]

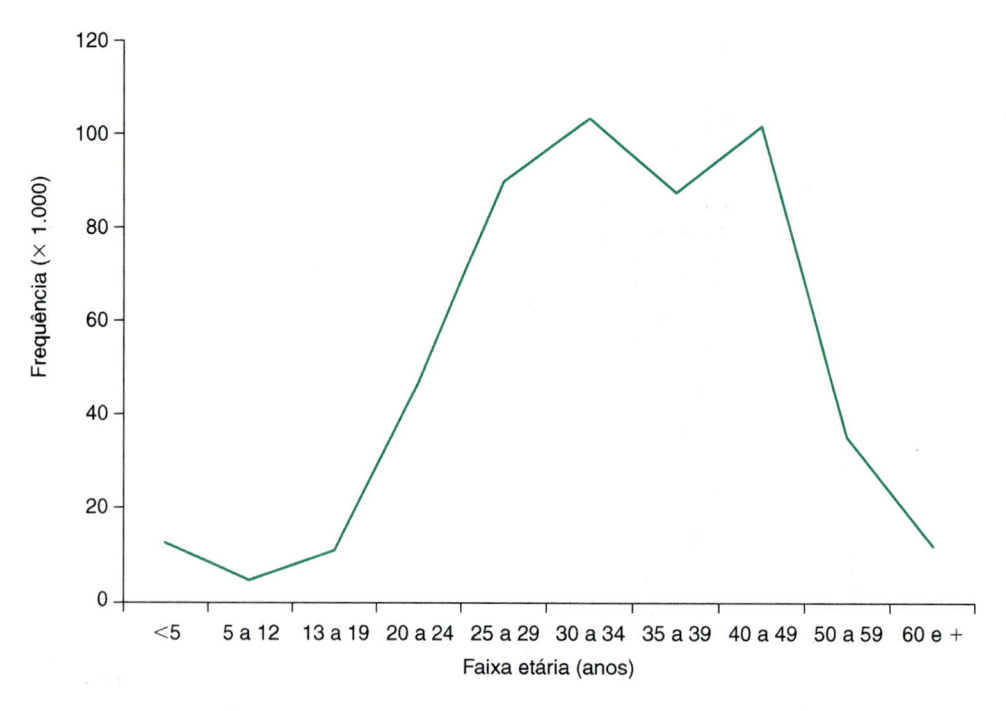

Figura 20.10 Polígono de frequências. Distribuição dos casos de Aids segundo faixa etária. Brasil, 1980-2008. Fonte: preparado pelo autor a partir de dados do Ministério da Saúde, SINAN 2010.[12]

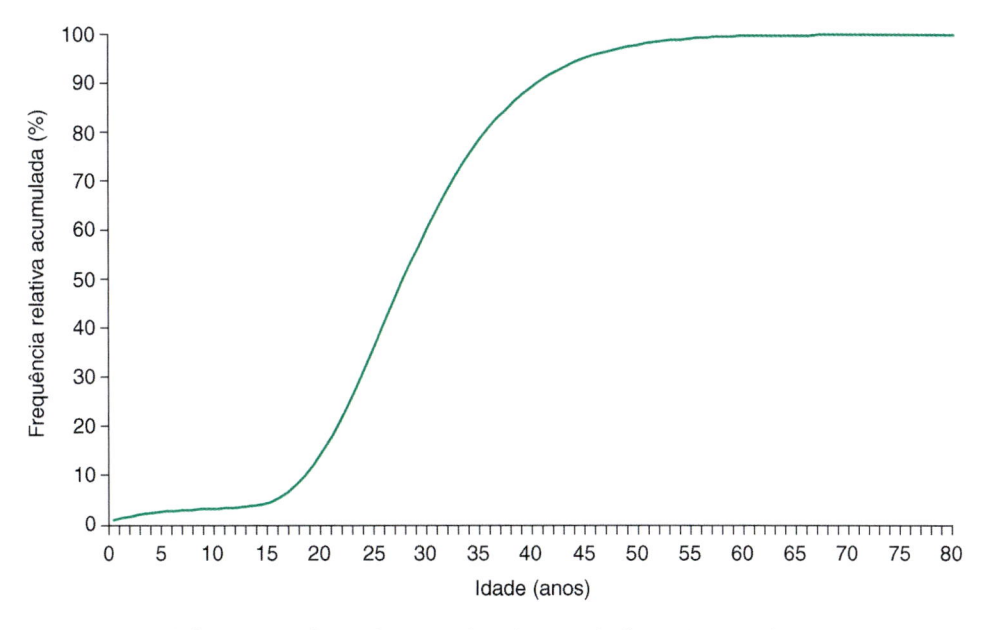

Figura 20.11 Ogiva. Distribuição da frequência relativa dos casos de Aids segundo faixa etária. Brasil, 1980-2008. Fonte: preparado pelo autor a partir de dados do Ministério da Saúde, SINAN 2010.[12]

► F Ogiva

Representação gráfica em linha das frequências acumuladas; habitualmente, são usadas as frequências relativas. Permite determinar as frequências abaixo ou acima de um certo valor (ver Figura 20.11).

► G Gráfico de áreas (superfícies ou faixas)

São gráficos lineares que representam frequências acumuladas (ver Figura 20.12). A largura das faixas é proporcional às frequências.

► H Gráfico de dispersão

Pontos são assinalados para representar os valores de duas variáveis mensuradas simultaneamente (ver Figura 20.13). O resultado é uma nuvem de pontos. A relação linear pode ser quantificada, e a forma mais usual de fazê-lo é por meio do coeficiente de correlação (r). Existem diversos coeficientes em função do tipo de variável. Eis algumas informações para a interpretação do coeficiente de correlação de Pearson, empregado para variáveis contínuas:

- O coeficiente de correlação varia de +1 a −1
- Se todos os pontos situam-se em uma diagonal, $r = 1$

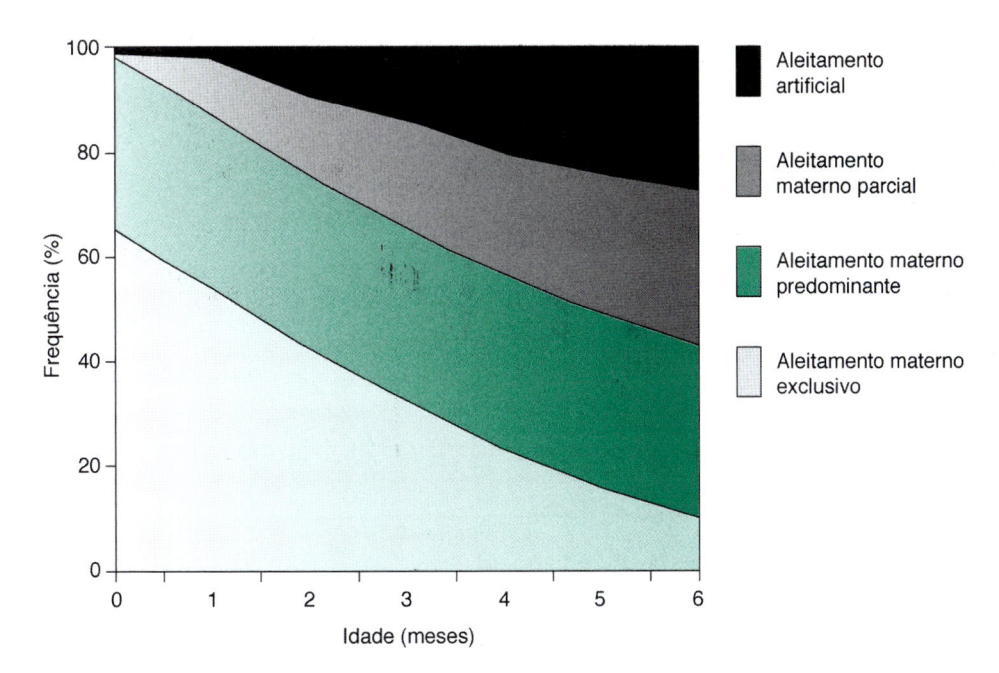

Figura 20.12 Gráfico de áreas. Prevalência estimada (%) das modalidades de aleitamento materno segundo idade da criança. Distrito Federal, 1994. Fonte: Sena et al., 2002.[18]

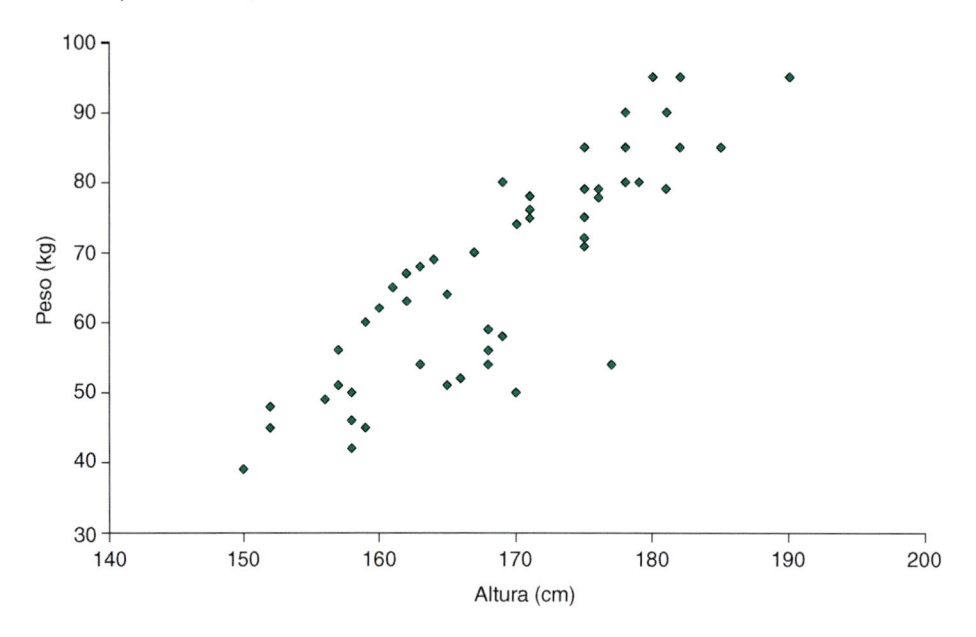

Figura 20.13 Gráfico de dispersão. Relação entre altura e peso corporal.

- Se a diagonal é ascendente, o coeficiente de correlação é positivo: r = +1
- Se a diagonal é descendente, o coeficiente de correlação é negativo: r = –1
- A ausência de variação concomitante significa falta de correlação: r = 0.

A disposição das variáveis nos eixos é a mesma descrita para o gráfico de linhas. Quando é possível diferenciá-las, o eixo horizontal (X) é reservado para a variável independente e o vertical (Y) para a variável dependente (o desfecho). No caso de haver relação linear entre X e Y, informa-se a respectiva equação de regressão linear simples. Um gráfico ilustrativo conterá a reta de regressão, a equação e o valor p (ou a margem de erro).

Exemplo 20.7H Relação entre consumo de gordura animal e mortalidade por doença coronariana[13]

Anteriormente, foi apresentada a Figura 20.2 sobre a relação entre esses dois eventos observada em países europeus. Em termos gerais, quanto maior o consumo de produtos lácteos, maior a mortalidade atribuída à doença coronariana. A relação entre as duas variáveis pode ser expressa quantitativamente pelo coeficiente de correlação (r = 0,73; p < 0,001) e pela equação de regressão (Y = 26,3 + 0,27X); sendo: Y = mortalidade padronizada por doença coronariana e X = calorias provenientes de produtos lácteos.

A equação de regressão com o uso, não de uma, mas de duas variáveis explicativas é a seguinte: Y = 145 + 0,138 X1 – 0,917 X2, sendo: Y = mortalidade padronizada por doença coronariana; X1 = consumo calórico derivado de produtos lácteos; X2 = consumo de vinho.

Interpretação: a mortalidade por doença coronariana tem relação positiva com o consumo de produtos lácteos. O sinal *mais* na equação eindica efeito prejudicial. A relação é negativa com o consumo de vinho. O sinal *menos* na equação revela a relação inversa, ou seja, o efeito protetor.

▶ I Ramo e folha (caule e folha; *stem and leaf*, em inglês)

A apresentação da distribuição de uma variável se faz em duas colunas: *ramo*, na primeira, na qual são dispostas as categorias, e *folha*, na segunda, reservada para as frequências (ver Figura 20.14). Seja o caso de representar as idades de 16 e 17 anos. O primeiro dígito irá para a primeira coluna (ramo). O segundo dígito estará situado na segunda coluna (folha). Assim, para o primeiro indivíduo, de 16 anos, 1 estará na primeira coluna e 6 na segunda. O segundo indivíduo também pertence a categoria 1 e escreve-se 7 na segunda coluna. Procede-se da mesma maneira até o último a ser representado. Com o uso de programas, como o SPSS, gera-se imediatamente a figura, cujo formato aproxima-se de uma tabela em que se revela a distribuição de frequências de cada categoria. A segunda coluna toma o formato de um histograma.

A representação ramo e folha tem como vantagem revelar a distribuição de frequências da variável e o valor numérico de cada observação. Mais usado em análise exploratória de dados do que na comunicação dos resultados da pesquisa em artigo científico.

```
0 . 9
1 . 6789
2 . 0011223333344555677899
3 . 00001122334455667789
4 . 1112233344466667888
5 . 0145556
6 . 23
```

Figura 20.14 Ramo e folha. Distribuição dos casos de AIDS segundo a idade.

▶ J Diagrama de caixa (ou *box plot*)

Representação gráfica muito usada para a observação da variabilidade e da simetria dos dados. Na parte central, está situado um

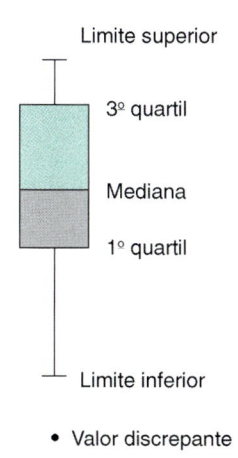

Figura 20.15A Diagrama de caixa (*box plot*). Esquema de distribuição dos valores de uma variável.

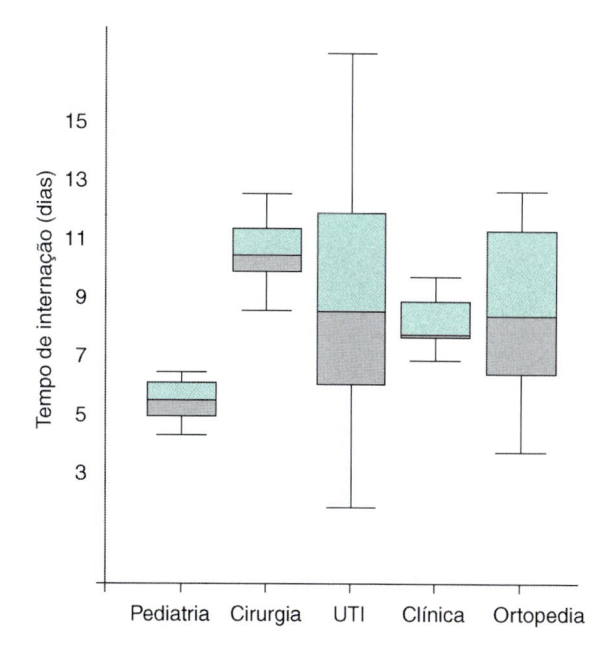

Figura 20.15B Diagrama de caixa (*box plot*). Tempo de internação de pacientes por enfermaria de um hospital.

retângulo, que pode ser disposto de forma horizontal ou vertical. Eis algumas características do *box plot* (ver Figura 20.15A):

- O diagrama é formado por cinco valores, correspondentes ao valor central, ao primeiro quartil, ao terceiro quartil e a dois números extremos, o limite superior e o inferior
- O valor central está reservado para a mediana (percentil 50) e os lados do retângulo para o primeiro quartil (percentil 25) e o terceiro quartil (percentil 75). Esses valores são constantes nos diagramas
- De cada lado do retângulo, são traçadas as retas externas (hastes ou linhas; *whisker*, em inglês), que terminam no limite inferior e superior do *box plot*. Daí a denominação pela qual a figura também é conhecida: *box and whisker diagram*, em inglês
- Há diferentes técnicas para construir as retas externas e fixar os valores limites. Uma opção adota o comprimento de 1,5 vezes a distância interquartílica (entre o terceiro e o primeiro quartil), a partir dos limites do retângulo. Quando o menor ou o maior valor estiver posicionado antes desse ponto fixado em 1,5 vezes a distância interquartílica, o comprimento da reta é menor
- Valores fora dessas retas são chamados discrepantes, dispersos ou extremos (*outliers*, em inglês). São representados por sinal, seja ponto, círculo ou asterisco.

O diagrama de caixa é uma forma para interpretar rapidamente distribuições e identificar valores discrepantes. A Figura 20.15B mostra exemplo de diagramas de caixa lado a lado.

▶ K Nomograma (ábaco)

Nomograma é um instrumento gráfico para cálculos. Possibilita resolução de equações e obtenção de solução aproximada. Três escalas estão dispostas de tal maneira que, mediante o traçado de uma linha reta que ligue valores em duas delas, determina-se o valor correspondente na terceira escala.

Exemplos 20.7K Nomogramas

Exemplo 1 Determinação da área corporal de adultos

Com o auxílio do nomograma, a união com uma régua de dois pontos nas escalas (o valor do peso e da altura) determina a área corporal na terceira escala (ver Figura 20.16). Esse valor é utilizado para o cálculo, entre outros, da depuração da creatinina.

Exemplo 2 Determinação do índice de massa corporal (IMC)

A partir do peso e da altura de uma pessoa, determina-se o IMC. Com o auxílio do nomograma, a união com uma régua do valor do peso e da altura ao quadrado determina o valor do IMC na terceira escala.

Figura 20.16 Nomograma. Determinação da área corporal de adultos a partir da altura e do peso.

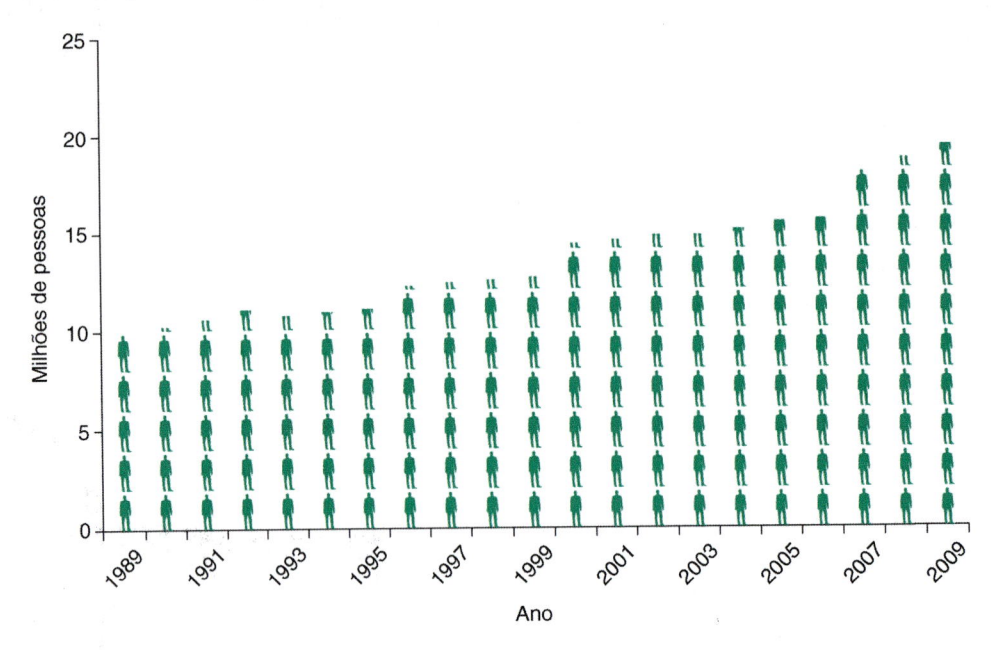

Figura 20.17 Pictograma. Distribuição da população de 60 e mais anos de idade por ano. Brasil, 1989-2009. Fonte: preparado pelo autor a partir de dados do IBGE.

▶ L Pictograma (gráfico pictórico)

Nessa modalidade de apresentação, figuras substituem barras ou colunas (ver Figura 20.17). O tamanho das figuras é proporcional às frequências. Cada figura pode representar uma unidade ou seus múltiplos, conforme legenda explicativa. Gráfico mais usado para informar leigos que para compor artigos científicos originais em ciências da saúde.

▶ M Figuras com indicação da margem de erro para as estimativas

As pesquisas amostrais são imprecisas, tema abordado em diversas partes deste livro. A imprecisão das estimativas pode ser visualizada em gráficos. Forma comum de fazê-lo é por meio de traços horizontais ou verticais apostos a estimativas pontuais, colunas ou o que seja utilizado para representar o evento. Os traços representam, na maioria das vezes, desvio-padrão, erro-padrão ou intervalo de confiança de 95%. Como há diversas possibilidades, o seu significado deve estar claro para o leitor. Melhor se assinalado na própria figura. Lembrar-se de que:

- O desvio-padrão é uma medida descritiva. É a escolhida para a descrição das características da amostra (ver Exemplo 1 e a seção 7.6A).
- O erro-padrão é uma medida de inferência estatística. Melhor assinalar, em lugar do erro-padrão, o intervalo de confiança sob a forma de barra, como se faz em revisões sistemáticas. A posição da barra indica a significância estatística dos resultados (ver Exemplo 3).

Exemplos 20.7M Imprecisão das estimativas expressas em gráfico

Exemplo 1 Acidentes de trânsito por dias da semana (ver Figura 20.18)

Exemplo 2 Associação entre concentração de vitamina D e hormônio tireoidiano (ver Figura 20.19)

Exemplo 3 Metanálise de ensaios clínicos

A Figura 20.20 é um gráfico de floresta (*forest plot*, em inglês). Mostra o resultado de metanálise de quatro estudos randomizados em que se faz comparação de dois tratamentos avaliados. O resultado de cada estudo é expresso pelo valor do risco relativo da comparação entre o grupo medicamento e o grupo placebo, acompanhado do respectivo intervalo de confiança de 95%.

A linha vertical assinala a posição do risco relativo igual a um (o valor nulo). As barras horizontais (*error bar*, em inglês) representam o intervalo de confiança. No centro de cada barra está o ponto médio da estimativa para cada estudo. O losango – ou diamante – indica a estimativa quantitativa global, combinando-se as quatro investigações.

Se a linha horizontal não cruza a vertical, interpreta-se a diferença entre os tratamentos como estatisticamente significativa. Veja que a extensão do losango não engloba o valor nulo, o que sugere diferença estatisticamente significativa entre os tratamentos analisados.

▶ 20.8 Qualidades de um bom gráfico

Um bom gráfico deve ser autoexplicativo. Dessa maneira, a maioria das pessoas perceberá rapidamente a mensagem por simples inspeção, o que lhes facilita, por exemplo, desvendar a tendência de um evento – se ascendente, estacionária ou descendente. O mesmo ocorre com a associação entre variáveis. Além de permitir rápida percepção das relações, uma outra qualidade de um gráfico bem feito é mostrar as curvas de tal maneira que facilitem a estimativa de valores.[19] Os gráficos ruins, ao contrário, mesmo examinados por leitores experientes, não indicam claramente o que significam.

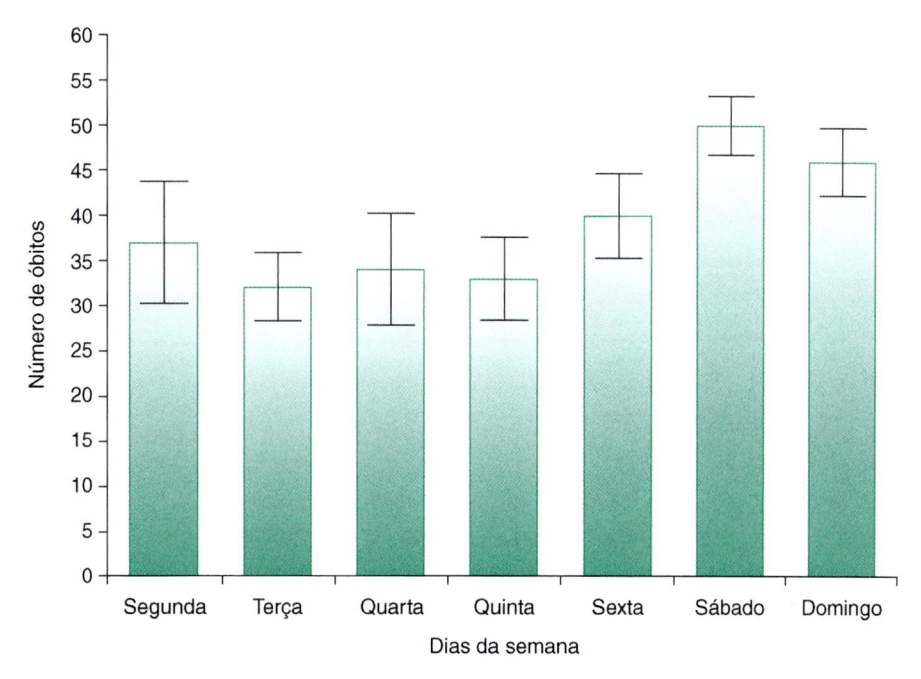

Figura 20.18 Gráfico de colunas. Incidência de acidentes de trânsito por dia da semana. Linhas verticais no topo da coluna representam desvio-padrão.

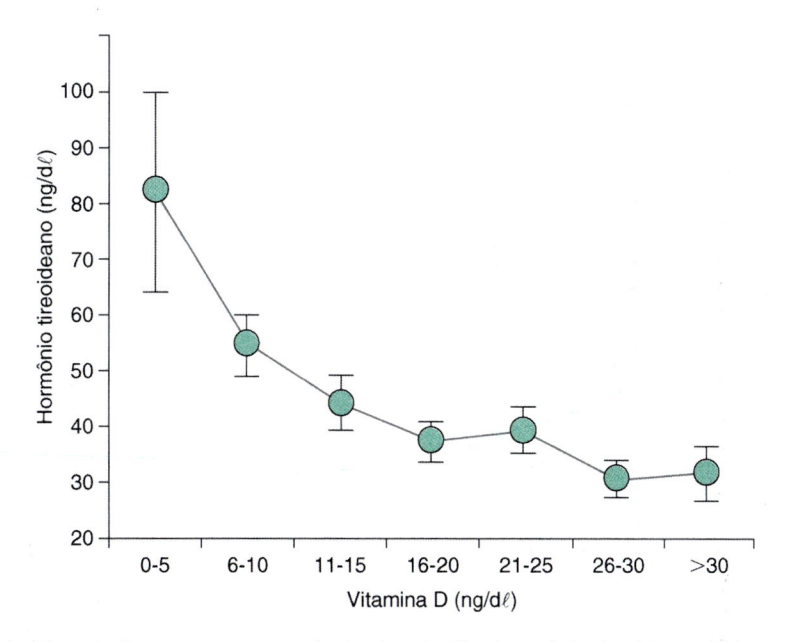

Figura 20.19 Gráfico de linha. Associação entre concentração de vitamina D e hormônio tireoideano. Linhas verticais representam desvio-padrão.

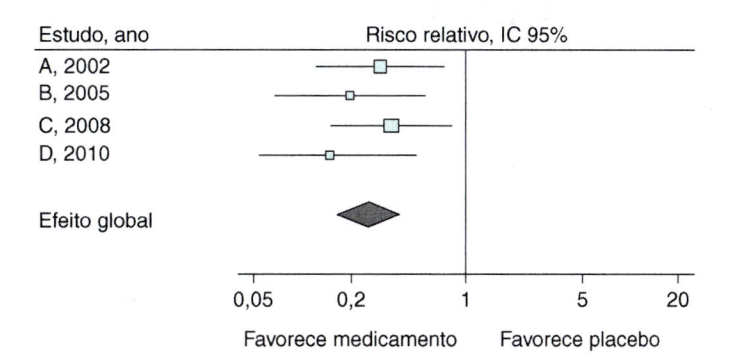

Figura 20.20 Gráfico de floresta (*forrest plot*). Risco relativo e intervalo de confiança de 95% em resultado de metanálise de quatro ensaios clínicos. O diamante (losango) representa o efeito global dos quatro estudos.

É preciso que os gráficos, para terem justificativa de constar no artigo científico, sejam relevantes e facilitem a compreensão das informações que veiculam. Devem também ser agradáveis e ter algumas características, dentre as quais: clareza, simplicidade, exatidão e sequência lógica – as mesmas qualidades imputadas às boas tabelas. Em termos específicos, um bom gráfico deve:[15]

- Ampliar mais do que reproduzir o texto
- Conter só o essencial, os fatos importantes
- Omitir o não essencial, o que desvia a atenção.

▶ 20.9 Uso do computador

Para compor figuras de fácil compreensão, requer-se um misto de conhecimento, experiência, tentativas, criatividade e obediência às regras.

▶ A Especialista em gráficos

O procedimento clássico, artesanal, de preparação de gráficos funciona da seguinte maneira: em papel apropriado, no qual são assinaladas as escalas nos eixos horizontal e vertical, marcam-se os pontos a serem representados, para depois uni-los por meio de traços. A linha quebrada, resultante da união dos pontos pode ser suavizada por uma variedade de procedimentos, manuais ou estatísticos. Os livros de estatística e de epidemiologia trazem instruções de como fazê-lo.

Na era pré-microcomputador, um dos grandes problemas na confecção de artigos científicos era a produção dos gráficos, por consumir tempo, esforços e recursos. Contratava-se um especialista para desenhá-lo e, não raramente, o resultado pecava pela imprecisão. Os programas eletrônicos substituíram os tradicionais desenhos feitos à mão. Por vezes, são utilizados como ponto de partida para o desenhista modificar e aperfeiçoar o trabalho (ver a seguir).

▶ B Gráfico em computador

A partir dos dados brutos e distribuições de frequências em forma eletrônica, são compostas figuras, confiáveis, que são examinadas na tela do computador. É possível fazer também a seleção entre as várias opções disponíveis no programa.

Os processadores de texto para meio eletrônico permitem a construção de tabelas e figuras (ver Tabela 20.1), mas os programas específicos para tabulação de dados, do tipo Excel, oferecem maiores possibilidades, mesmo o uso de operações matemáticas avançadas. Convertem automaticamente tabelas em gráficos e oferecem diversas opções de gráficos e de figuras personalizadas, que são alteráveis de acordo com as preferências de quem faz. Muitos programas eletrônicos impedem que se cometam erros elementares pela própria forma padronizada de expor a informação.

Os programas informatizados de preparação de figura também trouxeram problemas. São muitos os recursos ao alcance do usuário, mesmo de principiantes em representação gráfica. Por vezes, o produto final contém exagero de linhas, desenhos, enquadramentos, cores, sombras e outros recursos de formatação que obscurecem o significado das informações essenciais da pesquisa. É necessário que os gráficos veiculem apenas as informações principais da investigação.

Tabela 20.1 Instruções para a preparação de gráfico em computador

Primeiro, cria-se uma tabela (ou importa-se uma tabela de outro programa); no programa Word, insere-se uma tabela e preenchem-se os números correspondentes; em Excel, a partir dos dados na planilha, cria-se uma tabela.
Os programas, em geral, têm um comando para transformar tabela em gráfico; cada programa tem sua especificidade.
Escolhe-se o gráfico entre as diversas opções que se apresentam; a figura pode ser personalizada.
Completa-se a figura com as informações pertinentes para torná-la autoexplicativa. Por exemplo, assinala-se o significado das abreviações na legenda, mesmo que seu significado esteja no texto. Algumas informações são inseridas automaticamente e outras não.

Isso pode ser conseguido com poucos recursos eletrônicos ou com o auxílio de um especialista na produção de matérias complexas, como a *infografia*, que significa a apresentação de informações com predominância de elementos gráfico-visuais, do tipo fotografias, desenhos e diagramas estatísticos integrados a um texto sintético. Esse recurso é geralmente utilizado no jornalismo, em complemento ou síntese ilustrativa de uma notícia.

▶ 20.10 Normas para a preparação de gráficos

Foi assinalado que "ilustração clara é a ilustração impossível de ser mal entendida". Esse é o objetivo a ser perseguido ao produzir uma figura para artigo científico.

▶ A Inspeção de boas figuras

A inspeção de periódicos científicos de prestígio aponta para as modalidades mais utilizadas e as características que as fazem autoexplicativas. Embora o aprendizado de construção de boas figuras seja facilitado pelos programas de informática, é um bom hábito analisá-las em periódicos científicos de prestígio.

▶ B Obediência às regras

As recomendações do Grupo de Vancouver para a preparação de figuras estão na Tabela 20.2. Os editores científicos, no entanto, variam na forma como as empregam, de modo que as instruções para autores precisam ser inspecionadas com o intuito de verificar o que os editores esperam receber em forma de figuras.

▶ C Orientação de leitura para as próximas seções

As orientações para a confecção de gráficos, que constam da Tabela 20.3, servem de roteiro para a apresentação dos assuntos nas próximas seções. Muitas recomendações são semelhantes às já assinaladas para o preparo de tabelas.

Tabela 20.2 As normas de Vancouver para apresentação de ilustrações (figuras) que acompanham o artigo científico submetido à publicação

As figuras serão desenhadas ou fotografadas profissionalmente ou submetidas como impressões digitais de qualidade fotográfica. Além de solicitarem uma versão das figuras adequada à impressão, a editoria de algumas revistas solicita arquivos eletrônicos das figuras em um formato (por exemplo, JPEG ou GIF) que produz imagens de alta qualidade na versão eletrônica da revista. Os autores precisam revisar as imagens de tais arquivos em uma tela de computador antes de submetê-las, para assegurar que atendem a seus próprios padrões de qualidade.

Para radiografias e outras imagens destinadas a estudo de diagnósticos, bem como fotografias de espécimes patológicas ou fotomicrografias, enviar fotografias nítidas, em papel brilhante, em preto e branco ou coloridas, geralmente de 127 por 173 mm. Embora algumas revistas redesenhem as figuras, muitas não o fazem. Letras, números e símbolos que aparecem nas figuras devem, portanto, ser claros e parelhos ao longo de todo o trabalho e ter tamanho suficiente para continuar legíveis mesmo quando reduzidos para publicação. As figuras serão o mais autoexplicativas possíveis, uma vez que muitas poderão ser usadas diretamente para apresentação em formato de diapositivo. É de regra que títulos e explicações detalhadas apareçam nas legendas, não nas próprias ilustrações.

As fotomicrografias conterão marcadores internos de escala. Nestas, símbolos, setas ou letras estarão em contraste com o fundo fotográfico.

Caso se utilizem fotografias de pessoas, os sujeitos não podem ser identificáveis ou suas fotos serão acompanhadas de permissão escrita de uso. Sempre que possível, obtém-se a permissão para publicação.

As figuras serão numeradas consecutivamente de acordo com a ordem de aparecimento no texto. Se uma figura foi previamente publicada, dar crédito à fonte original e pedir permissão escrita do detentor dos direitos autorais para reproduzir o material. Exige-se a permissão, independentemente de autoria ou editoria, exceto em relação a documentos de domínio público.

Para ilustrações coloridas, verificar se a editoria da revista exige negativos coloridos, transparências positivas ou impressões coloridas. Desenhos que indiquem a região a ser reproduzida poderão ser úteis ao editor. Em algumas revistas, publicam-se ilustrações coloridas somente se o autor arcar com os custos adicionais.

É relevante que os autores consultem a editoria da revista sobre os requisitos a respeito de figuras submetidas em formatos eletrônicos.

Fonte: Vancouver, 2008: seção IV.A.11.[20]

▶ 20.11 Gráficos simples e autoexplicativos

Um gráfico de trabalho científico não é feito para que sejam apresentadas habilidades em computação, mas para expressar claramente os resultados de uma pesquisa. Nada de complicar o que pode ser simples; evite os elaborados em três dimensões, tampouco utilize um que esteja repleto de informações, de difícil entendimento.

A situação oposta, do gráfico excessivamente simples, também é desencorajada (ver exemplos). Os editores valorizam a

Tabela 20.3 Instruções para a preparação de gráficos e a sua localização nas seções do presente capítulo

Instruções	Seção
O gráfico deve ser simples e autoexplicativo.	20.11
A posição das variáveis nos eixos tem disposição lógica.	20.12
As escalas são lidas da esquerda para a direita no eixo transversal e de baixo para cima no eixo vertical.	20.13
O eixo vertical é usualmente menor do que o horizontal.	20.14
Identificar aquilo o que se quer mostrar na própria figura.	20.15
Indicar claramente as unidades de medida.	20.16
Cuidado com as abreviaturas e o tipo de letra.	20.17
Assinalar os resultados estatisticamente significativos, quando apropriado.	20.18
Os gráficos com tipos semelhantes de informação têm disposição semelhante.	20.19
Certificar-se da coerência entre os números no interior dos gráficos e com as tabelas e o restante do texto.	20.20

economia de espaço e de recursos. Isso se aplica especialmente quando a alternativa de descrever o resultado no texto afigura-se eficiente, pois resulta em explicação clara e concisa.

Em síntese, para julgar adequação, pergunte-se:

- *Se a figura é complexa, uma outra, mais simples, irá transmitir a mesma mensagem?* Caso a resposta seja sim, opte pela mais simples
- *Se a figura é simples, ela é realmente necessária? Ela amplia mais do que reproduz o texto?* Se apenas reproduz, a figura é desnecessária.

Exemplo 20.11 Dados simples, sob forma de figura

Os gráficos em barra ou em pizza podem ser forma *pouco eficiente* de apresentar dados em artigo científico, tais como a distribuição dos casos de uma doença, por sexo. Não são bem vistos por editores de periódicos científicos, que tendem a sugerir sua transformação em tabelas ou fazer com que as informações constem apenas no texto.

A Figura 20.21, por exemplo, provavelmente seria rejeitada pelos editores por razão semelhante – de mostrar poucas informações. Ela indica que foram registrados quatro óbitos atribuídos à peste no Brasil em um período de 25 anos. Em geral, um gráfico que represente só dois ou três pontos de uma série com semelhante característica tem pouca justificativa de inserção em artigo científico. Essas observações, reitere-se, são aplicáveis à publicação de artigos científicos originais e não a outras situações, como nas apresentações orais.

▶ 20.12 Posição das variáveis nos eixos

No sistema cartesiano de apresentação gráfica, atribuído ao filósofo e cientista francês René Descartes, 1596-1650, há

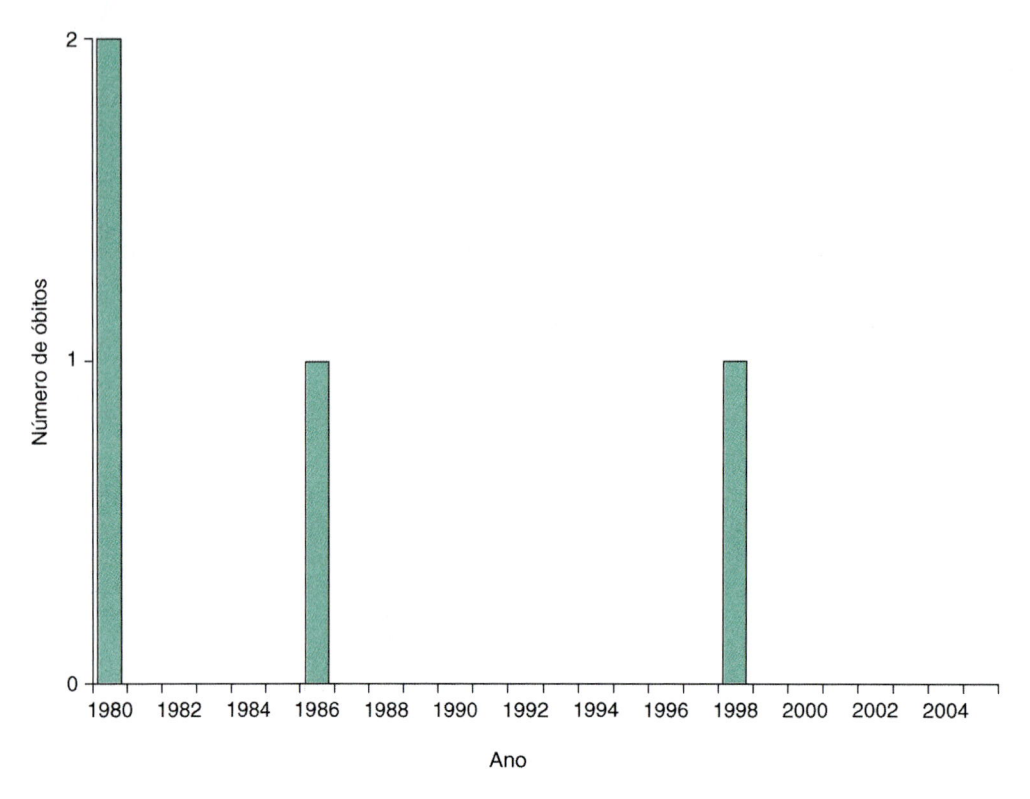

Figura 20.21 Gráfico de colunas. Casos registrados de peste humana. Brasil, 1980-2004. Fonte: Ministério da Saúde, SINAN 2010.[12]

o eixo horizontal e o vertical. No encontro dos dois eixos, situa-se a posição *zero*, e o conjunto forma quatro quadrantes. A maioria dos resultados de pesquisa científica na área da saúde é representada por quantidades positivas, de modo que apenas um dos quadrantes é mostrado – o superior direito.

▶ A Frequências de um evento em gráfico

As frequências são dispostas no eixo vertical na maioria das apresentações das estatísticas de apenas um evento. Se for uma série temporal, a escala respectiva (em anos, meses, semanas) estará no eixo horizontal. Esse é também chamado de eixo de base ou das *abscissas* e, o eixo vertical, de altura ou das *ordenadas*.

Exemplos 20.12A Apresentação das frequências de um evento em gráfico

Os casos registrados de malária nas últimas décadas estão representados na Figura 20.1. A escala temporal está situada na horizontal e as frequências, expressas pelo número de lâminas positivas para malária, na vertical.

▶ B Relação entre duas variáveis

No estudo da relação entre dois eventos, situa-se a variável independente (antecedente ou explicativa) no eixo horizontal. O efeito (variável dependente, explicada ou de desfecho) estará no eixo vertical. A figura indica como as mudanças em uma variável estão relacionadas com mudanças na outra.

Exemplos 20.12B Apresentação das estatísticas de dois eventos em figura

Consumo de produtos lácteos e mortalidade por doença coronariana (ver Figura 20.2). O consumo de produtos lácteos está situado no eixo horizontal e a mortalidade por doença coronariana no vertical. Quanto maior o consumo, maior a mortalidade.

Nas demais relações abaixo mencionadas, a variável antecedente ou explicativa) também estará preferencialmente localizada no eixo horizontal e a dependente no eixo vertical.

- Altura e peso corporal (Figura 20.13). Como era de se esperar, a relação é positiva, quanto maior a altura maior o peso
- Consumo de carne vermelha e incidência de câncer de cólon: relação positiva, aumentam juntos
- Obesidade e câncer: relação positiva
- Poluição atmosférica e leucemia: relação positiva
- Preço de bebidas e consumo de álcool: relação inversa, um aumenta e o outro diminui
- Consumo de frutas e coronariopatias: relação inversa
- Exercício físico e diabetes do tipo 2: relação inversa
- Idade e acuidade visual: relação inversa.

▶ C Relação entre três variáveis

Três variáveis podem ser examinadas em forma de gráfico de modo a identicar o tipo de associação que mantêm entre si. Uma dificuldade reside na representação de três escalas quantitativas contínuas em gráfico que tenha duas dimensões apenas. Um exemplo é a relação entre preço de bebidas, consumo de álcool e mortalidade por cirrose hepática.[21] A tarefa de apresentá-las graficamente é facilitada se uma delas é categórica.

A construção de um gráfico com três variáveis permite examinar o efeito da terceira variável na relação entre as duas outras. Interações podem ser visualmente mostradas (ver exemplo). Essa forma de análise dos dados equivale à análise estratificada realizada em tabelas.

Exemplo 20.12C Apresentação das estatísticas de três eventos em figura e o efeito da interação

Três simulações da incidência de uma doença por idade e sexo são mostradas.

Interpretação da Figura 20.22A: a incidência é maior em homens mas não aumenta com a idade em ambos os sexos – ou seja, a diferença permanece a mesma, independente da idade.

Interpretação da Figura 20.22B: a incidência é maior em homens, mas aumenta com a idade em ambos os sexos; seme-

lhante à situação anterior, a diferença permanece a mesma, independente da idade.

Interpretação da Figura 20.22C: a incidência é maior em homens, mas, ao contrário das anteriores, a diferença entre os gêneros aumenta com a idade. Essa divergência de frequências, entre homens e mulheres, sugere interação da idade com fatores de risco restrita aos homens (ver 7.16, Interação). Não se suspeitaria de interação se as duas linhas se mantivessem paralelas, como nas opções A e B.

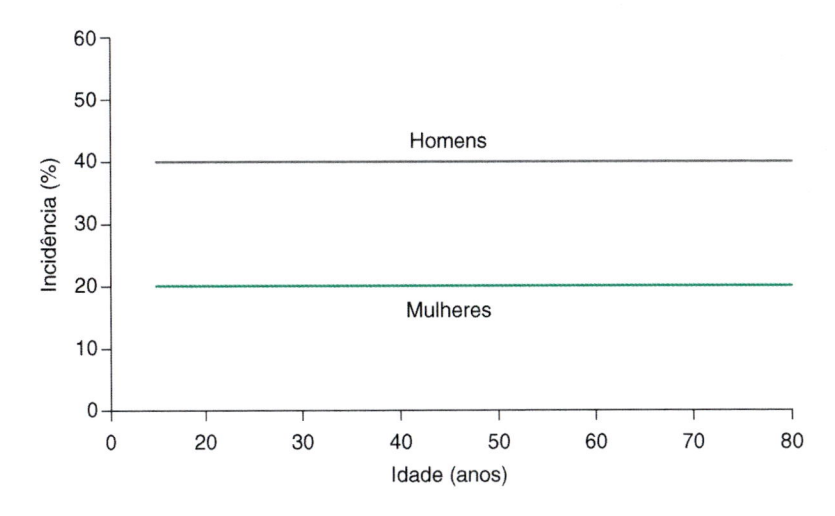

Figura 20.22A Gráfico de linhas. Incidência de um agravo à saúde por sexo e idade. Interpretação: incidência constante em ambos os sexos. Ausência de interação.

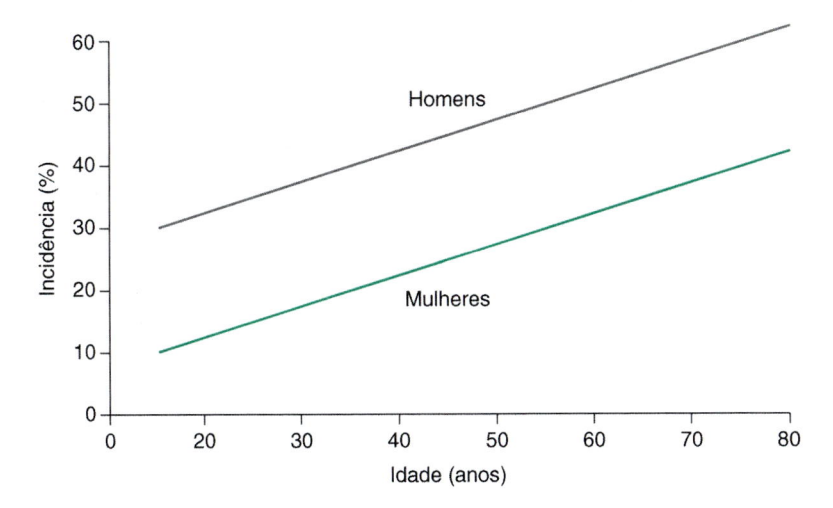

Figura 20.22B Gráfico de linhas. Incidência de um agravo à saúde por sexo e idade. Interpretação: incidência aumenta com a idade em ambos os sexos. Ausência de interação.

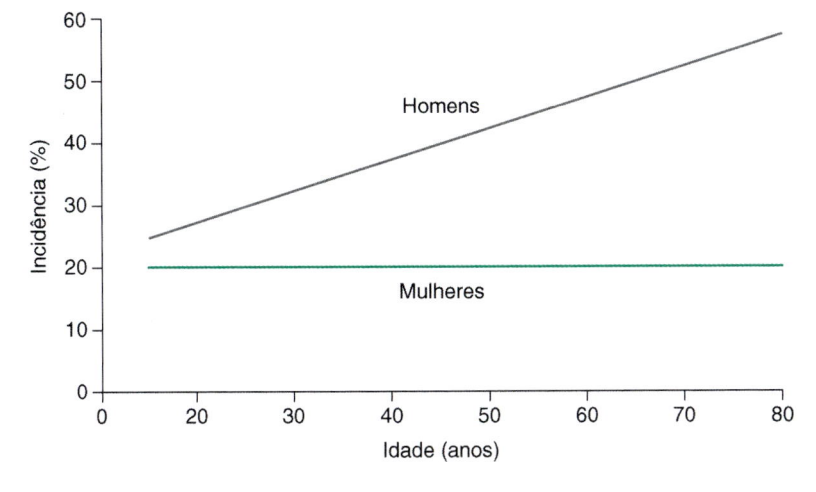

Figura 20.22C Gráfico de linhas. Incidência de um agravo à saúde por sexo e idade. Interpretação: incidência aumenta somente nos homens. Presença de interação.

▶ 20.13 Escalas de frequências

As escalas em gráfico prosseguem da esquerda para a direita, no eixo horizontal, e de baixo para cima, no eixo vertical. A sua construção é função da amplitude dos valores. A partir do ponto de origem, as escalas se estendem, até incluírem a observação de maior valor numérico.

▶ A Escalas que não começam no zero

No intuito de bem aproveitar o espaço e apresentar melhor as características do evento, muitas escalas não começam no zero. É possível, para alertar o leitor, fazer-se um corte ou quebra de linha no início do eixo correspondente: são duas linhas paralelas inclinadas ou um ziguezague. Nos gráficos produzidos em computador, as quebras de linha não são feitas. Nesses casos, o início da escala aparece um pouco além do ponto 0, ou seja, depois da união do eixo vertical com o horizontal. Alguns gráficos mostrados no capítulo ilustram esse afastamento da origem sem quebras de linha.

▶ B Escala aritmética

Na escala aritmética, a que vimos até o momento e a de maior utilização em artigos científicos na área da saúde, as distâncias representam valores absolutos. A distância entre 1 e 2 é a mesma que entre 2 e 3, entre 3 e 4 e assim por diante.

▶ C Escala logarítmica

Há situações em que a escala aritmética deixa a desejar. Por exemplo, quando os valores estão muito distanciados uns dos outros, caso de números muito pequenos e outros bem maiores em uma mesma série. A escala logarítmica pode ser a solução. Um outro emprego da transformação logarítmica é, no caso da distribuição não ser linear, tentar torná-la linear.

Tabela 20.4 Vantagens e limitações da escala logarítmica

Vantagens

Apresenta imagens que não poderiam ser coerentemente mostradas por gráficos em escala aritmética.

Converte dados absolutos em comparação relativa, sem necessidade de computação.

Mostra alterações relativas de um ponto ao seguinte na série.

Conserva a mesma unidade de medição de dados absolutos.

Revela se os fatores seguem ou não um padrão consistente de alteração relativa.

Limitações

Apresenta imagens que muitos leitores não estão habituados e erroneamente lêem como um gráfico aritmético.

Não pode ser usada para séries que incluam zero ou valores negativos.

Não há escala na qual a alteração percentual possa ser lida facilmente.

Requer a comparação dos ângulos das alterações da curva, o que é difícil de ser feito visualmente.

Na escala logarítmica, distâncias iguais representam proporções iguais. O espaço entre 1 e 10 é igual a 10 e 100 ou entre 100 e 1.000. As distâncias entre os números, de 1 a 10, não são iguais, pois diminuem à medida que se aproximam do 10, em regressão geométrica. Comparações relativas são mais bem interpretadas nessas escalas.

Em ciências da saúde, utiliza-se mais o gráfico semilogarítmico. Em um dos eixos, normalmente o horizontal, a escala é aritmética (idade, tempo). A escala logarítmica é apenas empregada no outro eixo, a que abriga as frequências da variável (ver Figura 20.23).

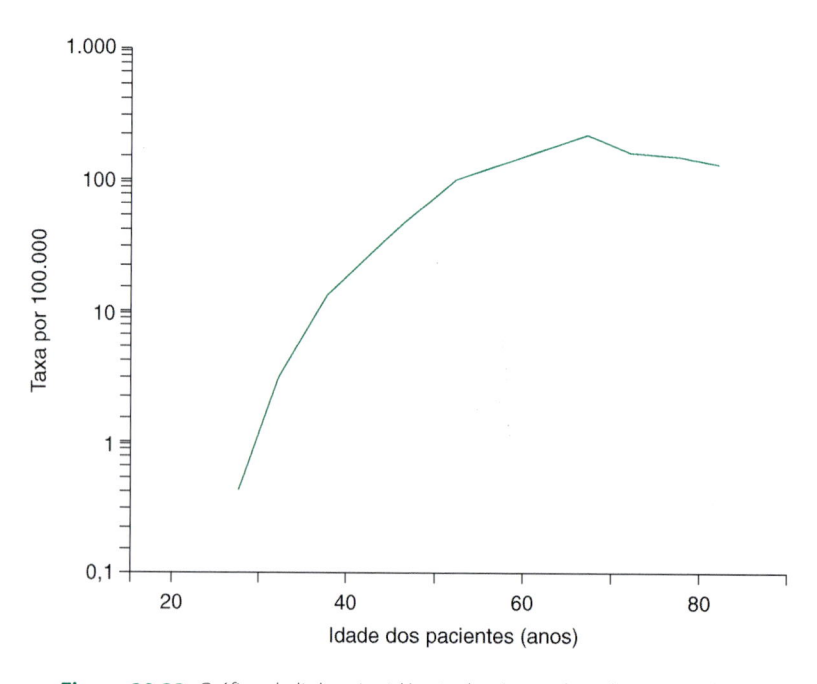

Figura 20.23 Gráfico de linhas. Incidência de câncer de pulmão por idade.

Com o uso da escala logarítmica, pode-se detectar intensidades de mudanças que seriam difíceis de perceber em escala aritmética. Uma desvantagem do seu uso é a falta de costume do pessoal de saúde em interpretá-la. Outras vantagens e limitações encontram-se na Tabela 20.4.

▶ 20.14 Tamanho dos eixos

As proporções nos gráficos dependem dos eventos que se quer mostrar. Se as proporções são bem balanceadas, as figuras estimulam a curiosidade e são mais fáceis de interpretar. Eis algumas orientações para a definição do tamanho dos eixos:

- Os gráficos em escala aritmética são usualmente maiores na largura do que na altura, ou seja, o eixo horizontal é maior do que o vertical
- Se o eixo vertical for de tamanho 1, o horizontal varia, na maioria dos gráficos, entre 1,4 e 1,8, ou seja, 40% a 80% maior; essa orientação configura apenas ordem de grandeza para auxiliar na preparação; na literatura científica, há maiores variações do eixo horizontal em relação ao vertical, situando-se entre 1,2 e 2,2[22]
- Uma regra – adotando-se o caminho inverso e que funciona na maioria das situações em que se usam escalas aritméticas – é situar o eixo vertical entre 2/3 ou 3/4 do tamanho do eixo horizontal
- Com o emprego de escalas logarítmicas no eixo vertical, o inverso ocorre: o eixo vertical é usualmente maior do que o horizontal.

Nos programas eletrônicos, o tamanho dos eixos e a respectiva escala são determinados automaticamente, o que impede uma série de erros, mas distorções podem ser consequência de escolhas erradas no tamanho dos eixos e nas escalas utilizadas. Diferentes escalas para expressar um mesmo evento podem induzir a diferentes conclusões. Ao encurtar-se ou alongar-se o eixo vertical tem-se a impressão de diferenças menores ou maiores (ver exemplo). Os estatísticos experientes são caute-losos na interpretação dos gráficos e prestam particular atenção às escalas adotadas. Sabem que mudanças nas escalas são maneiras de maquiar resultados e alterar conclusões.

Exemplo 20.14 Preços de um medicamento

A Figura 20.24 apresenta três gráficos. Eles parecem indicar diferentes tendências, mas referem-se à mesma série de dados. Trata-se de problema de escala. Note que as escalas não são iguais e, em um dos gráficos, a série temporal representada é mais curta do que as outras. Na primeira figura, tem-se a impressão de que o preço pouco variou no período. As duas outras figuras, especialmente a última, indicam o contrário.

▶ 20.15 Identificação das variáveis nos eixos

Cada eixo precisa ser corretamente designado para que o gráfico seja bem compreendido. Um bom título facilita sobremaneira o entendimento da figura.

Quando há uma só variável, foi mostrado, ela é habitualmente situada no eixo horizontal e as respectivas frequências na vertical. Se duas variáveis, também foi assinalado, a variável antecedente é representada preferencialmente na horizontal e a variável desfecho na vertical.

No caso de três variáveis quantitativas dispostas em um mesmo gráfico, um problema a resolver é a localização da escala da terceira variável, de modo que seja facilmente compreensível. Sendo a terceira variável categórica, o recurso à legenda resolve a situação (ver Exemplo 20.12C). O entendimento é mais fácil se a legenda estiver dentro dos limites do gráfico e próxima à curva, sem tocá-la. Por exemplo, pela inclusão das palavras masculino e feminino (ou homens e mulheres) próximas às respectivas curvas. Quando não há possibilidade de situá-las junto à curva, adota-se alguma estratégia, como o uso de setas, para associar as categorias da variável às respectivas curvas.

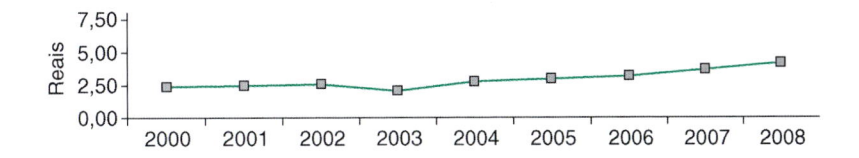

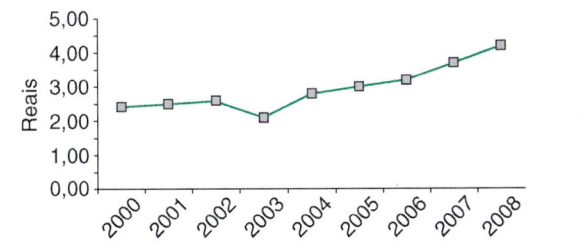
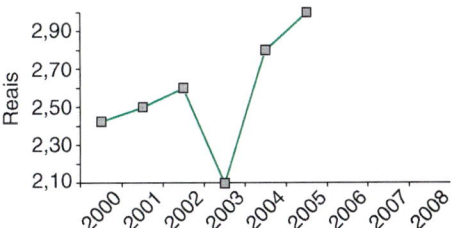

Figura 20.24 Gráfico de linha. Preço de um medicamento de 2000 a 2008 em três diferentes escalas.

As opções mencionadas no parágrafo anterior são aplicadas quando o programa eletrônico de composição de figura aceita modificações. Caso contrário, são mantidas as legendas que contenham a identificação das curvas na forma que o programa os produz. Em geral, cada rótulo incluído na legenda é precedido por uma amostra do padrão de cada curva. Para que esses rótulos sejam bem entendidos como identificadores das curvas precisam:

- Ser de bom tamanho, com símbolos indicadores facilmente discerníveis e em consonância com a ordem de localização das curvas no gráfico
- Ser construídos de tal maneira que não obriguem o leitor a ir da inspeção das curvas às legendas, várias vezes, para interpretar o gráfico; isso ocorre com legendas obscuras, mal localizadas ou em presença de grande número de curvas.

Para facilitar o entendimento, em caso de haver várias linhas, é conveniente usar tipos diferentes, tais como, linha cheia, tracejada, pontilhada, traço e ponto ou espessuras diferentes. As linhas em cores aumentam os custos e limitam as possibilidades de reprodução em fotocopiadoras comuns. Muitos editores de periódicos não aceitam gráficos coloridos. Deve-se também evitar o uso de muitas linhas no mesmo gráfico, quando se afigurem de difícil interpretação. O entendimento é relativamente fácil em gráficos de até quatro linhas ou, quando em número maior, a maioria tenha a mesma direção (ver Figura 20.25).

A linha ascendente representa o texto na estrutura IMRD. As linhas descendentes representam outras formas de organização do texto.

▶ 20.16 Identificação das unidades de medida

As unidades de medida devem estar claramente indicadas (ver a seção 15.6). A forma mais comum é situá-las nos eixos, ao lado do nome das variáveis.

▶ 20.17 Abreviaturas e tipo de letra

A atenção aos detalhes tende a tornar a figura clara e precisa, concorrendo para sua mais fácil interpretação. Ressalta-se, nesse caso, a preocupação com abreviaturas e tipo de letra.

▶ A Abreviaturas

Uma regra básica dos bons escritores de textos científicos é evitar abreviaturas, com exceção das padronizadas e amplamente utilizadas (ver a seção 15.5). Na eventualidade de serem empregadas, visto a limitação de espaço em ilustrações ou por outra razão, eis algumas sugestões:

- Se as abreviaturas são habitualmente utilizadas na literatura científica, como p para probabilidade, elas não precisam de explicação quanto ao seu significado; use a forma usual de expressão
- Se as abreviaturas não são de uso geral, é preciso explicar seu significado na própria figura, mesmo que haja essa

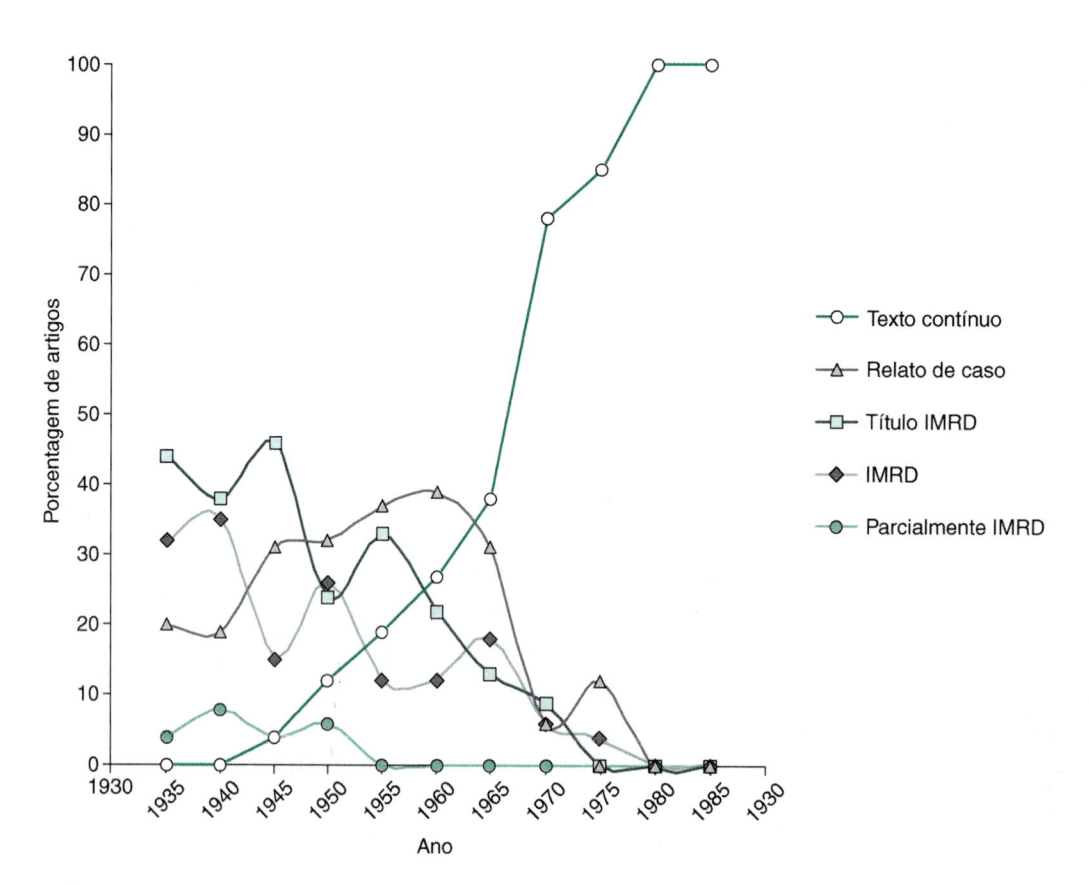

Figura 20.25 Gráfico de linhas. Organização dos textos publicados no British Medical Journal, de 1935 a 1985. A linha ascendente representa o texto na organização IMRD. As linhas descendentes representam outras formas de organização do texto. Fonte: Solacci e Pereira, 2004.[23]

mesma informação no texto; lembre-se de que toda ilustração deve ser autossuficiente

- Evite compor figuras que o leitor tenha dificuldade em decodificar as abreviações; para tal, disponha o significado das abreviações de maneira que a leitura seja facilitada; se houver muitas abreviaturas, a compreensão estará provavelmente comprometida.

▶ B Tipo de letra

O tipo de letra pode facilitar ou dificultar a compreensão do significado da figura.

A decisão sobre a composição final do texto, aquela que aparece na versão publicada no periódico, não pertence ao autor. O editor e sua equipe têm essa prerrogativa. Entretanto, o escritor tem o poder de influenciar, especialmente quanto às figuras, pois a maioria dos editores de periódicos científicos espera recebê-las prontas para impressão. Dois aspectos são lembrados:

- *Letras maiúsculas.* Se as palavras são todas escritas em maiúsculas, a leitura é prejudicada por não oferecer variação de tamanho das letras. A composição em maiúsculas e minúsculas tende a facilitar a leitura. Note, nos exemplos do capítulo e de todo o livro, que só a letra inicial da primeira palavra dos títulos e dos nomes próprios é escrita com letra maiúscula. As abreviações podem ser exceção a essa regra
- *Letras serifadas.* Serifas são pequenos traços no fim das letras.

    As letras serifadas – tipo *times new roman* e *garamond* – tendem a aproximar as letras facilitando a leitura das palavras, o que constitui uma indicação para usá-las em figuras.[22 p.183]

    As letras não serifadas, como *arial* e *verdana*, estão bem separadas e, por isso, são preferidas em apresentações orais. Permitem melhor visualização a distância.

O escritor de artigo científico, ao preparar suas ilustrações, deve verificar se há recomendações a respeito nas instruções para autores do periódico a que submeterá seu artigo. Raramente a informação sobre tipo de letra está disponível nessas instruções.

▶ 20.18 Resultados de avaliação estatística

Facilita o entendimento se os resultados relevantes da avaliação estatística estão assinalados na própria figura. Para tal, utiliza-se a forma mais adequada para expressá-la e na conformidade com o modelo utilizado no periódico a que o artigo está sendo enviado.

Os resultados da avaliação podem estar situados no corpo da própria figura como, por exemplo, nas curvas e barras. Podem constar, como alternativa, no título da figura ou em legenda.

Se o escritor, após a leitura das instruções para autores e da inspeção do periódico, continuar em dúvidas do que fazer, deve compor a figura em acordo com o que consta em manuais e livros-texto sobre o assunto.

Em tempo: aqui estamos enfocando a inspeção visual de curvas. Essa costuma ser a abordagem inicial em análise de série temporal e representa providência útil para a preparação de gráficos com tais características. Para ser mais completo, as tendências são também avaliadas por técnicas estatísticas. Ver análise de séries temporais – *analysis of time series*, em inglês – em livros de epidemiologia e estatística.

▶ 20.19 Disposição semelhante das informações

Os gráficos com tipos semelhantes de informação devem ter disposição e estilo semelhantes. Se houver dois gráficos sobre um evento, com o propósito de fazer comparações, é necessário que ambos tenham escalas idênticas, tanto na ordenada quanto na abscissa, com tipo, tamanho de letras e espessura de linhas iguais.[15] Devem também ser usados os mesmos termos, sem modificação da ordem de apresentação das informações nas ilustrações. O intuito é evitar ilusão de ótica, pois diferentes referenciais alteram a percepção, dificultam o entendimento, confundem as comparações e induzem conclusões equivocadas.

▶ 20.20 Coerência interna

Coerência entre os gráficos de um artigo científico é essencial. A coerência precisa estar em todo o artigo, entre os quantitativos em gráficos, tabelas e texto. Discrepâncias de números e de aspectos metodológicos, se não devidamente explicadas, minam a credibilidade da investigação.

▶ 20.21 Título da figura

No título, após a palavra figura, aparece o número de sua ordem no texto: *Figura 1, Figura 2, Figura 3 etc.* Os números são sequenciais, independentemente de tipo, se gráfico, mapa ou outra modalidade. Depois, inclui-se a informação sobre o conteúdo da figura. Caso o artigo tenha somente uma ilustração, basta assinalar *Figura*, sem o número.

▶ A Tamanho do título de uma figura

Há recomendações dos editores científicos para limitar o número de palavras no título das ilustrações – em geral, 15 palavras. Existem variações na adoção do número máximo, de modo que a inspeção dos artigos recentes do periódico ao qual o artigo será submetido pode orientar quanto aos limites a adotar.

▶ B Caminhos para a preparação do título de uma figura

Um bom título fornece ao leitor um rápido e claro entendimento do conteúdo da figura. Um caminho para compô-lo é, em primeiro lugar, especificar o que contém o corpo da figura (ver exemplos).

Exemplos 20.21B Ideias para o início do título

Número de óbitos por cólera ...
Taxa de mortalidade neonatal por ordem de nascimento ...
Incidência de ...

▶ C Título sucinto de uma figura

Os títulos sucintos são encontrados em figuras de artigos científicos (ver exemplos). Na maioria das vezes, não é necessário se caracterizar o grupo estudado, o local e a época a que se referem. Tais informações constam na seção de método de cada artigo científico e, na maioria, não varia entre as ilustrações do relato de uma investigação. Assim, em muitos periódicos não se exige extensas informações no título de cada figura.

Exemplos 20.21C Títulos concisos de figura

Incidência de reações adversas
Se houver duas figuras sobre o mesmo assunto, é preciso diferenciá-las:

Incidência de reações adversas, segundo tipo de tratamento
Incidência de reações adversas, segundo a idade

▶ D Título detalhado de uma figura

Se há possibilidade de confusão, requer-se maior detalhamento no título; por exemplo, quando os dados de uma figura se referem a um local e, os de outra, a um outro local. Nesses casos, acrescentam-se pormenores que melhor caracterizam o seu conteúdo, tais como as abrangências geográfica e temporal e a população à qual se referem (ver os exemplos).

Exemplos 20.21D Títulos detalhados de figura

Incidência de reações adversas entre 150 gestantes tratadas com sulfato ferroso
Proporção de crianças e de idosos no Brasil, no período de 1900 a 2020
Evolução do coeficiente de mortalidade infantil, por grupo de causas, no Rio de Janeiro, no período de 1991 a 2000

▶ 20.22 Legendas

As legendas são preparadas para permitir a melhor compreensão das figuras sem necessidade de referir-se ao texto. Segundo o dicionário Aurélio, *legenda* é um texto explicativo que acompanha uma gravura. É impressa junto ao título ou ao lado da figura e contém informação que a identifica e a descreve.[14]

Na Wikipédia, informa-se que, em jornalismo, "legendas são os textos que aparecem imediatamente abaixo ou ao lado (ou ainda, mais raramente, acima) de uma fotografia, identificando-a, contextualizando-a e acrescentando alguma informação a partir da matéria que a acompanha." Por exemplo, "para identificar nos mapas áreas ou lugares que possuem uma determinada característica."

▶ A Tamanho da legenda

No manual de estilo da Associação Médica Americana, recomenda-se um *máximo de 40 palavras para a legenda*.[14] No entanto, os autores do próprio manual reconhecem que algumas figuras requerem explicações detalhadas. Muitas legendas são necessariamente extensas, pois o entendimento da figura depende de conhecimento especializado – caso de inclusão de detalhes sobre delineamento, procedimentos de obtenção dos dados, peça de anatomia ou de patologia, lâmina de histologia ou resultado de cromatografia e figura composta de várias figuras. Em alguns periódicos científicos, formam um parágrafo do tamanho da ilustração.

As legendas facilitam a compreensão da figura, mormente em revisão rápida do conteúdo do artigo. Há editores que se opõem a grandes legendas pois, argumentam, se as explicações estiverem claras no texto, as da ilustração se tornam desnecessárias. As instruções do Grupo de Vancouver sobre legendas de figuras estão na Tabela 20.5.

Exemplo 20.22A Título da figura e a legenda

Anteriormente (ver 7.10, Intervalo de confiança), foi mostrada a Figura 7.2. A seguir, transcrevemos o seu título original, acompanhado da respectiva legenda.
Título: *Figure 2. Cumulative incidence of diabetes according to study group.*
Legenda: "*The diagnosis of diabetes was based on the criteria of the American Diabetes Association. The incidence of diabetes differed significantly among the three groups (p<0.001 for each comparison).*"

▶ B Fonte da informação ou da figura

A parte de baixo da figura também é local para assinalar a fonte da qual ela proveio, quando não for original do autor.

Exemplo 20.22B Indicação da fonte da figura logo após o título

Informações, como as seguintes, podem ser suficientes.

Exemplo 1
"Reimpresso de MG Pereira, Epidemiologia: teoria e prática, com autorização da Editora Guanabara Koogan."

Exemplo 2
"Figura preparada pelo autor com base em dados do DATASUS."

Tabela 20.5 As normas de Vancouver para a apresentação de legendas que acompanham as ilustrações do artigo científico submetido à publicação

Digitar ou imprimir as legendas para as ilustrações em espaço duplo, em página separada, com algarismos arábicos correspondentes às ilustrações.
Quando símbolos, setas, números ou letras forem usados para identificar partes de uma ilustração, identificar e explicar cada um deles claramente.
Explicar a escala interna e identificar o método de coloração das fotomicrografias.

Fonte: Vancouver, 2008: seção IV.A.12.[20]

▸ 20.23 Número de ilustrações por artigo

Embora as ilustrações mostrem os resultados com mais propriedade que o texto corrido, especialmente em situações complexas, elas não podem ser numerosas no artigo científico. Exceções existem, como em certos artigos de anatomia, patologia, radiologia, cirurgia e dermatologia, que exigem, por vezes, maior quantidade de figuras do que a média. Na maioria das situações, no entanto, requer-se proporcionalidade entre o tamanho do texto e a quantidade de ilustrações. Essas, quando em número excessivo, podem confundir o leitor. Também causam dificuldades na composição das páginas durante o processo gráfico. Eis algumas indicações sobre o uso de ilustrações por artigo:

- Uma a duas ilustrações por página, sejam elas tabelas ou figuras, permitem um bom equilíbrio entre texto e ilustrações. Essa relação refere-se à forma final de impressão do artigo no periódico e não no material submetido para publicação
- Raramente são permitidas muitas ilustrações em cada trabalho submetido para publicação. Nas instruções para autores da maioria dos periódicos, indica-se um limite entre três a cinco para artigos científicos originais. A submissão com número de ilustrações acima do estipulado pode atrasar a publicação, seja por levar à entendimentos para a redução de seu número ou por outros motivos. Em alguns periódicos, o autor é chamado para arcar com os custos das figuras em excesso ao estipulado
- Nos artigos curtos – usualmente definidos como os que contêm entre 400 e 1.600 palavras, a depender do periódico – permite-se geralmente apenas uma ilustração.

▸ 20.24 Tamanho das figuras

Uma das funções do editor é promover o uso eficiente do espaço do periódico científico. Como os artigos são impressos em colunas, em geral duas, o diagramador tentará primeiro dispor a figura na largura de uma coluna. Somente aquelas com muitos detalhes irão ocupar a largura de toda a página. Eis algumas observações:[15]

- O escritor deve estar ciente de que a maioria das figuras terá seu tamanho original reduzido no processo de preparação do artigo no periódico. Em geral, o autor elabora a figura em tamanho maior do que constará na impressão final do artigo
- O autor deve certificar-se de que os escritos continuarão legíveis quando a figura for reduzida para que caiba na largura de uma coluna. Verifique se a figura com o tamanho reduzido permanece nítida, especialmente o impacto da redução nas letras menores, como em subscritos, sobrescritos, símbolos e legenda. Para tal, experimentar o efeito das reduções disponíveis na maioria das fotocopiadoras ou microcomputadores. A maioria das figuras estará reduzida entre a metade e dois terços. As letras continuam suficientemente grandes para serem lidas sem esforço? Tamanhos de fonte inferiores a 8 são de difícil leitura

- No interior de uma figura, deixe espaço suficiente entre as curvas prevendo a sua provável redução; se pouco espaço, a redução poderá fazer com que as linhas se aproximem e até mesmo se toquem; se houver muito espaço entre as curvas, a mensagem da figura pode ser pouco clara.

▸ 20.25 Submissão de figuras para publicação

Os editores científicos variam na forma como aceitam figuras. Isso indica que as instruções para autores precisam ser lidas em cada submissão do artigo. A inspeção de números recentes do periódico para o qual se planeja enviar o artigo também auxilia a esclarecer dúvidas. Os exemplos que acompanham essa seção contêm recomendações disponíveis na página eletrônica dos respectivos periódicos.

Em alguns poucos periódicos, as figuras enviadas pelos autores são refeitas. Nesses casos, é conveniente que a tabela que originou a figura seja incluída, mas refazer figuras pelo pessoal da revista é mais exceção do que regra. Na maioria, os editores esperam recebê-las prontas.

▸ A Instruções para autores

Nos exemplos aqui selecionados, há instruções de quatro periódicos científicos sobre o assunto. Em numerosas outras instruções para autores, o autor que procura orientação de como submeter figuras ficará surpreso ao constatar que são confusas ou incompletas. Terá de entender o que provavelmente algumas especificações significam.

Exemplos 20.25 Submissão de figuras que acompanham um artigo científico segundo as instruções disponíveis nas páginas eletrônicas de alguns periódicos científicos

Exemplo 1 Instruções do *New England Journal of Medicine*[24]
Arquivos eletrônicos e figuras

- Todo o texto, as referências, as legendas das figuras e as tabelas deverão estar em um documento eletrônico com espaço duplo (doc do Word ou PDF)
- É possível enviar imagens de baixa resolução para revisão por pares, embora possamos também pedir arquivos em alta resolução, numa fase posterior
- Legendas para todas as figuras devem ser incluídas no arquivo com o texto e não devem aparecer nas figuras.

Ilustrações médicas

- Ilustrações médicas e científicas serão criadas ou redesenhadas por especialistas do periódico
- Se um ilustrador externo criou uma figura, o periódico se reserva o direito de modificar ou redesenhá-la para atender às nossas especificações para publicação
- O autor deve explicitamente adquirir todos os direitos do artista para a publicação da ilustração pelo periódico.

Fotografias de pacientes

- Se forem utilizadas fotografias de pacientes, elas não devem ser identificáveis ou devem ser acompanhadas por permissão escrita para serem publicadas
- Formulários de permissão estão disponíveis na secretaria do periódico.

Exemplo 2 Instruções do *Journal of the American Medical Association* (JAMA)[25,26]

- Numerar todas as figuras (gráficos, mapas, fotografias e ilustrações) na ordem de sua citação no texto
- Incluir um título para cada figura; um breve trecho, de preferência não mais do que 10 a 15 palavras
- Para submissões iniciais de manuscritos, as figuras devem ter qualidade suficiente para a avaliação, a análise editorial e a revisão por pares
- Se o manuscrito é aceito, os autores terão de fornecer as figuras de modo que atendam às orientações para figuras presentes nas Diretrizes para figuras em manuscritos aceitos, disponíveis em: http://jama.ama-assn.org/misc/jamatechreqfigures.pdf
- Todos os gráficos, mapas, títulos e legendas dos manuscritos aceitos serão redesenhados ou editados de acordo com o estilo e padrão do *JAMA* antes da publicação. Todas as ilustrações de manuscritos aceitos serão redesenhados pelos ilustradores médicos do *JAMA*

Imagens digitais de manuscritos aceitos

- Serão revisados para determinar se foram submetidos à modificação imprópria. Ver Diretrizes para figuras em manuscritos aceitos.

Tamanho aceitável do arquivo de figuras

- Para reduzir o tempo que leva para fazer *upload* de arquivos para o *site JAMA* e para os revisores fazerem o *download* de arquivos do *site*, é recomendável que o arquivo de dados seja compactado antes de enviado. Isso pode ser feito usando *software* específico para compactação de arquivos ou diminuindo a resolução das figuras.

Exemplo 3 Instruções do periódico *Annals of Internal Medicine*[27]

- Numere as figuras com algarismos arábicos, na ordem em que aparecem no texto
- As figuras elaboradas como anexo devem ser enumeradas como Figura Anexa 1, Figura Anexa 2, e assim por diante
- Cada figura deve ter uma legenda que começa com um título curto
- Reduza o tamanho das legendas, usando frases curtas em vez de sentenças
- Explique todos os símbolos e abreviaturas na figura, mesmo se a explicação já estiver presente no texto
- Para fotos de lâminas histológicas, forneça dados sobre a coloração e a ampliação ao final da legenda para cada parte da figura
- Se não houver escala na figura, informar a ampliação original usada durante a observação, e não a da impressão fotográfica.

Agradecimentos às fontes originais de material emprestado

- Deverão ser feitos utilizando os termos especificados pelo editor original do material.
- Se não houver um texto determinado, citar os autores, o número de referência e o editor.

- Cartas de permissão do detentor dos direitos autorais devem acompanhar o envio do material emprestado.

Exemplo 4 Instruções do periódico *Psicologia: Teoria e Pesquisa*[28]

- Deverá ser encaminhada uma figura por arquivo, com legenda e título
- O título deve ser alinhado com a largura da figura e colocado abaixo dela
- Para assegurar qualidade de reprodução, as figuras contendo desenhos deverão ser encaminhadas em qualidade para fotografia
- Como a versão publicada não poderá exceder a largura de 8,3 cm para figuras simples, e de 17,5 cm para figuras complexas, o autor deverá cuidar para que as legendas mantenham qualidade de leitura, caso redução seja necessária.

▶ B Impressão do material

As impressoras a *laser* alcançam o objetivo de produzir cópias de boa qualidade, o que é mais dificilmente conseguido nas de jatos de tinta. Em qualquer caso, a tendência atual é de o editor receber o texto e as ilustrações por meio eletrônico, mesmo que também sejam exigidas cópias impressas.

Na impressão do material, o autor verificará a qualidade dos contrastes. Na maioria dos periódicos não se aceitam figuras coloridas. O autor poderá fazer seus gráficos de, pelo menos, três maneiras:[15]

- Somente em preto e branco, situação em que não haverá confusão para distinguir segmentos de um gráfico; o contraste estará perfeitamente definido
- Além do preto e branco, o uso de tons de cinza; se mais de dois ou três tons de cinza, pode ser que não sejam facilmente distinguíveis; verificar previamente se são aceitos categorias de sombreamentos
- Optar por outra configuração: colunas com linhas diagonais, pontos ou outra forma de diferenciação.

Se o resultado final se prestar à confusão, pense em substituir a figura por tabela.

▶ C Envio de legendas

O diagramador, com base no material enviado pelo autor, comporá a figura na versão definitiva. Na ocasião, esse profissional decide o local em que a figura aparece no artigo, seja mais próxima possível de onde é mencionada pela primeira vez, seja em outra composição, na tentativa de melhor integração da figura no texto.

Os editores solicitam, ao submeter o artigo para publicação, que todas as legendas sejam listadas juntas em uma página separada. Nessa listagem, o autor poderá verificar a padronização e a coerência entre as legendas antes de submeter o artigo para publicação. Os editores solicitam também que seja mencionada qual é a fonte bibliográfica da figura, se ela não foi criada ou adaptada pelo autor.

▶ D *Checklist* para figuras

Algumas recomendações de uso geral são a seguir apresentadas.

- As instruções para autores precisam ser lidas em cada submissão; ver os exemplos recém-apresentados

- A inspeção de números recentes do periódico para o qual se planeja enviar o artigo concorre para esclarecer dúvidas. Atenção: essa busca por orientação tem justificativa se feita em periódicos de prestígio, nos quais a equipe editorial está preocupada com a qualidade e a uniformidade da informação
- As ilustrações não são inseridas no meio do texto, salvo instrução em contrário
- Toda ilustração precisa ser revisada antes de submeter o artigo para publicação. O uso de *checklist* traz objetividade ao procedimento de revisão (ver Tabela 20.6).

▶ 20.26 Fotografias

Em muitas especialidades clínicas e cirúrgicas, exemplificadas pela dermatologia e pela cirurgia plástica, usa-se amplamente a fotografia como meio de documentação científica. A

Tabela 20.6 *Checklist* para figuras

1. A figura é necessária? É autoexplicativa?
2. O título é claro e, se possível, conciso?
3. As figuras estão numeradas na ordem sequencial em que estão citadas no texto?
4. Há esclarecimentos sobre abreviaturas, símbolos e outros sinais cujo significado não seja de conhecimento geral?
5. As unidades de medida estão corretamente assinaladas?
6. Os eixos estão devidamente identificados?
7. As figuras estão citadas no texto?
8. Alguma figura já foi publicada? Em caso positivo, mencionar a fonte original e enviar a permissão do detentor dos direitos autorais para a sua reprodução. Nos documentos de domínio público, a permissão não é necessária.
9. Cada figura está em folha separada?
10. As legendas das figuras, com a respectiva numeração, estão reunidas em folha separada?
11. O número de figuras está em acordo com a categoria de artigo?
12. As reproduções fotográficas são de alta qualidade? Alguns editores aceitam, na submissão do artigo, figuras de baixa resolução, apenas o necessário para que seu conteúdo seja compreendido pelos revisores. Se o artigo é aceito, o autor deve providenciar ilustração de alta resolução, que atenda os critérios adotados no periódico científico.
13. As reproduções fotográficas estão identificadas na parte posterior? Pode ser feito por número, nome do autor e título do trabalho; também a posição correta, por exemplo, "*para cima*". Usar etiquetas coladas no verso para identificar fotografias em papel. Não usar procedimentos que possam danificar os originais, tais como, escrever no verso e usar clipes. Em geral, os negativos das fotografias não são aceitos.
14. As fotografias de pacientes permitem identificá-los? Se sim, o material deve estar acompanhado de permissão, por escrito, para ser divulgado.
15. Todas as ilustrações estão prontas para serem enviadas ao periódico científico? Se sim, averigue como as ilustrações e os demais textos digitados serão mandados. Em um único arquivo? De que forma?

fotografia em trabalhos científicos precisa retratar a realidade da maneira nítida e objetiva.[29] O rigor científico é essencial. Os resultados fotográficos são passíveis de mensuração e de análises, de forma a possibilitar boa comparabilidade entre pacientes e do mesmo paciente em diversos momentos. A credibilidade advém de cuidados na preparação das fotografias e reflete a seriedade e a lisura do autor e de seu trabalho.

O uso da fotografia com a finalidade de comunicação científica exige padronização. Para isso requer-se a uniformização de distância, altura e alinhamento da câmera fotográfica, assim como de posições, pontos de referência, angulações e outros detalhes. Por exemplo, utiliza-se a mesma distância para o registro fotográfico do pré e do pós-procedimento. Também ângulos e enquadramentos iguais.

A padronização dos procedimentos, dos equipamentos e, de maneira mais ampla, a validade das conclusões, são de responsabilidade do autor do material submetido para publicação. Esclarecimentos sobre o assunto, por vezes, existem nas instruções para autores em periódicos científicos.

▶ A Envio de fotografias

Para submeter fotografias, pode-se proceder como detalhado nas instruções do *New England Journal of Medicine* (ver 20.25A, Instruções para autores): "É possível enviar imagens de baixa resolução para revisão por pares, embora possamos também pedir arquivos em alta resolução, numa fase posterior."

As imagens de baixa resolução (por exemplo, 70 dpi) são leves e fáceis de "abrir". São as preferidas para apresentações orais. Os editores exigem para impressão imagens de alta resolução (por exemplo, 300 dpi; ver seção 16.10A, O que submeter para publicação). Por tornarem pesado o arquivo, as imagens de alta resolução são evitadas em apresentações orais.

Um bom especialista saberá orientar o autor na produção de imagens adequadas.

▶ B Vídeos

Especificações para a forma de envio de *vídeos* também figuram nas instruções para autores de muitos periódicos, dentre eles, o *JAMA* (ver os exemplos da seção 20.25) e nas normas de Vancouver (ver Tabela 20.2).

▶ 20.27 Desenhos

Basta folhear livros de biologia, anatomia, fisiologia, medicina e cirurgia para constatar a relevância que os desenhos adquiriram na transmissão do conhecimento científico. Desde a antiguidade é usado como expressão artística para representar plantas e animais.[30] No Renascimento, a área de ilustrações do corpo humano foi vitalizada. Grandes artistas da época, como Miquelangelo, Rafael e, em especial, Leonardo da Vinci conheciam bem o corpo humano e expressavam esse conhecimento em suas pinturas e observações. As figuras do livro de Vesalius – autor mencionado no prefácio deste livro e no Capítulo 4 – foram desenhadas por Jan Stephen van Calcar, discípulo do pintor Ticiano. Muitos dos principais livros para o ensino da medicina, desde então, apresentam desenhos do corpo humano e são verdadeiras obras de arte. Eis o depoimento de Frank H. Netter, 1906-1991, médico e artista norte-americano, autor de conhecido livro, repleto de desenhos magistrais de anatomia:[31] "O esclarecimento de um assunto é o objetivo de uma ilustração. Não importa quanto é bela a ilustração, o quão delicado e sutil um assunto possa ser, mas tem pouco valor como ilustração médica se não se presta a esclarecer algum assunto médico."

O desenho compete com a fotografia como meio de registrar imagens. A fotografia tem a seu favor a facilidade operacional, mas por causa da liberdade de traços, o desenho substitui a fotografia com vantagens em diversas situações. Por exemplo, na simplificação de estruturas difíceis de entender, caso de ressecção cirúrgica, plano anatômico, tecido normal, representação esquemática de lesões e estrutura química. No desenho, combina-se arte e conhecimento científico. Para produzir figuras claras com rigor, o cientista e o artista trabalham juntos realçando traços relevantes e eliminando detalhes. Outros meios de representação dificilmente conseguem ser tão didáticos. Talvez por causa da dificuldade de se encontrar profissionais especializados para compô-los, os desenhos hoje são relativamente pouco frequentes em periódicos científicos de clínica e de saúde pública.

O leitor interessado no assunto pode começar a pesquisa na internet pelo termo *ilustração científica*. *Medical illustration* é uma categoria do MeSH. Existe também uma associação, *The Association of Medical Illustrators*, iniciada em 1945.[32]

▶ 20.28 Sugestões

As figuras representam um meio de divulgação ímpar para expor os resultados de uma pesquisa. No entanto, só deverão ser incluídas em artigos científicos se absolutamente necessárias, se acrescentarem algo ao que consta do texto. Não devem ser empregadas com fins decorativos ou como informação adicional de interesse secundário. Uma característica imprescindível do material ilustrativo é a clareza. Se a radiografia de um pacinte, um eletrocardiograma, um fluxograma ou o desenho de um procedimento não forem claros, para que mostrá-los? A ilustração confusa diminui a qualidade da comunicação e pode até fazer com que o artigo seja rejeitado. Observe a frase de um aluno de pós-graduação: "Se me deparo com uma ilustração que não entendo, minha vontade é largar o artigo e procurar um outro." Essa é uma área, como em muitas outras, em que a ajuda de um bom especialista ou de pessoas com habilidade na matéria é de grande valor.

Numerosas sugestões foram formuladas no capítulo para a elaboração de figuras, sintetizadas na Tabela 20.3. Mais sobre o assunto pode ser encontrado em livros de estatística[17] e em manuais de normatização.[3,14-16] No texto, a seguir, acrescentam-se comentários adicionais sobre o assunto.

Providencie uma versão da figura o quanto antes no andamento do trabalho. Evite prepará-la no último momento, quando o texto estiver próximo de ser submetido para publicação. Dispondo de tempo para revisão, podem-se identificar erros ou formas mais eloquentes de expressão.

Os periódicos científicos variam na maneira de apresentar ilustrações. Isso significa que, para uma pessoa inteirar-se do assunto, deve ler as instruções para autores e inspecionar os últimos números do periódico ao qual planeja enviar o artigo.

Não insira ilustrações no meio do texto. É de regra que estejam separadas, exceto quando há demanda específica para fazê-lo diferentemente. O formato final do artigo, inclusive a disposição das ilustrações no texto, é tarefa de um especialista, o diagramador. Em consequência, o autor não precisa indicar, no texto, a posição de inserção das figuras. O diagramador sabe que a Figura 1 deve estar próxima ao local em que dela se fizer menção pela primeira vez e assim por diante em relação às demais ilustrações.

Verifique se, nas instruções para autores, há recomendações quanto à submissão de figuras. A opção de enviar cada figura em arquivo separado pode ser orientação do editor, com a justificativa de diminuir a possibilidade de desformatação.

Antes de enviar o artigo a um periódico, o autor deve rever o material e certificar-se de que:

- A figura que consta no artigo é a melhor forma de comunicação dos resultados; se for gráfico de barras ou de setores, pensar em substituí-lo por tabela; se houver vários gráficos, verificar quais os que poderão ser suprimidos ou sintetizados sem que percam significado e a mensagem do artigo não seja prejudicada
- Não há erros de contas e as escalas estão corretas; da mesma forma, se as legendas são adequadas e se, nos eixos, estão assinalados os nomes das variáveis, as categorias das variáveis, as unidades de medida e tudo o mais que torne a figura autoexplicativa
- Os títulos das tabelas e figuras têm disposição semelhante. Por exemplo, evite que em uma apareça o local e o ano, nessa ordem e, na outra, o inverso. O autor deve fazer com que sigam a mesma sequência de apresentação. A padronização das seções e de todo o artigo conta como fator positivo para o autor e pode auxiliar a decisão do editor em aceitar o artigo para publicação
- As figuras estão mencionadas no texto e corretamente numeradas
- Não há incoerências, dubiedade ou repetições desnecessárias entre figuras, tabelas e texto
- A cada figura corresponde uma legenda; esclarecer o significado das abreviações e dos símbolos, mesmo que seu significado esteja assinalado no texto.

Para diminuir a possibilidade de se cometerem incorreções na apresentação de figuras, há o caminho que se recomenda por todo este livro. Fazer a primeira versão e revisar, revisar e revisar. Os objetivos a se ter em conta são a simplicidade (não complicar), a relevância (a ilustração acrescenta algo além do que está no texto?) e a legibilidade da figura na versão final, a que estará estampada no periódico (a figura é compreensível?). A lista constante da Tabela 20.6 pode ser útil para revisar o material antes de submetê-lo para publicação.

Não se esquecer de que toda imagem que consta no artigo científico deve ser acompanhada por um texto que lhe dê sentido. Vale ressaltar:

"No amount of words can describe an image or an object exactly, whether it is a picture, a sculpture or a work of architecture. This is because words constitute one kind of language and imagery another, thereby creating need for translation"[33] (ou seja: *"Nenhuma quantidade de palavras descreve uma imagem ou um objeto exatamente, seja um quadro, uma escultura ou uma obra de arquitetura. Isso acontece porque as palavras constituem um tipo de linguagem e as imagens outra, criando, assim, necessidade de tradução"*).

▶ 20.29 Comentário final

Os leitores variam na habilidade de interpretação de ilustrações, mas as figuras constituem meio eficiente de resumir informações e valorizar relatos de investigação. O capítulo contém instruções para preparar figuras a serem incluídas em artigos científicos. Saber compô-las e bem utilizá-las é um misto de aprendizado e arte. As instruções do presente capítulo não se aplicam, necessariamente, a outros tipos de apresentação. Nas comunicações orais, por exemplo, explora-se com mais intensidade certas figuras, como os gráficos em barra e em setores, pouco adequadas para artigos científicos originais.

▶ 20.30 Referências

1. Squires BP. Illustrative material: what editors and readers expect from authors. Can Med Assoc J. 1990;142(5):447-9.
2. IBGE. Fundação Instituto Brasileiro de Geografia e Estatística. Normas de apresentação tabular. 3ª ed. Rio de Janeiro: IBGE; 1993.
3. Council of Biology Editors. Scientific style and format: the CBE manual for authors, editors, and publishers. 6th ed. Chicago: CBE; 1994.
4. Henry GT. Graphing data: techniques for display and analysis. Thousand Oaks: Sage Publications; 1995.
5. Universidade Federal do Paraná. Normas para apresentação de documentos científicos 10: gráficos. Curitiba: Editora UFPR; 2000.
6. Pereira MG. Epidemiologia: teoria e prática. Rio de Janeiro: Guanabara-Koogan; 1995.
7. Bulletin of the World Health Organization. Information for contributors. [acesso em 17 fev 2011]; Disponível em: http://www.who.int/bulletin/contributors/en/.
8. Snow J. Sobre a maneira de transmissão da cólera. 2ª ed. São Paulo: Hucitec-Abrasco; 1990.
9. Ministério da Saúde. Secretaria Executiva. Departamento de Informática do SUS. Rede Interagencial de Informações para a Saúde. Indicadores e Dados Básicos para a Saúde. [acesso em 04 mar 2011]; Disponível em: http://www.ripsa.org.br/php/level.php?lang=pt&component=68&item=4.
10. Ministério da Saúde. Secretaria de Vigilância em Saúde. Publicações. Saúde Brasil. [acesso em 17 fev 2011]; Disponível em: http://portal.saude.gov.br/portal/saude/Gestor/area.cfm?id_area=1693.
11. Kôudela M. Apresentação gráfica de dados na administração de empresas. Rio de Janeiro: Interciência; 1981.
12. Ministério da Saúde. Secretaria de Vigilância em Saúde. Sistema de Informações de Agravos de Notificação (Sinan). 2010 [acesso em 04 mar 2011]; Disponível em: http://portal.saude.gov.br/portal/saude/visualizar_texto.cfm?idtxt=21383.
13. Renaud S, Lorgeril M. Wine, alcohol, platelets, and the French paradox. Lancet. 1992;339:1523-5.
14. Iverson C, Flanagin A, Fontanarosa PB, Glass RM, Glitman P, Lantz JC, et al. American Medical Association manual of style: a guide for authors and editors. 9th ed. Baltimore: Williams & Wilkins; 1998.
15. American Psychological Association. Publication manual of the American Psychological Association. 5th ed. Washington (DC): APA; 2001.
16. The Chicago manual of style: the essential guide for writers, editors, and publishers. 15th ed. Chicago: University of Chicago Press; 2003.
17. Lang TA, Secic M. How to report statistics in medicine: annotated guidelines for authors, editors and reviewers. 2nd ed. Philadelphia: American College of Physicians; 2006.
18. Sena MC, Silva EF, Pereira MG. Prevalência do aleitamento materno no Distrito Federal, Brasil. Cad Saude Publica. 2002;18(3):613-21.
19. Puhan MA, ter Riet G, Eichler K, Steurer J, Bachmann LM. More medical journals should inform their contributors about three key principles of graph construction. J Clin Epidemiol. 2006;59(10):1017-22.
20. ICMJE. International Committee of Medical Journal Editors. Uniform requirements for manuscripts submitted to biomedical journals: writing and editing for biomedical publication. 2008 [acesso em 18 mai 2009]; Disponível em: http://www.icmje.org/.
21. Seeley JR. Death by liver cirrhosis and the price of beverage alcohol. Can Med Assoc J. 1960;83:1361-6.
22. Tufte ER. The visual display of quantitative information. Cheshire (CT): Graphic Press; 1983.
23. Sollaci LB, Pereira MG. The introduction, methods, results, and discussion (IMRAD) structure: a fifty-year survey. J Med Libr Assoc. 2004;92(3):364-7.
24. New England Journal of Medicine. Information for authors. [acesso em 17 fev 2011]; Disponível em: http://authors.nejm.org/help/achelp.asp.
25. JAMA. Journal of the American Medical Association. Instruction for authors. [acesso em 18 fev 2011]; Disponível em: http://jama.ama-assn.org/misc/authors.dtl.
26. JAMA. Journal of the American Medical Association. Instruction for authors. Figures in accepted manuscripts. JAMA. 2009; 302(12):E1-E2. [acesso em 4 mar 2011]; Disponível em: http://jama.ama-assn.org/misc/jamatechreqfigures.pdf.
27. Annals of Internal Medicine. Information for authors. [acesso em 10 fev 2011]; Disponível em: http://www.annals.org/site/shared/menu_authors.xhtml.
28. Psicologia: Teoria e Pesquisa. Normas para publicação. [acesso em 16 fev 2011]; Disponível em: http://www.scielo.br/revistas/ptp/pinstruc.htm.
29. Hochman B, Nahas FX, Ferreira LM. Fotografia aplicada na pesquisa clínico-cirúrgica. Acta Cir Bras. 2005;20(Supl. 2):19-25.
30. Hodge GP. Medical illustration: a requisite for all medical journals. J Occup Med. 1966;8(6):295-300.
31. Netter FH. Atlas de anatomia humana. 4 ed. Rio de Janeiro: Elsevier; 2008.
32. The Association of Medical Illustrators. [acesso em 17 fev 2011]; Disponível em: http://www.ami.org/.
33. Adams LS. The methodologies of art. Colorado: Westview Press; 1996:xiii.

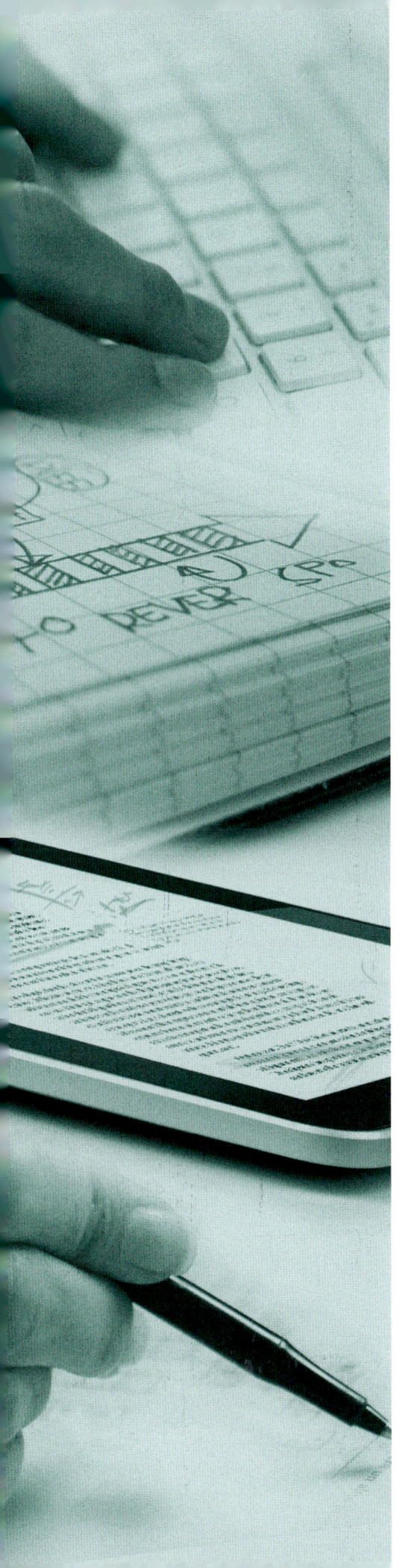

21

Ética

Ética e ciência precisam andar de mãos dadas.
Richard C. Cabot, médico norte-americano, 1868-1939.

A investigação científica e seu relato têm regras próprias. Essas regras estão fundamentadas em princípios universais, dentre os quais, não faltar com a verdade e estar em conformidade com os preceitos éticos vigentes. O capítulo tem início com considerações gerais sobre ética em pesquisa e apresentação dos principais documentos internacionais e das normas adotadas no Brasil. Em seguida, são abordados temas sobre ética úteis para o relato de investigações. O foco do capítulo é a ética da pesquisa em seres humanos. O tema pesquisa com animais está restrito à seção 21.21.

▶ 21.1 Ideias básicas

Três ideias principais permeiam a ética na pesquisa e na comunicação científica:[1-3]

- Rigor metodológico
- Respeito à dignidade e aos direitos das pessoas envolvidas
- Honestidade e transparência na produção do conhecimento e no seu relato.

Como corolário dessas ideias gerais, três agressões à ética são relacionadas na Tabela 21.1.

▶ 21.2 Rigor científico

Um dos princípios da Declaração de Helsinque sinaliza que *"a pesquisa envolvendo seres humanos deve estar conforme os princípios científicos geralmente aceitos e deve basear-se em conhecimento profundo da literatura científica (...)"*.

▶ A Tem sentido fazer pesquisa com pouco rigor metodológico?

Qual é a utilidade de uma informação proveniente de pesquisa com pouco rigor metodológico? As conclusões de investigação realizada sem esmero tendem a ser desprezadas pela comunidade científica. Para ser ética, uma pesquisa tem de ter mérito científico. Os métodos adotados precisam estar adequados para alcançar os objetivos da investigação, pois só assim os resultados encontrados podem ser confiáveis e úteis. O relato da pesquisa deve indicar claramente, em seus devidos lugares, as explicações para o apropriado entendimento e julgamento do que foi feito. Embora o rigor científico seja essencial, não justifica todos os procedimentos.

Questões sobre rigor metodológico e validade científica de uma investigação são aqui mencionadas apenas brevemente, pois são assunto da maioria dos capítulos desta obra.

Tabela 21.1 Três agressões à ética

Pesquisa metodologicamente deficiente.
Investigação em que haja danos evitáveis aos participantes.
Relato distorcido ou pouco claro dos resultados da investigação.

▶ B Agressões ao rigor científico

As pessoas experientes em comunicação científica sabem que existem incorreções ou distorções nos relatos de resultados de muitas pesquisas (ver os exemplos anexos). Na maioria das vezes, as falhas não são intencionais. Correm por conta da ingenuidade, do desconhecimento, da superficialidade, do descompromisso, da acomodação, da impossibilidade de proceder de maneira diferente. A descrição honesta da pesquisa permite ao leitor experiente afastar ou suspeitar da presença de distorções e mesmo a sua direção e magnitude. Parte substancial da avaliação crítica de artigos fundamenta-se na análise qualitativa desses aspectos de validade interna. Daí a conveniência de o autor dominar os princípios da avaliação crítica da informação científica para incorporar os devidos esclarecimentos no relato de sua pesquisa. O mesmo raciocínio aplica-se ao revisor e ao editor de periódico científico, que necessitam desses conhecimentos para bem avaliar artigos científicos.

Exemplos 21.2B Distorções em pesquisas

Eis algumas situações para reflexão (ver também 23.2B, Agressões à validade científica).

Na revisão da literatura, cita-se uma obra tendo o autor lido apenas o título, no máximo o resumo.

Com o uso de um delineamento considerado fraco, do tipo relato de caso ou série de casos, conclui-se pela existência de relação causal entre a aplicação de um produto e seus alegados benefícios. Os resultados obtidos com o uso dos delineamentos mencionados não formam base suficientemente sólida de sustentação para tal conclusão.

No seguimento dos pacientes, muitos casos são perdidos desfigurando as características da amostra inicial e o fato é omitido no relato da investigação.

Na coleta de dados, tenta-se apaixonadamente provar um ponto de vista e deturpa-se o significado do que se encontra para se enquadrar naquilo que se procura.

Na análise dos dados, numerosas comparações são efetuadas sem hipótese prévia para conduzi-las e, no relato, não é esclarecida que houve busca às cegas por resultados estatisticamente significativos; nessa eventualidade, há probabilidade elevada de resultados falso-positivos, o erro do tipo 1.

Investiga-se um tema com amostra de pequeno tamanho sem atinar que as conclusões podem ser influenciadas pelo tamanho da amostra; no caso, tem-se probabilidade elevada de resultados falso-negativos.

Na interpretação dos resultados, o autor não é equilibrado na ponderação dos prós e dos contras da investigação.

Os dados apresentados e sua interpretação são confusos ou inadequados, não fornecendo apoio suficiente para as conclusões.

Na decisão de publicar, priorizam-se os resultados positivos e deixa-se de divulgar os achados negativos.

▶ 21.3 Ética e experimentação médica

A ética é um campo clássico de reflexão, tendo suas origens na filosofia moral grega, há mais de 2.500 anos. Datam dessa época os escritos atribuídos a Hipócrates, 466-377 a.C, destinados a nortear a atividade médica. Dentre os postulados enunciados pelo médico grego, que são centrais na ética moderna, estão o absoluto respeito pela pessoa humana e a precedência dos interesses do paciente acima de quaisquer considerações.

A experimentação médica no ser humano é um acontecimento recente na história da humanidade. Antes do século 20, estava limitada quase que exclusivamente à autoexperimentação ou, no máximo, à investigação de parentes ou conhecidos que serviam de voluntários. O enorme progresso das ciências biológicas no último século associou-se à intensificação da experimentação humana e apareceram menções, na literatura leiga e na especializada, à forma incorreta como algumas eram conduzidas.[4,5] Acontecia que os riscos a que as pessoas se expunham não eram satisfatoriamente explicados e algumas nem sabiam que estavam sendo investigadas, embora graves consequências pudessem advir dessa experimentação.

21.4 Documentos de repercussão internacional

Uma pessoa não nasce ética, ela se torna ética em ambientes favoráveis ao seu florescimento. O filósofo irlandês Bertrand Russell, 1872-1970, referindo-se aos seus anos de formação nos deu o seu depoimento: *"O único hábito de real valor que adquiri foi o da honestidade intelectual."*

Uma garantia de proteção aos participantes de uma pesquisa é o fato de estarem participando de uma investigação feita por pessoa cientificamente qualificada, conhecedora do tema em questão e que, em sua vida diária, incorpora a prática do respeito aos direitos do ser humano. Em outras palavras, alguém com boa postura científica, moral e ética. Embora essencial, as qualidades do investigador, por si, não são suficientes, passíveis que estão a cometer erros, omissões e a sofrer pressão de natureza diversa. Até poucas décadas atrás, toda decisão sobre ética em pesquisas ficava no arbítrio pessoal, mas não é mais assim. Os procedimentos da investigação precisam estar em acordo com a ética vigente na sociedade. Cada país desenvolve diretrizes próprias de pesquisa envolvendo seres humanos, que emanam de princípios éticos internacionalmente aceitos.

Após o término da Segunda Guerra Mundial, em 1945, apareceram as primeiras normas a alcançar repercussão internacional. As mais conhecidas são a de Nuremberg e a de Helsinque, sendo essa última a mais utilizada. Há ainda outras que adotaram os princípios estabelecidos em Nuremberg e Helsinque e os estenderam para aplicação em aspectos específicos e trouxeram maior clareza e especificidade às recomendações.

A Código de Nuremberg

O Código de Nuremberg foi publicado em 1947, logo após o término da Segunda Guerra Mundial. Na ocasião, estavam bem presentes as transgressões éticas cometidas durante aquele conflito internacional, trazidas para debate por ocasião dos processos de guerra na cidade de Nuremberg, na Alemanha. No Código constam, dentre as dez recomendações a serem seguidas nos experimentos em seres humanos, a obrigatoriedade do consentimento voluntário do participante, a necessidade de a investigação apoiar-se em resultados de experiência com animais e de ser realizada por pessoas cientificamente qualificadas.[6]

B Declaração de Helsinque

A Declaração de Helsinque data de 1964.[7] Retomou-se a de Nuremberg e foram expandidas as normas para pesquisas e direitos humanos. Reformulada em diversas assembleias médicas mundiais, conservou a essência e a denominação que a tornou famosa. No seu bojo está explícita a necessidade de um protocolo que contenha detalhes da investigação, inclusive com declaração sobre considerações éticas, a ser examinado por comissão independente. Acrescenta ainda que todo o cuidado precisa ser tomado a fim de respeitar a privacidade do indivíduo e que os interesses dele devem prevalecer sobre os da ciência e da sociedade. Na Declaração de Helsinque, foram registradas normas para pesquisas clínicas e não clínicas, pois, até então, a ênfase concentrava-se em investigações sobre terapêutica.

C Relatório Belmont

Em 1972, a sociedade estadunidense tomou conhecimento do Estudo Tuskegee, então sendo realizado no estado do Alabama, sul do país.[3 p.757, 8] Desde 1932, cerca de 400 afro-americanos pobres portadores de sífilis latente eram acompanhados. Permaneceram sem medicação, embora existisse tratamento eficaz por meio de antibiótico a partir da década de 1940.

Diante da repercussão das revelações sobre o Estudo Tuskegee, a investigação foi interrompida e criada comissão para pronunciar-se sobre o assunto. A comissão completou seu trabalho em 1978, elaborando os *Princípios éticos e diretrizes para a proteção de sujeitos humanos nas pesquisas* e que ficaram conhecidos como Relatório Belmont – nome do local no Estado de Mariland onde o texto foi composto e divulgado. O relatório contém a descrição dos três princípios éticos básicos que norteiam as pesquisas envolvendo seres humanos: o *respeito pelas pessoas,* a *beneficência* e a *justiça.* Esses princípios são os mesmos hoje adotados, com pequenos ajustes (ver Tabela 21.2). Como parte do relatório, há menção às exigências a serem levadas em conta. Em suma:

- A necessidade do *consentimento informado,* que se refere ao *princípio do respeito pelas pessoas*
- A avaliação de *riscos e benefícios,* expressão do *princípio da beneficência*
- A exigência de *procedimentos e resultados justos na seleção dos sujeitos* de pesquisa, concernente ao *princípio da justiça.*

Tabela 21.2 Princípios éticos básicos da pesquisa em seres humanos*

Princípios éticos	Significado
Beneficência	Fazer o bem; o pesquisador é responsável pelo bem-estar do participante no que diz respeito ao estudo.
Não maleficência	Riscos reduzíveis ao mínimo; danos previsíveis devem ser evitados.
Autonomia	Ter direito à informação; respeito à decisão das pessoas.
Justiça	Em conformidade com o direito; equidade; proteção especial dos grupos vulneráveis.

* De acordo com a corrente principalista, segundo Beauchamp & Childress 2001.[2]

▶ D Diretrizes do Conselho das Organizações Internacionais de Ciências Médicas (CIOMS)

As *Diretrizes internacionais para pesquisas biomédicas envolvendo seres humanos*, publicadas pela primeira vez em 1982 e revistas a cada década (em 1993 e 2002), foram elaboradas sob a égide do CIOMS (*Council for International Organizations of Medical Sciences*).[9,10] Contêm indicação de como os princípios éticos incorporados à Declaração de Helsinque poderiam ser efetivamente aplicados, o que as tornaram importante fonte de informação para a operacionalização da Declaração de Helsinque.

As *Diretrizes internacionais para a revisão ética de estudos epidemiológicos*, do mesmo CIOMS, datam de 1991.[11] Elas subsidiaram a revisão das *Diretrizes internacionais para pesquisas biomédicas envolvendo seres humanos*, de 1993.

A nova versão da *International Ethical Guidelines for Epidemiological Studies* foi divulgada em 2009. Contém 24 diretrizes, acompanhadas com comentários, o contexto histórico, o processo de revisão da versão anterior e uma descrição dos princípios éticos gerais.[11] As diretrizes estabelecem orientações sobre ética para estudos epidemiológicos, assim como para aqueles que revisam, patrocinam ou participam de tais estudos. Em apêndice encontra-se relação de itens a serem incluídos em protocolo de pesquisa epidemiológica envolvendo seres humanos.

▶ 21.5 Bioética

Nas últimas décadas do século 20 avolumou-se o debate em torno da *bioética* – literalmente, *ética da vida*.[2,3,12,13] O termo foi utilizado pela primeira vez, em 1971, pelo cancerologista norte-americano Van Potter, 1911-2001. Desde então, a bioética firmou-se como campo de estudo interdisciplinar de situações e problemas criados pelas descobertas na área biomédica e, em especial, espaço para reflexão, de modo que oriente o saber biomédico e tecnológico, visando à proteção, cada vez mais responsável, da vida humana.

▶ 21.6 Normas brasileiras de ética em pesquisa em seres humanos

No Brasil, os princípios básicos da ética na pesquisa estão contemplados no documento do Ministério da Saúde, do ano de 1996, sobre *Diretrizes e Normas Regulamentadoras de Pesquisas Envolvendo Seres Humanos*, aprovadas pelo Conselho Nacional de Saúde. Este documento é referido como a Resolução 196/96[1] e substituiu outra, de número 1/88, que vigorava até então.[14] Em seu conteúdo, está explicitado que: [1 seção III.1]

"A observação dos princípios éticos na pesquisa implica em:

a) consentimento livre e esclarecido dos indivíduos-alvo e proteção a grupos vulneráveis e aos legalmente inca-

pazes (autonomia). Nesse sentido, a pesquisa em seres humanos deverá sempre tratá-los com dignidade, respeitá-los em sua autonomia e defendê-los em sua vulnerabilidade;

b) ponderação entre riscos e benefícios, tanto atuais como potenciais, individuais ou coletivos (beneficência), comprometendo-se com o máximo de benefícios e o mínimo de danos e riscos;

c) garantia de que danos previsíveis serão evitados (não maleficência); e

d) relevância social da pesquisa com vantagens significativas para os sujeitos da pesquisa e minimização do ônus para os sujeitos vulneráveis, o que garante a igual consideração dos interesses envolvidos, não perdendo o sentido de sua destinação sócio-humanitária (justiça e equidade)."

Completam a Resolução 196/96, a qual constitui referência maior no Brasil, outras resoluções que vão sendo produzidas como resposta às necessidades identificadas de regulamentação (ver Tabela 21.3).

Tabela 21.3 Resoluções do Conselho Nacional de Saúde, do Ministério da Saúde, sobre normas para pesquisas envolvendo seres humanos

N.º 196 de 10/10/1996 – Diretrizes e Normas Regulamentadoras de Pesquisas envolvendo Seres Humanos; revogada a Resolução 01/88.
N.º 240 de 5/7/1997 – Define representação de usuários nos CEP e orienta a escolha.
N.º 251 de 7/8/1997 – Contempla a norma complementar para a área temática especial de novos fármacos, vacinas e testes diagnósticos e delega aos CEP a análise final dos projetos nessa área, que deixa de ser especial.
N.º 292 de 8/7/1999 – Estabelece normas específicas para a aprovação de protocolos de pesquisa com cooperação estrangeira, mantendo o requisito de aprovação final pela CONEP, após aprovação do CEP.
N.º 303 de 6/7/2000 – Trata de norma complementar para a área de Reprodução Humana, estabelecendo subáreas que devem ser analisadas na Conep e delegando aos CEP a análise de outros projetos da área temática.
N.º 304 de 9/8/2000 – Contempla norma complementar para a área de Pesquisas em Povos Indígenas.
N.º 340 de 8/7/2004 – Aprova as Diretrizes para Análise Ética e Tramitação dos Projetos de Pesquisa da Área Temática Especial de Genética Humana.
N.º 346 de 13/01/2005 – Aborda os projetos multicêntricos.
N.º 347 de 13/01/2005 – Aprova as diretrizes para análise ética de projetos de pesquisa que envolva armazenamento de materiais ou uso de materiais armazenados em pesquisas anteriores.
N.º 370 de 08/03/2007 – Diz respeito ao registro, credenciamento ou renovação de registro e credenciamento do CEP.
N.º 441 de 12/05/2011 – Trata do armazenamento de material biológico humano ou uso de material armazenado em pesquisas anteriores.

Fonte: Conselho Nacional de Saúde, Ministério da Saúde.[15]
CEP = Comitê de Ética em Pesquisa; CONEP = Comitê Nacional de Ética em Pesquisa.

21.7 Comitês de ética em pesquisa

Não bastam diretrizes e normas para regular investigações em seres humanos. Precisa haver estrutura que estimule sua adoção e possibilite acompanhar sua aplicação nas situações do dia a dia.

A Estrutura organizacional de apoio

No Brasil, a organização para análise e acompanhamento da ética das pesquisas foi criada. Existe o órgão central, o Comitê Nacional de Ética em Pesquisa (CONEP), do Ministério da Saúde, e os comitês de ética em pesquisa (CEP), descentralizados.[16,17] Esses últimos são "colegiados interdisciplinares e independentes, com ´munus público´, de caráter consultivo, deliberativo e educativo, criados para defender os interesses dos sujeitos da pesquisa em sua integridade e dignidade e para contribuir no desenvolvimento da pesquisa dentro de padrões éticos."[1 seção II.14]

Munus público, segundo o dicionário Michaelis, "é o encargo ou ônus, conferido pela lei e imposto pelo Estado aos cidadãos e aos membros de certas classes profissionais, em benefício coletivo...".

Pelas normas brasileiras de pesquisa, toda investigação em seres humanos deve ser submetida à apreciação de um comitê de ética em pesquisa. Nas instituições em que se fazem investigações desse tipo, constitui-se comitê, conforme as necessidades. Em sua ausência, o investigador principal do projeto deve apresentá-lo para apreciação em comitê de outra instituição. Essas e outras instruções estão contidas na Resolução 196/96 do Ministério da Saúde,[1] o qual dispõe de uma página na internet, construída para se acompanhar as atividades do Comitê Nacional de Ética em Pesquisa (CONEP) e as mudanças na legislação.

B Protocolo da pesquisa

O propósito da avaliação ética é assegurar que os investigadores hajam proposto e resolvido satisfatoriamente as possíveis objeções éticas. A avaliação se faz por meio da análise das características da pesquisa descritas no respectivo protocolo. Entende-se por protocolo da pesquisa o conjunto de documentos enviados para análise pelo CEP. O comitê funciona como barreira, por tentar evitar que sejam realizadas investigações em desacordo com as normas ou que os resultados esperados não justifiquem a sua execução.

21.8 O que relatar no artigo sobre os aspectos éticos da investigação

O procedimento adotado pelos pesquisadores para lidar com os aspectos éticos da investigação deve estar descrito no artigo científico.[18] Na Tabela 21.4, constam as recomendações do Grupo de Vancouver para relatar os experimentos. Pelo menos dois tópicos são mencionados na seção de método, sempre que pertinentes.[19]

- A declaração de que a investigação está em conformidade com as normas vigentes de ética em pesquisa em

Tabela 21.4 As normas de Vancouver sobre proteção a seres humanos e animais participantes de investigação

Ao relatar experimentos com seres humanos, os autores devem indicar se os procedimentos seguidos estavam de acordo com os padrões éticos do comitê responsável por experimentação humana (institucional ou nacional) e com a Declaração de Helsinki de 1975, revisada em 2000.* Em caso de dúvida sobre se a pesquisa foi feita de acordo com a Declaração de Helsinki, os autores devem explicar a fundamentação lógica de sua abordagem e mostrar que o corpo de revisão institucional aprovou explicitamente os aspectos duvidosos do estudo.

Ao relatar experimentos com animais, os autores devem ser solicitados a indicar se foram seguidas orientações institucionais e nacionais de proteção e uso de animais em laboratório.

Fonte: Vancouver 2008: seção II.F.[18]
* Nota do tradutor: no Brasil, referir-se à Resolução 196/96, do Ministério da Saúde.[1]

seres humanos; essa declaração está fundamentada na aprovação do protocolo da investigação por comissão de ética em pesquisa
- O consentimento informado obtido dos sujeitos da pesquisa ou de seus representantes (assunto da próxima seção).

Alguns editores brasileiros exigem declaração formal sobre esses assuntos e fornecem, inclusive, modelos para a comunicação entre autor e editor (ver exemplos). Há, por vezes, solicitação do número do protocolo de aprovação do Comitê de Ética em Pesquisa e mesmo cópia da aprovação. A maioria, porém, afasta-se dessa postura burocrática e adota política elegante de acreditar nas declarações do autor – como, aliás, acontece com as afirmações de cunho metodológico, que não necessitam de comprovação. Contenta-se com o esclarecimento no próprio artigo científico.

Os aspectos éticos de uma pesquisa não estão restritos à aprovação pelo comitê e ao consentimento do sujeito. Esse consentimento, inclusive, nem é necessário em muitas situações. Os aspectos éticos envolvem outras dimensões da investigação, dentre as quais a privacidade (ver a seguir) e a validade científica (ver 21.2).

Exemplos 21.8 Abordagem de aspectos éticos da investigação

Exemplo 1 Relato sucinto dos aspectos éticos da investigação no artigo científico

O estudo foi aprovado pelo Comitê de Ética em Pesquisa da Universidade de Brasília. Todos os participantes assinaram o termo de consentimento livre e esclarecido.

Exemplo 2 Modelo de declaração de ética para ser enviado ao editor do periódico se for solicitado

Declaro que a pesquisa (nome da pesquisa) atendeu aos procedimentos previstos na Resolução 196/96 do Conselho Nacional de Saúde, tendo sido aprovada previamente pelo Comitê de Ética em Pesquisa de minha instituição.

No caso de locais que não disponham de comitê, informa-se em qual foi aprovado o protocolo de pesquisa.

▶ 21.9 Consentimento para participação na pesquisa

Consentimento significa permissão, concordância, aquiescência, anuência. No caso dos voluntários para uma pesquisa, significa permissão concedida pelo participante ou seu representante legal para a realização de procedimentos necessários para alcançar os objetivos da investigação. O objetivo do consentimento é a proteção aos participantes de uma investigação.[2,20]

▶ A Componente do consentimento

O consentimento, também dito *consentimento informado* (*informed consent*, em inglês), inclui três componentes: a *informação,* o *entendimento* e a *voluntariedade.*

O voluntário deve receber a informação adequada sobre a natureza da pesquisa e os riscos que envolvem os procedimentos a serem realizados.

A informação dada ao participante deve ser entendida por ele. O pedido de consentimento é um momento para troca de informações e para o estabelecimento de relações transparentes e íntegras.

Após o entendimento, solicita-se a assinatura do participante ou de seu representante legal em documento próprio (ver Tabela 21.5). Como há o poder de decisão, o indivíduo pode optar por participar e, posteriormente, revogar esse consentimento.

No documento do Ministério da Saúde, utiliza-se o termo *consentimento livre e esclarecido* definindo-o como "a anuência do sujeito da pesquisa e/ou de seu representante legal, livre de vícios (simulação, fraude ou erro), dependência, subordinação ou intimidação, após explicação completa e pormenorizada sobre a natureza da pesquisa, seus objetivos, métodos, benefícios previstos, potenciais riscos e o incômodo que esta possa acarretar, formulada em um termo de consentimento, autorizando sua participação voluntária na pesquisa." [1 seção II.11]

▶ B Riscos inerentes aos estudos experimentais e aos observacionais

Os princípios do consentimento foram desenvolvidos tendo em perspectiva as investigações que testam intervenção, caso dos ensaios clínicos de avaliação de drogas e procedimentos médicos e cirúrgicos. Tais pesquisas oferecem riscos potencialmente maiores comparados aos estudos não experimentais (observacionais ou epidemiológicos). Muitas investigações observacionais restringem-se apenas a entrevistas – com perguntas do tipo: você fuma? Quantos cigarros são consumidos ao dia? O seu filho tem caderneta de saúde? A caderneta está preenchida? Não há contato com substâncias agressivas, nem exames complementares de diagnóstico. Considerá-las como envolvendo riscos semelhantes às pesquisas experimentais é um exagero. Uma apreciação sobre ética por tipo de estudo é assunto das seções 21.15 a 21.19.

▶ 21.10 Privacidade e confidencialidade

Privacidade e confidencialidade são termos relacionados (ver Tabela 21.6). O Grupo de Vancouver pronunciou-se sobre a proteção à privacidade e o sigilo na pesquisa, da maneira como se encontra na Tabela 21.7.

A privacidade de cada indivíduo é um princípio consagrado nas sociedades democráticas. Uma pesquisa pode abranger a coleta de dados que, se divulgados para determinado público ou meio de comunicação, tenham o potencial de causar prejuízo ou constrangimento às pessoas envolvidas. Quando participa de uma pesquisa, o voluntário confia que sua identidade não será revelada sem autorização. Espera também que o acesso ao banco de dados da pesquisa seja controlado, seguro, de modo a não haver vazamento de informações. Notícias periódicas na mídia brasileira apontam para a quebra indevida de dados confidenciais de brasileiros, na esfera comercial e política principalmente, o que configura crime contra a credibilidade das instituições.

Tabela 21.5 O que deve conter o consentimento informado

As incertezas que levaram à realização do estudo.
Os objetivos e os procedimentos que serão utilizados na pesquisa.
Os potenciais desconfortos e riscos e os benefícios esperados.
Os conhecimentos que serão adquiridos.
A liberdade de o sujeito se recusar a participar da pesquisa ou retirar seu consentimento, sem penalização alguma e sem prejuízo ao seu cuidado.
A garantia do sigilo que assegure privacidade dos participantes quanto aos dados confidenciais envolvidos na pesquisa.

Fonte: adaptada da Resolução 196/1996, do Conselho Nacional de Saúde.[1]

Tabela 21.6 Privacidade e confidencialidade na prática médica

Privacidade: condição em que o indivíduo se encontra livre de ser perturbado ou de ficar exposto à atenção do público. Em alguns países, há serviços com comissários de polícia para garantir esse direito, mas, em geral, ele é violado pela mídia que obtém grandes lucros pela exploração do sensacionalismo e da indiscrição. Em ética médica, as regras e os regulamentos que controlam a privacidade e o acesso sobre condições pessoais de saúde variam de lugar para lugar e estão frequentemente em mudança. O direito à privacidade, por outro lado, afeta os estudos epidemiológicos, exigindo autorizações especiais e diálogo esclarecedor entre as partes interessadas. As informações obtidas são sempre de caráter confidencial e devem ser utilizadas de modo a não violar a confidencialidade e a privacidade das pessoas.
Confidencialidade: obrigação de não fornecer informações a terceiros sobre os casos que estão ou estiveram sob atenção médica. Direito do paciente de não ter divulgado seu diagnóstico ou quaisquer dados sobre seu estado de saúde. As informações contidas nas fichas médicas, em registros ou arquivos médicos são confidenciais e não podem ser consultadas por terceiros sem autorização expressa do interessado ou do responsável por ele. A consulta a tais informações, para estudos epidemiológicos ou clínicos, deve contar com a autorização de uma comissão de ética da instituição ou dos que assumem essa responsabilidade.

Fonte: adaptada de Rey 2004.[21]

Tabela 21.7 Normas de Vancouver sobre privacidade e sigilo de pacientes e participantes de investigação

Os pacientes têm direito à privacidade, que não deve ser infringida sem consentimento informado. Informações que identifiquem o paciente, incluindo seus nomes, iniciais ou números no hospital, não devem ser publicadas em forma de texto, fotografias e heredogramas, a menos que sejam essenciais para os propósitos científicos e que o paciente (ou seus responsáveis) dê consentimento informado por escrito para a publicação. Nesse caso, o consentimento informado exige que o original a ser publicado seja mostrado ao paciente.

Os autores devem revelar a esses pacientes se algum material potencialmente identificável poderá ser disponibilizado via internet, bem como em versão impressa, após a publicação. O consentimento do paciente deve ser por escrito e arquivado seja com o autor, o periódico ou ambos. Regulamentos e leis locais podem variar, e os periódicos devem estabelecer suas próprias políticas com apoio legal.

Detalhes identificadores devem ser omitidos se não forem essenciais. Entretanto, o anonimato completo dificilmente será alcançado, e o consentimento informado deverá ser obtido se houver qualquer dúvida. Por exemplo, cobrir a região dos olhos em fotografias de pacientes é uma forma inadequada de proteger o anonimato. Se as características identificáveis forem modificadas para proteger o anonimato, como no caso dos *pedigrees* genéticos, os autores devem dar garantia de que as alterações dos dados não distorcem o seu significado científico.

A exigência do consentimento informado deve ser incluída nas instruções para autores. Quando for obtido consentimento informado, ele deverá ser indicado no artigo publicado.

Fonte: Vancouver 2008: seção II.E.1.[18]

Uma questão delicada, a ser considerada, é a publicação de informações e pesquisas que possam estigmatizar certos grupos da população: por exemplo, em relação à Aids, alcoolismo e consumo de drogas ilícitas.

Editores requerem informação sobre o consentimento de pacientes para que apareçam seus retratos em relato de casos ou tomadas providências a fim de que as pessoas retratadas não sejam identificadas.

▶ 21.11 Publicação de artigos eticamente inadequados

Os artigos eticamente inadequados devem ou não ser publicados? Na Declaração de Helsinque, há a recomendação de que os resultados de pesquisas realizadas em desacordo com os princípios da Declaração não devam ser publicados. O motivo seria desencorajar a realização de pesquisas com essa conotação. Embora muitos editores adotem essa recomendação, não há consenso, ainda, sobre a matéria.[19] Os que discordam da postura de proibir a publicação alegam que, se a recomendação fosse seguida, estar-se-ia criando a falsa impressão de que estudos que infringem princípios éticos não estariam sendo realizados. A alternativa seria publicá-los, com base na relevância científica e oportunidade da divulgação. A responsabilidade é colocada no investigador e autor do artigo de explicar o seu procedimento. O artigo poderia estar acom-

panhado de editorial crítico, apontando os princípios éticos infringidos na investigação.

▶ 21.12 Credibilidade da literatura científica

A premissa dos que usam a literatura científica como fonte de informação é a de que as pesquisas são realizadas e relatadas com honestidade.

▶ A Triagem pela revisão por pares

Em diversas partes deste e, principalmente, do Capítulo 17, é realçado que o revisor e o editor, antes da decisão de publicá-lo, emitem opinião sobre a qualidade do artigo. Se forem identificadas situações consideradas agressões a aspectos científicos e éticos da pesquisa, os autores podem ser questionados e instados a esclarecê-los. Assim, o relato da investigação deve contemplar, de antemão, os detalhes que serão avaliados na revisão por pares. Quando autores e editores descobrem erro, após o texto ser publicado, divulgam correções ou erratas, que aparecem no mesmo periódico em que o artigo foi publicado.

▶ B O que os usuários da literatura científica esperam dos autores

Um mínimo a esperar dos autores de um artigo científico, em relação ao tema do capítulo, pode ser sintetizado em quatro pontos:

- Os dados publicados foram corretamente reunidos, analisados e interpretados
- Um relato rigoroso foi preparado em termos científicos, honesto e imparcial, independente de os resultados serem positivos ou negativos
- Há esclarecimentos sobre os aspectos éticos da pesquisa, no próprio artigo e no material que o acompanha, sem olvidar explicações sobre o consentimento informado, as fontes de financiamento e os potenciais conflitos de interesses
- A publicação do artigo é feita em periódico que utiliza a revisão por pares, sem demora além da razoável a partir do fim da investigação; apenas o tempo suficiente para preparar o artigo e tê-lo aprovado para publicação.

▶ 21.13 Comportamentos indevidos

Por vezes, tomamos conhecimento de outro tipo de erro, intencional, que caracteriza a fraude.[22,23] Segundo o dicionário Aurélio, fraude é "qualquer ato ardiloso, enganoso, de má-fé, com o intuito de lesar ou ludibriar ...".

A desonestidade intelectual se processa de muitas maneiras. São exemplos a fabricação, a falsificação ou modificação de dados, o plágio, a omissão, a parcialidade, a atribuição de autoria indevida e a publicação secundária inapropriada.[24] Uma fonte privilegiada para atualizar-se no assunto é o *Office of Research Integrity (ORI)*.[25]

▶ A Fabricação e falsificação de dados

A fabricação, a falsificação e a modificação de dados distorcem o conhecimento científico. Os que fraudam minam a credibilidade da ciência, que, nessa área, é essencial. A ciência baseia-se na confiança, a qual, uma vez violada, choca. Os editores, revisores e leitores partem do pressuposto de que os dados publicados foram honestamente reunidos, analisados, interpretados e divulgados. Se há desconfiança sobre o trabalho dos autores, nos seus resultados e conclusões, haverá desconfiança também no conhecimento disponível e perde o sentido o uso das evidências para tomadas de decisão.

No passado, os livros de registro de laboratório, em que se anotava sequencialmente o que acontecia na pesquisa, dificultavam o dolo. A substituição desses livros pelo registro eletrônico em computador dificultou o controle. Um erro intencional não é facilmente detectado. Em algumas ocasiões, suspeita-se de fabricação ou falsificação de dados pela impossibilidade de obter os mesmos resultados quando o procedimento é repetido (ver exemplos). Em outras, porque o achado é implausível. Alguma coincidência pode ser responsável pela desconfiança. O Grupo de Vancouver pronunciou-se a respeito, com recomendações de caráter preventivo e corretivo, a seguir especificadas.

- Os editores devem solicitar aos autores pronunciamento por escrito sobre a responsabilidade da pesquisa e também para ter acesso aos dados, caso seja necessário. Se essas condições não forem satisfeitas, não se publica o artigo
- No caso de suspeita de fraude científica, a matéria deve ser esclarecida (ver Tabela 21.8). Em geral, a investigação sobre fraude é conduzida na instituição em que o trabalho foi realizado (ver exemplos).

O caminho para esclarecer fraudes passa pela formação de comissão de pessoas experientes que atuem na mesma área do conhecimento e na de Direito. Daí a conveniência de o investigador guardar a documentação referente a sua pesquisa, incluindo os dados coletados, os resultados intermediários e os finais. O *Committee on Publication Ethics* (COPE) é uma

Tabela 21.8 Normas de Vancouver sobre conduta em caso de fraude científica

Se surgirem dúvidas substanciais sobre a honestidade ou a integridade do trabalho, quer submetido, quer publicado, é responsabilidade do editor assegurar que a questão seja adequadamente rastreada, normalmente pela instituição que patrocina os autores.
Todavia, não é tarefa dos editores conduzir uma investigação completa ou fazer determinações; essa responsabilidade é da instituição na qual o trabalho foi feito ou da agência de fomento.
O editor deve ser imediatamente informado da decisão final, e, se um trabalho fraudulento tiver sido publicado, a revista deve imprimir uma retratação.
Se esse método de investigação não permitir uma conclusão satisfatória, o editor pode decidir conduzir sua própria investigação.
Como alternativa à retratação, o editor pode decidir publicar uma nota de interesse sobre aspectos da condução ou integridade do trabalho.

Fonte: Vancouver 2008: seção III.B.[18]

organização internacional, fundada em 1997 para, dentre outras atribuições, servir de apoio aos editores em casos de suspeita de conduta fraudulenta.[26]

Exemplos 21.13A Fraudes detectadas em pesquisas

Exemplo 1 Duas situações de fraude

Dois casos de fraude que alcançaram repercussão internacional foram a do norueguês Jon Sudbo e a do sul-coreano Hwang Woo-Suk, em artigos publicados, respectivamente, nos periódicos *Lancet e Science*, em 2005.[22]

O norueguês utilizou pacientes fictícios para indicar que o uso de analgésicos ajudaria a prevenir câncer da boca. Suspeitou-se de fraude porque a base de dados utilizada não existia nos anos citados no estudo. A coincidência de datas de nascimento em centenas de casos reforçou a suspeição. A fraude foi comprovada por comissão da Universidade de Oslo e do hospital em que a fraude ocorreu.

O sul-coreano adulterou dados em pesquisa sobre clonagem. A fraude foi confirmada por comissão da Universidade Nacional de Seul.

Em casos como esses, os editores emitem alerta aos leitores do periódico e providenciam para que os artigos publicados com dados fraudados ou conclusões suspeitas sejam anulados (ver na próxima seção, Retratação de artigo).

Exemplo 2 Revisão sistemática e metanálise de inquéritos sobre prevalência de má conduta científica[27]

A análise limitou-se a buscar por fabricação, falsificação, modificação de dados e práticas assemelhadas que distorcem o conhecimento científico. Questões sobre plágio e outras formas de má conduta profissional não foram incluídas. A amostra final constou de 21 estudos incluídos na revisão sistemática e 18 na metanálise. Em 7 estudos, 2 % (IC 95%: 0,86 a 4,45) dos cientistas entrevistados admitiram ter fabricado, falsificado ou modificado dados ou resultados, pelo menos uma vez. Perguntando-se sobre o comportamento dos colegas com respeito à fabricação, falsificação ou modificação de dados, a média das taxas obtidas em 12 inquéritos foi maior (14,1%; IC 95%: 9,91 a 19,72). Considerando que nesses inquéritos são utilizadas perguntas sensíveis, assinala a autora da revisão, parece provável que essa é uma estimativa conservadora da verdadeira prevalência da má conduta científica.

▶ B Plágio

Outro problema de comportamento indevido é o plágio.[24-31] Segundo o dicionário Houaiss, plágio é a "apresentação feita por alguém, como de sua própria autoria, de trabalho, obra intelectual etc., produzido por outrem." Pode referir-se a ideias, dados, textos. A comunidade científica internacional desaprova o plágio, mas cientistas de diferentes culturas podem ter percepções diferentes sobre plágio de textos e daí a falta de consenso para seus limites.[29] Estimativas sobre prevalência de plágio em textos estão disponíveis (ver exemplo).[24,30]

O plágio não é fenômeno recente e pode ser encontrado em qualquer área. O advento do microcomputador e da internet facilitou a cópia do trabalho alheio – e mesmo do próprio (autoplágio). Porém, o meio eletrônico, que facilita o plágio, também possibilita maneira mais eficiente para a sua detecção, comparado ao processo manual de outrora. Existem programas de detecção de plágio disponíveis, gratuitos ou comerciais.[31] A identificação do plágio se faz pela comparação de um texto com numerosos outros armazenados em bases de dados. O programa verifica se há algo parecido e exibe a porcentagem de plágio existente no material em questão. Para mais sobre o assunto, ver *detecção de plágio* ou *plagiarism detection* em *sites* de busca na internet.

Exemplo 21.13B Prevalência de plágio em programa de residência médica[30]

Redações submetidas por candidatos à residência médica em centro hospitalar de prestígio (*Brigham and Women's Hospital*, Boston, Massachusetts, Estados-Unidos), entre 1 de setembro de 2005 e 22 de março de 2007, foram analisadas com o auxílio de um programa eletrônico (N = 4.975 postulantes). Os textos foram comparados com material de banco de dados de páginas de internet, trabalhos publicados e ensaios previamente submetidos na mesma instituição. Repetição de mais de 10% de texto já existente foi definida como evidência de plágio. A prevalência de evidências de plágio foi estimada em 5,2% (IC de 95%: 4,6% a 5,9%).

▶ 21.14 Retratação de artigo

Na presença de artigo publicado com dados fraudulentos ou erros sérios que influenciam as suas conclusões, a decisão mais rigorosa é o termo de *anulação* ou *retratação – retraction*, em inglês. A retratação indica que os respectivos dados e conclusões são provenientes de erro grave ou má conduta científica. O artigo não deveria ter sido publicado, mas, como o foi, a providência adotada é a anulação. Essa providência indica que as conclusões da pesquisa não devem ser usadas como fundamento para futuras investigações. Em outras palavras, tal artigo não deve ser citado a não ser como exemplo negativo.

No *JAMA*, por exemplo, publica-se esse tipo de alerta na seção de cartas.[32] Aparece um título do tipo *Retraction: falsification of data* ou *Retraction: plagiarism*. A explicação conterá a citação completa do artigo e as razões porque é solicitada a sua anulação. Os editores preferem que os próprios autores sejam os responsáveis pelo pedido de correção ou anulação. Se não o fazem, mesmo após demanda do editor, ele providencia a publicação de nota sobre a retirada do endosso ao artigo (ver exemplo).

O Grupo de Vancouver se pronunciou a respeito, como consta da Tabela 9.3, nos seguintes termos:

"Os autores são responsáveis por verificar que nenhuma das referências cita artigos retratados, a não ser em um contexto em que se esteja fazendo uma referência à retratação do artigo. Para artigos publicados em revistas indexadas no MEDLINE, o Grupo de Vancouver considera o PubMed como a fonte autorizada para informações sobre artigos retratados. Os autores podem identificar artigos retratados no MEDLINE utilizando o seguinte termo de pesquisa, onde ´pt´ entre colchetes significa tipo de publicação: retracted publication [pt] in PubMed."

Exemplo 21.14 Retratação de artigo científico publicado no periódico *Lancet*[33,34]

O artigo em questão, publicado em 1998, relacionava o uso da vacina tríplice viral (*MMR vaccine*, contra sarampo, caxumba e rubéola) ao desenvolvimento de autismo. Em consequência, as taxas de vacinação diminuíram e aumentaram as de incidência dessas doenças infecciosas. O sarampo ressurgiu naquele país com graves consequências. As conclusões da pesquisa estavam baseadas em análise de uma série de 12 crianças. Outros pesquisadores não encontraram relação causal entre a vacina e autismo. Dez dos 13 coautores da pesquisa repudiaram publicamente as conclusões do trabalho. O protocolo nunca havia sido apresentado à comissão de ética em pesquisa. O autor principal não descortinara conflito de interesse: a ligação financeira com firma de advocacia que patrocinava demandas judiciais sobre o assunto. A comissão encarregada de estudar a pesquisa apontou falsificações no seu relato. Em 2 de fevereiro de 2010, os editores do *Lancet* anunciaram que o artigo tinha sido anulado.

▶ 21.15 Aspectos éticos adicionais na publicação científica

Diversos aspectos éticos foram abordados no capítulo, dentre os quais, o consentimento do participante, a proteção da privacidade, a manutenção da confidencialidade da informação e a fraude. Aspectos éticos também foram vistos em outras partes deste livro, tais como:

- Conflitos de interesses na realização da pesquisa e no seu relato, de cunho financeiro, pessoal, intelectual ou de outra natureza (ver 17.14)
- Parcialidade na coleta, análise e comunicação dos resultados das pesquisas (ver 6.13)
- Designação pouco ética da autoria do trabalho (ver 11.8)
- Publicação redundante (ver 16.7).

No passado, as decisões quanto aos aspectos mencionados eram deixadas a critério de cada um. A competição entre cientistas e as vantagens auferidas pelo autor em função de suas publicações estimularam atitudes fraudulentas e oportunistas. Por instâncias da sociedade científica organizada, em especial de instituições internacionais como o Grupo de Vancouver, o COPE (*Committee on Publication Ethics*) e a WAME (*World Association of Medical Editors*), os editores de periódicos passaram a utilizar procedimento sistematizado para evitar situações que comprometessem a imparcialidade e a objetividade que deve imperar em uma comunicação científica. Por exemplo, solicitam informações e declarações do autor para esclarecer os procedimentos adotados. Os autores são convidados a concordar, de antemão, em colocar seus dados à disposição do editor para, se necessário, haver reexame do material por parte do revisor ou de outras pessoas designadas por ele.

As normas de Vancouver contêm princípios éticos para a conduta e o relato de uma pesquisa e oferecem recomendações de edição e escrita. Na Tabela 21.9, estão listados alguns desses temas e a sua localização no presente livro. A revisão dos artigos por pares, assunto do Capítulo 17, é uma oportunidade para os especialistas revisores de textos submetidos para publicação auxiliarem os editores de periódicos científicos a verificar se a conduta relatada pelos autores está em acordo com as normas e se há sinais de desonestidade ou desvio de conduta ética nos relatos.

Tabela 21.9 Normas de Vancouver sobre considerações éticas na conduta e no relato de pesquisa

Temas	Seção	Tabela
Autoria	11.1 a 11.6	11.2, 11.4 a 11.6
Agradecimentos	11.12	11.10
Direitos autorais	16.5	16.7
Publicação repetida	16.7	16.8
Revisão por pares	17.3 e 17.10	17.4 e 17.10
Conflito de interesses	17.14 a 17.17	17.13 a 17.16
Privacidade e sigilo de autores e revisores	17.18	17.18
Proteção a seres humanos e animais participantes de investigação	21.8	21.4
Privacidade e sigilo de pacientes e participantes de investigação	21.10	21.7
Suspeita de fraude científica	21.13, 21.14	21.8

► 21.16 Ética e estudos experimentais em seres humanos

Dentre os objetivos das pesquisas estão a investigação de processos fisiológicos ou patológicos, testes diagnósticos, medidas profiláticas ou terapêuticas, comportamentos humanos. As investigações para alcançar esses objetivos podem ser experimentais ou observacionais, essas também ditas epidemiológicas ou não experimentais.

► A Ensaio clínico

"O termo experimentação está, para muitos, associado à pesquisa em laboratório. Não é com este sentido que ele é usado na Epidemiologia moderna: refere-se ao método e não ao local onde se realiza o trabalho."[35 p.279] O tipo mais elaborado de pesquisa experimental no ser humano é o *ensaio clínico randomizado* – ou simplesmente *ensaio clínico* – realizado, como o próprio nome indica, em ambiente clínico para testar a eficácia e a segurança de produtos e procedimentos. É considerado o padrão-ouro dos métodos de investigação (ver 4.6, Evidências científicas). As normas sobre ética em investigações científicas foram primeiro formuladas tendo em perspectiva as pesquisas experimentais.

Nem todos os princípios éticos têm igual peso nessas duas categorias de investigação, experimental ou não experimental.[9] Os estudos experimentais estão relacionados a maior potencial de questionamentos éticos.

► B Alguns problemas éticos dos ensaios clínicos

Nessa modalidade de investigação, existe intervenção a ser avaliada, caso de testar a eficácia de uma droga ou de um procedimento. O pesquisador altera intencionalmente um dos fatores – o tratamento ministrado – para verificar o efeito

que causa. Daí a necessidade de justificativa para aplicar a intervenção proposta e para o tratamento alternativo que se vá utilizar no grupo controle. O objetivo do ensaio é trazer evidências do valor relativo dos tratamentos, comparando o efeito de um com o do outro. No ponto de partida, deve haver incerteza quanto a esse valor relativo. A pesquisa será realizada para esclarecer a dúvida. O uso de placebo no grupo controle estará justificado quando não existe tratamento eficaz. Numerosos documentos estão disponíveis para a condução e o relato de ensaios clínicos, dentre os quais, o *Consort* (ver 4.9, Diretrizes específicas para o relato de investigações).

► 21.17 Ética e estudos não experimentais em seres humanos

Os estudos não experimentais ocupam posição de destaque na literatura científica, especialmente de clínica e de saúde pública. O desenvolvimento e aperfeiçoamento dos métodos de pesquisa observacional, a partir de meados do século 20, e a impossibilidade, prática ou ética, de investigar experimentalmente muitos temas explicam o crescimento e a posição de destaque que passaram a ocupar.[35 p.278]

O objetivo dos estudos observacionais pode ser descritivo ou analítico, esse para investigar associação entre eventos. São ilustrações de pesquisa sobre associação de eventos as que têm o propósito de relacionar ronco e apneia (ver exemplo), obesidade e acidente vascular cerebral ou uso de sapato de salto alto e artralgias. Genericamente, as pesquisas epidemiológicas de observação apresentam menores questionamentos éticos quando comparadas às investigações experimentais.[36-41] No entanto, as normas brasileiras não fazem distinção entre pesquisas experimentais e não experimentais como se envolvessem os mesmos riscos.

Exemplo 21.17 Relação entre ronco e apneia

Em investigação não experimental para verificar se há relação entre esses dois eventos, o pesquisador apenas observa os acontecimentos. É um observador passivo. Organiza então o estudo de modo a poder obter bons dados. No entanto, não intervirá na produção ou não do ronco, a exposição em estudo.

► 21.18 Uso de dados primários

Dados primários são os produzidos para a própria investigação.

► A Pesquisa por entrevistas

Em algumas pesquisas observacionais que utilizam dados primários, supõem-se riscos mínimos para os participantes ou mesmo risco algum. Podem requerer apenas a resposta a algumas perguntas, do tipo: você fuma? O próprio fato de responder a um questionário expressa a livre vontade do participante.

Até recentemente, os inquéritos epidemiológicos por entrevistas na área da saúde eram realizados com o simples consentimento verbal dos entrevistados. Quem responde, concorda. A discordância se materializa pela recusa em responder. A resolução 196/96 trouxe o conceito de que toda pesquisa tem risco, e o consentimento do entrevistado passou a ser exigido, por escrito, e assinado por cada voluntário em duas vias. O temor de que esse procedimento inviabilizasse pesquisas epidemiológicas tornou-se real e uma dificuldade a mais para ser enfrentada pelos investigadores.

"A exigência do termo de consentimento assinado pelo entrevistado (...) tem sido motivo de desgaste para muitos pesquisadores. Dada a baixa escolaridade da maioria da população e sua natural desconfiança em assinar qualquer tipo de documento, essa exigência tem significado, na prática, o aumento das perdas e recusas. Tendo em vista que, para as entrevistas realizadas no domicílio, os mecanismos de convencimento dos entrevistadores sobre os entrevistados são relativamente tênues, e que o risco oferecido pelo procedimento de coleta é praticamente nulo, a maior preocupação ética diz respeito a confidencialidade, aspecto plenamente garantido pelo código civil. Assim sendo, parece necessário revisar criteriosamente a exigência do termo de consentimento assinado, evitando o aumento desnecessário das recusas e perdas que podem resultar em vieses importantes nos dados obtidos."[42]

O formalismo para obter resposta a perguntas banais – do tipo você fuma ou faz exercícios físicos – com necessidade de obter consentimento por escrito dos entrevistados, assusta os participantes em potencial, uma vez que destoa do que ocorre nos procedimentos de entrevistas adotados em outras áreas. Compare-se com o caso do jornalista e do pesquisador de um instituto de opinião pública ou de órgãos de pesquisa, como o IBGE, em que não se utilizam a formalidade ao solicitar o consentimento por escrito. Promovido pelo IBGE, foi realizado o recenseamento da população brasileira em 2010. Utilizou-se amplo questionário sobre a vida do entrevistado, mas nenhum consentimento por escrito foi solicitado. Porém, nas pesquisas de saúde em seres humanos, há o pedido de consentimento, preenchido em duas vias e assinado pelo entrevistado.

A exigência do consentimento por escrito pode intimidar e fazer diminuir a cooperação das pessoas, o que causa problemas de validade – mais especificamente, o viés de seleção que afeta a qualidade da pesquisa.

▶ B Dispensa do consentimento informado

Um equilíbrio deve ser buscado entre a necessidade de proteger as pessoas, impedir abusos e as exigências a serem cumpridas pelo investigador para ter seu projeto aprovado.[42] A dispensa do consentimento dos participantes tem sido um caminho em determinadas investigações epidemiológicos. Observe a diretriz sobre consentimento emanada do CIOMS:[9]

"Em vários tipos de estudos epidemiológicos, o consentimento individual pós-informação é impraticável ou desaconselhável. Em tais casos, o comitê de revisão ética deve determinar se é eticamente aceitável prosseguir sem o consentimento individual pós-informação, e se os planos do investigador para proteger a segurança e o respeito pela privacidade de participantes da pesquisa e para manter o sigilo são adequados."

Não é necessário consentimento para uso das informações publicamente disponíveis, mas, quando houver contatos pessoais entre investigadores e participantes, os procedimentos atuais exigem consentimento informado. Há reações quanto à generalização dessa exigência para todas as pesquisas. O grupo

Tabela 21.10 Situações em que o comitê de ética dispensa o consentimento informado, segundo o CIOMS

Quando é pouco prático localizar pessoas cujo histórico médico deve ser examinado.
Quando não se conseguiria levar o estudo a termo se os participantes, ao serem informados dos objetivos da investigação, modificassem o comportamento que se pretenda estudar.
Quando poderia causar preocupação desnecessária nas pessoas ao saber que são participantes de uma pesquisa.
Quando, por meio de anúncios públicos, as pessoas forem informadas de que os dados pessoais são rotineiramente utilizados para fins de investigação epidemiológica.

Fonte: adaptada do *Council for International Organizations of Medical Sciences*, CIOMS.[9]

do CIOMS, ao debater a matéria, listou algumas situações em que caberia dispensa do consentimento informado (ver Tabela 21.10).

▶ C Coleta de material biológico

As perguntas constantes do questionário da investigação podem vir acompanhadas de exame físico e complementar de laboratório, do tipo dosagem sanguínea e radiografias. Em geral, tais exames não apresentam riscos ao paciente, no máximo, desconforto físico limitado em algumas situações. No entanto, a coleta de material biológico e o seu armazenamento requerem a elaboração de termos de consentimento que prevejam os futuros usos do material coletado, de modo a facilitar ou garantir pesquisas futuras. Com o aumento do número de investigações genéticas, esses procedimentos de coleta tenderão a ser mais frequentes.

▶ 21.19 Uso de dados secundários

Algumas investigações utilizam dados já existentes, ditos *secundários*, sob a forma de estatísticas ou como dados não agrupados.

▶ A Dados agrupados: as estatísticas

Os dados secundários sob a forma de estatísticas estão disponíveis em anuários ou na internet, caso das informações de mortalidade, de natalidade e de internações hospitalares do Ministério da Saúde. São de domínio público, e o anonimato das pessoas é garantido. Não se aplicam preocupações como o consentimento e a aprovação por comitês de ética.

▶ B Dados pessoais não agrupados

Por vezes, o acesso é permitido aos dados individuais, ditos *microdados*, que geraram as estatísticas. Neles omitem-se as informações que permitam identificação das pessoas, caso dos microdados das pesquisas do IBGE.

Outro tipo de dado secundário é representado por documentos em que há a identificação das pessoas, como prontuários e fichas. As investigações com esse material podem se dar com ou sem contato do pesquisador com as pessoas.

O prontuário é o repositório de dados nosológicos do indivíduo, muitos dos quais, utilizáveis em pesquisas clínicas e epidemiológicas. Se os prontuários contiverem informação de boa qualidade, muitas pesquisas podem ser feitas com seu uso, difíceis de serem realizadas por outros meios. São exemplos a farmacovigilância e as associações de ocupações com doenças. Mesmo sem qualidade ideal, muitas investigações são realizadas com o emprego de prontuários, resultando em conhecimento útil para melhorar as condições de saúde da população.

Quando se tratar de dados públicos e anônimos – não há identificação das pessoas nos registros –, é desnecessário o uso de termos de consentimento e de autorização de comitê de ética em pesquisa. Procedimentos formais relacionados à ética em pesquisa devem ser pensados nas outras situações mencionadas, em especial, para proteger a privacidade e a confidencialidade.

▶ C Dados de rotina nos serviços e pesquisa científica

Em muitas atividades de saúde pública, os dados de rotina dos serviços são posteriormente utilizados em relatos científicos (ver exemplos). A coleta inicial dos dados em vigilância epidemiológica, por exemplo, não caracteriza pesquisa, mas sim a prática para cumprir objetivos de saúde pública. O mesmo ocorre na rotina de trabalho de um clínico ou cirurgião. O objetivo é o diagnóstico e o tratamento, para satisfazer as necessidades do paciente. Os dados são obtidos rotineiramente e eventualmente organizados e apresentados como pesquisa científica. Embora possa haver dificuldades em estabelecer linha nítida de separação entre rotina de atendimento e pesquisa científica, os objetivos são distintos. A prática clínica visa, como apontado, satisfazer a demanda e as necessidades de pacientes, enquanto a pesquisa clínica mira a produção do conhecimento pela obtenção e organização dos dados dos pacientes. Esse é o caso de avaliar a efetividade de um tratamento. O pesquisador altera intencionalmente um dos fatores – o tratamento ministrado – para verificar o efeito que causa. Daí a necessidade de justificativa para a intervenção proposta e para o tratamento alternativo que será utilizado no grupo controle.

Os problemas éticos das pesquisas mencionadas nos exemplos anexos são mínimos ou inexistentes, desde que alguns cuidados sejam tomados, como a não identificação das pessoas, para a proteção da privacidade. São aqui reunidos exemplos de situações comuns na prática clínica e de saúde pública, que raramente estão associados a projetos de pesquisa quando os dados foram obtidos. Tratá-los nos comitês de ética com os mesmos critérios de uma pesquisa experimental constitui um exagero.

Exemplos 21.19C Rotina nos serviços e relato de pesquisa científica

Exemplo 1 Pesquisa clínica sobre prognóstico de uma doença

Um especialista ou grupo de especialistas atende os casos de determinada doença ou condição clínica como, por exemplo, obesidade mórbida. Os dados são sistematicamente coletados e anotados como parte da rotina. Tempos mais tarde, um desses especialistas resolve publicar o resultado da experiência do grupo com essas pessoas atendidas. É de interesse da sociedade que essas informações sejam amplamente conhecidas. Constituem material relevante para a formação continuada de clínicos, o treinamento de médico-residentes e a orientação de decisões de pacientes portadores do mesmo diagnóstico.

Exemplo 2 Investigação em registro de câncer

O profissional que trabalha em registros populacionais de câncer vigia a incidência das neoplasias e, ativamente, recolhe dados de cada paciente em diversas fontes: prontuários, exames de laboratórios, atestados de óbito. Dessa maneira, forma-se um arquivo composto por dados sobre diagnóstico, prognóstico, etiologia e tratamento efetuado. Estatísticas são produzidas, frequentemente incorporadas em anuários estatísticos. Artigos científicos são preparados com base nessas informações.

Exemplo 3 Relato de vigilância epidemiológica

A sociedade mantém um sistema para coleta de dados de notificação compulsória, principalmente de casos de doenças infecciosas. As pessoas em cargo de tal sistema coletam, analisam, interpretam e divulgam os resultados dos dados levantados. A vigilância epidemiológica não constitui pesquisa científica. Faz parte do interesse da sociedade que essas informações sejam amplamente difundidas e reinterpretadas, a fim de que se tomem providências em função desse conhecimento. A divulgação se dá sob diversas formas, como estudo de caso, série de casos, estatísticas populacionais de morbidade e mortalidade e artigos científicos de relato de frequência de casos e sua associação com fatores de risco, que poderão aparecer em periódicos científicos.

▶ D Relacionamento entre bancos de dados

O progresso tecnológico tem possibilitado a criação e multiplicação de bases eletrônicas de dados e o relacionamento entre elas (*linkage,* em inglês). Cria-se, assim, um extenso campo para investigação, que tem sido utilizado em ritmo crescente (ver exemplos). As sociedades organizadas têm utilizado bastante essas fontes de informação e criado normas de acesso às bases de dados e de divulgação desse material. O mínimo de cuidado a se ter será garantir a privacidade e o sigilo das informações.

Exemplos 21.19D Relacionamento de registros populacionais

Exemplo 1 Dinamarca[43]

Realizou-se um estudo do tipo caso-controle sobre fatores de risco de suicídio em jovens na Dinamarca. Foram identificados 496 jovens, de 10 a 21 anos, que cometeram suicídio no período 1981 a 1997. A identificação das pessoas e de informações sobre fatores de risco foi possível e facilitada pelo fato dos habitantes daquele país disporem de um número de registro, único para cada cidadão. Esse número proporciona a efetiva ligação das informações entre os diversos registros dos dinamarqueses.

Exemplo 2 Brasil

A implantação de registros populacionais no País possibilitou estudos com o relacionamento de registros, em especial, entre o Sistema de Informações sobre Nascidos Vivos (SINASC), o Sistema de Informações Hospitalares (SIH) e o Sistema de Informações sobre Mortalidade (SIM).

▶ 21.20 Ética, tamanho da amostra e validade científica

Qualquer que seja o tipo de delineamento empregado em uma investigação, a determinação do tamanho da amostra adequado é ponto de reflexão, pois uma decisão precisa ser tomada a respeito.[44] Na determinação do número de indivíduos a serem pesquisados, há questões práticas, estatísticas e éticas a serem decididas (ver 18.12, Relato do cálculo do tamanho da amostra).

Tamanho de amostra excessivo significa envolvimento desnecessário de indivíduos no estudo, os quais são submetidos a riscos potenciais e acarretam custos adicionais. Mais comum é a situação oposta, quando se utiliza tamanho de amostra insuficiente, que pode não detectar efeitos clinicamente relevantes. Trata-se da possibilidade do erro do tipo 2, ou falso-negativo. No caso, é possível que o estudo não seja científica nem eticamente recomendado, por utilizar mal os recursos disponíveis. Em pesquisas clínicas comparativas, o investigador baseia os cálculos de tamanho da amostra no conceito de poder estatístico (ver 8.14, Diferença estatística e diferença clínica). Dessa maneira, é possível reunir, no mesmo raciocínio, significância estatística e relevância clínica. Em outras palavras, os cálculos permitem determinar o tamanho de amostra necessário e suficiente para detectar diferença clinicamente importante se essa diferença de fato existir.

Além do tamanho da amostra, outros aspectos metodológicos no delineamento e na execução da pesquisa, se não adequadamente resolvidos, farão com que os resultados obtidos não tenham validade científica. São exemplos a randomização inadequada e o viés na aferição. Se a pesquisa não tem validade científica, ela não é eticamente recomendada.

▶ 21.21 Código de ética em pesquisa com animais

A regulamentação do uso de animais para fins científicos é uma preocupação recente. As normas e princípios orientadores de tais pesquisas enfatizam que o animal deve ser tratado com respeito.[45-49] O artigo 8º da Declaração Universal dos Direitos dos Animais explicita: "A experimentação animal, que implica em sofrimento físico, é incompatível com os direitos do animal, quer seja uma experiência médica, científica, comercial ou qualquer outra; as técnicas substitutivas devem ser utilizadas e desenvolvidas."[50]

A Lei 11.794, de 8 de outubro de 2008, regulamentou os procedimentos para o uso científico de animais no Brasil.[51] Semelhante ao que aconteceu com as pesquisas em seres humanos, esboçou-se estrutura para cumprimento da lei e para o acompanhamento de sua aplicação nas situações do dia a dia. Criou-se o Conselho Nacional de Controle de Experimentação Animal (Concea) e, nas instituições com atividades de ensino ou pesquisa com animais, obrigou-se a constituição prévia de Comissões de Ética no Uso de Animais (Ceuas).

Endereços eletrônicos úteis para saber mais sobre o assunto encontram-se na Tabela 21.11. No documento do Grupo de Vancouver, solicita-se, ao relatar experimentos com animais, indicar se foram seguidas orientações de proteção aos animais da instituição ou do país, bem como as leis nacionais a respeito do cuidado e uso de animais em laboratório.[18] Em muitos periódicos científicos, as orientações são semelhantes às do exemplo anexo.

Exemplo 21.20 Instruções para autores nas Memórias do Instituto Oswaldo Cruz sobre relato de experimentos em animais [52]

"Ao relatar experimentos em animais, indicar se diretrizes de conselhos de pesquisa institucionais ou nacionais, ou qualquer lei nacional relativa aos cuidados e ao uso de animais de laboratório foram seguidas."

▶ 21.22 Sugestões

Quem se dedica à pesquisa científica deve conhecer os documentos de ética que a regem e respeitá-los, não importa os esforços decorrentes dessa conduta.

O documento principal sobre diretrizes éticas para pesquisas em seres humanos é a Declaração de Helsinque e, no Brasil, a Resolução 196/96 do Conselho Nacional de Saúde.[1] Há também as resoluções complementares (ver Tabela 21.3).

Tabela 21.11 Para saber mais sobre ética em pesquisas em animais

Identificação	Endereços eletrônicos
Bioética e Ética na Ciência – Universidade Federal do Rio Grande do Sul	http://www.bioetica.ufrgs.br/diraber.htm#animais
Comissão de Ética na Experimentação Animal (CEEA) – Universidade Estadual de Campinas (Unicamp)	http://www.ib.unicamp.br/ceea/
Comitê de Ética no Uso Animal (CEUA) – Universidade de Brasília	http://www.unb.br/ib/ceua.htm
Conselho Federal de Medicina Veterinária	http://www.cfmv.org.br/portal/index.php
Federação de Sociedades de Biologia Experimental (FeSBE)	http://www.fesbe.org.br/
Lei 11.794, de 8.10.2008, sobre procedimentos para uso científico de animais (Brasil)	http://www.conteudojuridico.com.br/?artigos&ver=712.21339
Sociedade Brasileira de Ciência em Animais de Laboratório (SBCAL); antigo Colégio Brasileiro de Experimentação Animal (Cobea)	http://www.cobea.org.br/

Outro documento relevante é o Código de Ética Médica, do Conselho Federal de Medicina (CFM),[53] que contém esclarecimentos sobre o comportamento do médico, dentre outros, quanto a sigilo (Capítulo 9), documentos (Capítulo 10), pesquisa (Capítulo 12) e publicidade (Capítulo 13). Existem documentos sobre a ética da prática profissional de pessoal de saúde, como odontólogos, enfermeiros e psicólogos, regidos que são pelos próprios códigos de deontologia. São altamente recomendados para leitura, porquanto guardam estreita relação com os tópicos desenvolvidos no capítulo. Versões atualizadas são encontradas na internet utilizando *sites* de busca como o Google ou nos endereços constantes da Tabela 21.12.

Ao preparar o projeto de pesquisa a ser encaminhado ao CEP, perceba que esse material será um auxiliar valioso para a redação do artigo científico. Essa é mais uma razão para o projeto estar bem composto, ou seja, tanto para tê-lo aprovado no citado comitê como para usá-lo na redação de textos. Um projeto preparado, já pensando em utilizá-lo posteriormente na redação, significa que o autor dispõe de uma primeira versão da introdução, do método, de parte da discussão e da lista de referências bibliográficas. Trata-se de um bom auxílio para começar a escrever o artigo científico.

Na redação dos resultados da investigação, a regra a ser usada é a imparcialidade, a de não omitir nem distorcer. Não

Tabela 21.12 Para saber mais sobre ética em pesquisas em seres humanos

Identificação	Endereços eletrônicos
A. Internacional	
A Standard for the Scientific and Ethical Review of Trials (ASSERT)	http://www.assert-statement.org/
Committee on Publication Ethics (COPE)	http://publicationethics.org/
Council for International Organizations of Medical Sciences (CIOMS)	http://www.cioms.ch/
Council of Science Editors	http://www.councilscienceeditors.org/
Ethics in Science	http://www.files.chem.vt.edu/chem-ed/ethics/
European Association of Science Editors (EASE)	http://www.ease.org.uk/
Good Clinical Practice	http://www.bioetica.ufrgs.br/gcpport.htm
International Committee of Medical Journal Editors (Grupo de Vancouver)	http://www.icmje.org/ (em inglês); http://www.jped.br/ (em português)
International Epidemiological Association (*Good epidemiological practice: proper conduct in epidemiological research*)	http://www.dundee.ac.uk/iea/goodpract.htm.
Nuffield Council of Bioethics	http://www.nuffieldbioethics.org/
Pan American Health Organization (PAHO)	http://www.paho.org/
World Health Organization (WHO)	http://www.who.org/
World Medical Association (WMA)	http://www.wma.net/e/ethicsunit/index.htm
World Medical Association Declaration of Helsinki	http://www.wma.net/e/policy/b3.htm
World Association of Medical Editors (WAME)	http://www.wame.org/
B. Nacional	
Bioética e Ética na Ciência – Universidade Federal do Rio Grande do Sul	http://www.ufrgs.br/bioetica/bioetica.htm
Centro de Bioética CREMESP	http://www.bioetica.org.br/
Comissão Nacional de Ética em Pesquisa (CONEP) do Conselho Nacional de Saúde – Ministério da Saúde	http://www.conselho.saude.gov.br/comissao/eticapesq.htm
Comitê de Ética em Pesquisa da Escola Nacional de Saúde Pública – Fundação Oswaldo Cruz (FIOCRUZ)	http://www4.ensp.fiocruz.br/etica/
Comitê de Ética em Pesquisa da Faculdade de Saúde Pública – Universidade de São Paulo (USP)	http://www.fsp.usp.br/boletim.php?lang=pt&visionId=01101445200504&style=homepage
Comitê de Ética em Pesquisa da Universidade Federal de São Paulo (Unifesp)	http://www.unifesp.br/reitoria/orgaos/comites/etica
Comitê de Ética em Pesquisa da Universidade Federal do Paraná	http://www.cometica.ufpr.br
Conselho Federal de Medicina, revista Bioética	http://www.portalmedico.org.br/bioetica/index.php
Ética em pesquisa (endereços, links e publicações)	http://www.ghente.org/etica/links.htm
Sistema Nacional de Informação sobre Ética em Pesquisa envolvendo Seres Humanos (SISNEP)	http://portal.saude.gov.br/sisnep/pesquisador/

selecionar somente aquilo que concorda com o ponto de vista do observador em detrimento do que o contradiz. Apresente tanto os resultados positivos como os negativos da investigação. Em síntese, os achados bons e os ruins, desejados ou indesejados, deverão constar do artigo científico.

Relações que possam configurar conflitos de interesses, reais ou potenciais, devem ser informadas ao editor por ocasião da submissão do artigo para publicação. Como há a possibilidade de ocorrência de conflitos de interesses não devidamente esclarecidos, os dados de pesquisas encomendadas por empresas devem ser analisados e interpretados com transparência.

Para bem interpretar a literatura científica – e, consequentemente, ser mais rigoroso na redação científica – um caminho consiste em dominar os princípios da avaliação crítica da informação científica. O presente livro contém síntese da matéria. Mais sobre o assunto pode ser encontrado em livros-textos de epidemiologia, estatística, metodologia científica e medicina baseada em evidências.

Em qualquer circunstância, seja ético. O investigador ético apresenta algumas características, dentre as quais, competência na ciência e na arte de pesquisar (ver 21.2, Rigor científico). Ademais, é íntegro na execução de sua pesquisa e honesto na comunicação dos seus resultados. Exija esse comportamento, primeiro, de si mesmo, depois, dos que lhe estão próximos.

▶ 21.23 Comentário final

O capítulo abordou a ética na pesquisa científica. Foram apontados os princípios que regem a matéria e as normas vigentes no país. Dispomos, hoje, de vastas informações sobre o assunto. Uma seleção desses temas e as respectivas referências foram transcritas para orientação dos leitores. O futuro apresentará novos desafios, o que fará com que as diretrizes sejam adaptadas às novas situações.

▶ 21.24 Referências

1. Ministério da Saúde. Conselho Nacional de Saúde. Resolução no. 196/96. Diretrizes e normas reguladoras de pesquisas envolvendo seres humanos. [acesso em 14 fev 2011]; Disponível em: http://www.conselho.saude.gov.br/docs/Resolucoes/Reso196.doc.
2. Beauchamp TL, Childress JF. Principles of biomedical ethics. Oxford: Oxford University Press; 2001.
3. Pessini L, Barchifontaine CP. Problemas atuais de bioética. 8ª ed. São Paulo: Centro Universitário São Camilo; Edições Loyola; 2008.
4. Beecher HK. Ethics and clinical research. N Engl J Med. 1966;274(24):1354-60.
5. Solana MB. Experimentación con seres humanos: elementos de casuística a la luz de princípios y reglas bioeticas. Bioética. 2002;10(2):15-30.
6. Código de Nuremberg. [acesso em 14 fev 2011]; Disponível em: http://www.ufrgs.br/bioetica/nuremcod.htm.
7. World Medical Association Declaration of Helsinki. [acesso em 14 fev 2011]; Disponível em: http://www.wma.net/en/30publications/10policies/b3/index.html.
8. The Belmont Report. Ethical Principles and Guidelines for the Protection of Human Subjects of Research. [02 abr 2010]; Disponível em: http://www.emerson.edu/graduate_studies/upload/belmontreport.pdf.
9. International ethical guidelines for biomedical research involving human subjects: Council for International Organizations of Medical Sciences (CIOMS). [acesso em 22 out 2008]; Disponível em: http://www.cioms.ch/frame_guidelines_nov_2002.htm.
10. Cabral MML, Schindler HC, Abath FGC. Regulamentações, conflitos e ética da pesquisa médica em países em desenvolvimento. Rev Saúde Pública. 2006;40(3):521-7.
11. International Ethical Guidelines for Epidemiological Studies: Council for International Organizations of Medical Sciences (CIOMS). [acesso em 22 set 2011]; Disponível em: http://www.cioms.ch/frame_ethical_guidelines_2009.htm.
12. Takahashi MT, Ramos HF, Pinheiro-Neto CD, Miziara ID, Oliveira RA. Panorama atual da ética em pesquisa em seres humanos. *Braz J Otorhinolaryngol.* 2011;77(2):263-6
13. Garrafa V. Da bioética de princípios a uma bioética interventiva. Bioética. 2005;13(1):125-34.
14. Ministério da Saúde. Conselho Nacional de Saúde. Normas de pesquisa em saúde. Resolução 01/88. Brasília: Ministério da Saúde, Diário Oficial número 4, de 5.1.1989. [acesso em 14 fev 2011]; Disponível em: http://www.ufrgs.br/bioetica/r01-88.htm.
15. Ministério da Saúde. Conselho Nacional de Saúde. [acesso em 21 set 2011]; Disponível em: http://www.conselho.saude.gov.br.
16. Freitas CBD, Hossne WS. O papel dos comitês de ética em pesquisa na proteção do ser humano. Bioética. 2002;10(2):129-42.
17. Ministério da Saúde. Secretaria de Ciência, Tecnologia e Insumos Estratégicos. Capacitação para comitês de ética em pesquisa. Brasília: Ministério da Saúde; 2006. [acesso em 14 fev 2011]; Disponível em: http://bvsms.saude.gov.br/bvs/publicacoes/capacitacao_comites_etica_pesquisa_v1.pdf.
18. ICMJE. International Committee of Medical Journal Editors. Uniform requirements for manuscripts submitted to biomedical journals: writing and editing for biomedical publication. 2008 [acesso em 18 mai 2009]; Disponível em: http://www.icmje.org/.
19. Sardenberg T. A ética da pesquisa em seres humanos e a publicação de artigos científicos. Pneumol. 1999;25(2):3-4.
20. Clotet J, Goldim JR, Francisconi CF, organizadores. Consentimento informado e a sua prática na assistência e pesquisa no Brasil. Porto Alegre: PUCRS; 2000.
21. Rey L. Dicionário de termos técnicos de medicina e saúde. Rio de Janeiro: Guanabara-Koogan; 2004.
22. Gerber P. What can we learn from the Hwang and Sudbø affairs? Med J Aust. 2006;184(12):632-5.
23. Sox HC, Rennie D. Research misconduct, retraction, and cleansing the medical literature: lessons from the Poehlman case. Ann Intern Med. 2006;144(8):609-13.
24. Martinson BC, Anderson MS, de Vries R. Scientists behaving badly. Nature. 2005;435(7043):737-8.
25. Office of Research Integrity. [acesso em 14 fev 2011]; Disponível em: http://ori.hhs.gov/.
26. Committee on Publication Ethics. [acesso em 14 fev 2011]; Disponível em: http://publicationethics.org/.
27. Fanelli D. How many scientists fabricate and falsify research? A systematic review and meta-analysis of survey data. PLoS One. 2009;4(5):e5738.
28. Cicutto L. Plagiarism: avoiding the peril in scientific writing. Chest. 2008;133(2):579-81.
29. Vasconcelos S, Leta J, Costa L, Pinto A, Sorenson MM. Discussing plagiarism in Latin American science. Brazilian researchers begin to address an ethical issue. EMBO Rep. 2009;10(7):677-82.
30. Segal S, Gelfand BJ, Hurwitz S, Berkowitz L, Ashley SW, Nadel ES, et al. Plagiarism in residency application essays. Ann Intern Med. 2010;153(2):112-20.
31. Wikipédia. Plagiarism detection. [acesso em 14 fev 2011]; Disponível em: http://en.wikipedia.org/wiki/Plagiarism_detection.
32. Iverson C, Flanagin A, Fontanarosa PB, Glass RM, Glitman P, Lantz JC, et al. American Medical Association manual of style: a guide for authors and editors. 9th ed. Baltimore: Williams & Wilkins; 1998.
33. Wakefield AJ, Murch SH, Anthony A, Linnell J, Casson DM, Malik M, et al. Ileal-lymphoid-nodular hyperplasia, non-specific colitis, and pervasive developmental disorder in children. Lancet. 1998;351(9103):637-41.
34. Wikipédia. Andrew Wakefield. [acesso em 14 fev 2011]; Disponível em: http://en.wikipedia.org/wiki/Andrew_Wakefield.
35. Pereira MG. Epidemiologia: teoria e prática. Rio de Janeiro: Guanabara-Koogan; 1995.
36. International Epidemiological Association.Good Epidemiological Practice: Guidelines for proper conduct in epidemiologic research. [acesso em 14 fev 2011]; Disponível em: http://www.ieatemp.com/goodEpiPractice.aspx.

37. Weed DL, Coughlin SS. New ethics guidelines for epidemiology: background and rationale. Ann Epidemiol. 1999;9(5):277-80.

38. McKeown RE, Weed DL, Kahn JP, Stoto MA. American College of Epidemiology Ethics Guidelines: foundations and dissemination. Sci Eng Ethics. 2003;9(2):207-14.

39. American College of Epidemiology Ethics Guidelines. [acesso em 14 fev 2011]; Disponível em: http://www.pharmacoepi.org/resources/ethdraft.cfm.

40. Fairchild AL, Bayer R. Public health. Ethics and the conduct of public health surveillance. Science. 2004;303(5658):631-2.

41. Coughlin SS. Ethical issues in epidemiologic research and public health practice. Emerg Themes Epidemiol. 2006;3:16.

42. Waldman EA, Novaes HMD, Albuquerque MFM, Latorre MRDO, Ribeiro MCSA, Vasconcellos M, et al. Inquéritos populacionais: aspectos metodológicos, operacionais e éticos. Rev Bras Epidemiol. 2008;11(supl.1):168-79.

43. Agerbo E, Nordentoft M, Mortensen PB. Familial, psychiatric, and socioeconomic risk factors for suicide in young people: nested case-control study. BMJ. 2002;325(7355):74.

44. Altman DG. Statistics and ethics in medical research: III How large a sample? Br Med J. 1980;281(6251):1336-8.

45. Raymundo M, Goldim JR. Ética da pesquisa em modelos animais. Bioética. 2002;10(1):31-44.

46. Schnaider TB, Souza C. Aspectos éticos da experimentação animal. Rev Bras Anestesiol. 2003;53(2):278-85.

47. Fagundes DJ, Taha MO. Modelo animal de doença: critérios de escolha e espécies de animais de uso corrente. Acta Cir Bras. 2004;19(1):59-65.

48. Gomez RGG, Tomaz CAB. Aspectos éticos da experimentação com animais não-humanos. In: Guillen D, Zicker F, organizadores, editores. Ética na pesquisa em saúde: avanços e desafios. Brasília: Letras Livres; 2007:195-216.

49. Animals Ethics Infolink. [acesso em 14 fev 2011]; Disponível em: http://www.animalethics.org.au/.

50. Conselho Federal de Medicina Veterinária. Declaração Universal dos Direitos dos Animais. [acesso em 14 fev 2011]; Disponível em: http://www.cfmv.org.br/portal/direitos_animais.php.

51. Presidência da República. Casa Civil. Subchefia para Assuntos Jurídicos. Lei 11.794, de 8 de outubro de 2008. [acesso em 14 fev 2011]; Disponível em: http://www.planalto.gov.br/ccivil_03/_ato2007-2010/2008/lei/l11794.htm.

52. Memórias do Instituto Oswaldo Cruz. Instruções aos autores. [acesso em 14 fev 2011]; Disponível em: http://www.scielo.br/revistas/mioc/pinstruc.htm.

53. Conselho Federal de Medicina. Resolução CFM 1.931/2009. Código de Ética Médica. [acesso em 14 fev 2011]; Disponível em: http://www.portalmedico.org.br/novocodigo/integra.asp.

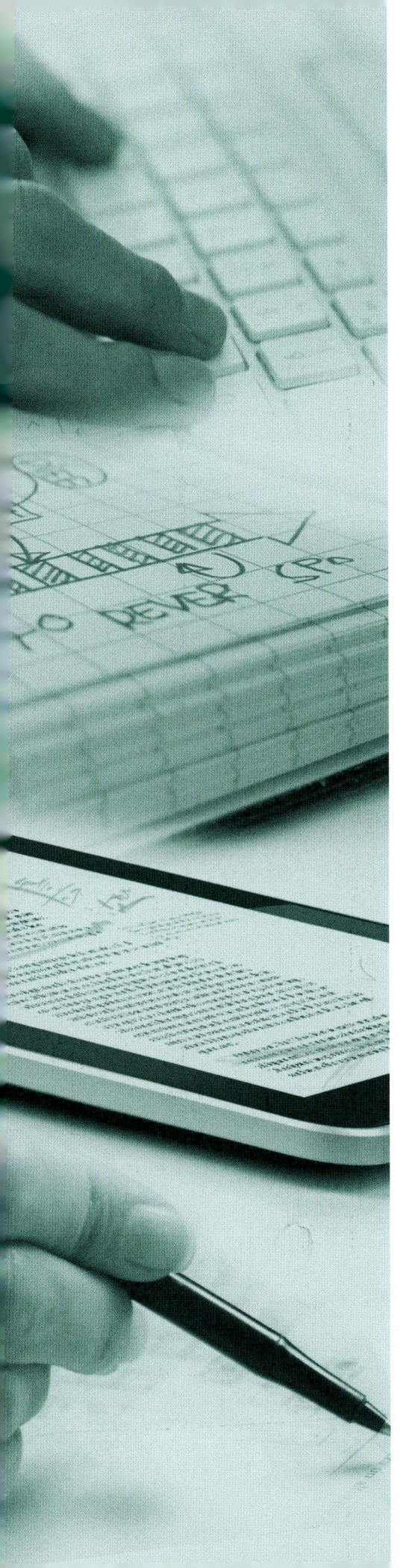

22

Vale a Pena Publicar Artigo Científico?

Há dois tipos de conhecimento: ou nós conhecemos o assunto ou sabemos onde encontrar a informação sobre ele.

Samuel Johnson, escritor inglês, 1709-1784, autor de *A Dictionary of the English Language*, 1755.

No capítulo são abordados, além do tópico que lhe serve de título, recursos que o escritor de artigos científicos dispõe para auxiliá-lo na redação do seu trabalho.

▶ 22.1 Introdução

Algumas pessoas têm a ideia de que escrever artigo científico é coisa de pesquisador, de cientista, de iluminado, de ente especial. Nada mais equivocado. Todo aquele que dispuser de informações sistematizadas de seu dia a dia e essas informações parecerem úteis a terceiros, poderá deixar esse conhecimento ao alcance dos demais. Um modo conveniente de fazê-lo é por meio do artigo científico. O editor da revista à qual se submete o texto irá avaliar a oportunidade de publicá-lo e sugerir pontos a serem revistos pelo autor, no intuito de melhorar o conteúdo e a forma de apresentação. O artigo, quando publicado, funciona como fonte de atualização para os colegas de profissão, o que pode concorrer para a melhoria da prática de cada um. Serve também de motivação e apoio para a realização de novas investigações.

▶ 22.2 Razões para publicar um artigo científico

Diversos motivos são apontados para explicar por que algumas pessoas publicam artigos científicos e outras não (ver Tabela 22.1).

▶ A Ter algo relevante a comunicar

Uma primeira razão para escrever artigo é ter algo a dizer para a comunidade científica – ou ao público em geral. Às vezes, são relatos de resultados de descobertas, o que é raro. Outras vezes, tentativas de confirmação de achados de outros pesquisadores, se o assunto ainda não estiver devidamente esclarecido, ou mesmo para criar controvérsias, caso emerjam novas questões. O foco pode ser determinada faceta de um problema, como variações no tratamento, no diagnóstico e na evolução dos casos. Pode ser o relato da frequência de uma doença, de seus fatores de risco ou da relação entre eles. Em alguns casos, trata-se de um alerta à comunidade, caso de doença até então inexistente na localidade, de reação colateral não descrita ou de evolução atípica. Na verdade, há uma

Tabela 22.1 Razões para publicar artigo científico

Ter algo relevante a comunicar.
Incrementar o currículo.
Obter recursos para pesquisas.
Conquistar o respeito dos colegas.
Seguir o próprio impulso; ou utilizar o dom inato para escrever.
Manter as revistas científicas em circulação.

Fonte: adaptada de Greene 1998[1] e Pereira 2000.[2]

infinidade de temas, situações e particularidades que fazem um profissional ter algo a relatar à comunidade científica e decida fazê-lo por meio de periódico científico. A observação dos títulos de artigos em bases de dados bibliográficos revela a diversidade de temas publicados na literatura científica.

▶ B Incrementar o currículo

Incrementar o próprio currículo e alcançar as vantagens dele decorrentes constitui uma segunda razão para publicar artigo. A carreira de muitos profissionais é impulsionada pelo número e qualidade de suas publicações. Estão, nesse caso, as posições em universidades e em institutos de pesquisa. Em muitos desses locais, os investigadores e docentes de ensino superior são compelidos a publicar; é o *publicar e prosperar*, que serve de lema para alimentar carreiras em centros competitivos; ou, em outras palavras, *publique ou desapareça*. Sem publicações para apresentar, fica difícil manter posições em certos centros de produção de conhecimentos. Também os clínicos têm suas reputações expandidas e obtêm notoriedade ao terem trabalhos publicados. O autor torna-se mais visível aos olhos de colegas, de clientes e da sociedade de maneira geral.

▶ C Obter recursos para pesquisas

A terceira razão relaciona-se com a obtenção de financiamento para pesquisas. Os recursos destinados à ciência são limitados. Para consegui-los, há disputa acirrada. A demanda é maior do que a oferta. O requisito para entrar na competição e ter possibilidades de sucesso é dispor de uma boa ideia, expressa em projeto de pesquisa coerente. Isso, entretanto, não basta por si só. Ajuda imensamente, na decisão favorável por parte da comissão avaliadora, o fato de o autor ter publicado artigos científicos. Esse fato atesta a capacidade de levar à frente um projeto de pesquisa e completá-lo, de modo que os recursos solicitados, pensam os avaliadores, não serão mal empregados se alocados àquele pesquisador que possa exibir obras de qualidade no seu currículo. O produto final da pesquisa científica é o artigo original publicado. Assim sendo, para manter-se competitivo em novas solicitações de recursos, o pesquisador deve publicar artigos em canais apropriados de divulgação, em especial, em periódicos indexados. Deve também torná-los conhecidos, no devido tempo, ao órgão financiador de investigações. No Brasil, essa divulgação se faz principalmente pela via Curriculum Lattes.

▶ D Conquistar o respeito dos colegas

Causar boa impressão é uma quarta razão para publicar artigo científico. Os colegas de profissão tendem a ficar impressionados com a capacidade de alguns em formular boas questões para pesquisa, coletar dados, revisar a literatura, manter-se atualizado e ainda ter tempo para escrever os resultados obtidos. Há muitos benefícios indiretos – as revistas têm ampla e insuspeitada audiência. Alguém, de outra parte do país ou do hemisfério, lê o artigo, interessa-se por ele, passa a citá-lo e até mesmo convida o autor para proferir palestra, escrever artigo ou ser membro de bancas, conselhos universitários, comissões de revistas científicas e de organismos de ciência e tecnologia, no país e no exterior. Isso significa não só prestígio, mas, também, contacto com outros pesquisadores e centros de pesquisa, o que cria novos estímulos e ideias a serem aplicadas no ambiente de trabalho do autor.

▶ E Seguir o impulso próprio para escrever

Uma quinta razão refere-se ao fato de algumas pessoas estarem acostumadas ou impelidas a escrever por vocação ou prazer, resultado de múltiplos fatores, dentre os quais, propensão individual, influência familiar ou exposição a ambientes em que a publicação de artigos e livros é habitual. Para a escritora francesa Simone de Beauvoir, 1908-1986, por exemplo, a literatura era uma mania e não um ofício; trata-se de uma ânsia para escrever. Essa apreciação se aplica a muitos intelectuais.

▶ F Manter as revistas científicas em circulação

Essa sexta e última razão têm caráter eminentemente prático: manter os periódicos em circulação. Sem bons artigos para publicar, não há boas revistas científicas – e são essas o esteio da ciência no mundo moderno, por representarem uma maneira eficiente de divulgar, entre os profissionais, os avanços e as condutas mais adequadas. Assim aconselhava William Osler, 1849-1919, médico canadense cultuado como um dos ícones da medicina moderna: "*Permaneçam sempre em contato íntimo e amistoso com os demais médicos, cooperando com eles, escrevendo com frequência o que observaram para as revistas médicas...*".[3]

▶ 22.3 Lei inversa da produção científica

Foi realçado que um núcleo relativamente pequeno de periódicos científicos responde pela maior parte do que é citado na literatura científica (seção 14.4A, Ciência principal e ciência secundária). A mesma analogia pode ser feita para os pesquisadores. Poucos são responsáveis por muitas publicações, mas o estímulo para publicar no mundo moderno por parte do pessoal de nível superior é crescente, devido à valorização da ciência, da tecnologia e de fatores associados a essa valorização (ver 11.7, Aumento do número de autores por artigo).

Uma investigação pressupõe o trabalho prévio de definir objetivo ou questão a ser respondida, revisão abrangente e rigorosa da literatura científica e reflexão sobre o tema. O cerne da pesquisa é a formulação adequada de uma pergunta que possa ser respondida com os meios disponíveis ou mobilizáveis. Nesse processo, o investigador baseia-se em conhecimentos próprios sobre o assunto a ser investigado e sobre metodologia científica, aí incluídos tópicos que hoje fazem parte das disciplinas de estatística e de epidemiologia. Essa estrutura de conhecimentos, aliada a uma mente inquisitiva, fazem a pessoa refletir detidamente sobre um dado tema, selecionar a questão a ser investigada, rever o que se sabe sobre o assunto, montar a estratégia da pesquisa e iniciar a coleta de dados. Os trabalhos clássicos são valiosos como ensinamentos de seleção da pergunta a ser investigada e da conduta subsequente para respondê-la.[4,5] A composição do relato final, de forma que expresse fielmente os resultados da investigação, exige sólida base de conhecimentos e prática de redação. O hábito de ler facilita o aprimoramento da escrita. Conviver em ambientes científicos estimula a leitura e a redação científica.

▶ 22.4 Auxílios para escrever

Os autores experientes sabem que precisam recorrer a fontes confiáveis de informação para auxiliá-los na preparação de textos. Nessas fontes, encontram resposta para questões diversas, dentre as quais, saber se tal palavra existe, como ela é escrita, o significado exato do termo, a exemplificação do uso correto, um sinônimo, a concordância e outros pontos. Um conjunto básico de fontes para consulta consiste de dicionários gerais e de termos médicos. O autor do presente livro tem utilizado numerosas fontes, algumas de uso particular e outras que consulta por via virtual ou encontra em bibliotecas de órgãos públicos e privados. A relação de obras que se apresenta nas próximas seções constitui a prática do autor deste livro, não sendo produto de pesquisa com especialistas para saber quais as melhores fontes a serem recomendadas em cada área mencionada.

▶ 22.5 Dicionários

Os dicionários são indispensáveis, sejam gerais ou especializados. Precisam estar à mão para consultas. Excelentes dicionários e outras fontes de dados úteis a redação dos resultados de pesquisas estão disponíveis em formatos eletrônicos, o que oferece comodidade e agilidade às consultas. Um dicionário de sinônimos e antônimos também é necessário, assim como as gramáticas. São de grande valia as obras críticas sobre vícios idiomáticos, questões vernáculas e outras do gênero.

Em se tratando de idioma estrangeiro, é conveniente ter um dicionário com explicação dos termos nesse mesmo idioma – caso de inglês-inglês ou francês-francês – e outro, bilíngue (inglês-português ou francês-português e vice-versa).

Para saber se uma palavra existe oficialmente em nosso idioma, recomenda-se consultar o Vocabulário Ortográfico da Língua Portuguesa (VOLP), publicação normativa e de cunho legal da Academia Brasileira de Letras, que pode ser acessado pela internet.[6] Por exemplo, a palavra *confundimento* não aparece nos dicionários gerais, mas consta do Vocabulário Ortográfico da Língua Portuguesa.

No intuito de complementar os dicionários gerais, há os de natureza técnica especializada, entre eles os de medicina e os de epidemiologia (ver Tabela 22.2A).

▶ 22.6 Enciclopédias

Para visões extensas sobre um tema, contamos com renomadas enciclopédias clássicas, como a Britânica e a Larousse. Dispomos de enciclopédias gerais de formato reduzido e fácil manejo – ou dicionários enciclopédicos – do tipo Oxford e Larousse. As enciclopédias especializadas, entre as quais, as de estatística, epidemiologia e psicologia (ver Tabela 22.2B), são excelentes, mas de custo elevado, o que limita a aquisição por todo autor. Podem ser encontradas no acervo de grandes bibliotecas, como das universidades. As enciclopédias em formato eletrônico têm a vantagem adicional da praticidade, pois estão ao nosso alcance em questão de segundos.

Tabela 22.2 Auxílios para escrever: dicionários e enciclopédias

A. Dicionários de medicina e de epidemiologia

Dicionário médico ilustrado Dorland. São Paulo: Editora Manole Ltda; 1999.

Garnier M, Delamare V. Dicionário de termos técnicos em Medicina. 20ª ed. São Paulo: Organização Andrei Editora; 1984.

Porta M, editor. A dictionary of epidemiology. 5th ed. New York: Oxford University Press; 2008.

Rey L. Dicionário de termos técnicos de medicina e saúde. Rio de Janeiro: Editora Guanabara-Koogan; 2004.

Stedman, TL. Dicionário médico. 27ª ed. Rio de Janeiro: Guanabara Koogan; 2003.

B. Enciclopédias especializadas

Armitage P, Colton T. Encyclopedia of biostatistics. Chichester: Wiley; 1998.

Gail MH, Benichou J. Encyclopedia of epidemiologic methods. Chichester: Wiley; 2000.

Kazdin AE, editor. Encyclopedia of psychology. Washington DC: Oxford University Press; 2000.

Tabela 22.3 Diretrizes gerais de redação e estilo

A. Em português

Araújo E. A construção do livro: princípios da técnica de editoração. 2ª Ed. São Paulo: Lexikon Editora Digital; Editora UNESP; 2008.

Empresa Brasileira de Pesquisa Agropecuária. Manual de editoração. Brasília: Embrapa; 2001.

França JL, Borges SM, Vasconcelos AC, Magalhães MHA. Manual de normalização de publicações técnico-científicas. 4ª ed. Belo Horizonte: Universidade Federal de Minas gerais; 2000.

Garcia L. O Globo: Manual de redação e estilo. 27ª ed. São Paulo: O Globo; 2000.

Lugarinho A. No mundo dos livros. Brasília: Universa; 2005.

Manual de estilo Editora Abril: como escrever bem para nossas revistas. Rio de Janeiro: Nova Fronteira; 1990.

Manual de redação: Folha de São Paulo. 3ª ed. São Paulo: Publifolha; 2001.

Martins E. Manual de redação e estilo: o Estado de São Paulo. 3ª ed. São Paulo: Editora São Paulo; 1997.

Normas para publicações da Unesp. São Paulo: Unesp; 1994.

Rezende JM. Linguagem Médica. 3ª ed. Goiânia: AB; 2004.

Squarisi D, Salvador A. A arte de bem escrever: um guia para jornalistas e profissionais do texto. São Paulo: Contexto; 2005.

Universidade Federal do Paraná. Normas para apresentação de documentos científicos. Curitiba: Universidade Federal do Paraná; 2007.

B. Em inglês

American Psychological Association. Publication manual of the American Psychological Association. 5th ed. Washington, DC: APA; 2001.

Council of Biology Editors. Scientific style and format: the CBE manual for authors, editors, and publishers. 6th ed. Chicago: CBE; 1994.

Iverson C, Flanagin A, Fontanarosa PB, Glass RM, Glitman P, Lantz JC, et al. American Medical Association manual of style: a guide for authors and editors. 9th ed. Baltimore: Williams & Wilkins; 1998.

The Chicago manual of style: the essential guide for writers, editors, and publishers. 15th ed. Chicago: University of Chicago Press; 2003.

▶ 22.7 Diretrizes gerais de redação e estilo

Os guias de redação e estilo, pela sua utilidade, têm ampla aceitação entre escritores científicos. Algumas revistas e jornais brasileiros produzem publicações desse tipo, como a Editora Abril, proprietária da revista *Veja*, *O Globo*, *O Estado de São Paulo* e a *Folha de São Paulo* (Tabela 22.3A).

Na área científica, há guias gerais: por exemplo, os da Universidade Federal do Paraná, da Universidade Federal de Minas Gerais, da Universidade Estadual Paulista (Unesp) e da Empresa Brasileira de Pesquisa Agropecuária (Embrapa). Publicações específicas sobre estilo ou linguagem para a área biomédica também são recomendadas, como a de Joffre Rezende (a referência consta da Tabela 22.3A). Para questões de normalização, no Brasil, temos as publicações da Associação Brasileira de Normas Técnicas, que abrangem todos os campos do saber. A leitura de textos sobre editoração também é recomendada (ver Tabela 22.3A).

▶ 22.8 Diretrizes gerais para o relato de investigações

As últimas décadas têm testemunhado o aparecimento de número substancial de diretrizes para o relato de investigações de temas de saúde. As instruções emanadas da Comissão Internacional de Editores de Revistas Médicas – as *Normas de Vancouver* – constituem orientação privilegiada uma vez que têm ampla aceitação. Muitos editores nelas se baseiam para compor as normas de seus periódicos. Como pode haver variações de procedimentos, os escritores científicos precisam consultar as instruções específicas do periódico que escolheram para submeter seus originais.

Material detalhado pode ser encontrado em quatro manuais extensamente utilizados pelos editores de periódicos internacionais na área da saúde: o da Associação Médica Americana, o da Associação Americana de Psicologia, o do Conselho de Editores Científicos (antigo Conselho de Editores Biológicos) e o da Universidade de Chicago (ver Tabela 22.3B). Esses manuais representam auxílio especializado para esclarecer questões técnicas de nomenclatura científica, unidades de medida, abreviações, símbolos, sinais, fórmulas e outras no gênero. São muito úteis para a preparação de textos em inglês.

▶ 22.9 Diretrizes específicas para o relato de investigações

Embora a maioria dos relatos de investigação original siga o formato IMRD (ver 4.4, Estrutura do relato de uma investigação), observa-se grande variabilidade na quantidade e no tipo de informações relatadas em cada uma de suas seções. A variabilidade traz dificuldades de monta para a comparação e para a síntese dos dados publicados. Essa constatação fez aparecer guias de comunicação científica para subsidiar relatos e ajudar o autor a não omitir o essencial no seu texto. Existem dezenas deles na literatura científica, segundo o tipo de delineamento ou o tema abordado. Na Tabela 22.4, estão listados alguns, agrupados por categorias. Podem ser empregados como orientação para a redação de um artigo ou *checklist* para revisar o texto. Um relato adequado facilita a avaliação da qualidade e da aplicabilidade dos resultados, o que se reflete positivamente na opinião dos editores na hora de decidir pela aceitação do texto para publicação.

As diretrizes disponíveis representam proposta de consenso ou opinião isolada de especialistas. Provavelmente, no futuro, as recomendações serão uniformes, pois já existe *guia para produzir guias.*[7,8] O CONSORT serviu como modelo na preparação de diversas diretrizes de relato de investigações. Usar diretrizes e *checklists* é uma sábia decisão (ver 4.10, Diretrizes de redação científica: vale a pena?). Como um bom revisor tende a utilizar ambos para substanciar seu parecer, o escritor de artigo científico deve fazer o mesmo ao preparar seu texto (ver 17.5, Roteiro para a revisão).

▶ 22.10 Autoridades na matéria

Um professor, um escritor experiente ou simplesmente um interessado com boa formação acadêmica e cultural são

Tabela 22.4 Guias para o relato de investigações e avaliação da qualidade de artigos

A. Normas de Vancouver

ICMJE. International Committee of Medical Journal Editors. Uniform requirements for manuscripts submitted to biomedical journals: writing and editing for biomedical publication [acesso em 15 jun 2011]. Disponível em: http://www.icmje.org/.

B. Guias para vários delineamentos

GRADE Working Group. Grading the quality of evidence and the strength of recommendations [acesso em 15 jun 2011]. Disponível em: http://www.gradeworkinggroup.org/index.htm. *

EQUATOR (Enhacing QUAlity and Transparency Of health Research) [acesso em 15 jun 2011].

Disponível em: http://www.equator-network.org/resource-centre/library-of-health-research-reporting/reporting-guidelines/.

NICE National Institute for Health and Clinical Excellence. The guidelines manual 2009 [acesso em 15 jun 2011]. Disponível em: http://www.nice.org.uk/aboutnice/howwework/developingniceclinicalguidelines/clinicalguidelinedevelopmentmethods/GuidelinesManual2009.jsp.

C. Revisão sistemática e metanálise

MOOSE (Meta-Analysis of Observational Studies in Epidemiology) statement [acesso em 15 jun 2011].
Disponível em: http://www.consort-statement.org/mod_product/uploads/MOOSE%20Statement%202000.pdf.

PRISMA (Preferred Reporting Items for Systematic Reviews and Meta-Analyses). [acesso em 15 jun 2011].
Disponível em: http://www.prisma-statement.org/.

Shea BJ et al. Development of AMSTAR: a measurement tool to assess the methodological quality of systematic reviews. BMC Med Res Methodol. 2007;7:10 [acesso em 15 jun 2011]. Disponível em http://www.biomedcentral.com/1471-2288/7/10 *

D. Ensaio clínico randomizado

CONSORT (Consolidated Standards of Reporting Trials) statement [acesso em 15 jun 2011].
Disponível em http://www.consort-statement.org/.

Extensões do CONSORT para especialidades [acesso em 15 jun 2011].
Disponível em http://www.consort-statement.org/?o=1044 (ver exemplo da seção 4.9).

E. Ensaio clínico fases 1 e 2

Chang SM et al. GNOSIS: guidelines for neuro-oncology: standards for investigational studies - reporting of phase 1 and phase 2 clinical trials. Neuro Oncol. 2005;7(4):425-34.

F. Ensaio clínico não-randomizado

TREND (Transparent Reporting of Evaluations with Nonrandomized Designs) statement [acesso em 15 jun 2011].
Disponível em http://www.cdc.gov/trendstatement/.

Wells GA et al. The Newcastle-Ottawa scale (NOS) for assessing the quality of nonrandomised studies in meta-analyses.
Coding manual for cohort studies. Ottawa Health Research Institute [acesso em 15 jun 2011].
Disponível em http://www.ohri.ca/programs/clinical_epidemiology/oxford.htm.

G. Estudo observacional

STROBE (Strengthening the Reporting of Observational Studies in Epidemiology) statement [acesso em 15 jun 2011].
Disponível em: http://www.strobe-statement.org.

(continua na página 349)

potenciais candidatos para contatos e esclarecimentos sobre dúvidas na redação de um texto. Muitos autores têm a sorte de encontrar pessoas competentes nesse particular e ávidas em cooperar. O papel que se espera delas é assinalar falhas e incoerências nos escritos. Outro auxílio é apontar maneiras mais precisas de transmitir a informação aos leitores.

Um problema é identificar a autoridade adequada para orientar redação científica ou revisar o texto. O escritor inexperiente tem dificuldade em fazer essa identificação e corre o risco de receber orientação de pessoa despreparada para a tarefa. A idade pode não ser um critério apropriado para essa seleção. Os seres humanos ficam mais velhos, grisalhos, mas não necessariamente mais sábios. Basear-se em autoridade inadequada é um dos *quatro fundamentos da ignorância humana* assinalados pelo filósofo inglês, Roger Bacon, 1214-1294, há mais de sete séculos. Veja a citação no início do próximo capítulo.

Não basta encontrar a autoridade adequada. As características do orientado influenciam. Veja-se o desabafo de Aurélio Buarque de Holanda Ferreira, 1910-1989 – autor do *Novo Dicionário da Língua Portuguesa*, conhecido como *Dicionário Aurélio* – e que resume a questão: "Só gosto de corrigir as pessoas inteligentes, que gostam de aprender. Os burros ficam danados quando se descobre uma besteira deles."

▶ 22.11 Recursos eletrônicos

Os verificadores automáticos de ortografia e gramática, constantes em processadores de texto, ajudam na correção de erros, apontam sinônimos e dispõem de outros recursos. Os sinônimos são informados por um simples toque. Pela praticidade, tendem a ser amplamente consultados. Apesar de serem auxiliares ágeis para a solução dos problemas de ortografia e gramática, os recursos eletrônicos são limitados e, principalmente, incapazes de substituir o discernimento e a sensibilidade humana, essenciais para a produção de um bom texto. Alguns dos livros mencionados no capítulo, ou seus similares, são também apresentados em versão eletrônica, caso das enciclopédias e das matérias normativas (ABNT, Inmetro, normas de Vancouver e outras).

A Tabela 22.5 contém endereços onde se pode encontrar orientação sobre redação científica. Novos endereços aparecem e mudanças são frequentes. Um caminho de atualização consiste em procurar pelo nome da instituição em mecanismos de busca na internet. Alguns *sites* são gratuitos, outros não. Essa condição de gratuidade também varia com o tempo.

▶ 22.12 Sugestões

Se alguém tem algo a dizer que o diga corretamente. Como reza a sabedoria popular: "O que deve ser feito merece ser bem feito." Uma boa conduta é preparar-se convenientemente para fazê-lo. O hábito da leitura é um dos caminhos para alcançar os objetivos de melhor escrever e associar ideias, ingredientes básicos na redação de textos científicos.

Muitas pessoas experientes têm bem estabelecidas as suas rotinas de leitura científica. Para o iniciante, é importante considerar seriamente a possibilidade de acompanhar, com regu-

laridade, periódicos científicos conceituados, pelo menos um de caráter geral e outro especializado. Quanto mais a pessoa estiver exposta a bons artigos científicos, maior possibilidade terá de aprimorar-se na ciência e na arte da comunicação científica.

Forme uma biblioteca pessoal de material de referência, composta por dicionários gerais e técnicos, gramáticas, enciclopédias e obras diversas que auxiliem encontrar solução para questões de redação e estilo. Orientação para tal aparece na seção 22.4 e seguintes. Seria conveniente que a biblioteca fosse completada com bons livros de áreas básicas da formação profissional, como epidemiologia e estatística. Familiarizar-se com o conteúdo dessas obras é uma das maneiras para obter o máximo proveito do investimento. Para tal, habituar-se a folheá-las quando tiver dúvidas sobre temas que constem de seu acervo. Lembrar-se da frase que abriu o presente capítulo: "Há dois tipos de conhecimento: ou nós conhecemos o assunto ou sabemos onde encontrar a informação sobre ele." Facilita bastante se as obras para consulta estiverem acessíveis. Nas bibliotecas públicas, algumas das obras citadas no capítulo, ou similares, estão disponíveis na *seção de referências*.

Utilize amplamente os recursos eletrônicos, que muito ajudam o trabalho de redação e o acesso à informação. A cada dia, os programas contêm mais recursos, o que exige atualização. Importante é o acesso a um bibliotecário especializado, atualizado e sensível às necessidades de um escritor científico de temas de saúde.

Ao redigir ou revisar o relato de uma pesquisa, use como roteiro um guia, um *checklist*, apropriado para o delineamento ou tema da investigação. Alguns foram mencionados na seção 22.9. Com o auxílio de um guia desse tipo, dificilmente são olvidadas informações sobre a pesquisa, essenciais para o bom entendimento do que foi feito. Lembre-se de que o seu artigo pode ser excluído de uma revisão sistemática – ou seja, não ser citado pelos seus pares – simplesmente por não conter informações suficientes sobre a pesquisa. Isso porque os relatos insuficientes são descartados na fase de busca e avaliação de artigos para compor revisão de literatura.

Procure pessoas competentes para a revisão dos escritos e que realmente concorram para melhorar a qualidade. Estimule a colaboração, não na busca de elogios, mas na análise minuciosa e crítica do texto. Como aconselha o escritor francês Boileau, 1636-1711: "Cerque-se de amigos prontos a te censurar." Ou como enfatizou Michael Moore, autor de documentários críticos sobre a realidade norte-americana, quando recebeu o César 2003 de melhor filme estrangeiro – equivalente francês do Oscar: "Um verdadeiro aliado, um verdadeiro amigo, é alguém que nos diz quando estamos equivocados." A crítica pormenorizada é essencial no aperfeiçoamento de artigo científico que será enviado para publicação. Essa crítica também concorre para aprimorar a visão do autor sobre o assunto e torná-lo um melhor escritor de temas científicos.

▶ 22.13 Comentário final

No capítulo são apontadas razões para publicar artigos científicos e são comentados recursos que o autor pode utilizar no momento de escrevê-los. O próximo capítulo assinala erros e limitações em textos científicos.

Tabela 22.4 Guias para o relato de investigações e avaliação da qualidade de artigos (*Continuação*)

H. Estudo de prevalência ou incidência

Silva LC, Ordúñez P, Paz Rodríguez M, Robles S. A tool for assessing the usefulness of prevalence studies done for surveillance purposes: the example of hypertension. Rev Panam Salud Publica. 2001;10(3):152-60.

Loney PL, Chambers LW, Bennett KJ, Roberts JG, Stratford PW. Critical appraisal of the health research literature: prevalence or incidence of a health problem. Chronic Dis Can. 1998;19(4):170-6.

I. Estudo de diagnóstico

STARD (STAndards for the Reporting of Diagnostic accuracy studies) statement [acesso em 15 jun 2011].
Disponível em: http://www.stard-statement.org/.

Whiting P et al. The development of QUADAS: a tool for the quality assessment of studies of diagnostic accuracy included in systematic reviews. BMC Med Res Methodol. 2003; 3:25. [acesso em 15 jun 2011]. Disponível em: http://www.ncbi.nlm.nih.gov/pmc/articles/PMC305345/pdf/1471-2288-3-25.pdf.

J. Estudo de prognóstico

McShane LM, Altman DG, Sauerbrei W, Taube SE, Gion M, Clark GM; Statistics Subcommittee of the NCI-EORTC Working Group on Cancer Diagnostics. REporting recommendations for tumour MARKer prognostic studies (REMARK). Br J Cancer. 2005;93(4):387-91.

Carson CA, Fine MJ, Smith MA, Weissfeld LA, Huber JT, Kapoor WN. Quality of published reports of the prognosis of community-acquired pneumonia. J Gen Intern Med. 1994;9(1):13-9.

K. Análise de subgrupos

Wang R, Lagakos SW, Ware JH, Hunter DJ, Drazen JM. Statistics in medicine--reporting of subgroup analyses in clinical trials. N Engl J Med. 2007;357(21):2189-94.

L. Estudo de farmacoepidemiologia

Guidelines for good pharmacoepidemiology practices. Pharmacoepidemiol Drug Saf 2008; 17(2): 200-8.

M. Epidemiologia hospitalar

ORION (Outbreak Reports and Intervention Studies Of Nosocomial infection) statement [acesso em 22 Dez 2008].
Disponível em http://www.idrn.org/orion.php.

N. Análise econômica

Guidelines for reporting economic evaluation studies (checklist) [acesso em 15 jun 2011].
Disponível em: http://www.elsevier.com/framework_products/promis_misc/ajoghealth.pdf.

Neumann PJ, Stone PW, Chapman RH, Sandberg EA, Bell CM. The quality of reporting in published cost-utility analyses, 1976-1997. Ann Intern Med. 2000;132(12):964-72.

Drummond MF, Jefferson TO. Guidelines for authors and peer reviewers of economic submissions to the BMJ. The BMJ Economic Evaluation Working Party. BMJ. 1996;313(7052):275-83.

Siegel JE, Weinstein MC, Russell LB, Gold MR. Recommendations for reporting cost-effectiveness analyses. Panel on Cost-Effectiveness in Health and Medicine. JAMA. 1996;276(16):1339-41.

O. Avaliação de tecnologias em saúde

Checklist for health technology assessment [acesso em 15 jun 2011]. Disponível em: http://www.inahta.org/HTA/Checklist/.

P. Estudos de associação genética

The STREGA initiative: Guidelines for the reporting of genetic association studies [acesso em 15 jun 2011].
Disponível em: http://hum-molgen.org/NewsGen/03-2009/000015.html.

Q. Diretrizes clínicas (guidelines)

The AGREE Collaboration. Appraisal of Guidelines for Research & Evaluation (AGREE) Instrument [acesso em 15 jun 2011].
Disponível em: www.agreecollaboration.org.

CMA Infobase: Clinical Pratice Guidelines (CPGs). Development of Clinical Practice Guidelines [acesso em 15 jun 2011].
Disponível em: http://www.cma.ca/index.php?ci_id=54687&la_id=1.

NICE National Institute for Health and Clinical Excellence. Ver item B desta tabela.

Projeto Diretrizes AMB, ANS e CFM [acesso em 15 jun 2011].
Disponível em: http://www.projetodiretrizes.org.br/projeto_diretrizes/texto_introdutorio.pdf.*

SIGN Scottish Intercollegiate Guidelines Network. SIGN 50: A guideline developer's handbook [acesso em 15 jun 2011].
Disponível em: http://www.sign.ac.uk/guidelines/fulltext/50/index.html.

*Mais apropriados para avaliação de qualidade de artigos publicados.

Tabela 22.5 Para saber mais sobre redação científica e temas correlatos na internet

Identificação	Endereços eletrônicos
Academia Brasileira de Letras (ABL)	http://www.academia.org.br/
Associação Brasileira de Editores Científicos (ABEC)	http://www.abecbrasil.org.br/
Associação Brasileira de Normas Técnicas (ABNT)	http://www.abnt.org.br/
Association of Learned and Professional Society of Publishers (ALPSP)	http://www.alpsp.org/ngen_public/
Biblioteca Virtual em Saúde (BVS)	http://www.bireme.br/
Bireme	http://www.bireme.br/
Cochrane Collaboration	http://cochrane.bvsalud.org/
Committee on Publication Ethics (COPE)	http://www.publicationethics.org/
Council of Science Editors (CSE), antigo *Council of Biology Editors*	http://www.councilscienceeditors.org/
Directory of Open Access Journals (DOAJ)	http://www.doaj.org/
European Association of Science Editors (EASE)	http://www.ease.org.uk/
Free Medical Journals	http://www.freemedicaljournals.com/
International Committee of Medical Journal Editors (ICMJE); responsável pelas normas de Vancouver	http://www.icmje.org/
International Society of Managing and Technical Editors (ISMTE)	http://www.ismte.org/
LILACS	http://www.bireme.br/
MEDLINE (PubMed)	http://www.ncbi.nlm.nih.gov/pubmed/
SciELO	http://www.scielo.br/
Ulrich's Periodicals Directory	http://www.ulrichsweb.com/ulrichsweb/
World Association of Medical Editors (WAME)	http://www.wame.org/

▶ 22.14 Referências

1. Greene LJ. O dilema do editor de uma revista biomédica: aceitar ou não aceitar. Ci Inf. 1998;27(2):230-2.
2. Pereira MG. Vale a pena publicar artigo científico? Brasília Med. 2000;37(1):3-4.
3. Marino Jr R. Osler: o moderno Hipócrates. São Paulo: CLR Balieiro Editores; 1999.
4. Buck C, Llopis A, Nájera E, Terris M, (organizadores). El desafio de la Epidemiologia: problemas y lecturas seleccionadas. Washington (DC): Organización Panamericana de la Salud; Publicación Científica 505; 1988.
5. White K, Frenk J, Ordoñez C, Paganini JM, Starfield B, (organizadores). Investigaciones sobre servicios de salud: una antologia. Washington (DC): Organización Panamericana de la Salud; Publicación Científica 534; 1992.
6. Academia Brasileira de Letras. Vocabulário ortográfico da língua portuguesa. Brasília: Academia Brasileira de Letras; 2009. [acesso em 15 jun 2011]; Disponível em: http://www.academia.org.br.
7. Simera I, Altman DG, Moher D, Schulz KF, Hoey J. Guidelines for reporting health research: the EQUATOR network's survey of guideline authors. PLoS Med. 2008;5(6):e139.
8. EQUATOR. Enhacing QUAlity and Transparency Of health Research. [acesso em 15 jun 2011]; Disponível em: http://www.equator-network.org/resource-centre/library-of-health-research-reporting/reporting-guidelines/.

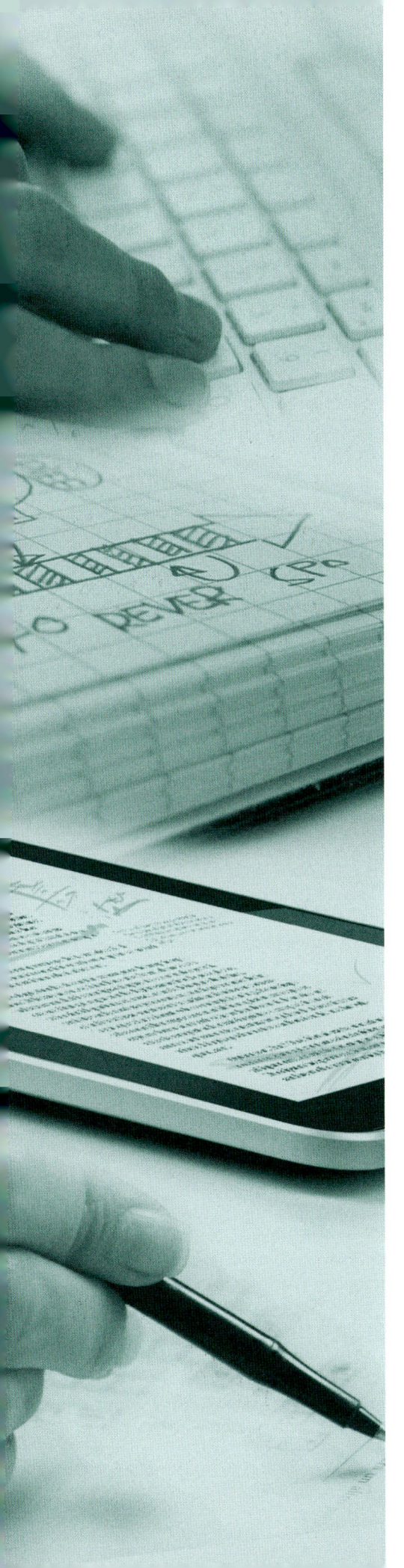

23

Como Ter Artigo Aprovado para Publicação

Quatro são os fundamentos da ignorância humana: a confiança em autoridade inadequada, a força do costume, a opinião da massa carente de experiência e a tendência a ocultar a própria ignorância atrás de sabedoria superficial.

Roger Bacon, 1214-1294, filósofo inglês.

O material deste capítulo é aqui apresentado, pois pode auxiliar o autor a aumentar as suas possibilidades de publicação. Confere-se ênfase ao tema, tendo em vista a avantajada frequência de deslizes com que editores se defrontam ao lidar com textos originais. São usados fartamente os contraexemplos, ou seja, *o que não se deve fazer*. Aprender com os erros alheios é um caminho útil e ameno para o aprendizado.

▶ 23.1 Características de textos aceitos para publicação

A maioria dos artigos aceitos para publicação em periódicos científicos tem características em comum, dentre as quais as estampadas na Tabela 23.1.

Tabela 23.1 Três características de artigos científicos aceitos para publicação

Alta relevância, originalidade e oportunidade do relato da investigação.
Solidez do método e da argumentação para fundamentar a conclusão.
Excelência da redação.

Fonte: adaptada de Bordage, 2001.[1]

▶ 23.2 Características de textos recusados para publicação

Os textos submetidos para publicação e recusados pelo editor pecam em um ou mais dos mesmos aspectos mencionados a seguir (ver Tabela 23.2).

▶ A Falta de relevância, originalidade e oportunidade

Os editores selecionam para publicação textos com características que julgam adequadas para os leitores de seus periódicos e acrescentem algo ao conhecimento existente. A apresentação de fatos e argumentos que revelem nova teoria ou contestem uma existente costuma ser do agrado de editores, desde que bem fundamentadas (ver Tabela 23.3). As tentativas de esclarecimento de controvérsias também são bem vindas, mas a repetição de investigações sobre um mesmo assunto conduz à dificuldade ou ao esgotamento da possibilidade de publicação. Assim, o vigésimo relato de uma investigação sobre um tema,

Tabela 23.2 Três razões de rejeição de artigos científicos submetidos à publicação

Falta de relevância, originalidade e oportunidade de publicação.
Agressões à validade científica.
Deficiente redação e incoerência na apresentação dos assuntos.

Tabela 23.3 Três características que aumentam a probabilidade de um artigo científico ser aceito para publicação

Revelar nova teoria.
Corroborar teoria ainda em debate e tentar esclarecer controvérsias.
Contestar teoria existente.

antes julgado relevante, tem grande possibilidade de ser recusado. Portanto, relevância é um conceito dinâmico, variando em função do momento e do estado da arte sobre o assunto.

Embora nem sempre cheguem a consenso, a opinião dos especialistas representa a estratégia usada pelos editores para avaliar a relevância, a originalidade e a validade da investigação. Esse tema, estudado sob a denominação de *revisão por pares*, é assunto do Capítulo 17.

Exemplo 23.2A Originalidade e publicação de resultados[2]

"Quando um estudo brasileiro produz resultados altamente originais, seus autores normalmente tentarão publicá-los em periódico internacional de alto impacto, para atingir um público-alvo mais amplo. (...) estudos confirmatórios de associações já conhecidas, mas que ainda assim precisam ser replicados em nosso meio, são mais adequados para revistas nacionais."

▶ B Agressões à validade científica

Por todo o livro, o tópico validade científica é apresentado e ilustrado. Os bons relatos de investigação científica refletem a preocupação do autor em minimizar ou eliminar erros, mostrar provas de que tal propósito foi alcançado e que explicações alternativas para os resultados foram consideradas e afastadas.

Exemplos 23.2B A validade científica das investigações

Nos Capítulos 5 e 6, realçou-se a importância de descrição clara da questão norteadora da investigação e do método empregado para alcançar o objetivo proposto. Objetivo e método têm de combinar. O método tem de ser apropriado ao objetivo.

Os dois principais tipos de erro – aleatório e sistemático – foram destacados em diversas partes deste livro, pois podem influenciar poderosamente os resultados (ver 8.4, Validade da investigação). Ademais, a maneira de lidar com eles difere marcadamente e exige sólida base metodológica do pesquisador. Por exemplo, os resultados de uma investigação só podem ser aceitos, pela comunidade científica, se as variáveis geradoras de confusão forem excluídas ou neutralizadas. Também em diversas passagens desta obra, são dados exemplos de distorções em pesquisas (ver, por exemplo, 21.2, Rigor científico).

▶ C Má redação e incoerência na apresentação dos assuntos

Nos bons textos científicos, os pontos centrais da investigação estão claramente explicados. O propósito é fazer o leitor compreender o que foi feito, receba esclarecimentos sobre os procedimentos e argumentos e, ao fim, compartilhe ou entenda que a conclusão do autor faz sentido, pois está sustentada em base sólida. Os revisores decidem se os autores alcançaram esse objetivo pela leitura do texto. Caso não estejam satisfeitos com o relato, recomendam modificações ou mesmo a rejeição do original.

Essa terceira razão para a rejeição de artigos científicos, *a má redação e as incoerências na apresentação dos assuntos*, é detalhada neste capítulo.

▶ 23.3 Princípios para escrever mal

Em meados do século 20, foram enunciados três princípios para produzir textos de má qualidade, transcritos na Tabela 23.4. Esses princípios continuam válidos nos dias atuais e são assunto das próximas seções.

Tabela 23.4 Três princípios para escrever mal

Ignorar o leitor.
Ser vago, pomposo, verborreico.
Não revisar.

Fonte: adaptada de Merril, 1947.[3]

▶ 23.4 Ignorar o leitor

Um caminho para ter o artigo recusado para publicação é escrever para si mesmo. O lema a ser adotado para ignorar o leitor é o seguinte: *se o autor entendeu o que escreveu, por que os outros não iriam entender?* Algumas pessoas imbuídas de tais convicções, em geral distorcidas, não admitem pensar mais em reformular seus textos, mesmo sendo advertidas da presença de frases pouco claras. Raciocinam assim: *para mim, o texto está claro e ponto final.*

Exemplos 23.4 Técnicas para alcançar o objetivo de escrever mal

* Deter-se em longas explicações elementares sobre o tema
* Empregar frases longas, com muitas ideias, colocando-as no mesmo nível de importância e sem sequência lógica
* Não identificar eventuais nexos causais (o que é causa e o que é efeito), nem explicar o porquê das coisas. O essencial é deixado implícito
* Deixar de fornecer o significado de abreviações e símbolos
* Explicar pontos que não precisam ser explicados, porque são evidentes e autoexplicativos
* Concluir saindo do tema abordado.

▶ 23.5 Ser vago, pomposo, verborreico

Trata-se do oposto da boa redação científica. O conteúdo dos manuais de estilo difunde a arte do bem escrever com base em concisão, simplicidade, objetividade e clareza de expressão. Autor que não valoriza essas qualidades pode acabar por ser vago, pomposo e verborreico. Eis alguns caminhos para alcançar tal objetivo:

* Empregar palavras supérfluas ou pouco comuns
* Usar reiteradamente adjetivos e advérbios
* Sair do assunto e voltar a ele, sem explicação
* Mostrar erudição em temas secundários
* Aproximar o texto científico de uma redação rebuscada (ver exemplo).

Exemplo 23.5 Estilo pomposo a não ser seguido

"Desnecessário faz-se empregar estilo de escrita demasiado rebuscado, conforme deve ser do conhecimento de V. Sa. Outrossim, tal prática advém de esmero excessivo que beira o exibicionismo narcisístico." (Autor desconhecido)

▶ 23.6 Não revisar

Os manuais de redação apontam, dentre os caminhos para bem escrever, o de revisar o texto. A mensagem dos manuais tem teor com as seguintes características:

Os escritores experientes sabem como é difícil chegar ao ponto de produzir mensagens claras e concisas, contendo apenas o essencial, sem mais, nem menos. Quando o texto ainda não está claro e conciso, elaboram-no um pouco mais, na tentativa de melhorá-lo; ou seja, revisam, revisam e revisam.

A revisão é o caminho na busca pela perfeição. Vale recordar a bela frase do arquiteto Leon Batista Alberti, 1404-1472: *"Uma obra está completa quando nada pode ser acrescentado, retirado ou alterado, a não ser para pior."* Essa é a meta a ser alcançada pelas sucessivas revisões de um texto.

Alguns escritores iniciantes não acreditam no poder das revisões. Descrêem das regras dos bons escritores, dentre as quais, as de *"revisar, revisar e revisar"*. Acreditam que tal procedimento somente irá retardar a submissão do texto para publicação. Parecem seguir outros lemas, como: *"As pessoas só são julgadas inteligentes quando produzem textos que ninguém entende."*

Para produzir texto hermético, mesmo ininteligível, um caminho seguro é não revisar. Ou seja, submeter o artigo para publicação em suas primeiras versões. É possível que o texto, mesmo em tais condições, seja aceito para publicação em algum periódico. O escritor, filósofo e historiador norte-americano, Will Durant, 1885-1981, assim se expressou: *"Quanto do pensamento moderno não consiste em pôr o que toda a gente sabe em forma que ninguém possa entender."*

Textos que podem ter sido preparados segundo o princípio de não revisar são mostrados como exemplos nesta seção. Eles não são exceção na literatura científica. É possível que o assunto não estivesse claro na cabeça de quem o redigiu. O francês Nicolas Boileau, 1636-1711, dizia há mais de três séculos: *"O que bem se conhece, claramente se enuncia."* Em alguns casos, pode ser que se trate apenas um problema de transferência do que está na mente para o texto, sem a preocupação de elaborá-lo melhor. O leitor, quando se defronta com tais escritos, faz algumas tentativas de leitura e, afinal, desiste de entendê-lo. O mesmo ocorre com o editor. Texto mal escrito tende a ser rejeitado pelo editor. Caso seja publicado, os leitores o rejeitam. Provavelmente, só será citado pelo que de negativo contém.

Exemplos 23.6 Textos imperfeitos

Exemplo 1 Sobre vigilância epidemiológica
Diante da falta de inquéritos epidemiológicos de abrangência nacional ou de outras fontes oficiais de informação que possibilitem a comparação entre dados necessários para conhecer a magnitude da infecção pelos diferentes agentes, suas tendências e problemas decorrentes da existência dos disseminadores assintomáticos dos diferentes agentes que causam a doença na população, é indispensável a implantação de um sistema de vigilância epidemiológica que contribua efetivamente para a tomada de decisão na área governamental.

Exemplo 2 Sobre morbidade em mulheres
A mulher nos últimos anos era estudada através do enfoque gineco-obstétrico, porém a partir da modernidade e inserção desta no mercado de trabalho e as várias agressões externas a qual é vítima levando-a a se enquadrar no grupo vulnerável e emergente ao adoecimento coronariano.

Exemplo 3 Sobre personalidade
A personalidade de uma pessoa é um conceito abstrato para a expressão real de um padrão de conduta de comportamento às vezes moldado por influências externas. O estresse ocorre quando a capacidade de adaptação do indivíduo é suplantada por eventos e sobrecargas emocionais muitas vezes e sobrecargas emocionais no aspecto qualitativo, sendo quantitativamente insignificantes como uma transferência, promoção, relacionamento inter-pessoal com respostas negativas a personalidade de cada trabalhador, cansaço mental ou físico no trabalho ou decorrentes de excesso e tensões emocionais afetivo, familiar e outros. A reação ao estresse pode causar ansiedade ou depressão e levar ao surgimento de sintomas físicos, à fuga do problema com a ingestão excessiva de drogas ilícitas, podendo suspeitar através da irritabilidade, fadiga, tensão, queixas de medo, culpa, temor, ansiedade incapacitante ou depressão na presença de fatores externos.

▶ 23.7 Erros comuns de redação

Esta não é uma seção de gramática. Apenas a apresentação de alguns erros ou descuidos comuns, encontrados em trabalhos científicos lidos pelo autor deste livro.

Erros gramaticais denotam despreparo e, na melhor das hipóteses, descuido do escritor. Mais graves ainda se o autor recusar as sugestões de correção fornecidas pelos editores e argumentar que *se trata de estilo próprio, é erro gramatical, mas é assim que todo mundo diz* ou *está incorreto, mas que não gosta da forma correta.*

▶ A Concordância

Os erros de concordância são frequentes quando o sujeito da frase é extenso.

Exemplos 23.7A Erros de concordância
- *Severo e colaboradores (1970) afirmou (...).* Deveria ser *afirmaram.*

- *A taxa de mortalidade perinatal nos municípios investigados, no período 1990-1999, situaram-se entre (...).* O correto seria: *situou-se.*
- *A combinação de estratégias de altas sensibilidade e especificidade contornam os inconvenientes.* O correto é o verbo estar no singular, *contorna.*

▶ B Pontuação

Um erro muito encontrado, quando o sujeito da frase é extenso, consiste na colocação de vírgulas fora de local ou falta delas no local apropriado.

Exemplos 23.7B Erros comuns no uso da vírgula
- *Uma outra pesquisa sobre perda auditiva induzida pelo ruído, encontrou (...).* Não deveria haver vírgula após ruído, por separar o sujeito do verbo.
- *O paciente voltou à enfermaria depois da operação, repousou até à noite, o cirurgião estudou bem o caso antes da intervenção.* A última frase deveria estar separada por um ponto porque tem conteúdo diferente das duas primeiras.

▶ C Tempo verbal

Tempo verbal inadequado é muito encontrado em artigos recusados para publicação. O relato do que se fez, sobre método e resultados, é inadequadamente redigido no presente. Deve ser no passado (ver 15.12, Tempos verbais e afins).

▶ D Letra maiúscula no meio da frase

Palavras comuns não devem ser iniciadas com letra maiúscula, no meio da frase, sem razão aparente (ver 15.15, Tipo de letra).

Exemplo 23.7D Letras maiúsculas, no meio da frase
A queixa de Lombalgias e o diagnóstico de Câncer de Pele (…). As palavras lombalgias, câncer e pele deveriam estar com letras minúsculas.

▶ E Grafia

Erros de grafia são inaceitáveis. Denotam falta de revisão e de cuidado do autor com o que escreve (ver 15.11, Vícios de linguagem). O uso de processadores de texto auxilia o autor a corrigi-los.

Exemplos 23.7E Erros de grafia
Escrever umbelical e esterelisar, em lugar de umbilical e esterilizar.

Usar menssão (errado) em lugar de menção (certo). Um aluno de pós-graduação solicitou reconsideração, inconformado com o conceito baixo que lhe foi atribuído após cursar disciplina. A petição tinha o seguinte título: *Revisão de menssão.* Os professores não o atenderam e ficaram ainda mais convictos da justeza do conceito recebido pelo aluno.

▶ F Sentenças longas e confusas

Trata-se da *verborragia*, já mencionada e exemplificada no início do capítulo.

Exemplo 23.7F Texto humorístico aconselhando a não usar frases longas

"Evite frases exageradamente longas, por dificultarem a compreensão da ideia contida nelas, e, concomitantemente, por conterem mais de uma ideia central, o que nem sempre torna o conteúdo acessível, forçando, desta maneira, o pobre leitor a separá-la em seus componentes diversos, de forma a torná-las compreensíveis, o que não deveria ser, afinal de contas, parte do processo da leitura, hábito que devemos estimular através do uso de frases mais curtas." (Autor desconhecido)

O corretor automático do Word informa: "Esta frase contém 72 palavras. Deveria ter no máximo 60 palavras." Ver 15.14, Frases longas.

G Palavras ou explicações desnecessárias

Algumas palavras, ou mesmo sentenças, não acrescentam nada e devem ser cortadas do relato.

Exemplo 23.7G Explicação desnecessária

"O objetivo é apresentar de maneira didática (...)." Será que alguém teria o objetivo contrário, de apresentar alguma coisa de maneira não didática? Portanto, o esclarecimento "*apresentar de maneira didática*" é dispensável. Ver outros exemplos na seção 15.10, Repetição de ideias e palavras.

H Repetição das mesmas palavras

A repetição das mesmas palavras no texto, próximas umas as outras, indica limitação de vocabulário ou descuido na revisão, o que deve ser evitado.

Começar os parágrafos com a mesma estrutura de frase ou as mesmas palavras também não é boa técnica. Igualmente denota deficiência de vocabulário ou descuido de revisão.

Exemplos 23.7H Início de parágrafos com a mesma palavra e estrutura de frase

A Tabela 1 apresenta os resultados...
A Tabela 2 apresenta os dados...
A Tabela 3 mostra a...

I Construção de parágrafos

O autor, em algumas situações, falta com a objetividade na construção do parágrafo. Forma frases que parecem sem relação com a anterior. Como é preciso planejar a redação do texto do artigo, o parágrafo também necessita de planejamento. Em artigos considerados mal redigidos nesse particular, o autor inicia o parágrafo com um assunto, mistura-o com outro e, de repente, termina sem nada concluir. Ou então, chega a uma conclusão que nada tem a ver com o tema. Por vezes, continua a sequência do relato em novo parágrafo. Tem-se a impressão de que o autor tentou formar parágrafos do mesmo tamanho, pouco importando a repartição lógica do conteúdo. A falha consiste em não seguir sequência racional de apresentação dos temas. O correto será começar o parágrafo com uma introdução, a qual é seguida do desenvolvimento e da conclusão, sem vaivém de assuntos. Além de organização racional, também se evitam longos parágrafos. São cansativos.

23.8 Problemas na forma de apresentação

Uma estratégia para ter artigo recusado para publicação consiste em despertar a antipatia de editores e revisores.[4] Os editores solicitam que os autores sigam procedimentos que facilitem o trabalho de sua equipe de apoio. Pela importância dessa recomendação, uma frase dos redatores das normas de Vancouver foi realçada no início do Capítulo 16: "Os editores e revisores levam muitas horas lendo originais e, portanto, valorizam o recebimento de originais que são fáceis de ler e de editar." O não seguimento das instruções para autores causa má impressão nos editores e, ao terem má impressão, ficam predispostos contra o autor. Podem inferir que artigo mal apresentado provém de pesquisa de qualidade inferior e, portanto, sem condições de ser publicado. Assim, um cuidado para ter mais possibilidade do artigo ser aprovado é não cometer deslizes que despertem a antipatia das pessoas que irão julgá-lo.

A Tamanho do artigo

Como princípio, não ultrapassar os limites preconizados nas instruções para autores, de palavras, de ilustrações, de referências. No Capítulo 2, foram indicados alguns limites impostos pelos editores (ver Tabela 2.6).

Exemplo 23.8A Artigo fora das normas de preparação[2]

"Todo editor gosta de receber artigos que sigam rigorosamente as normas de preparação de manuscrito da revista. Por exemplo, se o resumo deve ou não ser estruturado, a informação contida na página de rosto, o formato das referências, os títulos das seções do manuscrito, entre outros. (...) Em geral, editores preferem publicar artigos curtos, pois é possível incluir um maior número de trabalhos em um número fixo de páginas. Por questões culturais (...), parece que autores de origem latina tendem a ser prolixos, pelo menos do ponto de vista dos anglo-saxões. Isso resulta, por exemplo, em seções de Introdução e de Discussão extremamente longas, e muitas vezes em superar o limite de palavras preconizado pela revista. Esse pode ser um erro fatal, pois o editor se pergunta se vale a pena enviar um artigo tão extenso para revisão, muitas vezes optando pela recusa sumária. Atualmente, na maior parte das revistas internacionais de qualidade, 90% ou mais dos artigos são rejeitados imediatamente sem revisão externa. Os editores tomam essa decisão rapidamente, sem ler todo o artigo."

B Estrutura do artigo

Utilizar o formato recomendado para a apresentação de um artigo original. Em geral, adota-se a estrutura IMRD, iniciais de introdução, método, resultados e discussão.

Exemplo 23.8B Estrutura pouco habitual de apresentação do artigo científico

Em lugar das tradicionais seções IMRD, um autor de artigo científico utilizou diferente disposição de temas: introdução, resultados, método e estatística, discussão e conclusão. O editor – que é o autor deste livro – sugeriu modificações nessa ordem de apresentação, além de outras providências que tornariam o artigo mais claro, conciso e de maior validade científica. Não houve resposta por parte do autor. Meses mais tarde, o autor em questão enviou para a redação do periódico uma separata do trabalho publicado na íntegra em outro periódico, sem as alterações sugeridas, acompanhado de todas as nossas sugestões não seguidas. O artigo está hoje disponível na literatura científica.

Conclusão: sempre haverá algum editor, menos preocupado com a forma e o conteúdo de artigos científicos, que aceitará o original para publicação com a organização de tópicos diferente da habitual e com flagrantes agressões à validade. O autor, no entanto, fica vulnerável. Pode tornar-se conhecido apenas como alguém pouco familiarizado com a comunicação científica e ser utilizado como ilustração do que não fazer na redação de um artigo.

► C Abreviaturas

Evitar usar abreviações, exceto nas formas padronizadas. Nunca empregue abreviações que confundam (ver 15.5, Abreviaturas).

► 23.9 Sugestões

Muitas orientações disponíveis na literatura científica foram preparadas por especialistas para aumentar as possibilidades de o artigo ser aprovado para publicação. Segui-las é caminho recomendado. Foram destacadas, no capítulo, maneiras de ter um artigo recusado para publicação. Evitá-las é sábia decisão.

Pela sua relevância e caráter geral, quatro recomendações são realçadas:

- Seguir estritamente as instruções para autores do periódico ao qual o original será submetido (ver 2.8, Instruções aos autores)

- Redigir o texto com o auxílio de um guia apropriado ao tema ou ao tipo de delineamento da investigação (ver 22.9, Diretrizes específicas para o relato de investigações)
- Verificar se a evidência e a interpretação apresentadas são suficientemente sólidas para sustentar a conclusão (ver 8.22, Conclusão)
- Revisar o artigo quantas vezes forem necessárias para produzir um texto claro, conciso, elegante e que retrate fielmente a investigação (ver 3.12, Recados ao escritor iniciante).

► 23.10 Comentário final

O capítulo contém exemplos de textos de baixa qualidade lidos pelo autor deste livro, trazidos como ilustração do que não fazer. Uns foram adaptados, outros não. No próximo capítulo, o tema será expandido. As sugestões para compor um artigo científico e enviá-lo para publicação, apresentadas ao longo do presente livro, são reunidas, o que fornece uma visão de conjunto de recomendações sobre o assunto.

► 23.11 Referências

1. Bordage G. Reasons reviewers reject and accept manuscripts: the strengths and weaknesses in medical education reports. Acad Med. 2001;76(9): 889-96.
2. Victora C, Moreira CB. Publicações científicas e as relações Norte-Sul: racismo editorial? Rev Saúde Publica. 2006;40(n.esp.):36-42.
3. Merril PW. The principles of poor writing. Sci Mo. 1947;64:72-4.
4. Home PD. Techniques for ensuring that your next paper is quite unsuitable for publication. J R Coll Physicians Lond. 1988;22(1):48-50.

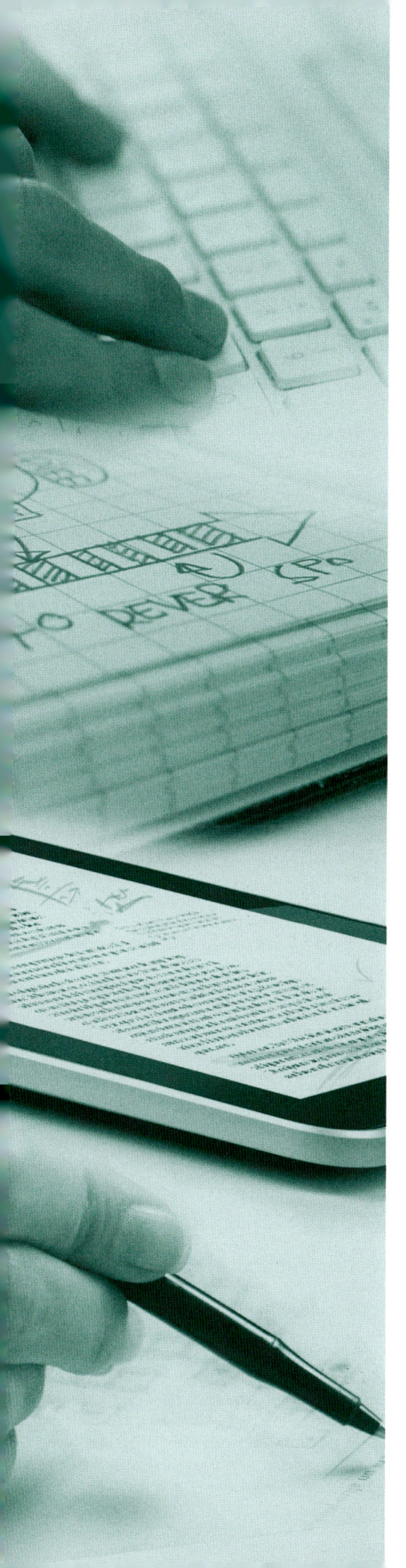

24

Síntese das Sugestões sobre Redação Científica

O rio atinge seus objetivos porque aprendeu a contornar seus obstáculos.
Autor desconhecido.

Para compor o capítulo, foram reunidas e resumidas as recomendações sobre comunicação científica que constam no fim dos capítulos anteriores, nas seções que têm como título *Sugestões*. Dessa forma, o leitor passa a dispor para consulta, em um único local, de material disperso ao longo do livro. Estão também assinalados os números das seções em que há mais sobre o mesmo assunto.

▶ 24.1 Significado das sugestões

O médico espanhol Santiago Ramón y Cajal, 1852-1934, recebeu o Prêmio Nobel em 1906 por trabalhos sobre fisiologia do sistema nervoso. Entre os seus interesses intelectuais estava a comunicação científica. Escreveu o livro *Regras e conselhos sobre a investigação científica* em que assim se pronunciou:[1]

"Muitas regras para a realização de investigações científicas e para a preparação de artigos são intuitivas. Outras constituem (...) estímulos alentadores e admoestações paternais que quiséramos ter recebido nos princípios da nossa (...) carreira acadêmica. A linha divisória entre uma e outra categoria não é nítida, mas o propósito consistiu em incluir, nas sugestões, as regras que se encontram no grupo dos estímulos alentadores."

Regras e conselhos, como os da obra mencionada[1] e os que constam do presente livro, contêm caminhos e dicas adicionais para elaborar textos científicos e submetê-los à publicação, com maior probabilidade de aprovação. Não representam receita única, mas indicações que podem ser úteis. Não implica reduzir a redação à aplicação de simples regras. Essas raramente funcionam isoladamente. Elas auxiliam as pessoas, principalmente as que já estão em processo de redação, a esclarecer pontos obscuros, a encontrar caminhos e a organizar os fatos e argumentos na estrutura do artigo.

Dentre as regras e conselhos, encontram-se as diretrizes compostas por numerosos especialistas e que não existiam no

Tabela 24.1 Disposição de temas abordados no Capítulo 24 e sua localização no presente livro

Tema	Capítulo do livro	Seção do Capítulo 24
Auxílios para a redação	1, 2, 3, 22, 23	24.3
Título	10	24.4
Autoria e agradecimentos	11	24.5
Resumo	12	24.6
Palavras-chave	13	24.7
Estrutura do artigo científico	4	24.8
Introdução	5	24.9
Método, inclui aspectos estatísticos e éticos	6, 18, 21	24.10
Resultados, inclui tabelas e figuras	7, 19, 20	24.11
Discussão	8	24.12
Referências	9	24.13
Envio do artigo para publicação	14, 15, 16, 17	24.14

tempo de Ramón y Cajal. Trata-se de uma tendência recente, principalmente das últimas três décadas, a de produzir diretrizes de comunicação científica. As principais utilizadas nas ciências da saúde foram mencionadas. Para localizá-las, ver as seções 4.9 e 22.9, que detalham o tema.

▶ 24.2 Orientação para leitura do capítulo

A ordem de apresentação dos temas foi alterada para compor este capítulo. A sequência aqui adotada está em acordo com a distribuição das diversas partes de um artigo original: primeiro o título, depois a autoria e, sucessivamente, o resumo, as palavras-chave, a estrutura IMRD e as referências. Alguns capítulos do livro foram reunidos em uma mesma seção. Para localizá-los, ver Tabela 24.1.

▶ 24.3 Auxílios para a redação

A presente seção reúne material de cinco capítulos.

▶ A Pesquisa e comunicação científica

O Capítulo 1 do livro é uma introdução ao tema pesquisa e publicação científica. A tônica adotada em toda a obra é de que uma investigação só termina quando os seus resultados são colocados à disposição da comunidade científica de modo adequado, como um artigo científico.

Dentre os temas centrais enfatizados, encontra-se a *lógica do raciocínio científico*. O raciocínio que fundamenta a comunicação científica moderna e as maneiras de lidar com as evidências estão por todo o livro. Em muitas situações, o certo e o errado encontram-se bem estabelecidos e exemplos são mostrados. Em outras ocasiões, não existe certo nem errado, mas diferentes abordagens. Nesses casos, são sugeridas alternativas ou apontados caminhos para o leitor.

A redação científica constitui complexa apresentação de fatos e argumentos, guiada por processo elaborado de raciocínio, que desafia os investigadores e empolga os mais exigentes. Escrever é momento de reflexão, que favorece a compreensão e o aperfeiçoamento pessoal. No entanto, é tarefa para ser aprendida e exercitada.

- Sugestões (tema da seção 1.11)
  - Um caminho para melhorar a redação é o hábito da leitura. Um complemento é o exercício regular da escrita. Um escritor se faz com treino e determinação
  - O artigo publicado reflete as características do autor e mesmo da instituição que ele representa. Fazer o melhor para si mesmo e sua instituição é submeter para publicação somente os bons artigos científicos
  - Os capítulos deste livro foram escritos de modo que funcionem como unidades isoladas. O leitor mais interessado em aspectos práticos e imediatos da redação científica pode começar a leitura pelo Capítulo 4, em especial, as seções 4.3 e 4.4.

▶ B Canais de comunicação científica

Uma sábia decisão do autor de texto científico é preocupar-se com o veículo de comunicação ao qual irá submeter o relato de sua pesquisa. Isso implica identificar os periódicos científicos que se coadunam com a natureza das informações que dispõe e a escolher um da lista. A seleção depende de muitos fatores, dentre os quais, o tipo de mensagem e a audiência a alcançar. Diversos tópicos relacionados à comunicação entre autor e seu público são tratados no Capítulo 2, dentre os quais, a modalidade de periódico, suas características, o tipo de artigo e as normas de publicação.

- Sugestões (tema da seção 2.12)
  - Toda pesquisa deve ter seus resultados divulgados sob a forma de artigo original, independentemente de o material ter sido apresentado em congresso ou não
  - Ao engajar-se em uma pesquisa, decida-se cedo sobre o periódico científico indexado ao qual submeterá o artigo quando pronto. Para auxiliar a decisão, é conveniente inspecionar os últimos números desse periódico. Tem-se, assim, indicação das características do artigo que deverá ser escrito (ver 2.7, Público-alvo do artigo científico). A escolha do periódico é assunto do Capítulo 14
  - Ler as instruções para autores na página eletrônica do periódico ao qual o artigo será enviado e ater-se a elas. Para saber mais sobre instruções para autores, ver a Tabela 2.9
  - Na eventualidade do aparecimento de situações não contempladas nas instruções para autores, seguir as recomendações contidas nas normas de Vancouver.

▶ C Planejamento, redação e revisão do texto

É sempre conveniente planejar empreendimentos de que se vai tomar parte. A redação de um trabalho científico não é exceção. Necessita de plano que lhe sirva de guia. Um plano bem elaborado tende a evitar duplicação de tarefas, o que resulta em economia de tempo e de esforços. No Capítulo 3, são abordados o planejamento da redação de texto científico, a própria redação e a revisão desse material.

- Sugestões (tema da seção 3.13)
  - A dificuldade em iniciar a redação de um artigo é contornada ou amenizada quando se tem projeto da pesquisa e notas sobre o seu andamento
  - Prepare um bom protocolo de pesquisa para ser apresentado ao comitê de ética em pesquisa e que seja valioso para a redação do artigo. O autor terá redigidos, embora sujeitos à revisão, a introdução, o método e uma parcela significativa da discussão e das referências
  - Anote tudo o que se relaciona com a pesquisa, de maneira legível e organizada, e que pode ser usado posteriormente no relato sobre ela
  - Antes de redigir o texto, elabore um esboço do que será escrito
  - Comece cedo a redação do trabalho
  - Procure alcançar o objetivo de produzir texto, com as características apontadas no capítulo, dentre as quais, clareza, concisão e exatidão

- Mantenha lista de pendências, atualizada, sobre o que ainda precisa ser feito para completar o artigo
- Não submeta um texto para publicação em suas primeiras versões
- Exponha o artigo às críticas de autoridades adequadas antes de sua submissão para publicação
- Reflita sobre os sábios recados endereçados ao autor de um texto (ver seção 3.12A, Conselhos de quem sabe), dentre os quais, "Ser claro é uma gentileza com o leitor."

▶ D Auxílio para a redação de artigos científicos

No Capítulo 22, são apontadas razões para publicar artigos científicos e comentados alguns recursos que o autor pode mobilizar para facilitar a tarefa de escrevê-los.

- Sugestões (tema da seção 22.12)
  - Se alguém tem algo a dizer e estiver convencido de que vale a pena fazer comunicação científica a respeito, é necessário preparar-se convenientemente para fazê-lo
  - Considere seriamente a possibilidade de ler, com regularidade, periódicos científicos conceituados
  - Forme biblioteca pessoal de material de referência, o que inclui dicionários gerais e técnicos, gramáticas, enciclopédias e obras diversas que auxiliem a encontrar solução para questões de redação, estilo e apresentação de informações científicas
  - Utilize amplamente os recursos eletrônicos
  - Oriente o relato da investigação tendo como referência o delineamento utilizado na pesquisa, suas vantagens, limitações e diretrizes respectivas (ver as tabelas do Capítulo 22)
  - Procure pessoas competentes para a revisão dos escritos e que realmente concorram para melhorar qualidade.

▶ E Como ter um artigo aprovado para publicação

O Capítulo 23 contém comentários sobre como proceder para ter maiores possibilidades do artigo científico ser aprovado para publicação. O objetivo é conferir ênfase ao tema, tendo em vista a frequência elevada de deslizes com que os editores se defrontam ao lidar com os textos originais. O capítulo está repleto de recomendações. Segui-las é um bom caminho para aumentar a probabilidade de aceitação de artigos nos periódicos científicos. Muitos exemplos de erros frequentemente cometidos são descritos, e as sugestões selecionadas são apresentadas a seguir.

- Sugestões (tema da seção 23.9)
  - Siga estritamente as instruções para autores do periódico ao qual o original será submetido
  - Redija o texto com o auxílio de diretriz apropriada
  - Revise o artigo quantas vezes forem necessárias para produzir um texto claro, conciso, elegante e que retrate, fiel e desapaixonadamente, a investigação. Lembre-se das três regras para bem escrever: "*a primeira é revisar, a segunda, revisar e, a terceira, revisar*" (ver 15.1, Número de revisões do texto).

▶ 24.4 Preparação do título

A parte mais lida do artigo científico é o título, o que é razão suficiente para bem prepará-lo. O mínimo que um leitor espera encontrar é um título inteligente e em relação com a mensagem do texto. Se despertar curiosidade, ainda melhor. Causam má impressão o significado obscuro, a escolha inadequada dos termos, as palavras desnecessárias e os erros de concordância. O esforço do escritor será tentar conquistar o leitor logo por meio do título. Lembre-se: além de querer publicar o seu artigo, você também quer ser lido e citado pelos seus pares. Um bom título ajuda a alcançar esses objetivos.

- Sugestões (tema da seção 10.10)
  - Inspecione os títulos dos artigos nas melhores revistas científicas
  - Consulte os últimos fascículos do periódico ao qual irá submeter seu artigo para verificar como os títulos são apresentados e qual o estilo adotado
  - Procure, nas instruções para autores do periódico ao qual o artigo será enviado, se há orientação acerca do título. Siga-as, se houver
  - Analise títulos sobre o mesmo tópico na literatura científica, tratando de identificar o seu entre eles
  - Melhore o título por tentativas. É conveniente que as palavras-chave mais importantes venham no início (ver 10.6B, Sequência de termos no título)
  - Se optar por título e subtítulo, avalie se funcionam como um todo, sem repetir palavras ou idéias, apenas havendo a complementação da informação no subtítulo; por exemplo, esclarecer no subtítulo o delineamento ou o tipo de análise utilizado
  - Compare o título com o objetivo e a conclusão do trabalho. Eles têm de combinar
  - Evite os dois extremos, seja o título breve ou geral, que pouco informa, ou o extenso, com muita explicação do conteúdo do artigo
  - Invista tempo na composição do título. Se o bom título atrai, o ruim tem efeito oposto, pois esconde o artigo. O leitor seleciona artigos para leitura em lista de títulos proveniente de bases de dados de referências bibliográficas. Nessa competição, os melhores títulos são os escolhidos para leitura.
  - Até o momento de enviar o artigo para publicação, há tempo para melhorar o título. Pergunte-se: ele é claro, exato e conciso, sem abreviações e palavras desnecessárias?
  - Se o tamanho do título ultrapassar o limite estipulado pelo editor, mas o autor julgá-lo adequado e não conseguir encurtá-lo, submeta-o desse modo. Pode ser que seja aceito ou receba boas sugestões dos revisores para reduzi-lo.

▶ 24.5 Escolha da autoria e os agradecimentos

Muitas pesquisas são complexas de modo que numerosas pessoas trabalham em equipe, colaborando na sua realização. Chega um momento em que é necessário decidir quais serão os autores, a ordem em que aparecerão e quais pessoas ou instituições serão mencionadas nos agradecimentos. O Capítulo 11 fornece subsídios para a decisão.

- Sugestões (tema da seção 11.14)
  - Inspecionar, em artigos publicados na revista escolhida para submeter o artigo, a forma usual de apresentação do nome dos autores, da afiliação, dos agradecimentos e do financiamento recebido
  - Há consenso entre os editores de periódicos sobre o que seja autor de artigo científico (ver 11.3, Condições a cumprir para aparecer como autor). É conveniente consultar as instruções para autores do periódico ao qual o artigo será enviado para inteirar-se das recomendações sobre o assunto
  - Não havendo esclarecimentos nas instruções para autores, decidir-se sobre a autoria, a ordem de aparecimento do nome dos autores e os agradecimentos aplicando os critérios mostrados no Capítulo 11 (ver as seções 11.3 e 11.12)
  - Até o momento de enviar o artigo para publicação, há tempo para compor a lista de autores e os agradecimentos. Pergunte-se ao compô-los: alguma injustiça está sendo cometida? Em síntese:
    - Se alguém não participou do trabalho, não se deve permitir que seu nome figure entre os autores
    - Em situação oposta, se preencheu os critérios de autoria e seu nome não constar da lista de autores, é preciso que a omissão seja reparada
  - A ordem de aparecimento do nome dos autores é uma decisão conjunta dos coautores ou, mais precisamente, dos autores principais
  - Os agradecimentos ficam restritos às pessoas e instituições que contribuíram, de maneira relevante, para o trabalho, mas cujo auxílio não foi tão essencial que justifique a inclusão de seus nomes na coautoria do artigo
  - Mantenha a mesma grafia do próprio nome na autoria das publicações. Essa é uma recomendação ao autor iniciante para que os seus trabalhos sejam facilmente relacionados ao seu nome.

▶ 24.6 Elaboração do resumo

O resumo é uma apresentação abreviada de um texto. Depois do título, é a parte mais lida do artigo científico, e funciona como seu complemento natural. Daí, a importância de ser bem composto. Um bom resumo contribui para o leitor decidir-se por ler todo o artigo. O Capítulo 12 fornece subsídios para preparar e avaliar resumos.

- Sugestões (tema da seção 12.18)
  - Inspecione o resumo dos artigos nas melhores revistas científicas
  - Consulte os últimos fascículos do periódico ao qual irá submeter seu artigo para verificar como o resumo é apresentado
  - Atenha-se às instruções para autores, tanto no que concerne à modalidade de resumo quanto ao seu tamanho
  - O resumo de artigo científico original deve ter certas características (ver 12.5, Resumo informativo)

e conter visão concisa dos pontos relevantes do texto; em outras palavras, assemelhar-se a um minitrabalho

- ◦ A redação em subseções auxilia a não se omitir informações essenciais sobre a investigação (ver 12.7, Resumo estruturado)
- ◦ Informe o tamanho do resumo, seja o número de palavras, de caracteres ou ambos
- ◦ Selecione somente as informações relevantes para incluir no resumo; e essas são as relacionadas ao objetivo central da investigação
- ◦ Não inclua muitas informações sobre os resultados da investigação. Concentre-se no desfecho principal; no máximo, acompanhado de um ou outro desfecho secundário
- ◦ Excluir expressões dispensáveis ou redundantes
- ◦ Não acrescente referência, tabela ou figura no resumo
- ◦ Assegure-se de que o objetivo e a conclusão estejam em acordo
- ◦ Verifique se não há dados conflitantes entre o resumo em português e o *abstract*, e desses com o restante do texto
- ◦ Faça a leitura comparativa do título, do início do resumo e da introdução do artigo, para eliminar repetições desnecessárias. Fazer o mesmo com os resultados e a conclusão que constam do resumo
- ◦ Antes de enviar o artigo para publicação, certifique-se de que o conteúdo do resumo está correto
- ◦ Consulte diretrizes para a preparação de resumos, pois elas auxiliam o autor a fornecer suficiente informação de modo a um leitor poder avaliar a validade da investigação e a aplicabilidade de seus resultados (ver 12.17, Diretrizes para a preparação de resumos)
- ◦ Inspecione o *checklist* para resumos. O seu uso ajuda a identificar omissões
- ◦ Retire as repetições porventura existentes entre o resumo e a introdução. Lembre-se de que estão situados um ao lado do outro quando da impressão final do artigo
- ◦ Esmere-se na preparação do resumo para que o seu não seja classificado na categoria dos que deixam a desejar.

▶ 24.7 Seleção das palavras-chave

As palavras-chave, também chamadas *descritores, unitermos* ou *termos-chave* (*key words*, em inglês), identificam o conteúdo de um texto e servem para indexá-lo em bases de dados bibliográficos. É por meio das palavras-chave que se fazem pesquisas nessas bases. Em muitos periódicos científicos, o autor é instado, quando submete o artigo para publicação, a fornecer as palavras-chave. O Capítulo 13 fornece subsídios para entender e usar as palavras-chave.

- • Sugestões (tema da seção 13.21)
- ◦ Procure compreender o funcionamento do sistema de palavras-chave, em especial, dos dois mais usados no Brasil, o MeSH e o DeCS (ver 13.4)
- ◦ Para selecionar os descritores a serem incluídos em artigo científico, formule a pergunta nos seguintes termos: se eu estiver pesquisando o assunto desse artigo, quais seriam os termos que empregaria para empreender a busca?

- ◦ Ao escolher os termos para constituir a lista de palavras-chave – em geral, entre três a dez descritores –, use, preferentemente os da lista MeSH, do MEDLINE, ou DeCS, da BIREME
- ◦ Inspecione as instruções para autores para saber a conduta em relação às palavras-chave, se elas são solicitadas ou não pelo editor
- ◦ Se as palavras-chave são solicitadas ao autor, consulte os últimos fascículos do periódico ao qual irá submeter seu artigo para verificar como são apresentadas
- ◦ Desenvolva habilidades para executar eficientemente revisões da literatura e buscas eletrônicas na internet. Esse procedimento ajuda também o autor quando da seleção das palavras-chave para figurar no próprio texto
- ◦ Saiba delegar a pessoas competentes certas tarefas. Um bibliotecário atualizado em ciências da saúde é de valor inestimável em questões de buscas em bases de dados e escolha de palavras-chave
- ◦ Lidar convenientemente com buscas eletrônicas na internet é essencial. Visitar páginas eletrônicas sobre o tema é altamente recomendado. Alguns endereços constam de tabelas do Capítulo 13.

▶ 24.8 Estrutura do artigo científico

No Capítulo 4 é apresentado o formato mais utilizado atualmente em artigo científico original. A maioria dos periódicos científicos da área de ciências da saúde segue o mesmo modelo de disposição dos assuntos nos artigos originais de pesquisa que divulga. É composto por quatro seções, introdução, método, resultados e discussão (IMRD). Em geral, o escritor científico iniciante excede-se em palavras na introdução, é parcimonioso na descrição do método, redundante nos resultados e repetitivo na discussão. Afaste-se desse padrão de comunicação científica.

- • Sugestões (tema da seção 4.13)
- ◦ Compor o artigo com a informação essencial para a boa compreensão da investigação. Um claro relato dos fatos e argumentos utilizados pelo autor permite ao leitor julgar a adequação dos procedimentos, da interpretação e da conclusão. Em suma, formar juízo sobre a qualidade do texto e da pesquisa
- ◦ Seguir raciocínio linear na redação do texto; evitar vaivém de assuntos (ver 4.3 a 4.5)
- ◦ Não se engaje em pesquisa sem dispor de projeto detalhado sobre ela. A leitura do projeto facilita a redação do artigo
- ◦ Registre, por escrito, durante o desenrolar da pesquisa, tudo o que se relaciona com ela. Esses registros são auxiliares valiosos no momento da redação do artigo
- ◦ Faça um esboço de cada uma das seções do artigo
- ◦ Mantenha, durante a redação, o texto separado das ilustrações; ou seja, não inclua tabelas e figuras no meio do texto.
- ◦ Familiarize-se com as principais diretrizes para a preparação de textos científicos (ver as seções 4.8, 4.9 e 22.9)
- ◦ Decida-se, o mais cedo possível, pelo periódico ao qual o artigo será submetido. Essa decisão pode ocorrer ainda no planejamento da investigação
- ◦ Inspecione números recentes do periódico escolhido

- ◦ Tenha em conta que a exatidão das informações contidas no artigo é de responsabilidade do autor
- ◦ Observe como as pessoas experientes apresentam as diversas seções do artigo científico
- ◦ Faça da redação um exercício de lógica, coerência, reflexão e revisão.

▶ 24.9 Preparo da seção de introdução

Na parte introdutória do artigo, informa-se *o que* foi pesquisado e o *porquê* da investigação. Em geral, o escritor científico iniciante excede-se em palavras na introdução, portanto, não siga essa prática. Uma das características dos artigos em boas revistas médicas é conter introduções curtas, sem noções elementares sobre o tema. O autor aporta informações para convencer o leitor de que a pesquisa está assentada em bases sólidas e é relevante e original.

- • Sugestões (tema da seção 5.19)
  - ◦ Inspecione a seção de introdução dos artigos nas melhores revistas científicas
  - ◦ Consulte os últimos fascículos do periódico ao qual irá submeter seu artigo para verificar como a seção de introdução é apresentada
  - ◦ Organize a redação, ordenadamente, com informações sobre o problema investigado, a ligação com a literatura e o objetivo. Se pertinente, apresenta-se a hipótese do estudo e sua lógica. Uma estrutura para a introdução é apresentada no Capítulo 5 (ver 5.2)
  - ◦ Desperte curiosidade ou surpresa logo no início, é uma boa estratégia de redação
  - ◦ No caso de alegar-se controvérsia sobre um tema, esteja seguro de que existe mesmo controvérsia e não o desconhecimento do escritor sobre a matéria
  - ◦ Revele a lógica existente entre as pesquisas realizadas no passado e a atual que está sendo relatada
  - ◦ Não alongue o texto com informações dispensáveis, aquelas que um leitor do periódico usualmente conhece
  - ◦ Aponte claramente o objetivo no fim da introdução. Ele combina com o título?
  - ◦ Resista à tentação de assinalar numerosos objetivos.

▶ 24.10 Preparo da seção de método

Na parte do artigo científico que descreve o método utilizado na investigação, informa-se *como* o estudo foi delineado, *onde* e *quando* foi realizado. Detalhes do planejamento da pesquisa encontram lugar nessa parte do artigo. O iniciante tende a se alongar na redação do processo de coleta de dados e dar pouca importância às demais partes da seção de método. Afaste-se desse padrão.

- • Sugestões (tema da seção 6.26)
  - ◦ Inspecione a seção de método dos artigos nas melhores revistas científicas
  - ◦ Consulte os últimos fascículos do periódico ao qual irá submeter seu artigo para verificar como a seção de método é apresentada

- ◦ Organize a redação, por subseção, descrevendo o tipo de delineamento, o cenário da pesquisa, a seleção da amostra, a intervenção (se houve alguma a ser avaliada), os procedimentos de coleta de dados, os métodos estatísticos e os aspectos éticos. Uma estrutura para a seção de métodos está descrita no Capítulo 6 (ver 6.3)
- ◦ Evite concentrar a descrição em apenas um único aspecto metodológico
- ◦ Quando um tópico estiver presente em dois locais da seção de método, reúna-os em um lugar apenas
- ◦ Familiarize-se com revisões sistemáticas, para saber que tipos de dados são habitualmente nelas utilizados e possa, assim, incluí-los no artigo que está escrevendo
- ◦ Atualize-se quanto às diretrizes de redação de artigos científicos, pois elas contêm os detalhes que determinados tipos de artigo devem conter
- ◦ Informe os aspectos principais do delineamento utilizado
- ◦ Solicite que outra pessoa leia o texto e até repita o procedimento para verificar se obtém o mesmo resultado – particularmente relevante em artigo sobre método laboratorial, estatístico e em toda descrição ordenada de etapas, caso de programa de informática
- ◦ Forneça informações adequadas sobre os aspectos estatísticos e éticos da investigação, assuntos abordados a seguir.

▶ A Aspectos estatísticos da investigação

As investigações científicas, para serem levadas a bom termo, utilizam o método estatístico na fase de planejamento e na de análise de dados. São questões referentes ao delineamento do estudo, ao tamanho da amostra, à forma de seleção das unidades para compô-la, à aplicação de testes estatísticos, à interpretação dos seus resultados e a outras mais, que devem estar adequadamente descritas ou referidas nos relatos dos resultados da investigação. No Capítulo 18, são debatidas a informação estatística que um trabalho científico deve conter e os critérios para a avaliação de artigos científicos do ponto de vista do estatístico. Em outras seções, são também contemplados tópicos de estatística, úteis para a redação de um artigo. Ver a seção 6.23F, para orientação de leitura.

- • Sugestões (tema da seção 18.21)
  - ◦ Reflita sobre os aspectos estatísticos da investigação e, quando possível, recorra à assessoria de um estatístico logo no início dos trabalhos
  - ◦ Tome nota de tudo o que foi discutido durante ou após o contato com o especialista. Essas notas facilitam a redação
  - ◦ Apresente os resultados de forma lógica e forneça sucintamente as informações de estatística que lhes dão apoio
  - ◦ Empregue os termos estatísticos no sentido exato (ver 18.19) e tenha prudência nas afirmações e conclusões
  - ◦ Esclareça a precisão das estimativas quantitativas dos resultados
  - ◦ Informe, na seção de método, os aspectos relevantes relacionados à questões estatísticas, dentre os quais, o cálculo do tamanho da amostra e o plano de análise estatística (ver 6.23)

- ◦ Indique o nome e a versão do programa estatístico para computador utilizado na investigação
- ◦ Cuide para que o estatístico leia e aprove o texto final do artigo
- ◦ Organize cuidadosamente todas as anotações sobre a pesquisa e guarde-as. Um revisor pode demandar por elas na fase de avaliação do artigo submetido para publicação
- ◦ Se o leitor tiver encontrado dificuldades para entender o Capítulo 18, considere a possibilidade de frequentar um bom curso sobre o assunto.

▶ B Aspectos éticos da investigação

A investigação científica e seu relato têm regras próprias. Essas regras estão fundamentadas em princípios universais, dentre os quais, o de não faltar com a verdade e o de estar em conformidade com os preceitos éticos vigentes. O Capítulo 21 contém considerações gerais sobre ética em pesquisa, as normas adotadas no Brasil envolvendo seres humanos e algumas questões éticas referentes ao relato de investigações. Conhecer os documentos que regem a ética em pesquisa e respeitar os seus ensinamentos, não importa os esforços decorrentes dessa conduta, são requisitos básicos para a rotina do pesquisador.

- • Sugestões (tema da seção 21.22)
  - ◦ Para preparar o protocolo da investigação a ser submetido à comissão de ética, recomenda-se seguir as instruções vigentes sobre diretrizes éticas de pesquisas em seres humanos. No Brasil, trata-se da Resolução 196/96 do Conselho Nacional de Saúde, Ministério da Saúde
  - ◦ Na redação dos resultados da investigação, a regra a ser usada é a imparcialidade – não omitir nem distorcer
  - ◦ Domine os princípios da avaliação crítica da informação científica. O presente livro contém síntese da matéria. Configura agressão à ética submeter pessoas ou gastar dinheiro público em pesquisas de baixa qualidade
  - ◦ Visite páginas eletrônicas sobre ética em pesquisa. Alguns endereços encontram-se em tabelas do Capítulo 21
  - ◦ Informe, na seção de método, os aspectos relevantes relacionados à questões éticas, dentre os quais, a aprovação da investigação em comissão de ética e o consentimento informado
  - ◦ Em qualquer circunstância, seja ético. Exija esse comportamento, primeiro, de si mesmo. Faça prevalecer essa condição quando do relato dos resultados e em toda a descrição da pesquisa.

▶ 24.11 Preparo da seção de resultados

Como o próprio nome indica, a seção de resultados é o local para mostrar os achados da investigação, acompanhados da respectiva análise estatística. Os achados a informar são aqueles obtidos e sintetizados pelo autor, com o intuito de fornecer resposta à questão que motivou a investigação. Um erro comum em principiantes é apresentar os mesmos resultados de diversas formas: em tabela, em figura e repetidos no texto, como se não houvesse tabela ou figura.

- • Sugestões (tema da seção 7.27)
  - ◦ Inspecione a seção de resultados dos artigos publicados nos melhores periódicos científicos
  - ◦ Consulte os últimos fascículos do periódico ao qual irá submeter seu artigo para verificar como a seção de resultados é apresentada. Atenção: essa busca por orientação em números anteriores deve ser cuidadosa. Ela tem justificativa se feita em periódicos de prestígio, nos quais a equipe editorial está preocupada com a qualidade e a uniformidade da informação. Esse alerta vale para diversas partes do artigo, dentre as quais, os detalhes das técnicas estatísticas utilizadas e a confecção de tabelas e figuras
  - ◦ Organize a redação, por subseção, informando as características dos participantes no estudo, o achado principal e os secundários. Uma estrutura para a seção de resultados está descrita no Capítulo 7 (ver 7.3)
  - ◦ Como etapa preparatória para a redação dos resultados, transcreva a interpretação de cada ilustração ao examiná-la. Entende-se por ilustração as tabelas e as figuras. Se a ilustração estiver impressa, anote as observações sobre sua interpretação no verso da página
  - ◦ Faça com que as pessoas encarregadas da coleta de dados e da análise estatística fiquem responsáveis pela redação da seção ou aprovem o texto uma vez terminado
  - ◦ Situe as informações nos lugares apropriados do artigo científico
  - ◦ Apresente os dados em ordem lógica
  - ◦ Mostre somente os dados relevantes
  - ◦ Tenha em mente que o artigo pode ser avaliado para inclusão em revisão sistemática. Logo, faça constar do artigo os dados utilizados nesse tipo de revisão
  - ◦ Cuide para que os resultados sejam acompanhados pelas respectivas análises estatísticas, quando elas forem necessárias
  - ◦ Redija o texto na forma estruturada
  - ◦ Não combine os resultados e a discussão em uma única seção
  - ◦ Forme dois conjuntos: o texto e as ilustrações. Não inclua as ilustrações no meio do texto, a não ser que haja demanda nesse sentido
  - ◦ Interprete, no texto, os dados expostos em tabelas ou figuras. Atenção: não se trata da mera repetição do que está na ilustração, mas sim a sua interpretação
  - ◦ Evite a redundância, de os mesmos dados estarem repetidos em tabela, em figura e no texto (ver 15.10)
  - ◦ Prepare a redação com a premissa de que o leitor tem conhecimento de estatística
  - ◦ Verifique se todas as tabelas e figuras estão citadas no texto e se são autossuficientes (ver a seguir).

▶ A Preparação das tabelas do artigo científico

Quase todos os artigos científicos originais contêm tabelas. Elas informam os resultados de forma resumida e precisa. Dessa maneira, concorrem para simplificar a redação do texto que, de outra forma, conteria excesso de números. Muitas outras sugestões para a confecção de tabelas constam do Capítulo 19, além das que são mencionadas a seguir.

- Sugestões (tema da seção 19.28)
  - Dominar a arte e a técnica de produzir ilustrações de forma adequada costuma ser preocupação constante de pesquisadores. Ensinamentos detalhados sobre esse tema podem ser encontrados em livros de estatística
  - Como há regras de confecção de tabelas em muitas fontes – livros de estatística, de metodologia científica e manuais de normalização – é sempre conveniente seguir aquelas adotadas pela revista à qual o artigo será enviado
  - O autor do artigo a ser submetido à publicação é o responsável por mostrar somente os dados relevantes, em acordo com os objetivos da investigação. Um máximo de cinco ilustrações por trabalho, incluindo tabelas e figuras, parece ser um limite, em face da extensão habitual dos artigos científicos: seria, digamos, uma para cada 600 a 800 palavras
  - Analise cada ilustração e decida se é a forma mais clara e simples de apresentar a informação
  - Antes de enviar o artigo para publicação, revise as contas e averigue se os totais, os percentuais e os números de maneira geral estão corretos e fazem sentido
  - Confira se os títulos são adequados e compare os de uma tabela com os de outra com o propósito de uniformizá-los
  - Inspecione tabela por tabela para saber se o conteúdo é autoexplicativo
  - Convém examinar se as unidades das medidas estão claramente indicadas e, dentro do possível, eliminar as células em branco de uma tabela ou preenchê-las com número ou sinal apropriado
  - O autor deve, no texto, interpretar a tabela para o leitor sem repetir o seu conteúdo
  - Após preparar a primeira versão da tabela e a adequação das tabelas ao texto, os passos são revisar, revisar e revisar
  - Use um *checklist* para certificar-se de que a tabela está adequadamente apresentada (ver seção 19.27B).

▶ B Preparação das figuras do artigo científico

As figuras representam meio ímpar de comunicação dos resultados de uma pesquisa, mas só deverão ser incluídas em artigos científicos se absolutamente necessárias, e não com fins decorativos, ou como informação adicional de caráter secundário. Muitas sugestões constam do Capítulo 20, além das que são mencionadas a seguir.

- Sugestões (tema da seção 20.28)
  - Providenciar a versão final da figura, cedo, no andamento do trabalho
  - Ler as instruções para autores e inspecionar os últimos números do periódico ao qual se planeja enviar o artigo, de modo a inteirar-se sobre a forma de apresentação das ilustrações
  - Não inserir ilustrações no meio do texto. É de regra que estejam separadas. O local em que cada ilustração estará situada no texto é tarefa de um especialista, o diagramador

- Antes de enviar o artigo a um periódico, o autor deve rever o material e certificar-se que:
  - A figura que consta no artigo é a melhor forma de comunicação dos resultados
  - Não há erros de contas e as escalas estão corretas
  - Os títulos das tabelas e figuras têm disposição semelhante
  - As figuras estão mencionadas no texto e corretamente numeradas
  - Não há incoerências ou dubiedade entre figuras, tabelas e texto
  - Para diminuir a possibilidade de que se cometam incorreções na apresentação de figuras, o caminho recomendado é, após fazer a primeira versão, revisar, revisar e revisar
  - Use um *checklist* para certificar-se de que a figura está adequadamente apresentada (ver a seção 20.25D).

▶ 24.12 Preparo da seção de discussão

O relato da investigação termina na seção de discussão, local reservado para a interpretação dos resultados e a conclusão. Nessa parte do artigo, o autor revela as suas ideias, argumentos e evidências que acredita dêem suporte às suas conclusões.

A discussão é a seção em que o iniciante mais se complica e, comumente, elabora texto extenso, repetitivo e confuso. Não siga essa linha de pensamento – trata-se de uma questão de aprendizado. A associação entre iniciante e pesquisador experiente em comunicação científica, em geral, reflete-se positivamente na formação do mais jovem e na qualidade da redação.

- Sugestões (tema da seção 8.30)
  - Inspecione a seção de discussão dos artigos publicados nos melhores periódicos científicos
  - Consulte os últimos fascículos do periódico ao qual irá submeter seu artigo para verificar como a seção de discussão é apresentada
  - Organize a redação, ordenadamente, por subseção. Uma estrutura para a seção de discussão está descrita no Capítulo 8 (ver 8.2). Ela sugere que haja comentários sobre a validade da própria pesquisa, a comparação crítica com achados de pesquisas sobre o mesmo assunto, o significado desses achados, suas implicações, perspectivas e conclusão. Nem todos esses temas são desenvolvidos com igual profundidade, em todos os artigos, e nem sempre na mesma ordem. No entanto, são tópicos para serem lembrados como potencialmente relevantes para incluir na discussão
  - Não se esqueça de apontar as limitações da investigação
  - Assinale a contribuição do estudo em tela para a solução do problema formulado na introdução
  - Separe os fatos das suas interpretações
  - Seja prudente nas afirmações, especialmente quando as associações de eventos são interpretadas ou são feitas generalizações
  - Não faça da discussão extensa revisão da literatura, simples repetição de achados ou reunião de tópicos mostrados anteriormente na introdução, em método ou nos resultados

- Não torne a conclusão do artigo uma simples listagem de achados. O artigo científico estará incompleto se ficar restrito aos resultados observados na amostra. Alguma forma de teorização é desejável e deve figurar na seção de discussão (ver 8.23)
- Compare os objetivos e a conclusão e faça com que combinem.

▶ 24.13 Elaboração das referências bibliográficas

Você cita as referências que quer, mas será avaliado pelo que cita. Essa frase foi transcrita do Capítulo 9 para realçar a importância de bem preparar a lista de referências. Se adequadamente composta, dá credibilidade ao artigo. Reflete o conhecimento e a habilidade do autor na tarefa de revisão da literatura e de comunicação científica. Há leitores e revisores que iniciam a leitura pela inspeção da lista de referências. Terão a primeira impressão sobre a competência do autor. Se numerosas, em artigo que não é de revisão, muito além do habitual, podem rotular o autor como indeciso, inseguro e pouco familiarizado com a comunicação científica. Outras interpretações sobre o autor, a partir da inspeção da lista de referências, encontram-se na seção 9.19.

- Sugestões (tema da seção 9.23)
  - Esmere-se na preparação da lista de referências. Evite apresentar, como referências, obras de difícil acesso ou de reduzida expressão científica, ou citar trabalhos não lidos na íntegra
  - Para o progresso da ciência, a atualidade das referências é essencial. Lembre-se que o revisor poderá avaliar atualidade se perguntando: *quantas referências bibliográficas são recentes? Digamos, pertencem aos últimos cinco anos?* (ver 9.7)
  - É frustrante deparar-se com referência incorreta, que impossibilita obter o documento mencionado. Habitue-se a copiar a referência completa da obra, no momento da consulta, e conferir a sua correção logo após a anotação. Use essa versão na elaboração da lista de referências
  - Averigue a precisão das citações e das referências bibliográficas antes de submeter o artigo para publicação
  - Comprove se as obras citadas no texto encontram-se na lista de referências. Inversamente, verifique se todos os trabalhos que constam da lista têm correspondência no texto
  - Procure possíveis incoerências entre a citação no texto e a lista de referências para eliminá-las
  - Verifique se, nas instruções para autores do periódico selecionado para submissão do artigo, há normas quanto à limitação de número e forma de citação das obras. Caso haja, siga-as exatamente como indicado
  - Use um programa eletrônico de gerenciamento de referências bibliográficas sempre que possível
  - Se não empregar programa de gerenciamento de referências durante a redação do trabalho, mantenha a identificação da obra no texto pelo sistema autor-data (não por um número); somente na última versão, adote o sistema numérico, se requerido no periódico

- Consulte os últimos fascículos do periódico ao qual irá submeter seu artigo para verificar como as citações e as referências são apresentadas
- Inspecione a lista de referências dos artigos nas melhores revistas científicas
- A precisão das citações e da lista de referências bibliográficas é de responsabilidade do autor
- Consulte um bibliotecário, com experiência na área das ciências da saúde, para esclarecer dúvidas, auxiliar a preparação ou revisar a lista de referências do artigo
- Use os mesmos critérios para citar autores brasileiros e estrangeiros.

▶ 24.14 Envio do artigo para publicação

Os tópicos referentes à complementação do artigo e sua submissão a um periódico científico são os assuntos abordados nos Capítulos 14 a 17. A meta final do autor de um artigo científico é tê-lo publicado e não meramente escrever o relato e submetê-lo à publicação. Há pessoas que vão além, afirmando que o objetivo do autor não é apenas escrever e publicar o seu relato, mas ter seu artigo citado por seus pares.

▶ A Escolha do periódico

Existem milhares de periódicos científicos para os quais o autor poderá submeter o artigo. Um panorama geral é apresentado no Capítulo 14, ao lado da descrição dos fatores que influenciam a escolha do periódico, a indexação das revistas científicas em bases de dados, a análise de citações e o idioma de comunicação científica. Esse conhecimento é útil para a decisão na escolha do periódico.

- Sugestões (tema da seção 14.15)
  - Leia as instruções para autores para verificar a compatibilidade entre o artigo a ser submetido e a política adotada no periódico. Artigo fora do escopo ou campo de atuação é recusado, independentemente de qualidade
  - Se o artigo é apropriado para o periódico, tenha-se em conta que a preocupação com certos detalhes na preparação do texto pode fazer a diferença entre aceitação e rejeição
  - Inspecionar os últimos números do periódico é conveniente por vários motivos: verificar o que se publica, o ineditismo, a qualidade, a oportunidade de publicação
  - Certifique-se de que são aceitos artigos com as características do que está para ser enviado
  - Verifique se apareceram artigos sobre o tema nos últimos números da revista. Se a resposta for positiva e os resultados que serão enviados parecerem repetição, o artigo a ser submetido será candidato à rejeição. Se não apareceram artigos sobre o tema nos últimos números da revista, a probabilidade de aceitação aumenta
  - Se o trabalho que será submetido é de qualidade comparável aos publicados, não há porque não submetê-lo ao periódico em questão

- O periódico escolhido deve ser indexado, para que o artigo alcance visibilidade na comunidade científica. Se possível, a escolha deverá recair em um com alto fator de impacto
- Muitos periódicos não sobrevivem aos primeiros números; ou seja, têm alta taxa de mortalidade infantil. Portanto, reflita, detidamente, sobre a conveniência de enviar artigo original para periódico novo
- Tratando-se de pesquisa em área básica, o autor visa alcançar o público internacional, o que sugere a conveniência da publicação em um idioma internacional, no caso, o inglês
- Na pesquisa aplicada, o mesmo raciocínio também se aplica, mormente quando se trata de temas de interesse geral. Porém, artigo de âmbito exclusivamente local merece ser publicado em idioma entendido por pessoas daquele local.

▶ B Complementação do artigo

No Capítulo 15, são vistos detalhes sobre a finalização do artigo, tendo como perspectiva aumentar a probabilidade de sua aceitação no periódico escolhido. São abordados diversos temas, dentre os quais, padronização, abreviaturas, vícios de linguagem, tempos verbais e redação em língua estrangeira.

- Sugestões (tema da seção 15.16)
  - Inspecione artigos publicados em boas revistas e, especialmente, naquela para a qual o próprio texto será enviado, para inteirar-se de maneiras apropriadas de apresentar o tema
  - Não basta o artigo científico abordar tema original, ser relevante e metodologicamente correto. Precisa também ser objetivo, conciso e, se possível, de leitura amena. Deve ser ainda do agrado dos editores. Assim, as revisões e o retoque final do texto requerem a compreensão dessas necessidades, além de paciência e competência para colocá-las em prática
  - Proceda à leitura do texto e avalie se flui suavemente
  - Acrescente subtítulos em seções extensas, especialmente no interior das seções de método, resultados e discussão
  - Corte rigorosamente o supérfluo
  - Se precisar ler uma frase duas ou três vezes para entendê-la, isso pode ser sinal de que a sentença deve ser refeita
  - Solicite a opinião de pessoas reconhecidamente capazes de propor boas críticas
  - Se publicar em língua estrangeira, providencie texto correto no idioma escolhido. Tente a editoração do seu texto em inglês por um profissional experiente (ver 15.9)
  - Para aperfeiçoar a redação científica em inglês, utilize a seguinte estratégia: de posse de um artigo científico nesse idioma, publicado em periódico de prestígio, verta-o para o português e traduza-o de volta para o inglês
  - Evite siglas e notas explicativas. Certifique-se de que as unidades de medida e os termos empregados estejam corretos
  - Erros gramaticais são imperdoáveis. Utilize, na fase final de redação, os corretores de ortografia e gramática. A correção ortográfica automática pelo computador ajuda, mas não é suficiente. O discernimento e a sensibilidade humana são essenciais para a produção de um bom texto (ver 22.11)
  - Tenha presente algumas sugestões do Capítulo 3, que podem ser assim resumidas: *"Na revisão final, confirme as informações contidas no texto, conserte os erros de grafia e de concordância, elimine as repetições e exclua o que for desnecessário."*

▶ C Submissão do artigo para publicação

Um texto considerado pronto, em termos de redação científica, pode estar incompleto para ser enviado ao periódico. Os editores das revistas científicas têm exigências acerca do procedimento de submissão de artigos que precisam ser acatadas. No Capítulo 16, são abordados os requerimentos habitualmente exigidos pelos editores de revistas científicas para a submissão de um artigo.

- Sugestões (tema da seção 16.15)
  - Leia as instruções para autores para tomar conhecimento e cumprir com as exigências do editor. O objetivo é ter o artigo publicado e não despertar antagonismo daqueles que o avaliam. Artigo no formato requerido tem maior possibilidade de aceitação que outro, de igual qualidade científica, mas desprovido desse cuidado
  - Confira se todos os itens solicitados nas instruções para autores estão contemplados no artigo. Use *checklist* para certificar-se de que o artigo está em conformidade com as solicitações (ver 16.11)
  - Envie o texto em estilo de formatação normal. Em outras palavras, não use formatação de cunho pessoal no texto e em ilustrações. O emprego inapropriado de maiúsculas e os sinais de parágrafo, espaço, negrito, itálico, diferentes tamanhos e tipos de fonte estão entre os detalhes a serem evitados
  - Identifique-se apenas na folha de rosto
  - Assinale o tipo de artigo e o número de palavras que contém
  - Tabelas e figuras devem vir à parte, no fim do texto, e não no meio
  - Não submeta, simultaneamente, o mesmo artigo a dois periódicos
  - Envie o material para a secretaria do periódico científico por meio seguro e conserve cópia de tudo que for endereçado
  - Guarde o número de identificação do artigo no periódico, assim como outras informações que facilitem a comunicação com a secretaria do periódico
  - Após o envio do material, espere pacientemente. O processo de avaliação do artigo pode ser demorado.

▶ D Avaliação do artigo científico

A publicação de um artigo científico original tem por finalidade divulgar os resultados das pesquisas para a comunidade científica. Se publicado em periódico bem conceituado, o trabalho tende a alcançar os leitores certos. Para que textos de qualidade inferior *não* encontrem espaço na literatura científica, os artigos são avaliados por especialistas, antes da publicação. É conveniente que os autores estejam familiarizados com os procedimentos utilizados para esse fim. No Capítulo 17, descrevem-se o processo de revisão por pares, os critérios rotineiramente empregados na avaliação, os conflitos de interesse e a maneira de lidar com editores e revisores.

- Sugestões (tema da seção 17.23)
  - Ao submeter um artigo para publicação, informe ao editor os financiamentos e outros aspectos que possam configurar conflito de interesses, potenciais ou reais
  - Lembre-se do tipo de avaliação a que o artigo será submetido no periódico científico. As várias tabelas e instruções do Capítulo 17 auxiliam o autor a preparar o seu texto levando em conta a avaliação a que será submetido
  - O texto deve trazer, claramente, os pontos centrais da investigação, com objetivos e conclusão que se relacionem. Além disso, é preciso mostrar os detalhes, com clareza
  - O autor não deve deixar que seu artigo apresente deficiências sanáveis
  - É comum o avaliador de artigo científico generalizar para todo o trabalho, rotulando-o de má qualidade, quando se depara com omissões, erros e incorreções na redação científica. Portanto, não dê essa oportunidade ao avaliador
  - Essas últimas sugestões ressaltam a necessidade de o autor conhecer a fundo os princípios e a prática da comunicação científica, assuntos deste livro.

▶ 24.15 Comentário final

As sugestões apresentadas no fim de cada capítulo foram aqui reunidas. Compôs-se uma visão de conjunto das recomendações para preparar artigo científico e submetê-lo para publicação, com mais probabilidade de aprovação. Existem outras sugestões, no interior dos capítulos, que só a leitura adicional do livro irá revelar.

"O sucesso não consiste em jamais cometer erros, mas de jamais cometer o mesmo erro duas vezes", George Bernard Shaw, 1856-1950, dramaturgo irlandês, Prêmio Nobel em 1925. O autor do presente livro, com um pouco de ironia, gostaria de expressar a sua percepção de que muitos autores de artigos por ele revistos estiveram tentando não publicar seu texto, mas tê-lo rejeitado. Reza a sabedoria popular que há duas categorias de aprendizagem, com os próprios erros ou pela observação de erros alheios. O escritor iniciante deve tentar se incluir na categoria dos que aprendem com os erros dos outros, com a experiência alheia. O livro está repleto de exemplos de como fazê-lo. Os caminhos que conduzem à recusa de artigos científicos foram igualmente apontados. Afastem-se deles, e sucesso! Certamente, a rota passa por aquisição de conhecimento, honestidade, respeito às normas e habilidade. "O rio atinge seus objetivos porque aprendeu a contornar seus obstáculos." Pelos desabafos de gênios como o do pintor e escultor renascentista Michelangelo Buonarroti, 1475-1564, deduz-se a importância da dedicação e treinamento: "Se as pessoas soubessem o quanto eu trabalhei duro para ganhar minhas habilidades, eu não pareceria tão talentoso assim."

"Somos aprendizes de uma arte na qual ninguém se torna mestre." Essa frase, atribuída ao escritor Ernest Hemingway, 1898-1961, foi empregada no início do primeiro capítulo e aqui repetida para finalizar o último. Ela sintetiza magistralmente a situação. Vale a pena o esforço, embora sejamos sempre eternos aprendizes.

▶ 24.16 Referência

1. Cajal SR. Regras e conselhos sobre a investigação científica. 3ª ed. São Paulo: T.A. Queiroz; 1979.

Índice Remissivo

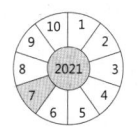